U0196433

外科学

第2版

（供临床医学、预防医学、口腔医学等专业用）

主　编　周志宏　赵　军

副 主 编　王济海　叶　安　周　瑛

编　者　（以姓氏笔画为序）

王济海［山东医学高等专科学校（临沂）］

叶　安（益阳医学高等专科学校附属医院）

付　勇（毕节医学高等专科学校）

张　扬（承德护理职业学院）

陈　斌（湖南桃源县人民医院）

周　涛（遵义医药高等专科学校）

周　瑛（四川中医药高等专科学校）

周志宏（益阳医学高等专科学校）

赵　军（广东江门中医药职业学院）

黄婉臻（长沙卫生职业学院）

程　超（益阳市第四人民医院）

编写秘书　叶　安

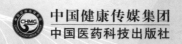

中国健康传媒集团

中国医药科技出版社

内 容 提 要

　　本教材是"全国高等职业院校临床医学专业第二轮教材"之一，是根据教育部培养目标、社会用人需求，并围绕着以就业为导向、加强实践教学、强调实操过程、培养高素质技能型人才的目标编写而成。全书共56章，第一章至第十三章介绍绪论、无菌术和手术基本操作、外科患者的体液失衡、输血、休克、多器官功能障碍综合征、麻醉、外科重症监测治疗与复苏、围术期处理、外科感染、创伤与烧伤等内容；第十四章到第五十六章主要介绍各器官系统常见外科疾病的诊治。本教材配套建设有"医药大学堂"在线学习平台（包括数字教材、PPT教学课件、图片、视频、动画及在线习题等），使教材更加多样化、立体化。

　　本教材主要供全国高等职业院校临床医学、预防医学、口腔医学等专业师生教学使用，也可作为从事基层临床工作的医务人员自主学习的参考教材。

图书在版编目（CIP）数据

外科学/周志宏，赵军主编．— 2版．—北京：中国医药科技出版社，2023.4

全国高等职业院校临床医学专业第二轮教材

ISBN 978 - 7 - 5214 - 3534 - 4

Ⅰ．①外…　Ⅱ．①周…②赵…　Ⅲ．①外科学 - 高等职业教育 - 教材　Ⅳ．①R6

中国版本图书馆 CIP 数据核字（2022）第 230325 号

美术编辑　陈君杞

版式设计　友全图文

出版　**中国健康传媒集团** | 中国医药科技出版社

地址　北京市海淀区文慧园北路甲 22 号

邮编　100082

电话　发行：010 - 62227427　邮购：010 - 62236938

网址　www. cmstp. com

规格　889×1194mm $^1/_{16}$

印张　36 $^3/_4$

字数　1102 千字

初版　2018 年 8 月第 1 版

版次　2023 年 4 月第 2 版

印次　2023 年 4 月第 1 次印刷

印刷　三河市万龙印装有限公司

经销　全国各地新华书店

书号　ISBN 978 - 7 - 5214 - 3534 - 4

定价　**99.00 元**

获取新书信息、投稿、为图书纠错，请扫码联系我们。

　　为贯彻落实《国家职业教育改革实施方案》《职业教育提质培优行动计划（2020—2023年）》《关于推动现代职业教育高质量发展的意见》等有关文件精神，不断推动职业教育教学改革，对标国家健康战略、对接医药市场需求、服务健康产业转型升级，支撑高质量现代职业教育体系发展的需要，中国医药科技出版社在教育部、国家药品监督管理局的领导下，在本套教材建设指导委员会主任委员厦门医学院王斌教授，以及长春医学高等专科学校、江苏医药职业学院、江苏护理职业学院、益阳医学高等专科学校、山东医学高等专科学校、遵义医学高等专科学校、长沙卫生职业学院、重庆医药高等专科学校、重庆三峡医药高等专科学校、漯河医学高等专科学校、辽宁医药职业学院、承德护理职业学院、楚雄医药高等专科学校等副主任委员单位的指导和顶层设计下，通过走访主要院校对2018年出版的"全国高职高专院校临床医学专业'十三五'规划教材"进行了广泛征求意见，有针对性地制定了第二版教材的出版方案，旨在赋予再版教材以下特点。

1. 强化课程思政，体现立德树人

　　坚决把立德树人贯穿、落实到教材建设全过程的各方面、各环节。教材编写应将价值塑造、知识传授和能力培养三者融为一体，在教材专业内容中渗透我国医疗卫生事业人才培养需要的有温度、有情怀的职业素养要求，着重体现加强救死扶伤的道术、心中有爱的仁术、知识扎实的学术、本领过硬的技术、方法科学的艺术的教育，为人民培养医德高尚、医术精湛的健康守护者。

2. 体现职教精神，突出必需够用

　　教材编写坚持现代职教改革方向，体现高职教育特点，根据《高等职业学校专业教学标准》《职业教育专业目录（2021）》要求，以人才培养目标为依据，以岗位需求为导向，进一步优化精简内容，落实必需够用原则，以培养满足岗位需求、教学需求和社会需求的高素质技能型人才准确定位教材。

3. 坚持工学结合，注重德技并修

　　本套教材融入行业人员参与编写，强化以岗位需求为导向的理实教学，注重理论知识与岗位需求相结合，对接职业标准和岗位要求。在教材正文适当插入临床案例，起到边读边想、边读边悟、边读边练，做到理论与临床相关岗位相结合，强化培养学生临床思维能力和操作能力。

4. 体现行业发展，更新教材内容

教材建设要根据行业发展要求调整结构、更新内容。构建教材内容应紧密结合当前临床实际要求，注重吸收临床新技术、新方法、新材料，体现教材的先进性。体现临床程序贯穿于教学的全过程，培养学生的整体临床意识；体现国家相关执业资格考试的有关新精神、新动向和新要求；满足以学生为中心而开展的各种教学方法的需要，充分发挥学生的主观能动性。

5. 建设立体教材，丰富教学资源

依托"医药大学堂"在线学习平台搭建与教材配套的数字化资源（数字教材、教学课件、图片、视频、动画及练习题等），丰富多样化、立体化教学资源，并提升教学手段，促进师生互动，满足教学管理需要，为提高教育教学水平和质量提供支撑。

本套教材凝聚了全国高等职业院校教育工作者的集体智慧，体现了凝心聚力、精益求精的工作作风，谨此向有关单位和个人致以衷心的感谢！

尽管所有参与者尽心竭力、字斟句酌，教材仍然有进一步提升的空间，敬请广大师生提出宝贵意见，以便不断修订完善！

数字化教材编委会

主　编　周志宏　赵　军
副主编　王济海　叶　安　周　瑛
编　者　(以姓氏笔画为序)
　　　　王济海 [山东医学高等专科学校 (临沂)]
　　　　叶　安 (益阳医学高等专科学校附属医院)
　　　　付　勇 (毕节医学高等专科学校)
　　　　张　扬 (承德护理职业学院)
　　　　陈　斌 (湖南桃源县人民医院)
　　　　周　涛 (遵义医药高等专科学校)
　　　　周　瑛 (四川中医药高等专科学校)
　　　　周志宏 (益阳医学高等专科学校)
　　　　赵　军 (广东江门中医药职业学院)
　　　　黄婉臻 (长沙卫生职业学院)
　　　　程　超 (益阳市第四人民医院)
编写秘书　叶　安

前言 PREFACE

本教材是在"全国高职高专临床医学专业'十三五'规划教材"之一《外科学》基础上修订编写而成，教材修订内容是根据教育部培养目标及社会用人需求和围绕着以就业为导向、加强实践教学、强调实操过程、培养高素质技能型人才的目标，由全国多所医学院校及医院常年从事临床和教学一线的骨干教师、医师修订编写而成。

此版教材坚持"三基"（基本理论、基本知识、基本技能）、"五性"（思想性、科学性、先进性、启发性、适用性）、"三特定"（特定的对象、特定的要求、特定的时限）的教材编写原则，着力体现"理论适度、注重技能"的特色，对卫生职业教育教学具有较强的实用性。本教材为配合教学改革的需要减轻学生负担，精炼文字、压缩字数、注重提高内容质量，对近年来外科学方面的新技术、新进展尽可能地编入。各章节开头围绕教学标准、大纲并针对多数院校教学实际明确"学习目标"，教材主体内容与国家执业（助理）医师资格考试紧密对接；并设置有"情境导入"和"知识链接"模块，临床典型病例的加入及相关知识的介绍，使学生在学习中加深了对疾病的理解和记忆；且本教材增加了"素质提升"模块，使得学科内容更加丰富和深入，构建了"双技能"并重的专业教材内容体系。本教材配套建设有"医药大学堂"在线学习平台（包括数字教材、PPT教学课件、图片、视频、动画及在线习题等），适用于高等职业院校临床医学、预防医学、口腔医学等专业师生教学使用，也可作为从事基层临床工作的医务人员自主学习的参考教材。

本教材编写之初先根据各编委专业领域进行任务分工，由各编委撰写初稿后交叉审稿，再经副主编、主编审稿后定稿。本教材共有56章，第一、六、四十四、四十五、四十六、四十七、四十八、四十九、五十、五十一、五十二、五十三、五十四、五十五、五十六章由周志宏、叶安、程超编写，第二、五、三十、三十一、三十五章由陈斌编写，第三、四、九、二十八、二十九章由王济海编写，第七、十二、十三、三十九、四十章由付勇编写，第八、十、三十六、三十七、三十八、四十一、四十二、四十三章由周涛编写，第十一、三十二、三十三、三十四章由张扬编写，第十四、十五、十六、十七章由赵军编写，第十八、十九、二十、二十一、二十二、二十三章由黄婉臻编写，第二十四、二十五、二十六、二十七章由周瑛编写。教材编写过程中，编者们付出了辛勤的劳动和大量的智慧，并得到了各位编者单位各级领导的大力支持，在此表示衷心的感谢。

尽管本教材的编写力求完美，但由于编写者能力和水平所限，书中存在疏漏之处在所难免，恳请各位师生和广大读者批评指正，在此表示感谢。

编　者

2022 年 10 月

CONTENTS **目录**

1　**第一章　绪论**
1　第一节　外科学的范畴
1　第二节　外科学简史
3　第三节　如何学习外科学
3　一、必须坚持为人民服务的宗旨
3　二、必须贯彻理论与实践相结合的原则
3　三、必须重视基本知识、基本技能和基础理论

5　**第二章　无菌术和手术基本操作**
5　第一节　无菌术
5　一、无菌术的方法和应用
7　二、手术人员和患者皮肤的准备及术中无菌原则
11　第二节　手术基本操作
11　一、切开
11　二、分离
11　三、止血
11　四、打结
13　五、缝合

16　**第三章　外科患者的体液失衡**
17　第一节　概述
18　一、体液平衡及渗透压的调节
19　二、酸碱平衡及调节
20　第二节　水和钠的代谢紊乱
20　一、等渗性缺水
21　二、低渗性缺水
23　三、高渗性缺水
24　四、水中毒
25　第三节　钾代谢异常
25　一、低钾血症
27　二、高钾血症
28　第四节　酸碱平衡失调
28　一、代谢性酸中毒
30　二、代谢性碱中毒

31　三、呼吸性酸中毒
32　四、呼吸性碱中毒
33　第五节　体液平衡失调的临床处理原则
33　一、液体总量
34　二、液体种类
34　三、补液方法

37　**第四章　输血**
37　第一节　输血的基本要求
38　一、输血指征
38　二、输血方法
40　第二节　输血的并发症及防治
40　一、免疫相关性输血反应
42　二、非免疫相关性输血反应
43　三、疾病传播
43　第三节　血液成分制品和血浆代用品
43　一、血液成分制品
44　二、血浆代用品

47　**第五章　外科休克**
47　第一节　概论
47　一、休克分类
48　二、病理生理
49　三、临床表现和分期
50　四、休克的诊断
50　五、休克的监测
51　六、休克的治疗
52　第二节　低血容量休克
52　一、失血性休克
53　二、创伤性休克
53　第三节　感染性休克

57　**第六章　多器官功能不全综合征**
57　第一节　概述
57　一、发病机制
58　二、临床表现

58　三、诊断
58　四、治疗
59　第二节　急性肾衰竭
59　一、病因
59　二、发病机制
60　三、临床表现
60　四、诊断与鉴别诊断
61　五、治疗
62　六、预防
63　第三节　急性呼吸窘迫综合征
63　一、病因
63　二、发病机制
63　三、临床表现
64　四、诊断
64　五、治疗

66　**第七章　麻醉**
66　第一节　概述
69　第二节　局部麻醉
71　第三节　椎管内麻醉
73　第四节　全身麻醉
75　第五节　疼痛治疗

80　**第八章　外科重症监测治疗与复苏**
80　第一节　重症监测治疗
80　一、概述
80　二、ICU 的工作内容
82　三、病情评估
82　第二节　心肺脑复苏
83　一、基本生命支持
85　二、高级生命支持
87　三、复苏后治疗

90　**第九章　围术期处理**
90　第一节　手术前准备
91　一、一般准备
92　二、特殊准备
94　第二节　手术后处理
94　一、一般处理
95　二、病情观察
95　三、常用导管及引流物的管理

95　四、饮食和输液
96　五、各种不适的处理
97　六、缝线拆除和切口愈合记录
98　第三节　手术后并发症的防治
98　一、术后出血
98　二、切口感染
98　三、切口裂开
99　四、肺部并发症
99　五、尿路感染

102　**第十章　外科患者的营养代谢及营养治疗**
102　第一节　外科患者的营养代谢
102　一、人体的基本营养代谢
104　二、饥饿、创伤状况下机体代谢
104　第二节　营养状态评估
104　一、临床检查
105　二、人体测量
105　三、生化及实验室检查
106　四、机体能量需要量的确定
106　第三节　肠内营养
106　一、肠内营养的适应证
106　二、肠内营养制剂的分类
107　三、肠内营养的输入途径
107　四、肠内营养的输注方式
107　五、肠内营养的并发症及防治
108　第四节　肠外营养
108　一、肠外营养的适应证
108　二、肠外营养制剂的分类
109　三、肠外营养液的配制
109　四、肠外营养途径的选择
109　五、肠外营养液的输注方式
109　六、肠外营养的并发症及防治

112　**第十一章　外科感染**
112　第一节　概述
112　一、病因与分类
113　二、感染的演变
113　三、临床表现
114　四、诊断
114　五、预防
114　六、治疗

115 七、抗菌药物的应用
117 第二节 皮肤和软组织的急性化脓性感染
117 一、疖
117 二、痈
118 三、急性蜂窝织炎
119 四、丹毒
119 五、浅部急性淋巴管炎与急性淋巴结炎
120 六、浅部脓肿
120 第三节 手部急性化脓性感染
121 一、甲沟炎和化脓性指头炎
122 二、掌侧急性化脓性腱鞘炎、滑囊炎和掌深间隙感染
123 第四节 全身性外科感染
123 一、全身性炎症反应综合征
124 二、脓毒症
125 第五节 厌氧菌感染
125 一、无芽孢厌氧菌感染
125 二、破伤风
127 三、气性坏疽

131 第十二章 创伤
131 第一节 概论
131 一、分类
132 二、病理生理
132 三、修复
133 四、诊断
134 五、治疗
136 第二节 清创术
136 一、目的
136 二、适应证
136 三、术前准备
136 四、麻醉和体位
137 五、操作步骤
137 六、术后处理
137 七、注意事项

139 第十三章 烧伤、冻伤、咬蜇伤
139 第一节 热力烧伤
139 一、伤情判断
141 二、病理生理
142 三、并发症

144 四、健康教育
144 第二节 电烧伤和化学烧伤
144 一、电烧伤
145 二、化学烧伤
145 第三节 冻伤
145 一、非冻结性冻伤
146 二、冻结性冻伤
147 第四节 咬蜇伤
147 一、犬咬伤
148 二、蛇咬伤
148 三、蜇伤

151 第十四章 肿瘤
151 第一节 概述
151 一、肿瘤的诊断
154 二、治疗
157 三、预防及随访
157 第二节 常见体表肿瘤与肿块
157 一、皮肤乳头状瘤
158 二、皮肤癌
158 三、黑痣与黑色素瘤
158 四、脂肪瘤
158 五、纤维瘤及纤维瘤样病变
158 六、神经纤维瘤
159 七、血管瘤
159 八、囊性肿瘤及囊肿

162 第十五章 颅内压增高和脑疝
162 第一节 颅内压增高
165 第二节 脑疝

171 第十六章 颅脑损伤
171 第一节 头皮损伤
171 一、头皮挫伤和头皮血肿
172 二、头皮裂伤
172 三、头皮撕脱伤
173 第二节 颅骨骨折
173 一、颅盖骨折
174 二、颅底骨折
174 三、颅骨骨折的治疗
175 第三节 脑损伤
175 一、脑震荡

175 二、脑挫裂伤
177 三、弥漫性轴索损伤
178 第四节 颅内血肿
178 一、硬脑膜外血肿
179 二、硬脑膜下血肿
180 三、脑内血肿

184 第十七章 颅脑、椎管、脊髓的外科疾病
184 第一节 脑脓肿
185 第二节 脑血管疾病的外科治疗
185 一、缺血性脑卒中
186 二、出血性脑卒中
187 三、颅内动脉瘤
190 四、颅内动－静脉畸形
191 第三节 脑积水

195 第十八章 颈部疾病
195 第一节 甲状腺疾病
195 一、单纯性甲状腺肿
197 二、甲状腺功能亢进的外科治疗
199 三、甲状腺炎
200 四、甲状腺腺瘤
200 五、甲状腺癌
203 六、甲状腺结节的诊断和处理原则
205 第二节 颈部肿块

208 第十九章 乳房疾病
208 第一节 乳房的检查方法
208 一、视诊
208 二、触诊
209 三、影像学检查
209 四、活组织病理检查
209 第二节 急性乳腺炎
210 第三节 乳腺囊性增生病
211 第四节 乳腺肿瘤
211 一、乳房纤维腺瘤
211 二、乳管内乳头状瘤
212 三、乳腺癌

218 第二十章 胸部损伤
218 第一节 概述
218 一、病因和分类

219 二、临床表现
219 三、诊断
219 四、治疗
220 第二节 肋骨骨折
222 第三节 创伤性气胸
222 一、闭合性气胸
222 二、开放性气胸
223 三、张力性气胸
224 第四节 损伤性血胸
225 第五节 胸腔闭式引流术

228 第二十一章 脓胸
228 第一节 急性脓胸
229 第二节 慢性脓胸

231 第二十二章 肺癌

237 第二十三章 食管癌

245 第二十四章 腹外疝
245 第一节 概述
247 第二节 腹股沟疝
252 第三节 股疝
254 第四节 其他疝
254 一、切口疝
254 二、脐疝

257 第二十五章 腹部损伤
257 第一节 概述
257 一、病因与分类
258 二、临床表现
258 三、诊断
260 四、治疗
262 第二节 常见腹内脏器损伤的诊断与治疗
262 一、脾脏损伤
263 二、肝脏损伤
264 三、十二指肠损伤
264 四、小肠损伤
265 五、结肠损伤

268 第二十六章 急性化脓性腹膜炎
268 第一节 急性弥漫性腹膜炎
268 一、病因

268 二、病理生理
269 三、临床表现
269 四、辅助检查
270 五、诊断与鉴别诊断
270 六、治疗
271 第二节 腹腔脓肿
271 一、膈下脓肿
272 二、盆腔脓肿
272 三、肠间脓肿
273 第三节 急性腹痛
273 一、腹痛的分类与特点
274 二、急性腹痛的鉴别与诊断
276 三、急诊处理

280 **第二十七章 胃十二指肠外科疾病**
280 第一节 胃十二指肠溃疡的外科治疗
280 一、胃十二指肠溃疡急性穿孔
282 二、胃十二指肠溃疡大出血
283 三、瘢痕性幽门梗阻
284 四、胃十二指肠手术方式
286 五、胃十二指肠溃疡术后并发症
288 第二节 胃癌

295 **第二十八章 小肠疾病**
295 第一节 肠梗阻
301 第二节 常见的肠梗阻
301 一、粘连性肠梗阻
302 二、肠扭转
303 三、肠套叠
304 四、肠系膜血管缺血性疾病

307 **第二十九章 阑尾炎**
307 第一节 急性阑尾炎
314 第二节 慢性阑尾炎

316 **第三十章 结肠、直肠和肛管疾病**
316 第一节 结肠、直肠及肛管检查方法
316 一、常见检查体位
317 二、检查方法
318 第二节 直肠息肉
319 第三节 肛裂
321 第四节 肛管直肠周围脓肿

322 第五节 肛瘘
324 第六节 痔
326 第七节 结肠癌
329 第八节 直肠癌

333 **第三十一章 肝脏疾病**
333 第一节 解剖生理概要
335 第二节 肝脓肿
335 一、细菌性肝脓肿
337 二、阿米巴性肝脓肿
337 第三节 原发性肝癌

341 **第三十二章 门静脉高压症**
341 第一节 门静脉高压症概述
346 第二节 脾切除的适应证

349 **第三十三章 胆道疾病**
349 第一节 解剖生理概要
349 一、解剖概要
351 二、生理功能
352 三、辅助检查
354 第二节 胆囊结石与胆囊炎
354 一、急性结石性胆囊炎
356 二、急性非结石性胆囊炎
357 三、慢性胆囊炎
358 第三节 肝外胆管结石与急性胆管炎
360 第四节 急性梗阻性化脓性胆管炎
362 第五节 肝内胆管结石

367 **第三十四章 胰腺疾病**
367 第一节 解剖生理概要
368 一、解剖概要
368 二、生理功能
370 第二节 胰腺炎
370 一、急性胰腺炎
373 二、慢性胰腺炎
374 第三节 胰腺假性囊肿
375 第四节 胰腺癌和壶腹部癌
375 一、胰腺癌
377 二、壶腹部癌

380 **第三十五章　周围血管疾病**
380 第一节　概论
380 一、感觉异常
381 二、形态和色泽改变
381 三、血管形态改变
382 四、肿块
382 五、营养性改变
382 第二节　血栓闭塞性脉管炎
384 第三节　下肢静脉曲张
385 第四节　深静脉血栓形成
387 第五节　下肢淋巴水肿

390 **第三十六章　泌尿、男性生殖系统外科检查和诊断**
390 第一节　泌尿、男性生殖系统外科疾病的主要症状
390 一、疼痛
391 二、下尿路症状
392 三、尿液改变
394 四、性功能障碍
394 第二节　泌尿、男性生殖系统外科检查
394 一、体格检查
396 二、实验室检查
397 三、器械和内镜检查
398 四、影像学检查

401 **第三十七章　泌尿系统损伤**
401 第一节　肾损伤
401 一、病因
402 二、病理
402 三、临床表现
403 四、诊断与鉴别诊断
403 五、治疗
404 第二节　膀胱损伤
404 一、病因
404 二、病理
405 三、临床表现
405 四、诊断与鉴别诊断
405 五、治疗
406 第三节　尿道损伤
406 一、前尿道损伤

407 二、后尿道损伤

410 **第三十八章　泌尿、男性生殖系统感染**
410 第一节　概论
410 第二节　上尿路感染
411 一、急性肾盂肾炎
413 二、肾积脓
413 第三节　下尿路感染
413 一、急性细菌性膀胱炎
413 二、慢性细菌性膀胱炎
414 三、尿道炎
414 第四节　男性生殖系统感染
414 一、急性细菌性前列腺炎 ABPA（Ⅰ型）
415 二、慢性前列腺炎
415 三、急性附睾炎
416 四、慢性附睾炎
416 第五节　泌尿系统结核
418 第六节　男生殖系统结核

421 **第三十九章　尿石症**
421 第一节　概述
421 一、尿结石形成的影响因素
422 二、尿结石成分与性质
422 三、病理生理
422 第二节　肾及输尿管结石
422 一、临床表现
423 二、诊断与鉴别诊断
423 三、治疗
424 四、健康教育
425 第三节　膀胱及尿道结石
425 一、膀胱结石
425 二、尿道结石

427 **第四十章　尿路梗阻**
427 第一节　概述
427 一、病因和分类
427 二、病理
428 三、治疗
428 第二节　肾积水
428 一、临床表现
429 二、诊断与鉴别诊断

429　三、治疗
429　第三节　良性前列腺增生症
430　一、病因
430　二、病理及病理生理改变
430　三、临床表现
431　四、诊断与鉴别诊断
431　五、治疗
432　第四节　急性尿潴留
432　一、病因
432　二、临床表现与诊断
432　三、治疗

434　第四十一章　泌尿、男性生殖系统肿瘤
434　第一节　泌尿系统肿瘤
434　一、肾癌
435　二、肾盂肿瘤
435　三、肾母细胞瘤
436　四、膀胱肿瘤
437　第二节　男性生殖系统肿瘤
437　一、阴茎癌
438　二、睾丸肿瘤
439　三、前列腺癌

441　第四十二章　泌尿、男性生殖系统先天畸形和其他疾病
441　第一节　概述
441　第二节　精索静脉曲张
443　第三节　鞘膜积液
444　第四节　隐睾

446　第四十三章　男科学
446　第一节　概述
447　第二节　男性不育症
448　第三节　男性性功能障碍
448　一、勃起功能障碍
449　二、射精功能障碍

451　第四十四章　骨科检查法
451　第一节　骨科理学检查的原则
451　第二节　一般检查内容
451　一、视诊
451　二、触诊

452　三、叩诊
452　四、动诊
452　五、量诊
452　第三节　神经系统检查
452　一、感觉系统
453　二、运动系统
453　三、神经反射
454　四、神经营养和括约肌功能
454　第四节　关节检查
454　一、肩关节
455　二、肘关节
456　三、腕关节
456　四、手部
456　五、髋关节
458　六、膝关节
460　七、踝关节与足部
460　八、脊柱与骨盆
461　第五节　特殊检查

464　第四十五章　骨折
464　第一节　概述
464　一、骨折的定义、病因、分类与移位
466　二、骨折的临床表现及诊断
466　三、骨折的并发症
467　四、骨折的愈合过程及影响因素
467　五、骨折的治疗原则
468　六、骨折急救与开放性骨折处理原则
469　七、骨折切开复位内固定
469　八、骨折的功能锻炼
469　九、骨折的愈合标准
470　第二节　上肢骨折
470　一、锁骨骨折
470　二、肱骨干骨折
471　三、肱骨髁上骨折
472　四、前臂双骨折
473　五、桡骨远端骨折
473　第三节　下肢骨折及关节损伤
473　一、股骨颈骨折
475　二、股骨干骨折
476　三、膝关节半月板损伤
477　四、膝关节韧带损伤

478 五、胫腓骨干骨折
478 六、踝部骨折
479 第四节 脊柱骨折
480 第五节 骨盆骨折

483 第四十六章 关节脱位
483 第一节 概述
484 第二节 肩关节脱位
486 第三节 肘关节脱位
487 第四节 桡骨头半脱位
487 第五节 髋关节脱位
487 一、髋关节后脱位
488 二、髋关节前脱位
489 三、髋关节中心脱位

491 第四十七章 手外伤及断肢（指）再植
491 第一节 手外伤概述
491 一、常见致伤原因
492 二、检查与诊断
493 三、现场急救
493 四、治疗原则
494 第二节 常见手外伤处理
494 一、手部骨折
494 二、肌腱与神经损伤
495 三、开放性损伤
495 第三节 断肢（指）再植
496 一、现场急救
496 二、适应证及禁忌证
496 三、手术原则
497 四、术后处理

499 第四十八章 周围神经损伤
499 第一节 概述
501 第二节 上肢神经损伤
501 一、臂丛神经损伤
502 二、正中神经损伤
502 三、尺神经损伤
503 四、桡神经损伤
503 第三节 下肢神经损伤
503 一、坐骨神经损伤
503 二、腓总神经损伤

506 第四十九章 骨与关节感染
506 第一节 化脓性骨髓炎
506 一、急性化脓性骨髓炎
509 二、慢性化脓性骨髓炎
510 第二节 化脓性关节炎

514 第五十章 骨与关节结核
514 第一节 概述
518 第二节 脊柱结核
519 第三节 髋关节结核
520 第四节 膝关节结核

523 第五十一章 非化脓性关节炎
523 第一节 骨性关节炎
524 第二节 类风湿关节炎
526 第三节 强直性脊柱炎

529 第五十二章 运动系统畸形
529 第一节 先天性畸形
529 一、发育性髋关节脱位
531 二、先天性马蹄内翻足
532 三、先天性肌性斜颈
532 第二节 脊柱畸形

536 第五十三章 运动系统慢性损伤
536 第一节 狭窄性腱鞘炎
536 一、病因
536 二、病理
537 三、临床表现
537 四、治疗
537 第二节 腱鞘囊肿
537 一、临床表现
537 二、治疗
538 第三节 肱骨外上髁炎
538 一、病因及病理
538 二、临床表现
538 三、治疗
538 第四节 粘连性肩关节囊炎
538 一、病因
539 二、临床表现及诊断
539 三、鉴别诊断
539 四、治疗

540 第五节 骨软骨病
540 一、股骨头骨软骨病
540 二、胫骨结节骨软骨病

543 **第五十四章 颈肩痛和腰腿痛**
543 第一节 颈肩痛
543 一、颈肩部软组织急性损伤
544 二、颈肩部软组织慢性损伤
544 三、颈椎病
546 第二节 腰腿痛
546 一、概述
548 二、急性腰扭伤
548 三、腰肌劳损
549 四、腰椎间盘突出症
551 五、腰椎管狭窄症

554 **第五十五章 骨肿瘤**
554 第一节 概述
554 一、临床表现
555 二、诊断与鉴别诊断
555 三、外科分期
556 四、治疗
556 第二节 瘤样病变
556 一、骨囊肿
557 二、骨纤维发育不良
557 第三节 良性骨肿瘤
557 一、骨样骨瘤
558 二、骨软骨瘤
558 三、软骨瘤
559 第四节 骨巨细胞瘤

559 第五节 恶性骨肿瘤
559 一、骨肉瘤
560 二、软骨肉瘤
560 三、尤文肉瘤
560 第六节 滑膜肉瘤
561 第七节 骨转移瘤

563 **第五十六章 骨科常用治疗技术**
563 第一节 关节穿刺术
565 第二节 止血带的应用
566 第三节 骨折的手法复位
566 一、复位前准备
566 二、复位基本手法
567 三、复位后需检查复位情况
567 第四节 石膏技术
567 一、石膏固定特点及其适应证
567 二、石膏固定的基本技术
567 三、石膏使用注意事项
567 四、临床常用石膏和方法
568 五、石膏的拆除
568 第五节 牵引技术
568 一、皮肤牵引
569 二、骨骼牵引
570 三、注意事项
570 第六节 局部痛点注射技术
570 一、主要作用
570 二、禁忌证
571 三、注意事项

第一章 绪 论

PPT

◉ 学习目标

　　1. 通过本章学习，重点掌握外科疾病的分类。

　　2. 学会外科学学习方法，具有能独立处理外科疾病的有救死扶伤信念及创新精神的新时代外科医生。

　　外科，英文名为 Surgery，该词来源于希腊字 Cheirergon，由 cheir 和 ergon 两字组成，前者是"手"的意思，后者意为"工作"。外科疾病是指只有通过手术或手法整复处理才能获得最好治疗效果的疾病。外科学则是一门学科，是医学科学的一个重要组成部分，它不仅要求掌握外科疾病的诊断、预防以及治疗的知识和技能，同时还要研究疾病的发生和发展规律。

≫ 情境导入

　　情境描述　外科学开创于 19 世纪末，起先由受过培训的理发师——"医疗理发师"代理执行手术，今天英联邦外科医师被称为先生而不是医生。20 世纪初，随着消毒、麻醉、止血、输血等技术的产生和进步，现代外科学得以逐渐深化及完善。

　　讨论　外科学的范畴包括哪些?

第一节　外科学的范畴

　　在现代医学中，外科学同其他临床学科在分工上有着许多交叉，很难给外科学一个确切的范围。我们可以从外科疾病和外科所属专科两个方面来理解外科学范畴。外科疾病大致分为 5 大类：损伤、感染、肿瘤、畸形和其他性质疾病。外科分科，可根据工作对象和性质分为实验外科和临床外科。临床外科又可以根据人体的系统分为骨科、泌尿外科、神经外科、血管外科等；根据人体部位，分为头颈外科、心胸外科、腹部外科等；根据患者年龄，分为小儿外科、老年外科；根据手术方式，分为显微外科、整复外科、腔镜外科、移植外科等；根据疾病性质，分为肿瘤外科、急症外科等；根据手术创伤大小，分出微创外科等。外科学与内科学的范畴是相对的。许多疾病在病程发展的不同时期可能既需要外科，也需要内科治疗。近年来，随着介入放射学和内镜诊疗技术的临床应用，外科与内科以及其他专科之间更趋于交叉，因此，外科学的范畴随着人们对各种疾病的病因和病理的深入认识，以及外科治疗手段的改进而不断地变化着。

第二节　外科学简史

　　我国早在商代的甲骨文中就有"疥""疮"的记载。到了周代，外科已经是独立的学科，"疡医"是当时的外科医生。在这之后的两千多年里，外科名医辈出，如汉末的华佗，已能用麻沸散对患者麻醉后实施死骨剔除术、剖腹术。我国历史上也留下了丰富的外科著作，如元代齐德之的《外科精义》、金元时期危亦林著《世医得效方》、明代陈实功著《外科正宗》等，它们对战伤、疮毒、痔瘘、麻醉、正骨、创口缝合等疾病和治疗方法做出了记载，书中的许多认识至今对医学还有影响。以上这些都说明了我国外科有着悠久的历史和丰富的实践经验。

国外的古代外科学也经历了漫长的发展历史，在宗教统治和迷信保守思想的束缚下，发展过程十分曲折。直到19世纪，随着现代工业和科学技术的崛起，外科学才真正走向持续发展的轨道。现代外科学奠基于19世纪40年代，在先后解决了手术疼痛、止血和输血、感染等难题后逐渐发展起来。

外科学进入迅速发展时期是从20世纪中叶开始，低温麻醉和体外循环的研究成功，为心脏直视手术提供了条件。显微外科技术的发展，推动了创伤、整复和器官移植外科的前进。近30年来，由于医学影像学的快速发展，使外科疾病的诊断和治疗水平有了很大进步。

免疫学、医学分子生物学的进展，特别是对癌基因的研究，已渗透到外科学各领域，使外科学沿着精准医学的方向不断迈进。人类基因组计划、蛋白组计划、干细胞技术、纳米技术、组织工程等高新技术的广泛开展和完善，以及机器人外科和远程微创外科手术的推广，使传统的外科学面临着前所未有的挑战。只有紧跟时代的发展方向，不断从这些前沿学科中吸取知识，勇于探索，才能抓住机会，进而有所创新，不断发展。

现代外科学传入我国已有一百多年的历史，1949年后，我国逐渐建立了比较完整的外科体系，外科队伍不断壮大，专业学科逐渐齐全。目前，我国外科学得到了显著的提高，在当今外科发展的前沿领域如心血管外科、微创外科以及移植外科等方面，已取得可喜的成绩。

我国中西医结合在外科领域里取得了巨大成就。中西医结合治疗急腹症、骨折、肝胆管结石、肛瘘、血栓闭塞性脉管炎以及粘连性肠梗阻等都获得了较好疗效，并得到国际上的重视。我国在抢救大面积烧伤、断肢（指）再植、肝硬化门静脉高压症的治疗以及肝癌、食管癌诊治等多方面已达到国际先进水平。

当今外科领域中最具代表性的发展方向是微创外科技术和器官移植。每年手术总例数高居世界第一；心、肺、肝和肾等脏器的移植手术总例数位居世界第二，手术效果达到世界领先水平。我国外科医生做出的突出成绩在国际上得到了认同，近年来已有多位不同专业的中国外科医生当选为国际或亚太地区外科学术组织的主席，领导外科不同专业的发展。这是几代中国外科医生不懈奋斗的结果，是中国外科走向世界的重大突破。

最后强调，世界上的每一个专业都经历了古今中外许许多多人的研究和探讨，积累了十分丰富的资料。外科也是一样，历史上所有为解除患者疾苦而刻苦钻研的外科工作者，对外科学的充实和提高都做出了有益的贡献，都是值得我们继承和学习的。

💡 **素质提升**

麻沸散的问世

人类手术史上最早的腹部手术，记录于《三国志》："若病结积在内，针药所不能及，当须刳割者，便饮其麻沸散，须臾便如醉死无所知，因破取。病若在肠中，便断肠湔洗，缝腹膏摩，四五日差，不痛，人亦不自寤，一月之间，即平复矣。"

其中的"麻沸散"，相当于现在的麻醉剂，是由我国古代名医华佗创制的。根据以上记录，我们知道，麻沸散已成功地被用于外科大手术中。而欧美医生直到19世纪中期才开始使用麻醉药，比中国晚了1600多年。

第三节 如何学习外科学

一、必须坚持为人民服务的宗旨

学习外科学的根本问题和首要问题，归根结底是为人的健康服务问题。现代医学，已从生物医学模式转向生物－心理－社会医学的模式。必须坚持以患者为中心，医生的服务对象是人，只有具有良好的医德、医风，才能发挥医术的作用。外科医生如果品行不端、工作粗疏，就会给患者带来痛苦，甚至严重损害患者的健康。因此，学习外科学必须正确地处理服务与学习的关系，要善于在服务中学习，也就是要在全心全意地为患者服务的基础上学好本领，用过硬的本领更好地为患者服务。

二、必须贯彻理论与实践相结合的原则

学科的每一次进展，都体现了理论与实践相结合的原则。以十二指肠溃疡的外科治疗为例：在多次手术实践的基础上，直到 20 世纪中叶以后，才确认了幽门螺杆菌的致病作用以及质子泵抑制剂的应用，采用药物治疗十二指肠溃疡的效果确切，达成仅在本病发生严重的并发症（如溃疡穿孔）时才需要手术的共识。学习外科学，一定要自觉地运用理论与实践相结合的认识论原则。一方面要认真学习书本上的理论知识，另一方面必须亲自参加实践，也就是说，书本上的知识是不能代替实践的。学习外科学，我们要善于分析实践中所遇到的各种问题，不断通过自己的独立思考，把感性认识和理性知识紧密地结合起来，从而提高我们发现问题、分析问题和解决问题的能力。

三、必须重视基本知识、基本技能和基础理论

基本知识包括基础医学知识和其他临床各学科的知识，外科医生对基本知识的学习要认真，达到准确无误的标准。若认为这类知识较粗浅而无须用心，结果会使自己认识模糊，不但不能处理外科疾病，而且无法正确地做出诊断和鉴别诊断；基本技能方面，仍须强调，要熟练掌握各项基本技能，且要遵守一定的外科准则，而不可草率行事；至于基础理论，它能帮助外科医生在临床实践中加深理解、加深认识。要"知其然更知其所以然"，有了扎实的基础理论，才能使外科医生在临床工作中做到原则性与灵活性相结合，乃至开拓思路，有所创新。

手术是外科治疗工作中的一个重要手段，也是治疗成败的关键。但我们一定要纠正单纯手术观点，反对为手术而手术和为练习技术而手术的错误行为。我们必须严格遵循外科诊疗基本原则：正确诊断，充分准备；满意麻醉，准确定位；仔细解剖，减轻损伤；根除伤病，力保功能；加强护理，促进康复。要做到：①严于术前，即严格掌握手术指征和手术时机；②精于术中，即具备精湛的手术技能；③勤于术后，即勤观察、勤处理、勤与患者或患者家属沟通和说明病情。这样才能保障手术的成功。

当今的外科学面临高速发展的机遇和挑战，外科医生必须在掌握现有知识的基础上刻苦钻研，努力实践，既要勤奋学习先进技能、先进理论，运用循证医学的方法，科学地收集和评价证据，指导外科实践，又要大胆地进行改革与创新，以满足外科学发展的需要。只有踏踏实实坚守在临床一线，甘于寂寞，专心致志地做学问，不因浮躁所动，不为名利所惑，不断积累和磨炼，才能有所成就。

答案解析

目标检测

选择题

[A1/A2 型题]

1. 下列哪些疾病不属于外科疾病
   A. 感染　　　　　B. 肿瘤　　　　　C. 畸形
   D. 门静脉高压　　E. 急性胃肠炎

2. 外科专科的分类方法有
   A. 按人体部位和系统分　　　　B. 按病因分
   C. 按年龄分　　　　　　　　　D. 按手术方式分
   E. 以上都是

3. 人类历史上最大促进外科学发展的原因是
   A. 生产活动　　　　B. 战争　　　　C. 自然灾害
   D. 疾病　　　　　　E. 现代科技

书网融合……

本章小结

题库

第二章 无菌术和手术基本操作

PPT

>> 情境导入

情境描述 塞梅尔维斯·伊格纳兹（Ignaz Semmelwei）是19世纪维也纳综合医院第一产科诊所的产科医生。他发现第一诊所里经过医生或者医学生接生的产妇，因产褥热死亡的比例高达18%，而在第二诊所经过助产师接生的产妇，产褥热的死亡率只有2.7%。这个现象一直困扰塞梅尔魏斯。1847年，他的一个朋友在解剖尸体时不慎割破手指，表现出类似于产褥热的症状，不久就病逝了。这件事启发了塞麦尔维斯，因为医生通常解剖尸体后不洗手就进行手术，判断应该是尸体上的某种"微粒"侵入了产妇伤口，导致产妇出现产褥热。塞麦尔维斯开展对比试验，要求所有学生和参加尸体解剖的助教进入产房前必须洗手消毒，结果，产房内的死亡率由原来的20%下降到了1%左右。

讨论 1. 消毒、灭菌、无菌术的概念是什么？
2. 消毒灭菌的方法有哪些？

第一节 无菌术

一、无菌术的方法和应用

无菌术是临床医学的一项基本操作规范。在人体及周围环境中，普遍存在着各种微生物。在手术、穿刺、插管、换药等医疗过程中，为防止微生物通过接触、飞沫或空气进入伤口或组织而引起感染，必须采取严格的措施。无菌术就是针对微生物及感染途径所采取的一系列操作规范，包括灭菌法、消毒法、操作规则及管理制度。

灭菌是指杀灭一切活的微生物。消毒是指杀灭病原微生物和其他有害微生物，但并不要求清除和杀灭所有微生物。通常对接触伤口或手术区域的物品按灭菌处理，对患者的皮肤、手术人员手臂、手术室的空气等按消毒处理。常用的消毒灭菌法有以下几种。

（一）高压蒸汽灭菌法

高压蒸汽灭菌法是目前应用最普遍且效果可靠的灭菌法。蒸汽进入灭菌器内，积聚而使压力增高，温度也随之升高，当高压蒸汽压力达102.9kPa时，温度可达121℃，此状态维持20分钟，器械可达灭菌效果；维持30分钟，敷料可达灭菌效果。高压蒸汽灭菌器分为下排式和预真空式两种。预真空式灭菌器是先抽吸灭菌器内空气使其呈真空状态，再由中心供气系统将蒸汽输入灭菌器内，这样灭菌器内蒸汽分布均匀，灭菌时间缩短，对灭菌物品的损伤更小。预真空式灭菌压力达205.8kPa，温度可达132～134℃，4分钟即可达到灭菌效果。高压蒸汽灭菌适用于包括手术器械、消毒布类敷料等医用物品的灭菌。使用过程中应注意以下几点：①包裹体积上限为长40cm，宽30cm，高30cm；②包扎不用绳扎，不宜过紧；③灭菌器内不宜排列过密，以免妨碍蒸汽透入而影响灭菌效果。装载量为下排气式灭菌器的10%~80%，预真空式灭菌器的5%~90%。④包内、包外预置专用的灭菌指示带，当达到灭菌要求时，包内指示带由无色变为黑色，包外指示带出现黑色条纹。⑤已灭菌的物品应标明有效日期，一般为2周。

（二）化学气体灭菌法

化学气体灭菌法适用于不耐高温、湿热的医疗物品的灭菌。如光学仪器、电子仪器、内镜及其专用器械、心导管及其他橡胶制品等。目前主要采用环氧乙烷气体灭菌法、过氧化氢等离子体低温法和甲醛蒸汽灭菌法等。

（三）煮沸法

煮沸法适用于金属器械、玻璃制品及橡胶类物品。在水中煮沸至100℃并持续15~20分钟，可杀灭一般细菌，持续1小时，芽孢才可被杀灭。高原地区水的沸点低，可采用压力锅进行煮沸灭菌。压力锅内蒸汽压力可达127.5kPa，最高温度可达124℃，10分钟可达到灭菌效果。

（四）药物浸泡法

手术器械、内镜等可采用化学药物浸泡达到消毒的目的。常用的化学药物有2%中性戊二醛浸泡液，浸泡30分钟可达消毒效果，10小时可达灭菌效果；其他消毒液包括10%甲醛、1:1000苯扎溴铵、70%乙醇和1:1000氯己定等。药液宜每周更换一次。应注意药物浓度的保持，避免因置入未经干燥的器械而引起浸泡液浓度下降。

（五）干热灭菌法

干热灭菌法适用于耐热、不耐湿，蒸汽或气体不能穿透的物品（如玻璃、油剂、粉剂等）的灭菌。灭菌时温度达160℃时，2小时可达灭菌；170℃时，1小时可达灭菌；180℃时，30分钟即可达灭菌效果。

（六）紫外线照射法

紫外线照射法用于治疗室、换药室、隔离室及手术室等区域的消毒。

（七）火烧法

火烧法仅用于紧急情况时金属器械的灭菌。火烧法对器械损害较大，使锐利的器械变钝，还能使器械失去原有光泽。

> **知识链接**
>
> 苍　术
>
> 中医药是中华民族的一块璀璨的瑰宝，在很多疾病的防治方面具有独特的作用。现代医学的消毒灭菌观念其实在中国古代早有体现，中医无细菌、病毒学说，但有"邪气"之说，近似对微生物的认识。早在春秋战国时期，人们就发现很多植物的"香气"对于"秽气"有明显的"隔离"作用。
>
> 苍术始载于《神农本草经》，性温；味辛苦；归脾、胃经，为菊科苍术属植物。春、秋两季挖取根茎，除去茎叶、细根、泥土，晒干，撞去须根，得中药材苍术。苍术是古代重要的防疫药物，《松峰说疫》记载的65首避瘟方中，共用药116味，苍术使用频率排第一。《本草纲目》中也记载了在瘟疫流行或岁旦时用苍术烧烟以避邪气的风俗，这其实是一种有效的空气消毒法。现代医学证明，用苍术熏烟，可对结核杆菌、金黄色葡萄球菌及大肠埃希菌等细菌、病毒有显著的杀灭作用。实验证明，用苍术1g/m³进行烟熏，1小时后就可达到理想的消毒标准。目前很多医院仍在使用苍术烟熏消毒医院不同区域。

二、手术人员和患者皮肤的准备及术中无菌原则

（一）手术人员的术前准备

1. 一般准备　手术人员进入手术室，需更换专用衣裤及专用鞋，戴好口罩帽子，口罩要盖住鼻孔，帽子要盖住全部头发。剪短指甲并去除甲缘下积垢。若手或手臂皮肤有破损或有化脓性感染时，则不能参加手术。

2. 外科手消毒　外科手消毒能清除皮肤表面几乎全部的暂居菌（多来自环境，附着皮肤表面的细菌）和少部分常居菌（存在于皮肤皱褶和毛孔等深部）。手术过程中，深部的常居菌可能移行到皮肤表层，所以，外科手消毒后还需戴无菌手套和穿无菌手术衣，防止细菌污染手术伤口。

外科手消毒包括清洁和消毒两个步骤，过去常用的方法包括肥皂水刷手乙醇浸泡法、碘伏刷手法、灭菌王刷手法等。新型手消毒剂的出现简化了消毒过程，如免刷式外科洗手已广泛应用于临床。

（1）**肥皂水刷手乙醇浸泡法**　①先用肥皂液清洗双手、双手臂。②用无菌毛刷蘸取肥皂水，按顺序交替刷洗双侧指尖、手指、手掌、手背、前臂、肘部及肘部以上10cm。刷洗完毕，用流水冲洗干净。洗刷冲洗时，应保持手指在上，两手必须高于双肘部，使污水从肘部流下，避免污水污染手部。③更换无菌毛刷，重复上述过程2次，即共刷洗3遍，时间共计约10分钟。④用无菌毛巾自指尖向上臂方向依次拭干已刷洗过的部位。⑤将双手和双臂部浸泡于70%乙醇内5分钟，浸泡范围至肘上6cm。洗手消毒完毕后，保持双手高于双肘姿势。如不慎污染已刷洗的部位，则需要重新刷洗（图2-1，图2-2）。

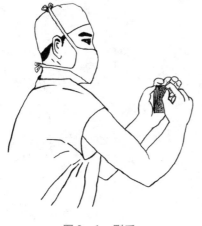

图2-1　刷手

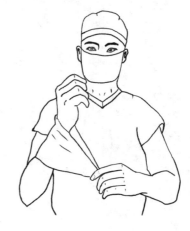

图2-2　擦手

（2）**免刷式外科洗手**　①用皂液或洗手液，按"七步洗手法"洗手及手臂（肘上10cm）。②用无菌毛巾自指尖向上臂方向依次拭干已刷洗过的部位。③取适量免刷式外科洗手液（常为含乙醇的无水消毒液）于一手掌心，另一手指尖在此手掌心的消毒液内浸泡后，将消毒液由指尖到肘上10cm均匀涂抹。同法涂抹另一只手及手臂。④再取适量消毒液于一手掌心，按"七步洗手法"揉搓；同法揉搓另一只手。完毕后双手上举胸前呈拱手姿势。

3. 穿无菌手术衣和戴无菌手套的方法

（1）**穿传统式手术衣**　外科手消毒完毕后，从打开的无菌衣包内取一件手术衣，注意不要接触下面叠放的手术衣，在空旷的区域，提起衣领两角，抖开手术衣，将手术衣内面对着自己，轻抛后双手伸入袖筒，双臂前伸，由巡回护士在后面拉紧并系好衣带，再双手前交叉提起腰带，由巡回护士在背后接过腰带并系好（图2-3）。

（2）**穿包背式手术衣**　包背式手术衣能包裹背部，减少术中污染的机会。穿包背式手术衣方法与

穿传统式手术衣基本相同，不同的是待巡回护士在后面系好领带后，先戴无菌手套，再自己解开胸前腰带，包背侧的腰带递给助手（助手用无菌持物钳夹住腰带）或穿戴好手术衣及手套人员，原地旋转一周，接住腰带并在胸前系好。

（3）戴无菌手套　选用合适尺码的手套，从手套包内取出无菌手套，注意只能接触手套的翻折面，不能接触手套外面。左手捏住翻折处，将右手插入手套内，再用戴好手套的右手插入手套套口翻折部之下（只能接触手套的外面），协助左手插入手套内，最后将手套套口翻折部翻转并包盖于手术衣的袖口上（图2-4）。

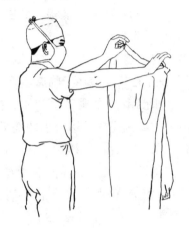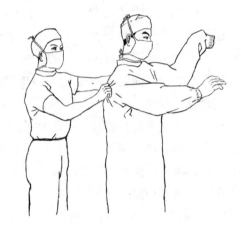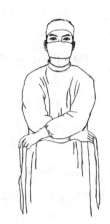

图2-3　穿无菌手术衣

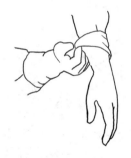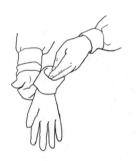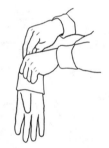

图2-4　戴无菌手套

（二）患者手术区准备

患者手术区准备的目的是清除手术区的暂居菌，并抑制常居菌的移动，以减少手术部位相关感染。术前应对手术区皮肤清洗及去除毛发，去除毛发时应避免皮肤破损。

除局部麻醉外，手术区皮肤消毒应在麻醉后，由术者或助手外科手消毒后，在穿戴无菌手术衣及手套之前进行。传统皮肤消毒是用2.5%～3%碘酊涂擦手术区皮肤，待干后用70%乙醇涂擦皮肤两遍脱碘。近年来，含活性碘或活性氯的皮肤消毒剂被广泛应用于临床。对面部皮肤、婴儿、口腔、外生殖器等部位，可选用刺激性小的0.75%聚维酮碘消毒。植皮时，供皮区可用70%乙醇消毒。

消毒规范：①手术区消毒时，应由手术区中心部向四周涂擦，若为肛门区手术或感染伤口，则由手术区外周向肛门或感染伤口进行消毒。消毒时，持敷料钳前端朝下，防止已污染的消毒液倒流污染手部。②手术区域皮肤消毒范围包括手术切口周围15cm区域。不同部位的手术消毒范围见图2-5。

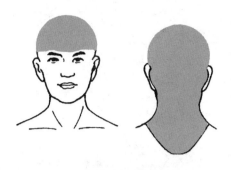

（1）颅脑手术消毒范围

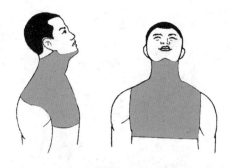

（2）颈部手术消毒范围

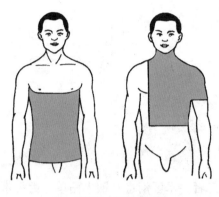

（3）腹部及左胸消毒范围

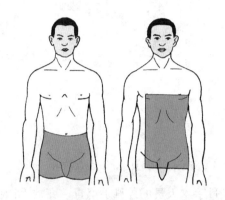

（4）腹股沟、阴囊及肾区消毒范围

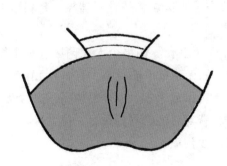

（5）会阴和肛门部位的消毒范围

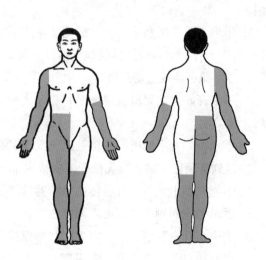

（6）四肢不同部位的消毒范围

图 2-5 皮肤消毒范围

　　手术区消毒后需铺无菌布单，目的是遮盖除手术切口所必需的最小皮肤区以外的非手术区，以尽量减少污染。手术以外的区域不少于两层无菌单遮盖。铺巾方法：先铺四块无菌巾，消毒医师从器械护士接过来小无菌巾，按顺序铺在切口周围，先铺切口相对不清洁区（如下腹部、会阴部）或对侧，最后铺靠近操作者一侧，并用巾钳将交角固定。无菌巾铺设完毕后不能随便移动，若位置不准确，只能由手术区向外移，不能由外周向中心区域移动；铺完四块无菌巾后，操作者再次手消毒后穿戴无菌手术衣及手套，然后铺中单和大单。铺单头端应盖过麻醉架，两侧和足端应下垂超过手术台边缘30cm（图2-6）。

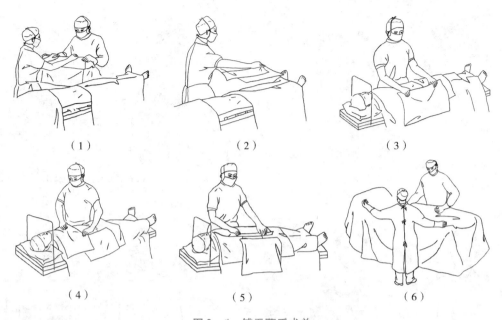

（1）　　　　　　　　　　（2）　　　　　　　　　　（3）

（4）　　　　　　　　　　（5）　　　　　　　　　　（6）

图2-6　铺无菌手术单

（1）~（5）铺无菌小单；（6）铺中单及大单

（三）手术进行中的无菌原则

经过手术人员的外科手消毒、穿戴无菌手术衣及手套，患者手术区消毒及铺无菌单，为手术提供了一个无菌操作环境。为了保持这种无菌环境，避免污染，所有参加手术的人员都应该遵守无菌操作规则。

1. 手术人员穿无菌手术衣和戴无菌手套后，个人无菌区为肩部以下、腰部以上的身前区（至腋中线）、双侧手臂。手术台及器械推车铺设无菌单后，台面范围是无菌区。如接触到非无菌区区域，发生污染，需立即更换或重新消毒。

2. 手术开始之前要清点器械敷料，手术结束时，仔细检查手术区域，待核对器械、敷料数准确无误后才能关闭切口。

3. 手术中，若手套破损或接触到非无菌的区域，应立即更换手套。如果个人无菌区（如前臂或肘部）触碰到有菌区，需更换无菌手术衣或局部无菌贴膜保护。如无菌布单被浸湿，需加盖无菌单。

4. 不能在手术人员的背后传递手术器械或物品，坠落到无菌巾或手术台以外的物品，按污染处理。

5. 手术中若同侧手术人员需调换位置，一人应先退一步，背对背的转身到达另一位置。

6. 术中切开空腔脏器前，需先用纱布保护周围组织，以减少污染。

7. 皮肤切口及缝合之前，需用70%乙醇消毒皮肤。

8. 手术参观人员不能太多，必须更换专用参观服，应与无菌器械台及手术人员保持30cm以上距离，尽量减少走动。所有进入手术室人员必须严格遵守无菌制度。对于可疑被污染的物品，一概按污染处理。

9. 患有急性呼吸道感染或其他感染者不得进入手术室。

（四）手术室的管理

为了保证手术室的环境洁净，需要有严格的管理制度。相关制度包括消毒、卫生制度、灭菌消毒物品的保存和监测，以及特殊感染患者所用器械物品的处理等。

第二节　手术基本操作

一、切开

切开的基本原则有充分显露、减少损伤、适宜切口、利于重建等。

1. 切口应尽量靠近病变部位，以最短路径达到患处，且便于延长切口，利于操作，充分显露术野。

2. 切口尽量与皮纹方向一致以减少瘢痕，避免损伤重要解剖结构，与重要血管神经平行以减少损伤，且切口不宜过小，避免过度牵拉损伤组织。

3. 关节部位应采用"S"形切口或横切口，避免瘢痕挛缩影响功能。

4. 切开皮肤时，可用左手拇指、示指固定皮肤，垂直下刀后转由刀腹均匀用力继续切开，切开达终点后垂直出刀，使切口全长基本深度一致。切开皮肤后按解剖学层次逐层切开各层。

常用的持手术刀的方式有执弓氏、执笔式、抓持式、反挑式等。执弓氏常用于胸腹部较大切口；执笔式主要用于解剖和小切口；抓持式主要用于坚韧组织的切开；反挑式主要用于浅表脓肿切开或切开管道器官。

二、分离

分离是切除病变组织和暴露深部组织的重要方法，分为锐性分离和钝性分离。

1. **锐性分离**　指用手术刀或组织剪直接切开或剪开。有分离面准确、精细和组织损伤小等优点。常用于分离较致密组织。要求解剖关系清楚，避免损伤血管、神经等重要组织器官。

2. **钝性分离**　指用血管钳、剥离器、刀柄及手指等在组织间隙、较疏松的粘连等进行分离操作。切忌粗暴，以免血管、神经等组织脏器撕裂。

三、止血

止血是贯穿手术全过程的重要的基本操作。妥善止血，可以使术野清晰、减少失血量、降低术后出血及感染的概率。常用的止血法有以下几种。

1. **压迫止血法**　适用于较大面积的渗血，及突然发生的血管出血的暂时止血。对于创面渗血可用纱布或 $40 \sim 50 \, ^{\circ}\!C$ 的热盐水纱布压迫 $2 \sim 5$ 分钟止血，必要时重复 $2 \sim 3$ 次；对较大血管的突然出血，可予以手指或纱布暂时压迫止血，看清出血来源后，再结扎止血。

2. **结扎止血法**　是术中最重要、最可靠的止血方法。指用止血钳钳夹止血部位后予以结扎或缝扎。除了传统的结扎与缝扎，目前钛夹、结扎夹等在临床上特别是腔镜手术中被广泛应用。

3. **电凝止血法**　利用高频电流对出血点的烧灼，凝固局部组织内蛋白质形成焦痂而迅速止血。可缩短止血时间，减少组织内结扎线结，临床应用广泛。

4. **止血剂止血法**　使用止血药物或促凝物质覆盖及压迫难以止血的创面。常用的有明胶海绵、骨蜡、生物胶等。

四、打结

1. **结的种类**

（1）单节　为一般线结的第一个结，易松脱和解开，单独使用仅适用于暂时阻断。

（2）方结　是最常用的一种结，由方向相反的两个单节组成，打紧后不易松脱，适用于各种结扎及缝合。

（3）三重结　在方结的基础上再加一个单节，此单节与原方结第二结方向相反。较牢固，用于大血管及较多组织的结扎。

（4）外科结　第一结时绕两次，增加结间的摩擦力，打第二结时不易滑动、松脱。多用于组织张力较大时的结扎或缝扎。

（5）滑结　打节时两根缝线用力不均匀，一条线牵拉过紧变直，另一线过松，可滑动。在肝脏等质脆的脏器及深部组织打结时使用，将结滑到根部后再打一个方向相反的结将其锁定。

（6）假结　由两个方向相同的单节组成，易松脱。

2. 打结方法

（1）单手打结法　是最常用的一种打结方法，简便快速（图2-7）。

（2）双手打结法　双手打结时能保持线的张力，打第二结时不容易滑脱。适用于组织张力较大时的打结。

（3）器械打结法　用持针器或血管钳打结，适用于线头较短、空间狭小时及深部打结（图2-8）。

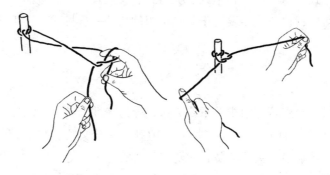

图2-7　单手打结法

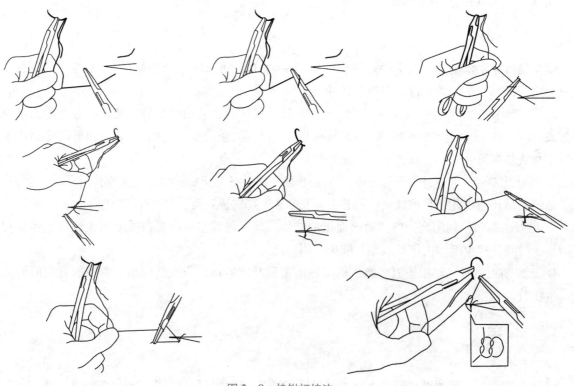

图2-8　持钳打结法

五、缝合

缝合是将切开、切断或创伤裂开的组织对合而消灭间隙，以利愈合。根据切口边缘对合情况可将缝合方法分为单纯缝合、内翻缝合、外翻缝合三大类，各类又有间断缝合和连续缝合两种（图2-9）。

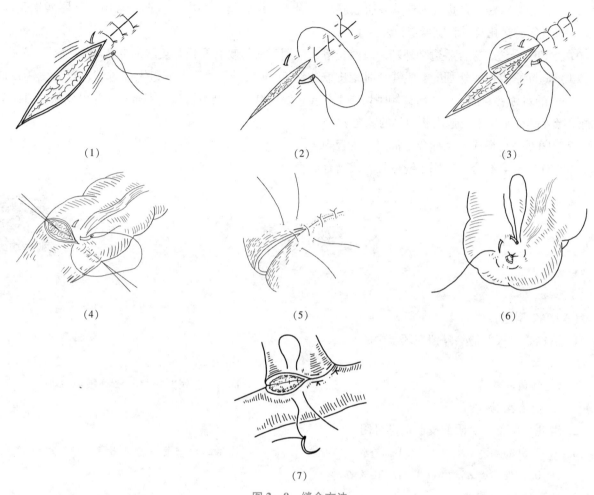

（1）　　　　　　　　　　　　（2）　　　　　　　　　　　　（3）

（4）　　　　　　　　　　　　（5）　　　　　　　　　　　　（6）

（7）

图2-9　缝合方法
（1）间断缝合；（2）连续缝合；（3）连续锁边缝合；（4）连续内翻缝合；
（5）间断内翻缝合；（6）荷包缝合；（7）褥式外翻缝合

1. 单纯缝合法

（1）单纯间断缝合　是最常用的缝合方法，用于皮肤、肌肉、腱膜等多种组织缝合。缝合时垂直进针与出针，不留死腔。并保持适当的针距与边距。

（2）单纯连续缝合　常用于腹膜、胸膜、胃肠道缝合等。第一针单纯间断缝合后打结，不剪断缝线，再连续缝合整个伤口。

（3）连续锁边缝合　常用于胃肠吻合或整张游离植皮边缘的固定等。缝合方法与单纯连续缝合相似，只是每一针从前一针的线袢内穿出。

（4）"8"字缝合　常用于韧带、肌腱、腱膜、肌肉断端等的缝合。

2. 内翻缝合法　缝合后边缘内翻，表面光滑，防止黏膜外翻和胃肠液等外漏，但若翻入组织过多，可能会引起管腔狭窄。常用于胃肠道的缝合。

（1）间断垂直褥式内翻缝合（Lembert缝合）　于吻合口边缘约3mm处进针，穿经浆肌层后于吻合口边缘附近穿出，越过吻合口于对侧做相对称缝合；打结时将肠壁内翻。常用于胃肠道吻合口的浆肌层内翻缝合，包埋吻合口。

（2）连续平行褥式内翻缝合（Connell 缝合）　第一针做肠壁全层单纯缝合并打结，缝针从一侧浆膜面穿过肠壁全层，再从同侧肠壁黏膜面进针，浆膜面出针；缝线达对侧肠壁，同法进针和出针，收紧缝线使切缘内翻。常用于胃肠道的前壁内翻缝合。

（3）荷包缝合法　是指环形连续浆肌层缝合一周，打结时将中心内翻包埋。常用于阑尾残端包埋、孔径小的消化道穿孔及空腔脏器造口。

3. 外翻缝合法　缝合后边缘外翻，内面光滑，常用于血管吻合及松弛皮肤的缝合等。

（1）间断垂直褥式外翻缝合　缝合时距皮肤边缘 5mm 处进针，经皮下组织穿过切口至对侧距皮肤边缘 5mm 的对称处穿出，再从出针侧距切缘 1~2mm 处进针，对侧距切缘 1~2mm 处穿出皮肤，打结后两侧切缘外翻。常用于松弛皮肤切口的缝合。

（2）间断平行褥式外翻缝合　常用于血管吻合。

（3）连续外翻缝合　常用于缝合腹膜或吻合血管。

目标检测

答案解析

选择题

[A1/A2 型题]

1. 消毒是消灭并清除停留在环境中的

    A. 细菌
    B. 芽孢
    C. 细菌和病毒
    D. 病原微生物和其他有害微生物
    E. 所有生物

2. 婴儿、面部、会阴部皮肤消毒可用

    A. 2.5% 碘酊
    B. 氨水
    C. 红汞
    D. 0.75% 聚维酮碘
    E. 70% 乙醇

3. 灭菌法是指

    A. 灭菌法就是消毒法
    B. 应用化学方法灭菌
    C. 用物理方法杀灭一切活的微生物
    D. 应用紫外线灭菌
    E. 仅杀灭部分有害微生物

4. 手术区的消毒范围，一般要包括手术切口周围

    A. 10cm
    B. 12cm
    C. 15cm
    D. 18cm
    E. 20cm

5. 关于戴无菌手套的操作方法，错误的是

    A. 手套外面为无菌区，应保持无菌
    B. 戴好手套的手不可接触手套的内面
    C. 未戴手套的手可触及手套的外面
    D. 发现手套破损应立即更换
    E. 不可强拉手套边缘，以免破损

6. 以下属于内翻类缝合方法的是
  A. 单纯连续缝合法　　　　　　　　B. 单纯间断缝合法
  C. "8"字缝合　　　　　　　　　　D. 锁边缝合法
  E. 荷包缝合法

书网融合······

本章小结　　　　题库

第三章 外科患者的体液失衡

PPT

某些外科疾病可直接导致缺水、血容量减少、电解质（钾、钠、氯、钙、镁、磷等）的降低或升高及酸碱失衡等严重内环境紊乱现象称为体液失衡，是一个比较复杂而重要的问题。临床上要做好预防措施，在临床诊治过程中，对各种类型失衡的正确判断并积极处理，防止其发生和发展。

体液失衡表现有三种，即容量失衡、浓度失衡和成分失衡。

容量失衡是指等渗性体液的减少或增加，渗透压正常，一般引起细胞外液量的变化，而细胞内液容量无明显改变。

浓度失衡是指细胞外液中的水分有增加或减少，同时伴有钠离子不同程度的减少或增加，以致渗透微粒的浓度发生改变，造成渗透压发生变化。细胞外液渗透微粒90%是钠离子，因此，浓度失衡指低钠血症或高钠血症，即渗透压低或高，临床上常见类型是低渗性缺水和高渗性缺水。

成分失衡是指细胞外液中除钠离子外的其他离子的浓度改变，虽能产生各自的病理生理影响，但因渗透微粒的数量小，不会对细胞外液渗透压产生明显的影响，仅造成体液成分失衡。如低钾血症或高钾血症、低钙血症或高钙血症，以及酸中毒或碱中毒等。

≫ 情境导入

情境描述 患者，男，50岁，体重60kg，因腹痛、腹胀、呕吐、肛门停止排气排便2天收入院。行X线检查提示小肠低位梗阻。2年前因阑尾炎穿孔行阑尾切除手术，患者有恶心、呕吐、乏力、尿少、头晕等表现，但无口渴。体格检查：T 37.5℃，P 101次/分，BP 90/60mmHg，R 22次/分。神志清醒，口舌干燥，面色潮红，眼窝凹陷，皮肤弹性降低。右下腹见切口瘢痕，脐周见肠型、蠕动波，腹稍紧张、全腹压痛、无反跳痛，肠鸣音亢进。实验室检查：血钠135mmol/L，血钾3.0mmol/L，血氯93mmol/L，HCO_3^- 13mmol/L。尿比重1.032。红细胞6.0×10^{12}/L，血红蛋白160g/L，血细胞比容0.58。

讨论 1. 初步诊断和诊断依据是什么？

2. 治疗原则及入院第一日和第二日的补液量及种类是什么？

💡 素质提升

上善若水，厚德载物

"上善若水"出自老子《道德经》第八章："上善若水。水善利万物而不争，处众人之所恶，故几于道。居，善地；心，善渊；与，善仁；言，善信；政，善治；事，善能；动，善时；夫唯不争，故无尤。"

中国传统文化博大精深，我们应积极学习，"上善若水"就是我们应认真学习的，水是仁爱奉献的，水默默地滋润大地，孕育自然万物，如我们身边一个个助人为乐的时代楷模，帮助别人，奉献社会。水柔弱而坚韧，一滴水微不足道，但千万滴水可水滴石穿，一条小溪只是涓涓细流，但千万条小溪汇聚的大江大河却气势磅礴，奔腾不息，学习工作中我们应该学习这种自强不息、执着奋斗的精神。水又是包容的，海纳百川，有容乃大，"河海不择细流，故能就其深"，我们要学会包容与合作，才能取得更好的成绩。一个人最高的境界就像水的品性一样，泽被万物而不争名利，这是我们在践行社会主义核心价值观时应向中华传统文化学习的地方。

第一节 概 述

正常体液容量、渗透压及电解质含量即内环境稳定是机体代谢和各器官功能正常进行的基本保证。许多外科疾病、创伤及手术均可导致体液失衡，必须充分理解把握和处理这些问题是外科治疗中的一项重要内容。

体液的主要成分是水和电解质，体液可分为细胞内液和细胞外液两部分，其量与性别、年龄及胖瘦有关。肌肉组织含水量较多（75%~80%），而脂肪组织含水量较少（10%~30%）。成年男性的体液量约为体重的60%，而成年女性的体液量约占体重的55%，两者均有±15%的变化幅度。小儿的脂肪较少，故体液量新生儿可达体重的80%，随年龄增大，体内脂肪逐渐增多，14岁之后体液所占比例与成年人相似。

细胞内液绝大部分存在于骨骼肌中，男性细胞内液约占体重的40%，女性细胞内液约占体重的35%。细胞外液在男性、女性均占体重的20%。细胞外液又可分为血浆和组织间液两部分；其中血浆量约占体重的5%，组织间液量约占体重的15%（表3-1）。绝大部分组织间液能迅速地与血管内液体或细胞内液进行交换并取得平衡，这在维持机体的水和电解质平衡方面具有重要作用，故称其为功能性细胞外液；另有一小部分组织间液仅有缓慢地交换和取得平衡的能力，它们具有各自的功能，但在维持体液平衡方面的作用甚小，故称其为无功能性细胞外液。结缔组织和所谓透细胞液，例如脑脊液、关节液和消化液等，都属于无功能性细胞外液。无功能性细胞外液占体重的1%~2%，占组织间液的10%左右。某些体液虽然属于无功能性细胞外液，但是其变化仍会导致体机体水、电解质和酸碱平衡的明显失调。临床上最常见表现就是胃肠消化液的大量丢失可造成体液量及其成分的显著变化，同样造成体液失衡。

表3-1 正常14岁以上人群体液组成分布

组成		占体重（%）	分类及占比	主要阳离子	主要阴离子
体液	细胞外液	男女均占20%	血浆5% 组织间液15%	Na^+	Cl^-、HCO_3^- 和蛋白质
	细胞内液	男40% 女35%		K^+、Mg^{2+}	HPO_4^{2-} 和蛋白质

一、体液平衡及渗透压的调节

(一) 水平衡

正常成人 24 小时水的摄入量和排出量是相对稳定的，均为 2000 ~ 2500ml（表 3 - 2），保持出入水量平衡。自皮肤和呼吸道蒸发的水是不可见的，称为非显性失水，呼吸道蒸发约 350ml/d，为调节体温体表蒸发约 500ml/d；自大小便排出的则为显性失水。成人每天需要从肾脏排出的固体代谢产物为 35 ~ 40g，1g 固体物质需要 16ml 尿溶解，因此排出每天的固体代谢产物至少需要 500ml 尿液，一般成人每日尿量应维持在 1000 ~ 1500ml。正常成人每天分泌胃肠消化液约 8.2L，多数被胃肠道吸收，仅有约 150ml随粪便排出。水摄入不足或排出过多，就会发生缺水；反之，则可引起水潴留。

表 3 - 2　正常成人的体液出入量（ml/d）

入量	出量
饮水：1000 ~ 1500	尿量：1000 ~ 1500
食物含水：700	皮肤蒸发：500
内生水：300	呼吸蒸发：350
	粪便含水：150
共计：2000 ~ 2500	共计：2000 ~ 2500

(二) 电解质平衡

细胞外液和细胞内液中所含的离子成分不同（表 3 - 1 和表 3 - 3）。细胞外液中最主要的阳离子是 Na^+，主要的阴离子是 Cl^-、HCO_3^- 和蛋白质。细胞内液中的主要阳离子是 K^+ 和 Mg^{2+}，主要阴离子是 HPO_4^{2-} 和蛋白质。细胞外液和细胞内液的渗透压相等，正常血浆渗透压为 290 ~ 310mmol/L。渗透压的稳定对维持细胞内液、细胞外液平衡具有重要意义。

表 3 - 3　正常血浆主要电解质离子浓度参考值

阳离子（mmol/L）	阴离子（mmol/L）
Na^+ 135 ~ 145	Cl^- 95 ~ 105
K^+ 3.5 ~ 5.5	HCO_3^- 22 ~ 27
Ca^{2+} 2.25 ~ 2.75	HPO_4^{2-} 0.97 ~ 1.61
Mg^{2+} 0.70 ~ 1.10	蛋白质 0.8
	SO_4^{2-} 0.5
	有机酸 5

1. Na^+ 的平衡　Na^+ 占细胞外液阳离子总数的 90% 以上，是维持细胞外液渗透压的主要离子。人体钠盐主要从食物中获取，正常成人对钠盐的需要量为 4 ~ 6g/d，Na^+ 主要经尿液排出体外，小部分随汗液和粪便排出（大量出汗例外）；代谢特点是入多排多，入少排少，炎热季节或高温环境作业者应适当增加钠盐补充。正常血清 Na^+ 浓度为 135 ~ 145mmol/L。

2. K^+ 的平衡　细胞内液中钾含量占人体钾总量的 98%，而细胞外液中钾含量仅占总量的 2%。钾有重要的生理功能：参与维持细胞的正常代谢，维持细胞内液的渗透压和酸碱平衡，维持神经 - 肌肉组织的兴奋性，维持心肌正常功能等。钾主要随食物摄入，正常成人对钾盐的需要量为 3 ~ 4g/d，85% 由肾脏排出，代谢特点是只要有尿就有钾的排出。正常血清 K^+ 浓度为 3.5 ~ 5.5mmol/L。

3. Cl^- 和 HCO_3^- 的平衡　细胞外液主要的阴离子是 Cl^- 和 HCO_3^-，与 Na^+ 共同维持细胞外液的量和渗透压。Cl^- 和 HCO_3^- 的含量有互补作用，当 HCO_3^- 增多时 Cl^- 含量减少，反之，HCO_3^- 减少时 Cl^- 含量

增加，以维持细胞外液离子的平衡。

（三）水、电解质平衡及渗透压的调节

体液及渗透压的稳定由神经－内分泌系统调节。体液的正常渗透压通过下丘脑－垂体后叶－抗利尿激素系统来维持和恢复，血容量的维持和恢复则是通过肾素－醛固酮系统。此两系统共同作用于肾，调节水及钠等电解质的吸收及排泄，从而维持体液平衡，使内环境保持稳定。当体内电解质缺乏、肾功能正常时，对 Na^+ 和 Cl^- 有保留作用，但控制排 K^+ 的能力很差。当血容量下降即可刺激抗利尿激素的分泌，使水、钠的重吸收增加，以恢复血容量。在体内丧失水分时，细胞外液的渗透压则增高，可刺激下丘脑－垂体－抗利尿激素系统，产生渴感，机体主动增加饮水。抗利尿激素的分泌增加使远曲小管和集合管上皮细胞对水分的再吸收加强，尿量减少，水分被保留在体内，使已升高的细胞外液渗透压降至正常。反之，体内水分增多时，细胞外液渗透压降低，口渴反应被抑制，并且因抗利尿激素的分泌减少，使远曲小管和集合管上皮细胞对水分的再吸收减少，排出体内多余的水分，使已降低的细胞外液渗透压增至正常。此外，肾小球旁细胞分泌的肾素和肾上腺皮质分泌的醛固酮也参与体液平衡的调节，当血容量减少和血压下降时，可刺激肾素分泌增加，进而刺激肾上腺皮质增加醛固酮的分泌，后者可促进远曲小管对 Na^+ 的再吸收和 K^+、H^+ 的排泄，随钠再吸收的增加，水的再吸收也增多，这样就可使已降低的细胞外液量增加至正常。

抗利尿激素分泌的这种反应十分敏感，只要血浆渗透压较正常有 ±2% 的变化，该激素的分泌就随之有相应的变化，最终使机体水分能保持动态平衡。血容量与渗透压相比，前者对机体更为重要。所以，当血容量锐减又兼有血浆渗透压降低时，前者对抗利尿激素的促分泌作用远远强于低渗透压对抗利尿激素分泌的抑制作用，目的是优先保持和恢复血容量，使重要器官的灌流和氧供得以保证。

二、酸碱平衡及调节

酸碱平衡的维持是由于机体进行正常生理活动和代谢过程需要的一个酸碱度适宜的体液环境。通常人的体液保持着一定的 H^+ 浓度，即保持着一定的 pH（动脉血浆 pH 为 7.40 ± 0.05）。但是人体在代谢过程中不断产生酸性物质和碱性物质，这将使体液中的 H^+ 浓度经常有所变化。为了使血中 H^+ 浓度仅在很小的范围内变动，人体通过体液的缓冲系统、肺的呼吸和肾的排泄来完成对酸碱平衡的调节。

血液中的缓冲系统以 HCO_3^-/H_2CO_3 最为重要。［HCO_3^-］的正常值平均为 24mmol/L，［H_2CO_3］平均为 1.2mmol/L（［HCO_3^-］／［H_2CO_3］比值 ＝24/1.2 ＝20∶1）。只要［HCO_3^-］／［H_2CO_3］的比值保持 20∶1，不论［HCO_3^-］及［H_2CO_3］的绝对值高低，血浆的 pH 仍能保持在 7.40。从酸碱平衡调节的角度来看，肺的呼吸对酸碱平衡调节的作用主要是通过肺排出 CO_2，使血 $PaCO_2$ 下降，即调节血中的［H_2CO_3］。如果机体的呼吸功能异常，自身可引起酸碱失衡，也会影响其对酸碱失衡的代偿能力。

肾的排泄对酸碱平衡调节的重要作用是通过改变排出固定酸及保留碱性物质的量，来维持正常的血浆［HCO_3^-］，使血浆 pH 不变。如果肾功能有异常，不但影响其对酸碱平衡的正常调节，而且自身也可引起酸碱失衡。肾调节酸碱平衡的机制为：$Na^+－H^+$ 交换，排 H^+；HCO_3^- 重吸收；产生 NH_3 并与 H^+ 结合成 NH_4^+ 排出；尿的酸化，排 H^+。

体液平衡在外科中具有重要意义。在外科临床中，经常会遇到患者体液失衡问题，随时需要去识别并正确处理。例如肠梗阻、急性弥漫性腹膜炎、大面积烧伤、消化道瘘等都可直接导致脱水、血容量减少、低钾血症及酸中毒等严重内环境紊乱现象。任何一种水、电解质紊乱和酸碱失衡的恶化都可能导致患者死亡，及时识别并积极纠正这些异常是治疗该病的首要任务。从外科手术角度来看，患者的内环境相对稳定是手术成功的基本保证。因此，术前如何纠正已存在的体液失衡，术中及术后如何保持体液平

衡状态，外科医师都必须熟练掌握。

临床上发生体液失衡的表现形式多种多样，可以只发生一种异常，如低钾血症；但同时存在多种异常的现象也比较常见，例如既有水、电解质紊乱，又有酸碱失衡。此时，要分清轻重缓急，予以全面纠正，不要疏漏。另外，外科患者伴有内科疾病是很常见的，如合并糖尿病、高血压、肝硬化或心肺功能不全等合并症，将会给临床治疗带来更为复杂的问题。

第二节　水和钠的代谢紊乱

在细胞外液中，水和钠的关系非常密切，一旦发生代谢紊乱，缺水和失钠常同时存在。不同原因引起的水和钠的代谢紊乱，在缺水和失钠的程度上会有所不同，所引起的病理生理变化以及临床表现也不相同。水、钠代谢紊乱可分为下列三种类型（表3-4）。

表3-4　不同类型缺水、缺钠的特点

缺水类型	渗透压（mmol/L）	丢失成分	举例	实验室检查（mmol/L）
等渗性缺水	290~310	水钠等比丢失	急性肠梗阻	血液浓缩，血[Na^+]135~145
低渗性缺水	<290	失钠>失水	长期胃肠减压	血[Na^+]<135
高渗性缺水	>310	失水>失钠	食管癌	血[Na^+]>150

一、等渗性缺水

等渗性缺水（isotonic dehydration）又称急性缺水或混合性缺水，是外科患者中最常见的类型。水和钠成比例地丧失，血清钠仍在正常范围内，细胞外液的渗透压保持正常范围。细胞外液量（包括循环血量）的急剧丧失，使有效循环血量减少。由于丧失的液体为等渗液，细胞外液的渗透压基本不变，细胞内液并不会代偿性地向细胞外间隙转移。因此，细胞内液的量一般不发生变化。但当这种情况持续时间过长时，细胞内液受累将逐渐外移，随细胞外液一起丧失，以致引起细胞缺水。机体对等渗性缺水的代偿机制包括肾入球小动脉壁的压力感受器受到管内压力下降的刺激，以及肾小球滤过率下降所致的远曲小管液内 Na^+ 的减少。同时可引起肾素-醛固酮系统的兴奋，醛固酮的分泌增加，促进远曲小管对钠的再吸收，随钠离子一同被再吸收的水量也增多，从而代偿性地使细胞外液量相对回升。

（一）病因

1. 胃肠道消化液的急性丧失　如大量呕吐、腹泻、急性肠梗阻、肠瘘等。

2. 体液丧失在感染区或软组织内　如大面积烧伤早期、弥漫性腹膜炎、胰腺炎、腹腔内或腹膜后感染等。这些丧失的体液的成分与细胞外液基本相同。

（二）临床表现

根据缺水程度不同，患者可有恶心、厌食、乏力、少尿等，但口渴不明显。唇舌干燥，眼窝凹陷，皮肤干燥、松弛。当体液在短期内丧失量达体重的4%~6%（相当于丧失细胞外液的20%~30%）时，会出现血容量明显不足的表现；当体液继续丧失体重的6%~7%（相当于丧失细胞外液的30%~35%）时，出现周围循环衰竭甚至休克。休克时，微循环障碍将产生大量酸性代谢产物并积聚，发生代谢性酸中毒。如丧失的体液主要为胃液，因 H^+ 的大量丧失，则可伴发代谢性碱中毒症状（表3-5）。

表 3-5 等渗性缺水程度的判断

程度	缺水占体重	临床表现
轻度	2%~4%	口渴不明显，尿少
中度	4%~6%	口渴，皮肤干燥无弹性、眼窝凹陷、精神萎靡、脉搏细速、肢端湿冷、血压下降，尿少且尿比重高
重度	>6%	除上述症状外，神志不清、高热、惊厥、躁动、休克、昏迷

（三）诊断

根据病史和临床表现常可做出诊断。病史中有消化液或其他体液的大量急性丧失。每日失液量越大，持续时间越长，症状越明显。实验室检查可发现有血液浓缩现象，包括红细胞计数、血红蛋白量和血细胞比容均明显高于正常。血清 Na^+、Cl^- 等通常无明显变化。尿比重增高。动脉血气分析可判断有无酸（碱）中毒存在。

（四）治疗

1. 病因治疗 原发病的治疗十分重要，消除病因是治疗的根本措施，只有消除病因后缺水现象才可被纠正。

2. 液体选择 等渗性缺水的治疗主要是纠正细胞外液的减少。可静脉输注平衡盐溶液或等渗盐水，使血容量得到尽快补充。平衡盐溶液的电解质含量和血浆内含量相仿，用来治疗等渗性缺水比较理想。常用平衡盐溶液有乳酸钠和复方氯化钠溶液（1.86% 乳酸钠溶液和复方氯化钠溶液之比为 1:2）与碳酸氢钠和等渗盐水溶液（1.25% 碳酸氢钠溶液和等渗盐水之比为 1:2）两种。等渗盐水中的 Cl^- 含量比血清 Cl^- 含量高 50mmol/L 左右（分别为 154mmol/L 及 103mmol/L），如果单用等渗盐水，大量输入后有导致血 Cl^- 过高、引起高氯性酸中毒的危险。

3. 补液量 已有脉搏细速和血压下降等症状者，说明其细胞外液的丧失量已达体重的 5%，需从静脉快速滴注上述溶液约 3000ml（按体重 60kg 计算），以恢复其血容量。对血容量不足表现不明显者，可给患者上述用量的 1/2~2/3，即 1500~2000ml，以补充缺水、缺钠量；同时还应补给日需要水量 2000~2500ml 和氯化钠 4.5g。静脉快速输注液体时必须监测心脏功能，包括心率、心律、血压、中心静脉压及肺动脉楔压等。

4. 补钾 在纠正缺水后，血清 K^+ 浓度也因细胞外液量的增加被稀释而降低，尿量增加，排钾量亦有所增加，应注意预防发生低钾血症。一般在尿量达 40ml/h 后，即应补钾。

二、低渗性缺水

低渗性缺水（hypotonic dehydration）又称慢性缺水或继发性缺水。水和钠同时缺失，但失钠多于失水，故血清钠低于正常范围，细胞外液呈低渗状态，故称低渗性缺水。机体对低渗性缺水的代偿机制：表现为抗利尿激素的分泌减少，使水在肾小管内的再吸收减少，尿量排出增多，从而提高细胞外液的渗透压。使细胞外液总量继续减少，于是细胞间液进入血液循环，以部分的补偿血容量。为避免循环血量的继续减少，机体将优先维持血容量，不再顾及渗透压的维持，肾素-醛固酮系统兴奋，使肾减少排钠，增加 Cl^- 和水的再吸收。同时垂体后叶分泌抗利尿激素增多，使水再吸收增加，出现少尿。如血容量继续减少，代偿功能无法维持血容量时，将出现休克。

（一）病因

1. 胃肠道消化液持续性丢失 如反复呕吐、长期胃肠减压引流或慢性肠梗阻等。

2. 大面积创面的慢性渗液

3. 较长时间应用排钠利尿剂 如氯噻酮、依他尼酸等时，未注意适时补充适量钠盐。

4. 补液方法不当 等渗性缺水治疗补液时没补钠盐或补充钠盐过少。

（二）临床表现

低渗性缺水的临床表现与缺钠程度有关。一般均无口渴感，常见症状有恶心、呕吐、头晕、视物模糊、软弱无力、站立时容易晕倒等。当循环血量明显下降时，肾的滤过量减少，以致体内代谢产物潴留，可出现神志淡漠、肌痉挛性疼痛、腱反射减弱和昏迷等。根据缺钠程度，低渗性缺水可分为三度（表3-6）。

表3-6 低渗性缺水缺钠程度的判断

缺钠程度	血清 [Na⁺] (mmol/L)	缺氯化钠 (g/kg)	临床表现
轻度	130~135	0.5	患者感觉疲乏、头晕、手足麻木，但口渴不明显。尿中 Na^+、Cl^- 减少
中度	120~129	0.5~0.75	患者除有上述症状外，尚有恶心、呕吐、脉搏细数、血压不稳或下降、脉压变窄、浅静脉瘪陷、视物模糊、站立性晕倒。尿少，尿中几乎不含 Na^+、Cl^-
重度	<120	0.75~1.25	神志不清，肌痉挛性抽搐，腱反射减弱或消失；出现木僵，常发生休克甚至昏迷

1. 轻度缺钠 当缺钠多于缺水时，细胞外液渗透压减低，抑制抗利尿激素分泌，水在肾小管再吸收减少，尿量排出增多。随病情进展，组织间液进入血循环，达到部分补偿，导致组织间液容量的减少比血浆更为明显。尿中 Na^+、Cl^- 减少。

2. 中度缺钠 当细胞外液减少到一定程度，导致有效循环血量明显下降。血容量不足，肾小血管发生反射性痉挛，通过肾素分泌，刺激肾上腺皮质，醛固酮分泌增加，使水钠排出减少，尿中氯化钠含量和尿比重明显降低。血容量下降，刺激垂体后叶，使抗利尿激素分泌增多，水再吸收增多，导致少尿。尿中几乎不含 Na^+、Cl^-。

3. 重度缺钠 当有效循环血量显著下降，肾的滤过量相应减少，尿量减少，体内代谢产物潴留，可引起氮质血症和酸中毒，加重器官（尤其脑）功能障碍。并出现周围循环衰竭综合征，血压明显下降或测不出，出现"缺钠性休克"。

（三）诊断

根据病史和临床表现，可做出低渗性缺水的初步诊断。进一步检查包括：尿液检查，尿比重常在1.010以下，尿 Na^+ 和 Cl^- 常明显减少；血清钠测定，血钠浓度低于135mmol/L，表明有低钠血症，血钠浓度越低，病情越重；红细胞计数、血红蛋白量、血细胞比容均有增高。动脉血气分析可判断是否有酸（碱）中毒存在。

（四）治疗

1. 病因治疗 应积极处理原发病，消除病因是治疗的根本措施，只有消除病因后缺水才易被纠正。

2. 液体选择 针对低渗性缺水时细胞外液缺钠多于缺水的血容量不足，应静脉输注3%~5%高渗盐水或含盐溶液，以纠正细胞外液的低渗状态和补充血容量。

3. 补钠量和补液量 静脉输液的原则是输液速度应先快后慢，总输入量应分次完成。每4~8小时根据临床表现及监测资料，包括血 Na^+、Cl^- 浓度，动脉血气分析和中心静脉压等，随时调整输液计划。

低渗性缺水的补钠量可按下列公式计算：需补充的钠量(mmol) = [血钠正常值(mmol/L) − 血钠测得值(mmol/L)] × 体重(kg) × 0.6(女性为0.5)。

举例如下：男，体重70kg，血清钠浓度为129mmol/L。则，补钠量 = (142 − 129) × 60 × 0.6 = 546mmol。

以17mmol Na^+ 相当于1g钠盐计算，补氯化钠量约为32g。当天先补1/2量，即16g，加每天生理需要量 4.5g，共计 20.5g。输注 5% 葡萄糖盐溶液 1500ml + 10% 氯化钠溶液 70ml 即可基本完成。此外，还应补给日需液体量 2000ml。其余的一半钠（16g）可在第 2 天补给，同样需补充生理需要量。

必须强调，公式仅作为补钠安全剂量的估计，绝对依靠公式决定补钠量是不可取的。通常是先补充缺钠量的一部分以解除急性症状，使血容量有所恢复，肾功能得到改善，为进一步的纠正创造条件。应采取分次补充并观察临床表现及监测血钠浓度的方法。

重度缺钠出现休克者，应先补足血容量，可应用晶体液（复方乳酸氯化钠溶液、等渗盐水）和胶体溶液（羟乙基淀粉、右旋糖酐和血浆），改善微循环和组织器官的灌注，但晶体液 : 胶体液用量为（2～3）: 1。再静脉滴注高渗盐水尽快纠正血钠过低，以进一步恢复细胞外液量和渗透压，使水从水肿的细胞中外移。但输注高渗盐水时应严格控制滴速，第 1 小时静脉输注 3% 高渗盐水 300ml，或直到达到血钠浓度增加 5mmol/L。1 小时后血钠水平升高 > 5mmol/L，停止输注高渗盐水或改用等渗盐水且对因治疗，以后根据病情及血钠浓度再决定是否需继续输入高渗盐水。需要重点指出的是，第一个 24 小时限制血钠升高超过 10mmol/L，随后每 24 小时血钠升高 < 8mmol/L，直到血钠达到 130mmol/L 以上或正常范围。之所以要强调补钠上升速度，主要是避免出现补钠过快导致脱髓鞘病变。

在补充血容量和钠盐后，机体的代偿调节功能对合并存在的轻度酸中毒常可同时予以纠正，所以开始就不需要用碱性药物治疗。如经动脉血气分析测定，酸中毒仍未完全纠正，则可静脉滴注 5% 碳酸氢钠溶液 100～200ml，以后视病情纠正程度再决定是否需追加治疗。

4. 补钾　在尿量达到 40ml/h 后，同样要注意钾盐的补充。

三、高渗性缺水

高渗性缺水又称原发性缺水。水和钠同时丢失，但因缺水比缺钠更多，故血清钠高于正常范围，细胞外液的渗透压升高，故称高渗性缺水（hypertonic dehydration）。严重的缺水可使细胞内液移向细胞外间隙，导致细胞内液、细胞外液量都减少，最后因脑细胞缺水而导致脑功能障碍。机体对高渗性缺水的代偿机制是：高渗状态刺激位于视丘下部的口渴中枢，患者感到口渴而饮水，使体内水分增加，以降低细胞外液渗透压，同时细胞外液的高渗状态可引起抗利尿激素分泌增多，使肾小管对水的再吸收增加，尿量减少，使细胞外液的渗透压降低和恢复部分血容量。严重缺水可致循环血量显著减少，又引起醛固酮分泌增加，加强对钠和水的再吸收，以维持血容量。

（一）病因

1. 水分摄入不够　如食管癌致吞咽困难，危重症患者给水不足，经鼻胃管或空肠造口管给予高浓度肠内营养溶液等；肿瘤、感染、创伤可能致患者下丘脑口渴中枢受损，患者无口渴感，摄入水量减少。

2. 水分丧失过多　如高热大量出汗（汗中含氯化钠 0.25%）、大面积烧伤暴露疗法、糖尿病未控制致大量尿液排出等。

（二）临床表现

缺水程度不同，症状亦不同。可将高渗性缺水分为三度（表 3 - 7）。

表 3 - 7　高渗性缺水程度的判断

程度	缺水占体重	临床表现
轻度	2%~4%	除口渴外，无其他症状
中度	4%~6%	有极度口渴、乏力、尿少和尿比重增高，唇舌干燥，皮肤失去弹性，眼窝下陷，常有烦躁不安
重度	>6%	除上述症状外，出现躁狂、幻觉、谵妄，甚至昏迷

（三）诊断

病史和临床表现有助于高渗性缺水的诊断。实验室检查的异常包括：尿比重高；红细胞计数、血红蛋白量、血细胞比容轻度升高；血清钠浓度升高，150mmol/L 以上可确诊。动脉血气分析可判断是否有酸（碱）中毒存在。

（四）治疗

1. 病因治疗　解除病因同样具有治疗的重要性。

2. 液体选择　无法口服的患者，可先静脉滴注 5% 葡萄糖溶液、低渗（0.45%）氯化钠溶液，补充已丧失的液体，达到等渗水平时再补充平衡盐溶液或等渗盐水，最终纠正水钠失衡。

3. 补液量　所需补充液体量的估计方法有：①根据临床表现，估计丧失水量占体重的百分比。每丧失体重的 1%，需补液 400～500ml。②根据血 Na^+ 浓度计算：补水量(ml) = ［血钠测得值(mmol/L) － 血钠正常值(mmol/L)］× 体重(kg) × 4。式中"4"为换算成细胞外液补水量的常数。为避免输入过量而致血容量异常增多及水中毒，计算所得的补水量不宜一次性输入，一般分 2 天补给。治疗 1 天后应评估全身情况及监测血钠浓度，调整次日的补给量。此外，补液量中还应包括每天生理需要量 2000ml。

高渗性缺水者实际上也有缺钠，只是因为缺水更多，才使血钠浓度升高。所以，如果在纠正时只补给水分，不补充适当的钠，将不能纠正缺钠，可能反过来出现低钠血症。经上述补液治疗后若仍存在酸中毒，可酌情补给碳酸氢钠溶液。

4. 补钾　如同时存在的缺钾，可在尿量超过 40ml/h 后补钾。

四、水中毒

水中毒又称稀释性低血钠。水中毒（water intoxication）发生率较低，系指机体的摄入水总量超过了排出水量，以致水分在体内潴留，引起血浆渗透压下降和循环血量增多。

（一）病因

1. 各种原因所致的抗利尿激素分泌过多。

2. 肾功能不全，排尿能力下降。

3. 机体摄入水分过多，例如大汗后饮用大量水而没补钠盐、接受过多的静脉输液等。此时，细胞外液量明显增加，血清钠浓度降低，渗透压亦下降。由于低于细胞内液的正常渗透压，水分则由细胞外移向细胞内，使细胞内液、细胞外液的渗透压均降低，同时液体量亦均增加。此外，已增加的细胞外液量又抑制了醛固酮的分泌，使远曲小管对 Na^+ 的重吸收减少，Na^+ 从尿中排出增多，使血清钠浓度进一步降低。

（二）临床表现

水中毒的表现可分为急性及慢性两类：急性水中毒的发病急骤，水过多所致的脑细胞肿胀可造成颅内压增高，引起一系列神经、精神症状，如头痛、嗜睡、躁动、精神紊乱、定向能力失常、谵妄，甚至昏迷，若发生脑疝，则出现相应的神经定位体征；慢性水中毒的症状往往被原发疾病的症状所掩盖，可有软弱无力、恶心、呕吐、嗜睡等，体重明显增加，皮肤苍白而湿润，有时唾液、泪液增多。

（三）诊断

根据病史和临床表现可初步做出水中毒的诊断。实验室检查可发现：红细胞计数、血红蛋白量、血细胞比容和血浆蛋白量均降低；血浆渗透压和红细胞平均血红蛋白浓度降低，红细胞平均体积可增大，提示细胞内液、细胞外液量均增加。动脉血气分析可判断是否有酸（碱）中毒存在。

（四）治疗

水中毒一经诊断，应立即停止水分摄入。程度较轻者，在机体排出多余的水分后，水中毒即可解除。程度严重者，除禁水外，还需用利尿剂以促进水分的排出。一般可用渗透性利尿剂，如20%甘露醇或25%山梨醇200ml静脉快速滴注（20分钟内滴完），可减轻脑细胞水肿和增加水分的排出。也可静脉注射袢利尿剂，如呋塞米或依他尼酸。还可静脉滴注高渗（5%）氯化钠溶液，以迅速改善体液的低渗状态和减轻脑细胞肿胀。

对于水中毒，预防显得更重要。有许多因素容易引起抗利尿激素的分泌过多，如创伤及大手术、疼痛、失血、休克等，对于这类患者的输液治疗，应注意避免过量。急性肾功能不全和慢性心功能不全者，更应严格限制入水量。

注意电解质是否有紊乱，并进行纠正；动脉血气分析可判断是否有酸（碱）中毒存在。

从血容量的角度看，低钠血症又可分为低容量性、等容量性及高容量性三类。上述的低渗性缺水属于低容量性低钠血症，患者既存在低钠血症，也有血容量不足。在临床上，水中毒属于高容量性低钠血症，病因包括充血性心力衰竭、肾病综合征、肝硬化及重度营养不良等。此时，由于非渗透性因素的病理刺激使抗利尿激素分泌增加，以及肾血管的低灌流，使大量水分积聚于体内。临床表现为组织水肿和腹水，细胞外液则呈低渗状态。高容量性低钠血症的处理原则与低渗性缺水完全不同，需要严格限制入水量[$<10ml/(kg \cdot d)$]，并采取措施尽快排出体内过多的水分。仅在血钠浓度$<120mmol/L$时，由于可能危及生命才予补钠（输注小剂量的高浓度NaCl）。对于难治的患者可采用血液超滤、透析等措施，以排出体内过多的水分。

第三节 钾代谢异常

正常血清钾浓度为$3.5 \sim 5.5mmol/L$。钾代谢异常有低钾血症和高钾血症，以前者为常见。

一、低钾血症 ⓔ 微课3.1

血清钾浓度低于$3.5mmol/L$表示有低钾血症（hypokalemia）。

（一）病因

1. 钾摄入不足 如长期禁食或进食不足，静脉补液内未补钾盐或补充不足。

2. 钾排出过多 应用排钾利尿剂，频繁呕吐、持续胃肠减压、肠瘘等，急性肾衰竭的多尿期，肾小管性酸中毒以及盐皮质激素（醛固酮）过多等。

3. 钾体内分布异常 如大量输注葡萄糖和胰岛素，或代谢性、呼吸性碱中毒时，钾向细胞内转移。

（二）临床表现

低钾血症的临床表现与低钾的程度有关，特别是患者伴有严重的细胞外液减少时，此时的临床表现主要是缺水、缺钠所致的症状。但当缺水被纠正之后，因钾浓度被进一步稀释，即会出现低钾血症的症状。轻度缺钾（血清钾$3.0 \sim 3.5mmol/L$），症状不明显；中度缺钾（血清钾$2.5 \sim 2.9mmol/L$），临床上有症状；重度缺钾（血清钾$<2.5mmol/L$），临床上出现明显低钾血症表现。

1. 肌无力 是最早的临床表现，血清钾过低可引起神经、肌肉应激性减退，一般先是出现四肢软弱无力，尤其下肢更为明显，严重者可有软瘫、腱反射减退或消失。以后可延及躯干和呼吸肌，一旦呼吸肌受累，可致呼吸困难或窒息。

2. 消化道功能障碍 胃肠平滑肌兴奋性降低，患者可有口苦、厌食、恶心、呕吐，严重者可引起肠鸣音减弱或消失、腹胀、肠麻痹等表现。

3. 中枢神经系统　神志淡漠、目光呆滞，部分患者表现为烦躁不安、情绪波动大、疲乏。严重者则出现嗜睡、神志不清、定向力障碍等。

4. 心功能异常　心脏受累主要表现为传导阻滞和节律异常。血清钾低可引起心肌张力减退、心脏扩大、末梢血管扩张、血压下降，可出现心悸、心律失常，甚至心室纤颤，严重低钾血症可致心脏在收缩期停搏。典型的心电图改变为早期出现 T 波降低、变宽、双相或倒置，随后出现 ST 段降低、Q－T 间期延长和 U 波。并非所有患者均有心电图改变，故不应单凭心电图异常来诊断或排除低钾血症。

5. 代谢性碱中毒　低钾血症可致代谢性碱中毒，一方面是因 K^+ 由细胞内移出，与 Na^+、H^+ 的交换增加（每移出 3 个 K^+，即有 2 个 Na^+ 和 1 个 H^+ 内移），使细胞外液的 H^+ 浓度降低；另一方面是肾远曲小管 Na^+－K^+ 交换减少，Na^+－H^+ 交换增加，使排 H^+ 增多，导致低钾性碱中毒。但此时肾小管泌 K^+ 减少而泌 H^+ 增加，尿却呈酸性（反常性酸性尿）。

（三）诊断

根据病史和临床表现即可初步做出低钾血症的诊断。血清钾浓度低于 3.5mmol/L 有诊断意义。心电图检查可作为辅助性诊断手段，出现 U 波时，也可确定诊断，但心电图异常表现较血清钾测定有所滞后，故心电图异常不能作为早期诊断低钾血症的依据。

（四）治疗 🅔 微课 2

1. 病因治疗　首先积极控制原发病，对造成低钾血症的病因做积极处理，可使低钾血症易于纠正。

2. 补钾　原则是临床上通常采取见尿补钾、边治疗边观察、分次补钾的方法。

（1）补钾途径　能口服者尽量口服，较为安全，常用氯化钾 1～2g，每日 3 次。进食含钾丰富的食物（肉类、鱼类、豆类、牛奶、香蕉、橘子、菠菜、西兰花等）。禁食及不能口服或病情较重者，须静脉滴注，绝对禁止静脉推注。

（2）补钾的量　补钾量可参考血清钾降低程度，每天补钾 40～80mmol。以每克氯化钾相等于 13.4mmol 钾计算，每天补氯化钾 3～6g，少数缺钾者每天最高不超过 8g。

（3）静脉补钾的注意事项

1）见尿补钾　对无尿和少尿患者不输钾盐，应先恢复血容量，尿量超过 40ml/h 时方可补钾。

2）补钾量不宜过大　缺钾总量估计，轻度缺钾需补钾 100mmol（相当于氯化钾 7.5g），中度缺钾需补钾 300mmol（相当于氯化钾 22.5g），重度缺钾需补钾 500mmol（相当于氯化钾 37.5g）。如果患者禁饮食或进食量不足，加上每日钾生理需要量。一般每日补氯化钾 3～6g（以每克氯化钾等于 13.4mmol 钾计算，即每日补钾 40～80mmol），24 小时一般不宜超过 8g。

3）补钾浓度不宜过高　静脉补液中氯化钾浓度不超过 0.3%（钾浓度 40mmol/L）。

4）补钾速度不宜过快　成人静脉内补钾一般不超过 60 滴/分（约 1g/h），通常不宜超过 20mmol/h（即补氯化钾极量 1.5g/h），若超过 10mmol/h，需进行心电监护。

禁止直接静脉推注或快速中心静脉滴入，经静脉补钾过程中应监测血清钾和心电图的变化，以防造成高钾血症，导致心搏骤停。

临床上有时遇到患者需要补钾但又受到液体量的限制，近年来由于微量泵补钾的出现，规定补钾浓度出现了瓶颈，实际上引起心搏骤停的决定性因素是单位时间流经心脏的钾离子浓度。因此，对单位时间补钾总量的控制是更加科学地对单位时间内的补钾量和速度做出严格限制。

临床上常用的钾制剂是 10%氯化钾溶液，除能补钾外，输入的 Cl^- 也有助于减轻碱中毒。此外，氯缺乏还会影响肾脏的保钾能力，输给氯化钾还可增强肾的保钾作用，有利于低钾血症的治疗。需要注意的是，由于补钾量是分次给予，这些钾不是一天补足的，因此要完全纠正体内的缺钾，常需连续 3～5

天补给。

二、高钾血症

血清钾浓度超过 5.5mmol/L，即为高钾血症（hyperkalemia）。

（一）病因

1. 钾摄入过多 如口服或静脉输入钾盐及含钾药物量过大，大量输入保存期较久的库血等。

2. 钾排出减少 如急性及慢性肾衰竭少尿或无尿期，应用保钾利尿剂如螺内酯、氨苯蝶啶等，以及肾上腺皮质功能不足等。

3. 体内钾分布异常 如溶血、广泛组织损伤（如挤压综合征）、酸中毒以及洋地黄中毒等。

（二）临床表现

高钾血症的临床表现无特异性。心血管系统和神经－肌肉系统症状的严重性取决于高钾血症的程度和发展速度，及有无其他水、电解质紊乱和酸碱失衡合并症存在。

1. 心血管系统症状 常有心动过缓、心音减弱、心律失常、心脏扩大，由于高钾使心肌受抑制，心肌张力减低之故。严重高钾血症者有微循环障碍的临床表现，如皮肤苍白、发冷、发绀、血压降低、心脏传导阻滞、室性期前收缩、心室纤颤等。特别是血清钾浓度超过 7mmol/L，都会有心电图的异常变化。典型的心电图改变为早期 T 波高尖对称，而基底狭窄，Q－T 间期延长，QRS 波群增宽，P－R 间期延长，P 波消失。高钾血症最危险的是可致心脏在舒张期停搏。

2. 神经－肌肉系统症状 早期常有四肢及口周感觉麻木，极度疲乏，肌肉酸痛，肢体苍白湿冷。血钾浓度达 7mmol/L 时，出现四肢麻木软瘫，肢体软弱无力，然后躯干肌逐渐瘫软，最后影响到呼吸肌，出现窒息。中枢神经系统可表现为烦躁不安或神志模糊不清。

3. 其他症状 高钾血症可引起乙酰胆碱释放增加，引起恶心、呕吐和腹痛。高钾对肌肉的毒性作用可引起四肢瘫痪和呼吸停止。所有高钾血症均伴有不同程度的氮质血症和代谢性酸中毒，后者可加重高钾血症。

（三）诊断

根据病史有引起高钾血症的原因，出现无法用原发病解释的临床表现时，应想到有高钾血症的可能。应立即做血清钾浓度测定，血钾超过 5.5mmol/L 即可确诊（排除溶血的情况）。心电图出现 T 波高尖等异常表现具有辅助诊断价值，但心电图异常不能作为早期诊断高钾血症的依据。

（四）治疗

高钾血症一经诊断，应积极采取有效治疗措施。

1. 病因治疗 积极治疗原发病，去除引起高钾血症的原因。

2. 禁钾 停用一切含钾的药物、食物；禁输库血。

3. 降低血清钾浓度

（1）**转钾** 促使 K^+ 转入细胞内，暂时降低血清钾离子浓度。

1）先静脉注射 5% 碳酸氢钠溶液 60～100ml，再继续静脉滴注碳酸氢钠溶液 100～200ml。高渗性碱性溶液输入后纠正酸中毒，使血容量增加，血清 K^+ 得到稀释，浓度降低，同时促使 K^+ 移入细胞内，Na^+ 可使肾远曲小管的 Na^+－K^+ 交换增加，使 K^+ 从尿中排出。

2）输入葡萄糖溶液加胰岛素，25% 葡萄糖溶液 100～200ml，每 5g 糖加入普通胰岛素 1IU，静脉滴注，通过糖原合成，促使 K^+ 部分转入细胞内，从而暂时降低血清钾浓度。必要时，可每 3～4 小时重复用药。

3）对于肾功能不全、不能输液过多者，用 10% 葡萄糖酸钙溶液 100ml + 11.2% 乳酸钠溶液 50ml + 25% 葡萄糖溶液 400ml + 胰岛素 20IU，24 小时缓慢静脉滴入。

（2）排钾　常应用袢利尿剂如呋塞米 40~80mg 静脉注射或噻嗪类利尿剂；应用阳离子交换树脂，口服，每次 15g，每日 3 次，可同时口服山梨醇或甘露醇导泻，每克可吸附 1mmol 钾，将 K^+ 从消化道排出，也可保留灌肠。血液净化和（或）腹膜透析可有效排钾。

4. 对抗心律失常　静脉注射 10% 葡萄糖酸钙溶液 20ml，因 Ca^{2+} 与 K^+ 有拮抗作用，能缓解 K^+ 对心肌的毒性作用，必要时可重复使用。也可将 10% 葡萄糖酸钙溶液 30~40ml 加入静脉补液内滴注。

第四节　酸碱平衡失调

正常人血清的 pH 始终维持在正常范围 7.35~7.45。凡是在溶液中能产生 H^+ 的物质称为酸，能与 H^+ 结合的物质称为碱。人体内既有酸、又有碱，酸和碱的浓度时刻都在变化着，成为矛盾对立的统一体。在物质代谢过程中，机体虽不断摄入及产生酸性和碱性物质，但能依赖体内的缓冲系统和肺及肾的调节，使体液的酸碱度维持在正常范围之内的动态平衡，这种功能称为酸碱平衡。适宜的 pH 是机体组织、细胞进行正常生命活动的重要保证。如果酸碱物质负荷超量，或是调节功能发生障碍，则平衡状态将被破坏，形成不同形式的酸碱平衡失调。如果 pH < 7.35，临床上称为酸中毒；pH > 7.45，称为碱中毒。原发性的酸碱平衡失调可分为代谢性酸中毒、代谢性碱中毒、呼吸性酸中毒和呼吸性碱中毒四种。如同时存在两种或以上的原发性酸碱平衡失调，即称为混合型酸碱平衡失调。

任何一种酸碱平衡失调发生之后，机体都会通过代偿机制以减轻酸碱紊乱程度，尽量使体液的 pH 恢复至正常范围。机体的这种代偿，可根据其纠正程度分为部分代偿、代偿及过度代偿。实际上机体很难做到完全的代偿。

根据酸碱平衡公式（Henderson – Hasselbalch 方程式），正常动脉血的 pH 为：

$$pH = 6.1 + \log \frac{HCO_3^-}{(0.03 \times PaCO_2)} = 6.1 + \log \frac{24}{0.03 \times 40} = 6.1 + \log \frac{20}{1} = 7.40$$

从上述公式可见，pH、HCO_3^- 及 $PaCO_2$ 是反映机体酸碱平衡的三大基本要素。其中，HCO_3^- 反映代谢性因素，其原发性减少或增加，可引起代谢性酸中毒或代谢性碱中毒；$PaCO_2$ 反映呼吸性因素，其原发性增加或减少，则引起呼吸性酸中毒或呼吸性碱中毒。

一、代谢性酸中毒

代谢性酸中毒（metabolic acidosis）是临床外科最常见的酸碱平衡失调类型。由于酸性物质的积聚或产生过多，或 HCO_3^- 丢失过多，即可引起代谢性酸中毒。可根据阴离子间隙分为两类：一种代谢性酸中毒的阴离子间隙正常，而另一种代谢性酸中毒的阴离子间隙增加。这两类酸中毒的病因各不相同。

所谓阴离子间隙，是指血浆中未被检出的阴离子的量，其简单的测量方法是将血浆 Na^+ 浓度减去 HCO_3^- 与 Cl^- 之和，正常值为 10~15mmol/L。阴离子间隙的主要组成是磷酸、乳酸及其他有机酸。如果是由于 HCO_3^- 丢失或盐酸增加引起的酸中毒，其阴离子间隙为正常。相反，如果是由于有机酸产生增加或硫酸、磷酸等的潴留而引起的酸中毒，其阴离子间隙则增加。

（一）病因

1. 酸性物质产生或摄入过多　任何原因引起的组织低灌注如失血性及感染性休克、抽搐、心搏骤停等致组织缺血缺氧，糖无氧酵解增强，致丙酮酸及乳酸大量产生，导致乳酸性酸中毒；糖尿病、酒精中毒、严重饥饿或长期不能进食，体内脂肪分解过多，形成大量酮体，引起酮症酸中毒；某些治疗需要长期应用大量阿司匹林、氯化铵、盐酸精氨酸或盐酸赖氨酸等药物，以致血中 Cl^- 增多、HCO_3^- 减少，也可引起酸中毒。

2. 酸性物质排出减少 严重肾功能障碍，体内固定酸不能由尿排出，特别是硫酸和磷酸在体内蓄积，H^+ 浓度升高，导致 HCO_3^- 浓度下降。肾小管功能障碍，远曲小管性酸中毒系集合管泌 H^+ 功能障碍所致 H^+ 体内蓄积，近曲小管性酸中毒则是 HCO_3^- 再吸收功能障碍导致 HCO_3^- 浓度进行性下降，均可致酸中毒。应用碳酸酐酶抑制剂（如乙酰唑胺），可使肾小管排 H^+ 及重吸收 HCO_3^- 减少，导致酸中毒。

3. 碱性物质丢失过多 见于腹泻、肠道引流、肠瘘、胆瘘和胰瘘等使碱性消化液大量丢失；也见于输尿管乙状结肠吻合术后，尿在乙状结肠内潴留时间较长，发生 Cl^- 与 HCO_3^- 的交换，尿内的 Cl^- 进入细胞外液，而 HCO_3^- 留在乙状结肠内，排出体外，导致 HCO_3^- 大量丢失。

4. 高钾血症 任何原因所致的高钾血症，K^+ 与细胞内 H^+ 交换，引起细胞外 H^+ 增加，导致代谢性酸中毒。

代谢性酸中毒的代偿机制：任何原因所致的酸中毒均直接或间接地使 HCO_3^- 减少，血浆中 H_2CO_3 相对过多。H^+ 浓度的增高刺激呼吸中枢，使呼吸加深加快，加速 CO_2 的排出，使 $PaCO_2$ 降低，$[HCO_3^-]/[H_2CO_3]$ 的比值重新接近 20∶1 而保持血 pH 在正常范围内，为代偿性代谢性酸中毒。同时，肾小管上皮细胞中的碳酸酐酶和谷氨酰胺酶活性开始增高，增加 H^+ 和 NH_3 的生成。H^+ 与 NH_3 形成 NH_4^+ 后排出，使 H^+ 的排出增加，HCO_3^- 的重吸收亦增加。

（二）临床表现

1. 症状 轻度代谢性酸中毒可无明显症状。重症患者可有疲乏、眩晕、嗜睡、感觉迟钝或烦躁。常可伴腹痛、腹泻、恶心、呕吐等消化道症状及缺水症状。

2. 体征 最突出的表现是呼吸深而快，即 Kussmaul 呼吸，酮症酸中毒者呼出气带有酮味（烂苹果的气味）。呼吸频率有时可达 40～50 次/分。室性心律失常、心率加快、血压偏低甚至休克（因代谢性酸中毒可致血钾升高，降低心肌收缩力和周围血管对儿茶酚胺的敏感性）。可出现肌张力减退、腱反射减弱或消失；颜面潮红及口唇樱红色（H^+ 浓度增高刺激毛细血管扩张所致，但休克者出现发绀），神志不清甚至昏迷（脑细胞代谢紊乱所致）。容易发生急性肾功能不全和休克。

（三）诊断

根据病史和临床表现，当患者有相应病史及深而快的呼吸时，应考虑代谢性酸中毒。动脉血气分析和生化检查可明确诊断，并了解有无电解质紊乱及酸中毒的严重程度和代偿情况。血液 pH < 7.35 和 $[HCO_3^-]$ 明显下降。代偿期血 pH 可在正常范围，但 HCO_3^-、BE 和 $PaCO_2$ 均有不同程度的降低。

（四）治疗

1. 病因治疗 最重要的是原发病的治疗。

2. 代谢性酸中毒的纠正 临床上常用碱性药物为 5% 碳酸氢钠注射液。

（1）轻度代谢性酸中毒（血浆 $[HCO_3^-]$ >16mmol/L） 机体可增加肺通气以排出更多的 CO_2，又能通过肾排出 H^+、保留 Na^+ 及 HCO_3^-，具有一定的调节酸碱平衡的能力。只要能消除病因，再辅以补充液体、纠正缺水，较轻的代谢性酸中毒常可自行纠正，不必应用碱性药物。低血容量性休克伴有的代谢性酸中毒，纠正休克后也随之被纠正，不宜过早使用碱性药物，否则矫枉过正可能会造成代谢性碱中毒。

（2）中、重度代谢性酸中毒（血浆 $[HCO_3^-]$ <10mmol/L） 尤其对重症酸中毒患者，应立即输液并应用碳酸氢钠溶液治疗。临床上根据酸中毒严重程度，补给 5% 碳酸氢钠溶液的首次剂量为 100～250ml。在用药 2～4 小时后复查动脉血气分析及血浆电解质浓度，根据测定结果决定是否需继续补充碳

酸氢钠注射液及补充量。

3. 纠正酸中毒的原则 治疗原则是边治疗、边观察、边监测、边调整，输注碱性溶液的速度不宜过快，一次量不宜过大，避免矫枉过正，逐步纠正酸中毒。

4. 纠正酸中毒时的注意事项

（1）人体具有调节酸碱平衡的巨大潜力，而且体液在人体中是不停地动态变化的，通常可根据患者的血气分析情况调整碳酸氢钠用量，如 $[HCO_3^-] \geq 16mmol/L$，尿量较多和已呈碱性，即可停止。

（2）如伴有体液代谢失衡，应先纠正缺水和补充电解质，一般能同时纠正酸中毒。如酸中毒不能纠正，再给予碱性药物。

（3）在酸中毒时，离子化的 Ca^{2+} 增多，故即使患者有低钙血症，也不出现手足抽搐。但在酸中毒被纠正之后，离子化的 Ca^{2+} 减少，便会发生手足抽搐，应及时静脉注射葡萄糖酸钙溶液以控制症状。

（4）代谢性酸中毒时，K^+ 由细胞内移出，使血钾偏高。待酸中毒纠正后，K^+ 从细胞外进入细胞内，部分由尿中排出；并因补液稀释，出现血钾过低，需要补钾。

（5）若输注碳酸氢钠注射液量过大或速度过快，即使能较快地纠正酸中毒，却会使大量 K^+ 转移至细胞内，引起低钾血症，同时还造成血液 pH 一过性增高甚至出现代谢性碱中毒，不利于氧合血红蛋白中氧的释放，要注意防止发生。

二、代谢性碱中毒

体内 H^+ 丢失或 HCO_3^- 增多可引起代谢性碱中毒（metabolic alkalosis）。

（一）原因

1. 酸性物质丧失过多 是外科患者发生代谢性碱中毒最常见的原因。酸性胃液大量丢失，例如幽门梗阻、严重频繁呕吐、长期胃肠减压等，可丧失大量的 H^+ 及 Cl^-。肠液中的 HCO_3^- 未能被胃液的 H^+ 所中和，HCO_3^- 被重吸收入血，使血浆 HCO_3^- 增高。另外，胃液中 Cl^- 的丢失使肾近曲小管的 Cl^- 减少，为维持离子平衡，代偿性地重吸收 HCO_3^- 增加，导致碱中毒。大量胃液的丧失也丢失了 Na^+，在代偿过程中，$K^+ - Na^+$ 交换、$H^+ - Na^+$ 交换增加，即保留了 Na^+，但排出了 K^+ 及 H^+，造成低钾血症和碱中毒。

2. 碱性物质摄入过多 长期大量使用碱性药物，可中和胃内的盐酸，使肠液中的 HCO_3^- 没有足够的 H^+ 来中和，以致 HCO_3^- 被重吸收入血。大量输注库存血，抗凝剂入血后可转化成 HCO_3^-，致碱中毒。

3. 低钾血症 低钾血症时 K^+ 从细胞内移至细胞外，每3个 K^+ 从细胞内移出，就有2个 Na^+ 和1个 H^+ 向细胞内移入，引起细胞内的酸中毒和细胞外的缺钾性碱中毒。机体为了保存 Na^+，$K^+ - Na^+$ 交换减少，$H^+ - Na^+$ 交换增加，经远曲小管排出的 H^+ 及 K^+ 增加，HCO_3^- 的回吸收也增加，加重了细胞外液的碱中毒及低钾血症，尿液呈酸性，称为反常性酸性尿。

4. 利尿剂的作用 呋塞米、依他尼酸等能抑制近曲小管对 Na^+ 和 Cl^- 的再吸收，而并不影响远曲小管内 Na^+ 与 H^+ 的交换。因此，随着尿排出的 Cl^- 比 Na^+ 多，回吸收入血液的 Na^+ 和 HCO_3^- 增多，发生低氯性碱中毒。

代谢性碱中毒的代偿机制：血浆 H^+ 浓度下降使呼吸中枢抑制，呼吸变浅变慢，减少 CO_2 排出，使 $PaCO_2$ 升高，$[HCO_3^-] / [H_2CO_3]$ 的比值接近 20:1，以降低血 pH，使其接近正常范围。肾的代偿表现为肾小管上皮细胞中的碳酸酐酶和谷氨酰胺酶活性降低，使 H^+ 排泌和 NH_3 生成减少，HCO_3^- 的再吸收减少、经尿排出增多，从而使血 HCO_3^- 减少。

代谢性碱中毒时，氧合血红蛋白离解曲线左移，使氧不易从氧合血红蛋白中释出。此时尽管患者的血氧含量和氧饱和度均正常，但组织仍然存在缺氧。

（二）临床表现

1. 症状 轻度代谢性碱中毒患者一般无明显症状，往往被原发病所掩盖。中重度代谢性碱中毒患者有时可有烦躁不安、嗜睡、精神错乱或谵妄等；呼吸变浅变慢；面部肌肉抽动、手足抽搐等。

2. 体征 可伴有低钾血症和缺水的临床表现。腱反射亢进，心律失常、血压下降、心脏传导阻滞，甚至心搏骤停。严重时可因脑和其他器官的代谢障碍而发生昏迷。

（三）诊断

根据病史可做出初步诊断。动脉血气分析和生化检查可明确诊断，并了解有无电解质紊乱及碱中毒的严重程度和代偿情况。失代偿时，血液 pH 和 HCO_3^- 明显增高，$PaCO_2$ 正常。代偿期血液 pH 可基本正常，但 HCO_3^- 和 BE（碱剩余）均有一定程度的增高。可伴有低氯血症和低钾血症。

（四）治疗

1. 病因治疗 应积极治疗原发疾病。纠正代谢性碱中毒，对伴有休克的患者，应尽快恢复血容量，纠正体液代谢失衡，以改善重要脏器功能。

2. 纠正碱中毒 具体措施应根据病情的轻重分别对待。对轻度患者如丧失胃液所致的代谢性碱中毒，可输注等渗盐水或葡萄糖盐水。既恢复了细胞外液量，又补充了 Cl^-，即可纠正轻症低氯性碱中毒。必要时可补充盐酸精氨酸，既可补充 Cl^-，又可中和过多的 HCO_3^-。碱中毒时几乎都同时存在低钾血症，故须同时补给氯化钾，但应注意要在患者尿量超过 40ml/h 时补钾。补 K^+ 之后可纠正细胞内、外离子的异常交换，终止从尿中继续排 H^+，将利于加速碱中毒的纠正。

对严重碱中毒（血浆 HCO_3^- 45～50mmol/L，pH>7.65）治疗时，血氯低于 80mmol/L 时，能口服氯化铵者，可给予 1～2g，日服 3～4 次。为迅速中和细胞外液中过多的 HCO_3^-，可应用稀释的盐酸溶液，0.1mol/L 或 0.2mol/L 的盐酸用于治疗重症、顽固性代谢性碱中毒是安全有效的。具体方法是：将 1mol/L 盐酸 150ml 溶于生理盐水 1000ml 或 5% 葡萄糖溶液 1000ml 中（盐酸浓度成为 0.15mol/L），经中心静脉导管缓慢滴入（25～50ml/h）。切忌将该溶液经周围静脉输入，因为一旦溶液渗漏，会导致皮下软组织坏死的严重后果。每 4～6 小时监测血气分析及血电解质。必要时第 2 天可重复治疗。纠正碱中毒不宜过于迅速，一般也不要求完全纠正。关键是解除病因（如完全性幽门梗阻），碱中毒就很容易被纠正。

3. 纠正水、电解质紊乱 根据临床表现、动脉血气分析和生化检查结果进行纠正。

三、呼吸性酸中毒

呼吸性酸中毒（respiratory acidosis）系指所有影响呼吸功能，使肺泡通气及换气功能减弱，CO_2 排出障碍或吸入过多引起血中 CO_2 蓄积，以致血液 $PaCO_2$ 增高及 $[H_2CO_3]$ 原发性增多，所引起高碳酸血症。

（一）原因

1. 呼吸道梗阻 如喉头痉挛或水肿、舌后坠、异物堵塞、颈部血肿压迫、溺水等。

2. 肺部本身疾病 如急性肺水肿、手术并发肺不张、肺炎、肺组织广泛纤维化、重度肺气肿、ARDS 等。

3. 肺换气功能不足 如施行胸部或上腹部手术后，或胸部创伤、气胸、胸水、切口疼痛、腹胀等。

4. 中枢性因素 中枢神经系统损伤、脑血管意外、呼吸中枢抑制。

5. 医源性因素 全身麻醉过深、镇静剂过量、呼吸机使用不当等。

呼吸性酸中毒的代偿机制：主要通过血液的缓冲系统及细胞内外离子交换代偿，还可以通过肾脏代偿，肾小管上皮细胞中的碳酸酐酶和谷氨酰酶活性增高，使 H^+ 排出增加，HCO_3^- 的再吸收增加，但是，机体对呼吸性酸中毒的代偿能力有限。

（二）临床表现

患者临床表现常被原发性病变所掩盖，有时表现为胸闷、呼吸困难、躁动不安等；有时以突然发生心室纤颤为首要表现。因换气不足致缺氧，患者常感乏力、头痛、气促、发绀。酸中毒加重后，可出现血压下降、谵妄、木僵、昏迷等，称为肺性脑病。脑缺氧可致脑水肿、脑疝，甚至呼吸骤停。

（三）诊断

根据呼吸功能受影响的病史和体征可做出诊断。动脉血气分析和生化检查可明确诊断，并了解有无电解质紊乱及酸中毒的严重程度和代偿情况。急性呼吸性酸中毒时，pH 明显下降，$PaCO_2$ 增高，血浆 HCO_3^- 可正常。慢性呼吸性酸中毒时，血 pH 下降不明显，$PaCO_2$ 增高，血 HCO_3^- 亦有增高。

（四）治疗

1. 治疗原则　根本方法是解除呼吸道梗阻，改善肺换气功能，使蓄积的 CO_2 从体内排出。同时积极治疗原发病。

2. 解除呼吸道梗阻　必须针对其原因进行处理。紧急时，可以进行气管插管，用呼吸器辅助呼吸。如果梗阻不能在短期内解除，应行气管切开并使用呼吸机，能有效地改善机体的通气及换气功能。应注意调整呼吸机的潮气量及呼吸频率，保证足够的有效通气量。既可将潴留体内的 CO_2 迅速排出，又可纠正缺氧状态。

3. 肺不张　鼓励深吸气，使肺膨胀，改善换气功能；伴有感染者，有针对性地控制感染、扩张小支气管、促进排痰等措施，可改善换气功能和减轻酸中毒程度。

4. 对呼吸抑制的处理　进行人工呼吸，以增加肺的换气量，使 CO_2 排出。必要时可给呼吸中枢兴奋剂。

必须指出，机体对呼吸性酸中毒的代偿能力较弱，常合并缺氧，对机体的危害性极大，因此，除需尽快治疗原发病因之外，还须采取积极措施改善换气功能，使 CO_2 排出，不能单纯给氧。否则，由于氧浓度过高时，可使呼吸中枢感受器对缺氧刺激反射消失，不但效果不好，反而抑制呼吸。

四、呼吸性碱中毒

呼吸性碱中毒（respiratory alkalosis）是指肺泡通气过度，体内 CO_2 排出过多，导致 $PaCO_2$ 降低、血 pH 升高、$[H_2CO_3]$ 减少，最终引起低碳酸血症。

（一）病因

1. 呼吸中枢受到直接刺激　如癔症、中枢神经系统疾病、脑外伤、高热、休克、肝昏迷等。

2. 低氧血症　如肺炎、肺水肿，吸入气体氧分压过低等。

3. 呼吸机使用不当　通气量过大及通气过度是引起呼吸性碱中毒的基本发病因素。

呼吸性碱中毒的代偿机制：$PaCO_2$ 的降低，起初虽可抑制呼吸中枢，使呼吸变浅变慢，CO_2 排出减少，血中 H_2CO_3 代偿性增高。代偿过程较长，可导致机体缺氧。肾的代偿作用表现为肾小管上皮细胞泌 H^+ 减少，以及 HCO_3^- 的再吸收减少，使血中 HCO_3^- 降低，$[HCO_3^-]/[H_2CO_3]$ 比值接近于正常，血 pH 尽量接近或维持在正常范围。

（二）临床表现

临床表现易被原发病变掩盖和混淆，患者有呼吸急促、心率加快的表现；可有头晕、胸闷，手足、口周麻木和针刺感，肌震颤、手足抽搐；严重时出现眩晕、晕厥、意识障碍，甚而肌肉强直、四肢抽搐。患者常闭目不语，呼之不应，面色较苍白。危重症患者发生急性呼吸性碱中毒常提示预后不良。

（三）诊断

结合病史和临床表现，可作出诊断。动脉血气分析和生化检查可明确诊断，并了解有无电解质紊乱及碱中毒的严重程度和代偿情况。血 pH 增高，$PaCO_2$ 和 HCO_3^- 下降。

（四）治疗

1. 病因治疗　积极治疗原发病。

2. 增加呼吸道无效腔　用纸袋罩住口鼻，可减少 CO_2 的呼出，以提高血 $PaCO_2$。

3. 吸入含 5%CO_2 的氧气　有治疗作用，但这种气源不容易获得，实用价值小。

4. 调整呼吸频率及潮气量　如系呼吸机使用不当所造成的通气过度，应适当调整参数。危重症患者或中枢神经系统病变所致的呼吸急促，可用药物阻断其自主呼吸，由呼吸机进行适当的辅助呼吸。

第五节　体液平衡失调的临床处理原则

水、电解质和酸碱平衡失调是临床上常见的病理生理改变。无论是哪一种平衡失调，都将造成机体代谢的紊乱，影响患者的恢复，严重者可导致器官功能障碍或衰竭，甚至死亡。纠正水、电解质和酸碱平衡失调的基本原则是：充分掌握病史，详细体格检查及必要的辅助检查，综合分析，积极治疗原发病，同时进行纠正水、电解质和酸碱平衡失调。纠正水、电解质和酸碱平衡失调主要方法是补液，包括液体总量、液体种类和补液方法，简称液体疗法。

一、液体总量

（一）充分掌握病史及详细体格检查

大多数水、电解质和酸碱平衡失调都能从病史、症状及体征中获取有价值的信息，得出初步诊断（原发病及可能的水、电解质和酸碱失衡类型）。

1. 了解引起水、电解质和酸碱平衡失调的原发病　如急性弥漫性腹膜炎、幽门梗阻、急性完全性肠梗阻、急性胰腺炎、严重感染或脓毒综合征等。

2. 明确有无水、电解质和酸碱平衡失调的症状及体征　如口渴、乏力、脱水、尿少、肌无力、呼吸深快、心率加快、血压下降、神志异常等。

（二）必要的辅助检查

1. 血、尿常规，血细胞比容，肝、肾功能，血糖等。

2. 血清 K^+、Na^+、Cl^-、Ca^{2+}、Mg^{2+} 及 Pi（无机磷）等检查。

3. 动脉血气分析。

4. 血、尿渗透压测定（必要时）。

结合病史及上述实验室检查结果综合分析，判断水、电解质和酸碱平衡失调的类型及程度。在积极治疗原发病的同时，制定纠正水、电解质和酸碱平衡失调的治疗方案。如果存在多种失调，应分轻重缓急，依次予以纠正，优先解决危及患者生命安全和对疾病康复影响明显的失衡状况。

（三）患者住院 24 小时的补液量

此阶段是纠正体液失衡的关键，一般包括以下三部分。

1. 生理需要量 成人每日需要量为 2000~2500ml（40ml/kg），其中生理盐水为 500~1000ml，其余补给 5%~10% 葡萄糖溶液。

2. 既往丧失量 指患者从发病到就诊时已经累计丧失的体液量。要考虑到水、电解质和酸碱失衡情况，依据缺水原因和表现判定失水的性质、程度从而决定补充液体的种类和量。由于机体本身有调节体液的能力，所以第一日补液时，一般补估算损失总量的 1/2。

3. 继续丧失量 指入院后治疗过程中非生理状态的丢失量，亦称额外丧失量。如呕吐、高热、腹泻、瘘（肠瘘、胆瘘、胰瘘等）、渗液、出汗和各种管道引流液。额外丧失量的补液原则是"丢多少，补多少；丢什么，补什么"。量出为入，以补充盐为主。

（四）特殊情况

体温升高 1℃，每日额外补充水 3~5ml/kg 体重；气温在大于 32℃ 时每升高 1℃，每日额外补充水 3~5ml/kg 体重；出汗量，量出为入，如出汗湿透一身衬衣裤时约丢失水 1000ml；对于气管切开的患者，呼吸丢失水分是正常人的 2~3 倍，所以成人气管切开的患者应额外补充水 800~1000ml。

二、液体种类

根据体液失衡的性质，依据"丢什么，补什么"的原则，禁饮食患者同时要注意热量和维生素及微量元素的补充。选用电解质、非电解质、胶体和碱性溶液。

（一）日需量

每日生理需要量，10% 葡萄糖溶液 1500~2000ml，钠 5~9g，钾 2~3g。

（二）既往损失量

根据缺水的性质补液，如高渗性缺水给 5% 葡萄糖溶液为主，以后再给予盐，糖与盐之比大约为 3:1；等渗性缺水补给盐和糖各 1/2；低渗性缺水以盐为主，必要时给予高渗性盐水。如有缺钾则补充氯化钾，有酸中毒则给予碱性溶液。

（三）昨日损失量（额外）

呕吐、腹泻、胃肠减压、肠瘘等所致的胃肠液体丢失，按前 24 小时丢失量的详细记录，用生理盐水补给；发热者体温每升高 1℃，每千克体重应补 5% 葡萄糖溶液 3~5ml；气管切开患者，每日呼吸失水约 1000ml，用 5% 葡萄糖溶液补给；出汗湿透全身衣裤，失液量约 1000ml，用 5% 葡萄糖溶液、生理盐水各半补充。

根据实际丢失的液体成分补充，发热、出汗及气管切开患者补充 5% 葡萄糖溶液。如呕吐、渗出则补充 0.9% 氯化钠溶液或平衡盐溶液。

三、补液方法

先计算总量，再安排补液顺序。补液原则是：先盐后糖、先晶后胶、先快后慢、见尿补钾、晶胶交替，并根据患者的具体情况适当调整。

（一）先盐后糖

对于等渗性缺水和低渗性缺水，先输入电解质溶液，后补葡萄糖溶液，因为输入电解质溶液可以迅速有效地提高细胞外液的渗透压，有利于细胞外液的容量恢复。但对于高渗性缺水患者，则应先输入葡萄糖溶液，再输注平衡盐溶液或生理盐水。

（二）先晶后胶

晶体溶液具有稀释血液、改善微循环和扩容作用，目前首选平衡盐溶液。胶体溶液能够维持胶体渗透压，也能够稳定血容量。

（三）先快后慢

对于明显缺水的患者，早期补液要快，以便迅速补充体内所缺的水和钠，缺水情况好转后应减慢补液速度，以免加重心肺负担。一般每日的补液量宜在 18~24 小时之内输入，第一个 8 小时输入 1/2 量，其余时间输入剩余 1/2 量。输入葡萄糖溶液不应过快，因为成人葡萄糖溶液的最高利用率是 $0.5g/(h \cdot kg)$，输入 10% 葡萄糖溶液每小时不应超过 250ml，约 60 滴/分，超过此数值则产生渗透性利尿。

（四）见尿补钾

尿量达到 40ml/h 以上方可补钾，以免因肾功能障碍而引起高血钾。但在手术后和严重创伤的患者，虽然尿量正常，但因组织细胞的破坏，细胞内释放大量的 K^+，一般 2 天内不需补充钾。

（五）晶胶交替

液体种类和量较多时，各类液体要交替输入，如盐类、糖类、胶体类、酸碱类等液体，有利于人体的代偿和调节，以免较长时间输入一种液体，人为地造成体液失衡。

优先处理的应该是：积极恢复患者的血容量，保证循环状态良好；缺氧状态应予以积极纠正；重度高钾血症的治疗；严重的酸中毒或碱中毒的纠正。

纠正任何一种体液失衡不可能一步到位，用药量也缺乏理想的计算公式作依据。应密切观察病情变化，边治疗边调整治疗方案。最理想的治疗结果往往是在原发病已被彻底治愈之后。

目标检测

答案解析

一、选择题

[A1/A2 型题]

1. 成人细胞外液占体重的百分比是
   A. 35%　　　　　　　B. 30%　　　　　　　C. 40%
   D. 20%　　　　　　　E. 25%

2. 外科患者最易发生水、钠代谢紊乱的类型是
   A. 原发性缺水　　　　B. 低渗性缺水　　　　C. 等渗性缺水
   D. 高渗性缺水　　　　E. 水过多

3. 高渗性缺水患者常见的临床表现是
   A. 兴奋、手足麻木　　　　　　　　B. 头晕、视力减退
   C. 淡漠、反应迟缓　　　　　　　　D. 呆滞、嗜睡
   E. 口渴、谵妄

4. 下列溶液中，适合治疗等渗性缺水的是
   A. 平衡盐溶液　　　　B. 5% 葡萄糖溶液　　　C. 0.45% 氯化钠溶液
   D. 10% 葡萄糖溶液　　E. 3% 氯化钠溶液

5. 仅用等渗盐水纠正等渗性缺水时，可导致
   A. 高钠血症　　　　　B. 高氯血症　　　　　C. 水过多
   D. 代谢性碱中毒　　　E. 低钙血症

6. 心电图表现为高尖 T 波的电解质紊乱是

    A. 高钙血症   B. 低钙血症   C. 高钾血症

    D. 低钾血症   E. 低磷血症

7. 常以肌无力为最早表现的电解质紊乱是

    A. 低钙血症   B. 高钙血症   C. 高磷血症

    D. 低钾血症   E. 高钾血症

8. 补钾速度一般每小时不宜超过

    A. 10mmol   B. 20mmol   C. 30mmol

    D. 40mmol   E. 50mmol

9. 外周静脉输液时，5% 葡萄糖氯化钠注射液 500ml 中，最多可加入 10% 氯化钾

    A. 10ml   B. 15ml   C. 20ml

    D. 25ml   E. 5ml

10. 外科临床上最常见的酸碱失衡类型是

    A. 呼吸性酸中毒   B. 代谢性酸中毒   C. 呼吸性碱中毒

    D. 代谢性碱中毒   E. 呼吸性酸中毒合并代谢性碱中毒

二、简答题

1. 什么是等渗性缺水？

2. 低钾血症补钾的原则和注意事项分别是什么？

书网融合……

   本章小结   微课1   微课2   题库

第四章 输 血

PPT

学习目标

1. 通过本章学习，重点掌握输血的适应证、输血途径、输血注意事项、输血常见并发症及处理，自体输血和血液成分输血的方法。

2. 学会正确地与患者沟通，向其说明输血的必要性及相关知识，争取得到患者的理解和配合，以利输血治疗的开展，具有正确理解输血的作用和临床意义，并严格掌握输血适应证，具备正确及时发现并处理输血并发症的能力。

情境导入

情境描述 患者，男，28 岁。腹部外伤后疼痛 4 小时。患者 4 小时前不慎被他人踢伤左上腹部，当即感左上腹部持续性胀痛，无头晕、头痛、意识障碍，无胸痛、咳嗽、咯血、呼吸困难，无大小便失禁。就近送医，行腹部 B 超检查示：腹腔积液，左膈下明显。给予补液治疗，病情未缓解，紧急转送上级医院入院，途中诉口渴、心慌、全身发冷。伤后患者精神差，未进食，未解大小便。既往体健。无烟酒嗜好，无遗传病家族史。查体：T 37.0℃，P 130 次/分，R 25 次/分，BP 82/55mmHg。意识淡漠，贫血貌，浅表淋巴结未触及肿大，双侧瞳孔等大等圆，直径约 3mm，对光反射灵敏，结膜苍白，巩膜无黄染，口唇苍白，伸舌居中，甲状腺不大。胸廓挤压征阴性，双肺未闻及干湿性啰音。心界不大，心率 130 次/分，律齐，心尖部未闻及病理性杂音。腹略膨隆，未见肠型及蠕动波，未见腹壁浅静脉怒张，腹肌略紧张，全腹有压痛，左上腹明显，有反跳痛，肝脾肋下均未触及，Murphy 征（-），双肾区无叩痛，移动性浊音（+），听诊肠鸣音 2 次/分。脊柱、骨盆、四肢无异常。实验室检查：血常规示 Hb 72g/L，RBC 2.85×10^{12}/L，WBC 11.3×10^9/L，N 0.80，Plt 120×10^9/L。尿常规（-）。输血 15 分钟左右出现头部胀痛、心前区压迫感，腰背剧痛，血红蛋白尿。

讨论 1. 请根据以上病历摘要写出初步诊断及诊断依据，需要进一步检查项目和治疗原则是什么？

2. 该患者可能发生什么输血反应？诊断依据有哪些？目前应采取什么措施？

第一节 输血的基本要求

输血（blood transfusion）及输注血制品在外科领域的应用广泛。可以补充血容量，改善循环，提高血浆蛋白，增加携氧能力，增进免疫力和凝血功能。但输血也可带来不良反应，甚至严重并发症，因此，比输血更节省血源和安全合理有效的措施是尽可能减少术中出血，减少输血和节约用血，外科医生应严格掌握输血指征和正确合理选用血液制品。

一、输血指征 [e] 微课 4.1

（一）大量失血

急性大量失血是输血的主要指征。根据患者失血总量、速度及临床表现决定是否输血或血液制品。出血时机体通过自身调节使组织间液部分进入血管内，以补充有效循环血量不足。若一次出血量在 500ml 以内，不需输血；出血量 500~1000ml 者，在输入等渗盐水或平衡液的同时，应输血浆增量剂、血浆、浓缩红细胞；大量出血（超过 1000ml）时，在输入晶体液和胶体液的同时应及时输浓缩红细胞或全血。

（二）慢性贫血

慢性贫血首先是病因治疗。一般来说 Hb < 70g/L，应考虑输血；Hb > 100g/L，可以不输血；Hb 在 70~100g/L，应根据患者的年龄、贫血程度、心肺代偿功能和有无代谢率增高以及手术大小等来决定。为提高对手术耐受力，应少量多次输浓缩红细胞或新鲜全血，使 Hb≥100g/L 及血细胞比容≥0.35。

（三）重症感染或低蛋白血症

输血可提供各种血浆蛋白包括抗体、补体等，可增强患者的抗感染和修复能力。输注浓缩粒细胞配合抗生素对重症感染者有较好效果。如果血浆白蛋白测定值在 30~35g/L，应补充富含优质蛋白质饮食予以纠正；如果血浆白蛋白低于 30g/L，则需通过输入血浆、人血白蛋白制剂才能在较短的时间内纠正低蛋白血症，使血浆白蛋白接近或≥35g/L。

（四）凝血机制障碍

最好根据引起患者凝血功能障碍的原因，选择有关的新鲜血液成分补充凝血因子进行纠正。如血友病者输注凝血因子Ⅷ或抗血友病因子（antihemophilia factor，AHF）；纤维蛋白原缺乏症应补充纤维蛋白原或冷沉淀制剂，也可用新鲜全血或血浆代替；血小板减少症或血小板功能障碍者输注血小板。

二、输血方法 [e] 微课 4.2

（一）输血前准备

输血前必须由两人严格仔细核对受血者和供血者姓名、血型和交叉配血单，并检查血袋标签内容及严密性、有无渗漏、血液颜色有无异常，如有破损、封口不严、标签模糊不清、溶血、混浊或絮状物不能输用，所用的抗凝剂及保存时间，我国目前常用的抗凝剂有枸橼酸盐磷酸盐葡萄糖和酸性枸橼酸盐葡萄糖，在 2~8℃环境中，这二者的抗凝血可保存 21 天。所谓保存期是就红细胞而言，指将保存期末的血输入机体 24 小时后，红细胞的存活率在 70% 以上。随着保存时间延长，血液中的有效成分如白细胞、血小板和凝血因子的功能逐渐丧失，而有害成分如血氨、游离血红蛋白、血钾浓度等却逐渐增加。一般输血速度下可输入 1~2L 冷藏血而不需要预热，但当快速大量输血、新生儿输血或输入含有很强的冷凝集素时，应在血袋外加保护袋预热（<32℃）后输入。除静脉注射用生理盐水外，不得向血液内加入任何溶液或药物，以免发生凝血或溶血。输血时应严密观察患者体温、脉搏、血压及尿液颜色等，询问有无输血反应，发现问题及早处理。输血完毕后将血袋送回血库保存至少 1 天，以备必要时对输血不良反应的原因追查。

（二）静脉输血

静脉输血是最常用和最方便的途径。一般选用较粗大的表浅静脉如肘正中静脉、贵要静脉或大隐静脉等；大出血患者抢救时应行深静脉穿刺置管或使用加压输血器输血，无条件行深静脉穿刺置管时采用大隐静脉切开术；小儿常采用头皮静脉途径。

输血速度：应视患者年龄和病情而定，成人一般为 4~6ml/min，老年人或心脏病患者约为 1ml/min，小儿为 10 滴/分；大出血时输入速度宜快，但要根据血压、中心静脉压、每小时尿量、意识状态等适时调节输血的量和速度；若术前无失血情况及术后早期无明显失血，输血速度 1~3ml/min 为宜。

（三）动脉输血

动脉输血有发生肢体缺血和动脉栓塞等并发症的危险，现已少用，仅在特殊情况下采用。

（四）自体输血

自体输血（autologous blood transfusion）是指收集患者自身血液进行回输；主要优点是节约库血，减少输血并发症和疾病传播，且无须检测血型和交叉配血试验。

1. 适应证

（1）腹腔或胸腔钝性损伤，如脾破裂。

（2）异位妊娠破裂。

（3）估计有大量出血（1000ml 以上）的手术，如肝叶切除术、主动脉瘤切除术。

（4）因血型或抗体特殊而影响血液交叉配血试验的少数患者。

（5）体外循环或深低温下进行心内直视手术。

2. 禁忌证

（1）血液已受到污染者。

（2）血液可能受癌细胞沾染者。

（3）合并心、肺、肝、肾功能不全或原有严重贫血者。

（4）凝血功能障碍者。

（5）有脓毒症或菌血症者。

（6）胸腔、腹腔开放性损伤超过 4 小时或在体腔中存留的血液超过 3 天者。

3. 自体输血方法

（1）回收式自体输血　主要适用于外伤性脾破裂、异位妊娠破裂等造成的腹腔内大出血，胸腹腔手术、大血管及心内直视手术等术中失血回输和术后 6 小时内引流血液回输等。即利用血液回收机收集无污染的失血，经抗凝、过滤等处理去除血浆和有害物质后，可得到血细胞比容达 50%~65% 的浓缩红细胞，然后进行回输给患者。

（2）预存式自体输血　适用于一般情况好，无感染且血细胞比容≥35%，估计术中出血量较大需予输血的择期手术患者。根据所需的预存血量不同，从术前的 2 周开始采血，每 3~4 天一次，每次可采 300~400ml，直到术前 3 天为止。采得的血液存储以备手术之需。术前自体血预存者必须每日补充铁剂和营养支持。

（3）稀释式自体输血　稀释式自体输血的单位用血医疗费用低，并避免不必要的血液检测。在手术用血的价值方面明显优于预存式自体输血。操作是在手术当天麻醉前，从患者一侧肢体静脉采血，同时从另一侧肢体静脉补充电解质溶液及血浆增量剂以置换采集的血量。采血量取决于患者的状况和术中可能的失血量，采血量一般不超过总血容量 20%（800~1000ml），采血速度约为 5 分钟 200ml/袋，以红细胞压积不低于 30% 为限。采得的血液以备术中回输用。当手术中失血量超过 300ml 时可开始输自体血，应先输最后采的血液，因为最先采取的血液中红细胞和凝血因子含量高，宜在最后输入。

无偿献血，拯救生命

无偿献血是我国血液事业发展的总方向，是无私奉献、救死扶伤的崇高行为。在世界卫生组织发布的全球血液安全报告中显示，中国在无偿献血、血液安全和临床用血等方面位居全球前列，在中国无数志愿者将自身的血液无私奉献给这项社会公益事业。山东淄博 90 后小伙倪良毫从 2010 年开始献血，至今已坚持献血 12 年，截止至 2022 年 6 月 14 日献血次数高达 163 次，成分血累计达 303 个治疗单位，相当于 60000 多毫升成分血，除此之外还捐献了 3000 多毫升全血。上百次的献血在小伙的上肢留下多个疤，并带动了周围很多的朋友、同事参与到了无偿献血的行列中来。无偿献血是平凡人都能做到的不平凡事业，是无私奉献、互爱互助、救死扶伤的具体诠释。

第二节　输血的并发症及防治

输血可能会发生某些不良反应和并发症，严重者可危及生命。大多数输血不良反应和并发症是可以预防的，需要严格掌握输血指征，遵守输血操作规程，保障输血安全，熟悉输血常见的并发症，并及时给予积极的预防和治疗。常见输血反应和并发症见表 4-1。

表 4-1　常见输血反应和并发症

免疫相关性输血反应	非溶血性发热反应
	过敏反应
	溶血反应
	免疫抑制
	输血相关性肺损伤
非免疫相关性输血反应	细菌污染反应
	循环超负荷
	大量输血的影响
其他	疾病传播

一、免疫相关性输血反应

（一）非溶血性发热反应

此为最常见的输血反应，是指与输血有关，输血过程中及输血完毕 2 小时内患者体温升高 ≥1℃，不能用其他任何原因解释清楚。

该反应多见于反复输血或多次妊娠的受血者，体内产生抗白细胞或血小板抗体引起的抗原抗体反应为其主要原因，输血器具或制剂被致热原污染，某些细胞因子包括 IL-1、IL-6、IL-8 及 TNF-α 等起协同或增强作用。

1. 临床表现　寒战、高热、头痛、皮肤潮红、出汗等，有时伴有恶心和呕吐，症状多在输血 1 小时后发生，持续 1~2 小时后逐渐缓解，但少数严重反应可发生高热、抽搐、呼吸困难、血压下降，甚至昏迷。

2. 预防　严格执行消毒与无致热原技术，对已有相关病史者，输血前可肌内注射哌替啶 50mg 或异丙嗪 25mg，或输注不含白细胞和血小板的成分血（如洗涤红细胞）。

3. 治疗　如已发现发热反应，首先立即减慢输血速度，严重者须停止输血，注意保暖，并应用退热药物如阿司匹林等对症处理。

（二）过敏反应

此反应可能是过敏性体质患者对血中某些蛋白质过敏或抗原抗体反应。

1. 临床表现　轻者表现为皮肤局部或全身瘙痒、红斑或荨麻疹；严重者可出现支气管痉挛、血管神经性水肿、喉头水肿，表现为哮喘、呼吸困难、神志不清，甚至过敏性休克、昏迷、死亡。

2. 预防　选择无过敏性疾病献血者，献血前4小时应禁食；如受血者有过敏史可在输血前半小时口服抗过敏药或肌内注射异丙嗪50mg或静脉应用糖皮质激素；并尽量选用洗涤红细胞。

3. 治疗　对已发生过敏反应者应停止输血，保持静脉通道通畅，轻者可口服抗组胺药物如苯海拉明25mg或氯雷他定10mg，可肌内注射异丙嗪注射液50mg，并严密观察病情。严重者皮下注射0.1%盐酸肾上腺素注射液0.5~1ml，地塞米松磷酸钠注射液5~10mg静脉推注或静脉滴注糖皮质激素（氢化可的松注射液100~200mg加于5%葡萄糖溶液500ml）；有呼吸困难者必要时行气管插管或气管切开，以防窒息。

（三）溶血反应

溶血反应是输血最严重的并发症。主要原因是误输ABO血型不合的红细胞所致；少数可能是在确定血型或交叉配血时受到一些因素干扰造成判断错误所致，由于A亚型不合或Rh及其他血型不合时也可发生溶血反应，输入有缺陷的红细胞后可引起非免疫性溶血，血液在输入前保存处理不当（如血液贮存、运输不当，输入前预热过度，血液受剧烈震动或误加入了高渗、低渗性溶液或对红细胞有损害作用的药物等）；受血者患自身免疫性贫血时，其血液中的自身抗体也可使输入的异体红细胞遭到破坏诱发溶血。

1. 临床表现　典型的症状为患者输入异型血10~20ml后，立即出现沿输血静脉的红肿及疼痛、寒战、高热、头痛、胸闷、心前区压迫感、腰背酸痛、恶心、呕吐、脸色苍白、烦躁不安、呼吸急促、脉搏细速、血压下降、全身不适，甚至休克；随后出现血红蛋白尿、溶血性黄疸及异常出血。若未能及时有效纠正休克，则出现少尿、无尿等急性肾衰竭，甚至死亡。手术中溶血反应最早征象是不明原因的血压下降、手术野渗血和血红蛋白尿。延迟性溶血反应可发生在输血后1~2周，表现为原因不明的发热、黄疸、血红蛋白尿及血红蛋白降低。

2. 预防　主要在于加强责任心，严格加强规范输血规程操作，尽量输同型血，若发现血液有溶血及颜色改变应废弃不用。疑有溶血反应时应立即停止输血，再次核对受血者与供血者姓名、血型，并做交叉配血试验。抽静脉血5ml观察血浆色泽，溶血者血浆呈粉红色。同时做离心涂片检查，溶血时血清内含血红蛋白。观察患者每小时尿量及尿色，溶血时尿呈褐色或深褐色，做尿血红蛋白测定可发现尿内血红蛋白。收集供血者血袋内血和受血者输血前后血样本，重新做血型鉴定、交叉配合试验及细菌涂片和培养以查明溶血的原因。

3. 治疗　①抗休克：静脉输入晶体液、胶体液、血浆或同型新鲜全血或输浓缩血小板或凝血因子及糖皮质激素，以纠正低血量性休克和溶血性休克；②保护肾功能：5%碳酸氢钠250ml静脉滴注以碱化尿液，促进血红蛋白结晶溶解，防止肾小管阻塞。当血容量基本维持、血压稳定、尿量基本正常时，静脉滴注20%甘露醇250ml或呋塞米40~60mg，必要时每4~6小时重复1次，加快游离血红蛋白排出，尿液基本正常为止；③维持水、电解质与酸碱平衡；④防治DIC，必要时考虑肝素治疗；⑤血浆置换：彻底清除患者体内有害的抗原抗体复合物及异型红细胞。

（四）免疫抑制

输血可能改变受血者的免疫反应，使受血者的特异性免疫功能和非特异免疫功能下降，术后感染率增加，并可促进肿瘤生长、转移及复发，降低 5 年存活率。输血所致的免疫抑制与输血的量和成分有一定的关系。

输血相关移植物抗宿主病（transfusion associated graft versus host diseases，TA－GVHD）是一种发病率低但死亡率高（＞90%）致命的输血并发症，死亡的主要原因为严重感染。由血制品中含有免疫能力的异体淋巴细胞所介导，破坏宿主体内细胞和组织的免疫反应。TA－GVHD 的前提是宿主不能发动针对供者细胞成分的免疫反应，故患有严重免疫缺陷病、白血病或作为造血干细胞预处理时需应用细胞毒或免疫抑制剂者均为高危人群。

1. 临床表现　发热 38℃以上、皮肤红斑、肝功能异常和严重的全血细胞减少。

2. 预防　措施是用 γ 射线（15～25Gy）照射血细胞成分。

3. 治疗　效果很差，重点在于预防高危人群发生 TA－GVHD 的可能。

（五）输血相关的急性肺损伤

1. 临床表现　急性呼吸困难、严重的双侧肺水肿及低氧血症，可伴有发热和低血压。常发生在输血后 1～6 小时内，其发病与年龄、性别和原发病无关，原因是供血者血浆中存在白细胞凝集素或 HLA 特异抗体所致。

2. 预防　禁用多次妊娠供血者的血浆制作的血液制品，可减少其发生率。

3. 治疗　及时采取有效治疗措施（如气管插管、吸氧、机械通气等），维持循环系统的稳定和呼吸支持是一切治疗的基础，3～4 天临床症状将明显改善。

二、非免疫相关性输血反应

（一）细菌污染反应

细菌污染反应发生率不高，但后果严重。主要原因有采血或输血时用具等消毒和无菌技术不严，操作不规范；献血者有化脓性病灶；血液在室温中放置时间过久等。患者的反应程度依细菌污染的种类、毒力大小和输入的数量而异。常见的污染细菌为非致病菌和致病菌（多为 G⁻ 杆菌，有时也可为 G⁺ 球菌）。污染细菌数量少、毒性小，可能只引起发热反应。反之，则输入后可立即出现内毒素性休克（如大肠埃希菌等）和 DIC。重者表现为烦躁不安、寒战、高热、呼吸困难、发绀、腹痛、恶心、呕吐，甚至可发生中毒性休克、急性肾衰竭、肺水肿。

快速诊断方法是对血袋内剩余血液做直接涂片革兰染色检查，同时将患者血和血袋血做细菌培养。

1. 预防　严格执行无菌操作及各项采血、储血、输血的规章制度，凡发现血袋内血浆浑浊、有絮状物或颜色改变及较多气泡等任何有受污染可能时均不得使用。

2. 治疗　如疑有细菌污染反应，应立即停止输血，在诊断明确前立即正确选用有效抗生素抗感染和抗休克治疗，具体措施参照感染性休克章节内容。

（二）循环超负荷

大量快速输血可导致循环超负荷，甚至心衰。多见于心功能低下者、老年人、幼儿或慢性严重贫血及低蛋白血症患者。

1. 临床表现　输血后突发心率加快、呼吸急促、咳粉红色泡沫痰、肺部大量湿啰音、颈静脉怒张、中心静脉压升高等，X 线片可见肺水肿表现。大量输血后由于酸碱失衡、电解质紊乱也可导致各种心律失常，甚至室颤或心搏骤停。

2. 预防　在于严格控制输血速度和输血量，输注冷藏血前可适当加温，严密监测。

3. 治疗　若已发生心力衰竭、肺水肿及心律失常等，立即停止输血，半坐位、吸氧、用强心剂和利尿剂等积极抢救。

（三）大量输血的影响

大量输血是指一次输血量大于2500ml，或24小时内的输血量达到或超过4000ml。大量快速输入冷藏的血液可引起严重的低体温、高钾血症、碱中毒、低钙血症、心律失常、凝血功能障碍等。

临床遇到需大量输血时，多数体温正常、无休克者可以耐受，但应积极监测患者的血气分析、电解质情况，每输500～1000ml血液宜静脉注射或滴注10%葡萄糖酸钙20ml以预防枸橼酸中毒。若已出现酸碱失衡、电解质紊乱，应及时纠正。发现有出血倾向及DIC迹象时应及时输注浓缩血小板、新鲜全血、新鲜血浆或新鲜冷冻血浆。

三、疾病传播

误输入带有病毒、细菌、螺旋体和寄生虫等病原微生物污染的血液可传播疾病。病毒包括肝炎（乙型和丙型肝炎）病毒，EB病毒，巨细胞病毒及风疹病毒，HIV和人T细胞白血病病毒（HTLV）Ⅰ、Ⅱ型等。细菌性疾病包括布氏杆菌病等，螺旋体引起的疾病有梅毒、回归热等，寄生虫疾病有疟疾等。其中以输血后肝炎和疟疾最常见。

预防：严格掌握输血指征；严格献血者体检；在血制品生产过程中采用有效手段灭活细菌和病毒等病原微生物；自体输血；避免不必要的输血等。

第三节　血液成分制品和血浆代用品

一、血液成分制品

血液成分（blood components）输血具有疗效好、副作用少及节约血源等优点，临床应用广泛。常见的血液成分制品分为血细胞、血浆和血浆蛋白成分三大类。血细胞成分有红细胞、白细胞和血小板三类；血浆主要有新鲜冷冻血浆和冷沉淀两种；血浆蛋白成分包括人血白蛋白、免疫球蛋白及浓缩凝血因子。

（一）血细胞成分

1. 红细胞制品　见表4-2。

表4-2　红细胞制品

品名	特点	适应证
浓缩红细胞（CRBC）	不含或少含血浆，容量小而效果大，不致引起不良反应或循环超负荷，Hct 70%±5%	主要用于血容量正常而需补充红细胞的贫血患者，如各种慢性贫血（特别是老年、儿童）或合并有心功能不全患者
少含白细胞红细胞	移除白细胞和保留红细胞均各在70%以上的血液	对多次输血后产生白细胞凝集抗体而发热反应的贫血患者
洗涤红细胞（WRBC）	其80%~90%的白细胞、血小板和99%以上的蛋白已被洗除	与少含白细胞红细胞相同，以及器官移植、尿毒症、高钾血症的患者

2. 白细胞制品　白细胞制品主要指浓缩粒细胞，主要用于粒细胞减少症患者伴有感染而对抗生素治疗无效者，需每日输注浓缩粒细胞直至感染控制。

3. 血小板制品　有多血小板血浆和浓缩血小板血浆等，适于治疗严重的再生障碍性贫血、输大量库血或体外循环心脏手术后血小板锐减，以及血小板减少症和（或）血小板功能障碍所致出血或具有较大出血可能的患者。

（二）血浆

1. 新鲜冷冻血浆（fresh frozen plasma，FFP） 其内含有各种凝血因子，特别是不稳定的 F V、F Ⅷ、白蛋白及球蛋白，适用于多种凝血因子的缺乏，如肝功能不全、DIC 和输大量库血后引起的出血倾向；免疫球蛋白缺乏感染性疾病的治疗。只要凝血因子水平保持在 30% 以上，就可使患者的凝血功能达到正常。凝血酶原时间（PT）和活化部分凝血活酶时间（APTT）可用来评估 FFP 的治疗效果。FFP 经 −20 ～ −30℃保存一年后，可转为普通冰冻血浆。其中有些凝血因子已丧失作用，主要用于补充血浆蛋白和稳定的凝血因子如 F Ⅱ、F Ⅶ、F Ⅸ、F Ⅹ等。

2. 冷沉淀（cryoprecipitate） 是血浆内在冷温下不溶解的物质，内含纤维蛋白原、凝血因子Ⅷ和Ⅻ（纤维蛋白稳定因子），适用于特定凝血因子缺乏所引起的疾病，如血友病、获得性凝血因子缺乏和纤维蛋白原缺乏症等。

（三）血浆蛋白成分

1. 人血白蛋白 有 5%、20% 和 25% 三种浓度。其中以 5% 制品最常用，除能补充白蛋白外，还有扩充血容量的作用。后两种则由于浓度高而具有脱水作用，适用于治疗营养不良性水肿及低蛋白血症。

2. 免疫球蛋白 包括正常人免疫球蛋白（肌内注射用）、静脉注射免疫球蛋白和针对各种疾病的免疫球蛋白（抗乙肝、抗破伤风、抗牛痘等）。肌内注射免疫球蛋白多用于预防病毒性肝炎等传染病，静脉注射丙种球蛋白用于治疗低球蛋白血症引起的重症感染。

3. 浓缩凝血因子 包括纤维蛋白原制剂、抗血友病因子（AHF）、凝血酶原复合物等。用于治疗血友病及各种凝血因子缺乏症。

二、血浆代用品

血浆代用品是经天然加工或人工合成技术制成的高分子物质的胶体溶液，可以代替血浆扩充血容量，又称血浆增量剂，属于胶体液，具有成批生产、价格低廉、便于保存和运输及输用前不必检查血型等优点。目前常用的为右旋糖酐、羟乙基淀粉代血浆和明胶。

1. 右旋糖酐 是一种多糖物质，常用的有中分子（分子量 7 万~10 万）和低分子（分子量 4 万左右）两种。中分子右旋糖酐的渗透压较高，体内保持作用 6 ～ 12 小时，用于低血容量性休克、暂时代替血浆维持胶体渗透压。低分子右旋糖酐有渗透性利尿的作用，增加血容量的作用仅维持 1.5 小时，注入 3 小时后即从肾排出 50%，主要用于降低血液黏稠度、降低血管内红细胞聚集、改善微循环和组织灌流量等，有利于预防血栓形成等并发症。大量输入右旋糖酐后会引起凝血障碍，故 24 小时用量不宜超过 1500ml，以防引起出血倾向。输用右旋糖酐偶尔会发生过敏反应甚至休克，应予重视。

2. 羟乙基淀粉代血浆 羟乙基淀粉（hydroxy ethyl starch，HES）由玉米淀粉制成，可以扩充血浆容量，比右旋糖酐和明胶类代血浆有更多的优点。目前应用最多的是中分子羟乙基淀粉注射液（分子量 20 万），常用羟乙基淀粉注射液为 6% 羟乙基淀粉等渗氯化钠溶液，在体内维持作用的时间较长（24 小时尚有 60%）。其中电解质的组成与血浆相近似，并含碳酸氢根。能维持胶体渗透压，还能补充细胞外液的电解质和提供碱储备。其 pH 接近中性、相对黏度低于血浆，因此有利于血液稀释和疏通微循环，能够迅速改善血流动力学及组织氧供，提高器官灌注压，降低血液黏滞度，防止毛细血管漏，减少休克时血浆和白蛋白的渗出，对肾功能无损害，无毒性、抗原性和过敏反应，对凝血无影响。临床上多用于血液稀释疗法，治疗各种微循环障碍性疾病。每日输入最大量不超过 2000ml。

3. 明胶 明胶类血浆代用品是胶原的降解产物与电解质通过化学方法合成的血浆代用品。临床上主要分为三种：聚明胶肽注射液（海脉素、血脉素）、琥珀酰明胶注射液（佳乐施，或称血定安）和氧化聚明胶注射液。明胶类血浆代用品较之 HES 以及右旋糖酐，易对凝血功能产生影响，但对肾功能的影响较小。目前临床上最为常用的是 4% 琥珀酰明胶注射液，其对凝血功能的副作用较小，能有效地增加血浆容量、防止组织水肿，有利于静脉回流，并改善心输出量和外周灌注。其相对黏稠度与血浆近似，有血液稀释作用和改善微循环，加快血液流速的效应。适用于失血性血容量降低和血液稀释、体外循环。

目标检测

答案解析

一、选择题

1. 关于输血的适应证，下列说法错误的是
   A. 大出血时补充血容量
   B. 纠正贫血或低蛋白血症
   C. 需增加营养
   D. 凝血异常补充凝血因子
   E. 严重感染时输入补体、抗体

2. 出现急性溶血反应的主要原因是
   A. 严重的污染反应
   B. 严重的过敏反应
   C. 血型不合
   D. 血液被病毒污染
   E. 血液放置时间过长

3. 最常用的自体输血方法有哪三种方式
   A. 回收式、稀释式、预存式自体输血
   B. 稀释式、预存式、体腔血自体回输
   C. 回收式、稀释式、术后引流自体回输
   D. 体腔血自体回输、回收式、术后引流自体回输
   E. 回收式、稀释式、术中自体回收

4. 自体输血的禁忌证包括
   A. 血液可能受癌细胞污染
   B. 血液受肠道内容物污染者
   C. 患有严重贫血者
   D. 肾功能不全
   E. 以上均是

5. 输血过程中如出现细菌污染反应，最快速的诊断方法是
   A. 取患者血做涂片革兰染色检查
   B. 取患者血做细菌培养
   C. 取患者血做白细胞计数
   D. 取血袋内剩血做涂片革兰染色检查
   E. 取血袋内剩血做细菌培养

6. 输血传播的疾病中，不包括
   A. 疟疾
   B. 乙型肝炎
   C. 艾滋病
   D. 丙型肝炎
   E. 甲型肝炎

7. 临床最常见的输血反应是
   A. 非溶血性发热反应
   B. 肺水肿
   C. 荨麻疹
   D. 过敏反应
   E. 溶血反应

8. 最严重的输血并发症是

    A. 发热   B. 循环超负荷   C. 过敏反应

    D. 溶血反应   E. 细菌污染反应

9. 输血后出现非溶血性发热的主要原因是

    A. 过敏反应   B. 细菌污染   C. 致热源

    D. 感染   E. 凝集

10. 下列不属于血液成分制品的是

    A. 浓缩红细胞   B. 冷沉淀   C. 冷冻血浆

    D. 血浆增量剂   E. 免疫球蛋白

二、简答题

1. 输血指征和输血前注意事项有哪些?

2. 常见的输血反应和并发症有哪些?

书网融合……

    本章小结   微课1   微课2   题库

第五章 外科休克

PPT

>> 情境导入

情境描述　患者，男，46 岁，被石块砸伤左侧胸腹部感疼痛 1 小时入院。查体：T 36.5℃，P 119 次/分，R 25 次/分，BP 82/50mmHg。神志清，表情淡漠，睑结膜苍白，心界不大，心率 119 次/分，心率齐，无杂音，胸廓无畸形，左侧下胸部及上腹部可见皮肤瘀青，广泛压痛，胸廓挤压试验（＋），双肺呼吸音清晰，无明显干湿性啰音。腹稍膨隆，左上腹部压痛，轻微反跳痛，肝脾肋下未触及，双肾区无叩击痛，肠鸣音约 1 次/分，脊柱四肢无异常。腹腔诊断性穿刺抽出不凝血。胸腹 CT 示左侧第 8~11 肋骨折，肺挫伤，胸腔少量积液。脾密度不均考虑脾破裂，腹腔大量积液。

讨论　1. 患者目前的诊断及诊断依据有哪些？

2. 对该患者应怎么救治？

第一节　概　论

休克是机体有效循环血容量减少、组织灌注不足、细胞代谢紊乱和功能受损的病理生理过程，由多种病因引起的综合征。组织细胞氧供给不足和需求量增加是休克的本质。产生炎症介质是休克的特征。恢复对其供氧、促进其有效的利用，重新建立氧的供需平衡和维护正常的细胞功能是治疗休克的关键环节。

一、休克分类

休克的分类方法有多种。通常根据休克的病因将休克分为低血容量性（包括失血性及创伤性）、感染性、心源性、神经源性和过敏性休克五类。其中，低血容量性和感染性休克在外科最常见。近年来对于休克的血流动力学分型愈加认同。基于血流动力学特征，休克可被分为低血容量性、心源性、分布性和梗阻性休克四类。低血容量性休克的发生机制为有效循环容量的绝对丢失，常见于失血、胃肠道液体丢失（严重呕吐或腹泻）、脱水、利尿、烧伤等原因。心源性休克的发生机制为心脏泵功能衰竭，心肌梗死、暴发性心肌炎、严重心律失常等均可引起。分布性休克的病理生理改变为外周血管收缩舒张功能失调，导致血流分布异常。感染性休克、过敏性休克、神经源性休克以及内分泌性休克等均属于分布性休克范畴。所有导致血流流动通道受阻的因素均可引起梗阻性休克，如腔静脉梗阻、心包缩窄或填塞、心瓣膜狭窄、肺动脉栓塞及主动脉夹层动脉瘤等。各类休克的血流动力学特征见表5-1。

表5-1　休克的血流动力学特征

休克类型	心率	心排血量	心室充盈压	体循环血管阻力	脉压	SvO_2	乳酸
心源性	增快	降低	增加	增高	减小	降低	升高
低血容量性	增快	降低	降低	增高	减小	降低	升高
梗阻性	增快	降低	增加	增高	减小	降低	升高
分布性	增快	增加或正常	降低或正常	降低	增大	正常或增高	升高

注：SvO_2，混合静脉血氧饱和度。

二、病理生理

休克最根本的病理生理改变是微循环功能障碍。机体有效血容量锐减及组织灌注不足，以及产生炎症介质是各类休克共同的病理生理基础。导致微循环功能障碍的机制有：①各种疾病（严重感染、失血等）产生病原体相关分子模式（脂多糖等）或损伤相关分子模式（热休克蛋白等）触发免疫应答及失控的炎症反应，引起血管内皮损伤、毛细血管渗漏、循环血量减少，最终导致组织灌注不足，细胞缺氧。②内皮损伤引起凝血系统激活、微血栓形成阻塞毛细血管及血管舒缩功能障碍，加重组织缺血缺氧。③持续或强烈的刺激影响神经内分泌功能，导致反射性血管舒缩功能紊乱，加剧微循环障碍。

1. 微循环的变化　休克的微循环变化分为微循环收缩期、微循环扩张期和微循环衰竭期三期。①微循环收缩期：休克早期，有效循环血容量显著减少，动脉血压下降。机体启动一系列代偿机制调节和矫正所发生的病理变化。引起心率加快、心排血量增加，维持循环相对稳定，选择性收缩外周和内脏小血管，使循环血量重新分布，保证心、脑等重要器官的有效灌注，动静脉间短路开放，外周血管阻力和回心血量有所增加。毛细血管前括约肌收缩和后括约肌相对开放有利于组织液回收和血容量得到部分补偿，微循环呈"只出不进"状态。②微循环扩张期：若休克继续进展，微循环组织灌注不足进一步加重，细胞严重缺氧出现无氧代谢，乳酸类物质蓄积及舒血管介质（组胺等）释放，引起毛细血管前括约肌舒张，而后括约肌因对其敏感性低，仍处于收缩状态，微循环呈"只进不出"状态。血液滞留，毛细血管网内静水压升高、通透性增加，导致血浆外渗、血液浓缩及血液黏度增加，进一步降低回心血量，休克进一步加重。③微循环衰竭期：休克继续发展，进入不可逆性休克期。微循环内瘀滞的黏稠血液在酸性环境中呈高凝状态，红细胞和血小板容易聚集并形成微血栓，甚至引起弥散性血管内凝血，微循环呈"不灌不流"状态。细胞处于严重缺氧和缺乏能量状态，细胞内溶酶体膜破裂，多种酸性水解酶溢出，引起细胞自溶并损害周围其他细胞，最终引起大片组织、整个器官甚至多个器官功能受损（图5-1）。

2. 代谢改变　①无氧代谢引起代谢性酸中毒：当细胞缺氧，将发生无氧糖酵解，随着细胞氧供减少，乳酸生产增多，丙酮酸浓度降低，血乳酸浓度升高和乳酸/丙酮酸（L/P）比值增高。排除其他原因造成高乳酸血症的情况，乳酸盐的含量和L/P比值可以反映患者细胞缺氧的情况。重度酸中毒pH<7.2时，心血管对儿茶酚胺的反应性降低，出现心率缓慢、血管扩张及心排血量下降，可使氧合血红蛋白解离曲线右移。②能量代谢障碍：创伤和感染使机体处于应激状态，机体儿茶酚胺和肾上腺皮质激素明显增高，抑制蛋白合成和糖降解，促进蛋白分解和糖异生，血糖升高，脂肪分解代谢加强。具有特殊功能的酶类蛋白质被消耗后，不能完成复杂的生理过程，导致多器官功能衰竭。

3. 炎症介质释放和缺血再灌注损伤　过度的炎症反应导致血管内皮损伤、毛细血管渗漏，微循环障碍，在器官功能障碍的发展过程中起重要作用。

4. 内脏器官的继发损害　休克时缺血缺氧可导致肺、肾、脑、胃肠道、肝等脏器不同程度的继发

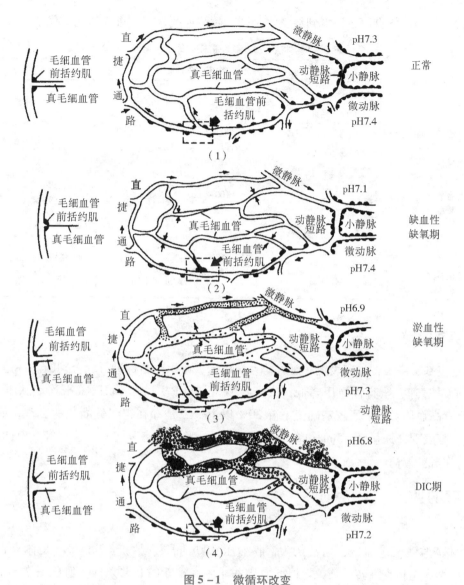

图 5-1 微循环改变

（1）正常微循环；（2）微循环收缩期；（3）微循环扩张期；（4）微循环衰竭期

性损害，甚至多器官功能不全的发生。休克时肺可出现急性呼吸窘迫综合征（ARDS），表现为进行性的低氧血症、呼吸窘迫；肾脏可出现急性肾损伤，出现少尿或无尿；脑可出现脑水肿和颅内压增高，甚至脑疝形成，表现为意识障碍甚至昏迷；心脏可出现心肌缺血、坏死等心肌损害，可出现心功能不全；胃肠道可出现缺血、出血、肠源性感染；肝脏可出现缺血、缺氧性改变，可破坏肝的合成与代谢功能，严重者出现肝衰竭。

三、临床表现和分期

1. 临床表现　休克典型的组织灌注不足的主要临床表现有：①意识改变，包括烦躁、淡漠、谵妄、昏迷等，是反映脑灌注的敏感指标。②尿量减少，充分补液尿量仍<0.5ml/（kg·h），提示肾脏血流减少，循环容量不足。③皮肤湿冷、发绀、苍白、花斑等临床表现；毛细血管充盈时间>2秒，反映外周组织的低灌注。休克常常合并低血压（收缩压<90mmHg），脉压<20mmHg，或原有高血压患者收缩压基线下降≥40mmHg，但低血压并非休克诊断的必要条件，血压正常不能排除休克。

2. 分期　根据休克的发病过程可分为休克代偿期和失代偿期，也称休克早期和休克期。休克代偿期若处理得及时、得当，休克可较快得到纠正，否则，病情继续发展，进入休克失代偿期（表5-2）。

表5-2 休克的分期、临床表现和程度

分期	程度	神志	口渴	皮肤黏膜		脉搏	血压	体表血管	尿量	估计失血量
				色泽	温度					
休克代偿期	轻度	清楚，伴痛苦表情，精神紧张	口渴	开始苍白	正常，发凉	100次/分以下，尚有力	收缩压正常或稍升高，脉压缩小	正常	正常	20%以下（800ml以下）
休克失代偿期	中度	尚清楚，表情淡漠	很口渴	苍白	发冷	100~120次/分	收缩压90~70mmHg，脉压小	浅表静脉塌陷，毛细血管充盈延迟	尿少	20%~40%（800~1600ml）
	重度	意识模糊，甚至昏迷	非常口渴，可能无主诉	显著苍白，肢端青紫	厥冷（肢端更明显）	速而细弱或摸不清	收缩压70mmHg以下或测不到	毛细血管充盈非常缓慢，浅表静脉塌陷	尿少或无尿	40%以上（1600ml以上）

四、休克的诊断

休克的诊断应基于病因、临床表现、血流动力学指标、血生化指标进行综合判断。一是动脉血压以及与之相关的心动过速，全身性血压降低，成人收缩压（SBP）≤90mmHg或平均动脉压（MAP）≤70mmHg，或原有高血压者收缩压较基础值下降30%以上；二是存在组织低灌注的表现，如皮肤湿冷、苍白或花斑，肾脏表现［尿量<0.5ml/（kg·h）或无尿］、意识状态改变（反应迟钝、定向力障碍、意识混乱）；三是血乳酸升高。

五、休克的监测

1. 一般监测

（1）生命体征监测 ①血压：通常认为，收缩压<90mmHg、脉压<20mmHg是休克存在的表现；血压回升、脉压增大是休克好转的征象。但低血压并非休克诊断的必要条件，血压正常不能排除休克。②脉率：脉率的变化常出现在血压变化之前。休克早期可表现为血压正常，脉率增快；休克好转时，脉率通常已恢复，血压可表现为正常或低于正常。常用休克指数（脉率/收缩压）衡量休克的程度，休克指数为0.5多提示无休克，大于1.0提示有休克，大于2.0为严重休克。

（2）皮肤温度与色泽 反映体表灌流情况。若患者四肢温暖、皮肤干燥，轻压口唇或指甲时局部暂时缺血呈苍白色，松开后色泽迅速转为正常，表明末梢循环已恢复，休克好转。反之，说明休克仍存在。

（3）精神状态 反映脑组织血液灌流和全身循环状况。若患者神志清楚，对外界刺激能正常反应，说明患者循环血量已基本足够；若患者表情淡漠、不安、谵妄或嗜睡、昏迷，提示脑因血液循环不良而发生障碍。

（4）尿量 反映肾脏血液灌注情况。尿量维持在30ml/h以上时，常提示休克已纠正。尿少常提示休克早期和休克未完全纠正。尿量<25ml/h、比重增加者表明仍存在肾血管收缩和供血不足；血压正常但尿量仍少且比重偏低者，提示有急性肾衰竭可能。尿量判断休克病情时，应注意与尿路损伤导致的少尿与无尿、涉及垂体后叶的颅脑损伤所导致的尿崩现象、治疗过程中产生的利尿作用等情况相鉴别。

2. 特殊监测

（1）中心静脉压 中心静脉压（CVP）代表了右心房或者胸腔段腔静脉内压力的变化，可反映全身血容量与右心功能之间的关系。CVP的正常值为5~10cmH$_2$O。CVP<5cmH$_2$O时，提示血容量不足；

高于 15cmH$_2$O 时提示心功能不全、静脉血管床过度收缩或肺循环阻力增高；若超过 20cmH$_2$O，提示存在充血性心力衰竭。

（2）血乳酸测定　组织灌注不足可引起无氧代谢及高乳酸血症，血乳酸是反映组织灌注不足的敏感指标，动脉血乳酸反映全身细胞缺氧状况，静脉血乳酸反映回流区域缺氧状况。正常值为 1 ～ 1.5mmol/L，危重症患者允许达到 2mmol/L。动脉血乳酸增高需排除如淋巴瘤、癌症、重度急性肝功能衰竭、激素治疗等非缺氧因素。持续的高乳酸血症往往表明患者预后不佳。

（3）动脉血气分析　动脉血气分析能反映机体通气、氧合及酸碱平衡状态，有助于评价患者的呼吸和循环功能。动脉血氧分压（PaO$_2$）正常值为 80 ～ 100mmHg；动脉血二氧化碳分压（PaCO$_2$）正常值为 36 ～ 44mmHg。休克时，换气不足使体内二氧化碳聚积导致 PaCO$_2$ 明显升高；若患者原本无肺部疾病，过度换气可致 PaCO$_2$ 降低；若 PaCO$_2$ 超过 45 ～ 50mmHg，常提示肺泡通气功能障碍；PaO$_2$ 低于 60mmHg，吸入纯氧仍无效者可能是 ARDS 的先兆。动脉血 pH 正常为 7.35 ～ 7.45。通过监测 pH、缓冲碱（BB）、碱剩余（BE）和标准碳酸氢盐（SB）的动态变化有助于了解休克时的酸碱平衡状况。碱缺少（BD）可反映全身组织的酸中毒情况，反映休克的严重程度和复苏状况。

（4）DIC 的检测　若以下 5 项检查中出现 3 项以上异常，结合临床上有休克及微血管栓塞症状和出血倾向时，便可诊断 DIC。①血小板计数低于 80×10^9/L；②凝血酶原时间比对照组延长 3 秒以上；③血浆纤维蛋白原低于 1.5g/L 或呈进行性降低；④3P（血浆鱼精蛋白副凝）试验阳性；⑤血涂片中破碎红细胞超过 2% 等。

除了以上监测指标，床旁超声检查可动态评估心脏功能、血管外肺水、下腔静脉变异度等指标；应用 Swan - Ganz 漂浮导管可测得心排血量（CO），计算心脏指数（CI），反映心排血量及外周血管阻力，还可测得肺动脉压（PAP）、肺毛细血管楔压（PCWP），反映肺静脉、左心房和左心室功能状态。

六、休克的治疗

休克治疗总目标是采取个体化措施改善氧利用障碍及微循环，恢复内环境稳定。目的是防止多器官功能不全综合征发生。

1. 紧急处理及一般治疗　积极处理引起休克的需要紧急处理的原发疾病，如大出血止血、创伤制动、确保呼吸道通畅等。及早建立静脉通路；采取头和躯干抬高 20°～ 30°、下肢抬高 15°～ 20° 的体位，注意保暖；重症患者应予以重症监护；进行血流动力学监测及乳酸监测；纠正酸碱、水、电解质失衡等。

2. 复苏治疗

（1）改善通气　早期予以鼻管或面罩吸氧，根据患者的氧合状态决定是否需要辅助通气，酌情使用有创或无创通气。

（2）液体复苏　是纠正休克引起组织低灌注和缺氧的关键。迅速建立可靠有效的静脉通路，如中心静脉，或颈外静脉、肘正中静脉、头静脉等较粗大的浅表静脉。晶体液是容量复苏的第一线选择，必要时加用胶体液，如白蛋白。补液顺序是先晶体后胶体，必要时进行成分输血。除外心源性休克，液体应快速输注以观察机体对输液的反应，但要防止输注过快导致肺水肿。根据心率、血压、尿量、血乳酸水平、碱剩余等指标，结合患者皮肤温度、末梢循环、毛细血管充盈时间等微循环情况，判断液体复苏效果。对休克患者，争取在诊断的最初 6 小时内，进行积极的输液复苏，以尽快恢复最佳心搏量、稳定循环功能和组织氧供。

（3）改善心泵功能　①血管活性药物：血管活性药物一般在充分液体复苏的基础上应用，但对于威胁生命的极度低血压，或经短时间大量液体复苏不能纠正的低血压，可在液体复苏同时使用血管活性药物。首选去甲肾上腺素，其主要兴奋 α 受体，轻度兴奋 β 受体，能兴奋心肌、收缩血管、升高血压及增加冠状动脉血流量。去甲肾上腺素常用剂量为（0.1~1.0）μg/（kg·min）。②正性肌力药物：前负荷良好而心输出量仍不足时可考虑给正性肌力药物。首选多巴酚丁胺，起始剂量（2~3）μg/（kg·min），注射速度根据症状、尿量等调整。去甲肾上腺素与多巴酚丁胺联合应用是治疗感染性休克最理想的血管活性药物。

3. 病因治疗，积极处理原发病 病因治疗是治疗休克的基础。外科疾病引起的休克，通常存在需手术处理的原发病变，如消化道穿孔、内脏大出血、肠坏死等。应在迅速恢复有效循环血量后，及时手术处理原发病变，才能有效治疗休克。某些危急情况下，应积极抗休克同时手术治疗，以免延误抢救时机。

4. 治疗 DIC 改善微循环 对诊断明确的 DIC，可用肝素抗凝。一般 1.0mg/kg，6 小时一次，成人首次可用 10000U（1mg 相当于 125U 左右）。有时还使用抗纤溶药如氨甲苯酸、氨基已酸，抗血小板黏附和聚集的阿司匹林、双嘧达莫和小分子右旋糖酐。

5. 调控全身炎症反应 休克时，过度的炎症反应导致血管内皮损伤、毛细血管渗漏、微循环障碍，在器官功能障碍的发展过程中起重要作用。因此，应尽早开始抗感染治疗，阻断炎症级联反应，保护内皮细胞，降低血管通通性，改善微循环。可选用乌司他丁、糖皮质激素等。

6. 器官功能保护 微循环障碍是发生器官功能障碍的基础病变，即使休克患者血流动力学参数稳定时，仍应灌注组织灌注，保护器官功能。

第二节　低血容量休克

低血容量休克是因大量出血或体液丢失，或液体积存于第三间隙，导致有效循环血量降低、组织灌注不足、细胞代谢紊乱和器官功能受损的病理生理过程。包括大血管破裂或脏器出血引起的失血性休克及各种损伤或大手术引起血液、体液丢失的创伤性休克。

发生低血容量休克时，主要表现为 CVP 降低、回心血量减少、心排血量下降所导致的低血压；神经内分泌机制引起的外周血管收缩、血管阻力增加和心率加快；微循环障碍造成组织损害和器官功能不全。补充血容量、病因治疗和积极控制失血失液，是治疗低血容量休克的关键。

一、失血性休克

外科休克中失血性休克很常见。多见于腹部损伤引起的肝脾破裂出血、门静脉高压症导致的食管胃底曲张静脉破裂出血、大血管破裂出血、胃十二指肠出血等。大量血液丢失致有效循环血量不足，通常迅速失血超过全身总血量的 20% 时，即发生休克。

治疗主要包括补充血容量和积极处理原发病、控制出血两个方面，另外，应保持呼吸道通畅、保暖、镇痛、纠正酸碱及电解质失衡及其他对症治疗。

1. 补充血容量 可根据血压和脉率的变化粗略估计失血量（表 5-2）。失血性休克发生时，应快速建立循环通路，首先建立有效的外周静脉通路，必要时建立几条通路同时补液，尽早建立中心静脉通路。若下腔静脉属支出血，如严重的骨盆骨折，应选择上肢静脉通路或锁骨下、颈内静脉通路。失血性休克患者通常失血量大，常常具有输血指征，应及早进行快速输血维持血容量，改善微循环灌注，保证主要脏器的氧供。输血治疗时，血浆与红细胞比例为 1:1。无法获得成分血的情况下，对活动性出血患者可应用等渗晶体液进行扩容治疗。

对活动性出血的休克患者，使用限制性的容量复苏策略，直至以确定完成早期出血控制。对于无颅脑损伤的患者，在大出血控制之前实施可允许性低血压，应将收缩压维持在 80~90mmHg，对于合并严重颅脑损伤（GCS≤8分）的患者，应维持平均动脉压80mmHg以上。

输入液体的量应根据病因、尿量和血流动力学进行评估，临床上常以血压结合中心静脉压测定指导补液（表5-3）。

表5-3　中心静脉压与补液关系

中心静脉压	血压	原因	处理原则
低	低	血容量严重不足	充分补液
低	正常	血容量不足	适当补液
高	低	心功能不全或血容量相对过多	给强心药，纠正酸中毒，舒张血管
高	正常	容量血管过度收缩	舒张血管
正常	低	心功能不全或血容量不足	补液试验*

*补液试验：取等渗盐水250ml，于5~10分钟内经静脉注入。如血压升高而中心静脉压不变，提示血容量不足；如血压不变而中心静脉压升高0.29~0.49kPa（3~5cmH$_2$O），则提示心功能不全

2. 控制出血　在补充血容量的同时，若仍有出血，难以维持血容量稳定，休克也不易纠正。需要及时控制出血。如对于体表或表浅出血患者，可应用敷料压迫法控制出血；开放性四肢损伤存在危及生命的大出血，在外科手术之前可使用止血带止血；对于肝脾破裂，急性活动性上消化道出血等病例，强调在恢复血容量的同时积极进行手术准备，实施急诊手术止血；对于盆腔活动性出血等适合介入治疗的病例，可采取介入治疗止血等。

对于病情严重病例，不能耐受长时间手术者，建议实施损伤控制性手术。即对此类患者采用快捷、简单的操作及时控制伤情进一步恶化，使患者获得复苏时间，有机会再进行完整、合理的再次或分期手术。对于血流动力学稳定的患者建议实施确定性手术。

二、创伤性休克

创伤性休克见于严重的外伤，如大血管破裂、复杂性骨折、重度挤压伤或大手术等，其病理生理过程和单纯的失血性休克相比差异较大。创伤性休克的患者更易发生多器官功能衰竭。创伤性休克的病理生理过程中，产生损伤相关分子模式（DAMP），触发免疫应答及失控的炎症反应，引起血管内皮损伤、毛细血管渗漏、循环血量减少，最终导致组织灌注不足，细胞缺氧。创伤所致持续或强烈的刺激影响神经内分泌功能，导致反射性血管舒缩功能紊乱，加剧微循环障碍。

创伤性休克也属于低血容量性休克，故补充血容量、控制出血、保持呼吸道通畅、保暖、纠正酸碱及电解质失衡等治疗措施基本相同。创伤时可能有血块、血浆和炎性渗液积存在体腔和深部组织，需详细检查以准确估计丢失量。妥善临时固定（制动）受伤部位；创伤后疼痛严重者可适当给予镇痛、镇静剂；对危及生命的创伤如开放性或张力性气胸、连枷胸等，应进行必要的紧急处理。手术和较复杂的其他处理，一般应在血压稳定后或初步回升后进行，也体现了损伤控制外科的理念。创伤或大手术继发休克后，还应使用抗生素，避免继发感染。

第三节　感染性休克

感染性休克又称脓毒性休克，是外科常见且治疗较为困难的一类休克，是机体对宿主-微生物应答失衡的表现。2016年美国重症医学会联合欧洲重症医学会发布了脓毒症的定义和诊断标准。脓毒症是指机体对感染的失调反应导致的危及生命的器官功能不全。感染性休克是严重感染导致的急性循环衰竭，是以严重循环障碍和细胞代谢异常为特征的一种脓毒症亚型。在临床上诊断感染性休克需要符合以

下标准：①明确/可疑的感染病灶；②全身性感染相关性器官功能衰竭评分（SOFA，表5-4）≥2分；③经积极液体复苏（20~40ml/kg）仍需血管活性药物维持MAP≥65mmHg；④伴有组织或器官的低灌注，乳酸≥2.0mmol/L。明确导致感染性休克的感染灶及其致病菌，是确诊感染性休克病因的关键。结合病史、体格检查及实验室检查，常可明确感染部位。中枢神经系统感染、肺部感染、腹腔感染、泌尿系统感染、皮肤或软组织感染等均是感染性休克的常见原因。

表5-4 全身性感染相关性器官功能衰竭评分（SOFA）标准

分值	1	2	3	4
呼吸系统 PaO_2/FiO_2（mmHg）	<400	<300	<200（机械通气）	<100（机械通气）
凝血系统 血小板计数（$\times 10^9$/L）	<150	<100	<50	<20
肝脏 胆红素（μmol/L）	20~32	33~101	102~204	>204
循环系统低血压	MAP<70mmHg	Dopa≤5 或 Dobu（不论剂量）	Dopa>5 或 EP≤0.1 或 NE≤0.1	Dopa>15 或 EP>0.1 或 NE>0.1
CNS（GCS评分）	13~14	10~12	6~9	<6
肾脏肌酐（μmol/L）或尿量（ml/d）	110~170	171~299	300~440 或<500	>440 或<200

注：Dopa，多巴胺；Dobu，多巴酚丁胺；EP，肾上腺素；NE，去甲肾上腺素；血管活性药的剂量单位均为 μg/（kg·min）

感染性休克的血流动力学有高动力型和低动力型两种（表5-5）。前者外周血管扩张、阻力降低，心排血量正常或增高（又称高排低阻型），有血流分布异常和动静脉短路开放增加，细胞代谢障碍和能量生成不足，患者皮肤比较温暖、干燥，又称暖休克，较少见，见于一部分革兰阳性菌感染引起的早期休克。低动力型（又称低排高阻型）外周血管收缩，微循环淤滞，大量毛细血管渗出致血容量和心排血量减少；患者皮肤湿冷，又称冷休克，较多见，常由革兰阴性菌感染引起。

表5-5 感染性休克的临床表现

临床表现	冷休克（低动力型）	暖休克（高动力型）
神志	躁动、淡漠或嗜睡	清醒
皮肤色泽	苍白、发绀或花斑样发绀	淡红或潮红
皮肤温度	湿冷或冷汗	比较温暖、干燥
毛细血管充盈时间	延长	1~2秒
脉搏	细速	慢、搏动清楚
脉压（mmHg）	<30	>30
尿量（ml/h）	<25	>30

感染性休克的治疗包括积极控制感染、血流动力学管理和器官功能支持治疗。对于外科疾病引起感染性休克的治疗，首先是病因治疗，常常需要有效的外科引流。原则是休克未纠正以前，着重治疗休克，同时治疗感染；在休克纠正后，则应着重治疗感染。

1. 早期液体复苏 早期液体复苏是治疗感染性休克的关键。一旦临床诊断感染性休克，应尽快进行积极的液体复苏。推荐使用平衡盐晶体液作为复苏的一线选择液体，在最初3小时内至少输注30ml/kg。对接受大量晶体液复苏者推荐使用白蛋白，不推荐或不建议使用人工胶体或明胶进行复苏。

2. 控制感染 控制感染是感染性休克的基础治疗措施。包括处理原发感染病灶和及时合理的应用抗菌药物。①处理原发感染病灶：尽快识别或排除需要紧急进行感染源控制的特定解剖学诊断，尽快实施必要的感染源控制干预措施。如急性梗阻性化脓性胆管炎患者行经皮经肝胆管引流（PTCD）。如留置导管致感染性休克可能的感染灶，应建立其他血管通路后立即拔除。②抗菌药物应用：一旦明确诊断感染性休克，应立即留取病原学标本，在1小时内开始静脉使用广谱抗菌药物治疗。在应用抗菌药物之前留取合适的标本，但不能为留取标本而延误抗菌药物的使用。早期经验性抗菌药物的选择不仅要考虑患者的病史、基础疾病状态、临床症状体征和可能的感染部位，而且要充分考虑患者所在社区、医院或病房的微生物和药敏的流行病学情况，尽可能选择广谱的强有效的抗菌药物，覆盖可能的致病菌。在 48 ~ 72 小时后，根据微生物培养结果和临床的疗效，选择目标性强的窄谱抗菌药物，以减少耐药菌的发生。

3. 血管活性药物的应用 通过充分的液体复苏后，仍然存在组织低灌注或严重低血压，应合理使用血管活性药物，至少将 MAP 维持在 65mmHg 以上。血管活性药物首选去甲肾上腺素，推荐剂量（0.1 ~ 1）μg/（kg·min），如无法获得去甲肾上腺素，可使用肾上腺素或多巴胺替代。如应用去甲肾上腺素后 MAP 仍不能达到 65mmHg，可联合使用血管加压素，而不是一味上调去甲肾上腺素剂量［去甲肾上腺素剂量在 0.25 ~ 0.5μg/（kg·min）范围内时，可考虑使用血管加压素］。对应用去甲肾上腺素和血管加压素后，MAP 水平仍不达标者，建议加用肾上腺素。对感染性休克伴心功能不全的患者，在容量和动脉血压足够的情况下，若灌注仍持续不足，可在去甲肾上腺素的基础上加用多巴酚丁胺或单独使用肾上腺素。

4. 纠正酸碱平衡 感染性休克患者常伴有严重酸中毒，但对于感染性休克和低灌注导致的高乳酸血症患者，不建议使用碳酸氢钠改善血流动力学或减少血管活性药物剂量。只有当感染性休克时出现严重代谢性酸中毒（pH≤7.2）时，才建议使用碳酸氢钠。

5. 糖皮质激素 糖皮质激素能抑制多种炎症介质的释放、稳定溶酶体膜、缓解 SIRS。对于感染性休克成人患者，如充分的液体复苏和血管活性药物能恢复血流动力学稳定，不建议使用静脉注射糖皮质激素；对感染性休克且需要持续使用升压药的患者，建议静脉应用糖皮质激素。静脉注射氢化可的松，剂量为 200mg/d，每 6 小时静脉注射 50mg 或连续输注，建议至少在去甲肾上腺素或肾上腺素 ≥ 0.25μg/（kg·min）的剂量开始 4 小时以后使用。

6. 积极控制血糖 感染性休克患者普遍存在高血糖和胰岛素抵抗，而血糖升高是影响患者预后的独立因素。因此，对于感染性休克患者，应积极控制血糖，目标是控制血糖 8.0 ~ 10.0mmol/L，同时也应警惕低血糖的风险。

7. 其他治疗 主要包括机械通气患者采用肺保护性通气策略、控制体温、稳定内环境、器官功能支持、营养支持、预防应激性溃疡、预防深静脉血栓形成等。

目标检测

答案解析

选择题

[A1/A2 型题]

1. 休克的本质是
   A. 血压下降　　　　　B. 中心静脉压降低　　　　　C. 脉压下降
   D. 心脏指数下降　　　E. 微循环灌注不足，组织细胞缺氧

2. 各类休克的共同病理生理改变是
   A. 血管张力降低　　　　　　　　　　B. 血容量小于血管容量
   C. 有效循环血量急剧减少　　　　　　D. 中心静脉压降低
   E. 脉压缩小

3. 有关休克的微循环变化，下列描述错误的是

    A. 微循环收缩期：只出不进   B. 微循环扩张期：只进不出

    C. 微循环衰竭期：DIC、MODS   D. 淤血缺氧期：只出不进

4. 下列关于休克的叙述，不正确的是

    A. 休克的本质是血压下降   B. 休克时机体有效循环血量急剧减少

    C. 休克时脑动脉和冠状动脉收缩不明显   D. 休克时肾血流量、肾小球滤过率减低

    E. 微循环收缩的微循环状态为前括约肌收缩

5. 抗休克最基本措施的是

    A. 吸氧   B. 使用血管活性药物

    C. 纠正代谢性酸中毒   D. 补充血容量

    E. 控制原发病

6. 休克期反映器官血流灌注最简单可靠的指标是

    A. 收缩压   B. 舒张压   C. 脉压

    D. 脉率   E. 尿量

书网融合……

本章小结   题库

第六章　多器官功能不全综合征

◎ 学习目标

　　1. 通过本章学习，重点掌握多器官功能不全综合征的定义及常见发病原因、诊断指标及防治原则。

　　2. 学会急性肾功能衰竭、急性呼吸窘迫症的临床表现及治疗原则，具有能运用所学知识对急性肾功能衰竭进行初步诊断，并能说出其预防原则。

》 情境导入

　　情境描述　患者，男，51 岁。一周前突然出现恶心、呕吐、腹泻，伴发热、胸闷、气喘，尿量减少（具体尿量不详）。随后到医院来就诊，曾诊断为"急性胃肠炎"，给予抗感染及补液等治疗，腹泻、呕吐症状明显好转，但尿量逐渐减少。一周前查血：Scr 180μmol/L，3 天前复查 Scr 680μmol/L，立即开始血透治疗，近 3 天 24 小时尿量均不足 500ml。既往有高血压 5 年，一直口服降压药，血压控制良好，为 140/90mmHg 左右。糖尿病病史 3 年，饮食控制，未服用降糖药物。查体：血压为 166/90mmHg，一般情况差，平车推入病房。眼睑无水肿，心、肺、腹查体无特殊，双侧下肢轻度凹陷性水肿，双下肢肌力 3 级。辅助检查：WBC 9.8×10^9/L，中性粒细胞82%，Hb 130g/L；尿蛋白（+），尿潜血（++）；Scr 450μmol/L（血透后），血白蛋白 26g/L，肝功能正常，血钙 2.05 mmol/L，血磷 1.6mmol/L，血钠、血钾正常。双肾 B 超提示双肾无异常。

　　讨论　1. 该患者出现尿量逐渐减少的主要原因是什么？请简要地分析。

　　　　　2. 请归纳血液透析的适应证有哪些？

第一节　概　述

　　多器官功能不全综合征（multiple organ dysfunction syndrome，MODS）是指在严重感染、创伤和休克等急症过程中，同时或先后发生两个及两个以上的器官或系统功能不全或衰竭。一般认为是严重感染的后果，但也可由非感染疾病诱发。其发病基础是全身炎症反应综合征（SIRS）。SIRS 诊断标准为：①体温 >38℃或 <36℃；②心率 >90 次/分；③呼吸急促，频率大于 20 次/分，或过度通气，二氧化碳分压（$PaCO_2$）<32mmHg；④白细胞计数 $>12 \times 10^9$/L 或 $<4 \times 10^9$/L，或未成熟中性粒细胞百分比 >10%。

一、发病机制

　　能引起全身炎症反应的疾病均可能导致 MODS，外科常见疾病有：严重创伤、烧伤、大手术（特别是心脏、大血管手术）；脓毒血症、急腹症伴重症感染；休克、心肺复苏后、DIC；大量输血、输液，药物或毒品中毒；原有疾患的患者遭受新的"打击"，更易发生 MODS。

　　MODS 的发病机制尚未完全明确。目前认为 MODS 并非细菌毒素或损伤等直接引起，而是各种炎症介质、细胞因子参与并加剧 SIRS 的结果。

机体在急性创伤、休克、感染等始动因素刺激下，释放促炎性介质和抗炎性介质，二者之间的平衡可使内环境保持稳定。若二者释放过度，均使炎症反应失去控制，造成广泛的组织细胞破坏，最终导致 MODS 发生。另外，机体遭受一次打击时（非致命性）免疫系统处于预激状态，若再次受到打击，即"二次打击学说"，则全身炎症反应过激，呈"瀑布样"放大效应，更易发生 MODS。

炎症反应持续发展，最终导致细菌损伤和器官功能不全，细菌移位和肠屏障功能衰竭可诱发和加重 MODS。

二、临床表现

临床上 MODS 有两种类型。①速发型：是原发急症在发病 24 小时内出现多个器官或系统同时发生功能不全，且发病 24 小时内因器官衰竭死亡者，归于复苏失败，而不作为 MODS。②迟发型：是先发生一个重要器官或系统的功能不全，经过一段稳定的维持时间，再发生更多的器官功能不全。MODS 临床表现可因各器官或系统功能不全的程度、对机体的影响、是否易被发现等有较大的差别（表 6 – 1）。

表 6 – 1　MODS 的初步诊断指标

器官或系统	诊断	临床表现	检验检测
外周循环	休克	血容量尚足时血压下降，肢端发凉，尿少	平均动脉压降低，微循环障碍
血液系统	DIC	进展期皮下出血、瘀斑、呕血、咯血等	血小板减少，凝血酶原时间延长，血浆纤维蛋白原降低，3P 试验阳性
心	急性心力衰竭	心动过速、心律失常	心电图异常
肝	急性肝衰竭	大量腹水，进展时黄疸，神志失常	肝功能异常，血清胆红素增高
脑	急性脑衰竭	意识障碍，对语言、疼痛等刺激反应减退	
肺	ARDS	呼吸加快、窘迫，发绀，需吸氧辅助呼吸	血气分析 PaO_2 降低，呼吸功能失常
肾	急性肾衰竭	血容量正常，尿少	尿比重持续 1.010 左右，尿钠和血肌酐增高
胃肠	应激性溃疡	进展期呕血、便血，腹胀，肠鸣音减弱	胃镜及影像学可见病变

三、诊断

迄今为止，MODS 的诊断标准尚未统一，应强调早期、及时诊断，在临床中要做到以下几点。

1. 在能引起 MODS 的常见疾病发生时，提高警惕，增强意识。

2. MODS 是一个动态的演变过程，须动态监测各器官功能变化，注意发现隐匿的表现；对明显的临床表现按常规治疗不能奏效时，应警惕是否已发生 MODS。

3. 高度怀疑 MODS 时，除常规检查、监测外，及时做进一步的特殊检查，以及早确诊、鉴别诊断和正确评估。

4. MODS 的器官或系统障碍多呈序贯出现，故在治疗某一器官功能障碍时，也要关注该器官对其他系统器官的影响，及时做相关的检查，避免遗漏。

5. 熟悉 MODS 的诊断标准（表 6 – 1），力争在器官衰竭前尽早做出诊断，以及时采取得力措施控制和阻断 MODS 发展。

四、治疗

1. 积极治疗原发病　由于 MODS 病死率高，为防止疾病演变为 MODS，积极治疗原发病尤为重要。

2. 加强和扩大监测重点　高危患者除生命体征外，增加 CVP、尿量及相对密度等，以尽早发现 MODS。

3. 防治感染 合理使用抗生素，去除重要病因。

4. 改善全身情况和免疫调节治疗 纠正水、电解质及酸碱失衡，营养支持，免疫调理，维护机体内环境稳定。

5. 保护肠黏膜的屏障作用 去除始发因素，阻断介质过度反应，减轻 SIRS。如保护肠黏膜、防止肠道细菌移位、应用抗氧化剂等。

6. 及早治疗首先发生功能不全的器官 要具有全局观念，按程序、有步骤地维护各器官功能，阻断器官功能不全的序贯性发生。

 素质提升

迈瑞——民族医疗设备发展引领者

迈瑞自 1991 年成立以来，迈瑞公司始终致力于临床医疗设备的研发和制造，产品涵盖生命信息与支持、临床检验及试剂、数字超声、放射影像四大领域，将性能与价格完美平衡的医疗电子产品带到世界每一角落。时至今日，迈瑞公司在全球范围内的销售已扩展至 190 多个国家和地区。迈瑞公司总部位于中国深圳，同时在深圳、北京、南京、美国西雅图、新泽西、瑞典斯德哥尔摩设立有研发中心，在中国 31 个主要城市设立了分公司，在美国、加拿大、英国、荷兰、德国、法国、意大利、俄罗斯、土耳其、印度、印尼、墨西哥、巴西设立了海外子公司，在世界各地形成强大的分销和服务网络。截至 2009 年 12 月，全球员工超过 7800 人。2006 年 9 月迈瑞公司作为中国首家医疗设备企业在美国纽交所成功上市；同年 10 月，获科技部批准正式挂牌成立"国家医用诊断仪器工程技术研究中心"。2008 年 3 月完成对美国 Datascope 监护业务的收购，成为全球生命信息监护领域的第三大品牌。担纲引领民族医疗设备发展之重任，迈瑞公司正朝着世界级优秀企业的宏伟目标跨越发展。

第二节 急性肾衰竭

急性肾衰竭（acute renal failure，ARF）是由各种原因引起的急性肾功能损害，及由此所致的氮质血症、水与电解质平衡紊乱等一系列病理生理改变。尿量突然减少是 ARF 发生的标志。成人 24 小时尿量少于 400ml 称为少尿，尿量不足 100ml 为无尿。但非少尿型急性肾衰竭 24 小时尿总量超过 800ml，而血尿素氮、肌酐呈进行性增高。

一、病因

引起 ARF 的病因可分为三类。

1. 肾前性 由于脱水、失血、休克、血容量不足、心排出量不足等因素致少尿。初期尚属肾功能不全，进展期发生肾小管坏死而出现 ARF。

2. 肾性 因肾缺血、肾中毒造成肾实质性损害，最终致 ARF。

3. 肾后性 因结石、肿瘤压迫使肾、输尿管尿流受阻，继发 ARF。

二、发病机制

ARF 其病理生理过程比较复杂，病理上包括肾小管坏死和修复两个阶段，肾缺血和肾小管上皮细胞变性、坏死是导致 ARF 的主要原因。

1. **少尿型 ARF**   因长时间肾缺血、肾中毒等多种因素导致少尿或无尿（图 6 - 1）。

若去除病因后患者度过少尿期，尿量增多，则进入多尿期。其原因包括：①肾小管再生上皮再吸收和浓缩功能尚未完全恢复；②少尿期积聚的大量尿素渗透性利尿作用；③电解质和水潴留加重利尿。此时易发生水、电解质平调紊乱。

2. **非少尿型 ARF**   其发病机制仍不清楚。有人认为由于肾小管上皮细胞变性坏死、肾小管阻塞等只在部分肾小管发生，而血流灌注减少也只在部分肾单位发生，这样，就会出现非少尿型 ARF。非少尿型可能代表了肾小管损伤的一种较轻类型。

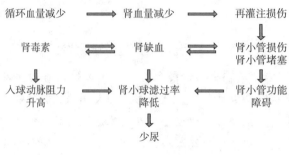

图 6 - 1   少尿示意图

三、临床表现

临床上急性肾衰竭分为少尿型和非少尿型。

1. **少尿型 ARF**   临床表现为少尿（无尿）期和多尿期两个不同时段。

（1）少尿（无尿）期   一般 7 ~ 14 天，最长可达 1 个月以上。少尿期越长，病情越重。表现为尿少，相对密度低而固定。

1）水、电解质紊乱和酸碱平衡失调   水钠潴留致水中毒是 ARF 主要死因之一；高钾血症是 ARF死亡常见原因；还可因高镁血症、高磷血症、低钙血症、低钠低氮血症、代谢性酸中毒出现相应症状。

2）尿毒症症状   表现为食欲减退、恶心、腹胀、呼吸困难、头痛、烦躁、意识障碍等症状。系尿素氮、肌酐及血中胍类、酚类等毒素物质蓄积引起全身各系统的中毒。

3）全身并发症   心血管系统可以表现为高血压、急性肺水肿和心力衰竭、心律失常、心包炎等。消化系统常见食欲减退、恶心、呕吐、腹胀、腹泻，亦可出现消化道出血、黄疸等。神经系统表现为疲倦、精神较差，若出现意识淡漠、嗜睡或烦躁不安甚至昏迷等，提示病情严重。可伴贫血和 DIC，贫血的程度与原发病因、病程长短、有无出血并发症等密切相关。

（2）多尿期   少尿期后，患者 24 小时尿量超过 400ml 即进入多尿期。在 7 ~ 14 天后血尿素氮、血肌酐开始下降，尿毒症症状逐渐改善。多尿期因大量尿排出，可出现脱水、低钾血症、低钠血症等电解质紊乱。低钾血症和感染是多尿期的主要死亡原因。

（3）恢复期   多尿期后，患者体质虚弱、营养失调、全身乏力、消瘦，肾功能修复需半年至一年。有些表现为慢性肾功能不全，需长期透析或行肾移植术。

2. **非少尿型 ARF**   患者无少尿或无尿表现，每日尿量平均超过 800ml。化验指标较少尿型者变化轻、并发症亦少、病死率低，临床上易被忽视。

四、诊断与鉴别诊断

根据原发疾病，结合临床表现和实验室检查、影像学检查可做出诊断和鉴别诊断。

（一）病史及体格检查

需详细询问和记录与 AKI 相关的病史，归纳为以下三个方面：①有无肾前性因素；②有无引起肾小管坏死的病因；③有无肾后性因素。此外，应注意是否有肾病和肾血管病变，在原发病的基础上引起急性肾衰竭。全身和肢体水肿、颈静脉充盈程度可以提示 ARF 的发生原因及评价目前水、电解质平衡和心脏功能的情况。心肺听诊可了解有无心力衰竭、肺水肿及心律失常。

（二）尿液检查

注意尿色改变，酱油色尿提示有溶血或软组织严重破坏。肾前性 ARF 时尿浓缩，尿比重和渗透压高；肾性 ARF 为等渗尿，尿比重在 1.010～1.014。尿常规检查，镜下见到宽大的棕色管型，即为肾衰竭管型，提示急性肾小管坏死；大量红细胞管型及蛋白提示急性肾小球肾炎；有白细胞管型提示急性肾盂肾炎。

（三）血液检查

1. 血常规检查　嗜酸性细胞明显增多提示急性间质性肾炎的可能。轻、中度贫血可能与体液潴留有关。

2. 血清学检查　动态监测体内酸碱与电解质平衡情况，以及血尿素氮、肌酐和肌酐清除率。

（四）AKI 早期诊断标记物

血肌酐和尿量是目前临床上常用的检测指标，也是目前 AKI 分期的依据。但血肌酐并非一个敏感的指标，可受其分布、排泄等综合作用的影响。尿量更容易受到容量状态、药物等非肾脏因素的影响。

（五）肾穿刺活检

肾穿刺活检通常用于没有明确致病原因的肾实质性急性肾衰竭，如肾小球肾炎、血管炎、过敏性间质性肾炎等。

五、治疗

AKI 的治疗原则：加强液体管理，维持液体平衡；维持内环境稳定，调节电解质及酸碱平衡；控制感染；肾替代治疗，清除毒素以利于损伤细胞的修复；早期发现导致 AKI 的危险因素，积极治疗原发病。

（一）少尿期治疗

1. 液体管理　无论在少尿期还是多尿期，无论防止 AKI 的加重还是促进 AKI 的恢复，都离不开合理的液体管理。对于轻度 AKI，主要是补足容量，防止和改善低灌注的发生。对于较重 AKI 甚至 ARF 的患者，往往发生利尿剂抵抗，少尿期应严格控制水、钠摄入量。在纠正原有的体液缺失后，应坚持"量出为入"的原则。每日输液量为前一日的尿量加上显性失水量和非显性失水量约 40ml（皮肤、呼吸道蒸发水分 700ml 减去内生水 300ml）。显性失水是指粪便、呕吐物、渗出液、引流液等可观察到的液体量总和。发热患者体温每增加 1℃应增加入液量 100ml。

2. 纠正电解质紊乱、酸碱失衡　当血钾 >5.5mmol/L，应以 10% 葡萄糖酸钙溶液 20ml 经静脉缓慢注射或加入葡萄精溶液中滴注，以钙离子对抗钾离子对心脏的毒性作用，或以 5% 碳酸氢钠溶液 100ml 静脉滴注或 25g 葡萄糖及 6U 胰岛素缓慢静脉滴注，使钾离子进入细胞内而降低血钾。当血钾 >6.5mmol/L 或心电图呈高钾血症图形时，应紧急实施血液净化治疗。轻度代谢性酸中毒不需要处理，血碳酸氢盐浓度 <15mmol/L，才予以补碳酸氢钠。

3. 营养支持 合理的营养支持可以最大限度地减少蛋白分解，减缓 BUN、SCr 升高，有助于肾损伤细胞的修复和再生，提高 ARF 患者的生存率。如病情允许，肠内营养是首选营养支持途径。

4. 控制感染 是减缓 ARF 发展的重要措施。积极处理感染灶，采取各种措施预防导管相关性感染，选择抗生素注意避免肾毒性和含钾制剂，并根据药代动力学和药效学调整用量和用法。

5. 肾脏替代治疗 肾脏替代治疗（renal replacement therapy，RRT）又称为血液净化（blood purification），是指应用人工方法替代肾脏功能清除体内水分和溶质，同时调节水、电解质与酸碱平衡，是目前治疗肾衰竭的重要方法。常用方法如下。

（1）血液透析 血液透析（hemodialysis，HD）时，血液和透析液间的物质交换主要在滤过膜的两侧完成，弥散作用是溶质转运的主要机制。HD 模式的特点是对小分子物质，包括尿素氮、肌酐、钾、钠等清除效率高，但对炎症介质等中分子物质清除能力较差。

（2）血液滤过 血液滤过（hemofiltration，HF）是利用滤过膜两侧的压力差，通过超滤的方式清除水和溶质，对流和弥散作用是溶质转运的主要机制，所以 HF 有利于中、大分子物质的清除，对于全身炎症反应综合征的治疗效果更佳。

（3）连续性肾脏替代治疗 连续性肾脏替代治疗（continuous renal replacement therapy，CRRT）能连续、缓慢、等渗地清除水分及溶质，更符合生理，容量波动小，尤其适用于血流动力学不稳定的患者；血浆渗透压缓慢下降，防止失衡综合征；更好地维持水、电解质和酸碱平衡，为营养支持创造条件；能清除中、大分子及炎症介质，控制高分解代谢，从而改善严重感染及 MODS 患者的预后。

（4）腹膜透析 腹膜透析的优点有：设备操作简单、安全，易于实施；不需要建立血管通路和抗凝，特别适合于有出血倾向、手术后、创伤以及颅内出血的患者；血流动力学稳定；有利于营养支持治疗。

（二）多尿期的治疗

多尿期初，由于肾小球滤过率尚未恢复，肾小管的浓缩功能仍较差，血肌酐、尿素氮和血钾还可以继续上升；当尿量明显增加时，又会发生水、电解质失衡，此时患者全身状况仍差，蛋白质不足，容易发生感染，故临床上仍不能放松监测和治疗。治疗重点为维持水、电解质和酸碱平衡，控制氮质血症，治疗原发病和防止各种并发症。

六、预防

1. 维持肾脏灌注压 严密监测患者的血流动力学变化，维持适当心排出量、平均动脉压和血管容量，保证肾灌注，防止肾脏缺血。

2. 避免使用肾毒性药物应特别注意 ①高龄、全身性感染、心衰、肝硬化、肾功能减退、血容量不足和低蛋白血症者，对肾脏毒性药物尤为敏感，要高度重视；②药物的肾毒性与剂量和血药浓度直接相关，应选择合适剂量和给药方法；③避免同时使用两种或两种以上肾毒性药物。

3. 控制感染 是预防 AKI 的重要措施，积极查找感染源，彻底清除感染灶，合理应用抗生素，预防导管相关感染和呼吸机相关感染。

4. 清除肾毒性物质 积极液体复苏可减轻肌红蛋白尿的肾毒性，预防 AKI。

5. 预防造影剂损伤 肾损伤时应严格限制造影剂剂量，高危患者应使用非离子等渗造影剂，静脉输入等张液体，降低造影剂肾病的发生率。

素质提升

朗格汉斯细胞生物学功能基础研究与临床转化

中国医科大学附属第一医院的陈洪铎、高兴华、齐瑞群等人，在国际上首次发现朗格汉斯细胞是重要的免疫细胞；系统研究了朗格汉斯细胞的来源、分布、转换、抗原表型、免疫功能和病理生理功能等；发明设计了可控波红外线皮肤病温热治疗设备，提出创新临床干预治疗方案"3+2温热疗法"。该研究成果显著推动了免疫生物学的发展，为器官移植、感染性皮肤病的治疗提供了理论基础，是免疫学领域的重要突破，为肿瘤和病毒感染性疾病的治疗开辟了新方向。发明医疗设备及创新的治疗方案，成功治愈了多种顽固性病毒感染性疾病，具有极高的临床价值及广泛的社会意义。

第三节　急性呼吸窘迫综合征

急性呼吸窘迫综合征（acute respiratory distress syndrome，ARDS）是因肺实质发生急性弥漫性损伤而导致的急性缺氧性呼吸衰竭。临床以呼吸频速、呼吸窘迫和顽固性低氧血症为特征。急性肺损伤（acute lung injury，ALI）是ARDS的早期表现，晚期严重时表现为ARDS。

一、病因

ARDS主要由直接或间接的急性肺损伤引起。

1. 直接损伤　误吸、溺水、吸入有毒气体、肺挫伤、肺部感染及机械通气等。

2. 间接损伤　各类休克、肺外感染并发脓毒症、急性胰腺炎、大量输血与输液、脂肪栓塞及体外循环并发症等。

二、发病机制

ARDS的发病机制尚未明确，研究揭示，ARDS的发生、发展与肺的解剖结构特点及众多炎症介质的综合作用密切相关。炎症介质释放，可损伤毛细血管内皮细胞和肺泡上皮细胞导致非心源性肺水肿（漏出性），此为早期的病理改变；继之，肺泡表面活性物质减少，被透明膜和血性体液充斥。同时，体内中性粒细胞（PMN）免疫黏附作用明显升高，继而形成白细胞血栓，大量PMN和血小板在肺毛细血管内聚集，释放出大量氧自由基，进一步损伤肺泡上皮细胞；细小支气管也可有透明物质和血性渗出物，引起小片肺不张。此外，细菌脂多糖（LPS）、肿瘤坏死因子（TNF）、白细胞介素-6（IL-6）可导致PMN凋亡延迟、肺泡巨噬细胞凋亡增加及吞噬功能下降，使氧自由基、活性氧释放增加，进一步加重组织损伤，进而引发ARDS。后期有肺实质纤维化、微血管闭塞等改变，心肌因负荷增加和缺氧而明显受损。

三、临床表现

ARDS一般在原发病后12~72小时发生，2周后开始逐渐恢复。2~4周内的死亡率最高，致死原因多为难以控制的感染和多器官功能不全综合征。间接原因所致的ARDS临床表现分四期（表6-2）。

表6-2　间接原因所致 ARDS 临床分期

临床分期	临床表现
I	除原发病的临床表现和体征外，出现自发性过度通气，呼吸频率稍增快，PaCO₂偏低
II	发病后24~48小时表现为呼吸急促、浅而快，呼吸困难，发绀并进行性加重，肺听诊和X线平片仍显示正常；动脉气血分析为轻度低氧血症和低碳酸血症；吸氧虽可使 PaCO₂有所改善，但肺泡-动脉氧分压差仍然很高，肺内分流量为15%~20%
III	进行性呼吸困难，发绀明显，两肺有散在湿性及干性啰音；X线平片显示两肺有弥漫性小斑点片状浸润，尤以周边为重；动脉血气分析为中度以上低氧血症，合并明显的呼吸性碱中毒，肺内分流量为20%~25%
IV	呼吸极度困难，因缺氧而引起脑功能障碍，表现为神志障碍或昏迷；肺部啰音明显增多，并可出现管状呼吸音；X线平片显示两肺有小片状阴影，并融合形成大片状阴影；血气分析呈现重度低氧血症和高碳酸血症，呼吸性碱中毒和代谢性酸中毒同时存在；肺内分流量在25%以上

四、诊断

根据 ARDS 常见诱因、临床早期表现、X 线表现、心电图、血气分析结果，除外呼吸道阻塞、肺部感染、肺不张、急性心衰及慢性肺疾患引起的呼吸衰竭，可做出诊断。ALI 的诊断标准为：急性发作性呼吸衰竭；氧合指数（动脉血氧分压/吸入氧浓度，PaO_2/FiO_2）不高于 40kPa（300mmHg），无论 $PaCO_2$ 是否应用呼气末正压通气（PEEP）；肺部 X 线平片显示双侧肺有弥漫性浸润；肺动脉楔压（PAWP）不高于 18mmHg 或无心源性肺水肿的临床证据；存在诱发 ARDS 的危险因素。ARDS 的诊断标准为在以上 ALI 的诊断基础上，只要 $PaO_2/FiO_2 \leq 26.7kPa$（200mmHg），无论 $PaCO_2$ 是否正常或是否应用 PEEP，即可诊断为 ARDS。

五、治疗

治疗原则是消除原发病、支持呼吸、改善循环及维护肺和其他器官的功能，防治并发症。

1. 原发病的治疗　必须积极有效地控制感染及合理使用抗生素。在 ARDS 发生之前常常存在低血容量，组织灌注减少、氧供和氧耗不足。

2. 循环支持治疗　早期主张积极补充血容量，保证灌流和氧供，促进受损组织的恢复。但在晚期应限制入水量并适当用利尿剂，以降低肺毛细血管内静水压。

3. 呼吸支持治疗　机械通气是治疗通气功能障碍和呼吸衰竭的有效方法，也是 ARDS 重要的支持治疗措施。初期，患者呼吸加快而其他症状较轻时，可以用面罩持续气道正压通气。使肺泡复张，增加换气面积，并增加吸入氧浓度。ARDS 进展期多需要气管内插管行机械通气，多选用呼气末正压通气（PEEP）。

4. 体位治疗　由仰卧位改变为俯卧位，可使75% ARDS 患者的氧合改善。

5. 营养支持　多数 ARDS 患者都处在高代谢状态，营养支持应尽早开始，最好用肠内营养。

6. 防治并发症　包括感染、休克、氧中毒、DIC、心律失常、气压伤等。

目标检测

答案解析

选择题

[A1/A2 型题]

1. 急性呼吸窘迫综合征最重要的临床特征是

A. 双肺渗出性病变　　　　　　　　　　　　　B. 呼吸困难和体位无关

C. 呼吸频率显著增加

D. 顽固性低氧血症

E. 混合型呼吸困难

2. 急性呼吸窘迫综合征所致顽固性低氧血症最主要的机制是

A. 限制性通气功能障碍

B. 弥散功能障碍

C. 通气血流比例失衡

D. 分流率增加

E. 呼吸功能增加

3. 治疗急性呼吸窘迫综合征最有效的措施是

A. 应用呼气末正压通气

B. 持续低浓度吸氧

C. 持续高浓度吸氧

D. 积极给予对症支持治疗

E. 早起应用糖皮质激素

4. 患者，女，68 岁。因急腹症入院，急救过程中先后出现少尿、肺水肿、呼吸困难、嗜睡、意识障碍、消化道出血等症状，应诊断为

A. DIC

B. ARF

C. MODS

D. ARDS

E. Curling 溃疡

5. 患者，男，16 岁。溺水，经急救后送来急诊。查体：P 120 次/分，R 32 次/分，BP 95/65mmHg，神志清楚，口唇发绀，双肺可闻及湿啰音。面罩吸氧后氧饱和度监测显示为 85%。该患者应立即采取的治疗措施是

A. 静脉注射地塞米松

B. 静脉注射毛花苷 C

C. 无创通气

D. 皮下注射吗啡

E. 静脉注射呋塞米

6. 急性肾功能衰竭少尿是指 24 小时尿量为

A. 不足 100ml

B. 0ml

C. 150ml

D. 400ml

E. 不足 500ml

书网融合……

本章小结

题库

第七章 麻 醉

PPT

◎- 学习目标

    1. 通过本章学习，重点掌握麻醉的概念，局部浸润麻醉、全麻与椎管内麻醉技术及并发症的防治；熟悉麻醉前用药、麻醉前准备措施及疼痛治疗。

    2. 学会对患者正确实施麻醉，能够判定麻醉效果并对麻醉并发症进行防治。

≫ 情境导入

    情境描述 患者，男，40 岁。因"间歇性便后出血 3 年，加重伴肿物脱出 1 年"入院。患者 3 年前无明显诱因出现便后滴血，能自行缓解，未予重视。近 1 年症状加重，并反复出现肿物脱出，起初能自行还纳，后发展至需用手还纳。目前诊断为内痔，拟行手术治疗。

    讨论 1. 该患者应选用何种麻醉方法？

           2. 该麻醉方法可能出现何种并发症？该如何防治？

第一节 概 述

    麻醉是指应用药物或其他方法使患者整体或局部暂时失去感觉，以达到无痛进行手术治疗的目的。麻醉作用的产生主要是通过麻醉药物作用于中枢神经系统或神经系统中某些部位使之受到暂时的、完全可逆的抑制。

    早在公元 200 年，我国名医华佗即"以酒服麻沸散、既醉无所觉"，并应用于临床手术，是祖国医学对麻醉的贡献。1846 年 Morton 在美国麻省总医院公开演示了乙醚麻醉并获得成功，揭开了现代麻醉学的序幕。其意义不仅在于临床实践中找到了一种安全有效的麻醉药物和方法，而且推动了麻醉方法、麻醉药理学和麻醉生理学的研究。但是，手术对机体的影响是多方面的，不仅包括疼痛，还包括术中与术后所产生的各种神经反射、器官功能、内分泌和代谢等方面的变化；麻醉虽然能达到手术无痛的目的，但也会对人体生理功能产生不同程度的影响，甚至可危及生命，故麻醉镇痛是以患者的生理代价而获得的。因此，在手术麻醉期间如何维持和调控患者的生理功能，不仅是临床麻醉的重要内容，而且其难度和所需知识的深度及广度都比单纯消除手术疼痛更为困难和复杂。正确认识与合理应用麻醉药物，改善麻醉技术和提高麻醉管理水平，是提高麻醉质量和安全性的重要环节。现在，麻醉学已成为临床医学中一门独立的学科，是一门研究麻醉、镇痛、急救复苏及重症医学的综合性学科，其中临床麻醉是现代麻醉学的主要组成部分。

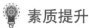 **素质提升**

华佗与麻沸散

华佗，字元化，东汉沛国谯郡（今安徽省亳县）人。他学识渊博，医技精湛，擅长内、外、妇、儿、针灸诸科，尤以外科为最。早在1700多年前他就发明了中药麻醉剂——麻沸散，并且施行外科手术。据科学史记载，19世纪英国化学家戴维发现"笑气"（氧花亚氮）。1844年美国化学家考尔顿研究"笑气"在人体的作用，1845年1月威尔士用"笑气"作为麻醉药进行拔牙手术。华佗发明和使用麻醉药较西洋领先了1600多年。华佗发明的麻沸散曾传到日本、朝鲜、摩洛哥等国家。据美国人拉瓦尔在《世界医学史》中记载："阿拉伯人使用麻醉剂，可能是由中国传出的，因为中国名医华佗擅长此术。"

（一）分类

麻醉的分类见表7-1。

表7-1 麻醉的分类

全身麻醉	局部麻醉	椎管内麻醉	其他麻醉方法
吸入全身麻醉	表面麻醉	蛛网膜下隙阻滞麻醉	复合麻醉
静脉全身麻醉	局部浸润麻醉	硬膜外隙阻滞麻醉	基础麻醉
	区域阻滞麻醉	蛛网膜下隙-硬膜外隙联合阻滞麻醉	
	神经阻滞麻醉		

（二）麻醉前病情评估

围手术期患者潜在的危险因素包括：外科疾病本身所引起的病理生理改变，以及并存的非外科疾病所导致的器官功能改变；手术造成的创伤和失血可使患者的生理功能处于应激状态，各种麻醉方法和药物对患者的生理功能都有一定程度的影响。麻醉的风险性与手术大小并非完全一致，复杂的手术可使麻醉的风险性增加，而有时手术并非复杂，但患者的病情和并存疾病却为麻醉带来许多困难。因此，正确的术前评估对提高患者麻醉及手术安全性至关重要。

1. 了解病情 为了提高麻醉的安全性，麻醉前应仔细查阅患者病历，详细了解临床诊断、病史记录及与麻醉有关的检查，以及有无并发症、病程长短、有无并存疾病及其严重程度。

2. 访视患者 访视患者时，应询问既往是否有麻醉手术史、吸烟史、药物过敏史及药物治疗情况，平时体力活动能力及目前的变化。重点检查生命体征，如心、肺、腹、脊柱及神经系统功能，同时对并存病的严重程度进行评估。

3. 病情评估 根据访视和检查结果，全面评估患者对麻醉及手术的耐受能力。目前多采用美国麻醉医师协会（American society of anesthesiologists，ASA）的病情分级标准，将患者病情分为5级：Ⅰ~Ⅱ级，患者对麻醉和手术的耐受性良好，风险性较小；Ⅲ级，患者的器官功能虽在代偿范围内，但对麻醉和手术的耐受能力减弱，风险性较大，应做好充分麻醉前准备和并发症的防治；Ⅳ级，患者因器官功能代偿不全，即使术前准备充分，麻醉和手术的风险性也很大，围手术期的死亡率仍很高；Ⅴ级，濒死患者，麻醉和手术都异常危险，不宜行择期手术。围麻醉期的死亡率与ASA分级的关系密切（表7-2）。

表 7-2 术前 ASA 分级与围麻醉期死亡率

分级	标准	死亡率（%）
I	正常健康	0.06~0.08
II	除外科疾病外，有轻度并存疾病，功能代偿性健全	0.27~0.40
III	并存疾病较严重，体力活动受限，但尚能应付日常活动	1.82~4.30
IV	并存疾病严重，完全丧失日常活动能力，经常面临生命威胁	7.80~43.0
V	无论手术与否，生命难以维持 24 小时的濒死患者	9.40~50.7

（三）麻醉选择

根据手术方式、患者的病情特点、麻醉设备条件及麻醉者对麻醉方法的熟悉程度综合考虑。原则上选用既能满足手术要求，又对患者生理干扰小、安全可行的麻醉方法。

（四）麻醉前用药

1. 目的 麻醉前用药的目的在于：①消除患者紧张、焦虑及恐惧的心情，使患者在麻醉前情绪稳定。同时也可增强麻醉药的效果，减少麻醉药物用量及麻醉副作用。对一些不良刺激可产生遗忘作用。②提高痛阈，缓解疼痛，增强麻醉效果。③抑制腺体分泌功能，保持口腔及呼吸道的干燥，以防发生误吸。④减轻自主神经应激性，消除因手术或麻醉引起的不良反射，特别是迷走神经反射，并且抑制因紧张、焦虑或疼痛引起的交感神经兴奋，维持血流动力学的稳定。

2. 种类及方法

表 7-3 麻醉前用药的种类及方法

种类	药品与用法	作用
抗胆碱药	阿托品：成人 0.5mg 肌内注射或静脉注射	能阻断 M 胆碱能受体，抑制多种腺体分泌
	东莨菪碱：成人 0.3mg 肌内注射或静脉注射	
镇静药	地西泮：成人 2.5~5mg 口服	具有镇静、催眠、抗焦虑及抗惊厥作用，对局麻药的毒性反应也有一定的防治作用
	异丙嗪：成人 12.5~25mg 肌内注射	
麻醉性镇痛药	吗啡：成人 5~10mg 肌内注射	具有镇痛、镇静作用，能提高痛阈、增强麻醉效果，椎管内麻醉时作为辅助用药，能减轻内脏牵拉反应
	哌替啶：成人 25~100mg 肌内注射	
催眠药	苯巴比妥：成人 0.1~0.2g 肌内注射	具有镇静、催眠、抗惊厥作用，多用于预防局麻药毒性反应

（五）麻醉期间的监测

患者在手术麻醉期间，外科疾病等并存疾病、麻醉方法和药物、手术创伤以及体位改变等因素，都可对生理功能带来不同程度的影响，严重者可危及患者的生命。

因此，麻醉期间应主动采取措施预防严重生理异常的发生，密切观察患者各种生理功能的变化，力求及早发现和及时纠正，以避免发生严重并发症。

1. 呼吸功能 呼吸功能是麻醉期间最早和最易受到影响的重要功能之一。全身麻醉可引起不同程度的呼吸抑制甚至呼吸肌麻痹，阻滞麻醉对呼吸肌的影响也可引起严重的呼吸抑制；麻醉辅助用药、手术体位及并存的呼吸系统疾病，都是麻醉期间影响呼吸功能的重要因素。因此，麻醉期间保持呼吸功能正常是一项十分重要的任务。呼吸功能正常是指呼吸能维持动脉血氧分压（PaO_2）、二氧化碳分压（$PaCO_2$）和血液 pH 在正常范围内。这三项指标也是衡量呼吸功能是否合理的参数。保持自主呼吸的患者，应观察患者的呼吸运动类型（胸式或腹式呼吸）及呼吸幅度、频率和节律，同时观察口唇黏膜及皮肤颜色，以判断是否有呼吸道梗阻、缺氧或二氧化碳蓄积。必要时应监测 SpO_2 或行动脉血气分析。

2. 循环功能 麻醉期间维持循环功能的稳定在麻醉管理中占有重要地位，循环系统的变化将直接影响患者的生命安全和术后的恢复。麻醉期间引起循环障碍的可能原因包括：外科疾病等并存疾病的病理改变，麻醉方法和麻醉药物的影响及其相互作用，手术对循环功能的影响等。麻醉期间每隔 5~10 分钟测定和记录一次血压、脉搏、呼吸等参数，并记录患者液体出入量。麻醉期间维持有效血容量是非常重要的。血压降低往往与绝对或相对的血容量不足有关。麻醉的深浅程度对循环系统的影响是多方面的。麻醉太浅可引起机体的应激反应，使血压升高、心率增快；麻醉过深既可抑制心肌收缩功能，也会使外周血管舒张，引起外周血管阻力降低和相对血容量不足，从而使血压降低。因此，根据病情和手术要求及时调节麻醉深度，对于维持循环稳定非常重要，必要时可应用血管活性药物来支持循环功能。

3. 全身情况 麻醉期间还应密切观察全身情况。非全麻患者应注意神志和表情的变化，严重低血压和缺氧可使患者表情淡漠、神志突然丧失。局麻药引发毒性反应时，可出现精神兴奋症状，严重者可发生惊厥。体温监测十分必要，尤其是小儿。体温过高可使代谢增快、氧耗量增加，严重者可引起代谢性酸中毒和高热性惊厥。体温降低时，患者对麻醉的耐受能力也降低，容易发生麻醉过深而引起循环障碍，麻醉后苏醒时间也相应越长。术中应监测中心体温，最好监测食管或直肠温度。

第二节 局部麻醉

通过局部麻醉药作用于身体某个部位，暂时阻断该部位的感觉神经和（或）运动神经的电生理冲动传导，使这些神经所支配的区域产生麻醉作用，称为局部麻醉，简称局麻；是一种简便易行、安全有效、并发症较少的麻醉方法。麻醉期间患者可保持意识清醒，多适用于较表浅、局限的手术；但也可干扰重要器官的功能。因此，施行局麻时应熟悉局部麻醉部位的解剖层次和局麻药的药理作用，掌握规范的操作技术。

（一）表面麻醉

将穿透力强的局麻药施用于黏膜表面，使其透过黏膜面阻滞位于黏膜下的浅表神经末梢，使黏膜产生麻醉现象，称为表面麻醉。多用于眼、鼻、咽喉、气管、尿道等处的浅表手术或内镜检查。表面麻醉常用方法及药物见表 7-4。

表 7-4 表面麻醉常用方法及药物

部位	方法	选用药物
眼	滴入法	0.5%~1% 丁卡因
鼻	填敷法	1%~2% 丁卡因或 2%~4% 利多卡因
咽喉、气管	喷雾法	1%~2% 丁卡因或 2%~4% 利多卡因
尿道	灌入法	1%~2% 丁卡因或 2%~4% 利多卡因

（二）局部浸润麻醉

将局麻药沿手术切口分层注射，阻滞组织中的神经末梢而达到麻醉作用，称为局部浸润麻醉，多适用于身体浅表部位的小手术。常用药物为 0.5%~1% 普鲁卡因或 0.25%~0.5% 利多卡因。基本操作方法：先在手术切口一端进针，针的斜面向下刺入皮内，推注局麻药形成皮丘。将针拔出，在第一个皮丘的边缘再进针，如法操作形成第二个皮丘，如此在切口处形成皮丘带。再经皮丘带向皮下组织注射局麻药，即可切开皮肤和皮下组织（图 7-1）。该法的优点是患者只在第一针刺入时有痛感，但感染及肿瘤部位不宜采用局部浸润麻醉。另外，局麻药物中加入适量的肾上腺素还可延长局麻药物作用持续时间，同时还可预防局麻药毒性反应。

局部浸润麻醉时应注意：①注入组织的局麻药需要一定的容积，以便在组织内形成张力性浸润，与神经末梢广泛接触，从而增强麻醉效果。②避免用药量超过限量。③每次注药前都要回抽，以免注入血管内。④实质脏器和脑组织等器官无痛觉，无须注药。⑤药液中可加入 1:（20 万~40 万）浓度肾上腺素，可减缓局麻药的吸收，延长作用时间。

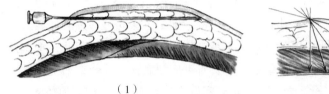

（1）　　　　　　　　　　　　　　　　　　　（2）

图 7-1　局部浸润麻醉

（1）皮内注射；（2）深部注射

（三）区域阻滞麻醉

将局麻药注射到手术区四周和基底部，以暂时阻滞进入手术区的神经纤维传导，称为区域阻滞麻醉（图 7-2）。适用于肿块切除术，如乳腺良性肿瘤切除术。用药法同"局部浸润麻醉"。其优点为：①可避免刺入肿瘤组织造成医源性播散；②可避免损伤病理组织造成切除困难；③不会因注药后肿胀而使手术区的局部解剖结构难以辨认。

（四）神经阻滞麻醉

在神经干、丛、节的周围注射局麻药，阻滞其冲动传导，使其所支配的区域产生麻醉作用，称为神经阻滞麻醉；常用神经阻滞方法有肋间、眶下、坐骨、指（趾）神经干阻滞，颈丛、臂丛神经阻滞，以及诊疗用的星状神经节和腰交感神经节阻滞等。

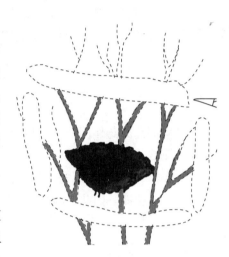

图 7-2　区域阻滞麻醉

1. 适应证　取决于手术范围、手术时间及患者精神状态和合作程度。只要手术部位局限于某一或某些神经干（丛）所支配范围，并且阻滞时间能满足手术需要者，均可行神经阻滞麻醉。

2. 禁忌证　凝血功能异常、穿刺部位感染、肿瘤、严重畸形和对局麻药过敏者。

3. 常用的神经阻滞方法

（1）臂丛神经阻滞　臂丛神经主要由 $C_{5\sim 8}$ 和 T_1 脊神经的前支组成，支配上肢的感觉和运动。这些神经自椎间孔穿出后，经过前、中斜角肌之间的肌间沟，在肌间沟中相互合并组成臂丛神经，然后在锁骨上方第一肋上横过而进入腋窝，并形成主要终末神经，即尺、桡、正中和肌皮神经。臂丛神经阻滞可在肌间沟、锁骨上和腋窝三处进行，分别称为肌间沟径路、锁骨上径路和腋径路。其中，肌间沟径路适用于肩部手术；腋径路适用于前臂和手部手术；锁骨上径路可发生膈神经麻痹、喉返神经麻痹和霍纳综合征（Horner syndrome）等并发症。

（2）颈丛神经阻滞　颈丛神经由 $C_{1\sim 4}$ 脊神经组成。脊神经出椎间孔后，离开横突尖端，构成颈丛神经的浅丛和深丛，支配颈部肌组织和皮肤。颈丛神经阻滞主要用于颈部手术。常用 1%~1.5% 利多卡因或 1% 利多卡因与 0.25% 布比卡因混合液。

（3）肋间神经阻滞　$T_{1\sim 12}$ 脊神经的前支在肋骨角处位于肋骨下缘的肋骨沟内，紧贴动脉的下方向前伸进。由于肋间神经在腋前线处已分出外侧皮神经，故阻滞应在肋骨角或腋后线处进行。主要用于肋骨骨折的镇痛和胸腔闭式引流麻醉。

（4）指（趾）神经阻滞　用于手指（足趾）手术。每指有 4 根指神经支配，即左、右两根掌侧指神经和背侧指神经，指神经阻滞可在手指根部或掌骨间进行。趾神经阻滞与指神经阻滞相似。值得注意的是，在手指、足趾以及阴茎等处使用局部麻醉药时，禁止加用肾上腺素，注药量也不能太多，以免血管收缩或受压而引起组织缺血、坏死。

1）指根部阻滞 在指根一侧背部进针，向前滑过指骨至掌侧皮下，术者用手指抵于掌侧可感到针尖，此时后退 0.2~0.3cm，注射 1% 利多卡因 1ml，再退针至进针点皮下处注药 0.5ml；同法注射手指另一侧。

2）掌骨间阻滞 针头自手背部插入掌骨间，直达掌面皮下。随着针头推进和拔出，注射 1% 利多卡因 4~6ml。

（五）局麻药的不良反应

1. 毒性反应 局麻药吸收入血后，当血药浓度超过一定阈值时，就会发生局麻药的毒性反应，严重者可致死。其程度和血药浓度有直接关系。引起毒性反应的常见原因有：①一次用量超过患者的耐受量；②意外注入血管内；③注药部位血供丰富，吸收增快；④患者因体质衰弱等原因导致耐受力降低。

毒性反应主要表现在对中枢神经系统和心血管系统的影响，且中枢神经系统对局麻药更为敏感。轻度毒性反应时，患者常出现嗜睡、眩晕、多语、惊恐不安和定向障碍等表现。此时如药物已停止吸收，上述表现一般在短时间内可自行消失。如果继续发展，则意识丧失，并出现面肌和四肢肌肉震颤。一旦发生抽搐或惊厥，则可出现血压上升、心率增快，继而发生全身抑制、呼吸困难、缺氧、心率减慢、血压下降，导致呼吸、循环衰竭而死亡。

为了预防局麻药毒性反应的发生，可采取以下措施：①一次用药量不应超过限量；②注药前应回抽有无血液；③应根据患者具体情况和用药部位酌情减量，必要时在药液内加入适量肾上腺素；④给予麻醉前用药，如地西泮或巴比妥类药物等。

若发生毒性反应，应立即停药。给予吸氧。轻度毒性反应者可静脉注射地西泮 5~10mg 预防和控制抽搐。如已经出现抽搐或惊厥者，常用 2.5% 硫喷妥钠 1~2mg/kg 静脉注射。对于惊厥反复发作者，可静脉注射短效肌松药琥珀胆碱 1~2mg/kg，同时行气管内插管及人工辅助通气。如出现低血压，予静脉注射麻黄碱 15~30mg 维持血压。如心率缓慢则静脉注射阿托品 0.5mg。一旦呼吸、心搏骤停，应立即实施心肺复苏。

2. 过敏反应 即变态反应，是指在使用很少量局麻药后，出现荨麻疹并伴有瘙痒、咽喉水肿、支气管痉挛、低血压和血管神经性水肿，甚至危及患者生命。如发生过敏反应，应首先停药，保持呼吸道通畅，吸氧，维持循环稳定，适当补充血容量，紧急时立即静脉注射肾上腺素 0.2~0.5mg，同时给予糖皮质激素和抗组胺药。

第三节 椎管内麻醉

脊柱和椎管由脊椎重叠而成。脊椎由位于前方的椎体和后方的椎弓组成，中间为椎孔，所有椎孔上下连接在一起构成椎管。椎管上起自枕骨大孔，下止于骶裂孔，正常脊柱有 4 个生理弯曲，即颈曲、胸曲、腰曲和骶尾曲。颈曲和腰曲向前凸，胸曲与骶曲向后凸。患者仰卧时，C_3 和 L_3 所处位置最高，T_5 和 S_4 最低，这对腰麻时药液的分布有重要影响。

椎管内容纳脊髓，正常情况，脊髓下端成人一般终止于 L_1 椎体下缘或 L_2 上缘，新生儿在 L_3 下缘，并随年龄增长而逐渐上移，因此，成人做腰椎穿刺应选择 L_2 以下的腰椎间隙，而儿童则在 L_3 以下间隙。

脊髓的被膜自外至内分别为硬脊膜、蛛网膜和软脊膜，硬脊膜由坚韧的结缔组织形成，血供较少，刺破后不易愈合。蛛网膜和软脊膜之间的腔隙称为蛛网膜下隙，内有脑脊液，硬脊膜与椎管内壁（即黄韧带和骨膜）之间的腔隙称为硬膜外隙，内有脂肪、疏松结缔组织、血管和淋巴管；硬膜外隙在枕骨大孔处闭合，与颅腔不通，其尾端止于骶裂孔。硬脊膜和蛛网膜之间有一潜在腔隙，称为硬膜下隙。

根据局麻药注入的腔隙不同，分为蛛网膜下隙阻滞、硬膜外隙阻滞及蛛网膜下隙 – 硬膜外隙联合阻滞麻醉，统称椎管内麻醉。

（一）蛛网膜下隙阻滞麻醉

将局麻药注入蛛网膜下隙，阻断部分脊神经的传导功能而引起相应支配区域的麻醉作用，称为蛛网膜下隙阻滞麻醉，又称腰麻或脊麻。

1. 适应证和禁忌证

（1）适应证　适用于 2~3 小时以内的下腹部、盆腔、下肢和肛门会阴区手术。

（2）禁忌证　①中枢神经系统疾患，如颅内高压；②休克；③穿刺部位或周围软组织有感染；④脓毒症；⑤脊柱畸形、外伤或结核；⑥急性心衰或冠心病发作；⑦凝血功能障碍；⑧难以合作者。

2. 操作方法　穿刺时患者一般取侧卧位，屈髋、屈膝，头颈向胸部屈曲，腰背部尽量向后弓曲，使棘突间隙张开以便于穿刺，成人穿刺点一般选 $L_{3~4}$ 间隙，也可酌情上移或下移一个椎间隙。在两侧髂嵴最高点做一连线，此线与脊柱相交处即为 L_3 棘突或 $L_{3~4}$ 棘突间隙。

（1）直入法穿刺　以 0.5%~1% 普鲁卡因在椎间隙正中做一皮丘，并在皮下组织和棘间韧带逐层浸润。腰椎穿刺针刺过皮丘后，进针方向应与患者背部垂直，并仔细体会进针时的阻力变化。当针穿过黄韧带时，常有明显"落空感"，再进针刺破硬脊膜和蛛网膜，出现第二次"落空感"。拔出针芯如见有脑脊液自针内滴出，即表示穿刺成功，穿刺成功后将装有局麻药的注射器与穿刺针衔接，注药后将穿刺针连同注射器一起拔出。

（2）侧入法穿刺　是在棘突中线旁开 1~1.5cm 处进针，针干与皮肤呈 75° 避开棘上韧带和棘间韧带，经黄韧带刺入蛛网膜下隙。适用于棘上韧带钙化的老年患者、肥胖患者或直入法穿刺有困难者。

3. 麻醉平面调节　局麻药注入蛛网膜下隙之后，应在 5~10 分钟内调节和控制麻醉平面。影响麻醉平面的因素有：局麻药液的比重、剂量、容积和患者体位等。

4. 并发症

（1）麻醉期间并发症

1）血压下降和心动过缓　腰麻时因脊神经被阻滞，麻醉区域的血管扩张，回心血量减少，心排出量降低致血压下降。血压下降的发生率和严重程度与麻醉平面有密切关系。麻醉平面越高，阻滞范围越广，血压下降越明显。若麻醉平面超过 T_4，心交感神经被阻滞，迷走神经相对亢进，易引起心动过缓。

2）呼吸抑制　常出现在高平面腰麻的患者。因胸段脊神经阻滞致肋间肌麻痹，可出现胸闷气短、说话费力、胸式呼吸减弱或停止。

3）恶心、呕吐　可见于低血压和呼吸抑制患者、迷走神经亢进者、手术牵拉腹腔内脏器官等。

（2）麻醉后并发症

1）腰麻后头痛　多于抬头或坐起时头痛加重，平卧则减轻或消失。发生原因与穿刺针较粗或反复穿刺有关。预防可应采用圆锥形非切割型细穿刺针，且应避免反复多次穿刺。术后去枕平卧 6~8 小时。

2）尿潴留　较常见。因支配膀胱的骶神经很细，被阻滞后恢复较晚而引发。此外，术后切口疼痛以及患者不习惯卧床排尿等也可引起尿潴留。发生尿潴留者可予热敷、按摩下腹部等治疗，必要时留置导尿管。

3）其他并发症　偶有脑神经麻痹、粘连性蛛网膜炎、化脓性脑膜炎、马尾神经综合征等。

（二）硬膜外隙阻滞麻醉

将局麻药注射到硬脊膜外隙以阻滞部分脊神经的传导功能，使其所支配区域的感觉和（或）运动功能消失，称为硬膜外隙阻滞麻醉。与腰麻相比，硬膜外隙阻滞麻醉具有麻醉节段明显的特点，如果采用连续法硬膜外置管进行麻醉时，麻醉时间可不受限制。

1. 适应证和禁忌证

（1）适应证 适用于横膈以下的各种腹部、腰部和下肢手术，但应用于颈部、上肢及胸壁手术时需慎重。

（2）禁忌证 同蛛网膜下隙阻滞麻醉。

2. 操作方法 硬膜外穿刺有直入法和侧入法两种。穿刺体位、进针部位和穿刺针所经过的解剖层次与蛛网膜下隙阻滞基本相同，但硬膜外穿刺时，当针尖穿过黄韧带后即到达硬膜外隙。硬膜外穿刺成功的关键是不能刺破硬脊膜，故特别强调针尖刺破黄韧带时的感觉。

3. 麻醉平面调节 硬膜外隙阻滞的麻醉平面与腰麻不同，呈节段性。影响麻醉平面的主要因素有局麻药容积、穿刺间隙、导管方向、注药方式等，同时要根据患者身体情况选择药量、药液浓度及注药速度。此外，患者体位也可对麻醉平面产生一定影响。

4. 并发症

（1）麻醉期间并发症

1）全脊椎麻醉 是硬膜外隙阻滞麻醉最严重的并发症。是指由于硬脊膜被穿破，局麻药意外进入蛛网膜下隙，使全部脊神经被阻滞的现象。患者表现为在注药后几分钟内发生进行性呼吸困难、血压下降、意识模糊或消失，继而呼吸停止。一旦发生全脊椎麻醉，应立即以面罩加压给氧并紧急行气管内插管进行人工呼吸，加速输液，并以升压药维持循环稳定。

2）局麻药毒性反应 多由于局麻药吸收过快或误注入血管导致。一旦发现，立即按局麻药中毒处理。

3）血压下降及心率减慢 机制同蛛网膜下隙阻滞麻醉，常在注药后 20～30 分钟内出现。必要时可给予麻黄碱、阿托品处理。

4）呼吸抑制 常发生在颈部和上胸部阻滞麻醉者。因此，为了减轻对呼吸的抑制，高位阻滞者可降低用药浓度，以减轻对运动神经的阻滞。

5）恶心、呕吐 机制同蛛网膜下隙阻滞麻醉。

（2）麻醉后并发症

1）神经损伤 可因穿刺针直接损伤脊神经根或脊髓。表现为在穿刺或置管时，患者有触电感并向肢体放射，说明已触及神经。术后出现该神经分布区域疼痛和感觉障碍，一般采取对症治疗。

2）硬膜外血肿 可见于凝血功能障碍的患者。由于血肿形成压迫脊髓，导致患者出现麻醉作用持久不退，或消退后再次出现肌无力、截瘫等。确诊后应争取在血肿形成后 8 小时内施行手术清除，如超过 24 小时则一般很难恢复。

此外，还可能发生脊髓前动脉综合征、硬膜外脓肿、导管拔出困难或折断等并发症。

（三）蛛网膜下隙与硬膜外隙联合阻滞麻醉

蛛网膜下隙与硬膜外隙联合阻滞麻醉又称腰－硬联合阻滞麻醉。近年来较广泛用于下腹部及下肢手术，其既有蛛网膜下隙阻滞麻醉起效快、镇痛完善与肌肉松弛等优点，又能满足硬膜外隙阻滞时调控麻醉平面、满足长时间手术的需要。

第四节 全身麻醉

麻醉药经呼吸道吸入或经静脉、肌内注射进入体内，产生中枢神经系统抑制的作用，临床表现为神志消失、全身的痛觉丧失、遗忘、反射抑制和一定程度的肌肉松弛，这种方法称为全身麻醉。其对中枢神经系统抑制的程度与血药浓度有关，是可控、可逆的。当药物被代谢或从体内排出后，患者的神志和各种反射逐渐恢复，麻醉作用消失。

（一）麻醉前物品准备

麻醉开始前应检查所有的麻醉器械、管道设备及电源，保证性能完好，包括供氧设备、麻醉机、监测仪器、听诊器、吸引器、吸引管、牙垫、喉镜、光源、气管导管与导丝、通气道、面罩等；钠石灰罐内是否装有钠石灰，是否在有效期内等。麻醉药品与抢救药品准备是否充分齐全，已备好的各种药品标签是否贴牢且明确，急用时是否随手可取。

（二）麻醉诱导和气道管理

1. 全身麻醉诱导　全身麻醉诱导期是指患者接受全麻药后，由清醒状态到神志消失，并进行气管内插管的过程。诱导前应准备好麻醉机、气管插管用具及吸引器等，开放静脉和胃肠减压管，测定血压和心率的基础值，同时监测心电图和SpO_2。全麻诱导方法有吸入诱导法及静脉诱导法。

2. 气道管理　由于全身麻醉药物的作用，需要气管插管保持患者术中呼吸平稳，因此，完善的术前气道评估、全麻下的气道管理以及可能的并发症处理就显得尤为重要。

在麻醉诱导前，进行完善的气道评估必不可少。气道评估的目的是判断是否存在喉镜直接暴露困难、面罩通气困难或手术建立气道困难。对于解剖结构异常或有其他特殊情况的患者，可能出现插管困难，如果不及时妥善处理，可能导致缺氧，甚至有生命危险，因此麻醉医师需要一定依据来判断患者是否存在困难气道以备选择其他插管技术。

3. 麻醉的维持　全身麻醉维持期是指从全麻诱导完毕至手术或检查基本结束，停用全身麻醉药物的时间段。主要任务是维持适当的麻醉深度以及满足手术要求，重点是对患者的管理与调控，保证呼吸和循环等系统的生理功能稳定。维持方法有吸入、静脉用药或者复合维持。

目前常用吸入的气体性麻醉药为氧化亚氮，挥发性麻醉药为氟化类麻醉药，如恩氟烷、异氟烷等。而静脉麻醉药维持多采取静脉给药连续注入法。目前所用的静脉麻醉药中，除氯胺酮外，多数属于催眠药，缺乏良好的镇痛作用。因此，单一的静脉全麻药仅适用于全麻诱导和短小手术，而对复杂和（或）时间较长的手术，多选择复合全身麻醉。

复合全身麻醉维持是指采用两种或两种以上的全麻药和（或）方法复合应用，以达到最佳临床麻醉效果。根据给药的途径不同，复合麻醉可分为全静脉麻醉和静脉与吸入麻醉药复合应用的静–吸复合麻醉。

4. 全身麻醉深度的判断　麻醉深度是指麻醉药物对患者意识、感觉、运动、神经反射及内环境稳定性的影响程度。目前主要根据临床体征来判断麻醉深度，其他电生理方面的监测也有很大的发展，但理想的麻醉深度并不容易判断。有自主呼吸者，手术刺激时呼吸增强、加速为浅麻醉的表现。眼泪"汪汪"为浅麻醉的表现，面角膜干燥无光为麻醉"过深"的表现。循环的稳定性仍为判断麻醉深浅的重要标志，循环严重抑制为麻醉过深，心率增快、血压升高多为浅麻醉的表现。维持适当的麻醉深度是重要而复杂的临床过程，应密切观察患者，综合各项反应做出合理判断，并根据手术刺激的强弱及时调节麻醉深度，以适应手术麻醉的需要。

5. 全身麻醉的苏醒　全身麻醉苏醒是指从停用全麻药物到患者意识及肌力恢复正常的时间段。停药后为了使患者平稳而安全地恢复，一般需要在麻醉恢复室严密观察，待完全清醒和生命体征平稳后再送回普通病房。麻醉苏醒与麻醉维持的用药种类有关，患者的肝肾功能障碍、术中低体温常导致患者苏醒时间延长。因此，术前改善患者的肝、肾功能，术中尽可能维持患者体温是必要的。

6. 全身麻醉的并发症 全身麻醉的意外和并发症，主要发生在呼吸系统、循环系统和中枢神经系统。其发生与患者全身情况，麻醉手术前准备、麻醉手术期间以及术后管理有密切关系。

（1）呼吸系统并发症

1）反流、误吸 麻醉下发生呕吐或反流可造成急性呼吸道梗阻和肺部其他严重的并发症，是目前全麻患者死亡的重要原因之一。为了减少反流和误吸的可能性，术前须禁食、禁饮。

2）支气管痉挛 在麻醉过程中和手术后均可发生急性支气管痉挛，表现为支气管平滑肌痉挛性收缩、气道变窄。在麻醉期间应避免应用可诱发支气管痉挛的药物。用局麻药进行咽喉部和气管表面的麻醉，可防止因刺激气道而诱发支气管痉挛。

3）低氧血症和通气不足 是全身麻醉后延缓术后康复、威胁患者生命的主要原因之一。全麻后气道阻塞是其最常见的原因。因此应及时发现并解除呼吸道阻塞，可行气管插管术。

4）急性肺不张 急性肺不张是指患者骤然出现肺段、肺叶或一侧肺的萎陷，从而丧失通气功能。发生原因多与围手术期患者的急性呼吸道感染、慢性支气管炎和分泌物阻塞气管有关。

5）张力性气胸 是指因施行过大压力辅助呼吸而引起肺泡破裂。或手术操作时伤及胸膜、肺组织而引起呼吸困难、发绀、心动过速等表现。体检可发现呼吸幅度减小，呼吸音减弱或消失，还可见皮下气肿和纵隔气肿。

6）插管常见并发症 如牙齿脱落、软组织损伤、血压急剧升高、心率加快或心动过缓等。

（2）循环系统并发症

1）低血压 麻醉期收缩压下降超过基础值的30%或绝对值低于80mmHg者。麻醉药和血管扩张药的作用、患者血容量不足、手术刺激、神经反射、心力衰竭及急性心肌梗死、严重缺氧或过度通气、过敏反应以及水、电解质与酸碱平衡失调均可导致患者发生低血压。

2）高血压 是全麻最常见的并发症，麻醉期间舒张压高于100mmHg或收缩压高于基础值的30%。常见原因有麻醉过浅、疼痛不适以及手术操作等。如果在术前突然停用抗高血压药物者，则发生高血压情况更为严重。

3）心律失常 麻醉中药物的作用和神经反射刺激等均可诱发患者心律失常；患者心脏本身疾病、低温、电解质紊乱（如低钾血症）可引起心律失常，甚至心搏骤停。

（3）其他并发症 如苏醒延迟、恶性高热及少尿等。

第五节 疼痛治疗

（一）概述

世界卫生组织和国际疼痛研究协会将疼痛定义为：疼痛是组织损伤或潜在组织损伤所引起的不愉快感觉和情绪体验。因此，疼痛是人对伤害性刺激的一种主观感受，是人的理性因素、情感因素和生理因素相互作用的结果。不同个体对疼痛的感受是不同的，同一个体在不同时期对疼痛的反应也不一样。

疼痛是许多疾病常见的症状，可引起机体发生一系列病理生理变化和导致严重后果。如手术后疼痛可影响患者术后的恢复，慢性疼痛可使人不能正常工作和生活等。当今医学界认为疼痛是继呼吸、脉搏、体温和血压之后的"人类第五大生命体征"。近年来疼痛诊疗学蓬勃发展，已成为麻醉学科的重要组成部分。

1. 疼痛的临床分类 见表7-5。

表7-5 疼痛的临床分类

按疼痛程度分类	按起病缓急分类	按疼痛部位分类	按疼痛性质分类
轻微疼痛	短暂性疼痛	浅表痛	外周性疼痛
中度疼痛	急性疼痛	深部痛	中枢性疼痛
剧烈疼痛	慢性疼痛		心理性疼痛

2. 疼痛程度的定量评估

（1）视觉模拟评分法（vasual analogue scale，VAS） 是临床上最常用的疼痛程度定量评估方法。即在纸上画一条10cm长的标尺，两端分别标明"0"和"10"的字样，"0"代表"无痛""10"代表"最剧烈的疼痛"。让患者根据自己所感受的疼痛程度，在标尺上标出相应位置，起点至记号点的距离（以"cm"表示），即为评分值。分值越高，表示疼痛程度越重。

（2）数字等级评定量表（numerical rating scale，NRS） 是VAS、VRS方法的一种数字直观表达方法，用"0~10"的数字代表不同程度的疼痛，"0"代表"无痛""10"代表"最剧烈的疼痛"。"4"以下为"轻度疼痛"（不影响睡眠），"4~7"为"中度疼痛"（睡眠受影响），"7"以上为"重度疼痛"（严重影响睡眠）。

（3）语言描述评分法（verbal rating scale，VRS） 患者描述自身感受的疼痛状态，一般将疼痛分为4级：①无痛；②轻微疼痛；③中度疼痛；④剧烈疼痛。每级1分，如为"剧烈疼痛"，其评分为4分。此法很简单，患者容易理解，但不够精确。

（4）Wong - Baker 面部表情量表（Wong - Baker face pain rating scale，FPRS） 由6张从微笑到流泪的不同面部表情图画构成（图7-3），该量表适用于儿童、老年人、意识不清或言语交流障碍者。

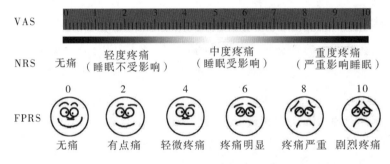

图7-3 VAS、NRS 及 FPRS 整合图

（5）术后疼痛评分（Prince - Henry 法） 共分为5个等级（0~4分）。①0分：咳嗽时无疼痛；②1分:咳嗽时才有疼痛；③2分：深呼吸时疼痛；④3分：静息状态下即有疼痛发生，但程度轻，尚可忍受；⑤4分：静息状态下即有剧烈疼痛，难以忍受。

（二）术后疼痛的处理方法

术后疼痛是人体对手术伤害刺激后的一种反应，它所引起的病理生理改变能影响术后恢复，并可导致呼吸、泌尿及心血管等系统的并发症，因而越来越引起人们的重视。

1. 术后镇痛药物 常用术后镇痛药见表7-6。

表7-6 术后常用镇痛药

分类	代表药物
强阿片类	吗啡、哌替啶、芬太尼
弱阿片类	曲马朵
解热镇痛药	双氯芬酸钠

2. 术后镇痛方法 传统的术后镇痛方法有口服、肌内注射、皮下注射、静脉注射和直肠给药等，目前硬膜外镇痛及患者自控镇痛法也广泛运用于临床。

（1）硬膜外镇痛 包括硬膜外单次和持续给药两种方法。常选用吗啡，吗啡可透过硬膜外隙进入蛛网膜下隙，作用于脊髓后角的阿片受体。成人常用剂量为 2~3mg/次，用生理盐水稀释至 10ml 注入，注药后约 30 分钟起效，持续 6~24 小时，平均为 12 小时。疼痛再度出现时，可重复给药。

不良反应：常有恶心、呕吐、皮肤瘙痒、尿潴留和呼吸抑制，药液中加入氟哌利多 2.5mg，既可增强镇痛，又可减少恶心、呕吐的发生。由于注射吗啡可产生延迟性呼吸抑制，故应密切观察，最好控制剂量在 2~3mg/次，年老体弱者更应警惕。

（2）患者自控镇痛（patient controlled analgesia，PCA） 即在患者感到疼痛时，可自行按压 PCA 装置的给药键，按设定的剂量注入镇痛药，从而达到镇痛效果。它弥补了传统镇痛方法存在的镇痛不足和忽视患者个体差异以及难以维持血药浓度稳定等问题。PCA 装置包括注药泵、微电脑自动控制装置、输注管道和防止反流的单向活瓣等。

（三）分娩镇痛

至今已有 100 多年历史，欧美发达国家分娩镇痛率达 90% 以上，我国分娩镇痛率不到 1% 的状况正在逐年改善。

 知识链接

> **分娩疼痛**
>
> 分娩疼痛是妇女一生中最难忘的痛苦，产妇的疼痛可导致儿茶酚胺增加、血压增高、心率增快、氧耗增加，造成产妇过度通气，引起呼吸性碱中毒、功能残气量减少。产妇心理方面：产生焦虑、恐惧、不合作等。胎儿方面：胎盘血流减少，导致胎儿缺氧、酸中毒。而剖宫产虽然不会疼痛，但会带来许多不良影响，如胎儿肺内羊水排除不彻底，产妇并发症如盆腔炎、子宫内膜异位症、宫外孕、月经不调等。

分娩镇痛的意义在于最大程度地减少产妇痛苦，给产妇提供人性化的医疗服务。分娩镇痛是现代文明的进步，帮助产妇树立自然分娩的信心，自然分娩才是正常的分娩途径，剖宫产是异常情况的补救措施。2002 年美国产科医师协会认为，分娩疼痛是首要考虑的问题，主张只要没有禁忌证，应根据产妇意愿决定何时进行分娩镇痛。

分娩镇痛的基本原则包括：安全，对母婴影响小；镇痛效果完善，起效快，易于给药；能满足整个产程的需要而不影响宫缩、产力、产程及产妇运动，产妇清醒且可参与生产过程。硬膜外自控镇痛是应用麻醉技术对产妇进行镇痛，是目前临床上安全性较高、效果最确切、使用最普遍的一种镇痛方法。

1. 适应证与禁忌证 分娩镇痛的适应证及禁忌证见表 7-7。

表 7-7 分娩镇痛的适应证及禁忌证

适应证	禁忌证
对母婴影响小	有产道解剖或生理异常者
易于给药，起效快，作用可靠，满足整个产程镇痛的需要	有产科并发症或胎儿异常情况而已确定需剖宫产终止妊娠者
避免对运动神经阻滞，不影响子宫收缩和产妇运动	伴有严重心、肺、脑等重要脏器疾病者
产妇清醒，可参与分娩过程	有局部穿刺部位或全身感染者
必要时可满足手术的需要	血液病或正在接受抗凝治疗者
	不合作或拒绝者

2. 分娩镇痛的方法

（1）非药物性镇痛法　包括精神性镇痛法、针刺镇痛法、经皮神经电刺激法（TENS）、水中分娩。

（2）药物性镇痛法　包括笑气吸入镇痛、静脉镇痛、局部阻滞镇痛及椎管内镇痛。其中硬膜外镇痛的优点：镇痛效果确切、安全；给药方便，可满足整个产程的需要；产妇可清醒参与并配合生产过程；母体儿茶酚胺释放减少，子宫血流明显改善；产妇安静，无过度通气。如有异常情况必须剖宫产者，可立即中转麻醉行剖宫产手术。

（3）患者自控硬膜外镇痛（PCEA）　穿刺点选择 $L_{2~3}$ 间隙，穿刺后置管，注入试验剂量 1% 利多卡因 3~5ml，观察 5 分钟。常用局麻药：罗哌卡因或布比卡因；镇痛药：芬太尼或舒芬太尼。

（4）腰 – 硬联合分娩镇痛（CSEA）　选择 $L_{3~4}$ 间隙进针，穿刺成功后选择布比卡因 2~2.5mg + 芬太尼 20~25μg 或舒芬太尼 5~10μg。90 分钟后，当腰麻镇痛效果减弱时，接 PCA 泵硬膜外持续给药。优点：综合了腰麻和硬膜外镇痛优点、起效快、用药量少、对母婴影响小、镇痛效果确切、产妇满意度高。

（四）癌性疼痛的处理方法

癌性疼痛是指癌症、癌症相关性病变及抗癌治疗所导致的疼痛。据世界卫生组织（WHO）统计，30%~50% 癌症患者伴有不同程度的疼痛，约 80% 的晚期癌症患者有剧烈疼痛。晚期癌痛是癌症患者痛苦的主要因素，患者身心处于极度痛苦中，食欲和免疫力下降，甚至失去尊严和生存的信心。解除癌症患者的癌性疼痛是一种道义上的需求。因此，在临床工作中应对癌性疼痛进行规范化评估与治疗，力争达到 WHO 所提出的"让癌症患者无疼痛"的目标。目前，全世界治疗癌痛的共识是使用 WHO 推荐的"癌症三阶梯止痛疗法"。

1. 基本原则　①根据疼痛程度选择镇痛药物；②口服给药，一般以口服药为主；③按时服药，根据药理特性有规律地按时给药；④个体化用药，应根据具体患者和疗效给药。

2. 癌性疼痛的评估　癌性疼痛的评估是治疗的基础。在癌性镇痛前，须对癌痛的部位、程度、性质和患者的生活质量、重要器官的功能进行系统性评估；在治疗过程中，应及时评价疗效以便适时调整方案。在疼痛的定量评估基础上，根据患者的主诉、镇痛药服用情况、睡眠情况及某些客观体征，将癌性疼痛分为四级与三度。① 0 级：无痛；② 1 级（轻度疼痛）：虽有疼痛但可忍受，要求服用镇痛药物，睡眠不受干扰；③ 2 级（中度疼痛）：疼痛明显，不能忍受，要求服用镇痛药物，睡眠受干扰；④ 3 级（重度疼痛）：疼痛剧烈，不能忍受，需要用镇痛药物治疗，睡眠受到严重干扰，可伴有自主神经功能紊乱或被动强迫体位。

3. WHO 三阶梯止痛原则　见表 7–8。

表 7–8　WHO 三阶梯止痛原则

	疼痛程度	药物种类	代表药物
第一阶梯	轻度癌痛	非阿片类镇痛药	阿司匹林、布洛芬等
第二阶梯	轻、中度癌痛	弱阿片类药	可待因
第三阶梯	重度癌痛	强阿片类药	吗啡

在癌痛治疗中，常采取联合用药的方法，即加用一些辅助药以减少主药的用量和副作用。常用辅助药物有：①弱镇静药，如地西泮和艾司唑仑等；②强镇静药，如氯丙嗪等；③抗抑郁药，如阿米替林。

答案解析

目标检测

选择题

[A1/A2 型题]

1. 麻醉前禁食、禁饮的主要目的是

    A. 改善胃肠道血液循环   B. 利于术后肠功能恢复

    C. 防止呕吐物引起窒息   D. 防止术后腹胀

    E. 减少术中污染

2. 下列哪一项不是麻醉前用药的目的

    A. 减轻恐惧   B. 提高痛阈

    C. 增加保护性反射活动   D. 减少呼吸道腺体分泌

    E. 降低基础代谢

3. 下列哪项不是局麻的优点

    A. 患者神志清楚   B. 对全身生理干扰小

    C. 止痛效果好，肌肉松弛效果好   D. 应用广泛

    E. 方法简单

4. 腰麻术后让患者去枕平卧的主要目的是

    A. 预防血压下降   B. 预防头痛发生

    C. 预防呕吐窒息   D. 减轻伤口疼痛

    E. 预防伤口出血

5. 陈女士，左手无名指患化脓性指头炎，拟在指神经阻滞麻醉下手术切开引流，为预防局麻药毒性反应，下列治疗错误的是

    A. 局麻药需限量使用   B. 局麻药浓度不能过高

    C. 常规麻醉前用药   D. 麻醉药中加入少量肾上腺素

    E. 防止局麻药注入血管

书网融合……

   本章小结   题库

第八章 外科重症监测治疗与复苏

PPT

◎ 学习目标

    1. 通过本章学习，重点掌握心搏骤停的诊断、心肺脑复苏的各个步骤。

    2. 学会心肺复苏的内容，具有心肺复苏的能力。

》 情境导入

    情境描述　患者，女，48岁，患者入院前半小时在家中被家人发现意识不清，无法叫醒，床旁边有安定空瓶一个，水杯中留有药物残渣，无抽搐，无尿便失禁，家属急送至我院时呼吸、心搏已停止，心率42次/分，为室性心律，测指尖血糖6.8mmol/L，立即予以气管插管辅助通气，胸外按压，补液抗休克治疗后自主心率恢复。查体：体温35.8℃，脉搏110次/分，呼吸12次/分，血压113/85mmHg，对光反射迟钝，口唇及面色发绀，四肢湿冷。

    讨论　1. 该患者最可能的诊断是什么？

            2. 进一步需要做哪些急救措施？

            3. 请拟定治疗方案。

第一节　重症监测治疗

一、概述

    重症监护治疗室（intensive care unit，ICU）是集中监护和救治重症患者的专业科室，为研究危及生命的疾病状态的发生、发展规律及其诊治方法的临床医学学科。ICU重症患者的生命支持技术水平，可直接反映医院的综合救治能力，体现医院整体医疗实力，是现代化医院的重要标志。ICU强调多专业协同工作，每天要与患者来源专科的医师以及相关专业的医师密切协作，提高救治效果。

二、ICU 的工作内容

    ICU的主要工作内容是应用先进的监测与生命支持技术，对重症患者的病理生理状态、病情严重性和治疗迫切性进行评估，提供规范的、高质量的生命支持，改善重症患者的预后。

    （一）监测的目的

    1. 早期发现高危因素　早期发现严重威胁患者生命的高危因素，可及时采取干预措施，避免疾病进一步恶化，对于高危患者非常重要。

    2. 连续评价器官功能状态　可发现器官功能障碍的早期证据，为预防和治疗器官功能障碍提供依据。

    3. 评估原发疾病严重程度　通过连续、动态的监测和检查，并结合病史，较为准确的评估疾病严重程度及其动态变化，可预测重症患者的病情发展趋势及预后。

4. 诊断和鉴别诊断 根据监测资料，为疾病的诊断和鉴别诊断提供依据。

5. 实施早期目标导向治疗 在一定时间内根据连续监测的生理参数及其对治疗的反应，随时调整治疗方案（如药物浓度和速度等），以达到目标生理学指标，即早期目标导向治疗（early goal - directed therapy，EGDT）。对严重全身感染者进行早期目标导向治疗，达到一定的目标生理参数值，可明显降低严重感染患者的病死率。在重症监测基础上的目标导向治疗是重症医学的重要特征。

（二）重症监测治疗的内容

对重症患者的监测已从过去的器官功能检查发展为全身各器官系统的综合性床旁快速监测。下面简述循环与呼吸系统重症监测的主要内容。

1. 循环系统

（1）心电图监测 为常规监测项目，主要是观察心率的快慢、诊断心律失常的类型、判断有无心肌缺血和电解质紊乱等。

（2）血流动力学监测 包括无创和有创性监测，可以实时反映患者的循环状态；根据测定的参数，计算出血流动力学数据，为临床血流动力学状态的评估和治疗提供依据。

（3）组织灌注的监测 对于重症患者，组织灌注状态与其预后密切相关，持续低灌注可导致脏器难以逆转的损伤。

1）传统监测指标 如血压、脉搏、尿量、末梢循环状态等，对评估休克与体液复苏有一定的临床意义。

2）血乳酸浓度 血乳酸浓度升高（>4mmol/L）并持续48小时以上者，预示其预后不佳，病死率达80%以上。血乳酸清除率比单纯的血乳酸值能更好地反映组织灌注和患者的预后。

3）混合静脉血氧饱和度 指肺动脉血氧饱和度，是反映组织氧平衡的重要参数。其正常值范围为70%~75%。混合静脉血氧饱和度小于60%，反映全身组织氧合受损，小于50%表明组织缺氧严重，大于80%提示氧利用不充分。中心静脉血氧饱和度是指上腔静脉或右心房血的氧饱和度，正常值为70%~80%，与混合静脉血氧饱和度具有很好的相关性，可以反映组织灌注和氧合状态。

2. 呼吸系统

（1）呼吸功能监测 急性呼吸衰竭在术后患者中常见，术后肺部并发症是引起死亡的重要原因之一，术前肺功能异常较易发生术后肺部并发症。监测围手术期肺功能改变，对预防术后肺部并发症有着重要意义。

（2）呼吸治疗

1）氧疗（oxygen therapy） 氧疗是通过不同的供氧装置或技术，使患者吸入的氧浓度高于大气的氧浓度，以达到纠正低氧血症的目的。

供氧方法有：①高流量系统，为患者所吸入的气体都由该装置供给，气体流速高，吸入氧浓度稳定并能调节。常用方法为以文图里（Venturi）面罩吸氧。②低流量系统，为所提供的氧流量低于患者吸气总量，在吸氧的同时还吸入一定量的空气。常用方法有鼻导管吸氧、面罩吸气、带贮气囊面罩吸氧等。

2）机械通气 机械通气是治疗呼吸衰竭的有效方法。机械通气的目的为：保障通气功能以适应机体需要；改善并维持肺的换气功能；减少呼吸肌做功；特殊治疗需要，如连枷胸的治疗等。机械通气本身也可引起或加重肺损伤，称为呼吸机相关肺损伤，包括气压伤、容积伤及生物伤。

机械通气常用模式包括以下几种。①控制通气：呼吸机按预先设定的参数给患者进行机械通气，患者不能控制任何呼吸参数。该模式仅用于因各种原因引起的无自主呼吸者。②辅助控制通气：呼吸机与患者的自主呼吸同步，给予预设定的潮气量。呼吸机的送气是由患者吸气时产生的负压触发，这一负压触发值是可调的。为防止因患者的呼吸频率过慢产生通气不足，可设置安全备用频率，当患者两次呼吸间歇长于备用频率的间歇时，呼吸机启动控制呼吸。③同步间歇指令通气：是一种指令性正压通气和自主呼吸相结合的通气模式，在机械通气期间允许患者自主呼吸。呼吸频率可由患者控制，呼吸机以固定频率正压通气，但每次送气都是在患者吸气力的触发下发生的。④压力支持通气：只适用于有自主呼吸者，可降低患者的呼吸做功。患者吸气相一开始，启动呼吸机送气并使气道压力迅速达到预设的压力值，当吸气流速降到一定量时即切换成呼气。⑤呼气末正压：机械通气过程中，借助于机械装置使呼气末期的气道压力高于大气压。纠正低氧血症，适用于合并小气道早期关闭、肺不张和肺内分流量增加者。

三、病情评估

应用统一标准对 ICU 患者病情进行评估具有重大意义，可正确评估病情的严重程度和预后；合理选用治疗用药和措施，并评估其疗效；为患者转入或转出 ICU 提供客观标准；可根据干预措施的效果来评价医、护的质量。重症患者评分系统给临床提供了量化、客观的指标。常用病情评分系统如下。

（一）急性生理与慢性健康状况评分

急性生理与慢性健康状况评分（acute physiology and chronic health evaluation，APACHE）系统是 Knaus 于 1978 年设计的。主要由急性生理改变、慢性健康状况以及年龄三部分组成。该系统包含 12 项生理指标和 Glasgow 昏迷评分，加上年龄和既往健康等状况，对病情进行总体评估。评分越高，病情越重，预后越差。一般认为，评分大于 8 分者为轻度危险，大于 15 分者为中度危险，大于 20 分者为严重危险。

（二）治疗干预评价系统

治疗干预评价系统（therapeutic intervention scoring system，TISS）由 Cullen 于 1974 年建立，根据患者所需要采取的监测、治疗、护理和诊断性措施进行评分的方法。病情越重，所采取的监测、治疗及检查的措施越多，TISS 评分越高。目的是对患者病情严重程度进行分类，并可合理安排医疗护理工作。一般认为，积分为 40 分以上者都属高危患者。TISS 简单易行，但未考虑到患者的年龄和既往健康状况，不同水平的医疗单位所采取的监测和治疗方法也不一致。

（三）多脏器功能障碍评分

多脏器功能障碍评分（multiple organ dysfunction score，MODS），由 Marshall 于 1995 年提出，Richard 于 2001 年加以改良。其特点是参数少，评分简单，对病死率和预后预测较准确。但其只反映了 6 个常见器官功能状态，对其他影响预后的因素也没有考虑。

（四）全身感染相关性器官功能衰竭评分

全身感染相关性器官功能衰竭评分（sepis related organ failure assesment，SOFA）于 1994 年由欧洲重症医学会提出。此评分系统强调早期、动态监测；包括 6 个器官，每项 0~4 分，每日记录最差值。研究显示，最高评分和评分动态变化对评价病情更有意义。

第二节　心肺脑复苏

心肺复苏（cardiopulmonary resuscitation，CPR）是指针对呼吸和心搏骤停所采取的紧急医疗措施，以人工呼吸替代患者的自主呼吸，以心脏按压形成暂时的人工循环并诱发心脏的自主搏动。常温下，心搏停止 3 秒钟患者即感头晕，10~20 秒昏迷，30~40 秒瞳孔散大并出现抽搐，60 秒呼吸停止伴大小便失禁，心搏、呼吸均停止则称临床死亡。人脑耐受完全缺血缺氧性损害的时限只有 4~6 分钟，超过此限度，大脑皮质细胞将发生不可逆性损害即发生脑死亡，即使心搏、呼吸恢复，亦因大脑功能丧失而变为有心搏、有呼吸、能进食、能排泄、无意识、无表情的植物人。所以，心肺复苏的成功不仅是要恢复自主呼吸和心搏，更重要的是恢复中枢神经系统功能。因此维持适当的脑组织灌流是心肺复苏的重点，开始就应积极防治脑细胞的损伤，力争脑功能的完全恢复。故将"心肺复苏"扩展为"心肺脑复苏"（cardiopulmonary cerebral resuscitation，CPCR）。复苏可分为三个阶段：基本生命支持、高级生命支持和复苏后治疗。

一、基本生命支持

基本生命支持（basic life support，BLS）又称为初期复苏或心肺复苏，是心搏骤停后挽救患者生命的基本急救措施。胸外心脏按压和人工呼吸（包括呼吸道的管理）是 BLS 的主要措施。成年患者 BLS 的主要内容如下。

（一）尽早识别心搏骤停和启动紧急医疗服务系统

尽早识别心搏骤停和启动紧急医疗服务系统（emergency medical services systems，EMSS）对心搏骤停的早期识别尤为重要。对于非专业人员来说，如果发现有人突然神志消失或晕厥，可轻拍其肩部并大声呼叫，如无反应（无回答、无活动），没有呼吸或有不正常呼吸（如喘息），就应立即判断已发生心搏骤停，立即呼叫急救中心，启动 EMSS，以争取时间获得专业人员的救助。即使是专业救治人员在 10 秒钟内还不能判断是否有脉搏，也应该立即开始 CPR。如果有两人或两人以上在急救现场，一人立即开始进行胸外心脏按压，另一人打电话启动 EMSS。

（二）尽早开始 CPR

CPR 是复苏的关键，在启动 EMSS 的同时立即开始 CPR。胸外心脏按压是 CPR 的重要措施，因为在 CPR 期间的组织灌注主要依赖心脏按压。因此，2010 年 AHA 复苏指南将成人 CPR 的顺序由"A—B—C"改为 C—A—B，即在现场复苏时，首先进行胸外心脏按压 30 次，随后再开放呼吸道并进行人工呼吸 2 次。由于在心搏骤停的最初时段仍有氧存留在患者肺内和血液中，因此及早开始胸外心脏按压可尽早建立血液循环，将氧带到脑和心脏。

1. 心脏按压 心搏骤停（cardiac arrest）是指心脏突然丧失其排血功能而导致周身血液循环停止和组织缺血、缺氧的状态。由心脏的功能状态来看，心搏骤停包括心室纤颤（ventricular fibillation，VF）、无脉性室性心动过速（pulseless ventricular tachycardia，PVT）、无脉性心电活动（pulseless eletric activity，PEA）和心搏停止（asystole）。PEA 包括心肌电 - 机械分离（electro - mechanical dissociation，EMD）、室性自搏心律、室性逸搏心律等。无论什么原因引起的心搏骤停，都表现为全身有效血液循环停止，组织细胞立即失去血液灌流，导致缺血缺氧。

（1）胸外心脏按压 在胸壁外施压对心脏间接按压的方法，称为胸外心脏按压（external chest compression）或闭式心脏按压。传统概念认为，胸外心脏按压之所以能使心脏排血，是由于心脏在胸骨和脊柱之间直接受压，使心室内压升高推动血液循环，即心泵机制。研究认为，胸外心脏按压时，胸腔内压力明显升高并传递到胸内的心脏和血管，再传递到胸腔以外的大血管，驱使血液流动。按压解除时胸腔内压下降，静脉血回流到心脏，称为胸泵机制。但无论其机制如何，只要正确操作，即能建立暂时的人工循环，动脉血压可达 80～100mmHg，足以防止脑细胞的不可逆损害。

施行胸外心脏按压时，患者必须平卧，背部垫木板或平卧于地板上，头部与心脏在同一水平，以保证脑血流量。术者立于或跪于患者一侧。按压部位在胸骨下 1/2 处或剑突以上 4～5cm 处。将一手掌根部置于按压点，另一手掌根部覆于前掌之上，手指向上方跷起，两臂伸直，凭自身重力通过双臂和双手掌，垂直向胸骨加压。胸外心脏按压应有力而迅速，每次按压后应使胸廓完全恢复原位，否则可导致胸内压升高，冠状动脉和脑的灌注减少（图8-1）。高质量的复苏措施包括：胸外按压频率至少100次/分；按压深度至少为胸部前后径的1/3或至少5cm，大多数婴儿约为4cm，儿童约为5cm；每次按压后使胸部充分回弹；维持胸外按压的连续性，尽量避免或减少因人工呼吸或电除颤而使心脏按压中断。在心脏按压过程中，容易发生疲劳而影响心脏按压的频率和深度。因此，如果有两人以上进行心脏按压时，建议每2分钟（或5个按压呼吸周期）就交换一次。交换时一人在患者一旁按压，另一人在对侧做替换准备，当一方手掌一离开胸壁，另一方立即取代进行心脏按压。心脏按压与人工呼吸比为30∶2，直到人工气道的建立。人工气道建立后可每6~8秒进行一次人工呼吸或8~10次/分，而不中断心脏按压。心脏按压有效时可以触及

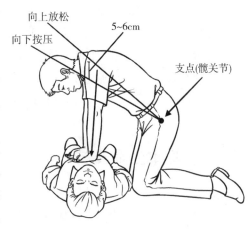

图8-1　胸外心脏按压方法

大动脉的搏动，当心肌起搏系统得到足够血液灌注，才有可能恢复自主循环。

（2）开胸心脏按压　切开胸壁直接挤压心脏者，称开胸心脏按压（open chest compression）或胸内心脏按压。胸外心脏按压虽然可使主动脉压升高，但右房压、右室压及颅内压也升高，因此冠脉的灌注压和血流量并无明显改善，脑灌注压和脑血流量的改善也有限。而开胸心脏按压对中心静脉压和颅内压的影响较小，因而增加心肌和脑组织的灌注压和血流量，有利于自主循环的恢复和脑细胞的保护。但开胸心脏按压对技术条件的要求较高，且难以立即开始，可能会延迟复苏时间。对于胸廓畸形、胸外伤、多发肋骨骨折、心包压塞等患者，应首选开胸心脏按压。胸外心脏按压效果不佳并超过10分钟者，只要具备开胸条件，应采用开胸心脏按压，在手术室内应在胸外按压的同时，积极准备开胸心脏按压。

2. 人工呼吸　在CPR期间与心脏按压同样重要，尤其是因窒息导致心搏骤停者，如溺水者，已存在低氧血症，应先心脏按压30次再进行人工呼吸2次。

（1）呼吸道管理　保持呼吸道通畅是进行人工呼吸（artificial respiration）的先决条件。昏迷患者很容易因各种原因发生呼吸道梗阻，其中最常见原因是舌后坠和呼吸道内的分泌物、呕吐物或其他异物引起呼吸道梗阻。因此，在施行人工呼吸前必须清除呼吸道内的异物。解除因舌后坠引起的呼吸道梗阻，最简单有效的方法是头后仰法（图8-2）：术者位于患者一侧，一手置患者前额向后加压使头后仰，另一手的手指置于下颏外的下颌骨上，将颏部上举。但对于有颈椎损伤或脊髓损伤者，应采用托下颌法（图8-3）：术者位于患者头侧，用双手托住患者两侧下颌角向上牵拉，使头后仰，同时两拇指可将下唇下拉，使口腔通畅。有条件时可放置口咽或鼻咽通气道、食管堵塞通气道或气管内插管等，以维持呼吸道通畅。

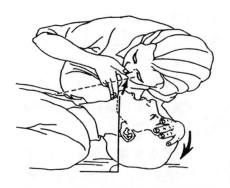

图8-2　气道开放示意图（头后仰法）

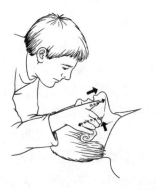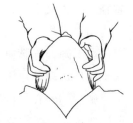

图8-3　气道开放示意图（托下颌法）

（2）徒手人工呼吸　以口对口（鼻）人工呼吸最适于现场复苏。施行口对口人工呼吸时，应先保持呼吸道通畅。操作者一手保持患者头部后仰，并将其鼻孔捏闭，另一手置于患者颈部后方并向上抬起。深吸一口气并对准患者口部用力吹入；每次吹毕即将口移开，此时患者凭胸廓的弹性收缩被动地自行完成呼气。进行人工呼吸时，每次吹气时间应大于 1 秒，并可看到胸廓起伏，胸廓起伏为人工呼吸有效的标志。

（3）简易人工呼吸器和机械通气　凡便于携往现场施行人工呼吸的呼吸器，都属简易呼吸器。面罩 – 呼吸囊人工呼吸器是由面罩、呼吸活瓣和呼吸囊所组成。使用时将面罩扣于患者口鼻部，挤压呼吸囊即可将气体吹入患者肺内。松开呼吸囊时，气体被动呼出，并经活瓣排到大气。人工气道建立后，也可将其与人工气道相连接进行人工呼吸。呼吸囊远端还可与氧气源连接，提高吸入氧浓度。利用机械装置（呼吸机）辅助或取代患者自主呼吸的方法，称机械通气。进行机械通气必须有人工气道，主要用于医院内、ICU 或手术室等固定医疗场所。

（三）尽早电除颤

电除颤（defibrillation）是以一定能量的电流冲击心脏使室颤终止的方法，以直流电除颤法最为广泛应用。在心搏骤停时，心室纤颤的发生率最高，在医院外发生心搏骤停者，85% 以上的患者开始都有室性心动过速，很快转为室颤，而电除颤是目前治疗室颤和无脉室速的最有效方法。对于室颤者，如果除颤延迟，除颤的成功率明显降低，室颤后 4 分钟内、CPR 8 分钟内除颤可使其预后明显改善。因此，施行电除颤的速度是复苏成功的关键，尽早启动 EMSs 的目的之一也是为了尽早得到自动除颤器（AED），以便施行电除颤。胸外除颤时将一电极板放在靠近胸骨右缘的第 2 肋间，另一电极板置于左胸壁心尖部。电极下应垫以盐水纱布或导电糊并紧压于胸壁，以免局部烧伤和降低除颤效果。首次胸外除颤电能≤200J（焦耳），第二次可增至 200～300J，第三次可增至 360J。小儿开始的能量一般为 2J/kg，再次除颤至少为 4J/kg，最大不超过 10J/kg。开胸后将电极板直接放在心室壁上进行电击称为胸内除颤，胸内除颤的能量，成人从 10J 开始，一般不超过 40J；小儿从 5J 开始，一般不超过 20J。除颤后应立即行胸外心脏按压和人工呼吸。治疗成人心房纤颤所需能量为 120～200J，心房扑动为 50～100J。治疗儿童室上性心动过速所需能量为 0.5～1J/kg，最大不超过 2J/kg。

二、高级生命支持

高级生命支持（advanced life support，ALS）是基本生命支持的延续，是以高质量的复苏技术、复苏器械、设备和药物治疗，争取最佳疗效和预后的复苏阶段，是生命链中重要环节，其内容如下。

（一）呼吸支持

在 ALS 阶段应利用专业人员的优势和条件，进行高质量的心脏按压和人工呼吸。适时建立人工气道更有利于心脏复苏，最佳选择是气管内插管，保证了 CPR 的通气与供氧，防止发生误吸，避免中断胸外心脏按压，有利于提高 CPR 的质量。通过人工气道进行正压通气时，频率为 8～10 次/分，避免过度通气。

（二）恢复和维持自主循环

ALS 期间应着力恢复和维持自主循环，为此应强调高质量的 CPR 和对室颤及无脉室速者进行早期除颤。对室颤者早期 CPR 和迅速除颤可显著增加患者的成活率和出院率。对于非室颤者，应该采取高质量的复苏技术和药物治疗以迅速恢复并维持自主循环，避免再次发生心搏骤停，并尽快进入复苏后治疗以改善患者的预后。

高质量的 CPR 和复苏的程序对于恢复自主循环非常重要。CPR 开始后即要考虑是否进行电除颤，应用 AED 可自动识别是否为室颤或无脉室速（VF/PVT）并自动除颤。除颤后立即 CPR 2 分钟；如果是无脉性电活动或心脏静止（PEA/asystole），则应用肾上腺素，每3~5分钟可重复给予，同时建立人工气道；如果仍为VF/PVT，则再次除颤，并继续CPR 2分钟，同时给予肾上腺素（每3~5分钟可重复给予），建立人工气道。再次除颤后仍为VF/PVT，可继续除颤并继续CPR 2分钟，同时考虑病因治疗。如此反复救治，直到自主循环恢复。

（三）CPR期间的监测

在不影响胸外按压的前提下，CPR时应建立必要的监测方法和输液途径，以便于及时对病情进行判断和药物治疗。主要监测内容如下。

1. 心电图　心电图可以明确诊断心搏骤停时的心律及复苏过程中出现其他心律失常，为治疗提供极其重要的依据。

2. 呼气末二氧化碳　近年来在复苏过程中常连续监测呼气末二氧化碳用于判断CPR的效果。在CPR期间，体内二氧化碳的排出主要取决于心排出量和肺组织的灌注量，当心排出量和肺灌注量很低时，呼气末二氧化碳则很低（<10mmHg）；当心排出量增加、肺灌注量改善时，呼气末二氧化碳则升高（>20mmHg），表明胸外心脏按压已使心排出量明显增加，组织灌注得到改善。当自主循环恢复时，最早的变化是呼气末二氧化碳突然升高，可达40mmHg以上。

3. 冠状动脉灌注压和动脉血压　冠状动脉灌注压（coronary perfusion pressure，CPP）为主动脉舒张压与右房舒张压之差，对于改善心肌血流灌注和自主循环的恢复十分重要。临床观察表明，在CPR期间，若CPP<15mmHg，自主循环是难以恢复的。但在CPR期间很难监测CPP，而动脉舒张压与主动脉舒张压很接近。因此，监测直接动脉压对于评价CPR十分必要。如果动脉舒张压低于20mmHg，应提高CPR质量，可同时应用肾上腺素或血管加压素。

（四）药物治疗

复苏时用药的目的是激发心脏恢复自主搏动并增强心肌收缩力，防治心律失常，调整急性酸碱失衡，补充体液和电解质。复苏期间给药途径首选经静脉或骨内注射，如经中心静脉或肘静脉穿刺给药。建立骨内通路可用骨髓穿刺针在胫骨前、粗隆下1~3cm处垂直刺入胫骨，注射器回吸可见骨髓即表示穿刺成功。经骨内可以输液、给药，其效果与静脉给药相当。此外，还可以经气管内插管给药，肾上腺素、利多卡因、阿托品可经气管内给药，而碳酸氢钠、氯化钙不能经气管内给药。一般将药物常规用量的2~2.5倍量以生理盐水稀释到10ml，经气管内插管迅速注入，然后立即行人工呼吸，使药物弥散到两侧支气管。

1. 肾上腺素（epinephrine）　为心肺复苏过程中首选药物，其药理特点：①具有α与β肾上腺能受体兴奋作用，有助于自主心律的恢复；②可使舒张压升高，周围血管总阻力增加而不增加冠脉和脑血管的阻力，因而改善冠脉和脑血管的灌注压和灌流量；③能增强心肌收缩力，可使室颤者由细颤波转为粗颤波，提高电除颤成功率。在心脏按压时使用肾上腺素能使冠脉和心内膜的血流量明显增加，并可增加脑血流量。如心脏按压未能使心搏恢复，可静脉注入肾上腺素0.5~1.0mg或0.01~0.02mg/kg，以促进心搏的恢复，必要时3~5分钟可重复注射。

2. 阿托品　可减弱心肌迷走神经反射、提高窦房结兴奋性、促进方式传导，特别适用于严重心动过缓合并低血压或频发性室性早搏者，使心率达60~80次/分，不仅能防止室颤，尚可增加心输出量。心搏骤停时阿托品1mg静脉注射、心动过缓者阿托品0.5mg静脉注射，必要时每5分钟重复。

3. 碳酸氢钠　可纠正缺氧所致的代谢性酸中毒。而酸中毒降低心肌纤颤的阈值、促发顽固性室颤，并使心收缩力和拟交感胺类药作用减弱。当心搏骤停时间超过1~2分钟或心脏按压效果不明显时，可静脉注射5%碳酸氢钠1.8ml/kg（约1mmol/kg），10分钟后重复注射半量，以后根据血气分析和酸碱平衡情况给药。

4. 血管加压素（vasopressin）　为一种抗利尿激素，可作用于血管平滑肌，产生非肾上腺素样血管收缩作用，使外周血管阻力增加。其半衰期为 10~20 分钟，比肾上腺素长。早期观察认为，血管加压素用于复苏可增加器官灌注、改善脑供氧。但目前的研究认为，在自主心搏恢复、成活出院及神经功能改善方面，无论是作为一线用药，还是结合用药，两者之间都没有明显区别。鉴于血管加压素在复苏过程中的效果与肾上腺素未见明显区别，心搏骤停的急救中可以将其代替肾上腺素，一次用量及重复用量为 40U，经静脉或骨内注射。

5. 利多卡因（lidocaine）　可使心肌因缺血或梗死而降低的纤颤阈值得以恢复或提高，并于心室舒张期使心肌对异位电刺激的应激阈值提高。对于除颤后又复发室颤而需反复除颤的病例，利多卡因可使心肌的激惹性降低，或可缓解室颤的复发。适应证：频发性室性期前收缩、室性二联律、多形性室性期前收缩、室性心动过速，还可预防性用于心肺复苏后和放置心导管时。单次静脉注射开始用量为 1~1.5mg/kg，每 5~10 分钟可重复应用。一旦恢复窦性心律即可以 2~4mg/min 的速度连续静脉输注。

6. 胺碘酮（amiodarone）　同时具有钠、钾、钙离子通道阻滞作用，并有 α 和 β 肾上腺能受体阻断功能。因此，对治疗房性和室性心律失常都有效。在 CPR 时，如果室颤或无脉室速对电除颤、CPR 或血管加压药无效，可考虑应用胺碘酮。对于成人胺碘酮的初始用量为 300mg 静脉注射，必要时可重复注射 150mg，一天总量不超过 2g。

三、复苏后治疗

心搏骤停使全身组织器官立即缺血缺氧。心脏缺氧损害是否可逆，决定患者能否存活；中枢神经系统功能的恢复程度取决于脑缺氧损伤的程度；而肺、肾和肝功能的损害程度，决定整个复苏和恢复过程是否顺利。进行系统的复苏后治疗（post-cardiac arrest care，PCAC），不仅可以降低因复苏后循环不稳定引起的早期死亡率，及因多器官功能障碍和脑损伤引起的晚期死亡率，还可改善患者的生存质量。因此，一旦自主循环恢复，应立即转运到有 ICU 条件的医疗单位进行复苏后治疗。防治缺氧性脑损伤和多器官功能障碍或衰竭是复苏后治疗的主要内容，而前提是要维持呼吸和循环功能的稳定。

（一）呼吸管理

自主循环恢复后，维持良好的呼吸功能对于患者的预后十分重要。通常情况下已经行气管内插管，应拍摄 X 线胸片以判断气管内插管的位置、有无肋骨骨折、气胸及肺水肿等。对于自主呼吸已恢复者，应常规进行吸氧治疗；对于昏迷、自主呼吸尚未恢复或有通气或氧合功能障碍者，应进行机械通气治疗。在复苏后治疗期间，应避免发生低氧血症，避免高气道压和大潮气量的过度通气，以免由此带来肺损伤、脑缺血和对心功能的不利影响。对于心搏骤停者自主循环恢复后的呼吸管理，目前仍以维持正常通气功能为宜。

（二）维持血流动力学稳定

脑损伤程度和血流动力学稳定性是影响心时复苏后成活的两个决定因素。发生心搏骤停后，即使自主循环恢复，也常出现血流动力学不稳定，应从心脏前负荷、后负荷和心功能三方面进行评估和治疗。因此自主循环恢复后，应加强生命体征的监测，全面评价患者的循环状态。最好能建立有创性监测，如直接动脉压、CVP 等，有条件者可应用食管心脏超声或放置 Swan-Ganz 漂浮导管，以便能实时、准确测定血流动力学参数和指导治疗。一般来说，复苏后都应适当补充体液，结合应用血管活性药物以维持理想的血压、心排出量和组织灌注。

（三）多器官功能障碍或衰竭的防治

机体某一器官功能衰竭，往往影响其他器官功能的恢复；周边器官功能的异常也无疑会影响到脑组织的病理性改变。因此，缺氧性脑损伤实际也是复苏后多器官功能障碍的一部分，如不能保持周缘器官功能的完好，亦难以有效防治缺氧性脑损伤。心搏骤停虽只数分钟，复苏后的多器官功能障碍却可持续数小时以致数天，这是组织细胞灌流不足导致缺血缺氧的后果，也称为心搏骤停后综合征（post - cardiac arrest syndrome）。临床表现为代谢性酸中毒、心排出量降低、肝肾功能障碍、急性肺损伤或急性呼吸窘迫综合征等。复苏后应保持呼吸和循环功能的稳定，根据监测结果调整体液平衡，改善组织灌注压和心肌收缩力，使血流动力学处于最佳状态，以改善组织的血流灌注和供氧。

（四）脑复苏

为了防治心搏骤停后缺氧性脑损伤所采取的措施称为脑复苏（cerebral resuscitation）。人脑组织按重量计算虽只占体重的 2%，而脑血流量却占心排出量的 15%~20%，需氧量占全身的 20%~25%，葡萄糖消耗占 6%。可见脑组织的代谢率高。氧耗量大，但能量储备很有限。当大脑完全缺血 5~7 分钟以上者，发现有多发性、局灶性脑组织缺血的形态学改变。当自主循环功能恢复，脑组织再灌注后，脑缺血发生改变仍继续发展。脑细胞发生不可逆性损害是在再灌注后，相继发生脑充血、脑水肿及持续低灌流状态，使脑细胞继续缺血缺氧，导致细胞变性和坏死，称为脑再灌注损害（reperfusion injury）。脑细胞从缺血到完全坏死的病理变化过程是非常复杂的。研究显示，在心搏停止 5 分钟后，以正常压力恢复脑的灌流，可见到多灶性"无再灌流现象"（no reflow phenomenon），可能与红细胞凝聚、血管痉挛、有害物质的释放等因素有关。因此，脑复苏的主要任务是防治脑水肿和颅内压升高，以减轻或避免脑组织的再灌注损伤，保护脑细胞功能。

1. 低温治疗 低温是脑复苏综合治疗的重要组成部分。因为低温可使脑细胞的氧需量降低，从而维持脑氧供需平衡，有利于脑细胞功能的恢复。研究表明，体温每降低 $1℃$ 可使脑代谢率下降 5%~6%，脑血流量减少约 6.7%，颅内压下降 5.5%。这对于防治复苏后发生的脑水肿和颅内高压十分有利。但是，全身低温也可带来一些不利的应激反应，如寒战、心肌抑制等。

低温对脑和其他器官功能均具有保护作用，对于心搏骤停自主循环恢复后仍然处于昏迷者，即对于口头指令没有反应者，都主张进行低温治疗。但不能认为凡是发生心搏骤停者都必须降温。一般认为，心搏骤停不超过 3~4 分钟者，其神经系统功能可自行迅速恢复，不必低温治疗；循环停止时间过久以致中枢神经系统严重缺氧而呈软瘫状态者，低温亦不能改善其功能。因此，对于心搏骤停时间较久（>4 分钟），自主循环已恢复仍处于昏迷者，或患者呈现体温快速升高或肌张力增高，且经过治疗后循环稳定者，应尽早开始低温治疗。如果心搏骤停时间不能确定，则应密切观察，若患者神志未恢复并出现体温升高趋势或开始有肌紧张及痉挛表现时，应立即开始降温。美国心脏协会（AHA）发布的《心肺复苏及心血管急救指南更新》推荐，对于院外、因室颤发生的心搏骤停，经 CPR 已恢复自主循环但仍处于昏迷的成年患者，应进行浅低温（34~32℃）治疗 12~24 小时。我国的经验是，一旦开始低温治疗，就应持续到患者神志恢复，尤其是听觉恢复。部分患者 24 小时后即恢复，对于 24 小时仍未恢复者，可持续低温 72 小时，但一般都不超过 5 天。

2. 促进脑血流灌注 脑血流量取决于脑灌注压的高低，脑灌注压为平均动脉压与颅内压之差。因此，应适当提高动脉压，降低颅内压和防治脑水肿。有人主张在自主循环恢复后即刻应控制血压稍高于基础水平，并维持 5~10 分钟，此后通过补充容量或应用血管活性药物维持血压在正常偏高水平。脱水、低温和肾上腺皮质激素的应用仍是现今常用的防治急性脑水肿和降低颅内压的措施。脱水的目的是减少细胞内液，但临床上往往是先减少血管内液，其次是组织间液，最后才能达到减少细胞内液的目的。因此，在脱水过程中应适当补充胶体液以维持血管内容量和血浆胶体渗透压，使细胞内和组织间质脱水而维持血管内的容量正常。脱水应以增加排出量来完成，而不应过于限制入量。适当的血液稀释（HCT 为 30%~35%）有利于改善脑血流灌注，促进神经功能的恢复。

3. 药物治疗 对缺氧性脑细胞保护措施的研究虽已不少，如钙通道阻滞剂、氧自由基清除剂等，但迄今仍缺乏能有效应用于临床者。肾上腺皮质激素在脑复苏中的应用虽在理论上有很多优点，但临床应用仍有争议。实验研究中激素能缓解神经胶质细胞的水肿，临床经验认为激素对于神经组织水肿的预防作用似较明显，但对于已经形成的水肿，其作用则难以肯定。一般主张使用 3～4 天即停药，以免引起并发症。

答案解析

目标检测

一、选择题

[A1/A2 型题]

1. 发生心搏骤停时，必须在多长时间内重建循环和呼吸
   A. 4～6 分钟　　　　　　　B. 2～3 分钟　　　　　　　C. 11～12 分钟
   D. 6～7 分钟　　　　　　　E. 20 分钟以内

2. 判断口对口人工呼吸法是否有效，首先观察
   A. 口唇发绀是否改善　　　　　　　　　B. 瞳孔是否缩小
   C. 吹气时阻力大小　　　　　　　　　　D. 患者胸廓是否起伏
   E. 剑突下隆起

3. 关于成人胸外心脏按压，下列操作错误的是
   A. 患者仰卧背部垫板　　　　　　　　　B. 急救者用手掌根部按压
   C. 按压部位在患者心尖区　　　　　　　D. 使胸骨下陷 5cm
   E. 按压要有节律，每分钟 100 次

4. 成人首次胸外除颤选择电能为
   A. 20～80 J　　　　　　　B. 100 J　　　　　　　C. 200 J
   D. 300 J　　　　　　　　E. 360～400 J

5. 心肺复苏首选药物为
   A. 阿托品　　　　　　　　B. 肾上腺素　　　　　　　C. 去甲肾上腺素
   D. 碳酸氢钠　　　　　　　E. 异丙肾上腺素

6. 保持呼吸道通畅最可靠的方法是
   A. 口咽通气道　　　　　　B. 鼻咽通气道　　　　　　C. 气管内插管
   D. 喉罩　　　　　　　　　E. 上抬下颌

二、填空题

1. CPR 的步骤是_____、_____和_____。

2. 昏迷患者容易发生呼吸道梗阻的最常见原因是_____和_____。

3. 复苏所用药物的首先给药途径是_____。

书网融合……

本章小结

题库

PPT

第九章　围术期处理

◉ 学习目标

　　1. 通过本章学习，重点掌握手术前一般准备和特殊准备，术后患者体位活动、病情观察、饮食指导和各种不适的处理，术后常见并发症的防治。

　　2. 学会与患者及家属进行充分有效的沟通交流，提供围术期指导，帮助他们消除对手术的恐惧和不良心理变化，取得他们对术前准备工作的理解、支持和配合。加强术后患者的快速康复指导，促进患者早日康复，具有与患者术前谈话和完善各项术前准备的能力，以及术后病情观察与监测、不适症状处理、换药和拆线的能力。

≫ 情境导入

　　情境描述　患者，男，68岁。乏力、消瘦8个月，腹胀、停止排气排便2天。患者8个月来无明显诱因出现乏力，偶见大便中混有暗红色血液，2天前进食后出现腹胀，伴恶心，未呕吐。腹胀进行性加重，2天来未排气、排便，来院就诊。发病以来食欲、睡眠差，体重下降8kg，否认传染病接触史，无烟酒嗜好，无遗传病家族史。查体：T 36.8℃，P 100次/分，R 24次/分，BP 100/75mmHg，消瘦，神志清，浅表淋巴结未触及肿大，口唇及睑结膜苍白。双肺呼吸音清，未闻及干湿性啰音，心界不大，心率100次/分。律齐，各瓣膜听诊区未闻及杂音，腹膨隆，无压痛，肝脾肋下未触及，移动性浊音（-），肠鸣音亢进。双下肢无水肿。实验室检查：血常规示 Hb 69g/L，RBC 2.3×10^{12}/L，WBC 9.6×10^9/L，N 0.78，Plt 310×10^9/L。腹部B超示结肠肝曲可疑占位性病变。

　　讨论　1. 根据以上病历摘要，请写出初步诊断和诊断依据，以及需要进一步检查项目。

　　　　　2. 术前需要做哪些准备？

　　手术是外科治疗的重要手段，同时也给患者造成创伤，应高度重视围手术期处理。围术期（perioperative period）是指从确定手术治疗时起，至与本次手术有关的治疗基本结束为止的一段时期，包括手术前、手术中、手术后三个阶段。围术期处理是指以手术为中心而进行的各项处理措施，包括术前准备、术中保障、术后处理三大部分。术中保障详见本书麻醉章节，本章主要讲述术前准备与术后处理。

第一节　手术前准备

　　手术前准备（preoperative preparation）是指针对患者的术前全面检查结果及预期施行的手术方式，采取相应措施，使患者处于良好的生理状态，以安全地耐受麻醉和手术，为手术的顺利进行及减少或避免术后并发症，快速尽早康复打下牢固基础。

　　患者对手术的耐受力的评估内容包括营养状况，水、电解质及酸碱平衡状况，重要器官系统功能以及心理状态等。手术前需详询病史，全面查体、实验室检查及重要器官功能检查，充分了解患者的全身情况，正确评估患者对手术的耐受力情况。

　　患者对手术的耐受力，可以归纳为两类。

第一类，耐受力良好。指患者的全身情况较好，外科疾病对全身情况影响较小，重要器官无器质性病变，或其功能处于代偿状态。此类患者，只需进行一般性准备后，便可施行任何类型的手术。

第二类，耐受力不良。指患者的全身情况欠佳，外科疾病或（和）原有并发疾病已经对全身情况造成明显影响，重要器官有器质性病变，功能濒于失代偿或已有失代偿的表现。此类患者，需要进一步检查并积极的特殊准备后，才可施行手术。

术前准备与疾病的轻重缓急、手术时间长短及范围的大小有密切的关系。手术按照其期限性大致可分为三种。①择期手术（selective operation）：施行手术的迟早，不致影响治疗效果，有充分的时间做好术前准备，例如一般的良性肿瘤切除术及腹股沟疝修补术等。②限期手术（confine operation）：限制在一定时期内进行手术，不宜延迟过久，应在限定时间内做好术前准备，以免影响预后，例如各种恶性肿瘤的根治术及特殊部位的良性肿瘤等。③急症手术（emergency operation）：需在最短时间内进行必要的术前准备后立即手术，以挽救生命为主，例如外伤性肝、脾、肠破裂等。手术的分类取决于疾病当时的情况，同一种外科疾病的不同发展阶段手术分类可能会不同。

 素质提升

不忘初心，方得始终

一般来说"不忘初心，方得始终"这句话是解读自《华严经》的部分经文，《大方广佛华严经》卷第十七：三世一切诸如来，靡不护念初发心。卷第十九：如菩萨初心，不与后心俱。在社会或人生发展过程中，我们必须清楚并坚持自己的初心，追逐着自己最初的理想，最终才会最大程度实现自己预期的结果。"不忘初心，方得始终"是一种坚持不懈的执着，在很多情况下我们不能忘记自己想要的东西，时刻牢记自己当初的目标和坚持的原因，在我们快半途而废或内心想放弃的时候，静静地发自内心地问问自己是否真的尽力了，有没有全力以赴地去争取过、拼搏过。作为一名外科医生就是要做好自己的本职工作，对待患者从入院到出院过程的精心诊治，尤其术前准备、手术实施和术后管理阶段更要严加准备、精细操作和密切观察，不放过任何细节，患者才能顺利快速康复。

一、一般准备

术前一般准备主要包括心理准备和生理准备两方面。

（一）心理准备

几乎所有患者和亲属在手术前都会出现焦虑、恐惧等心理变化。医务人员术前应全面了解、正确引导，从关心、鼓励的角度出发，进行心理疏导和治疗，对患者进行适度解释，向患者家属对病情和手术方案做详细介绍，有助于缓解患者及其亲属的心理变化，增强患者战胜疾病的信心，使患者能以积极的心态接受手术和术后治疗，使患者家属能配合整个治疗过程，有助于减少不必要的医疗纠纷。同时必须对疾病的诊断、拟手术方式、可能发生的并发症及预防措施进行研究讨论；向患者及其亲属说明手术的必要性、危险性、手术效果、可能发生的并发症、术后恢复过程和预后等，以取得患者和亲属的信任及配合，并在手术知情同意书、输血同意书和麻醉同意书上签字。因此，妥善的围手术期心理准备和治疗已成为外科治疗的一个重要环节。

（二）生理准备

生理准备主要指针对患者生理状态及拟施手术对患者生理状态可能造成影响的准备。目的是使患者能够在较好的状态下，安全度过手术和术后的恢复过程。

1. 适应术后的训练 多数患者不习惯在床上排大小便，术前应该练习；术前应教会患者正确的胸式呼吸、腹式呼吸和有效咳嗽、排痰方法；术前应停止吸烟至少 2 周。甲状腺手术等需要特殊手术体位的患者，应在术前进行体位适应性训练。

2. 输血和补液 术前应做好血型鉴定和交叉配合试验，备好一定数量的血制品，术中待用。一般来说，术前血红蛋白的浓度应达到 100g/L 以上，红细胞压积应达到 0.35 以上。凡有水、电解质及酸碱平衡失调或贫血者，均应在术前予以纠正。

3. 胃肠道准备 术前 12 小时开始禁食，术前 4 小时禁饮，以防因麻醉或手术过程中呕吐而引起窒息或吸入性肺炎。必要时行胃肠减压。对一般性手术，手术前一日应予肥皂水灌肠。幽门梗阻及结直肠，手术前胃肠道准备参见第二十七章及第三十章。

4. 手术区皮肤准备 手术前一日，患者应洗澡、洗头发、修剪指（趾）甲、更换衣服。手术区皮肤应剃去毛发，避免皮肤损伤，用肥皂水擦洗干净。对骨、关节部手术，皮肤准备的要求更为严格，一般在手术前 3~5 日即开始准备。皮肤准备的范围参见第二章。

5. 预防感染 手术前应及时处理已发现的感染灶，禁止罹患感染者与患者接触。手术中应严格遵循无菌技术原则，操作轻柔。预防性应用抗生素的情况包括：涉及感染病灶或接近感染区域的手术；胃肠道手术；操作时间长和术野大的手术；开放性创伤；癌肿手术；涉及大血管的手术；需要植入人工制品的手术；器官移植术。

6. 其他 手术前夜应认真检查各项准备工作是否完善。为保证当晚有良好的睡眠，可给予镇静剂。如发现患者有与疾病无关的体温升高，或妇女月经来潮等情况，即应延期手术。进手术室前，应排空膀胱；估计时间较长的手术或者施行的是盆腔手术，还应留置导尿管。如果患者有可摘义齿，应取下以免麻醉或手术过程中脱落造成误咽或误吸。贵重物品如耳环、项链、戒指、手镯、手表等均应取下交给家属保管。

二、特殊准备

对于手术耐受力不良的患者，除做好术前的一般准备工作外，还需根据患者的具体情况，做好相应的特殊准备。

（一）营养不良和贫血

营养不良与贫血可以导致细胞代谢障碍和器官功能不全，患者手术耐受力不良，营养不良的患者常伴有低蛋白血症，往往与贫血、血容量减少同时存在，可引起组织水肿，影响术口愈合，可造成患者的抵抗力低下，容易并发感染；维生素缺乏可以引起营养代谢异常，从而发生愈合不良、凝血功能障碍。营养状况的评价参见第十章，术前营养不良和贫血应尽可能予以纠正（参见第四章）。

（二）高血压

若患者血压在 160/100mmHg 以下，可不做特殊准备。血压过高者，麻醉诱导和手术应激可并发脑血管意外、充血性心力衰竭等，术前应选用合适的降压药物以控制血压，但并不要求降至正常范围。

（三）心脏病

伴有心脏病的患者，其总体手术死亡率高于非心脏病患者，不同的心脏病类型，患者的手术耐受力也不同。

1. 耐受力良好的心脏病 非发绀型先天性心脏病、风湿性心脏病和高血压心脏病。

2. 耐受力不良的心脏病 冠状动脉硬化性心脏病、房室传导阻滞；急性心肌炎、急性心肌梗死和心力衰竭，除急症抢救性手术外，均应推迟手术。

注意事项：长期低盐饮食和使用利尿药物，水、电解质和酸碱平衡失调者必须纠正；中重度贫血者予以矫正；有心律失常者，偶发的室性期外收缩，一般不需特别处理；心房颤动伴心室率增快达 100 次/分以上者，尽可能将心率控制在正常范围；心动过缓，术前可用阿托品 0.5～1mg 以增加心率，必要时放置临时心脏起搏器；急性心肌梗死患者发病后 6 个月内不宜行择期手术；6 个月以上无心绞痛发作者，在良好的监护下手术。心力衰竭患者，最好控制 3～4 周后再施行手术。

（四）呼吸功能障碍

长期吸烟史、咳嗽咳痰病史、肥胖、年龄超过 65 岁、胸部手术史、慢性阻塞性肺疾病以及麻醉时间过长等均是术后肺部并发症的易感因素。凡有肺功能不全的患者，术前都应做血气分析、肺功能检查、胸部 X 线片、心电图等。

术前准备应包括：停止吸烟至少 2 周，多练习正确的深呼吸和咳嗽咳痰的方法；应用支气管扩张剂及异丙肾上腺素等雾化吸入剂，对阻塞性肺功能不全者可增加肺活量；经常哮喘发作的患者，可口服地塞米松等药物，以减轻支气管黏膜水肿；痰液稠厚者采用雾化吸入或口服药物使痰液稀薄易于咳出。经常咳脓痰的患者，术前 3～5 日就应使用抗生素，并指导患者做体位引流，促使脓性分泌物排出；麻醉前给药要适量，以免增加痰液黏稠度造成排痰困难；重度肺功能不全并发感染者，积极改善肺功能、控制感染后再施行手术；急性呼吸道感染者，择期手术应推迟至治愈后 1～2 周；如系急症手术，需用抗生素并避免气管插管麻醉。

（五）肝脏疾病

慢性肝炎和肝硬化是最常见的肝脏疾病。有些患者可以无明确的肝病史，亦无明显的临床表现，因此患者术前都应做各项肝功能检查，以便了解或发现事实上存在的肝功能损害，对有明显肝功能损害的患者，还应检测吲哚菁绿 15 分钟血浆滞留率（$ICGR_{15}$）评估肝储备功能。一般来说，肝功能轻度损害者不影响手术耐受力；肝功能有严重损害者，如有明显营养不良、腹水、黄疸等，或急性肝炎患者，除急症抢救外，多不宜施行手术。术前应增加肝糖原储备，必要时可输注人血白蛋白制剂、小量多次新鲜血液、各种维生素（B 族维生素、维生素 C、维生素 K 等），以纠正贫血和低蛋白血症，增加凝血因子等，改善全身情况。

（六）肾脏疾病

常规进行实验室检查了解患者的术前肾功能状况，依据 24 小时内生肌酐清除率和血尿素氮测定值可将肾功能损害分为轻度、中度、重度三类（表 9-1）。轻度、中度肾功能损害者，经过适当的内科处理，一般能较好地耐受手术；重度损害者术前应最大限度地改善肾功能，必要时行透析治疗。

表 9-1　肾功能损害程度

测定项目	轻度	中度	重度
24 小时肌酐清除率（ml/min）	51～80	21～50	<20
血尿素氮（mmol/L）	7.5～14.3	14.6～25.0	25.3～35.7

（七）糖尿病

糖尿病患者的手术耐受力差，术后并发症发生率和死亡率明显高于非糖尿病者，术前应控制血糖，改善营养状况。部分患者有隐性糖尿病应注意术前检测血糖，对于有污染的手术，术后均有可能发生感染，术前均应应用抗生素。择期手术的糖尿病患者，术前血糖宜控制在 7.28～8.33mmol/L，尿糖 ±～ +，病史长的老年糖尿病患者可适当放宽到血糖≤9.44mmol/L，尿糖 +～（++）。术前已有酮症酸中毒者，宜用小剂量胰岛素静脉滴注［胰岛素 0.1IU/（kg·h）］纠正酮血症，使血糖≤8.33mmol/L，同时纠正水、电解质紊乱及酸碱失衡。

（八）肾上腺皮质功能不全

除慢性肾上腺皮质功能不全的患者外，凡是正在用激素治疗或近期内曾用激素治疗 1~2 周者，肾上腺皮质功能就可能有不同程度的抑制。应在术前 2 日开始用氢化可的松，100mg/d；第 3 日，即手术当日给予 300mg 氢化可的松。术中、术后根据应激反应情况，决定激素用量及停用时间。

（九）免疫功能缺陷

共同特征是抗感染能力低下，易发生反复感染。术前应进行必要的治疗，以保证顺利度过围手术期。除加强营养、纠正贫血等一般支持疗法及针对性选用抗生素外，最主要的是根据需要进行针对性的免疫补偿治疗，如应用丙种球蛋白、高效价免疫球蛋白、胸腺素、转移因子、干扰素、中医中药治疗等。

（十）会诊

会诊是术前准备的一个重要环节。存在以下情况时有必要进行术前会诊：有医学法律的重要性时；治疗意见有分歧；手术危险性极大；患者存在其他专科疾病或异常，需请专科医生会诊；术前的常规麻醉科会诊；患者及其家属的要求。

第二节　手术后处理

术后处理是指针对麻药残留作用及手术创伤的影响，综合防治可能发生的并发症，减少围手术期创伤应激反应，尽快恢复生理功能，促使患者早日快速康复。

手术后数小时内，患者对手术的急性应激反应和麻醉残留效应尚在，在有特殊人员和设备的苏醒室内，按特定的程序进行监护和观察。当心血管、肺、神经系统功能恢复至正常水平时（一般需 1~3 小时），患者可离开苏醒室回病房。需要继续进行心肺支持者均须转入重症监护治疗病房（intensive care unit，ICU）。

一、一般处理 🅔 微课 9.1

（一）体位

术后患者体位安置，应根据麻醉及患者的全身状况、术式、疾病的性质等选择体位，使患者感到舒适和便于活动。注意保护各种引流管。合适的体位有利于患者呼吸和循环等功能的发挥。全身麻醉尚未完全清醒的患者，应去枕平卧、头转向一侧，使口腔内分泌物或呕吐物易于流出、避免吸入气管。蛛网膜下隙麻醉患者，亦应平卧或头低卧位 12 小时，以防止因脑脊液外渗而致头痛。全身麻醉清醒后、蛛网膜下隙麻醉 12 小时后、硬脊膜外腔麻醉、局部麻醉等患者，可根据手术需要安置卧位。施行颅脑手术后，如无休克或昏迷，可取 15°~30°头高脚低斜坡卧位。施行颈、胸手术后，多采用高半坐卧位，便于呼吸及有效引流。腹部手术后，多取低半坐卧位或斜坡卧位，以减少腹壁张力。脊柱或臀部手术后，可采用俯卧或仰卧位。腹腔内有污染的患者，在病情许可的情况下，尽早改为半坐位或头高脚低位。休克患者应取平卧位，或头部和躯干抬高 20°~30°、双下肢抬高 15°~20°的特殊体位。肥胖患者可取侧卧位，有利于呼吸和静脉回流。

（二）活动

原则上，患者术后应该早期活动，以主动活动为主。早期活动有利于增加肺活量，减少肺部并发症，改善全身血液循环，促进切口愈合，减少因静脉血流缓慢并发深静脉血栓形成的发生率；利于肠道蠕动和膀胱功能的恢复，从而减少腹胀和尿潴留的发生。若有休克、心力衰竭、严重感染、出血、极度衰弱等情况，以及有特殊制动要求的手术患者，则不宜早期活动，但应注意指导四肢肌肉舒缩运动、加强肢体按摩及关节的被动活动。

活动范围和量应根据患者的具体情况和耐受程度，循序渐进，以不疲劳为原则。在患者已清醒、麻醉作用消失后，尽早鼓励和协助患者在床上进行肢体关节屈伸活动和深呼吸；术后早期患者常因切口疼痛、体力消耗等原因而不愿活动，需要医护人员给予指导和帮助；深呼吸、四肢主动活动及间歇翻身，有利于促进静脉回流；鼓励患者咳痰；手术后第 1~3 天，可酌情离床活动。

二、病情观察

（一）监护

合理的术后监护是及时了解术后病情变化和治疗反应的重要保证。

1. 生命体征　每 15~30 分钟记录 1 次血压、脉搏、呼吸频率，直至病情平稳，随后的监测频率取决于手术情况和患者在苏醒室时的情况。留置的动脉导管有利于血压和脉搏的持续监测。同时，在苏醒室内的患者都应持续地进行心电监测，经面罩或鼻导管给氧。有气管插管的患者，要及时吸痰和进行其他必要的呼吸系统治疗。

2. 中心静脉压　如果手术中有大量失血或体液丢失，在手术后早期应监测中心静脉。呼吸功能或心脏功能不全的患者有时采用 Swan-Ganz 导管以监测肺动脉压、肺动脉楔压及混合静脉血氧分压等。

3. 体液平衡　对于中等及较大的手术，术后要详细记录液体的入量、失血量、排尿量、胃肠减压及各种引流的丢失量。计出入量可用来评估体液平衡和指导补液。尿量是反映生命器官血液灌流情况的重要指标，病情复杂的危重症患者，应留置导尿管观察每小时的尿量。

（二）其他监护项目

根据不同原发病以及不同的手术情况而定。例如，胰岛素瘤手术需定时测血糖、尿糖；颅脑手术应监测颅内压及苏醒程度；血管疾病患者术后应监测指（趾）端末梢循环状况等。

三、常用导管及引流物的管理

引流物的种类繁多，常用的有烟卷、乳胶片、乳胶管、双套管及 T 管、胸腔引流管、胃肠减压管、导尿管等。具体选择应根据手术部位、病情及放置引流物的目的而定。乳胶片引流、烟卷引流需用一个安全别针或缝线在出皮肤处固定，以防滑入体内或脱出。引流管的位置必须合适，且术后要经常检查引流管有无阻塞、扭曲和脱出等情况以保证引流通畅。及时换药并观察、记录引流量和颜色的变化。置于皮下等较表浅部位的乳胶片，一般在术后 1~2 天拔除；烟卷引流一般在术后 3 天左右拔除，如引流时间需 1 周以上者，应使用乳胶管引流。胃肠减压管一般在胃肠道功能恢复、肛门排气后，即可拔除。导尿管根据放置目的决定拔除时间，应尽早拔除，留置期间注意护理，拔除后保证患者能自行排尿，避免反复插尿管以减少尿路感染机会。

四、饮食和输液 📱微课 9.2

（一）非腹部手术

根据手术大小、麻醉方法和患者的反应决定。体表或肢体的手术，全身反应较轻者，术后即可进食；手术范围较大，全身反应较明显者，需待 2~4 天后方可进食。局部麻醉者，手术如无任何不适或反应，术后即可进食。蛛网膜下隙麻醉和硬脊膜外腔麻醉者，术后 4~6 小时可开始进食；全身麻醉者，应待麻醉清醒，恶心、呕吐反应消失后，方可进食。

（二）腹部手术

尤其是胃肠道手术后，一般需禁食 24～48 小时，待肠道蠕动恢复、肛门排气后，可开始从流质饮食逐步恢复到普通饮食。摄食量不足期间，需经静脉输液补充水、电解质，持续超过 7 天者，需给予肠外营养支持。

五、各种不适的处理

（一）疼痛

麻醉作用消失后的切口疼痛，与手术部位、损伤程度、切口大小及类型、患者对疼痛的耐受程度（痛阈）等因素有关。胸部、腹腔及骨关节大手术后约 60% 的患者发生剧烈切口疼痛；而在头颈部、四肢及腹壁表浅手术后，仅 15% 的患者疼痛较重。凡是增加切口张力的动作，如咳嗽、翻身都会加剧疼痛。切口疼痛在术后最初 24 小时内最剧烈，2～3 天后明显减轻。如果切口持续疼痛，或在减轻后再度加重，可能存在切口血肿及感染情况，应仔细检查，及时处理。

处理原则 疼痛除造成患者痛苦外，重者还可以影响各器官的生理功能，必须有效地解除。指导患者在咳嗽、翻身、活动肢体时用手保护伤口部位，以减少切口张力增加所致的疼痛。口服镇静、镇痛类药物，对皮肤和肌肉性疼痛都有较好效果。大手术后 1～2 天内，常需用哌替啶或吗啡做肌内或皮下注射（婴儿禁用），必要时可间隔 4～6 小时重复使用。大、中手术后早期也可采用镇痛泵。

（二）发热

中等以上的手术患者术后可有不同程度的发热，一般升高幅度在 1.0℃ 左右，称之为外科手术热或吸收热。如体温升高幅度过大，或恢复接近正常后再度发热，或发热持续不退，就应寻找原因。术后 24 小时以内发热，常常是由于代谢性或内分泌异常、低血压、肺不张和输血反应所致。术后 3～6 天的发热，要警惕感染的可能，如静脉导管相关性感染、留置导尿管并发尿路感染、手术切口或肺部感染等。如果发热持续不退，要密切注意是否由更为严重的并发症所引起，如体腔内术后残余脓肿等。

处理原则：除了应用退热药物或物理降温法对症处理外，更应从病史和术后不同阶段可能引起发热的原因进行综合分析，针对性地行胸部 X 线片、B 超、CT、创口分泌液涂片和培养、血培养、尿液检查等，明确诊断并做相应治疗。

（三）恶心、呕吐

术后恶心、呕吐常见原因是麻醉反应，待麻醉作用消失后，即可停止。其他原因有颅内压增高、糖尿病酮症酸中毒、尿毒症、低钾血症、低钠血症等。如腹部手术后出现反复呕吐，有可能是胃瘫或肠梗阻。

处理原则：可先给予阿托品、奋乃静或氯丙嗪等镇静、镇吐药物等对症治疗，同时应尽早查明原因，进行针对性治疗，有胃潴留时应予胃肠减压。

（四）腹胀

术后早期腹胀是由于胃肠道蠕动受抑制所致。腹部手术后胃肠功能恢复大约经过三个时期：无蠕动期，即术后第一个 24 小时，胃肠道无蠕动；蠕动紊乱期，即术后第二个 24 小时，胃肠道蠕动恢复，但不规律；恢复期，即术后第三个 24 小时及以后时期，胃肠道蠕动逐渐恢复规律，这三个时期的长短要根据手术创伤大小及患者年龄等情况决定。手术后腹胀一般不需处理，随着胃肠道蠕动恢复，肛门排气后即可自行缓解。如术后已数日仍未排气且兼有腹胀，可能是腹膜炎或其他原因所致的肠麻痹。如腹胀伴有阵发性绞痛、肠鸣音亢进，可能是早期肠粘连或其他原因（如腹内疝等）所引起的机械性肠梗阻，应做进一步检查和处理。严重腹胀可使膈肌升高，影响呼吸功能，也可使下腔静脉受压，影响血液回流。此外，也会影响胃肠吻合口和腹壁切口的愈合，故需及时处理。

处理原则：可予以持续胃肠减压，放置肛管，以及高渗溶液低压灌肠等。如非胃肠道手术，亦可应用促进肠蠕动的药物如新斯的明肌内或穴位注射等。对于腹腔内感染，或机械性肠梗阻，非手术治疗不见好转者，常需再次手术。

（五）呃逆

术后呃逆者并不少见，可能是神经中枢、膈神经或膈肌直接受刺激引起，多为暂时性，但有时可为顽固性。

处理原则：术后早期发生者，可采用压迫眶上缘，短时间吸入二氧化碳，抽吸胃内积气、积液，给予镇静或解痉药物等措施。上腹部手术后，出现顽固性呃逆，要特别警惕吻合口或十二指肠残端漏、膈下感染的可能。应做 X 线摄片或超声检查，明确诊断后予以及时处理。如未查明原因且一般治疗无效时，可做颈部膈神经封闭治疗。

（六）尿潴留

术后尿潴留较为多见，尤其是老年患者。全身麻醉或蛛网膜下隙麻醉后排尿反射受抑制、切口疼痛引起膀胱和后尿道括约肌反射性痉挛（尤其是盆腔及会阴部手术后），以及患者不习惯在床上排尿等，都是常见原因。估计超过 3 小时的手术，或术中有大量的液体静脉输入时，术前应放置导尿管。凡术后 6～8 小时未排尿，或虽有排尿但尿量甚少、次数频繁，往往提示存在尿潴留。下腹部耻骨上区的叩诊检查，可发现有明显浊音区，即表明有尿潴留，应及时处理。

处理原则：应安定患者情绪。如无禁忌，可协助患者坐于床沿或去洗漱间排尿。下腹部热敷，轻柔按摩，用止痛药解除切口疼痛，或用氯贝胆碱等刺激膀胱收缩药物，都能促使患者自行排尿。如无效，应行无菌导尿术。尿潴留时间过长、导尿时尿液量超过 500ml 者，应留置导尿管 1～2 天，有利于膀胱壁肌肉恢复收缩力。腹会阴手术（Miles 手术）会破坏骶丛神经节，导尿管应至少放置 4～5 天。

六、缝线拆除和切口愈合记录 📱微课9.3

1. 缝线的拆除时间　缝合的切口待愈合并能承受一定的张力后，即可考虑拆除缝线。缝线拆除时间是指患者术后天数，同时要根据患者年龄、营养状况、切口部位、局部血液供应情况来决定。一般为头、面、颈部术后 4～5 天，下腹部、会阴部术后 6～7 天，胸部、上腹部、背部、臀部术后 7～9 天，四肢术后 10～12 天（近关节处可适当延长），减张缝线 14 天。青少年患者拆线时间可以适当缩短，年老、营养不良的患者拆线时间则可延迟，有时可先间隔拆线，1～2 天后再将剩余缝线拆除。

2. 切口分类

（1）清洁切口　用"Ⅰ"表示，指无菌切口，如甲状腺大部切除术、疝修补术等。

（2）可能污染切口　用"Ⅱ"表示，指手术时有可能有污染的切口，如胃大部切除术、胆囊切除术等。皮肤不容易彻底灭菌的部位、6 小时内的伤口经过清创后缝合、新缝合的切口裂开或再度切开者，也都属此类。

（3）污染切口　用"Ⅲ"表示，指邻近感染区或组织直接暴露于感染区的切口，如坏疽性及穿孔性阑尾切除术、绞窄性肠梗阻肠的手术等。

3. 切口的愈合分级

（1）甲级愈合　用"甲"表示，指愈合优良，无不良反应。

（2）乙级愈合　用"乙"表示，指愈合处有炎症反应，如红肿、硬结、血肿、积液等，但未化脓。

（3）丙级愈合　用"丙"表示，指切口化脓，需要做切开引流等处理。

按照上述切口分类和分级方法，观察切口愈合情况并作出记录。如甲状腺大部切除术后愈合优良，则记为"I/甲"；胃大部切除术后切口血肿，则记为"II/乙"，余类推。

第三节　手术后并发症的防治

术后由于原有疾病本身和手术对机体造成的影响，或原有疾病的复发等因素引起的所有病症，总称为术后并发症（postoperative complications）。绝大多数并发症发生在手术后近期。术前对患者病情、全身情况、危险因素的确切了解及相应的准备有助于预防术后并发症的发生。医护人员对患者的细致观察能使术后并发症尽早发现和处理。术后并发症可分为两类：一类是各种手术后都可能发生的并发症，有其共性，本节将予以重点介绍；另一类是与手术方式有关的特殊并发症，如胃大部切除术后的胃肠吻合口漏等，将在相应章节予以介绍。

一、术后出血

1. 原因　术中止血不完善、创面渗血未完全控制、原痉挛的小动脉断端舒张、结扎线脱落等都是造成术后出血的原因。

2. 临床表现　术后出血可以发生在手术切口、空腔脏器及体腔内。覆盖切口的敷料被血液渗湿时，就应疑及手术切口出血。体腔手术后的出血位置隐蔽，如腹部手术后腹腔内出血，早期的临床表现往往不明显，只有通过密切的临床观察，必要时进行腹腔穿刺，才能明确诊断。胸腔手术后，若胸腔引流量持续超过 100ml/h，就提示有内出血。若在术后早期出现失血性休克的临床表现，以及输入足够的血液后，休克征象不见好转或加重，或好转后又恶化者，都提示有术后出血。

3. 预防　术后出血应以预防为主。手术时务必做到严密止血，结扎血管规范、牢靠，切口关闭前仔细检查，保证没有活动性出血点。

4. 治疗　一旦确诊为术后出血，先应用止血药物和输血等保守治疗，必要时应紧急手术止血。

二、切口感染

1. 原因　除了细菌侵入外，还受血肿、异物、局部组织血供不良、全身抵抗力削弱等因素的影响。

2. 临床表现　术后 3~4 天，切口疼痛加重，并伴有体温升高、甚至脉率加速和白细胞计数增高。切口局部有红、肿、热和压痛，或有波动感等典型体征。必要时做局部穿刺，或拆除部分缝线撑开伤口以明确诊断。分泌液应做细菌学检查，为选择有效抗生素提供依据。

3. 预防　术中严格遵守无菌技术原则，手术操作轻柔精细，严密止血；加强手术前、后处理，增强患者抗感染能力。

4. 治疗　如切口已有早期炎症现象，应使用有效的抗生素和局部理疗等，使其不发展为脓肿。已形成脓肿者，应切开引流，待创面清洁时，可考虑行二期缝合，以缩短愈合时间。

三、切口裂开

1. 原因　切口裂开多见于腹部及肢体邻近关节部位。影响因素有：全身因素如营养不良使组织愈合能力差，在糖尿病、尿毒症、免疫抑制剂、黄疸、脓毒症、低蛋白血症、癌症、肥胖、接受皮质类固醇激素治疗的患者以及老年患者中常见。局部因素有切口缝合技术缺陷；缝线打结不紧、组织对合不全等；腹腔内压力突然增高，如剧烈咳嗽等动作时，或严重腹胀时；伤口感染、积血、积液及经伤口放置引流管使伤口愈合不良。

2. 临床表现 腹壁切口裂开常发生于术后1周左右。患者在一次突然用力时，自觉切口剧痛、随即小肠或大网膜脱出，大量淡红色液体自切口流出。切口裂开可分为完全性的全层裂开和深层裂开而皮肤缝线完整的部分裂开。

3. 预防 对估计发生此并发症可能性很大的患者，在逐层缝合腹壁切口的基础上，加用全层腹壁减张缝线；应在良好麻醉、腹壁松弛条件下缝合切口，避免强行缝合造成腹膜等组织撕裂；及时处理腹胀；患者咳嗽时，最好平卧或行切口保护，以减轻咳嗽时横膈突然大幅度下降、骤然增加的腹内压力；适当的腹部加压包扎，也有一定的预防作用。

4. 治疗 切口裂开后应立刻用无菌碗或敷料保护性覆盖，送手术室在良好麻醉下重新予以缝合，同时加用减张缝线。术后常有肠麻痹，应予胃肠减压。切口部分裂开的处理，视具体情况而定。

四、肺部并发症

1. 原因 常发生在胸部、腹部大手术后，多见于老年人、长期吸烟者和患有急、慢性呼吸道感染者。患者术后呼吸活动受到限制，肺泡和支气管内容易积聚分泌物，堵塞支气管则造成肺炎和肺不张。

2. 临床表现 术后早期发热、呼吸和心率增快等，颈部气管可能向患侧偏移。胸部叩诊在肺底部有浊音或实音区，听诊有局限性湿性啰音，呼吸音减弱、消失或为管性呼吸音。血气分析动脉血氧分压下降和二氧化碳分压升高，胸部X线检查有典型的肺不张征象。继发感染时，体温明显升高，白细胞和中性粒细胞计数增加。

3. 预防 术前锻炼深呼吸，腹部手术者需练习胸式深呼吸，胸部手术者练习腹式深呼吸；术后避免限制呼吸的固定或绑扎；术前2周停止吸烟，减少肺泡和支气管内的分泌物；鼓励咳痰，利用体位或药物以利于排出支气管内分泌物；防止术后呕吐物或口腔分泌物误吸。

4. 治疗 鼓励患者深吸气、多翻身。帮助及教会患者咳嗽咳痰：用双手按住患者季肋部或腹部切口两侧，在深吸气后用力咳痰，并作间断深呼吸。若痰液黏稠不易咳出，可使用超声雾化吸入或口服祛痰药物如氨溴素、氯化铵等。痰量过多而不易咳出者，可经支气管镜吸痰，必要时可考虑做气管切开术。同时给予抗生素治疗。

五、尿路感染

1. 原因 尿潴留和经尿道的器械操作或检查是术后并发尿路感染的常见原因。有尿路感染病史者更易发生。

2. 临床表现 尿路感染多先在下尿路即膀胱和尿道发生，若上行感染可引起肾盂炎或肾盂肾炎。急性膀胱炎的主要表现为尿频、尿急、尿痛，有时尚有排尿困难。一般都无明显全身症状，尿液检查可见较多的红细胞和脓细胞。急性肾盂肾炎多见于女性，主要表现为怕冷、发热、肾区疼痛，白细胞计数升高，中段尿镜检可见大量白细胞和细菌。尿液培养大多数是G^-的肠源性细菌。

3. 预防 及时处理尿潴留，是预防膀胱炎及其上行感染的主要措施。尿潴留的处理原则是在膀胱过度膨胀前设法排尿。如尿潴留量超过500ml时，应留置导尿管1~2天。安置导尿管和冲洗膀胱时，应严格掌握无菌技术。尿路感染的治疗，主要是应用有效抗生素，维持充分的尿量，以及保持排尿通畅。

答案解析

目标检测

一、选择题

[A1/A2 型题]

1. 手术患者术前 12 小时禁食，4 小时禁饮的目的是
   A. 减少术后感染
   B. 防止术后腹胀
   C. 防止吻合口瘘
   D. 防止术后伤口裂开
   E. 防止麻醉或手术中呕吐

2. 按手术期限，下列属于限期手术的是
   A. 慢性阑尾炎切除术
   B. 直肠癌根治术
   C. 完全性肠梗阻造瘘术
   D. 可复性腹股沟斜疝修补术
   E. 急性上消化道穿孔修补术

3. 择期手术患者需进行营养支持治疗的是血浆白蛋白
   A. <30g/L
   B. <31g/L
   C. <32g/L
   D. <33g/L
   E. <34g/L

4. 疝手术患者入院时血压 150/96mmHg，针对此血压值正确的处理是
   A. 术前用降压药
   B. 术前不用降压药
   C. 术中用降压药
   D. 术后不用降压药
   E. 术前术后均用降压药

5. 术前不宜预防性应用抗生素的手术是
   A. 切口接近感染区的手术
   B. 肠道手术
   C. 操作时间长的大手术
   D. 癌肿手术和血管手术
   E. 甲状腺瘤切除术

6. 腹部手术后，原则上鼓励早期活动，其理由不包括
   A. 促进切口愈合
   B. 改善全身血液循环
   C. 减少深静脉血栓形成
   D. 减少肺部并发症
   E. 减少腹腔感染

7. 头、面、颈部手术切口拆线的时间应为术后
   A. 4~5 天
   B. 6~7 天
   C. 7~9 天
   D. 10~12 天
   E. 14 天

8. 切口"乙级愈合"的表现不包括
   A. 积液
   B. 红肿
   C. 血肿
   D. 硬结
   E. 化脓

9. 蛛网膜下隙麻醉术后 12 小时内应采取的体位是
   A. 半卧位
   B. 俯卧位
   C. 头高脚低位
   D. 平卧位
   E. 侧卧位

10. 急性阑尾炎手术后尿潴留的恰当处理是
    A. 使用利尿剂
    B. 耻骨上膀胱造瘘

  C. 无菌导尿后拔出尿管   D. 无菌导尿后留置尿管

  E. 下床自行排尿

二、简答题

1. 手术按照其期限性大致可分为哪几种？

2. 术前准备的内容包括哪些？

书网融合……

  本章小结   微课 1   微课 2   微课 3   题库

第十章　外科患者的营养代谢及营养治疗

PPT

◎ 学习目标

1. 通过本章学习，重点掌握外科患者的营养状态的评定方法及肠外营养和肠内营养的适应证、方法与并发症。

2. 学会外科患者营养代谢不良的原因及营养评定指标，具有对外科患者营养代谢不良的诊断和处理能力。

≫ 情境导入

情境描述　患者，男，55 岁，因上腹部隐痛、嗳气不适 5 个月来院就诊，胃镜提示胃小弯溃疡性质特点，拟考虑"胃癌"收住入院。经常规术前准备后，在全麻下行胃癌根治术，术后予禁食、胃肠减压、抗感染、补液等治疗 5 天后，医生决定给予营养支持治疗。

讨论　1. 你认为采取何种营养支持治疗方式合适？

　　　　2. 你将怎样来实施营养支持？

人体的正常代谢及良好的营养状态，是维护生命活动的重要保证。

正常人必须每天从食物中摄取足够的营养物质，正常饮食中应包括蛋白质、糖、脂肪、维生素、无机盐和水六种营养素。糖（碳水化合物）和脂肪主要提供热源，蛋白质主要提供氮源。正常成年人在基础情况下，每日需要消耗的热量为 1500～1800kcal；随着体力活动强度的加大，需要的热量也相应增加。碳水化合物、脂肪和蛋白质代谢后提供的热量各占总热量的百分率分别为 60%～70%、20%～25% 和 10%～15%。

外科领域许多疾病、创伤和手术都会存在不同程度的营养不良，如果不采取积极措施予以纠正，往往会增加患者的危险性，影响患者的康复过程，甚至很难救治成功。临床营养支持的产生及应用，挽救了许多危重症患者的生命，成为重症患者救治中不可缺少的重要措施。目前的营养支持方式可分为肠内营养及肠外营养两种。

第一节　外科患者的营养代谢

一、人体的基本营养代谢

营养物质包括碳水化合物、脂肪、蛋白质、水、电解质、微量元素和维生素，正常情况下的物质代谢正常生命活动中需要不断摄取各种营养物质，通过转化和利用以维持机体新陈代谢。食物中碳水化合物、脂肪、蛋白质、水、电解质、微量元素和维生素等营养底物进入人体后，参与体内一系列代谢过程，通过合成代谢使人体结构得以生长、发育、修复及再生，并为机体生命活动提供必不可少的能源。

（一）碳水化合物的代谢

碳水化合物的主要生理功能是供能，同时也是细胞结构的重要成分。正常情况下，碳水化合物提供

60%～70%维持成人机体正常功能所需的能量，机体一些组织器官如大脑神经细胞、肾上腺及血细胞等则完全依赖葡萄糖氧化供能。食物中碳水化合物经消化道消化、吸收后以葡萄糖、糖原及含糖复合物形式存在。碳水化合物在体内代谢过程主要体现为葡萄糖的代谢，糖的主要生理功能是供给机体生命活动所需要的能量。食物中的糖经过消化被分解为单糖，主要为葡萄糖，经过小肠黏膜细胞特定的葡萄糖转运体以继发性主动转运的方式吸收入体内。人体正常情况下，进入和移出血液的葡萄糖处于相对平衡状态。血糖来源于食物中糖的消化和吸收、肝糖原分解或肝脏糖异生作用；血糖去路为周围组织及肝脏摄取利用、糖原合成、转化为非糖物质或其他含糖物质。血糖水平保持恒定是糖、脂肪、氨基酸代谢协调的结果，也是肝脏、肌肉、脂肪组织等器官组织代谢协调的结果。

（二）蛋白质的代谢

蛋白质（protein）是构成生物体的重要组成成分，在生命活动中起着极其重要的作用，蛋白质的基本组成单位是氨基酸，不论是由肠道吸收的氨基酸，还是由机体自身蛋白质分解所产生的氨基酸，都主要用于重新合成细胞的构成成分，以实现组织的自我更新。为机体提供能量则是氨基酸的次要功能，只有在某些特殊情况下，如长期不能进食或体力极度消耗时，机体才依靠蛋白质分解供能，以维持基本的生理功能活动。氨基酸主要在肝脏代谢，脱氨基后生成的α-酮酸可以转变成乙酰辅酶A及其他柠檬酸循环的中间产物而进入柠檬酸循环，也可转变成糖脂类或再合成某些非必需氨基酸。氨基可重新被利用合成氨基酸、核酸，或以尿素、尿酸等形式主要经由肾脏排出体外。由于蛋白质在体内的氧化分解不完全，因而所释放的能量低于在体外燃烧时释放的能量。食物中蛋白质是人体蛋白质的主要来源，推荐每日供给能量占总能量的10%～15%，其在蛋白酶及肽酶的作用下水解成为寡肽及氨基酸而被吸收。正常情况下，机体内各种蛋白质始终处于动态更新之中，蛋白质的更新包括蛋白质分解和合成代谢，其合成和分解的相互协调对维持机体组织、细胞功能、调节生长及控制体内各种酶的生物活性起着十分重要的作用。

（三）脂肪的代谢

脂肪在体内的主要功能是储存和供给能量，构成身体组织、供给必需脂肪酸并携带脂溶性维生素等。体内储存的脂肪量较多，约占体重的20%。膳食中脂类（包括类脂和脂肪）是人体脂肪的主要来源，推荐每日供给能量占总能量的20%～25%，经脂肪酶的分解作用后在小肠吸收。当机体需要时，储存的脂肪首先在脂肪酶的催化下分解为甘油和脂肪酸。甘油主要在肝脏被利用，经过磷酸化和脱氢而进入糖的氧化分解途径供能，或转变为糖。脂肪酸的氧化分解可在心、肝、骨骼肌等许多组织细胞内进行。脂肪酸与辅酶A结合后，经过β-氧化，逐步分解为乙酰辅酶A而进入糖的氧化途径。此外，脂肪酸代谢的中间产物酮体也是肝脏输出能源的一种形式，由于酮体分子小且溶于水，易于透过血-脑屏障，在糖供应不足时，酮体是脑组织的主要能源物质，用以维持脑组织的功能活动。然而，当肝脏酮体生成量超过肝外组织的利用能力时，则可导致酮症酸中毒，对机体造成严重的危害。脂肪氧化时产能较多，在体内每克脂肪氧化所释放的能量约为糖的2倍，通常成年人储存的脂肪所提供的能量可供机体使用十余天至2个月之久。

（四）维生素、无机盐和微量元素的代谢

维生素是各种生物维持正常生理功能所必需的一类低分子有机化合物。许多维生素是构成辅酶的组成成分，在调节物质代谢方面起着十分重要的作用。此类物质在体内不能合成或合成量不足，故虽然需要量很少，每日仅以毫克或微克计算，但必须由外界供给。维生素虽属机体所必需的营养物质，缺乏不同的维生素可引起不同的疾病，但过多地使用某些维生素，不但对机体无益，反而有害。维生素分为脂溶性维生素（如维生素A、D、E、K）和水溶性维生素（如B族维生素和维生素C）两类。脂溶性维生

素吸收后可在体内贮存（主要在肝），短时间内不摄入不易引起缺乏。水溶性维生素包括 B 族维生素和维生素 C，均溶于水。B 族维生素在体内大多构成辅酶，对物质代谢发生影响。维生素 C 在体内有许多重要的生理功能，目前，维生素 C 作为一种重要的治疗或辅助治疗药物被广泛地应用于临床。体内水溶性维生素的贮存量不多，若贮存饱和后，多余部分即随尿排出。因此，当机体物质代谢发生改变时，水溶性维生素易受影响。水与无机盐中的钠、钾、氯等主要组成体液；钙、磷参与骨骼构成；血红蛋白中含有铁；铜、锌、碘、铬、硒、锰等微量元素也具有重要的功能。

二、饥饿、创伤状况下机体代谢

饥饿、创伤状况下机体代谢发生改变。临床上，外科患者由于疾病或手术治疗等原因，常常处于饥饿、感染或创伤等应激状况，此时机体会发生一系列代谢变化，以维持机体疾病状态下组织、器官功能以及生存所需。

（一）饥饿时机体代谢改变

外源性能量底物和营养物质缺乏是整个饥饿反应的基础，饥饿时机体正常代谢途径可能部分或全部停止，一些途径则被激活或出现新代谢途径。饥饿时机体生存有赖于利用自身储存的脂肪、糖原及细胞内的功能蛋白。饥饿早期，机体首先利用肝脏及肌肉中的糖原储备消耗以供能直至糖原耗尽，然后再依赖糖异生作用供给机体能量所需。此时，机体能量消耗下降，肝脏及肌肉蛋白分解以提供糖异生前体物质，蛋白质合成下降。随后，脂肪动员增加成为主要能源物质，体内酮体形成及糖异生作用增强，大脑及其他组织越来越多利用酮体作为能源，从而减少了骨骼肌蛋白分解程度，其目的是尽可能地保存机体的蛋白质，使生命得以延续。

（二）创伤应激状态下机体代谢变化

外科感染、手术创伤等应激情况下，机体发生一系列代谢改变，其特征为静息能量消耗增高、高血糖及蛋白质分解增强。应激状态时碳水化合物代谢改变主要表现为内源性葡萄糖异生作用明显增加，组织、器官葡萄糖的氧化利用下降以及外周组织对胰岛素抵抗，从而造成高血糖。创伤后蛋白质代谢的变化表现为分解增加，呈负氮平衡，其程度和持续时间与创伤应激程度、创伤前营养状况、患者年龄及应激后营养摄入有关，并在很大程度上受体内激素反应水平的制约。脂肪是应激患者的重要能源，创伤应激时机体脂肪分解增强，其分解产物作为糖异生作用的前体物质，从而减少蛋白质分解，保存机体蛋白质。

第二节　营养状态评估

对患者营养状态的评估，既可判别其营养不良的程度、制订营养支持的方案，又是营养支持治疗效果的客观指标，一般通过营养评价（nutritional assessment）进行评估。营养评价是通过临床检查、人体测量、生化及实验室检查、人体组成测定及多项综合营养评价等手段，判定机体营养营养状况，确定营养不良的程度及类型，预测其可能导致的风险，并作为营养支持疗效的监测指标。

一、临床检查

临床检查是通过病史采集和体格检查来发现是否存在营养不良。病史采集包括膳食调查、病史、用药史及精神史等。膳食调查可记录一段时间内每日、每餐摄入量，以了解有无厌食、进食量改变等情况。体格检查时主要判断是否有肌肉萎缩、毛发脱落、皮肤损害、水肿或腹水等营养不良相关临床表现，观察是否有维生素缺乏相应症状和体征。

二、人体测量

通过人体测量，可了解机体体重、脂肪和肌肉含量，用于判断机体营养状况，监测治疗效果。

1. 体重　体重测量是营养评价中最简单、直接而又可靠的方法，可反映营养状态，但应排除脱水或水肿等影响因素。通常采用理想体重衡量实际测量的体重是否在适宜范围，计算公式（Broca 改良公式）如下：

$$理想体重（kg）= 身高（cm）- 105$$

结果判断：实际体重在理想体重 ±10% 为正常范围，±（10%~20%）为超重或瘦弱，20% 以下为肥胖或极瘦。

3. 体质指数（body mass index，BMI）　被公认为反映营养不良以及肥胖的可靠指标，计算公式如下：

$$BMI = 体重（kg）/身高^2（m^2）$$

结果判断：BMI 正常范围值为 $18.5~23.9kg/m^2$；BMI $< 18.5kg/m^2$ 为营养不良，$24~28kg/m^2$ 为超重，BMI $\geqslant 28kg/m^2$ 为肥胖。

3. 皮褶厚度与臂围　通过三头肌皮褶厚度、上臂中点周径及上臂肌肉周径的测定可以推算机体脂肪及肌肉总量，间接反映机体营养状况。

（1）肱三头肌皮褶厚度（triceps skinfold thickness，TSF）　是测定体脂贮备的指标，反映体脂含量之间的相关关系，从而估计人体体脂含量的百分比，判断机体营养状况。测量值为正常值的 90% 以上为正常，80%~90% 为轻度营养不良，60%~80% 为重度营养不良，60% 以下者为重度营养不良。

（2）肩胛下皮褶厚度（subscapular skinfold thickness，SSF）　临床上以三头肌皮褶厚度与肩胛下皮褶厚度之和判断营养状况。

（3）上臂围（mid-arm circumference，MAC）　间接了解全身脂肪和肌肉情况，从而判断机体营养状况。

4. 握力测定　握力与机体营养状况密切相关，是反映肌肉功能十分有效的指标，肌肉力度与机体营养状况和手术后恢复程度相关。因此，握力是机体营养状况评价中一个良好的客观测量指标，可以在整个病程过程中重复测定、随访其变化情况。正常男性握力 ≥35kg，女性握力 ≥23kg。

三、生化及实验室检查

营养成分的血液浓度测定，营养代谢产物的血液及尿液浓度测定，与营养素吸收和代谢有关的各种酶的活性测定，毛发、指甲中营养素含量的测定等。

1. 血浆蛋白　血浆蛋白水平可以反映机体蛋白质营养状况、疾病的严重程度和预测手术风险程度，因而是临床上常用的营养评价指标之一，营养不良时该测定值均有不同程度下降。常用的血浆蛋白指标有白蛋白（清蛋白）、前白蛋白、转铁蛋白和视黄醇结合蛋白等。白蛋白半衰期为 18 天，营养支持对其浓度的影响需较长时间才能表现出来。血清前白蛋白、转铁蛋白和视黄醇结合蛋白半衰期短、血清含量少且全身代谢池小，是反映营养状况更好、更敏感、更有效的指标（表 10-1）。

表 10 - 1　蛋白正常值及营养不良指标项目

项目	正常值	营养不良		
		轻度	中度	重度
白蛋白（g/L）	> 35	28~34	21~27	<21
转铁蛋白（g/L）	2.0~2.5	1.8~2.0	1.6~1.8	<1.6
前白蛋白（g/L）	0.18~0.45	0.14~0.16	0.10~0.14	<0.10

2. 氮平衡与净氮利用率　氮平衡是评价机体蛋白质代谢状况的可靠指标。氮平衡 = 摄入氮 - 排出氮。氮的摄入量大于排出量为正氮平衡，氮摄入量小于排出量为负氮平衡。正氮平衡时机体合成代谢大于分解代谢，意味着蛋白净合成；而负氮平衡时，分解代谢大于合成代谢；若摄入氮与排出氮相等，则表明维持氮的平衡状态。

3. 免疫功能　总淋巴细胞计数是评价细胞免疫功能的简易方法，测定简便快速，适用于各年龄阶段，其正常值是（2.5~3.0）×10^9/L，计数低于 1.8×10^9/L 提示营养不良。

四、机体能量需要量的确定

准确的能量供给与营养疗效和临床结局直接相关，能量摄入不足可造成机体蛋白质消耗，影响器官结构和功能，从而影响患者预后。尽管间接测热法测定机体静息能量消耗值是判断患者能量需要量理想的方法，但临床上大多数患者尚无法实时测量机体的能量消耗值，较多的仍然是应用预测公式或凭经验估计来确定患者的能量需求。目前认为，对于非肥胖患者 25~30kcal/（kg·d）能满足大多数住院患者的能量需求，而 BMI≥30kg/m^2 的肥胖患者，推荐的能量摄入量为正常目标量的 70%~80%。

第三节　肠内营养

肠内营养（enteral nutrition，EN）是指经口或喂养管等胃肠道途径提供机体生命所需营养素的方式，它具有符合生理状态、能维持肠道的结构和功能的完整性、费用低、使用方便、并发症少等优点，因而肠内营养是临床营养支持的首选方法，只要肠道有功能，首选肠内营养。肠内营养的实施有赖于患者的胃肠道是否具有吸收所提供的各种营养素的能力，胃肠道是否能耐受肠内营养制剂。合适的肠内饮食方案取决于患者的诊断、营养状况、营养物质和液体的需要量及肠道吸收功能。

一、肠内营养的适应证

1. 意识障碍、某些神经系统疾病　如脑外伤、脑血管疾病、脑肿瘤等患者，也可应用于阿尔茨海默病或精神失常、严重抑郁患者。

2. 吞咽困难或失去咀嚼能力的患者　如咽下困难、口咽部外伤及手术后、重症肌无力。

3. 消化道疾病稳定期　如消化道瘘、短肠综合征、炎症性肠病、重症急性胰腺炎等。

4. 慢性消耗性疾病　如肿瘤、结核、恶性肿瘤放疗化疗、免疫缺陷性疾病等。

5. 处于高分解状态者　如严重感染、大面积烧伤、严重创伤、大手术后等。

6. 其他　如心、肺、肝等功能不良者、腹部外科手术后胃排空障碍者等。

值得注意的是，消化道梗阻、消化道出血、短肠综合征早期、炎症性肠病不稳定期等患者禁用。

二、肠内营养制剂的分类

肠内营养制剂根据其组成可分为非要素型、要素型、组件型及疾病专用型四类。肠内营养制剂有粉剂和溶液两种，临床上根据各种制剂的特点和患者的病情进行选择，以达到最佳的营养效果。

1. 非要素型　该类制剂以整蛋白或蛋白质游离物质为氮源，故也称蛋白型制剂。渗透压接近于等渗，口感好，口服或管饲均可，使用方便，耐受性强。适用于胃肠功能较好的患者，是临床应用最为广泛的肠内营养制剂。

2. 要素型　该制剂是多肽类或氨基酸、葡萄糖、脂肪、维生素和矿物质的混合物。具有成分明确、营养全面、吸收容易、含残渣少、无须消化即可直接或接近直接吸收、不含乳糖等优点；其缺点是口感差。适合于胃肠道的消化吸收功能部分受损的患者，如胰腺炎、短肠综合征等患者。

3. 组件型　该制剂是仅以某种或某类营养素为主的制剂，是对完全性肠内营养制剂的补充或强化，以适合患者的特殊需要。主要有糖类组件、脂肪组件、蛋白质组件、维生素组件和矿物质组件等。

4. 疾病专用型　该类制剂是根据不同的疾病特征设计的针对特殊患者的专用制剂，主要有肿瘤、糖尿病、肝病、肾病、肺病、创伤和婴幼儿等专用制剂。

三、肠内营养的输入途径

肠内营养的输入途径有口服、鼻胃/十二指肠置管、鼻空肠置管、胃造口、空肠造口等，具体投给途径的选择取决于疾病情况、喂养时间长短、患者精神状态及胃肠道功能。

1. 鼻胃/十二指肠、鼻空肠管喂养　通过鼻胃或鼻肠置管进行肠内营养简单易行，是临床上使用最多的管饲喂养方法。鼻胃管喂养的优点在于胃容量大，对营养液的渗透压不敏感，适合于各种完全性营养配方，缺点是有反流与吸入气管的风险。鼻十二指肠和鼻空肠管喂养是将喂养管分别放置入十二指肠和空肠内，减少了反流风险。鼻胃或鼻肠置管喂养适合于需短时间（<2周）营养支持者，长期置管可出现咽部红肿等不适、呼吸系统并发症增加。

2. 胃或空肠造口　常用于需要较长时间进行肠内喂养的患者，具体可采用手术造口或经皮内镜辅助胃/空肠造口，后者具有不需开腹与麻醉、操作简便、创伤小等优点。

四、肠内营养的输注方式

肠内营养输注方式有一次性投给、间隙性重力滴注和连续性经泵输注三种。

1. 一次性投给　将配好的营养液或商品型肠内营养液用注射器缓慢注入喂养管内，每次200ml左右，每日6~8次。该方法常用于需长期家庭肠内营养的胃造瘘患者，因为胃容量大，对容量及渗透压的耐受性较好。

2. 间隙性重力输注　将配制好的营养液经输液管与肠道喂养管连接，借重力将营养液缓慢滴入胃肠道内，每次250~400ml，每日4~6次。此法优点是患者有较多自由活动时间，类似正常饮食。

3. 连续经泵输注　应用输液泵12~24小时均匀持续输注，是临床上推荐的肠内营养输注方式，胃肠道不良反应相对较少，营养效果好。

注意事项：肠内营养液输注时应循序渐进，开始时采用低浓度、低剂量、低速度，随后再逐渐增加营养液浓度、滴注速度以及投给剂量。一般第1天用1/4总需要量，营养液浓度可稀释一倍。如能耐受第2天可增加至1/2总需要量，第3~4天增加至全量，使胃肠道有逐步适应、耐受肠内营养液过程。开始输注时速度一般为25~50ml/h，以后每12~24小时增加25ml/h，最大速率为125~150ml/h。输入体内的营养液的温度应保持在37℃左右，过凉易引起胃肠道并发症。

五、肠内营养的并发症及防治

常见并发症有机械方面、胃肠道方面、代谢方面及感染方面并发症。

1. 机械性并发症　主要有鼻、咽及食管等插管损伤，喂养管堵塞，喂养管拔出困难，造口并发症等。可以通过规范操作来减少此类并发症的发生。

2. 胃肠道并发症　恶心、呕吐、腹泻、腹胀和肠痉挛等症状是临床上常见的消化道并发症，可以通过合理的操作来预防这些症状的出现，并需及时纠正和处理，达到缓解。

3. 代谢性并发症　主要有水、电解质及酸碱代谢异常，糖代谢异常，微量元素、维生素及脂肪酸的缺乏，各脏器功能异常。这类并发症主要通过定期复查电解质、血气分析、肝肾功能等预防，并根据具体情况及时调整营养方案。

4. 感染性并发症　主要与营养液误吸和营养液污染有关。吸入性肺炎是肠内营养最严重并发症，常见于幼儿、老年患者及意识障碍患者。防止胃内容物潴留及反流是预防吸入性肺炎的重要措施，故每次输注前应先评估胃内残留量，若一旦发现误吸应积极治疗。

第四节　肠外营养

肠外营养（parenteral nutrition，PN）是指通过胃肠道以外途径（即静脉途径）提供患者所需营养素的方式，使患者在无法正常进食的状态下仍可以维持营养状况。肠外营养是肠功能衰竭患者必不可少的治疗措施，挽救了大量危重症患者的生命，疗效确切。

一、肠外营养的适应证

凡是需要营养支持，但又不能或不宜接受肠内营养（enteral nutrition，EN）者，均为肠外营养的适应证。

1. 一周以上不能进食或因胃肠道功能障碍或不能耐受肠内营养者。

2. 通过肠内营养无法达到机体需要的目标量时应补充肠外营养。

3. 急性重症胰腺炎、上消化道瘘、短肠综合征。

4. 中、重度营养不良。

5. 严重感染、脓毒症、大面积烧伤、肝衰竭、肾衰竭等。

6. 复杂的大手术，特别是腹部大手术术后。

二、肠外营养制剂的分类

肠外营养制剂由碳水化合物、脂肪乳剂、氨基酸、水、维生素、电解质和微量元素等基本营养素组成，以提供患者每日所需的能量及各种营养物质，维持机体正常代谢。

1. 碳水化合物制剂　葡萄糖是肠外营养中最主要能源物质，其来源丰富、价廉、无配伍禁忌，符合人体生理要求，省氮效果肯定。缺点为：① 静息能量消耗增加；② CO_2 产生过多；③有高血糖、高渗性并发症发生危险，对静脉刺激大。肠外营养时葡萄糖的供给量一般为 $3 \sim 3.5 g/(kg \cdot d)$，供能占总热量的 $55\% \sim 65\%$。严重应激状态下患者，葡萄糖供给量降至 $2 \sim 3 g/(kg \cdot d)$，以避免摄入过量所致的代谢副作用。葡萄糖是肠外营养的主要能源物质。对胰岛素不足的患者，输入葡萄糖时需加用胰岛素。

2. 氨基酸制剂　氨基酸是肠外营养氮源物质，是机体合成蛋白质所需的底物。由于各种蛋白质由特定的氨基酸组成，因此输入的氨基酸液中各种氨基酸配比应该合理，才能提高氨基酸的利用率，有利于蛋白质的合成。氨基酸制剂有平衡型及特殊型两类。肠外营养理想的氨基酸制剂是含氨基酸种类较齐全的平衡型氨基酸溶液，包括所有必需氨基酸。肠外营养时推荐的氨基酸摄入量为 $1.2 \sim 2.0 g/(kg \cdot d)$，严重分解代谢状态下需要量增加。特殊型氨基酸，针对不同疾病，配方成分上做了必要调整。

3. 脂肪乳剂制剂　脂肪乳剂是肠外营养中理想的能源物质,可提供能量、生物合成碳原子及必需脂肪酸。脂肪乳剂具有能量密度高、等渗、不从尿排泄、富含必需脂肪酸、对静脉壁无刺激、可经外周静脉输入等优点。一般情况下肠外营养中脂肪乳剂应占30%~40%总热量,剂量为0.7~1.3g甘油三酯/(kg·d)。脂肪乳剂的输注速度为1.2~1.7mg/(kg·min)。存在高脂血症(血甘油三酯>4.6mmol/L)患者,脂肪乳剂摄入量应减少或停用。临床上常用的脂肪乳剂有长链脂肪乳剂、中/长链脂肪乳剂、含橄榄油脂肪乳剂以及含鱼油脂肪乳剂,不同脂肪乳剂各有其特点。脂肪乳剂为等渗,可经周围静脉输入,安全无毒;输注太快可致胸闷、心悸或发热等反应,大量输入后可致毒性反应。

4. 电解质制剂　电解质对维持机体水、电解质和酸碱平衡,保持人体内环境稳定,维护各种酶的活性和神经、肌肉的激应性均有重要作用。

5. 维生素及微量元素制剂　维生素及微量元素是维持人体正常代谢和生理功能所不可缺少的营养素。肠外营养时需要添加水溶性和脂溶性维生素以及微量元素制剂,以避免维生素及微量元素缺乏症。

三、肠外营养液的配制

为使输入的营养物质在体内获得更好的代谢、利用,减少污染等并发症的发生机会,主张采用全营养液混合方法(total nutrient admixture,TNA)将各种营养制剂混合配制后输注。肠外营养液配制所需的环境、无菌操作技术、配制流程、配制顺序均有严格的要求。目前,我国许多医院已建立了静脉药物配制中心,充分保证了肠外营养液配制的安全性。为确保混合营养液的安全性和有效性,不允许在肠外营养液中添加其他药物。近年来,随着新技术、新材质塑料不断问世,出现了标准化、工业化生产的肠外营养袋。这种营养袋中有分隔腔,分装氨基酸、葡萄糖和脂肪乳剂,隔膜将各成分分开以防相互发生反应,临用前用手加压即可撕开隔膜,使各成分立即混合。标准化多腔肠外营养液节省了配制所需的设备,简化了步骤,常温下可保存较长时间,有很好的临床应用前景。

四、肠外营养途径的选择

肠外营养输注途径主要有中心静脉和周围静脉途径。

1. 中心静脉途径　适用于需要长期肠外营养,需要高渗透压营养液的患者。临床上常用的中心静脉途径有:①颈内静脉途径;②锁骨下静脉途径;③经头静脉或贵要静脉插入中心静脉导管(PICC)途径。周围静脉途径是指浅表静脉,大多数是上肢末梢静脉。

2. 周围静脉途径　具有应用方便、安全性高、并发症少而轻等优点,适用于只需短期(<2周)肠外营养者。

五、肠外营养液的输注方式

肠外营养的输注有持续输注法和循环输注法两种。

1. 持续输注法　是指营养液在24小时内持续均匀输入体内。由于各种营养素同时按比例输入,对机体氮源、能量及其他营养物质的供给处于持续状态,对机体的代谢及内环境的影响较少。

2. 循环输注法　是在持续输注营养液基础上缩短输注时间,使患者每天有一段不输液时间。此法适合于病情稳定、需长期肠外营养而且肠外营养量无变化者。

六、肠外营养的并发症及防治

肠外营养并发症主要有静脉导管相关并发症、代谢性并发症、脏器功能损害及代谢性骨病等。

1. 静脉导管相关并发症　分为非感染性并发症及感染性并发症两大类。非感染性并发症大多数发生在中心静脉导管放置过程中发生气胸、空气栓塞、血管、神经损伤等，少数是长期应用、导管护理不当或拔管操作所致，如导管脱出、导管折断、导管堵塞等。感染性并发症主要指中心静脉导管相关感染，周围静脉则可发生血栓性静脉炎。防治措施是重在预防，如置管时严格无菌操作，专管专用；输注营养液时采用全封闭输液系统，定期导管护理。一旦发生并发症，则应及时处理。

2. 代谢性并发症 肠外营养时提供的营养物质直接进入循环中，营养底物过量或不足容易引起或加重机体代谢紊乱和器官功能异常，产生代谢性并发症，如高血糖、低血糖、氨基酸代谢紊乱、高脂血症、电解质紊乱及酸碱失衡、必需脂肪酸缺乏、再喂养综合征、维生素及微量元素缺乏症等。防治措施主要是在实施肠外营养支持过程中，加强监测，注意全身情况，每周定期监测电解质、血气分析、肝肾功能等指标，以指导或调整营养治疗方案。

3. 脏器功能损害 长期肠外营养可引起肝脏损害，主要病理改变为肝脏脂肪浸润和胆汁淤积，其原因与长期禁食时肠内缺乏食物刺激、肠道激素的分泌受抑制、过高能量供给或不恰当的营养物质摄入等有关。此外，长期禁食可导致肠黏膜上皮绒毛萎缩，肠黏膜上皮通透性增加，肠道免疫功能障碍，导致肠道细菌易位而引发肠源性感染。防治主要是定期复查肝功能，予以护肝药物；及时控制感染，必要时调整营养方案。

4. 代谢性骨病 部分长期肠外营养患者出现骨钙丢失、骨质疏松、血碱性磷酸酶增高、高钙血症、四肢关节疼痛甚至出现骨折等表现。防治措施主要是定期复查血钙，及时补充。

 素质提升

中国血液净化医疗质量管理与控制体系的创建、实施与引领

中国人民解放军总医院陈香美、蔡广研、孙雪峰等人，首创血液净化诊疗技术与医疗质量控制相结合的三级管理实时在线血液净化病例信息登记系统，制定中国首部《血液净化标准操作规程》以及多项血液净化新冠肺炎防控指导建议，显著提高中国血液净化诊疗和医疗质量控制水平。该重要医学成就创建了中国血液净化医疗质量管理体系，制定了国家血液净化行业规范，引领并实施了中国血液净化医疗质量控制，推进中国血液净化创新发展，达到国际领先水平。

答案解析

目标检测

一、选择题

[A1/A2 型题]

1. 禁食 24 小时后，体内葡萄糖来源于体内蛋白质的糖异生，每日约耗损蛋白的量为

    A. 50g   B. 60g   C. 70g

    D. 75g   E. 85g

2. 管饲饮食一般配方含有

    A. 牛奶   B. 豆浆   C. 鸡蛋

    D. 蔗糖   E. 以上都有

3. 要素饮食每1ml溶液含有热量

    A. 3.25kJ   B. 4.18kJ   C. 2.75kJ

    D. 6.25kJ   E. 5.36kJ

4. 全胃肠外营养的要求是

    A. 氮(g) 热比为1:(150~200)kcal   B. 钾与氮之比为5mmol:1g

    C. 氨基酸与葡萄糖同时输注   D. 定期补充脂肪乳剂

    E. 以上都对

5. 长期全胃肠外营养中，最严重的并发症是

    A. 高渗性非酮性昏迷   B. 溶质利尿

    C. 血磷过低   D. 凝血酶原过低

    E. 氮质血症

二、填空题

1. 正常成人一般每日约需能量_____，其中_____由食物供给。

2. 外科患者补给营养的途径有_____和_____。

书网融合……

本章小结   题库

第十一章　外科感染

PPT

◎·学习目标

    1. 通过本章学习，重点掌握外科感染的分类、临床表现、诊断、预防和治疗；疖、痈、蜂窝织炎、丹毒的病因、诊断要点和治疗；脓性指头炎的病因，临床特点和治疗；破伤风的致病条件、临床表现、诊断和治疗；脓毒症、菌血症的诊断和治疗；外科应用抗生素的原则。熟悉外科感染的常见致病菌、病理生理；浅部淋巴管炎和淋巴结炎的病因、病理生理、临床表现、诊断、治疗；甲沟炎的临床表现、治疗；急性化脓性腱鞘炎和手掌深部间隙的病因、临床表现和治疗；破伤风的病理生理。了解气性坏疽的诊断和鉴别诊断、临床表现和治疗。

    2. 学会浅表脓肿的切开引流和感染伤口换药等外科基本操作技能，具有良好的无菌观念。

≫ 情境导入

    情境描述　患者，女，19 岁，3 天前发现鼻部有一小痘，挤破后有脓液流出，当晚自觉鼻部疼痛，肿胀，未予以重视。今晨疼痛加重，并出现头痛、寒战、全身乏力等症状。查体：T 39.7℃，R 26 次/分，BP 100/70mmHg，面部肿胀，口唇无歪斜，血常规示 WBC 20×10^9/L，初步诊断为急性化脓性海绵状静脉窦炎。

    讨论　1. 请问该疾病与患者挤鼻部上的痘有关吗？

           2. 鼻部长痘应如何正确处理？

第一节　概　述

    外科感染（surgical infection）一般是指需要手术治疗的感染性疾病或在创伤、手术、介入性诊疗操作后并发的感染。尽管抗菌药物种类不断增多，发病率并未降低，仍占外科疾病的 1/3～1/2。外科感染具有下列特点：①常为几种需氧菌和厌氧菌的混合感染。②多数有明显的局部症状和体征。③多为器质性病变，预后可留有瘢痕。④常有组织化脓性坏死，需外科处理。

一、病因与分类

（一）病因

外科感染受多种因素的共同影响，主要为以下几个方面。

    1. 病原菌　外科感染的发生与病原菌的种类、数量和毒力有关。所谓的毒力是指病原菌入侵、穿透和繁殖的能力以及形成毒素或胞外酶的能力。

    2. 环境　人体抗感染的防御机制由天然免疫和获得性免疫共同参与。对于不同类型病原体产生的免疫应答，机体的反应不尽相同，感染所引起的损伤除了来自病原体本身毒力外，也有来自机体的免疫应答不当。

3. 宿主

（1）局部情况　①皮肤、黏膜的病变或缺损，如开放性创伤、胃肠穿孔、手术等使屏障保护功能受到破坏，使病原菌易于入侵。②吞噬细胞因坏死组织与异物的存在，不能有效发挥功能。③管腔阻塞，内容物淤积，使细菌繁殖并侵袭组织，如乳腺导管阻塞、乳汁淤积后发生急性乳腺炎，阑尾腔内有粪石淤滞后可发生急性阑尾炎等。④体腔内的导管或放置引流管处理不当而为病原菌侵入开放了通道。⑤吞噬细胞、抗体等因局部组织血运障碍或水肿、积液而不能达到病原菌入侵部位，降低了组织防御和修复的能力。局部组织缺血缺氧不仅抑制吞噬细胞的功能，还有助于致病菌的生长，如压疮、下肢静脉曲张发生溃疡均可继发感染。

（2）全身性抗感染能力降低　①严重损伤、休克或大面积烧伤时，机体的抗感染能力降低。②尿毒症、糖尿病、肝硬化等慢性疾病及严重的贫血、营养不良、低蛋白血症或白细胞过少时，患者易继发感染。③使用免疫抑制剂、大剂量肾上腺皮质激素、接受抗癌药物或放射治疗时，患者免疫功能显著降低。④婴幼儿与高龄老年人抵抗力差，属易感人群。⑤免疫功能障碍，如先天性或获得性免疫功能缺陷（艾滋病）患者更易发生各种感染性疾病。

（二）分类

外科感染的致病微生物种类多，能入侵人体不同部位的组织与器官，引起多种病变，外科感染可按不同的方法分类。

1. 按致病菌特性分类

（1）非特异性感染（nonspecific infection）　又称一般性感染或化脓性感染，占外科感染的大多数，其特点是同一致病菌可引起几种不同的化脓性感染，而不同的致病菌又可引起同一种化脓性感染。有化脓性炎症的共同特征，即红、肿、热、痛，可形成脓肿，防治原则基本相似。常见致病菌为金黄色葡萄球菌、大肠埃希菌、溶血性链球菌、铜绿假单胞菌等。

（2）特异性感染（specific infection）　由同一种致病菌所引起的感染，如结核、气性坏疽、破伤风、炭疽等。

2. 按病程长短分类　外科感染可分为急性、亚急性与慢性感染三种。病程在3周以内的称为急性感染。病程超过2个月或更久的为慢性感染。病程介于慢性与急性感染之间的为亚急性感染。

3. 按病原菌的来源和侵入时间分类　病原菌由体表或外环境侵入体内造成的感染称为外源性感染；由体内的病原菌经空腔脏器如肠道、胆道、肺或阑尾造成的感染称为内源性感染；伤口直接污染造成的感染称为原发性感染；伤口愈合过程中出现的病原菌感染称为继发性感染。

4. 按照感染发病条件分类　如二重感染（菌群交替症）（perfectionism）、条件性（机会性）感染（opportunistic infection）和医院内感染（nonsocial infection）等。

二、感染的演变

由于大量新型广谱抗生素的问世、发展和滥用，外科感染的主要致病菌发生了下述变迁：20世纪60年代，以金黄色葡萄球菌和溶血性链球菌等革兰阳性菌为主；20世纪70年代，逐步被革兰阴性杆菌如大肠埃希菌、铜绿假单胞菌等取代；20世纪80年代后，以混合感染的条件致病菌（需氧菌、厌氧菌和真菌）为外科感染的主要致病菌，至20世纪90年代，革兰阳性球菌与真菌感染又有重新增多的趋势。

三、临床表现

1. 局部症状　感染区的红、肿、热、痛和功能障碍是化脓性感染的五大临床症状。感染局部症状的程度可随病变范围和位置深浅而异。病变范围小或位置较深时，局部症状则不明显；反之，病变范围大或位置表浅时，局部症状则较突出。

2. 全身症状 感染轻时可无全身症状。感染较重的常有发热、头痛、全身不适、乏力、食欲减退等。一般均有白细胞增加和核左移。病情严重时，甚至可出现白细胞降低和中毒颗粒。全身感染情况严重者可出现感染性休克。部分严重感染患者由于免疫功能低下，出现体温下降、脉搏加快，预后不良。病程长者，因营养消耗可出现贫血、消瘦或水肿。

四、诊断

根据病史、临床表现、体征和白细胞计数及分类进行综合判断，仍是感染的基本方法。细菌培养阳性是诊断感染的过硬指标。为提高培养阳性率和尽快得到结果，可采用选择性培养基、改善培养条件或使用微生物快速自助诊断仪。更精确的方法是利用 PCR 技术扩增血液或组织中共有或某种特有的 DNA片段进行检测。波动感是诊断脓肿的主要依据。深部脓肿波动感常不明显，但表面组织常有水肿、局部有压痛，全身症状明显，可借助诊断性穿刺抽到脓液。将抽到的脓液进行细菌培养和药物敏感试验，可为选择抗菌药物提供依据。为寻找或定位深部的感染灶，还可进行超声波、X 线、CT 和 MRI 检查等辅助检查。

五、预防

增强人体的全身和局部免疫力、减少致病菌进入人体的机会，是防止感染发生的两个重要环节。

（一）增强机体的免疫力

1. 改善患者的营养状态，纠正低蛋白血症，贫血等。

2. 积极治疗糖尿病、尿毒症等，增强机体的抗感染能力，严格掌握使用皮质激素类药物的指征，尽量缩短疗程，必要时加用抗生素或改用其他药物。在恶性肿瘤放、化疗期间，可辅用免疫增强剂，白细胞计数过少时应输注白细胞或暂停放、化疗。

3. 及时使用有效的特异性免疫疗法，如预防破伤风可用破伤风类毒素和抗毒素、预防狂犬病可接种疫苗（PVRV）及注射免疫球蛋白（RIG）。

4. 有明确指征时，合理使用抗生素，预防感染。

（二）防止病原微生物侵入

1. 注意个人清洁和公共卫生，减少体表、体内病原微生物滞留，加强卫生宣教。

2. 严格无菌操作，及时正确地处理各种新鲜伤口，清除异物，去除血凝块及无活力组织，减少组织创伤，正确使用引流，防止与减少创口感染。

（三）切断病原菌传播途径

切断传播途径对于预防医院内感染尤为重要，医院内感染包括诊疗工作不当造成的医源性感染以及医院内患者之间的交叉感染。院内感染的致病菌较医院外的同类菌有更强的毒性和耐药性，故应认真实施医院卫生管理，包括环境卫生、饮食和用水卫生、空间清洁、污物处理以及人员安全防护等。对诊疗用品、器械、药物等严格进行消毒灭菌，杜绝微生物污染。在诊疗工作中，特别是施行注射、手术、置管和其他介入性操作时，应严格贯彻无菌原则，防止病原菌侵入，以减少医院内感染的发生。

六、治疗

原则上应大力增强人体的抗感染能力和组织修复能力，及时消除感染病因和毒性物质，制止病原菌生长，适时引流脓液或清除坏死组织，严重感染应从局部处理与全身性治疗两方面着手；对于轻度感染，有时仅需局部治疗即可治愈。

（一）局部疗法

1. 患部制动 对感染的肢体可抬高，必要时可用夹板或石膏绷带固定，以利于静脉血的回流，减轻疼痛，以免感染范围扩展。

2. 外用药物 浅部感染早期或中期，组织肿胀明显者用50%硫酸镁溶液湿热敷，未形成脓肿阶段还可用鱼石脂软膏、金黄膏等贴敷；感染伤口创面则需换药处理；已破溃的感染，则行引流和更换敷料。厌氧菌感染可用3%过氧化氢溶液冲洗、浸泡伤口。

3. 物理疗法 炎症早期可以局部热敷或湿热敷、超短波理疗或红外线辐射等物理疗法，可改善局部血液循环、促进炎症消退或感染局限而形成脓肿。

4. 手术治疗 脓肿形成后应及时切开引流使脓液排出，深部脓肿可以在超声、CT引导下穿刺引流；以减轻局部和全身症状，阻止感染继续扩散。必要时手术处理，手术方式为切除或切开病变组织、排脓及留置引流物。

（二）全身疗法

外科感染对患者全身有不同程度的影响。重症患者，如重要脏器感染、脓毒症、手术后或创伤合并感染以及原先有较严重的其他病症者，应加强全身重要脏器的监护及病程严重性评估，改善患者的全身状态，增强机体抵抗力。主要方式如下。

1. 确保患者充分休息与睡眠。
2. 提供高能量、高蛋白、维生素丰富的易消化饮食。
3. 维持水、电解质与酸碱平衡和营养代谢。
4. 如有贫血、白细胞减少或低蛋白血症，需适当予以成分输血。
5. 注射胎盘球蛋白、丙种球蛋白以增强免疫力。
6. 缓解症状，如有高热用冷敷或解热镇痛药物，体温过低时注意保暖。

七、抗菌药物的应用

抗菌药物合理应用，不仅增加了手术安全性，也提高了外科感染性疾病的防治效果。反之，不加选择地应用抗菌药物，可出现毒副作用，增加致病菌对药物的耐药性，引起二重感染，甚至危及生命。较轻或局限的感染，如毛囊炎、疖或浅表化脓性伤口可不用抗菌药物。对较严重、范围较大或有扩展趋势的感染，如急性腹膜炎、肝脓肿、气性坏疽、手部感染等，需配合手术治疗，手术治疗前、后应全身使用抗菌药物。

1. 抗菌药物的合理选择 根据感染部位、脓液性状、细菌培养和药敏试验结果、抗菌药物的抗菌谱及毒副作用等，结合患者的肝、肾功能等选用抗菌药物。在治疗最初阶段，缺乏致病菌的详细资料，抗菌药物选择是经验性的，先根据感染部位、临床表现、脓液性状等估计病原菌种类，选择适当抗菌药物。对重症感染完善血、脓液培养及药敏试验以指导合理选用抗菌药物。

用药方案实施以后，应在72小时后评价其效果，一般不宜频繁更换抗菌药物。若患者病情好转，但药敏试验结果报告细菌耐药，不需更换抗菌药物。感染较重者可加用一种细菌敏感的药物。若患者病情无好转甚至恶化，无论药敏试验结果如何，均应从药物种类、剂量、渗入感染组织能力、给药方法等方面认真分析，进行合理调整。方案调整后，患者病情仍未好转，应考虑有无真菌或少见致病菌感染。

2. 抗菌药物的应用时间 一般在患者体温正常、局部感染灶和全身情况好转后3~4天，可考虑停药。但脓毒症等严重的全身感染，应在1~2周后停药。

3. 抗菌药物的预防性应用 一般认为，机体抵抗致病菌种植伤口的决定性时间是污染后3小时内，因此，为使细菌入侵时组织内已达到有效药物浓度，术前应给药一次；手术时间每延长 4 小时则再次给药一次；一般术后用药 48 小时左右即可停药。抗菌药物的预防性应用主要针对术后感染发生率高，或一旦发生感染后果严重的病例。对术后预期感染发生率超过 5% 的外科手术，为减少或避免感染性并发症，应预防性应用抗菌药物。

4. 抗菌药物的联合应用 20 世纪 80 年代开始，外科感染变得较严重，常出现几种需氧菌和厌氧菌的混合感染。为提高疗效、降低药物的剂量及毒副作用、扩大抗菌谱、延缓或防止耐药菌株的出现，常需联用 2 种（但一般不超过 3 种）对需氧菌和厌氧菌有效的抗菌药物。抗菌药物联合应用的适应证包括脓毒症、耐药菌株感染、混合感染、致病菌不明的严重感染、药物不易渗入部位（如脑）的感染、需长期用药的结核病及尿路感染等。在给药方法上，应注意药物间的配伍禁忌，为避免因多种药物混合而影响抗菌活力、降低疗效，宜采用静脉内分次、分别给药。

5. 抗菌药物的注意事项

（1）抗菌药物不能取代外科无菌原则。

（2）应用抗菌药物的基本原则：能不用就不用，能用窄谱就不用广谱，能用一种就不联合。

（3）全身情况较差的患者，为了更快控制感染，应尽量用杀菌性抗菌药物。

（4）有时为提高局部药物浓度、提升抗感染疗效，尽可能减少药物全身毒性反应和耐药菌株的产生，可采用抗菌药物局部应用。

（5）要考虑抗菌药物的吸收、分布等特性：磺胺类、青霉素、氯霉素、氯苄西林等透过血-脑屏障性能好，可用于中枢感染；大环内酯类在胆汁中浓度高于血清，可用于胆道感染；青霉素、头孢菌素类、氨基糖苷类在尿液中浓度高，只要低剂量即对敏感菌所致尿路感染有效。

（6）避免引起病原菌的耐药性。选用敏感率较高的抗菌药物，加强用药目的性，避免频繁地更换或中断抗菌药物等。

（7）防止过敏反应和毒副作用的发生。为防止过敏反应发生，用药前应了解患者的既往药物过敏史，某些抗生素需要做皮肤敏感试验。不适当的增加给药次数或增大剂量，可导致药物蓄积中毒，头孢菌素类和氨基糖苷类不合理联用可导致肾毒性增强等。

💡 **素质提升**

"工匠精神" 铸大医—— 青霉素的发现与应用

在《现代汉语词典》中，工匠的解释为手艺工人，"工匠精神"包括高超的技艺和精湛的技能，严谨细致，专注负责的工作态度，以及对职业的认同感和责任感。

青霉素是第一种能够治疗人类疾病的抗生素，其发现者是英国细菌学家弗莱明。1928 年的某日，弗莱明在他简陋的实验室里研究导致人体发热的葡萄球菌。由于培养皿盖子没有盖好，他发现培养细菌的琼脂上附着了一层霉菌，这是从楼上一位研究青霉菌学者的实验室窗口飘落进来的。在用显微镜观察这只培养皿时，弗莱明惊讶地发现霉菌周围的葡萄球菌已被溶解。这意味着霉菌的某种分泌物能够抑制葡萄球菌，弗莱明将其分泌的抑制物质称为青霉素。1935 年，英国物理学家弗洛里和德国化学家钱恩合作，深入研究青霉素的性质和化学结构，解决了青霉素的提纯和浓缩问题。正是他们这种细致严谨，专注负责的"工匠精神"，才使得青霉素被发现并且被大量生产和应用，挽救了无数人的生命。

清代名医沈金鳌曾说过"医之道大而深，盖医系人之生死。凡治一症，构一方，用一药在立法著书者，非要于至精至当，则贻误后世。"我们医学生不管是在以后的工作还是学习中，一定要刻苦钻研，精益求精，严谨认真，提高专业技能，才能成为大医。

第二节　皮肤和软组织的急性化脓性感染

一、疖

疖（furuncle）是单个毛囊及其所属皮脂腺的急性化脓性感染，常扩展并累及皮下组织。病原菌以金黄色葡萄球菌为主，也可由表皮葡萄球菌或其他致病菌引起。疖好发于毛囊和皮脂腺丰富的部位，如颈、头、面、背、腋窝、腹股沟及会阴和小腿，与这些部位皮肤不洁、环境温度较高、擦伤或机体抗感染能力降低有关。炎热季节多见。

在全身免疫力减低时，多个疖同时或反复发生在身体各部，称为疖病（furunculosis）。常见于营养不良、免疫缺陷、糖尿病等患者。

1. 临床表现　病初局部出现红、肿、痛、热的小硬结，逐渐肿大呈锥形隆起，直径范围 2cm 左右。数日后因组织坏死、液化成脓，肿痛范围扩大，触之稍有波动，中心处形成黄白色脓栓；再数日后，脓栓脱落，排出脓液后炎症消退而愈。个别疖无脓栓，自溃较慢，需设法促使脓液排出。

一般无明显全身症状，机体免疫力减弱时可致全身不适、畏寒、发热、头痛和厌食等毒血症状。面部，特别是鼻、上唇及其周围所谓"危险三角区"（图 11－1）的疖，若被挤压，致病菌可沿内眦静脉、眼静脉进入颅内，引起化脓性海绵状静脉窦炎，可出现累及颜面部的进行性红、肿和硬结，伴有头痛、呕吐、寒战、高热甚至昏迷等，病情十分严重，死亡率高。

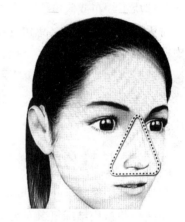

图 11－1　危险三角区

2. 诊断　本病根据临床表现，不难诊断。如有发热等全身反应，应做血常规或白细胞计数检查；疖病患者还应检查血糖和尿糖，做脓液细菌培养及药敏试验。

3. 预防　保持皮肤清洁，勤剪指甲、洗头、洗澡、换衣等。夏季在炎热环境中生活或工作，应避免汗渍过多，可用金银花、野菊花煎汤代茶饮以祛除热邪。婴儿更应注意保护皮肤以避免表皮受伤。

4. 治疗　早期病灶涂擦络合碘，外敷鱼石脂软膏、金黄膏、红药膏或以 50% 硫酸镁湿热敷或物理疗法（透热、红外线或超短波）。局部化脓时，可点涂苯酚；有波动感时，用针头将脓栓剔除，或行切开引流，禁忌挤压，引起感染扩散。排脓后敷以呋喃西林或湿纱条，直至病变消退。

若有头痛、发热、全身不适等全身症状，危险三角区的疖或并发急性淋巴结炎、淋巴管炎时，卧床休息，高营养饮食，可使用有效抗菌药物治疗或用清热解毒中药方剂等。糖尿病患者应给予降糖药物或胰岛素积极治疗糖尿病。

二、痈

痈（carbuncle）是邻近多个毛囊及其所属皮脂腺、汗腺的急性化脓性感染，也可由多个疖融合而成。主要致病菌为金黄色葡萄球菌。感染与皮肤不洁、擦伤、机体抵抗力不足有关。好发于颈项、背部等皮肤厚韧处。多见于糖尿病等免疫力低下的成年患者。随着时间迁延，还可能有其他病原菌进入病灶，形成混合感染，甚至发展为脓毒症。

1. 临床表现　感染常从毛囊底部开始，沿阻力小的皮下组织蔓延至深筋膜，并向四周扩散，波及邻近脂肪柱，再向上侵及毛囊群，形成多个脓头，故病灶为多个脓头隆起的紫色浸润区，界限不清，质地坚韧，在中央部有多个脓栓，破溃后呈"蜂窝"状；以后中央坏死、溶解、塌陷，形成"火山口"状，而周围呈浸润性水肿，自行破溃常较慢。除局部剧痛或区域性淋巴结肿大、疼痛外，多伴有明显全身症状，如头痛、寒战、高热、厌食、白细胞计数及中性粒细胞计数增加等。

2. 诊断 本病根据临床表现，不难诊断。血常规检查白细胞计数明显增加；可做脓液细菌培养与药敏试验，合理选择抗菌药物，需注意患者有无糖尿病、低蛋白血症、心脑血管疾病等全身性病症。

3. 预防 注意个人卫生，保持皮肤清洁，及时治疗疖及疖病，以防感染扩散。

4. 治疗 适当休息、加强营养，必要时补液，及时应用有效抗菌药物，有糖尿病时应予胰岛素及控制饮食。病程早期仅有红肿时，可用50%硫酸镁局部湿敷，若已出现多个脓点、表面紫褐色或已破溃流脓时，应及时切开引流，在局部浸润麻醉或全身麻醉下，做"＋"或"＋＋"形切开（图11-2），切口线应超出病变边缘皮肤，直达深筋膜，清除所有坏死组织，保留皮瓣，伤口内用生理盐水纱布或碘仿纱布填塞止血。术后注意创面渗血情况，必要时更换填塞敷料并重新包扎，换药伤口内可用生肌散，以促进肉芽组织生长。如创面直径超过4cm，待肉芽组织生长良好后，可植皮覆盖以加快修复。唇痈禁忌手术，可外用3%过氧化氢溶液或0.1%氯己定溶液等湿敷，去除脓栓及分离坏死组织，切忌挤压。

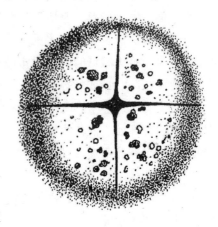

图11-2 痈的"十"字切口

三、急性蜂窝织炎

急性蜂窝织炎（acute cellulitis）是疏松结缔组织的急性弥漫性化脓性感染，可发生在皮下、筋膜下、肌间隙等疏松结缔组织。炎症可由皮肤或软组织损伤后感染引发，也可由局部化脓性感染灶直接蔓延或经血行、淋巴播散引起。致病菌多为溶血性链球菌、金黄色葡萄球菌及大肠埃希菌等。由于受侵组织质地较疏松，病原菌释放毒性最强的溶血素、链激酶、透明质酸酶等，炎症扩展较快，病变常侵及附近淋巴结，脓毒症发生率较高。

1. 临床表现 急性蜂窝织炎的临床表现通常分为浅表和深部。①浅表感染者，早期患处红、肿、热、痛明显，随后炎症迅速沿皮下向四周扩散，肿胀更加明显，并可出现不同大小的水疱，疼痛更加剧烈，此时局部皮肤发红，指压后可稍褪色，红肿边界不清，邻近病变部位的淋巴结常有肿痛。病变加重时，皮肤水疱破溃，可见水样液，局部皮肤颜色呈褐色，病变中央部位因缺血而常有组织坏死。②深部感染者，患处红肿不明显，常只有局部水肿和深部压痛，全身感染中毒症状较重，常有寒战、高热、头痛、乏力、白细胞计数及中性粒细胞计数增加等，严重时体温极高或过低，甚至有意识改变等严重中毒表现。由于患者的状况、感染的部位和病原菌的种类与毒性不同，可有如下几种特殊类型。

（1）颌下急性蜂窝织炎 感染起源于口腔或面部，小儿多见，口腔起病者，因炎症迅速波及咽喉，导致喉头水肿而压迫气管、阻碍通气；颌下皮肤仅有轻度红、热，但肿胀明显，常有高热、吞咽困难、呼吸困难。面部起病者，局部有红、肿、热、痛，全身反应较重，感染常向颌下或颈深部蔓延，累及颌下或颈阔肌后方结缔组织，甚至纵隔，引起吞咽和呼吸困难，甚至窒息。

（2）产气性皮下蜂窝织炎 下腹与会阴部比较多见，常在皮肤受损伤且受胃肠道或泌尿道内容物污染的情况下发生，多混有厌氧菌感染。病变主要局限于皮下结缔组织，不侵及肌层，初期表现类似一般性结缔组织炎，但病变进展快，可触及皮下捻发音，有结缔组织和筋膜坏死，且伴进行性皮肤坏死，脓液恶臭，因此也称捻发音性蜂窝织炎。

（3）新生儿皮下坏疽　新生儿皮肤柔嫩、抵抗力弱，如护理疏忽导致皮肤不洁、擦伤、受压、受潮和粪便浸渍而清理不及时，病原菌可侵入皮下组织致病，因此也称新生儿蜂窝织炎，致病菌主要为金黄色葡萄球菌。其特点是起病急、发展快，病变不易局限，极易引发皮下组织广泛的坏死。病变多发生于背部与臀部，偶尔在枕部、肩颈、腰腿等容易受压处。发病初期，皮肤发红，触之稍硬。随病情发展，病变范围扩大，中心部分变软、变暗，皮肤与皮下组织分离，触诊时有皮下浮动感，脓液多时可出现波动感。皮肤坏死时可破溃，肤色呈灰褐色或黑色，严重时可出现高热、哭闹不安、拒绝进乳，甚至昏睡、昏迷等全身感染症状。

2. 诊断　本病根据病史、体征以及白细胞计数增多等表现，不难诊断。浆液性或脓性分泌物涂片可检出致病菌，血和脓液细菌培养与药敏试验可为诊断和治疗提供依据。

3. 预防　重视皮肤卫生，防止皮肤受伤，尤其是抵抗力较弱的婴儿和老年人。

4. 治疗　足量应用有效抗菌药物控制感染，一般先用头孢菌素或新青霉素类抗生素，疑有厌氧菌感染时加用甲硝唑，根据临床治疗效果或细菌培养与药敏试验结果调整用药。发病早期，可用50%硫酸镁、鱼石脂膏等局部热敷或理疗。若脓肿形成，应做广泛多处切开引流。口底及颌下的急性蜂窝织炎若经短期抗感染治疗无效，应尽早切开减压引流，以防喉头水肿而压迫气管窒息致死。对产气性皮下蜂窝织炎，应及早做广泛切开引流，清除坏死组织，并用3%过氧化氢溶液冲洗。0.02%高锰酸钾溶液湿敷，并采取隔离治疗措施。其他各型皮下蜂窝织炎，为缓解皮下炎症扩展、减少皮肤坏死可在病，变处做多个小型切口，再用浸有药液的湿纱条引流。休息，并加强全身支持，如高热时行物理降温，呼吸急促时给予吸氧或辅助通气，进食困难者输液维持营养和体液平衡等。

四、丹毒

丹毒（erysipelas）是由乙型溶血性链球菌从皮肤、黏膜的细小破损处侵入皮肤及其网状淋巴管所导致的急性炎症。好发于面部及下肢，发病后淋巴管网分布区域的皮肤出现炎症反应，常累及引流区淋巴结，病变蔓延迅速，局部很少发生组织坏死或化脓，但全身炎症反应明显，治愈后容易复发。

1. 临床表现　起病急，发病初期即可有头痛、畏寒、发热等全身不适。患处有烧灼样痛，出现边界清、稍高出皮肤的鲜红色片状皮肤红疹，有时伴小水疱形成，附近淋巴结常肿大并有触痛，但皮肤和淋巴结化脓破溃者较少。随着红肿区向外蔓延，中心区红肿消退，肤色变暗，脱屑并转为棕黄色。丹毒经治疗好转后，可因病变复发而导致淋巴管阻塞、淋巴液淤滞，反复发作导致淋巴水肿，在含高蛋白淋巴液刺激下，局部皮肤粗厚、肢体肿胀，甚至发展成"象皮肿"。

2. 预防　注意皮肤清洁，及时处理小创口；为防止接触性传染，接触丹毒患者后，应当洗手消毒；积极治疗与丹毒相关的足癣、溃疡、鼻窦炎等，避免复发。

3. 治疗　应用大剂量头孢菌素类或青霉素类抗菌药物，并在全身和局部症状消失后继续应用数天，以免丹毒复发。由于不发生化脓，一般不需切开引流。

五、浅部急性淋巴管炎与急性淋巴结炎

金黄色葡萄球菌、溶血性链球菌等致病菌从皮肤、黏膜破损处或邻近病灶，经组织的淋巴间隙进入淋巴管内，导致淋巴管与淋巴结的急性炎症，称急性淋巴管炎（acute lymphangitis）；若所属引流淋巴结受累，则称急性淋巴结炎（acute lymphadenitis）。一般属非化脓性感染，病变时皮下淋巴管内淋巴回流受阻渗出，沿淋巴管周围组织产生炎症反应。浅部急性淋巴结炎多来源于口咽炎症、皮肤损伤、足癣以及各种皮肤、皮下化脓性感染，好发部位多在颌下、颈部、腋窝和腹股沟等处。

1. 临床表现 管状淋巴管分深、浅两组，浅层急性淋巴管炎，在伤口近侧出现一条或多条"红线"，中医称"红丝疔"，有触痛，扩展时红线向近心端延伸。深层淋巴管炎不出现红线，仅有患肢肿胀和压痛。两种淋巴管炎均可出现全身不适、头痛、乏力、畏寒、发热和食欲减退等全身感染症状。病情严重程度取决于病原菌的毒性和感染程度。

急性淋巴结炎，轻者仅有受累淋巴结肿大和局部压痛，可自愈。较重者，淋巴结可扩展形成肿块，疼痛加重，表面皮肤发红、发热，并可出现发热、白细胞计数升高等全身反应。及时治疗，红肿能消退，或仅留一小硬结；如炎症扩展至淋巴结周围，几个淋巴结可粘连成团；也可发展成脓肿，有波动感，局部疼痛加剧，皮肤变暗红色，水肿、压痛明显。

2. 诊断 本病根据病史、体征等表现等，不难诊断，但深部淋巴管炎需与急性静脉炎相鉴别，后者常因血管内长期留置导管或输注刺激性药物而出现皮肤下索条状触痛，沿静脉走行分布。

3. 预防 局部淋巴结炎可采用热敷或外敷药物以防止扩散蔓延。各种皮肤、皮下化脓性感染已形成脓肿者应及时行切开引流。

4. 治疗 主要针对原发灶，如足癣、手部感染、扁桃体炎、龋齿等的治疗。一旦发现皮肤有"红线"时，可用呋喃西林等湿温敷；如果红线延长速度较快，可在皮肤消毒后，用粗针头沿红线取几个点垂直刺入皮下引流，再以抗菌药液局部湿敷。

急性淋巴结炎脓肿未形成时，如有原发感染如疖、痈、急性蜂窝织炎、丹毒等，应积极治疗原发感染灶，淋巴结炎可暂不做局部处理。若脓肿已形成，需切开引流，有全身症状应加用抗菌药物。

六、浅部脓肿

浅部脓肿（abscess）是化脓性感染区病变组织坏死液化形成的局限性脓液积聚，四周有完整的脓腔壁，内含大量病原菌、中性粒细胞和坏死组织，常位于体表软组织内，一般继发于疖、急性蜂窝织炎、急性淋巴结炎等；也可见于损伤后继发感染处，或远处感染灶经血行或淋巴转移而来。

1. 临床表现 浅部脓肿局部有红、肿、热、痛常隆起并有波动感，小型脓肿多无全身反应，大型或多发的脓肿可有发热、头痛、食欲减退和白细胞总数及中性粒细胞计数升高等全身症状。

2. 诊断 本病根据病史、体征等表现，不难诊断，于波动感或压痛明显处穿刺抽的脓液，即可确诊。

3. 治疗 全身症状明显时，予以抗菌药物、全身支持及对症处理。脓肿尚未形成时，与疖的治疗方法相同；若脓肿已有波动感或穿刺抽的脓液，应立即切开引流，切口应做在波动最明显处。较大脓肿，术者应将手指伸入脓腔并分开间隔，清除坏死组织后，以3%过氧化氢溶液和生理盐水交替冲洗，用凡士林纱布填塞脓腔，尾端置于切口外；脓腔较大时，可置橡皮管引流，外端固定，并用敷料、绷带包扎。应随时更换术后被脓性分泌物浸透的敷料。

第三节 手部急性化脓性感染

临床上常见的手部急性化脓性感染有甲沟炎（paronychia）、脓性指头炎（felon）、手掌侧化脓性腱鞘（suppurative tenosynovitis）、滑囊炎（bursitis）和掌深间隙感染等。金黄色葡萄球菌是主要致病菌，大多数由外伤引起，即使如剪指甲过深、逆剥倒刺、针刺等轻微外伤，也能发展为严重感染。

手感觉敏锐、动作灵活，有其独特精细的解剖结构。手部感染的病变和临床表现，与其解剖生理密切相关。临床病理特点如下。

1. 手的掌面皮下组织在大、小鱼际处较疏松，而手心部的皮下组织则较为致密，并有许多垂直的纤维束连接皮肤与掌腱膜，将皮下组织分隔成若干密闭的小腔隙。因此，掌心发生感染时不易向周围扩散，反而向手掌深部蔓延；在局部化脓前，感染就可侵及末节指骨、屈指肌腱鞘以及掌部的滑囊与掌深间隙等深层组织，引起腱鞘炎、滑囊炎、骨髓炎及掌深间隙感染。

2. 手背皮肤和皮下组织松弛，富有弹性；而手掌皮肤则角化明显、厚实而坚韧，因此掌面的皮下感染化脓后可穿透真皮在表皮角化层下形成"哑铃状"脓肿，治疗时仅切开表皮难以达到充分引流。手部淋巴回流均经手背淋巴管输送，手掌部感染时手背可能肿胀更明显，极易误诊为手背感染。

3. 手部的结缔组织结构致密，一旦发生感染，结缔组织内压力高，压迫神经末梢，疼痛尤为剧烈，并有明显的全身症状。特别是手指末节掌面皮肤与指骨骨膜间有许多纵形纤维束，将结缔组织分隔成若干密闭的小腔隙，发生感染时，手指虽无肿胀，但腔内压力则已极高，疼痛十分剧烈，并可压迫末节手指滋养血管，导致指骨缺血、坏死等。

4. 肌腱与腱鞘感染导致病变部位的瘢痕或缩窄，将严重影响手指的触觉敏感性及手部动作的灵活性等功能。

一、甲沟炎和化脓性指头炎 🇪 微课

（一）甲沟炎

甲沟炎指甲的近侧（甲根部）与皮肤连接紧密，皮肤沿指甲两侧向远端延伸，形成甲沟。一侧或两侧甲沟及其周围组织的感染，称甲沟炎或指甲周围脓肿。常因刺伤、挫伤、倒刺逆剥或剪指甲过深等微小损伤引起，致病菌多为金黄色葡萄球菌。

1. 临床表现　发病初期，一侧甲沟轻微疼痛，局部红肿并有触痛，有时可自行消退。感染加重时，可蔓延到甲根和对侧甲沟，形成半环形脓肿，有波动感，但不易破溃，常有疼痛加剧、发热等全身症状。此时如不切开引流，可向甲下蔓延，形成指甲下脓肿，在甲下积聚有黄白色脓液，使指甲与甲床分离。如不及时处理，可发展成慢性甲沟炎。

2. 预防　指甲不可剪过短或逆剥倒刺，易伤及软组织。手指有微小伤口时，可外涂络合碘，包扎保护，以防感染。

3. 治疗　甲沟炎脓肿未形成时，局部可选用50%硫酸镁溶液、鱼石脂软膏热敷或超短波、红外线等理疗，全身症状严重者应用抗菌药物。脓肿形成后，应行手术沿甲沟旁做纵向切口引流（图11-3）。若已形成甲下脓肿，则需分离拔除一部分指甲甚至全片指甲，手术时需注意避免甲床损伤，以利指甲再生，切口或创面置凡士林纱布或乳胶片引流。手术时，为避免感染扩散，不可在病变邻近处行浸润麻醉，应采用指神经阻滞麻醉。

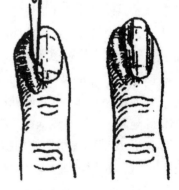

图11-3　甲沟炎的切开引流

（二）脓性指头炎

手指末节掌面的皮下组织发生急性化脓性感染，称为脓性指头炎，多因甲沟炎加重或指尖、手指末节皮肤受伤后引起。金黄色葡萄球菌是主要致病菌。

1. 临床表现　发病初期，指头有针刺样疼痛，轻度肿胀。随着组织肿胀加重，疼痛更加剧烈。指动脉受压时，疼痛转为搏动性跳痛，患肢下垂时加重，患者常因此彻夜难眠。此时指头红肿不明显，表皮为黄白色，多伴有发热、全身不适、白细胞计数及中性粒细胞计数增高。感染加重时，神经末梢和营养血管受积聚的脓液压迫，组织缺血、坏死、疼痛反而减轻。如不及时治疗，常因指骨缺血性坏死形成慢性骨髓炎，伤口经久不愈。

2. 治疗　发病早期，悬吊前臂、平放患手，避免下垂以减轻疼痛，经70%乙醇、温热生理盐水等

浸泡或理疗及酌情应用抗菌药物，有时能控制炎症。若患指剧烈疼痛、肿胀明显并伴有全身症状，为避免指骨受压坏死和发生骨髓炎，应立即切开减压、引流，不能等波动出现再手术。手术通常采用指神经阻滞麻醉，做患指侧面纵向切口（图11-4），切口远端不超过甲沟的1/2，近端不超过指节横纹，以免伤及腱鞘。必要时对侧做切口以贯穿引流。切口内如有死骨应取出，并放置乳胶片引流。

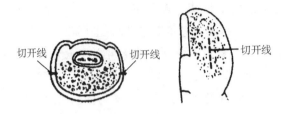

图11-4 脓性指头炎切开线

二、掌侧急性化脓性腱鞘炎、滑囊炎和掌深间隙感染

（一）掌侧急性化脓性腱鞘炎、滑囊炎

手指掌侧急性化脓性腱鞘炎，是指手掌侧5个被同名腱鞘包绕的屈指肌腱，因邻近感染病灶蔓延或深部刺伤所致化脓性感染，手背伸指肌的化脓性腱鞘炎少见。金黄色葡萄球菌为主要致病菌。

手掌的桡侧和尺侧各有一滑囊，称桡侧滑囊和尺侧滑囊，拇指与小指的腱鞘分别与桡侧和尺侧滑囊相通，因此拇指和小指的腱鞘炎可蔓延累及相应的滑囊，也可因外伤将化脓性致病菌带入滑囊而引起化脓性感染，称为化脓性滑囊炎。致病菌也多为金黄色葡萄球菌。

1. 临床表现 病情发展迅速，24小时后即出现明显症状，患者常有头痛、发热、不适等全身症状，白细胞计数常增高。

（1）化脓性腱鞘炎 患指呈轻度弯曲、肿胀，以中、近指节为著，皮肤极度紧张。患指整个腱鞘均有压痛，任何被动伸指运动均能引起中至重度疼痛。腱鞘内感染若不及时切开引流或减压，因鞘内脓液积聚、压力增高，可致使肌腱发生坏死，患指功能丧失。炎症亦可蔓延到掌深间隙或经滑囊扩散到腕部和前臂。超声检查手掌远端，可显示肿胀腱鞘和积聚脓液，有助于诊断。

（2）化脓性滑囊炎 多分别由拇指或小指腱鞘炎引起。桡侧滑囊感染时，拇指肿胀微屈曲，不能外展和伸直，拇指及大鱼际处压痛明显；尺侧滑囊感染时，小指、无名指肿胀呈半屈曲位，伸指剧痛，小鱼际隆起，其与掌侧横纹交界处压痛明显。

2. 治疗 发病初期使用抗菌药物如青霉素等，也可用红外线、超短波理疗。休息、平置或抬高患侧前臂和手，以减轻疼痛。如无好转，应早期切开引流（图11-5），以防肌腱受压坏死。手指腱鞘感染应在手指侧面沿长轴做平行长切口，避免伤及血管和神经，不能在掌面做切口，避开手指、掌部横纹。术后伤口覆盖敷料，将手抬高，取功能位固定，桡侧滑囊感染时，切口分别位于大鱼际及拇指中节侧面处，切口近端距腕横纹至少1.5cm，以免损伤正中神经分支；尺侧滑囊感染时，切口分别坐在小指侧面和小鱼际掌面，排出脓液后，可放置乳胶片引流。

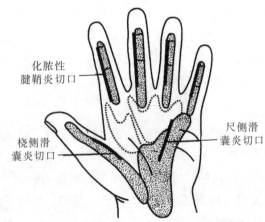

图11-5 化脓性腱鞘炎与滑囊炎手术切口

化脓性
腱鞘炎切口

尺侧滑
囊炎切口

桡侧滑
囊炎切口

（二）掌深间隙感染

掌深间隙包括掌中间隙和鱼际间隙。掌中间隙感染多为中指和无名指腱鞘感染蔓延至掌中间隙引起；鱼际间隙感染常为示指腱鞘感染蔓延而造成，也可因直接刺伤发生感染。金黄色葡萄球菌为主要致病菌。

1. 临床表现 掌深间隙感染均伴有头痛、高热、脉搏快、白细胞计数及中性粒细胞计数增高等较重全身感染症状。

（1）掌中间隙感染 掌心正常凹陷消失、局部隆起，皮肤紧张、发白、压痛明显，手背组织因疏松而水肿严重，中指、无名指和小指呈半屈曲位，被动伸指可引起剧痛，抽出脓液即可确诊。

（2）鱼际间隙感染 大鱼际和拇指指蹼处明显肿胀、压痛，拇指外展略屈曲，示指半屈曲，活动受限，不能对掌。掌心凹陷仍在。抽出脓液即可确诊。

2. 治疗 可用大剂量抗菌药物，局部早期处理同"脓性指头炎"。如短期无好转，应及早切开引流，掌中间隙感染时，应纵行切开中指与无名指间的指蹼掌面，切口不应超过手掌远侧横纹，以免损伤掌浅动脉弓，也可在无名指相对位置的掌远侧横纹处做一小横行切口，放入胶片引流。鱼际间隙感染的引流切口可选择掌侧大鱼际肿胀最明显处，亦可在拇指、示指间指蹼处，或在第二掌骨桡侧行纵向切口，放入胶片引流。

手掌部脓肿常表现为手背肿胀，应在掌面进行切开引流，不可在手背部切开。手术应抬高患肢，将手包扎固定在功能位。急性感染控制后，为避免指关节强直和肌腱粘连，应及早开始进行主动和被动活动。

第四节 全身性外科感染

全身炎症反应可由感染及其致病菌的毒素作用引起，也可因休克、严重创伤等非感染因素引起。本病转归不但与机体自身免疫反应强度有关，还与原发因素的强度有关。不同的致病因素从对机体的损害到器官功能障碍，均存在一条共同通道，即造成机体发生过度全身炎症反应，若得不到有效控制，可因炎症介质过量释放而失控，引发"瀑布式"级联或网络反应，导致全身性炎症反应综合征（SIRS）、脏器受损和功能障碍。严重时可发生多器官功能不全综合征（MODS）、感染性休克，甚至多器官功能衰竭（MOF）。

一、全身性炎症反应综合征

（一）病因

1. 感染因素 常见病因为各种病原菌所致感染，其发生与病原菌所产生内毒素和外毒素的毒性作用及菌体繁殖有密切关系，因感染引起的 SIRS 称为脓毒症。若原发病变未能控制，则 SIRS 的进一步恶化可导致 MODS、感染性休克，甚至死亡。

2. 非感染因素 各种程度的损伤、休克、自身免疫性疾病或缺血再灌注损伤等所产生的变性坏死组织及其产物、免疫复合物等均可激活炎症细胞，促使大量炎症介质释放入血，导致过度的全身反应SIRS，如进一步恶化时，可发生 MODS，甚至死亡。

（二）诊断

SIRS 诊断标准是指任何致病因素作用于机体所引起的全身性炎症反应，具备以下两项或两项以上的体征：①体温 >38℃或 <36℃；②呼吸 >20 次/分或 $PaCO_2$ <32mmHg；③心率 >90 次/分；④外周血白

细胞计数 $> 12 \times 10^9/L$ 或 $< 4 \times 10^9/L$，或未成熟中性粒细胞百分比 $> 10\%$。

（三）防治

除应用抗生素控制感染和维护器官功能、外科清除或引流病灶外，主要处置目的为抑制激活的炎症细胞，从不同水平阻断过度释放的炎症介质，补充不足的内源性免疫抑制物，调整机体的免疫状态，以局限和缓解机体的炎症反应。目前常用的方法有：①内毒素等炎症介质拮抗剂的应用；②吲哚美辛等免疫调节治疗；③中药调理剂等。

二、脓毒症

脓毒症（sepsis）是指因病原菌因素引起的全身性炎症反应，是体温、循环、呼吸等明显改变的外科感染统称。若脓毒症合并有低氧血症、少尿、乳酸性酸中毒、急性神志改变等器官灌注不足表现，则称为脓毒综合征（sepsis syndrome）。如细菌已侵入血循环，则血培养阳性，称为菌血症（bacteremia）。

（一）病因

1. 应激状态　严重创伤、烧伤、休克或外科大手术，可使人处于应激状态而释放大量炎症介质，若再次出现致伤因素而导致感染，可引起脓毒症。

2. 化脓性感染　弥漫性腹膜炎、胆道或尿路感染等各种化脓性感染，甚至局限性感染均可引起脓毒症。

3. 诱发因素　①机体免疫力低下，如营养不良、年老体弱、严重贫血和长期慢性消耗性疾病等。②长期使用广谱抗生素，导致非致病菌或条件性致病菌大量繁殖引发的机会性感染。③长期使用糖皮质激素、免疫抑制剂、抗癌药物等。④长期留置静脉导管所致静脉导管相关性感染等。⑤局部病灶处理不当，如伤口存留异物、引流不畅或清创不彻底等。

（二）临床表现

1. 原发感染病灶表现　如尿道感染有发热、尿道刺激症状、腰痛和脓血尿，弥漫性腹膜炎有畏寒、发热、腹胀、持续剧烈腹痛和腹膜刺激征等。结合病史并仔细体检及完善辅助检查，多能发现感染灶。

2. 全身表现　骤起寒战、高热，热型多为弛张热，也有不规则热或稽留热。体温可达 40℃ 以上。免疫力低下患者或老年人可有体温不升（$< 36.5℃$）。白细胞计数增加，中性粒细胞比例增高、核左移；免疫力低下者，白细胞计数可降低。呼吸、心率加快，老年患者可仅有神志改变伴呼吸加快及呼吸性碱中毒。

3. 器官灌注不足及功能不全表现　神志改变，如烦躁、谵妄、昏迷等；尿少、血肌酐水平升高、血乳酸水平升高；血氧分压下降、呼吸急促，还可有血小板减少、高胆红素血症。严重时可出现感染性休克及器官功能衰竭表现。肝脾可肿大，严重者出现黄疸或皮下出血、瘀斑等，病程长时可有转移性脓肿。

（三）诊断

在原发感染灶的基础上有全身性炎症反应的临床表现，并证实有细菌存在或高度可疑有感染灶，脓毒症的诊断可确立。脓毒症的病程演变及病情与宿主对炎症反应程度密切相关，另外，对临床表现如寒战、发热、低血压、脉搏细速、腹胀、黏膜和皮肤瘀斑或神志改变，如不能用原发感染病灶进行解释时，也应提高警惕。对这类患者应密切观察和进一步检查，以免误诊和漏诊。

（四）治疗

在加强重症监护的同时应用综合治疗措施，处理原发感染灶是关键，同时联合应用抗生素，增强机体免疫力和营养支持。

1. 原发灶的处理　首先应明确感染的原发灶，及时切开、清除坏死组织、去除异物、敞开无效腔、充分引流。如静脉导管感染时，拔除导管应属首要措施，如一时找不到原发灶。应进行全面的检查，找出并清除潜在病灶，并予以彻底解决。

2. 联合应用有效抗生素 重症感染不能等待致病菌培养结果，一般先依据原发感染病灶部位和分泌物性质，经验性选用广谱抗生素或联合应用两种抗生素，然后根据疗效、病情演变、细菌培养及药敏试验结果，有针对性地调整或选用抗菌药物。对真菌性脓毒症，应停用广谱抗生素，改用窄谱抗生素，并加用抗真菌药物。

3. 全身营养支持疗法 补充血容量、纠正低蛋白血症等。

4. 对症治疗 控制高热、纠正电解质紊乱和维持酸碱平衡等。

5. 防治重要脏器并发症 防治心、肺、肝、肾等重要脏器功能不全。糖尿病、肝硬化、尿毒症等患者，应同时给予相应的处理。

第五节　厌氧菌感染

一、无芽孢厌氧菌感染

1. 病因 无芽孢厌氧菌栖息在皮肤、口腔、肠道、阴道和其他黏膜上，是正常人体内数量最大的菌群，和需氧菌维持生态平衡。当血循环障碍、组织坏死、解剖屏障功能遭受损害或微生态环境失衡，或同时有需氧菌混合感染时，需氧菌的耗氧为厌氧菌创造了协同生长繁殖条件，使组织坏死增多，病情变得更严重而复杂。由于无芽孢厌氧菌来源于人体内，引起的感染称内源性感染。临床常见的病原菌有梭形杆菌、革兰阴性杆菌属、革兰阳性消化球菌和消化链球菌等。

2. 诊断 临床表现因感染部位不同而异，无芽孢厌氧菌所致全身感染多为混合感染。因此与一般细菌性脓毒症难以区别，多见于胃肠道穿孔、结直肠手术后、会阴部感染、吸入性肺炎、深部肌肉坏死和脓肿患者，属内源性感染；发生在缺血、有异物存留或大量坏死组织的伤口；创口分泌物恶臭，有脓肿生成倾向；病变组织间有气体蓄积，故有皮下捻发感。

3. 治疗 原则上以手术治疗辅以抗厌氧菌药物。手术应及时清除伤口内异物、坏死组织并充分引流；修补胃肠道穿孔，灌洗腹腔，引流脓肿；重建血运等。应用甲硝唑、替硝唑等抗厌氧菌药物有较好疗效。

二、破伤风

破伤风（tetanus）是破伤风梭菌由皮肤或黏膜伤口侵入人体，在缺氧环境下生长繁殖，并分泌外毒素引起的急性特异性感染。

（一）病因

破伤风杆菌为革兰阳性厌氧梭状芽孢杆菌，其芽孢对环境的抵抗力很强，平时存在于人畜的肠道，随粪便排出体外，以芽孢状态分布于自然界，尤以土壤中为常见。破伤风一般发生在交通、生产事故和战伤中，尤其是口小而深、血运差、异物存留、有较多坏死组织及引流不畅的伤口，也可见于消毒不严的人工流产、接生及产后感染，偶见于肛肠手术、体内异物摘除术后或骨髓炎等患者。

（二）临床表现

一般有潜伏期，通常 7 天左右，个别患者有短于 24 小时或长达数月甚至数年，或在摘除留存体内多年的异物（如弹片）后才发病的；新生儿破伤风一般在脐带剪断后 7 天左右发病，故俗称"七日风"。一般潜伏期越短，症状越重，预后越差。

患者常先有全身乏力、头晕、头痛、咬肌紧张酸胀、烦躁不安、打哈欠等前驱症状。典型症状是在肌紧张性收缩（肌强直、发硬）的基础上出现阵发性强烈痉挛，最初是咬肌，以后顺序发生面肌、颈项肌、背腹肌、四肢肌群、膈肌和肋间肌。相应出现的征象为：咀嚼不便、张口困难，随后有牙关紧闭、苦笑面容、颈项强直；肢体可出现弯肘、屈膝、半握拳姿态，形成"角弓反张"；膈肌、肋间肌受影响后，则发生面唇青紫、呼吸困难，甚至可致呼吸停止；若喉部肌肉痉挛，可引起窒息。上述发作可因轻微的刺激，如光、声、碰触、饮水等，诱发强烈的抽搐。每次发作持续数分钟，患者神志清楚、表情痛苦、面色发绀、呼吸急促、口吐白沫、流涎、磨牙，头频频后仰，四肢抽搐不止，全身大汗。病情较重时，抽搐发作频繁，持续时间长，间歇期短。病程通常为3~4周。如积极治疗而无特殊并发症者，自第2周后，随病程的延长，症状逐渐减轻。

少数局限型患者，仅表现为局部的肌肉抽搐和痉挛，持续数周或数月，预后较好。新生儿发病时，因肌肉纤弱而症状不典型，仅表现为不能啼哭和吸乳。

（三）诊断

根据受伤史和典型临床表现，破伤风一般不难诊断，但需与下列疾病鉴别。

1. 狂犬病 有被狗或猫咬伤史，以吞咽肌痉挛为主，听见水声或看见水后咽肌即发生痉挛，喝水不能下咽，并流出大量唾液。

2. 化脓性脑膜炎 虽有角弓反张、颈项强直等体征，但无阵发性痉挛；有剧烈头痛、高热、喷射性呕吐和昏迷；脑脊液检查压力增高，白细胞计数增多等。

3. 其他 如颞下颌关节炎、子痫、腹膜炎等。

（四）并发症

除骨折、尿潴留、窒息和呼吸停止外，还可发生下列并发症。

1. 呼吸系统并发症 主要有呼吸困难，在此基础上可出现呼吸道不畅、咳痰困难，易继发肺炎和肺不张。

2. 循环系统并发症 因缺氧、中毒可发生心动过速，随后可致心力衰竭，甚至发生休克或心脏停搏。

3. 水、电解质紊乱和酸碱失衡 因呼吸道不畅、换气不足，可导致呼吸性酸中毒。因肌痉挛、缺氧和禁食后体内代谢紊乱，使酸性代谢产物淤积，出现代谢性酸中毒。由于进食困难和营养补充不足，常有低钾血症，由此引起腹胀。多汗也可加重电解质紊乱。

（四）预防

破伤风是可以预防的疾病，最可靠的方法是注射破伤风类毒素，避免创伤、正确而及时处理伤口、伤后采用被动免疫、普及新法接生等均可预防发病。

1. 被动免疫 伤后尽早注射破伤风抗毒素（TAT）或破伤风免疫球蛋白（TIG）。抗毒素易发生过敏反应，注射前必须进行皮内敏感试验。如过敏，应按脱敏疗法注射。适用于未注射过类毒素而有下列情况之一者：①污染明显的伤口；②小而深的刺伤；③未能及时清创或处理不当的伤口；④开放性颅脑损伤、开放性骨折、烧伤等严重的开放性损伤。⑤某些陈旧性损伤需施行手术，如异物摘除术等，伤后24小时内，皮下或肌内注射破伤风抗毒素1500~3000U，疗效一般仅维持10天左右，因此对深部创伤或污染严重伤口，必要时应重复注射。目前最佳的被动免疫是肌内注射250~500U人体破伤风免疫球蛋白。人体破伤风免疫球蛋白是自人体血浆免疫球蛋白中提纯或用基因重组技术制成的，注射后在人体可存留4~5周，免疫效果是破伤风抗毒素的10倍。

2. 正确处理伤口 所有伤口都应及时清创，清除一切无活力及坏死的组织，去除异物，敞开伤口，充分引流。如接生消毒不严格时用3%过氧化氢溶液清洗新生儿脐部，涂以碘酊消毒。

3. 主动免疫 皮下注射破伤风类毒素3次，每次间隔3~6周，第1次0.5ml，后2次各为1ml，为基础注射。1年后再注射1ml，为强化注射。以后每5年强化1次，每次1ml。可使人体产生足够免疫力。如受伤30天后就能有效预防破伤风发生。

（五）治疗

破伤风是一种极为严重的疾病，死亡率高。治疗原则是消除毒素来源，中和游离毒素，控制和解除痉挛，保持呼吸道通畅和防治并发症等。

1. 消除毒素来源 有伤口者应在控制痉挛下，彻底清创，清除坏死组织和异物，扩大伤口，充分引流，用3%过氧化氢或1∶5000高锰酸钾溶液冲洗、湿敷。如伤口已经愈合者，可在伤口周围注射破伤风抗毒素。

2. 中和游离毒素 破伤风抗毒素和人体破伤风免疫球蛋白均不能中和已与神经组织结合的毒素，故必须尽早使用，一般用5%葡萄糖溶液500~1000ml加入破伤风抗毒素2万~5万U静脉滴注。新生儿破伤风可用2万U破伤风抗毒素静脉滴注，或做脐周注射。

3. 控制和解除痉挛 患者应住隔离单间暗室，避免声、光、碰触等刺激，防止坠床或压疮的发生。可用麻醉剂控制抽搐，在控制呼吸条件下，使用肌肉松弛剂，以减少患者的痉挛和痛苦。

4. 保持呼吸道通畅 为防止喉头痉挛所致窒息，必要时应尽早做气管切开，保持呼吸道通畅，并使用呼吸机支持呼吸，以免发生呼吸道并发症。

5. 抗生素的应用 大剂量青霉素和甲硝唑可抑制破伤风梭菌，也能预防其他感染。

6. 全身支持疗法 维持水、电解质及酸碱平衡。对不能进食者，放置胃管或用全胃肠外营养。

（六）健康教育

加强自我保护意识，避免皮肤受伤，易感人群如儿童、易受外伤人群，应接种破伤风类毒素。出现以下情况应及时到医院就诊。

1. 任何窄而深的伤口，如木刺、锈钉刺伤等。

2. 伤口虽浅，但沾染泥土或人畜粪便。

3. 陈旧性异物摘除前。

4. 医院外未经严格消毒的急产或流产等。

破伤风发作时患者神志清楚，十分痛苦，有不同程度的紧张、恐惧心理，此时患者需要医务人员的关心，及时了解患者的心理状态，控制一切消极干扰因素，积极地鼓励并支持患者，做到医-护-患共同配合，完成治疗全过程，并做好出院指导。

三、气性坏疽

气性坏疽（gas gangrene）是由梭状芽孢杆菌引起的特异性感染，也称梭状芽孢杆菌性肌坏死。梭状芽孢杆菌为革兰阳性厌氧杆菌，以产气荚膜梭菌、水肿杆菌和腐败杆菌为主，其次为产气芽孢杆菌和溶组织杆菌等。临床上所见气性坏疽，常由两种以上致病菌所致混合感染，病情发展急剧，预后严重。

（一）病因

梭状芽孢杆菌广泛存在于泥土及人畜粪便中，可通过伤口进入人体，但不一定致病，在伤口处于缺氧环境及人体免疫力下降时，如伤口大片组织坏死、深层肌损伤（特别是大腿和臀部肌肉丰富区损伤）、开放性骨折、使用止血带时间过长或石膏包扎过紧等，梭状芽孢杆菌大量繁殖，产生α毒素、胶原酶、透明质酸酶、溶纤维组织酶和脱氧核糖核酸酶等，可引起溶血，并可损害心、肝和肾等器官。大量的组织坏死和外毒素的吸收，可引起严重的毒血症。

（二）临床表现和诊断

气性坏疽的潜伏期一般为 1~4 天，可短至 6~8 小时。发病初期患者自觉患部沉重，随后病情急剧加重，出现患部"胀裂样"剧痛，进行性肿胀。伤口周围皮肤水肿、紧张、苍白，颜色逐渐加重而变为紫红色，进而转变成紫黑色，并出现大小不等的水疱。伤口内流出血性或浆液性液体，有恶臭，肌肉坏死而失去弹性，轻压伤口周围可有"捻发"音或有气泡从伤口边缘溢出。患者表情淡漠，有高热、恶心、呕吐、头晕、头痛、冷汗、烦躁不安、脉搏快速、呼吸急促，并有进行性贫血，晚期有血压下降、黄疸、谵妄和昏迷。

早期诊断和及时治疗是挽救生命和保存伤肢的关键。凡创伤或手术后，伤口突然剧烈"胀裂样"痛，局部肿胀迅速，并有全身严重的中毒症状，应想到本病可能。伤口周围触诊有"捻发"音。伤口内分泌物涂片检查有革兰阳性杆菌，X 线、CT 等检查发现肌群间积气，是诊断气性坏疽的三个重要依据。厌氧菌培养和病理活检虽可肯定诊断，但时间较长，因此不能等待结果，以免延误治疗。

（三）防治

彻底清创是预防创伤后发生气性坏疽的关键，包括清除坏死的组织、去除异物、充分引流、早期进行筋膜切开减压等。对已有气性坏疽的伤口，以 3% 过氧化氢或 1∶1000 高锰酸钾等溶液冲洗、湿敷。清创前、后应用青霉素，对预防气性坏疽有较好作用。严格隔离患者，防止交叉感染，凡用过的衣服、床单、器材等，均需单独收集、高压灭菌；医务人员应穿隔离衣，换药时戴手套，敷料需焚毁。一旦确诊，须采取综合措施，积极抢救。

1. 紧急手术处理 术前准备时间尽量缩短，静脉滴注大剂量青霉素、大环内酯或甲硝唑，补液及输血等。术中应给氧，继续补液和应用抗菌药物。在病变区做广泛、多处切开，包括伤口周围水肿或皮下气肿区，切除已无活力的肌组织。敞开伤口，用 3% 过氧化氢溶液冲洗、湿敷，经常更换敷料。如感染发展迅速，伤肢各层组织均已受累或伤肢损伤严重，合并粉碎性开放性骨折或大血管损伤者，或经手术处理仍不能控制病变发展且患者中毒症状严重时，为保全生命，应果断进行截肢以挽救生命，继续用 3% 过氧化氢溶液冲洗和换药，必要时再次清创。

2. 应用抗菌药物 首选青霉素，每天 1000 万~2000 万 U 静脉滴注，至全身毒血症状及局部情况好转后，减量应用。此外，甲硝唑静脉滴注 0.5g、每 8 小时 1 次，也可取得较好疗效。

3. 高压氧疗法 提高组织氧含量，造成不适合细菌生长繁殖的环境，可抑制梭状芽孢杆菌的生长繁殖并使其停止产生毒素。可提高治愈率、降低伤残率。一般 3 天内进行 7 次，每次 2 小时，间隔 6~8 小时。第 1 天做 3 次，第 2、3 天各做 2 次。每次高压氧治疗后，可重复清创。

4. 全身支持疗法 输血、纠正水与电解质代谢失衡，高蛋白、高热量和富有维生素的饮食及对症处理等。

目标检测

答案解析

一、选择题

[A1/A2 型题]

1. 关于外科感染的特点，错误的是

　　A. 多为混合感染　　　　　　　　　　　　　　B. 有明显的局部症状

C. 常需外科手术处理感染　　　　　　　　　D. 伴器质性病变

E. 不会引起严重的全身性感染

2. 抗菌药物的选择最理想的依据是

A. 药物的抗菌谱　　　　　　　　　　　　　B. 脓液的形状

C. 细菌培养和药敏试验的试验结果　　　　　D. 联合应用抗生素

E. 对症治疗

3. 疖病的皮肤感染常见于

A. 胃癌的患者　　　　B. 胃溃疡患者　　　　C. 糖尿病患者

D. 血管疾病患者　　　E. 肝炎

4. 鉴别疖和痈最有意义的临床特点是

A. 局部的红、肿、热、痛　　　　　　　　　B. 全身不适，无力

C. 白细胞计数增高　　　　　　　　　　　　D. 感染的范围

E. 畏寒，发热

5. 急性蜂窝织炎发生在那个部位最危险

A. 背部　　　　　　　B. 股部　　　　　　　C. 腋下

D. 腹部　　　　　　　E. 口底

6. 破伤风最早出现的表现是

A. 张口困难　　　　　B. 阵发性抽搐　　　　C. 角弓反张

D. 苦笑面容　　　　　E. 颈项强直

7. 处理破伤风伤口时，下列哪项是错误的

A. 彻底的清创

B. 清除坏死组织，扩大创口，清除异物

C. 3% 的过氧化氢冲洗伤口

D. 缝合伤口

E. 用雷夫诺尔湿敷

8. 有一男性患者，在农村卫生所肌内注射药物后，局部出现红、肿、热、痛，几天后表现为局部波动感，外科治疗的一个基本原则是

A. 加大全身抗生素用量

B. 根据药敏试验结果及时调整抗生素种类

C. 抗生素联合口服或静滴

D. 立即切开引流

E. 中药拔毒膏外敷

9. 有一位来自农村的儿童，传统方法接生，7 天后出现脐周流液、发热、呕吐、抽搐，入院后首先考虑的诊断是

A. 新生儿脐炎　　　　B. 脑膜炎　　　　　　C. 局部感染

D. 破伤风　　　　　　E. 低钙性抽搐

10. 患儿，男，8 岁，右足被铁钉扎伤 3 小时。患者 1 年前曾注射过百日咳 - 白喉 - 破伤风疫苗，此时为预防破伤风，应采取的措施是

A. 注射破伤风免疫球蛋白

B. 注射破伤风抗毒素

C. 注射破伤风类毒素 0.5ml

D. 注射破伤风类毒素 1.5ml

E. 注射青霉素

二、简答题

1. 请简述疖的临床表现以及主要治疗措施。

2. 为何说"危险三角区"危险?

3. 破伤风的主要预防措施有哪些?

书网融合……

本章小结

微课

题库

第十二章 创 伤

PPT

◎- 学习目标

1. 通过本章学习，重点掌握创伤的临床过程、诊断、并发症和开放性伤口的治疗原则；熟悉创伤的病因、分类和病理生理；了解浅部伤口的清创及换药。

2. 学会创伤急救的知识和基本技能，有组织协调救治的能力。

≫ 情境导入

情境描述 患者，男，32 岁，车祸伤致左胸部及左小腿疼痛、出血20 分钟入院。查体：神志淡漠，痛苦面容，呼吸急促，血压80/50mmHg。左胸部饱满，明显压痛。左小腿明显畸形，伴活动性出血。

讨论 1. 该患者最可能的诊断是什么？

2. 为明确诊断需进行哪些检查？

创伤（trauma）是指机械性致伤因素作用于人体组织或器官所造成的组织结构完整性被坏或功能障碍。创伤因素引起的死亡有增无减，已成为继心脏疾病、脑血管疾病和恶性肿瘤之后的第四位死亡原因，必须给予广泛关注和足够的重视。

第一节 概 论

一、分类

1. 按致伤因素分类 烧伤、冻伤、折压伤、锐器伤、火器伤、冲击伤、化学伤、放射伤及复合伤（combined injuries）等。

2. 按受伤部位分类 一般分为颅脑伤、脸面伤、颈部伤、胸（背）部伤、腰（腹）部伤、脊柱（脊髓）伤、四肢伤和多发伤等。诊治时要有整体观，明确受伤部位的同时，仔细观察全身状况，是否伴有休克和局部创伤的伴随症状，以防漏诊，贻误最佳治疗时机。两个部位或以上损的伤称为联合伤，如胸腹联合损伤。

3. 按受伤后皮肤完整性分类

（1）闭合伤（closed injury） 皮肤或黏膜完整。无开放性伤口。如挫伤（contusion）、挤压伤（crush injury）、扭伤（sprain）、震荡伤（concussion）、关节脱位等。

（2）开放伤（opened injury） 有皮肤或黏膜破溃的外伤。如擦伤（abrasion）、撕裂伤（laceration）、切割伤、砍伤和刺伤等。

（3）贯通伤 开放伤的一种，既有入口又有出口的创伤。

（4）盲管伤 只有入口而没有出口的创伤。

（5）切线伤 致伤物沿体表切线方向擦过所导致的沟槽状创伤。

（6）反跳伤 入口和出口在同一部位（几乎集中于一点）的创伤。

4. 按伤情轻重分类

（1）轻伤 一般轻微的损伤，多为局部软组织伤，无生命危险。

（2）中等伤 主要是广泛软组织损伤、四肢骨折、肢体挤压伤及一般的腹腔脏器伤等，可导致作业能力和生活能力丧失，一般需手术治疗，但多无生命危险。

（3）重伤 指危及生命、严重休克或治愈后有严重残疾者，可导致呼吸、循环、意识等发生障碍。

二、病理生理

机体受到创伤后迅速产生各种局部和全身性防御反应，以维持机体自身内环境的稳定和促进损伤的修复。局部反应和全身反应往往同时存在，依据损伤程度的不同反应可各不相同，但机体反应过于强烈时反而对自身造成严重损害。因此，早期积极、正确处理局部和全身反应，促进各种反应消退或减轻是早期治疗的重点。

1. 局部反应 主要表现为局部炎症反应，与一般炎症的病理生理过程相同，是组织结构遭到破坏，或细胞变性坏死、微循环障碍，或病原微生物入侵及异物存留等所致。通常为局部充血、渗出，引起局部红、肿、热、痛等症状。创伤后，组织结构遭到破坏，邻近组织细胞发生严重变性坏死，伤口污染、异物存留、局部微循环障碍、缺血与缺氧等因素可引起组织继发性损伤，会加重炎症反应，血管通透性及渗出明显，局部炎性细胞浸润显著，从而导致炎症持续时间长，对全身的影响将更大。创伤性炎症反应是非特异性防御反应，有利于清除坏死组织、杀灭细菌及促进组织修复。

2. 全身反应 是一种非特异性应激反应，是指致伤因素作用于人体后引起的一系列神经-内分泌活动增强并由此而引发的各种功能和代谢改变的过程。包括神经内分泌系统、物质能量代谢、凝血系统、免疫系统、炎症介质及细胞因子等。

（1）神经-内分泌系统变化 机体受到创伤后出现应激反应，神经-内分泌系统通过以下三大系统相互协调，共同调节全身各器官功能和代谢，动员机体的代偿能力，以对抗致伤因素的损害作用。①下丘脑-垂体-肾上腺皮质轴；②交感神经-肾上腺髓质轴；③肾素-血管紧张素-醛固酮系统。其中下丘胸-垂体-肾上腺皮质轴和交感神经-肾上腺髓质轴共同作用而产生大量的儿茶酚胺、肾上腺皮质激素、抗利尿激素、生长激素和胰高血糖素。

（2）代谢变化 由于神经内分泌系统的作用，受伤后机体总体上处于一种分解代谢的状态，表现为基础代谢率增高，能量消耗增加，糖、蛋白质、脂肪分解加速，糖异生增加。因此伤后常出现高血糖、高乳酸血症，血中游离脂肪酸和酮体增加，尿素氮排出增加，机体出现负氮平衡状态。水、电解质代谢紊乱，从而导致水钠潴留、钾排出增多及钙、磷代谢异常等。

三、修复

组织修复分为完全修复和不完全修复。伤后增生的细胞和细胞间质充填、连接或替代受损组织称为组织修复。完全修复是指损伤的组织完全由原来的细胞修复，恢复原有的结构和功能。不完全修复是指损伤的组织不能完全由原来的细胞修复，还有其他性质的细胞（常是成纤维细胞）增生参与完成。

1. 组织修复过程 伤后组织修复大致可分为三个阶段。

（1）局部炎症期 创伤后立即发生，可持续3~5天。主要是血管和细胞反应、免疫应答、血液凝固和纤维蛋白的溶解，目的在于清除损伤成坏死的组织，为组织再生和修复奠定基础。

（2）细胞增殖期和肉芽组织生成期 局部炎症开始不久，新生细胞开始出现。成纤维细胞、内皮细胞等增殖、分化、迁移，分别合成、分泌组织基质（主要为胶原蛋白）并形成新生毛细血管，从而共同构成肉芽组织。浅表的损伤一般通过上皮细胞的增殖、迁移，可覆盖创面而得以修复。大多数软组织的修复是通过肉芽组织来完成的，此过程需 1～2 周。

（3）组织塑型期　经过细胞增殖和基质沉积，损伤的组织可达到初步修复，但新生的瘢痕、纤维组织及骨痂等，在数量和质量上不适宜生理需要，需进一步改构和重建。会随着机体状态的改善和功能的需要逐渐改变强度和外形，做出相应调整。

2. 创伤愈合类型　一般分为两种类型，即一期愈合和二期愈合。

（1）一期愈合　组织修复以原来的细胞为主，仅含少量纤维组织，局部无感染、血肿或坏死组织，再生修复过程迅速，结构和功能修复良好。多见于损伤程度轻、范围小、无感染的伤口或创面。

（2）二期愈合　以纤维组织修复为主，不同程度地影响结构和功能恢复，多见于损伤程度重、范围大、坏死组织多，且常伴有感染而未经规范早期处理的伤口或创面。因此，在创伤治疗时，应采取合理的措施，创造条件，争取达到一期愈合。

（3）影响创伤愈合的因素　可分为局部因素和全身因素。局部因素中以伤口感染最为常见；局部血液循环障碍、血管损伤成创伤引起休克，可使受损组织发生代谢障碍，抑制炎症反应和细胞增殖，影响创伤愈合。全身因素主要有营养不良、糖尿病、恶病质、大量使用激素类药物（抑制细胞增生）、免疫力低下及严重并发症等，均不利于创伤愈合。

（4）创伤并发症　可影响伤情及病程的发展和预后，故对创伤并发症应有足够的警惕性，要密切观察，早期诊断，积极采取措施预防和处理。常见的并发症有以下几种。

1）感染　开放性创伤难以避免污染，处理不及时或不当，并且机体免疫力低下时，很容易发生感染。累及消化道或呼吸道的闭合性创伤，也容易发生感染。局部感染亦可扩散为全身感染，特别是广泛软组织损伤，有大量坏死组织存在，且污染较重者，应预防厌氧菌感染（破伤风或气性坏疽）的可能。

2）休克　早期常为失血性休克，晚期可因感染导致脓毒症，甚至感染性休克。

3）脂肪栓塞综合征　常见于多发性骨折，主要病变部位是肺，可导致肺通气功能障碍甚至呼吸功能不全。

4）应激性溃疡　发生率较高，多见于胃、十二指肠，小肠和食管也可发生。溃疡可为多发性，严重者可深至浆膜层，发生大出血或穿孔。

5）凝血功能障碍　主要是由于凝血物质消耗、缺乏，抗凝系统功能活跃，导致出血倾向。

6）器官功能不全　创伤较重时可伴有严重的组织损伤，坏死组织大量存在，可造成机体严重而持久的炎症反应，加之休克、应激、免疫功能紊乱及全身因素的作用，易并发急性肾功能衰竭、急性呼吸窘迫综合征等并发症。此外，由于缺血与缺氧、毒性产物、炎症介质和细胞因子的作用，还可发生心脏和肝功能损害。

四、诊断

明确损伤的部位、性质、程度、全身性变化及并发症，特别是原发损伤部位及其相邻或远处内脏器官是否损伤及损伤程度。因此，需要详细地了解受伤史，仔细进行全身体格检查，并借助辅助检查措施等才能得出全面、正确的诊断。

1. 受伤史　对于评估伤情有重要价值。若伤者不能自述，应寻求现场目击者了解受伤经过、伤情演变等情况，并详细记录。

（1）受伤情况　首先了解致伤原因、时间、部位、症状，明确创伤类型、性质和程度。如腹部刺伤，创伤口小，但位置较深，可使血管、神经或内脏破裂。

（2）伤后表现及其演变过程　不同部位创伤，伤后表现不尽相同。如胸部损伤是否有呼吸困难、咳嗽及咯血等；对腹部创伤应了解最先疼痛的部位，疼痛的程度和性质及疼痛范围有否扩大等情况。神经系统损伤，应了解是否有意识丧失、肢体瘫痪及其持续时间等；对开放性损伤失血较多者，应询问大致的失血量、失血速度及口渴情况。此外，还应了解伤后的处理情况，包括现场急救、所用药物及采取的措施等，使用止血带者，应计算使用时间，防止时间过长引起肢体缺血、坏死。

（3）伤前情况　注意伤员是否饮酒，这对判断意识情况有重要意义。了解有无其他相关疾病，如高血压病史者，应根据原有血压水平评估伤后的血压变化。若患者原有糖尿病、肝硬化、慢性尿毒症、血液病等，或长期使用皮质激素类、细胞毒性类药物等，伤后较易并发感染或延迟愈合，应作为诊治时的参考。

（4）创伤评分　是一种相对量化的分类方法，是以计分的形式评估创伤的损伤程度，指导合理的治疗，评价治疗效果，还可用于流行病学研究和比较不同救治方法的治疗效果差异等。

2. 体格检查　首先应从整体上观察、判断伤者的一般情况，区分伤情，对生命体征平稳者，可做进一步仔细检查；伤情较重者，立即抢救，维持生命体征，抢救的同时可同步检查。

（1）全身检查　可采取临床常规的一般检查步骤，注意呼吸、脉搏、血压、体温等生命体征以及意识状态、面容、体位姿势等。

（2）局部检查　有异常体征时应详细检查。如四肢创伤时需检查肿胀、畸形或异常活动、骨擦音、肢体远端动脉搏动情况，以判断血管损伤程度；骨盆骨折时应观察排尿状况及尿量，检查是否伤及尿道；腹部损伤时需观察有无触痛、腹肌紧张、反跳痛、移动性浊音、肝区浊音和肠鸣音等；胸部创伤需注意有无肋骨叩痛、双侧呼吸音是否对称等。开放性损伤注意伤口形状、大小、边缘、深度及污染情况、出血的性状、外露组织、异物存留及伤道位置等。但对伤情较重者，伤口的详细检查应在手术室进行，以保障伤员安全。

3. 辅助检查

（1）实验室检查　血常规和血细胞比容可判断失血或感染情况；尿常规可提示泌尿系统损伤和糖尿病。血气分析、电解质检查可判断有无水、电解质、酸碱平衡紊乱及呼吸功能障碍等情况。可能有胰损伤时，宜行血或尿淀粉酶测定等。

（2）穿刺和导管检查　诊断性穿刺是一种简单、安全的方法。阳性时能迅速确诊，但阴性时不能完全排除组织或器官损伤的可能性。如胸腔穿刺可明确血胸或气胸；腹腔穿刺或灌洗，可证实内脏破裂、出血。放置导尿管可诊断尿道或膀胱损伤，留置导尿管可观察每小时尿量，以作为补充液体、观察休克变化的参考；心包穿刺可证实心包积液和积血。

（3）影像学检查　X线检查可明确骨折类型、有无异物、胸腹部损伤（是否有气胸、血气胸、肺组织病变或腹腔积气等）情况；CT可以诊断颅脑损伤和某些腹部实质器官及腹膜后的损伤。MRI可辅助诊断关节和韧带损伤、脊髓损伤；超声检查可发现胸、腹腔的积血和肝、脾的包膜内破裂等。

目前辅助检查技术水平不断提高，但手术探查仍是诊断闭合性创伤的重要方法，不仅是为了明确诊断，更重要的是为了抢救和进行治疗，但必须严格掌握手术指征。

五、治疗

常见的创伤多为交通事故伤、工伤和生活中意外损伤，为将人员伤亡降至最低，需将抢救组织管理与现场急救技术相结合，共同发挥作用，使伤者得到及时、合理的治疗。

急救的目的是抢救生命，应优先解除危及伤者生命的危险情况，然后再进行后续处理。危及生命安全的急症需要立即展开抢救，如心搏呼吸骤停、窒息、大出血、张力性气胸和休克等。常用的急救技术主要有复苏、通气、止血、包扎等。

1. 复苏　呼吸、心搏骤停时，应第一时间行心肺复苏救治，条件允许时用呼吸面罩并加压给氧，随后行气管插管接呼吸机支持呼吸；在心电监测下电除颤，开胸心脏按压；药物除颤并兼顾脑复苏。

2. 通气　保持呼吸道通畅是抢救成功的必要条件之一，抢救时必须争分夺秒地解除各种阻塞原因，造成呼吸道阻塞的原因主要有：①血液、血凝块、呕吐物、分泌物及异物阻塞气道；②舌根后坠阻塞气道;③各种原因引起的咽喉或气道黏膜水肿;④肺出血或气管损伤。可根据伤者面色发绀、口唇青紫、呼吸困难、呼吸急促等征象判断呼吸道阻塞。

常用的通气方法有:①颈部无损伤时可将伤者头偏向一侧,用手指将口腔内异物或血块取出,颈部损伤无法明确颈椎损伤程度时,须保持颈部制动状态。②对于舌根后坠的伤者,用双手抬起伤者两侧下颌角,可解除呼吸道阻塞;必要时可用手帕或衣物将舌拉出。③上述两项措施无效时可做环甲膜穿刺或切开;无条件时可使用管状物代替插管,如笔管、吸管等。④气管插管。⑤气管切开可彻底解除上呼吸道阻塞并清除下呼吸道分泌物。

3. 止血 常用的止血方法有指压法、加压包扎法、填塞法和止血带法等。

(1)指压法 用手指压迫动脉经过骨骼表面的部位,达到暂时止血的目的。

(2)加压包扎法 最为常用。适用于四肢、头颈、躯干等体表血管创伤出血时的止血。常先用无菌纱布或洁净敷料覆盖创伤伤口。加压力量以能止血为度,肢体远端应有血循环,必须注意避免远端肢体缺血、坏死。

(3)填塞法 适用于创口较深的伤口,如仍有出血,可添加纱布,加用绷带包扎固定后及时手术。

(4)止血带法 使用方便、迅速,恰当使用可有效控制四肢的创伤出血。使用止血带时,按触面积应较大,以免造成神经损伤。使用止血带注意事项:①不必绑扎过紧,以能止住出血为度;②一般不超过1小时,长时间使用时应每隔1小时放松2~3分钟;③上止血带的伤者必须有显著标志,并注明启用时间;④解除止血带前,应先输液或输血,打开伤口,准备好止血用器材,然后再松开止血带;⑤注意观察血运,避免肢体缺血、坏死。

4. 包扎 包扎的目的是保护伤口,减少污染、压迫止血,固定骨折、关节和敷料并止痛。最常用的材料有绷带、三角巾。特殊情况下可就地取材,用干净毛巾、包袱布、手绢、衣服等替代。

(1)绷带包扎法(图12-1) ①环形包扎,常用于手腕等粗细相同部位的包扎;②螺旋形返折包扎,常用于四肢粗细不等的部位包扎;③"8"字形包扎,常用于屈曲的关节,如肘、膝关节外伤;④返折包扎,适用于包扎带有顶端的部位,如头部、股体残端部位的包扎等。

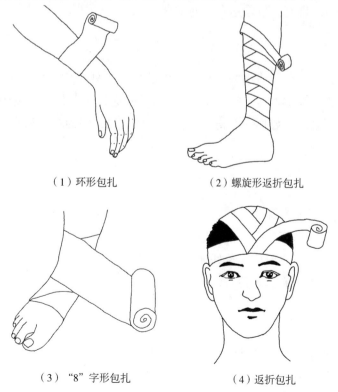

(1)环形包扎   (2)螺旋形返折包扎

(3)"8"字形包扎   (4)返折包扎

图12-1 绷带包扎法

（2）三角巾包扎法　包扎敷料应超出伤口边缘 5~10cm。

5. 固定　创伤引起骨折时需行临时固定，防止骨折断端移位加重周围软组织损伤，还可减轻疼痛、减少出血、防治休克和方便搬运。

（1）固定方法　固定前应尽可能牵引伤肢和矫正畸形，然后将伤肢放在适当位置，固定于夹板上。亦可暂用木板、竹竿、树枝等代替。

（2）固定范围　一般应包括骨折远端与近端两个关节，既要牢固，又不可过紧。

（3）注意事项　开放性骨折时，骨折端需保持外露状态，以防止断端污染创口内组织。伤口出血者，应先止血后包扎，然后再固定。夹板内要垫以衬物，保护骨凸起部位，防止组织受压损伤。

6. 转运　创伤者在经过现场初步处理后，应及时转运到相关医院做进一步检查和救治。及时准确转送可使伤者获得及时、正规治疗，减少伤者痛苦，降低致残率、死亡率。

（1）怀疑伤者有脊柱、脊髓损伤时，搬运前必须先固定。搬动时应将头颈固定后，助手协力以身体长轴为轴，同轴整体抬起身体一侧，身下放置担架后再轻柔放下，同时轻柔拖动，固定在担架上再行搬运，避免过度用力及侧面横向拖动造成再损伤。

（2）严密观察伤者生命体征，注意保持呼吸通畅，尽力维持呼吸和循环功能基本正常。

第二节　清创术

清创术（debridement）是指将污染伤口转变为清洁伤口的外科处理方法，是处理开放性损伤最重要、最基本、最有效的手段。

一、目的

清创的目的是将污染的伤口，经过清洗、切除失活组织、清除污染物及异物、止血等措施，使之转变为清洁伤口，以加速组织修复，争取达到一期愈合。

二、适应证

适用于开放性创口，除擦伤、浅小的刺伤、齐整的切割伤外，均可做清创术。清创在伤后 6~8 小时内进行为佳；头面部伤口局部血运丰富，伤后 12 小时或更长时间仍可行清创术。清创术是一种外科基本手术操作。伤口初期处理的好坏，对伤口愈合、受伤部位组织的功能和形态恢复起决定性作用，应予以重视。

三、术前准备

1. 清创前应对伤者进行全面评估，判断局部有无神经、血管、肌腱和骨骼损伤。
2. 休克时应先控制生命体征，全身情况稳定后再行清创术。
3. 合并颅脑、胸、腹部损伤时应先行处理。
4. 完善必要的实验室检查和其他检查。

四、麻醉和体位

根据伤情以及伤口部位、大小与形状，可选用局部麻醉、静脉麻醉、臂丛麻醉或椎管内麻醉。根据伤口部位选用仰卧、侧卧或俯卧位等。

五、操作步骤

具体清创方法依创伤部位、程度可有不同。但均包括以下主要步骤。

1. 清理皮肤 用无菌纱布覆盖伤口，用洗手刷或纱布块蘸取肥皂液（油污伤口可用汽油）洗净伤口周围皮肤，剃去毛发。去除伤口处纱布块，以大量生理盐水冲洗伤口，再用过氧化氢溶液冲洗，如此交替反复，连续 3 遍。

2. 清理伤口 无菌纱布再次覆盖伤口，按常规消毒皮肤并辅巾。

（1）浅层创口 仔细检查伤口后，清除血凝块、异物，切除失活的创缘皮肤、皮下组织，并随时用无菌盐水冲洗。

（2）深层创口 应彻底切除失活的筋膜和肌肉，为处理深层创伤，可适当扩大切口，充分暴露创口深部，清理伤口，直至出现比较清洁和显露血液循环较好的组织。

（3）组织修复 清创后再次用生理盐水冲洗创口。再根据污染程度、伤口大小等具体情况，决定是开放还是缝合。12 小时内的清洁伤口可一期缝合；如伤口污染严重或已超过伤后 12 小时，清创后仍有可能感染者，可只缝合深层组织，在伤口内放置引流 24～48 小时、无感染征象后，再将伤口缝合。

六、术后处理

1. 患肢适当固定和抬高，特别是大量软组织损伤、骨折和血管修复后；并注意患肢血运。

2. 严密观察伤口渗液和引流情况，引流物在术后 24～48 小时取出；如有感染或出血，应立即拆除缝线，以利于引流或止血。

3. 酌情给予抗生素预防感染，并按破伤风预防常规处理。

七、注意事项

1. 创伤清创术应尽早实行，越早清创，效果越好。

2. 伤口清洗是清创术的重要步骤，反复大量生理盐水、过氧化氢溶液交替冲洗有利于减少感染机率。

3. 清创时既要彻底切除已失活组织，又要尽可能保留和修复重要的血管、神经、肌腱，较大游离骨片清洗后仍应放回原位。避免伤口感染，促进愈合，尽可能多地保留功能。

4. 除大出血外，不应在绑扎止血带情况下进行清创，并应彻底止血，以免形成伤口血肿。

5. 组织缝合时注意解剖层次对合，不留死腔，避免张力过大造成缺血或坏死。

目标检测

答案解析

选择题

[A1/A2 型题]

1. 下列属于闭合伤的是

   A. 擦伤   B. 挫伤   C. 刺伤

   D. 火器伤   E. 撕脱伤

2. 关于创伤性窒息，下列说法错误的是

   A. 眼眶内出血眼球突出

B. 呼吸困难

C. 上半身广泛淤血

D. 受伤可致声门突闭，使胸内压力骤升

E. 预后一般良好

3. 关于创伤的急救，下列描述错误的是

    A. 较重或重症创伤必须在现场即开始急救

    B. 抢救重症创伤应首先处理循环障碍、气道梗阻呼吸障碍

    C. 应特别注意先救治剧痛、呻吟患者，再处理较安静的患者

    D. 骨折合并休克时，应先抢救休克

    E. 防止抢救中再次损伤

4. 四肢出血，使用止血带时间最长不能连续超过

    A. 20 分钟   B. 30 分钟   C. 1 小时

    D. 1.5 小时   E. 2 小时

5. 创伤的全身性反应不包括

    A. 体温反应   B. 神经内分泌系统的变化

    C. 代谢变化   D. 免疫功能变化

    E. 创伤性炎症

6. 患者，男，31 岁。不慎从高处坠落，导致右 $T_2 \sim T_5$ 肋骨骨折、血气胸、肝脾破裂、右股骨粉碎性骨折。该患者属于

    A. 多处伤   B. 多部位伤   C. 多发伤

    D. 复合伤   E. 胸腹联合伤

书网融合……

本章小结

题库

第十三章　烧伤、冻伤、咬蜇伤

◎- 学习目标

　　1. 通过本章学习，重点掌握烧伤的伤情、面积和深度判断、大面积烧伤的急救、临床经过、诊断和治疗。

　　2. 学会判断烧伤伤员伤情，及时、正确施救的能力，能完成对冻伤、咬蜇伤的急救。

》》 情境导入

　　情境描述　患者，女，26岁，不慎被开水烫伤半小时入院。查体：神志清楚，痛苦面容。右上肢、腰背部、右臀部及右下肢遍布大小不一的水疱，部分创面表皮剥脱，基底潮红。

　　讨论　1. 如何判断该伤员的烧伤严重程度？

　　　　　2. 如何为伤员制定补液计划？

第一节　热力烧伤

　　烧伤是指由热力（如火焰、热液、蒸汽、热金属等）所引起的组织损伤。在临床上常见的是单纯由高温所致热力烧伤。由化学物质、电能和放射线等所引起的损伤，以病因命名，其病理变化和临床经过与热力烧伤类似。

一、伤情判断

　　伤情判断包括烧伤面积、深度和严重程度等判断，还应注意是否合并吸入性损伤。

　　1. 烧伤面积的估计　国内目前多采用中国新九分法（表13-1）和手掌法（图13-1），以相对于体表面积的百分比来表示。前者将成人全身体表面积划分为11个9%的等份，另加会阴部1%构成100%的体表面积。即发面颈占9%；双上肢占18%；躯干前后及会阴部占27%；臀部及双下肢占46%。总共为11×9%+1%=100%。

　　儿童因头大、下肢小，应结合年龄进行计算。简易计算公式为：头颈部面积=[9+（12-年龄）]%，双下肢面积=[46-（12-年龄）]%。

表13-1　中国新九分法

部　位		占成人体表面积（%）		占儿童体表面积（%）
头颈	发部	3	12	9+（12-年龄）
	面部	3		
	颈部	3		
双上肢	双手	5	9×2	9×2
	双前臂	6		
	双上臂	7		

续表

部 位		占成人体表面积（%）		占儿童体表面积（%）
躯干	躯干前	13	9×3	9×3
	躯干后	13		
	会阴	1		
双下肢	双臀	5	9×5＋1	46－（12－年龄）
	双大腿	21		
	双小腿	13		
	双足*	7		

注：* 成年女性的臀部和双足各占6%。

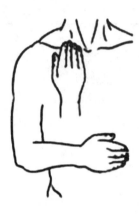

图13-1 手掌法

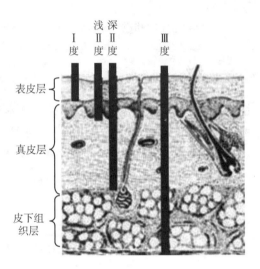

图13-2 烧伤深度示意图

　　手掌法适用于小面积烧伤的估算，不论伤员性别及年龄，其五指并拢的一掌面积约占自身体表面积的1%，如伤员与医生的手掌大小相近，可用医生手掌估算。此法可辅助中国新九分法，测算小面积烧伤也较便捷。判断烧伤面积也可应用计算机技术，如全身体表图像自动扫描法，可使判断更加准确。

　　2. 烧伤深度的识别　依据热力损伤组织层次，烧伤深度的识别采用三度四分法，即Ⅰ度、浅Ⅱ度、深Ⅱ度、Ⅲ度（图13-2）。Ⅰ度、浅Ⅱ度烧伤为浅度烧伤，深Ⅱ度、Ⅲ度烧伤为深度烧伤。

　　（1）Ⅰ度烧伤　仅伤及皮肤表皮浅层，生发层健在，表面皮肤有红斑、干燥、疼痛感或烧灼感，3~5天脱屑痊愈，不留瘢痕。

　　（2）浅Ⅱ度烧伤　伤及表皮生发层、真皮乳头层，局部红肿明显，有大小不一的水疱，内含淡黄色的澄清液体，去除水疱皮可见创面红润、潮湿、疼痛剧烈。上皮再生依靠残存的表皮生发层和皮肤附件（汗腺、毛囊）的上皮增生，如无感染1~2周可愈合。愈合创面不留瘢痕，短期内会有色素沉着。

　　（3）深Ⅱ度烧伤　伤及皮肤表层全层和部分真皮网状层，介于浅Ⅱ度和Ⅲ度之间。烧伤深浅不一，也可有不易剥脱的小水疱，但去除水疱皮后，创面微湿、红白相间，疼痛感迟钝。由于真皮层内有残存的皮肤附件，可依靠其上皮增殖形成上皮岛。如无感染，可融合修复。需3~4周，常有瘢痕增生。

　　（4）Ⅲ度烧伤　是皮肤全层烧伤，甚至达到皮下、肌肉或骨骼，创面无水疱，皮层凝固性坏死后形成焦痂，呈蜡白或焦黄色甚至炭化，痛感消失，局部温度低，触之如皮革，焦痂下可见树枝状栓塞血管。3~4周后焦痂脱落遗留肉芽面，因皮肤及其附件已全部烧毁，无上皮再生的来源，必须依靠植皮而愈合，只有很局限的小面积Ⅲ度烧伤，才有可能依靠周围健康皮肤的上皮爬行而收缩愈合，愈合后遗留瘢痕或畸形。

　　3. 烧伤严重程度判断　对烧伤严重程度进行判断有利于制定治疗方案。一般将烧伤分为四度，详见表

13 - 2。

表 13 - 2　烧伤严重程度判断

严重程度	烧伤面积
轻度	Ⅱ度烧伤面积≤10%（小儿<5%）
中度	Ⅱ度烧伤面积11%~30%（小儿5%~15%）；或Ⅲ度烧伤面积≤10%（小儿5%）
重度	烧伤总面积31%~50%（小儿16%~25%）；或Ⅲ度烧伤面积11%~20%；或Ⅱ度、Ⅲ度烧伤面积虽不到上述百分比但有休克等并发症、较重的复合伤或吸入性损伤
特重度	烧伤总面积>50%（小儿25%）；或Ⅲ度烧伤面积>20%（小儿10%）；或存在较严重的并发症、复合伤或吸入性损伤

4. 吸入性损伤　在火灾中，特别是相对封闭的火灾现场，吸入性损伤是烧伤的主要致死原因之一。燃烧时烟雾中含有大量的化学物质，有致局部腐蚀和全身中毒的作用。因此，吸入性损伤治疗是成功救治烧伤患者的重要环节之一。轻度烧伤患者可采用抗炎、补液、氧疗等措施，中、重度烧伤患者需要气管插管或切开、机械通气等呼吸支持，并给予相应的药物支持。

吸入性损伤的诊断应结合病史、症状、体征：①相对密闭的燃烧现场；②呼吸道刺激症状，咳炭沫痰，呼吸困难，肺部有哮鸣音；③面、颈、口鼻周围有深度烧伤，鼻毛烧焦，声音嘶哑。

二、病理生理

1. 休克期（急性体液渗出期）　烧伤后创面的立即反应是体液渗出。渗液以伤后2~3小时最为急剧，8小时达高峰，一般持续36~48小时，随后逐渐减慢，至48小时渐趋恢复。小面积浅度烧伤者，渗出的体液可通过机体自身代偿调节，不会影响全身的有效循环血量；烧伤面积大而深度者（成人Ⅱ~Ⅲ度烧伤面积15%、小儿5%以上者），可有体液的大量渗出和其他血流动力学的变化。此期主要病理生理变化为烧伤区及其周围或深层组织毛细血管扩张和通透性增大，大量血浆样液体自血液循环渗入组织间隙形成水肿或自创面渗出。因此，烧伤早期的休克基本属于低血容量性休克，但与一般急性失血不同，其体液渗出是逐步的；48小时后渗出于组织间的水肿液开始回吸收，临床表现为血压趋向稳定、尿液开始增多。根据上述规律，烧伤早期的补液速度应掌握先快后慢的原则，使休克期平稳渡过是早期治疗的关键。

2. 急性感染期　烧伤破坏了皮肤的屏障功能，广泛的坏死组织和体液渗出又是细菌繁殖的良好培养基，因而烧伤水肿回吸收期一开始，感染就上升为主要矛盾，持续到创面愈合。浅度烧伤如早期创面处理不当，此时可出现创周感染（如蜂窝织炎），严重烧伤由于经历休克的打击，全身免疫功能下降，早期有暴发全身性感染的可能，伤后2~3周，创面坏死组织广泛溶解，是全身性感染的另一高峰期。此时，创缘与健康组织交界处的肉芽组织已逐渐形成，坏死组织如能及时清除或引流，肉芽组织屏障多在2周左右形成，可限制病原菌的侵入；如处理不当，病原菌可侵入邻近的非烧伤组织，向四周及深部蔓延。大面积的侵入性感染，痂下组织菌量常随病程进展继续增多，创面灰暗、溃烂、凹陷，出现坏死斑，形成创面脓毒症。即使细菌未侵入血液，也可致死。本期主要是防治感染，多采用早期切痂或削痂手术，及时进行皮肤移植以消灭创面。

3. 创面修复期　烧伤创面的组织修复在出现炎症反应的同时已开始。浅度烧伤多能自行修复；深Ⅱ度烧伤如无严重感染，经3~4周依靠残存的上皮岛在痂皮下融合修复；Ⅲ度烧伤的焦痂，在伤后2~3周或更长时间开始溶痂，需依靠皮肤移植修复；本期主要是促使创面早期愈合。目前，临床多数已在急性感染期进行烧伤坏死组织切除和皮肤移植，创面修复期主要针对一些残余的小创面进行修复，并对某些关节、功能部位进行预防挛缩、畸形等康复治疗，有些大面积深度烧伤还需要做整形手术。

三、并发症

1. 感染　是引起烧伤患者死亡的主要原因。烧伤感染之所以严重，除了由于广泛的皮肤屏障功能被破坏、大量坏死组织和渗出液形成病原菌繁殖的培养基、机体免疫功能下降等因素外，研究还证明，严重烧伤时肠黏膜屏障出现明显的应激性损害，肠道微生物、内毒素等移位，肠道成为一个重要的内源性感染来源，常是早期暴发全身性感染的原因。因此，防治感染是烧伤救治和创面修复过程的中心环节之一。

2. 休克　低血容量性休克是严重烧伤患者早期的主要并发症。特重烧伤患者可因强烈损伤刺激而立即发生休克。烧伤休克的发生时间与烧伤严重程度关系密切。较长时间的休克，既容易引发感染，又可广泛损害多个器官系统，从而危及生命。

3. 肺部感染　呼吸道损伤、肺不张、肺水肿等都可引起肺部感染，还能继发成人呼吸窘迫综合征，导致急性呼吸衰竭。

4. 应激性溃疡和胃扩张　Curling 溃疡是指烧伤后十二指肠黏膜糜烂、溃疡、出血等情况，烧伤伤员早期胃蠕动减弱，但因体液渗出而口渴多饮，可致胃扩张。

5. 常见内脏并发症　血容量减少可使肾缺血，加上血红蛋白、肌红蛋白、细菌毒素等对肾脏的损害，从而导致急性肾衰竭；缺血、缺氧、感染毒素等均可引起心功能降低、脑水肿或肝坏死，均应重视。

四、救治

1. 治疗原则　主要有：①保护创面，减少外源性感染；②早期及时补液，维持呼吸道通畅，预防和治疗低血容量性休克；③预防和治疗局部及全身性感染；④深度烧伤组织是全身性感染的主要来源，应早期切除，自体、异体皮移植覆盖；⑤防治多系统器官功能衰竭。

对于小面积轻度烧伤，行清创、保护创面等对症处理；对于中度以上烧伤，因全身性反应重，应局部和全身治疗并重，早期抗休克、创面处理、防治全身性感染及营养支持、增强免疫力等。

2. 现场急救、转送　现场抢救的目标是尽快消除致伤原因、及时脱离现场和对危及生命的情况进行救治。

（1）迅速脱离热源　如火焰烧伤应尽快脱离火源，脱去燃烧衣物，迅速用凉水冲淋或浸泡以降低局部温度，切忌奔跑呼叫，以免助燃火势而烧伤头面部和呼吸道，也要避免用手扑打火焰，造成具有重要功能的手烧伤。如附近有水源，立即用清水连续冲洗或浸泡，既可减痛，又可带走余热。

（2）保护受伤部位　用干净敷料、布类覆盖或包扎后再送医院处理。转运时切勿使伤面受压，热液浸渍的衣裤不易剥脱，可以用冷水冲淋后剪开取下。避免用有色药物涂抹，因其可增加烧伤深度判断的困难。

（3）维持呼吸道通畅　要随时注意面颈部烧伤和疑有吸入性损伤者的呼吸状况，保持呼吸道通畅。合并一氧化碳中毒者应移至通风处，必要时吸入氧气。

（4）防治休克和感染　大面积严重烧伤者早期应输液抗休克，如无静脉补液条件，一般伤员可口服烧伤饮料；中、重度烧伤患者口服或注射广谱抗生素。

（5）优先处理复合伤　注意有无合并大出血、开放性气胸、骨折、严重中毒等，应优先施行相应的急救处理，安慰和鼓励伤员，使其情绪稳定。在做出初步处理后应及时转到有条件的医院进一步治疗。

（6）稳定情绪、镇静止痛　安慰伤员，烧伤后疼痛剧烈，需及时给予止痛剂，如口服止痛片或注射哌替啶。

3. 创面处理

（1）早期清创　Ⅰ度烧伤创面，通常无须特殊处理，保持创面清洁，必要时冷湿敷或涂敷烧伤膏等止痛对症处理。清创时应将烧坏的浮皮与沾在创面上的泥土、污染物、细菌等清除掉。已发生休克者，应待休克纠正后进行。除小面积烧伤外，一般主张采用简单清创法，因彻底清创后创面可能达不到无菌状态，还可促使伤员休克的发生和发展。

（2）创面用药　小面积或肢体的浅Ⅱ度烧伤清创后，若水疱皮完整，可用消毒空针抽去水疱液，保留水疱皮使之充当生物敷料，可起到保护创面、减轻疼痛且加速创面愈合的作用。表面也可以涂碘伏等，采用包扎疗法。如水疱皮已撕脱，用无菌油性敷料包扎或暴露创面。Ⅲ度烧伤创面也可先外用碘伏，待去痂处理。

（3）包扎疗法　适用于四肢小面积和躯干的浅度烧伤。先将一层油纱布或几层药液纱布覆盖创面作为内敷料，再加3～5cm厚的吸水棉垫作为外敷料。包扎时要让肢体处于功能位，不宜过紧或过松。密切监测伤者体温、白细胞变化以及创面有无臭味、疼痛等情况。如包扎局部和全身无感染征象，可在包扎后7～10天打开敷料。如创面已感染，应勤换敷料，保持创面清洁。

（4）暴露疗法　适用于大面积烧伤。头颈、面部或会阴部、臀部等不宜包扎的烧伤者，污染严重及感染创面也应暴露。病房消毒并保持一定的温度和湿度，床单、治疗巾等均应灭菌处理，随时清理创面渗液和分泌物，保持创面清洁干燥。经常变换体位及翻身，避免创面持久受压。

（5）焦痂的处理　尽早去除焦痂是减轻深度烧伤所致感染与功能障碍、促进愈合的根本措施。宜在伤后3～5天内进行。切痂主要用于Ⅲ度及手、关节等功能部位的深度烧伤，将焦痂和坏死组织一并切除；除手背及颜面外，一般达深筋膜，若筋膜和肌肉有坏死应一并切除。对于深Ⅱ度烧伤可行早期削痂，削除坏死组织，使之成为健康或接近健康的创面。

（6）皮肤移植　深度烧伤创面经削痂、切痂后，均需立即对创面进行植皮。移植皮肤供体可以是自体皮、异体皮或异种皮，还有一些新技术，如自体表皮-异体真皮皮浆复合皮移植术、取自体皮做培养增容后用以代替先期移植的异体皮等。

（7）感染创面的处理　应及早充分引流，去除脓性分泌物。创面换药，每日或隔日一次，待感染创面基本控制、肉芽创面完整而新鲜时，及时覆盖创面。

4. 全身治疗　中度以上烧伤除了处理创面，还需防治休克、感染与营养支持等。

（1）防治休克　烧伤严重者，早期由于体液的大量丢失和其他血流动力学变化，可迅速发生休克，必须及时采用液体疗法，维持有效循环血量，平稳渡过休克期。烧伤休克的发生时间与烧伤严重程度关系密切，烧伤面积越大、深度越深者，休克发生越早且越重，其临床表现与低血容量性休克相似。

1）液体选择　因为烧伤主要导致血浆成分的丢失，晶体液可以选择平衡盐溶液、等渗盐水等。常用的胶体液有血浆、代血浆、全血、右旋糖酐、羟乙基淀粉等。

2）补液量　补液量的计算方法有多种，目前国内常用的成人伤者第一个24小时补液量的计算方法为：补液量（ml）＝Ⅱ度、Ⅲ度烧伤面积（%）×体重（kg）×1.5＋2000ml。如为儿童，则是：补液量（ml）＝Ⅱ度、Ⅲ度烧伤面积（%）×体重（kg）×1.8＋体重（kg）×（60～100）ml/kg（生理基础需要量）。其晶体液和胶体液的比例，中、重度烧伤为2:1；特重烧伤为1:1。第二个24小时的补液量，晶体液和胶体液为第一日的一半，生理基础需水量不变。第三日因渗出液回吸收，静脉补液减少或口服补液。

3）补液方法　将第一个24小时的总补液量分三个时间段输入。第一个8小时输入其总量的1/2，分别于第二个、第三个8小时输入其余的两个1/4。输入量较大或快速输液时，宜建立周围静脉和中心静脉两条通路。先输入一定量的晶体液后，再以胶体液和5%葡萄糖溶液输入，然后按此顺序重复进行。此外，广泛深度烧伤者，在输液时可适量输入碳酸氢钠纠正酸中毒，补液时密切监测脉搏、血压、尿量的变化，根据病情随时调整补液速度和补液量。

（2）防治感染　对全身性感染的诊断应结合创面情况和全身状况做出判断，积极处理创面。预防性使用抗生素，提高伤员免疫力。如感染已发生，应根据创面分泌物的细菌培养和药物敏感试验结果选择针对性强的抗生素。

（3）营养支持　可通过肠内、外营养途径进行营养支持，肠内营养支持还具有刺激肠黏膜增殖、维持肠道微生态环境稳定、减少肠源性感染发生的作用。

四、健康教育

1. 与伤者多交流，消除其紧张情绪，取得配合。

2. 创面愈合后，嘱伤者避免太阳的暴晒，不能抓挠初愈的皮肤。

3. 避免使用刺激性强的肥皂水和过热的水清洗皮肤。

4. 及时进行正确的功能锻炼，以主动运动为主、被动运动为辅，改善因瘢痕挛缩、肌肉萎缩造成的躯体功能障碍。

5. 普及消防安全知识，防止烧伤事件的发生。

 素质提升

烧伤患者的心理疏导

烧伤是日常生活中常见的意外损伤，严重烧伤患者因瘢痕增生可引起身体外观及功能改变，后续整形康复时间长、费用高，故患者多产生严重自卑心理，从而影响其重新投入生活和工作的信心。正因如此，及时对烧伤患者开展心理疏导尤为重要。

首先，可以向患者介绍目前烧伤整形手术的发展，以及严重烧伤患者成功救治的经验和成效，增强患者进行治疗和康复的信心。其次，鼓励家属与患者多进行沟通交流，强化患者在家庭及生活中的重要性，提升患者面对生活的勇气。再次，告知患者要正视自身的缺陷，以身边的例子坚定患者的信念，以积极的心态迎接新的挑战。医护人员与家属要密切合作，通过不断耐心开导、悉心照料，一定能够使患者振作精神，勇敢面对新的生活。

第二节　电烧伤和化学烧伤

一、电烧伤

电烧伤包括电源直接接触所导致的烧伤和由电火花引起的烧伤两类。后者性质和处理同热力烧伤，本节着重介绍前者。

1. 损害机制　因电流的强度、性质、电压、接触部位的电阻等各异，电流对局部损害程度有所不同。如骨骼的电阻大，局部产生的热能也大，所以在骨骼周围可出现"套袖式"坏死。体表的电阻因皮肤的厚薄和干湿情况不同，如手掌、足掌因角质层厚，电阻也高；皮肤潮湿时电阻低，电流易通过，可迅速沿电阻低的血管运行，全身性损害严重。反之，皮肤干燥者电阻高，局部损害较重，但全身性损害相对减轻。

2. 临床表现

（1）全身性损害　轻者有恶心、心悸、头晕或短暂的意识障碍，多数恢复后无遗留症状；重者可立即发生神志丧失和呼吸、心搏骤停，必须及时抢救。

（2）局部损害　电流通过人体有"入口"和"出口"。入口处伤情较出口处严重。入口处常炭化，形成裂口或洞穴，烧伤常深达肌肉、骨骼或内脏，损伤范围常外小内大；没有明显的坏死层面；局部渗出较一般烧伤重，包括筋膜腔内水肿；由于损害了邻近血管，经常出现进行性坏死，伤后坏死范围可扩大数倍。

3. 治疗

（1）现场急救　立即切断电源或用不导电的物体拨开电源。呼吸、心搏骤停者，立即进行心肺复苏，复苏后还应注意心电监护。有衣物燃烧者，应立即扑灭。

（2）全身治疗　对深部组织损伤应充分估计，补液量不能仅根据其表面烧伤面积计算。早期补液量应大于一般烧伤，并给予利尿剂和碱性药物，以防止肾功能衰竭。早期全身应用较大剂量的抗生素（可选青霉素）。应特别警惕厌氧菌感染，局部应暴露，并用过氧化氢溶液冲洗、湿敷。必须注射破伤风抗毒素。

（3）清创术　包括筋膜切开减压。高压电烧伤坏死范围早期不易被确定，仍应尽早进行较彻底的探查，切除坏死组织；当组织缺损多时，应用皮瓣修复。对坏死范围难以确定时，可以异体皮或异种皮暂时覆盖 2~3 天后，再行探查或继续清创，创造植皮条件。在观察过程中，应密切注意继发性出血。截肢要慎重，严格掌握适应证。

二、化学烧伤

化学烧伤时，除化学物质接触人体立即发生损伤外，还可继续侵入或被吸收，导致进行性局部损害或全身性中毒，损害程度与化学物质的性质、剂量、浓度和接触时间的长短等有关。急救时立即脱下被化学物质污染或浸渍的衣服，连续大量清水冲洗，时间应在 1~2 小时以上。急救时不宜盲目使用中和剂，除耽误时间外，还可因匆忙致浓度选择不当或中和反应过程产热而加重损害。已明确化学毒物致伤者，则可选用相应的解毒剂或特异性拮抗治疗。早期输液量要偏多，并加用利尿剂以排出毒性物质。

1. 酸烧伤　较常见的酸烧伤为强酸（硫酸、盐酸、硝酸）烧伤，其共同特点是使组织蛋白凝固而坏死，组织脱水；不形成水疱，出现皮革样焦痂，一般不向深处侵蚀，但脱痂时间延缓。急救时除用大量清水冲洗伤处，随后按一般烧伤处理。

2. 碱烧伤　强碱如氢氧化钠、氢氧化钾等可与组织蛋白结合形成碱性蛋白复合物，皂化脂肪组织。皂化时可产热，加重组织损伤，并且碱离子能向深处穿透，疼痛较剧烈，创面可扩大、加深，愈合慢。用大量清水冲洗进行急救，冲洗时间应延长。深度碱烧伤适合早期切痂与植皮，生石灰和电石引起的碱烧伤必须在清水冲洗前，先去除伤处的颗粒或粉末，以免遇水后产热。

3. 磷烧伤　磷与空气接触产生自燃，可引起热力烧伤。磷是细胞质毒，吸收后引起肝、肾、心、肺等脏器损害。急救时应将伤处浸入水中，以隔绝氧气，切忌暴露于空气中，以免继续燃烧。在水下移除磷颗粒，冲洗后的创面用 1% 硫酸铜涂敷覆盖，可形成无毒性的磷化铜，便于识别和移除。忌用油质敷料，因磷易溶于油脂而更易被吸收，深度创面尽早切除与植皮。

第三节　冻　伤

冻伤是低温寒冷引起机体遭受局部或全身性损伤，分为非冻结性冻伤和冻结性冻伤两类。

一、非冻结性冻伤

非冻结性冻伤是人体接触 10℃ 以下、冰点以上的低温，加上潮湿条件所造成的损伤。包括冻疮、战壕足、水浸足（手）等。

1. 冻疮　多发生于冬季或早春季节，见于气温低且较为潮湿的地区，以长江流域多见。好发于手、足、耳廓及鼻尖等处。主要与病损部位反复暴露于冰点以上的低温环境，局部发生血管收缩和血流滞缓而影响细胞代谢，且保护措施较差有关。发病无自觉症状，待局部出现红肿才开始察觉，表现为局部有痒感或胀痛，皮肤有紫红色斑、丘疹或结节病变，可伴水肿。温暖时局部肿痒、刺痛，可起水疱；病程中表皮可脱落，继发出血、糜烂或溃疡，最终形成瘢痕或纤维化。冻疮易复发，与患病后皮肤局部的慢性血管炎以及皮肤抵抗力降低有关。

2. 战壕足和水浸足（手）　是手、足的非冻结性损伤，非战时多发生于野外施工或部队执勤等情况下。战壕足是由于长时间站立在寒冷、潮湿的壕沟所引起，水浸足（手）是由于长时间暴露于湿冷环境中所致，机体局部长时间暴露于湿冷环境中，动脉痉挛、皮肤血管强烈收缩、血流滞缓，影响细胞代谢，最初出现局部感觉缺失；复温后，血管扩张，组织反应性充血，随之出现感觉异常与烧灼样疼痛，局部出现水肿、起疱，可形成溃疡，常伴发蜂窝织炎、淋巴结炎甚至组织坏死。治愈后组织对寒冷特别敏感，一旦受冷刺激肢端常发紫。治疗应在反应性充血期或之前即开始，尽早使肢体脱离湿冷刺激，置于温暖、干燥的环境中，抬高肢体、减轻水肿、避免压迫，采取改善局部与全身循环支持以及抗感染措施。

有冻疮经历的人在寒冷季节应注意手、足、耳等处保暖，保持鞋袜干燥，可外涂防冻疮乳膏剂。冬季及高寒地区外出、野外劳动、执勤应进行防寒保暖预防。冻疮发生后局部皮肤完整者可外用防冻疮膏，每日温敷数次；已破溃或糜烂者应换药（依沙吖啶氧化锌糊剂或高锰酸钾溶液），也可涂抹含抗菌药物的软膏，使用钙通道阻滞剂有改善局部循环的作用。

二、冻结性冻伤

冻结性冻伤是短时间暴露于极低温或长时间暴露于冰点以下低温所造成，分为局部冻伤（又称冻伤）和全身冻伤（又称冻僵）。常发生在严寒季节、高海拔地区或雪崩、暴风雪等灾害情况时。气候、海拔、衣着保暖、暴露时间等均影响冻伤的严重程度。

1. 病理生理　身体局部接触冰点以下的低温时形成冻结伤，冻结伤分为两个时相，最初是冻伤，继之是复温后的再灌注损伤，组织温度降至 $-2℃$ 时，细胞外形成冰晶，随着冰晶增大，间质液渗透压变高，出现细胞内脱水、蛋白变性及酶活性下降，细胞功能障碍。如果细胞内液出现冰晶会导致细胞死亡、毛细血管内皮破坏、红细胞淤积，导致循环障碍，复温冻融后局部血管扩张，微循环中血栓形成，释放的氧自由基、血栓素等介质可进一步加剧毛细血管及组织损伤。全身受低温侵袭时，首先发生外周血管收缩和寒战反应，继而体温由表及里逐渐降低，当核心体温下降至 $32℃$ 以下，则心、脑、肾、血管等脏器功能均受损；降至 $28℃$ 以下，则危险加大，如不及时抢救，可直接导致死亡。

2. 临床表现　冻伤后局部皮肤苍白发凉、麻木刺痛、丧失知觉等，不易区分其深度。复温冻融后可按其损伤的不同程度分为四度。

（1）Ⅰ度冻伤　伤及皮肤表层，局部充血、红肿，出现热、痒、刺痛的感觉。症状数日后缓解，水肿消退、表皮脱落，不留瘢痕。

（2）Ⅱ度冻伤　伤及皮肤真皮层，局部明显充血、水肿、感觉迟钝；12～24 小时内形成水疱，疱液呈血清样。如无感染，水疱在 2～3 周内干燥结痂，脱痂愈合后少有瘢痕。

（3）Ⅲ度冻伤　伤及皮肤全层、皮下组织，局部由苍白转为黑褐色，感觉丧失，创面周围红、肿、痛并有水疱形成。若无感染，坏死组织干燥结痂，4～6 周后脱落形成肉芽创面，愈合缓慢，留有瘢痕。

（4）Ⅳ度冻伤　伤及肌肉、骨骼，甚至肢体干性坏疽，也可并发感染而转变成湿性坏疽。对复温无反应，治愈后多留有功能障碍或致残。

全身冻伤时先有寒战、苍白、发绀、疲乏、无力等表现，继而肢体僵硬、意识障碍、呼吸抑制、心律失常，最后呼吸、心搏停止。如能得到及时救治，伤员复温、复苏后常出现心室纤维颤动、低血压、休克，可发生肺水肿、肾衰竭等严重并发症。

3. 治疗

（1）急救 尽快脱离寒冷环境，快速复温，但勿用火炉烘烤。伤员应置于15~30℃温室中，将伤肢或全身浸泡于足量的40~42℃恒温水中，使受冻局部或全身在20~30分钟内复温。复温以肢体红润、循环恢复良好、皮温达到36℃左右为宜。衣服、鞋袜等连同肢体冻结者，用温水（40℃左右）使冰冻融化后脱下或剪开。若无复温条件，可将伤员伤肢置于正常体温者腋窝、胸腹部救护。快速复温后，应在22~25℃室内继续保暖，卧床休息。对呼吸、心搏骤停者，要施行胸外心脏按压和人工呼吸、吸氧等急救措施。

（2）局部创面处理 Ⅰ度冻伤保持创面干燥，数日后可自愈。Ⅱ度冻伤，复温后创面干燥清洁者，可用软干纱布包扎，避免压迫、擦破皮肤；水疱较大时，吸尽水疱内渗出液，用无菌纱布包扎，创面感染时，先用浸有抗菌药的纱布湿敷，再涂敷冻伤膏并采用包扎或半暴露疗法。Ⅲ度、Ⅳ度冻伤多采用暴露疗法，保持创面干燥，一般待坏死组织分界明确后予以切除，视创面情况植皮。对清创、抗生素治疗无效且并发湿性坏疽者，则需截肢。

（3）全身治疗 对Ⅱ度以上冻伤需全身治疗，包括：①给予破伤风抗毒素血清，全身应用抗生素预防感染；②应用低分子右旋糖酐、妥拉唑林、罂粟碱等改善微循环、减轻血栓形成与组织损伤，但要注意避免出血倾向；③加强营养支持，给予高热量、高蛋白、富含多种维生素饮食；④有肾功能不全、脑水肿时，可使用利尿剂并采取相应的治疗措施；⑤防治多系统器官功能衰竭。

4. 预防 寒冷条件下的工作人员，应注意防寒、防湿、防静（适当活动）。平时应进行适应性训练，提高机体耐寒能力。进入低温工作环境前，适量摄取高热量食物，但不宜饮酒，因饮酒增加散热。衣物要保持干燥，保暖不透风，减少体表外露，外露部位可适当涂抹油脂保护。

第四节 咬蜇伤

一、犬咬伤

被患有狂犬病的动物（疯犬、疯猫等）咬伤后，患病动物唾液中携带的致病病毒经伤口进入人体，侵犯中枢神经系统，引发狂犬病。狂犬病是一种病毒性疾病，通常临床症状出现后100%死亡。近年来，狂犬病报告死亡数一直位居我国法定报告传染病前列，给人民群众生命健康带来严重威胁。95%的人类狂犬病死亡是因带病毒的犬咬伤造成少数是由于被抓挠或伤口、黏膜被污染所致，因移植狂犬病患者捐赠的器官或组织发病者也偶有报道，但病毒不能侵入没有损伤的皮肤。见水、闻水声或提及饮水均可诱发咽肌痉挛，故狂犬病又称恐水病。

狂犬病潜伏期可以从5天至数年（通常2~3个月，极少超过1年），潜伏期长短与病毒的毒力、侵入部位的神经分布等因素相关。病毒数量越多、毒力越强、侵入部位神经越丰富、越靠近中枢神经系统，潜伏期就越短。发病初起时伤口周围麻木、疼痛，后扩散至整个肢体；继之出现发热、烦躁、易兴奋、乏力、吞咽困难、恐水以及咽喉痉挛伴流涎、多汗、心率快，最后出现呼吸肌瘫痪、昏迷、循环衰竭而死亡。

密切观察、隔离伤人的动物，若动物存活10天以上，可以排除狂犬病。受伤后，不论是否为狂犬咬伤，均应及时处理伤口。伤后应以狂犬病免疫球蛋白做伤口周围浸润注射。使用动物源性免疫球蛋白，用药前应做过敏试验；如试验阳性，应在注射肾上腺素后再给予。若有人源性免疫球蛋白制剂，则不必使用抗过敏药物。采用狂犬病疫苗主动免疫在伤后第 1、3、7、14、28 天各注射一剂，共 5 剂。如曾经接受过全程主动免疫，则咬伤后不需被动免疫治疗，仅需在伤后当天与第 3 天强化主动免疫各一次。狂犬病预后差、死亡率高，应当加强预防。婴儿可以接种含针对狂犬病的联合疫苗，对犬、猫应严加管理并施行免疫注射。

二、蛇咬伤

蛇分为毒蛇与无毒蛇两大类。我国有 50 余种毒蛇，其中剧毒者 10 余种。蛇咬伤以南方地区多见。蛇毒可分为神经毒与血液毒两种。神经毒对中枢神经和神经－肌肉接头有选择性毒性作用，常见于金环蛇、银环蛇咬伤。血液毒对血细胞、血管内皮及间质组织有破坏作用，可引起出血、溶血、休克、心衰等，见于竹叶青、五步蛇咬伤。混合毒兼有神经、血液毒特点，如蝮蛇、眼镜蛇的毒素。

1. 临床表现 无毒蛇咬伤时，皮肤留下细小齿痕，局部稍痛，可起水疱，无全身反应。毒蛇咬伤后，局部伤处疼痛，肿胀蔓延迅速，淋巴结肿大，皮肤出现血疱、瘀痕甚至局部组织坏死。全身虚弱、口周感觉异常、肌肉震颤或发热恶寒、烦躁不安、头晕目眩、吞咽困难、肢体软瘫、呼吸抑制等，最后导致循环、呼吸衰竭。部分患者伤后可因广泛的毛细血管渗漏引起肺水肿、低血压、心律失常；皮肤、黏膜及伤口出血，血尿、少尿，出现肾功能不全以及多器官功能衰竭；实验室检查可见血小板、纤维蛋白原减少，凝血酶原时间延长，血肌酐、肌酸激酶增高，肌红蛋白尿等异常改变。

2. 治疗

（1）急救措施 蛇咬伤后忌奔跑，现场立即以布带等物绑扎伤肢的近心端，松紧以能阻断淋巴、静脉回流为度。用 3% 过氧化氢或 0.05% 高锰酸钾溶液清洗伤口，去除毒牙及污物。伤口深者，可切开真皮或以三棱针刺扎肿胀皮肤，再使用拔火罐、吸乳器等抽吸以促使毒液流出，将胰蛋白酶 2000U 加入 0.05% 普鲁卡因 20ml 做伤口周围皮肤封闭，能够降解蛇毒，减少毒素吸收。

（2）解毒药物

1）中成药 广州蛇药、上海蛇药、南通（季德）蛇药等，可以内服或外敷伤口周围，一些新鲜草药，如白花蛇舌草、半边莲、七叶一枝花等也有解蛇毒作用。

2）抗蛇毒血清 有单价和多价两种，用前需做过敏试验，阳性者采用脱敏注射法，对于已知蛇类咬伤可用针对性强的单价血清，否则使用多价血清。

3）其他治疗 针对休克、出血倾向、肾功能不全等器官系统功能不全，采取相应积极治疗措施。重视神经、心血管与血液系统的临床检查，区分神经毒与血液毒。此外，治疗中应避免使用中枢神经抑制剂、肌松弛剂、肾上腺素和抗凝剂。常规使用破伤风抗毒素及抗菌药物防治感染。

三、蜇伤

1. 蜂蜇伤 蜜蜂和黄蜂的尾刺连有毒腺，蜇人时可将蜂毒注入皮内，引起局部与全身症状。蜜蜂蜇伤后，局部出现红、肿、疼痛，数小时后可自行消退；如蜂刺留在伤口内，可引起局部化脓。黄蜂蜂毒毒性较强，局部肿痛明显，可出现全身症状，伤口一般不留蜂刺。群蜂蜇伤后症状严重，除皮肤红肿外，还有头晕目眩、恶心、呕吐、面部水肿、呼吸困难等症状，出现昏迷、休克甚至死亡。对蜂毒过敏者，即使单一蜂蜇也可引发严重的全身反应。

蜜蜂蜇伤后尽早拔除蜂刺，局部以弱碱液洗敷，再以南通蛇药糊剂敷于伤口，并口服蛇药片。黄蜂蜇伤后局部以弱酸液冲洗或以食醋纱条贴敷，蜂蜇后有全身严重症状者，应给予相应急救措施。有过敏反应时给予肾上腺皮质激素等抗过敏药；有呼吸困难时，应维持呼吸道通畅并给氧；出现休克时，则应积极抗休克治疗。

2. 蝎蜇伤与蜈蚣咬伤 蝎毒是一种神经毒，可以引起局部与全身反应。蝎的尾部有尖锐的钩刺，蜇人时尾部刺入人体并释出毒液。被蝎蜇后局部红肿、疼痛、水疱甚至局部组织坏死，出现烦躁不安、头痛、头晕、发热、流涎、腹痛等全身症状。重者有呼吸急促、肺水肿、消化道出血等表现。儿童被蝎蜇后，严重时可以因呼吸、循环衰竭而死亡。

蝎蜇伤后应局部冷敷，近心端绑扎，口服及局部应用蛇药片。消毒后，在局部麻醉下切开伤口，取出残留的钩刺，以弱碱性液体或高锰酸钾溶液清洗伤口。全身症状重时，应采取相应急救措施，并给予对症支持治疗，有感染时可使用抗生素。

蜈蚣头部第一对钳足有毒腺开口，咬人时释放出毒液，引起局部红肿、淋巴结炎、淋巴管炎。大蜈蚣释出毒液多，儿童被咬伤后中毒症状重时，可有畏寒、发热、恶心、呕吐、昏迷，甚至可以致命。被蜈蚣咬伤后，伤口应以碱性液洗涤，伤口周围组织以0.25%普鲁卡因封闭，口服及局部敷用南通蛇药。

目标检测

答案解析

选择题

[A1/A2 型题]

1. 成人中度烧伤如以Ⅱ度烧伤面积计算，下列正确的是
   - A. 11%～30%
   - B. 30%～49%
   - C. 31%～50%
   - D. 10%以下
   - E. 49%以下

2. 防治烧伤感染，下列哪一种观点是正确的
   - A. 应用抗生素是控制感染的唯一办法
   - B. 因为烧伤创面位于体表，应提倡将全身应用的抗生素用于创面局部，以减轻副作用
   - C. 只要烧伤创面存在就应使用抗生素
   - D. 创面感染严重者围手术期需应用敏感抗生素
   - E. 所有患者均需经验用药

3. 患者，男，全身烧伤总面积达70%，需立即转院进一步治疗。在当地医院时应首先考虑的紧急处理措施是
   - A. 清创后包扎创面转送
   - B. 建立可靠的静脉通路输液
   - C. 准备电解质溶液口服
   - D. 肌内注射镇痛药物
   - E. 尽快联系运输工具，尽快转院

4. 患者，男，36岁，体重60kg，不慎被热液烫伤，全身Ⅱ～Ⅲ度总面积30%烧伤，该患者伤后的第一个24小时应补液总量为
   - A. 2700ml
   - B. 3200ml
   - C. 3700ml
   - D. 4000ml
   - E. 4700ml

5. 患者，女，30岁，双手及腕关节部位深度烧伤，目前的治疗方法中应优先采用
   - A. 包扎治疗至创面愈合
   - B. 暴露治疗至创面愈合
   - C. 半暴露治疗至创面愈合
   - D. 尽可能行早期削痂、中厚皮片移植手术
   - E. 以上都不是

6. 患者，女，52 岁，不慎被开水烫伤右手、右前臂及右小腿，剧痛，水疱大，疱皮薄，基底潮红、湿润。其烧伤面积及深度为

A. 24% 浅Ⅱ度   B. 24% 深Ⅱ度   C. 12% 浅Ⅱ度

D. 12% 深Ⅱ度   E. 20% 浅Ⅱ度

书网融合……

本章小结

题库

第十四章　肿　瘤

PPT

◎- 学习目标

1. 通过本章学习，重点把握肿瘤的早期信号、临床表现、常用诊断方法、治疗原则及三级预防的措施。

2. 学会临床思维，能运用正确的方法对肿瘤患者进行病史询问及体格检查，并做出初步诊断，能进行穿刺活检等操作；具有较好的沟通和人文关怀能力，帮助患者正确面对所患肿瘤的现实，做好患者的随访复查等指导工作，帮助患者改善生存质量或延长生存时间。

≫ 情境导入

情境描述　患者，男，50岁，有近30年吸烟史，近一个月来出现低热，胸痛咳嗽、咳痰，有时痰中混有血丝。体格检查：较消瘦，在左锁骨上可触及一团质硬固定而肿大的淋巴结，胸部x线平片及CT片显示左上肺不张。

讨论　1. 请简述临床诊断及诊断依据。

2. 还需要做什么检查以明确诊断？

第一节　概　述

肿瘤是机体细胞在各种致瘤（始动与促进）因素的作用下，过度增生与异常分化所形成的新生物。它的生长不受正常机体生理的调控，也不因病因消除而停止，常会破坏正常组织与器官。

恶性肿瘤是目前世界上男性第二位、女性第三位死亡原因。全世界患恶性肿瘤约1410余万人，死亡约820万人。我国全国癌症登记中心报告，2015年我国新发病例约430万，死亡约280万人。相比1999年肿瘤死亡率94.4/10万上升到2015年126.9/10万，其中60%以上为消化系统恶性肿瘤。在我国城市中最常见的恶性肿瘤依次是肺癌、胃癌、肝癌、肠癌与乳腺癌，在农村依次是胃癌、肝癌、肺癌、食管癌、肠癌。

一、肿瘤的诊断

（一）临床诊断

1. 病史

（1）年龄　不同年龄段易发生的肿瘤不同，如儿童肿瘤多为胚胎性肿瘤或白血病；青少年多为骨、软组织及淋巴造血系统肉瘤；中年以上多为癌症等。

（2）病程　不同性质肿瘤病程长短、生长速度不一样，良性病程较长生长慢，恶性病程短生长较快。

（3）其他病史　①家族史或遗传倾向。②癌前病变或相关疾病的病史。如胃癌癌前病变多为萎缩性胃炎、慢性胃溃疡等。③个人史。如长期吸烟、饮酒等。

2. 临床表现

恶性肿瘤早期信号：①逐渐增大肿块；②经久不愈溃疡；③干咳或痰中带血；④鼻塞、鼻出血；⑤进食胸骨后不适，异物感或呈进行性吞咽困难；⑥消化不良，进行性食欲减退，不明原因的消瘦；⑦大便习惯改变或便血；⑧无痛性血尿；⑨中年以上妇女出现阴道不规则流血或白带增多；⑩黑痣增大或破溃出血。另外要高度重视特征性表现，如嗜铬细胞瘤的高血压症、胰岛细胞瘤低血糖等。

（1）局部表现 ①肿块：常为首发症状，可伴浅表静脉扩张或增粗，可压迫脏器致相应症状。②疼痛：刺痛、跳痛、灼热痛、隐痛或放射痛，常无法忍受，尤以夜间明显。③溃疡：恶性者常呈菜花状，分泌恶臭、血性分泌物。④出血：肺癌咯血或痰中带血等。⑤梗阻：胰头癌、胆管癌压迫胆管出现阻塞性黄疸等。⑥转移：肿瘤转移部位会出现相应的表现，如转移到区域淋巴结会出现淋巴结肿大、转移到骨可致病理性骨折等。

（2）全身表现 良性、早期恶性者多不明显，部分恶性者仅有贫血、低热、消瘦、乏力等全身表现。肿瘤影响营养摄入或并发感染出血，则可有明显全身症状。晚期有全身衰竭、恶病质等。还可伴有内分泌功能失调表现，如嗜铬细胞瘤引起高血压、甲状旁腺瘤引起骨质疏松等。对年龄偏大、病因不明者，须高度重视。

3. 体格检查

（1）全身体检 除一般常规体检外，肿瘤常见转移部位要进行检查，如颈、锁骨上、腹股沟淋巴结、腹腔内肿瘤的肝脏触诊及直肠指检等。

（2）局部检查 ①部位。②性状：包括大小、外形、硬度、表面温度、血管分布、有无包膜及活动度。③区域淋巴结或转移灶。

> **知识拓展**
>
> ### 良、恶性肿瘤的区别
>
> | 区别要点 | 良性肿瘤 | 恶性肿瘤 |
> | --- | --- | --- |
> | 大体形态 | 边界清楚，常有完整包膜，切面色泽、质地与原发组织相似 | 边界不清楚，无包膜，偶有假包膜，切面色泽、质地与原发组织不同 |
> | 分化程度 | 分化程度高，异型性小，与其起源组织相似，核分裂象少 | 分化程度低，异型性大，与其起源组织不相似，核分裂象多 |
> | 生长速度 | 缓慢，很少发生出血、坏死 | 迅速，常发生出血、坏死 |
> | 生长方式 | 膨胀性或侵袭性生长，常有包膜，边界清楚，移动性大 | 浸润性或侵袭性生长，常无包膜，边界不清，移动性小 |
> | 继发改变 | 坏死、出血少见 | 坏死、出血，溃疡形成，继发感染等常见 |
> | 转移 | 不转移 | 可有转移 |
> | 机体影响 | 危害性小，主要为局部压迫和阻塞作用，预后通常较好 | 危害性大，除压迫和阻塞外，常破坏局部组织器官，引起出血、坏死、感染；晚期引起恶病质，也可因转移而引发其他器官损伤，预后差 |

（二）实验室诊断

1. 常规检查 包括血、尿及粪常规检查。恶性肿瘤患者多伴有血沉加快。

2. 血清学检查

（1）酶学检查 肝癌、骨肉瘤、阻塞性黄疸血清碱性磷酸酶（AKP）常可升高；前列腺癌血清酸性磷酸酶（PSA）可升高；肝癌及恶性淋巴瘤乳酸脱氢酶（LDH）可升高；原发或转移性肝癌5-核苷酸磷酸二酯酶同工酶和 γ - 谷酰胺转移酶 Ⅱ（GCT - Ⅱ）可升高。

（2）糖蛋白　肺癌血清 α 酸性糖蛋白升高，胰腺癌 CA19 - 9 升高。

（3）激素类　垂体肿瘤生长激素过高，胰岛细胞癌胰岛素分泌过多等。

（4）肿瘤标志物　由肿瘤细胞产生，因组织诱发或机体免疫功能与代谢异常而产生的生物活性物质。包括蛋白质、酶、激素、免疫球蛋白、糖蛋白、DNA、RNA 等，可用生化方法测定，作为辅助疗效判定。癌胚抗原（CEA）是胎儿胃肠道产生的一组糖蛋白，在结肠癌、胃癌、肺癌、乳腺癌均可增高；甲胎蛋白（AFP）用于肝癌普查；抗 EB 病毒抗原的 IgA 抗体检测用于鼻咽癌筛查。近年来质谱（MS）技术在蛋白质组学中的应用为筛查新肿瘤标志物提供了新方法。

3. 流式细胞分析测定　是了解细胞分化程度的一种方法，通过分析染色体 DNA 倍体类型、DNA 指数等，结合肿瘤病理类型，用以判断肿瘤恶性程度及推测预后。

（三）病理学诊断

病理学诊断是目前诊断肿瘤最直接、最可靠的依据，包括临床细胞学与病理组织学两部分。

1. 临床细胞学检查方法　①体液自然脱落细胞，如取胸水、腹水涂片。②黏膜细胞，如食管拉网、胃黏膜洗脱液涂片。③细针穿刺吸取肿瘤细胞。

2. 病理组织学检查方法　①切除活检。②穿刺活检。③钳取活检。

（四）影像学和内镜诊断

1. X 线检查

（1）透视与平片　是最基本的方法。肺肿瘤、骨肿瘤可见特定阴影。

（2）造影检查　可显示脑、脊髓、消化系统和泌尿系统肿瘤的部位、形态、大小以及鉴别肿瘤的良恶性。造影方式分为：①普通造影，如钡剂（钡餐与钡灌肠）、碘剂（泛影葡胺、碘化油等）等。②插管造影，如逆行输尿管肾盂造影。③器官排泄造影，如静脉肾盂造影等。④血管造影，经周围动脉插管选择性注入动脉血管造影，如肝、颈动脉造影。X 线数字减影造影显示血管更清晰。⑤空气造影，如脑室空气造影。

（3）特殊 X 线显影术　硒静电 X 线（干板）和钼靶 X 线摄影，用于软组织及乳腺组织。

2. 超声　广泛应用于肝、胆、胰、脾、甲状腺、乳房、颅脑、子宫、卵巢等部位肿瘤的检查及穿刺活检等介入性诊疗。目前常采用计算机辅助超声及彩色多普勒血流成像技术来诊断肿瘤。

3. CT　是肿瘤诊断检查的重要方法。常用于颅内、实质性脏器、肿块及淋巴结等的鉴别诊断。可经电脑工作站建立三维图像、CT 血管造影、仿真内镜检查等。

4. 放射性核素显像　常用的放射性核素有 ^{99} 锝、^{131} 碘、^{198} 金、^{32} 磷等十余种。常用于甲状腺、肝、骨、脑及大肠等部位肿瘤检查，直径在 2cm 以上的病灶可显影。

5. MRI　利用人体内大量氢原子核中的质子在强磁场作用下，激发氢质子共振产生的电磁波，形成组织 MRI 图像。对神经系统及软组织比 CT 显示更清晰。

6. 正电子发射断层显像（PET）　通过正电子产生的 γ 光子，以正电子核素标记为示踪剂，重建出示踪剂在体内的断层图像。应用最多的示踪剂是氟化脱氧葡萄糖（^{18}F - FDG），为一项无创、动态、定量、分子水平三维活体生化显像技术，对脑、结肠、肺、乳房、卵巢等恶性肿瘤诊断准确率可高达 90% 左右。目前应用大多为 PET 和 CT 的结合检查，有定位与定性诊断功能。

7. 内镜检查　通过金属或纤维光导内镜直接观察空腔脏器和体腔的病变，并行病理学检查，也可做治疗和 X 线造影。常用的有食管镜、胃镜、纤维肠镜、腹腔镜、膀胱镜等。

（五）分子诊断

分子诊断是用血液或血浆检测相关基因、基因甲基化、RNA 转录谱或相关蛋白质的诊断方法。传统上将病理诊断当作肿瘤最终诊断，随着分子生物学和精准医学的发展，近年来肿瘤的分子诊断逐渐成为肿瘤诊断中的第五级诊断。

1. 病理组织免疫组织化学检查 是分子诊断的一部分，是蛋白抗原与特异抗体结合，经过显色剂处理使之显现的化学方法。具有特异性强、敏感性高、定位准、形态与功能相结合等优点，可提高肿瘤诊断准确率，对判别组织来源、发现微小癌灶、进行正确分期及判断恶性程度等有重要意义。常用的显色剂有荧光素、过氧化物酶等。

2. 病理组织基因检查 是指依据目前基因测序技术对病理组织中的相关基因进行直接测序，检测其突变的情况，以确定是否有肿瘤或癌变的特定基因存在的检查方法。目前常用于肺癌、乳癌、结肠癌诊断及靶向药物治疗。

3. 液体活检 是从各种体液中获得肿瘤分子诊断的方法。用于直接获取肿瘤标本比较困难的情况。

（六）分期诊断

分期诊断有助于制订治疗方案，评价疗效，判断预后。目前常采用国际抗癌联盟的 TNM 分期法。T 代表原发肿瘤大小、N 代表淋巴结有无肿大及粘连融合、M 代表远处转移有无。根据病灶大小及浸润程度等指标在相应的字母后标以 0~4 的数字，表示肿瘤发展程度。1 代表小，4 代表大，0 代表无，X 代表不能判断或确定，分别决定分期。不同 TNM 组合即为不同分期诊断。TNM 分类具体标准，由各专业会议协定。

二、治疗

治疗原则：大多数早期和较早期肿瘤治疗手术仍是首选。恶性实体瘤 I 期以手术为主；II 期以局部治疗为主，原发肿瘤切除或放疗，须包括转移灶治疗和有效全身化疗；III 期采取综合治疗，术前、中、后放疗或化疗；IV 期全身治疗为主，局部对症。近年来生物治疗及中医药的治疗日渐增多。

（一）手术

①预防性手术：早期切除癌前病变。②诊断性手术：a. 切除活检术，指将肿瘤完整切除再检测，是活检的首选方式。b. 切取活检术，指在病变处切取一小块组织进行检测，多用于病变体积大、部位深的肿瘤，也适用于开胸和剖腹探查者。c. 剖腹探查术，用其他方法无法明确诊断，又无法排除腹内恶性肿瘤时考虑应用。③根治性手术：切除全部肿瘤组织及可能累及周围组织和区域淋巴结，以达到彻底治愈的目的。广义根治性手术包括瘤切除术、广泛切除术、根治术和扩大根治术等。④姑息性手术：目的是减轻症状、改善生存质量、延长生存期、减少和防止并发症。⑤减瘤手术：对体积较大的肿瘤，应先大部切除再行化疗、放疗、生物治疗。仅适用于术后残余肿瘤能有效控制者。⑥复发或转移灶手术。⑦重建和康复手术。⑧其他手术方式：a. 激光手术或激光气化治疗，头面部多用；b. 超声手术多用于切割颅内肿瘤及肝叶等；c. 冷冻手术多用于脑肿瘤。

肿瘤外科治疗原则，除一般原则外，还应遵循防术中肿瘤细胞脱落种植和血行转移的基本原则。①不切割原则：手术是在远离癌肿的正常组织中进行，不直接切割癌肿。②整块切除原则：将原发灶和区域淋巴结做连续性整块切除，而不分别切除。③无瘤技术原则：在术中任何操作均不接触肿瘤本身（包括局部转移病灶）。

（二）化疗

1. 适应证

（1）作为首选　恶性滋养细胞肿瘤（绒癌、恶性葡萄胎）、睾丸精原细胞瘤、Burkitt 淋巴瘤、大细胞淋巴瘤、中枢神经系统淋巴瘤、小细胞肺癌、急性淋巴细胞白血病、胚胎性横纹肌肉瘤等。

（2）长期缓解　颗粒细胞白血病、部分霍奇金淋巴瘤、肾母细胞瘤、乳癌、肛管癌、膀胱癌、喉癌、骨肉瘤及软组织肉瘤等。

（3）化疗配合　胃肠、鼻咽、宫颈、前列腺癌及非小细胞肺癌等。

2. 药物

（1）细胞毒素类　作用于肿瘤核酸、酶和蛋白质，致细胞死亡。如环磷酰胺、氮芥等。

（2）抗代谢类　竞争肿瘤核酸代谢物与酶的结合，影响及阻断核酸合成。如氟尿嘧啶、甲氨蝶呤等。

（3）抗生素类　丝裂霉素、阿霉素等。

（4）生物碱类　干扰肿瘤细胞有丝分裂并使其停留在分裂中期。如长春碱类、紫杉醇等。

（5）激素和抗激素类　改变肿瘤内环境影响其生长，增强人体抵抗力。如他莫昔芬（三苯氧胺）、己烯雌酚等。

（6）其他　如羟基脲、铂类等。

（7）分子靶向药物　指近年来以肿瘤特异分子作靶点而尚未明确归类的药物。包括单克隆抗体和小分子化合物。作用靶点有细胞受体、信号传导和抗血管生成等。常用单抗类有注射用曲妥珠单抗、利妥昔单抗注射液等；小分子化合物多为各种磷酸激酶的抑制剂如伊马替尼、吉非替尼等。

3. 方式

（1）诱导化疗　多种化疗药联合使用；用于可治愈肿瘤或晚期播散性肿瘤姑息治疗。

（2）辅助化疗和新辅助化疗　有效局部治疗后，为清除可能残留的远处微小癌灶、提高疗效所采取的辅助治疗，称为辅助化疗。针对尚可根治切除肿瘤病灶但术后复发风险较大的患者，为减少术后复发而不是肿瘤降期所采取的辅助治疗，称为新辅助化疗。一般均有固定疗程。

（3）转化化疗　是针对临床上预估无法切除，切除对器官毁损严重，又欲根治的肿瘤所采取的一种术前化疗，称为转化化疗。其方案常选用诱导化疗中肿瘤反应率最高的方案，力争在较短的疗程中获得较高的转化切除率。

化疗药物的用法一般是静脉滴注或注射、口服、肌内注射；也有将有效药物做腔内注射、动脉内注入、动脉隔离灌注或者门静脉灌注。

4. 毒副反应　①消化道：恶心、呕吐、腹泻等；②骨髓抑制：白细胞、血小板减少；③血尿；④毛发脱落；⑤免疫功能降低。

近年来开展的在肝癌、肺癌中应用较多的介入治疗是经动脉定位插管单纯灌注（TAI）或栓塞加化疗（TACE），亦可同时于皮下留置微量泵。

（三）放疗

1. 射线种类

（1）电磁辐射　①X线：由电能产生，波长为 $(0.001 \sim 120) \times 10^{-10}$ m；②γ线：为天然或人工的放射性核素，波长为 $(0.001 \sim 1.5) \times 10^{-10}$ m。

（2）粒子辐射　①α射线：为一束运动的氦原子核，为带正电粒子；②β射线：即电子，为带负电粒子；③其他：质子、中子、重离子、负π介子射线等。

治疗机种类包括加速器，^{60}Co远距离、^{137}Cs中距离X线治疗机。

2. 放射治疗技术

（1）远距离治疗　外照射，位于体外一定距离的放射源，集中照射某一部位放射治疗，是最常用的放疗技术。

（2）近距离治疗　内照射，是直接放入病变组织或天然管道内的放射源近距离直接照射病变部位的放射治疗。如舌、鼻咽等部位照射，又称组织间放疗或腔内放疗。

（3）立体定向放射外科　是指采取立体定向等中心技术通过三维空间将高能放射线（X线或γ线）一次大剂量聚焦在病变部位，使其发生放射性坏死而周围组织正常因剂量曲线急剧陡降免受损伤，在靶区边缘形成刀割样损伤边界，称为立体定向放射外科治疗。放射源为X线者称之为X刀，γ线者则为γ刀。适合位置固定而较小的肿瘤，通常X刀适用于治疗直径在5cm以下病灶，γ刀则不宜用于治疗直径大于3cm的病灶。

（4）适形放射治疗　是一种使高照射剂量分布区的三维形态与病变形状一致，最大限度地将剂量集中到病灶内，而周围组织器官少受或免受不必要照射的一种新放疗技术。优点减轻放疗反应，增加照射剂量，提高疗效，扩展适应证。

3. 临床应用

（1）根治性放疗　是预期达到彻底消灭肿瘤，使患者完全康复的放射治疗。其放射剂量需达到最大化即通常要接近肿瘤周围正常组织的最大耐受量。

（2）姑息性放疗　是一种为缓解症状、改善生活质量所采取的一种放射治疗。适于病变范围广泛，对射线不敏感及年迈、全身情况差，或难以耐受根治性放疗的患者。

（3）综合治疗中的放疗　临床肿瘤治疗多为手术、放化疗的综合治疗模式，单纯放疗不能达到满意疗效，分为：①传统模式（先手术后放疗），如乳腺癌、睾丸肿瘤、大肠癌、软组织肿瘤；②先放疗后手术，如骨肉瘤、Ⅲ期乳腺癌和肺癌、睾丸肿瘤、小细胞肺癌；③放疗化疗同行，如尤文瘤、肺癌；④放化疗加生物治疗，如淋巴瘤、胃癌、乳腺癌。

4. 适应证

（1）适合放疗　①对射线高度敏感肿瘤：淋巴造血系统肿瘤、性腺肿瘤、多发性骨髓瘤、肾母细胞瘤等低分化肿瘤。②中度敏感表浅肿瘤和生理管道的肿瘤：如鼻咽癌、口腔癌（包括舌、唇、牙龈、硬腭、扁桃体等处）、皮肤癌（面部和手部）、上颌窦癌、外耳癌、喉内型喉癌、宫颈癌、膀胱癌、肛管癌等，这些均适合手术和放疗，但放疗功能损害更小。③手术难以达到根治的特殊位置恶性肿瘤：如颈段食管癌、中耳癌等。

（2）不宜放疗　成骨肉瘤、纤维肉瘤、横纹肌肉瘤、脂肪肉瘤、恶性黑色素瘤、胃肠道高分化癌、胆囊癌、肾上腺癌、肝转移癌等。

（3）仅能缓解症状　喉外型喉癌、下咽癌、甲状腺肿瘤、恶性唾液腺肿瘤、尿道癌、阴道癌等。

5. 副作用　骨髓抑制（白细胞和血小板减少）、皮肤黏膜改变及胃肠反应等。如白细胞降至$3 \times 10^9/L$、血小板降至$80 \times 10^9/L$须暂停治疗，治疗中须常检测白细胞和血小板。为减轻放疗不良反应可采用鲨肝醇、利血生、单核苷酸钠混合针剂等以及养阴补肾、益气健脾的中药。

6. 禁忌证　①患者一般情况差；②血常规结果数值过低，WBC $< 3.0 \times 10^9/L$，PLT $< 50 \times 10^9/L$，Hb $< 90g/L$；③合并各种传染病；④重要器官功能不全；⑤对放疗中度敏感的肿瘤已有广泛转移或经足量放疗后近期复发者；⑥已有严重放射损伤部位的复发。

（四）免疫治疗

免疫治疗是利用人体免疫系统来对抗肿瘤，是近年来肿瘤治疗领域最具潜力的新方向，目前大致分为三种，即细胞免疫疗法、抗体免疫检查点抑制剂疗法以及肿瘤治疗性疫苗。

（五）中医中药治疗

应用祛邪、扶正、化瘀、软坚、散结、清热解毒、祛湿、通经络及以毒攻毒等原理治疗恶性肿瘤，以中药补益气血、调理脏腑，可配合化疗、放疗或用于手术后治疗。

三、预防及随访

（一）预防

癌症是由环境、营养和饮食、遗传、病毒感染和生活方式等多种因素引起。1/3 癌症是可预防的，1/3 癌症如能早诊断是可治疗的，1/3 癌症可减轻痛苦、延长寿命。

1. 一级预防 是减少可能致癌的因素，防止癌症的发生。目的是减少癌症发病率；主要措施包括保护生活环境、控制污染（大气、水源和土壤）、改善工作环境、加强劳动保护（防日晒、放射线、粉尘）、避免接触致癌物质（霉变食物）、讲究个人卫生、改善生活方式（戒烟、改善不良饮食习惯、锻炼身体）、讲究心理卫生（保持心情舒畅）、加强健康饮食宣传教育等。近年来开展的免疫及化学预防均属于一级预防范畴，可望为癌症预防开拓新的领域。

2. 二级预防 是指癌症一旦发生，在其早期阶段及时发现，及时治疗，即早发现、早诊断与早治疗。目的是降低癌症的死亡率。主要措施包括高发地区和高危人群定期进行相关检查及时发现和处理癌前病变等。如 40 岁以上每年做一次胸部 X 线检查和直肠检查，成年妇女每年做一次阴道分泌物涂片，30 岁以上妇女每个月做一次乳房自检，及时治疗消化道息肉、子宫颈慢性炎症伴不典型增生，胃溃疡经久不愈的皮肤溃疡，乳管内乳头状瘤等癌前病变。

3. 三级预防 即对症处理，减少并发症，减轻痛苦，改善生活质量和延长生命，也包括癌性疼痛的三阶梯治疗。主要措施包括：①告知患者加强营养，注意休息，避免劳累，保持心情平静，情绪乐观；②根据手术性质和部位，帮助患者制定切实可行的锻炼计划，包括肢体功能锻炼、重建器官（如人工喉）、功能训练等；③教会患者出院后自我护理（如人工肛门）的方法；④指导患者正确对待和逐步适应治疗后体像、角色和生活方式改变。采取措施（如脱发后戴假发、乳腺癌术后佩戴胸罩）弥补身体缺陷，并鼓励积极走向社会参加活动；⑤解释出院后继续治疗方法，预防复发的方法（如乳腺癌术后5 年内避免妊娠），随访的重要性及随访的时间和地点等。

（二）随访

肿瘤的治疗如出现复发或转移仍需积极治疗，治疗后还应定期对患者进行随访和复查。目的为：复发或转移早发现；疗效评价；制度化。

第二节 常见体表肿瘤与肿块

体表肿瘤是指来源于皮肤、皮肤附件、皮下组织等浅表软组织的肿瘤。

一、皮肤乳头状瘤

皮肤乳头状瘤系由表皮乳头样结构的上皮增生所致，同时向表皮下呈乳头状延伸，易恶变，如阴茎乳头状瘤癌变为乳头状鳞状细胞癌。

1. 乳头状疣 非真性肿瘤，多由病毒所致。表面呈乳头向外突出，见多根细柱状突出物，基底平整，有时可自行脱落。

2. 老年性色素疣 多见于头额部、暴露部位或躯干，高出皮面，呈黑斑块样，基底平整，局部增高、出血，有癌变可能。

以上两种均不向表皮下延伸。

二、皮肤癌

皮肤癌好发于头面部及下肢。

1. 基底细胞癌 源于皮肤或附件基底细胞，发展慢，呈浸润性生长。伴色素增多，呈黑色，为色素性基底细胞癌，易误诊为恶性黑色素瘤，质地硬；边缘破溃呈鼠咬状溃疡。好发于头面等处。手术、放疗、冷冻、激光治疗预后较好。

2. 鳞状细胞癌 早期可有溃疡，常继发于慢性溃疡而癌变。表面呈菜花状，边缘隆起不规则，底部不平，易出血、感染产生恶臭。局部可有浸润及区域淋巴结转移。手术治疗为主，行区域淋巴结清扫。也可放疗，下肢若骨髓浸润，需截肢。

三、黑痣与黑色素瘤

1. 黑痣 为色素斑块。①皮内痣：位于真皮层。②交界痣：位于表皮和真皮交界处。③混合痣：皮内痣与交界痣同时存在。如黑痣色素加深、变大或瘙痒、疼痛、破溃及出血应考虑恶变，及时手术并送病理检查。切忌不完整切除或化学烧灼。

2. 黑色素瘤 高度恶性，妊娠时发展快。受伤可迅即出现卫星结节及转移，可局部扩大切除，如截趾（指）或小截肢，也可先行免疫和冷冻治疗后再手术。

四、脂肪瘤

脂肪瘤为正常脂肪样组织的瘤状物，好发于四肢、躯干。境界清楚，呈分叶状，质软，假囊性感，无痛，生长缓慢，可体积巨大。深部可恶变，应及时切除。多发者瘤体常较小，呈对称性，有家族史，可伴疼痛。无症状者可不切除。

五、纤维瘤及纤维瘤样病变

位于皮肤及皮下纤维组织的肿瘤，瘤体不大，质硬，生长缓慢。常见有以下几类。

1. 纤维黄色瘤 位于真皮层及皮下，多见于躯干、上臂近端。常由外伤或瘙痒后小丘疹发展所致。因细胞含铁血黄素，故呈咖啡色或褐色。质硬，边界不清，易误为恶性。直径一般在1cm以内，如增大应疑有纤维肉瘤变，应尽快手术。复发后应广泛切除。

2. 隆突性皮纤维肉瘤 多见于躯干。来源于皮肤真皮层，表面皮肤光薄，似菲薄的瘢痕疙瘩样隆突于表面。低度恶性，有假包膜。切除后极易复发，多次复发者恶性度增高，可血行转移，手术切除应包括足够的正常皮肤和深度及相应的筋膜。

3. 带状纤维瘤 位于腹壁，为腹肌外伤或产后修复性纤维瘤。常夹杂有增生的横纹肌纤维，无明显包膜，应完整切除。

六、神经纤维瘤

1. 神经鞘瘤 见于四肢神经干的分布部位。

（1）中央型 源于神经干中央，其包膜即为神经纤维，呈梭形，手术应沿神经纵行切开剥离肿瘤，避免损伤神经。

（2）边缘型 源于神经边缘，神经轴索沿肿瘤侧面走行，可手术摘除。

2. 神经纤维瘤 可夹杂有脂肪、毛细血管等。为多发性，对称。多无症状，也可伴明显疼痛、咖啡样色素斑，可如乳房状悬垂肿块，常伴智力低下，或原因不明的长期头痛、头晕，可有家族聚集倾向。可行手术治疗。

七、血管瘤

1. 毛细血管瘤　多见于女婴。出生时或生后早期见皮肤有红点或小红斑，逐渐增大、红色加深并可隆起。如增大速度比婴儿发育更快，则为真性肿瘤。瘤体边界清晰，压之稍褪色，放手后恢复。多数为错构瘤，出生后 1 年内可停止生长或消退。手术切除或以液氮冷冻治疗，亦可用^{32}磷贴敷或 X 线照射治疗。

2. 海绵状血管瘤　一般由小静脉和脂肪组织构成。多数生长在皮下组织、肌肉内，少数可在骨或内脏等部位。皮下瘤局部轻微隆起，表皮正常，或有毛细血管扩张，或呈青紫色。质软而界清，稍有压缩性，有钙化结节和触痛。长于肌内者常使肌肉肥大、局部松弛下垂，长于下肢者久站或多走时发胀。及早施行手术切除，术前需充分评估病变范围，行血管造影。

3. 蔓状血管瘤　由较粗的迂曲血管构成，多为静脉，也可为动脉或动静脉瘘。除发生在皮下和肌肉，还常侵入骨组织，范围较大，可超肢体。血管蜿蜒，有压缩性和膨胀性，有血管杂音，或可触及硬结。在下肢者可增粗。治疗应手术切除。

八、囊性肿瘤及囊肿

1. 皮样囊肿　为囊性畸胎瘤，浅表者好发于眉梢或颅骨骨缝处，可与颅内交通呈哑铃状。可手术摘除。

2. 皮脂腺囊肿　为皮脂腺排泄受阻潴留所致。多见于皮脂腺分布密集部位如头面及背部。表面见小黑点，囊内为"豆渣物"，易继发感染而伴奇臭，感染控制后手术切除。

3. 表皮样囊肿　为外伤致表皮基底细胞层进入皮下生长所形成的囊肿。囊肿壁由表皮所组成，囊内为角化鳞屑。多见于易磨损部位，如臀、肘部。可手术切除。

4. 腱鞘或滑液囊肿　由浅表滑囊经慢性劳损诱致。多见于手腕、足背肌腱或关节部，呈坚硬感。可加压击破或抽出囊液注入醋酸氢化可的松或手术切除，但易复发。

💡 **素质提升**

至诚报国的爱国科学家黄大年

黄大年，吉林大学地球探测科学与技术学院专家、教授。归国 7 年，带领四百多名科学家填补了我国"巡天探地潜海"的多项技术空白，用 7 年追平与国外 30 年的科研差距。一位在英国拥有私人别墅、高薪，还是一位让人羡慕的地球物理领域科学家，在祖国最需要的时候，毅然放弃英国优越的一切，义无反顾地回到祖国，这种爱国精神是非常令人敬佩的。他要回国的消息被正在海上演习的美国航母编队得知，吓得直接后退了 100 海里！然而这么一位有才华的科学家却因患上胆管癌匆匆离世。在住院手术后，他的病房几乎成了第二个办公室，虽多处器官被切除，刚从重症监护室出来，身上插满了管子，但他一见到同事就忘了一切，不停地询问和讨论科研进展等一系列专业问题。2017 年 1 月 8 日，终因胃出血、肝肾衰竭不幸病逝于长春，享年 58 岁。作为社会主义接班人的我们，要以黄大年同志为榜样，学习他心有大我、至诚报国的爱国情怀，为实现中华民族伟大复兴的中国梦贡献智慧和力量。

目标检测

选择题

[A1/A2 型题]

1. 下列关于恶性肿瘤症状的描述，错误的是
   A. 局部肿块不一定能扪及
   B. 易形成溃疡
   C. 早期常有疼痛
   D. 常引发小血管破裂出血
   E. 直接侵及周围组织或器官

2. 诊断恶性肿瘤以下哪项检查最有意义
   A. 同位素扫描
   B. CT
   C. 免疫学检查
   D. B 型超声检查
   E. 病理学检查

3. 关于以下概念的描述，错误的是
   A. 一级预防目的是病因预防
   B. 二级预防目的是降低癌症的死亡率
   C. 三级预防目的是提高生活质量
   D. 肿瘤普查属一级预防
   E. 肿瘤是可以预防的

4. 有关良性肿瘤的描述，错误的是
   A. 细胞分化程度较高
   B. 多呈膨胀性生长
   C. 表面光滑
   D. 不发生转移
   E. 从不危及生命

5. 下列对放射治疗最敏感的肿瘤是
   A. 淋巴瘤
   B. 胃腺瘤
   C. 肺癌
   D. 肝癌
   E. 黑色素瘤

6. 关于肿瘤标记物的临床意义，不正确的是
   A. 肿瘤高危人群的筛查
   B. 明确恶性肿瘤的诊断
   C. 原发肿瘤的发现及探测
   D. 肿瘤复发与转移的监测
   E. 肿瘤治疗疗效观察、预后判断

7. 下列恶性肿瘤对化学治疗不敏感的是
   A. 肾母细胞瘤
   B. Burkitt 淋巴结
   C. 横纹肌肉瘤
   D. 乳腺癌
   E. 绒毛膜上皮癌

8. 对 TNM 分期的描述不准确的是
   A. T 是指原发肿瘤
   B. T_X 是指原发肿瘤未明
   C. N 是指淋巴结
   D. T_1 肿瘤大小大于 T_2
   E. M_0 代表无远处转移

9. 下列属于分子靶向治疗的是
   A. 针对上皮生长因子受体的抗体
   B. 干扰素
   C. IL－2
   D. 疫苗
   E. 脂质体包裹 5－Fu

10. 恶性肿瘤早期信号不包括
   A. 无痛性血尿
   B. 久治不愈的干咳
   C. 经久不愈的溃疡
   D. 大便习惯改变或便血
   E. 月经不调

书网融合……

本章小结   题库

第十五章 颅内压增高和脑疝

PPT

⊙ 学习目标

　　1. 通过本章学习，重点掌握颅内压增高、脑疝的概念、形成机制、临床表现、诊断和治疗原则。

　　2. 学会临床思维，能运用正确的方法对颅内压增高患者进行初步诊断与正确选择辅助检查方法，具备对脑疝患者急救治疗的能力；能利用所学知识进行医患沟通，重点向患者或家属讲解颅内压增高及脑疝变化快、风险大、预后不良等特点，以取得理解与配合；并能进行正确的心理疏导。

≫ 情境导入

　　情境描述　患者，女，15 岁，行走时头部被高处坠落物击伤伴神志不清 2 小时。2 小时前，患者行走时，被从高处坠落的花盆砸及头顶部，当即昏迷；约 25 分钟后清醒，诉头痛并逐渐加重，伴呕吐；伤后 1 小时出现昏迷，急送医院。体检：BP 136/92mmHg，P 63 次/分，R 14 次/分。浅昏迷，左顶部头皮青紫、肿胀。左侧瞳孔直径 5mm，对光反射消失；右侧瞳孔直径 2.5mm，对光反射存在。CT 检查：左顶骨内板和脑表面之间有梭形密度增高影。

　　讨论　1. 该患者的入院诊断是什么？

　　　　　2. 对该患者应如何处理？

第一节　颅内压增高

　　颅内压增高是神经外科常见临床病理综合征，是颅脑损伤、脑肿瘤、脑出血、脑积水和颅内感染性疾病等最常见的病理生理过程。颅腔内有脑组织、脑脊液和血液三种内容物，成人及颅缝闭合后的儿童，其颅腔的容积是固定不变的，为 1400~1500ml。颅腔内的上述三种内容物对颅腔壁产生的侧压力，称为颅内压（ICP），由于上述疾病使颅腔内容物体积增加，导致颅内压持续在 2.0kPa（200mmH$_2$O）以上（成人正常颅内压为 70~200mmH$_2$O，儿童正常为 50~100mmH$_2$O），从而引起相应的症状和体征，称为颅内压增高，颅内占位性病变最易出现，严重者导致脑疝，患者常因呼吸、循环衰竭而死亡，因此对颅内压增高进行及时诊断和正确处理十分重要。

一、分类

（一）根据颅内压增高范围分类

　　1. 弥漫性颅内压增高　颅腔狭小或脑实质体积增大可引起，致颅腔内各部位及各分腔之间压力均匀升高，无明显压力差，故脑组织无明显移位。临床常见的弥漫性脑膜脑炎、弥漫性脑水肿、交通性脑积水等所致的颅内压增高均属此类。

　　2. 局灶性颅内压增高　颅内的局限的扩张性病变，使病变部位压力先增高，挤压附近的脑组织发生移位，并把压力向远处传导，造成颅内各腔隙间的压力差，这种压力差导致脑室、脑干及中线结构移位，形成局灶性颅内压增高，更易形成脑疝。这种颅内压增高患者的耐受力较低，压力解除后神经功能的恢复较慢且不完全，可能与脑移位和脑局部受压引起的脑缺血和脑血管自动调节功能受损有关。常见于颅内血肿、颅内肿瘤、脑脓肿等。

（二）根据病变发展速度分类

1. 急性颅内压增高 病情发展快，颅内压增高迅速，引起的症状和体征严重，生命体征（血压、呼吸、脉搏、体温）变化剧烈。见于急性颅脑损伤引起的颅内血肿、高血压性脑出血等。

2. 亚急性颅内压增高 病情发展较快，颅内压增高的反应较轻。多见于发展较快的颅内恶性肿瘤、转移瘤及各种颅内感染性疾病等。

3. 慢性颅内压增高 病情发展较慢，可长期无颅内压增高的症状和体征，病情发展时好时坏。多见于生长缓慢的颅内良性肿瘤、慢性硬脑膜下血肿等。

以上三类颅内压增高均可导致脑疝发生，脑疝发生又可加重脑脊液和血液循环障碍，使颅内压力进一步增高，从而使脑疝更加严重，形成恶性循环，最终导致患者死亡。

二、病因

1. 颅脑损伤 外伤引起的颅内血肿、脑挫裂伤伴脑水肿、大面积凹陷性颅骨骨折、蛛网膜下隙出血是外伤性颅内压增高常见原因。血块沉积在颅底脑池而引起的脑脊液循环障碍以及红细胞阻塞蛛网膜颗粒而导致脑脊液吸收障碍等，也是颅内压增高的常见原因。

其他如外伤性蛛网膜炎及静脉窦血栓形成或脂肪栓塞亦可致颅内压增高，但较少见。

2. 颅内肿瘤 约占颅内压增高者80%以上。肿瘤的大小、部位、性质和生长速度均会影响颅内压的演进。恶性胶质瘤或脑转移癌，由于肿瘤生长迅速，且伴有严重的脑水肿，故在短期内即出现明显的颅内压增高；邻近脑脊液循环通路附近的肿瘤，如脑室或中线部位的肿瘤，虽体积不大，但易产生梗阻性脑积水，因而颅内压增高症状早期就可出现且显著；位于前、中颅窝底部或大脑凸面的肿瘤，虽瘤体较大，但颅内压增高症状出现较晚。

3. 颅内感染 化脓性脑膜炎、脑脓肿、结核性脑膜炎因占位效应可引起颅内压增高。结核性脑膜炎晚期，因脑水肿、脑底部炎症性物质沉积，使脑脊液循环通路受阻，容易出现严重颅内压增高。

4. 脑血管疾病 各种原因引起的脑出血都可造成明显的颅内压增高。颅内动脉瘤和脑动静脉畸形引发蛛网膜下隙出血，因血肿压迫、血凝块阻塞脑脊液循环通路或脑脊液吸收障碍形成脑积水均可导致颅内压增高。颈内动脉血栓和脑血栓形成，脑软化区周围水肿，大面积脑梗死也可引起颅内压增高。梗死后出血还可引发急剧的颅内压增高。

5. 脑寄生虫病 脑寄生虫病如脑囊虫病、脑包虫病或脑血吸虫性肉芽肿等均在颅内占有一定体积，故都可引起颅内压增高。其原因主要包括：①局部肉芽肿性占位；②炎性粘连影响脑脊液的循环和吸收。

6. 颅脑先天性疾病 婴幼儿先天性脑导水管发育畸形，易形成梗阻性脑积水；颅底凹陷和（或）先天性小脑扁桃体下疝畸形，在第Ⅳ脑室正中孔或枕大孔区脑脊液循环通路也因此受阻；这些均可引起颅内压增高。狭颅症病儿由于颅缝过早闭合，颅腔狭小，限制脑的正常发育，从而也常引起颅内压增高。

7. 良性颅内压增高 又称假脑瘤综合征，以脑蛛网膜炎较常见，其中发生于颅后窝者颅内压增高最明显。颅内静脉窦（上矢状窦或横窦）血栓形成，其他代谢性疾病、维生素A摄入过多、药物过敏和病毒感染所引起的中毒性脑病等均可引起颅内压增高，但多数症状可随原发病的好转而好转。

8. 脑缺氧　由于脑缺氧可以导致脑水肿，故可引起颅内压增高。如心搏骤停或严重呼吸道梗阻、癫痫持续状态和喘息状态（肺性脑病）可导致严重脑缺氧和继发性脑水肿，从而出现颅内压增高。

三、临床表现

1. 头痛　是颅内压增高最常见的症状之一，程度不同，早、晚重，多在额部及颞部，可从颈枕部向前方放射至眼眶。随颅内压的增高头痛程度加重，用力、咳嗽、弯腰或低头活动时常使头痛加剧，头痛性质以胀痛和撕裂痛为多见。

2. 呕吐　当剧烈头痛时，伴有恶心、呕吐。呕吐呈喷射状，易发生于饭后，与饮食无关，可导致水、电解质紊乱和体重减轻。

3. 视神经乳头水肿　是颅内压增高的重要客观体征之一。表现为视神经乳头充血，边缘模糊不清，中央凹消失，视神经乳头隆起，静脉怒张。若视神经乳头水肿长时间存在，则视盘颜色苍白，视力减退，视野向心性缩小，称为视神经继发性萎缩。此时如果颅内压增高不能及时解除，视力恢复很困难，严重者甚至失明。

以上三者是颅内压增高的典型表现，称为颅内压增高"三主征"。"三主征"各自出现时间不一致，可以其中一项为首发，单独或同时出现。还可引起一侧或双侧展神经麻痹和复视。

4. 意识障碍及生命体征变化　发病初期意识障碍可出现嗜睡、反应迟钝。若病情发展，可出现昏睡、昏迷、瞳孔散大、对光反射消失，甚至出现脑疝、去大脑强直。生命体征变化为血压升高、脉搏徐缓、呼吸不规则、体温升高等病危状态甚至呼吸停止，最终因呼吸、循环衰竭而死亡。

5. 其他症状和体征　小儿有头颅增大、颅缝增宽或分离、前囟饱满隆起，头颅叩诊呈"破罐声"（Macewen 征）及头皮和额眶部浅静脉扩张。慢性颅内压增高还可有智力改变和精神障碍等症状。

四、诊断

通过询问病史和神经系统检查，发现一些局灶性症状与体征，做出初步诊断。如小儿反复呕吐及头围迅速增大，成人进行性剧烈头痛、癫痫发作、进行性瘫痪，各年龄段患者出现视力进行性减退等，均应考虑有颅内占位性病变颅内压增高的可能。发现有视神经乳头水肿及头痛、呕吐"三主征"时，颅内压增高诊断大致确定。自觉症状常早于视神经乳头水肿，故应及早做辅助检查，以明确诊断，及时治疗。

1. CT　目前 CT 具有快速、精确、无创伤的优点，已成为诊断颅内占位性病变检查的首选，尤其适用于急症。它不仅能对绝大多数占位性病变做出定位诊断，而且还有助于定性诊断。

2. MRI　在 CT 不能确诊的情况下，可进一步行 MRI 检查，以利于确诊。这种检查也是无创伤性检查，但检查所需时间较长，对颅骨骨质显现差。

3. 脑血管造影　数字减影血管造影（DSA）不仅使脑血管造影术的安全性大幅提高，且图像清晰，疾病的检出率更高。常用于诊断脑血管性疾病和血供丰富的颅脑肿瘤。

4. 头颅 X 线平片　单独诊断颅内占位性病变已少用。颅内压增高时，平片可见颅骨骨缝分离、指状压迹增多、鞍背骨质稀疏及蝶鞍扩大等。对于诊断颅骨骨折、开放性损伤后颅内异物位置，垂体瘤所致蝶鞍扩大以及听神经瘤引起内听道孔扩大等具有重要价值。

5. 颅内压监测　颅内压持续监测，可指导用药和手术时机选择。腰穿测压对颅内占位性病变患者有一定的危险性，有引发脑疝可能，应当慎重进行。

五、治疗

1. 一般处理　①凡有颅内压增高者，应留院观察。②密切观察神志、瞳孔、生命体征的变化，掌握病情的动态发展。③符合颅内压监测指征者，可实施监测指导治疗。④频繁呕吐者，应暂禁食，以防吸入性肺炎。⑤补液者，补液量应以量出为入，补液过多可加剧颅内压增高，使病情恶化，补液不足可引发血液浓缩。⑥用轻泻剂疏通大便，禁止用力排便，不可做高位灌肠，以免引起颅内压骤升。⑦昏迷及咳痰困难者，考虑气管切开，防止呼吸不畅颅内压更加增高。保持呼吸道通畅，氧气吸入有助于降低颅内压。⑧病情稳定者，尽快去除病因。

2. 病因治疗　颅内占位性病变，无禁忌的首先应考虑做病变切除术。大脑非功能区良性病变，应争取做根治性切除，不能根治的可做大部切除、部分切除或减压术。脑积水者，行脑脊液分流术，可将脑脊液通过分流系统导引至蛛网膜下隙、腹腔或心房。引发急性脑疝时，应争分夺秒紧急抢救或进行手术处理。

3. 药物降低颅内压治疗　适用于颅内压增高但暂时尚未查明原因或虽已查明原因但仍需要非手术治疗的病例。

（1）药物选用　若意识清楚、颅内压增高程度较轻的病例，先选用口服药物。常用口服的药物有氢氯噻嗪、乙酰唑胺、氨苯蝶啶、呋塞米、50%甘油盐水溶液。若有意识障碍或颅内压增高症状较重的病例，则宜选用静脉或肌内注射药物。常用注射制剂有：20%甘露醇、20%尿素转化糖或尿素山梨溶液、呋塞米。此外，也可采用血浆及20%人血白蛋白等静脉注射。

（2）常用脱水药物及使用方法　①首选脱水剂20%甘露醇250ml，快速静脉滴注；②呋塞米20～40mg，肌内或静脉注射，每日2～4次；③口服药物常用氢氯噻嗪、乙酰唑胺等。

4. 激素应用　地塞米松5～10mg静脉或肌内注射，每日2～3次；氢化可的松100mg静脉注射，每日1～2次；泼尼松5～10mg口服，每日1～3次。可减轻脑水肿，有助于缓解颅内压增高。但激素对颅脑创伤所致的脑水肿无明确疗效，对重型颅脑损伤患者不推荐常规使用。

5. 冬眠低温疗法或亚低温疗法　有利于降低脑的新陈代谢率，减少脑组织的耗氧量，防止脑水肿的发生与发展，对降低颅内压亦起一定作用。

6. 脑脊液体外引流　有颅内压监护装置的病例，可经脑室缓慢放出少许脑脊液，以缓解颅内压增高。

7. 巴比妥类药物应用　大剂量异戊巴比妥钠或硫喷妥钠注射可降低脑的代谢率、减少耗氧量及增加脑对缺氧的耐受力，使颅内压降低。在给药期间，应进行血药浓度、脑血流和脑代谢监测。临床研究示，巴比妥疗法并未改进患者预后。

8. 辅助过度换气　目的是使体内CO_2排出。当动脉血CO_2分压每下降1mmHg时，可使脑血流量递减2%，从而使颅内压相应下降。

9. 抗生素应用　控制颅内感染或预防感染。可根据致病菌药物敏感试验选用适当的抗生素。预防用药应选择广谱抗生素，术中和术后应用为宜。

10. 对症治疗　因疼痛、烦躁会增加脑代谢和脑耗氧量速度，所以镇痛、镇静能降低脑代谢率和耗氧量，保护脑细胞，减轻脑水肿，降低颅内压。头痛者可给予镇痛剂，但应忌用吗啡和哌替啶等类药物，以防止抑制呼吸中枢。有抽搐发作者，应给予抗癫痫药物治疗。烦躁患者在排除颅内高压进展、气道梗阻、排便困难等前提下，给予镇静剂；常用药物有罗痛定、地西泮、异戊巴比妥钠、硫喷妥钠等，注意过度镇痛、镇静会影响对患者意识状态的判断及掩盖病情进展。

第二节　脑　疝

颅腔被小脑幕分成幕上腔及幕下腔，幕下腔容纳脑桥、延髓及小脑。幕上腔又被大脑镰分隔成左、右两分腔，容纳左、右大脑半球。由于两侧幕上分腔借大脑镰下的镰下孔相通，所以两侧大脑半球活动度较大。中脑在小脑幕切迹裂孔中通过，其外侧面与颞叶的钩回、海马回相邻。发自大脑脚内侧的动眼神经越过小脑幕切迹走行在海绵窦的外侧壁直至眶上裂（图15-1）。颅腔与脊髓腔相连处的出口称为枕骨大孔，延髓下端通过此孔与脊髓相连。当颅内某分腔有占位性病变而引起颅内压增高时，该分腔的压力大于邻近分腔的压力，常使脑组织受压移位，脑组织在压力梯度驱使下，被挤入小脑幕裂孔、枕骨大孔、大脑镰下间隙等生理性间隙或病理性孔道中，导致脑组织、血管及脑神经等重要结构受压，从而出现一系列临床综合征，称为脑疝。脑疝如不及时发现或救治不力，将会导致严重后果，甚至引发死亡。

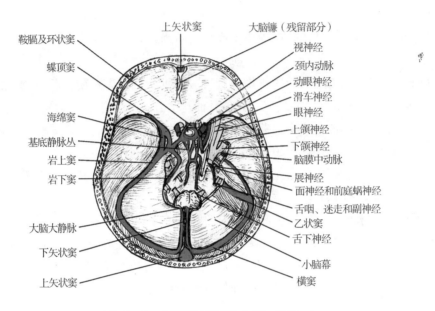

图15-1 小脑幕及颅底的血管、神经

一、病因

颅内任何部位的占位性病变发展到严重程度均可导致颅内各分腔压力不均而引发脑疝。常见病因如下。

1. 外伤所性颅内血肿 如硬膜外血肿、硬膜下血肿及脑内血肿。

2. 颅内肿瘤 尤其是颅后窝、中线部位及大脑半球的肿瘤。

3. 颅内占位性病变 如颅内脓肿、颅内寄生虫病及各种肉芽肿性病变。

4. 大面积脑梗死

5. 医源性因素 对于颅内压增高患者进行不适当的操作，如腰椎穿刺，放出脑脊液过多、过快，使各分腔间的压力差增大，可促使脑疝形成。

二、分类

根据移位的脑组织及其通过的硬脑膜间隙和孔道，将脑疝分为常见的三类（图15-2）。

1. 小脑幕切迹疝 又称颞叶钩回疝，为颞叶的海马回、钩回通过小脑幕切迹被推移至幕下腔。

2. 枕骨大孔疝 又称小脑扁桃体疝，为小脑扁桃体及延髓经枕骨大孔被推挤向椎管内。

3. 大脑镰下疝 又称扣带回疝，一侧半球的扣带回经镰下孔被挤入对侧分腔。

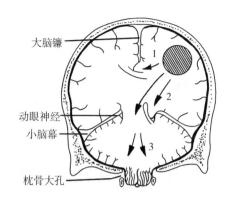

图 15 – 2 脑疝示意图
1. 大脑镰下疝；2. 小脑幕切迹疝；3. 枕骨大孔疝

三、病理

小脑幕切迹疝是移位的脑组织疝入小脑幕切迹下方，脑干受压移位。同侧的大脑脚受到挤压致病变对侧偏瘫，同侧动眼神经受到挤压产生动眼神经麻痹症状。移位的钩回、海马回将大脑后动脉挤压于小脑幕切迹缘，导致枕叶皮层缺血坏死。枕骨大孔疝是延髓直接受压，患者迅速出现呼吸骤停。脑疝使脑脊液循环通路受阻，进一步加重颅内压增高，形成恶性循环，使病情迅速恶化。

四、临床表现

（一）小脑幕切迹疝

1. 颅内压增高 主要表现为颅高压"三主征"，呈进行性加重的剧烈头痛伴烦躁不安、频繁且与进食无关的喷射性呕吐、视神经乳头水肿（重要体征）。可单独或同时出现。眼底镜下可见视神经乳头充血、水肿，中央凹陷消失；急性脑疝患者可无视神经乳头水肿，长期视神经乳头水肿可致视力下降甚至失明。

2. 瞳孔改变 早期患侧瞳孔变小，对光反射迟钝；若进一步发展，患侧瞳孔逐渐散大，直接和间接对光反射均消失，并有患侧上睑下垂、眼球外斜；晚期双侧瞳孔散大、对光反射消失，处于濒死状态。主因早期动眼神经受刺激引起患侧瞳孔变小，对光反射迟钝，随病情发展，患侧动眼神经麻痹患侧瞳孔逐渐散大，直接和间接对光反射均消失，并有患侧上睑下垂、眼球外斜。脑疝加重脑干血供不足，脑干内动眼神经核功能丧失，最终导致双侧瞳孔散大、对光反射消失。

3. 运动障碍 表现为病变对侧肢体肌力减弱或麻痹，病理征阳性。进一步发展可致双侧肢体自主活动消失，严重时可去大脑强直发作，这是脑干严重受损的信号。

4. 意识改变 表现为反应迟钝、嗜睡、浅昏迷甚至深昏迷，最终因呼吸、循环衰竭而死亡。此表现是脑干内网状上行激动系统损伤、脑疝加重的结果。

5. 生命体征紊乱 表现为 Cushing 反应，即心率减慢、呼吸减慢、血压升高（二慢一高），大汗淋漓或汗闭，面色潮红或苍白，体温可达 41°C 以上或体温不升，最终因呼吸、循环衰竭而致呼吸停止、心脏停搏。主因脑干受压，生命中枢出现功能紊乱或衰竭。

（二）枕骨大孔疝

由于小脑扁桃体及延髓被迫挤压进入枕骨大孔，脑脊液循环通路被阻塞，致颅内压增高，患者表现为剧烈头痛、频繁呕吐、颈项强直、强迫头位。生命体征较早紊乱，意识障碍出现较晚，因脑干缺氧，瞳孔可忽大忽小。延髓呼吸中枢如受损严重，早期患者可因呼吸骤停而死亡。

五、治疗

脑疝是由于急剧颅内压增高所造成，在做出脑疝诊断的同时，应快速输入高渗降低颅内压药物，以缓解病情，争取时间。病因明确后应迅速根据病情完成开颅术前准备，尽快手术去除病因，清除颅内血肿或切除脑肿瘤等。如难以确诊或虽确诊而病因无法去除时，可选用下列姑息性手术，以降低颅内高压和抢救脑疝。

1. 侧脑室外引流术　严重脑积水患者脑脊液体外引流可迅速降低颅内压，缓解病情。这是临床上常用的颅脑手术前辅助性抢救措施之一。可经额、枕部快速钻颅或锥颅，穿刺侧脑室安置引流管，行侧脑室外引流。

2. 脑脊液分流术　脑积水患者行侧脑室 – 腹腔分流术，或侧脑室 – 心房分流术，可缓解病情。如中脑导水管梗阻或狭窄，可选用神经内镜下三脑室底造瘘术。

3. 减压术　小脑幕切迹疝可采用颞肌下减压术；枕骨大孔疝可采用枕肌下减压术。重度颅脑损伤致严重脑水肿颅内压增高，可采用去骨瓣减压术，称为外减压术，但目前已较少应用。开颅手术中遇到脑组织肿胀膨出时在排除颅内血肿前提下，可切除失活组织或部分非功能区脑叶以减压，称为内减压术。

💡 素质提升

五千年前的中国开颅手术

2001 年 6 月 26 日，中国山东省文物考古研究所工作人员在距今五千年以前的广饶县傅家村大汶口文化遗址中，发掘出了一成年男性头骨，在头骨右侧顶骨的靠后部，有一直径为 31mm × 25mm 的圆形穿孔。此孔的整个边缘呈现非常光滑、均匀的圆弧形（图 15 – 3）。医学专家对该头骨进行了人体标本观察、X 线摄片、螺旋 CT 扫描及三维图像重建后，发现头骨上的圆孔有被锐利工具刮削的痕迹。因此，专家们得出结论：这个男人曾做过开颅手术，而且术后至少活了两年。这一结论让考古专家和医学界的同行都震惊了。据考古学家推测，古人当时应该是拿比较薄的坚硬石片进行开颅手术。中国科学院院士、古脊椎动物与古人类研究所研究员表示："这种开口边缘的圆弧状属自然修复，只有在十分精细的修饰和骨组织修复后才能形成，表明该墓主在手术后依然存活了很长一段时间。因而，这一史前外科手术是成功的"。可见，在如此久远的时期施行如此精湛的外科手术并取得成功，展示了中国先人的聪明才智和创造力。

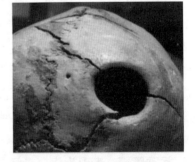

图 15 – 3　五千年前的中国开颅术

目标检测

答案解析

选择题

[A1/A2 型题]

1. 颅高压"三主征"是指

　　A. 头痛、呕吐、发热　　　　　　　　　　B. 头痛、呕吐、腹泻

C. 头痛、呕吐、视神经乳头水肿　　　　　D. 头痛、发热、血压增高

E. 头痛、头晕、心率加快

2. 急性颅内高压早期生命体征改变的特点是

    A. 血压升高，脉搏慢，呼吸慢　　　　　　B. 血压下降，脉搏细速

    C. 血压升高，呼吸不规则　　　　　　　　D. 血压升高，脉搏加快

    E. 血压下降，脉搏慢，呼吸慢

3. 对颅内高压患者，下述处理错误的是

    A. 密切观察病情变化

    B. 腰椎穿刺快速放出脑脊液以缓解颅内高压

    C. 保持大便通畅

    D. 呼吸不畅气管切开

    E. 应用冰帽降温

4. 一侧瞳孔散大常见于

    A. 小脑幕切迹上疝　　　　　　　　　　　B. 小脑幕切迹下疝

    C. 大脑镰下疝　　　　　　　　　　　　　D. 枕骨大孔疝

    E. 蝶骨嵴疝

5. 有关枕骨大孔疝的描述，不正确的是

    A. 剧烈头痛、呕吐　　　　　　　　　　　B. 颈项强直、强迫头位

    C. 生命体征紊乱出现较早　　　　　　　　D. 早期出现意识障碍

    E. 早期可突发呼吸骤停

6. 急性脑疝治疗不包括

    A. 快速静滴甘露醇　　　　　　　　　　　B. 侧脑室引流术

    C. 腰椎穿刺引流术　　　　　　　　　　　D. 枕肌下减压术

    E. 颞肌下减压术

7. 引起慢性颅内压增高的常见疾病不包括

    A. 脑膜瘤　　　　　　　　　　　　　　　B. 高血压脑出血

    C. 胶质瘤　　　　　　　　　　　　　　　D. 听神经瘤

    E. 慢性硬膜下血肿

8. 高血压脑出血患者入院时昏迷，已有脑疝，应首先采取的急救措施是

    A. 开颅手术　　　　　　　　　　　　　　B. 腰穿放脑脊液

    C. 脑室穿刺　　　　　　　　　　　　　　D. 静脉快速滴注甘露醇

    E. 静脉注射50%葡萄糖

9. 诊断小脑幕切迹疝最可靠的依据是

    A. 患侧瞳孔不变，对侧肢体肌力减弱

    B. 患侧瞳孔不变，同侧肢体肌力减弱

    C. 患侧瞳孔散大，对侧肢体肌力减弱

    D. 患侧瞳孔缩小，同侧肢体肌力减弱

    E. 患侧瞳孔散大，同侧肢体肌力减弱

10. 患儿，男，5岁，以"突发剧烈头痛伴反复呕吐5小时"急诊入院。入院时查体：神志清楚，瞳孔等大等圆，直径约3mm，直接、间接对光反射均存在，颈项强直，发病半小时后突然呼吸停

止，心搏存在。应诊断为

A. 血管性头痛　　　　　B. 急性脑水肿　　　　　C. 急性脑膜炎

D. 枕骨大孔疝　　　　　E. 小脑幕切迹疝

书网融合……

本章小结

题库

第十六章　颅脑损伤

PPT

◎ 学习目标

　　1. 通过本章学习，重点掌握头皮损伤的特点及处理原则；颅底骨折的临床表现、诊断、治疗原则；脑震荡、脑挫裂伤、颅内血肿的临床表现、诊断。

　　2. 学会临床思维，能具备对颅脑损伤患者伤情的早期识别能力，能正确阅读各种颅脑损伤、颅内血肿的 CT、MRI 片图像，并做出初步诊断；对开放性颅脑损伤进行早期处理。能运用专业知识对病情演变及预后与患者及家属交流，同时了解其诉求、意愿，以取得理解与配合；并对颅脑损伤患者提供早期与后期健康指导及人文关怀。

>> 情境导入

　　情境描述　患者，男，28 岁，3 小时前醉酒后打架被酒瓶击伤头部，伤后意识清楚回家，途中摔倒后自行爬起。家人以饮酒过多安排其入睡，3 小时后家人仍不见其醒来，呼唤无反应而急诊入院。查体：意识昏迷，右侧瞳孔散大，直径约 4.5mm，对光反射消失；左侧肢体瘫痪，刺痛后过伸，肌张力增高。

　　讨论　1. 该患者考虑什么疾病？
　　　　　　2. 诊断依据是什么？

　　颅脑损伤是常见的创伤，致残率和死亡率高于全身其他部位损伤，发生率仅次于四肢。主要因交通事故、跌倒、火器等所致。根据作用力方式、大小、速度和受伤部位，颅脑损伤的类型和程度有所不同，分为直接暴力伤（加速性损伤、减速性损伤、挤压伤）和间接暴力伤（挥鞭样损伤、胸部挤压伤、颅 – 颈交界处损伤）。伤后易出现意识障碍，意识障碍程度可反映颅脑损伤的轻重。临床上常分为嗜睡、意识模糊、昏睡、昏迷四种意识障碍程度，昏迷又分轻、中、重三级，但不易确切定量。目前国际上通用格拉斯哥昏迷评分法。依据患者运动、言语、睁眼反应三方面进行评分，以三者分数之和表示意识障碍程度，最严重 3 分，正常 15 分。轻型：12 ~ 14 分，伤后昏迷时间小于 20 分钟；中型：9 ~ 11 分，伤后昏迷 20 分钟至 6 小时；重型：3 ~ 8 分，伤后昏迷大于 6 小时，或伤后 24 小时内意识障碍恶化。

第一节　头皮损伤

　　头皮由外向内分为五层：皮肤、皮下组织、帽状腱膜、帽状腱膜下层、颅骨骨膜（图 16 – 1）。头皮血液循环丰富，头皮的前三层连接紧密，帽状腱膜下层组织疏松容易撕脱，出血易于扩散蔓延。头皮损伤均由直接暴力造成，损伤类型与致伤物有关。钝器可造成头皮挫伤、不规则裂伤或头皮血肿，锐器损伤可造成头皮整齐的伤口，头发绞入机器则可导致头皮撕脱伤。

一、头皮挫伤和头皮血肿

（一）头皮挫伤

头皮遭受钝器损伤后因富含血管，使血管破裂出血，而头皮保持完整状态，称为头皮挫伤。具有一

171

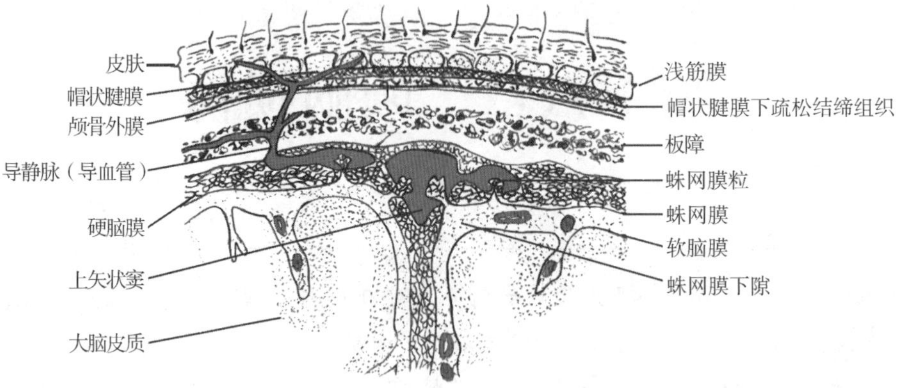

皮肤 —— 浅筋膜
帽状腱膜 —— 帽状腱膜下疏松结缔组织
颅骨外膜 —— 板障
导静脉（导血管） —— 蛛网膜粒
硬脑膜 —— 蛛网膜
上矢状窦 —— 软脑膜
大脑皮质 —— 蛛网膜下隙

图 16 – 1　头皮层次结构示意图

般软组织损伤的表现。出血较多时形成头皮血肿。

（二）头皮血肿

按血肿出现在头皮内的具体层次，从外向内可分为皮下血肿、帽状腱膜下血肿和骨膜下血肿。临床上以帽状腱膜下血肿较为多见，因组织疏松，出血常可广泛蔓延并不受颅缝限制，累及整个头部，有明显波动感，出血可达数百毫升，严重者可导致休克。其他血肿范围局限、质地较硬。皮下血肿较小，周边硬中央软，中央可有波动感和凹陷感；骨膜下血肿常张力高，局限于某一块颅骨范围内，不超出颅骨缝，常伴有颅骨骨折，多见于产伤。

处理：早期先冷敷，血肿较小者可加压包扎，1～2 周可自行吸收；血肿较大且凝血功能正常者可严格进行皮肤消毒后穿刺抽吸血肿，再加压包扎。如经反复穿刺加压包扎血肿仍不能缩小者，需注意是否有凝血障碍等原因。婴幼儿常可发生巨大帽状腱膜下血肿，引起贫血甚至失血性休克。已感染血肿者，需切开引流。伴有颅骨骨折者，不宜加压包扎，以防血液经骨折缝流入颅内，造成硬脑膜外血肿。头皮血肿应考虑有无复合颅骨损伤、脑损伤的可能。

二、头皮裂伤

头皮裂伤常由锐器或钝器所致的头皮开放伤（图 16 – 2）。伤口的大小、形状、深度与致伤因素以及帽状腱膜层是否破裂有关。锐器伤的伤口创缘整齐，钝器伤的伤口不规则，创缘多有挫伤痕迹，着力点处常伴有颅骨骨折或脑损伤。由于头皮血供丰富，出血较多，严重者可致失血性休克。

处理：现场急救，应立即压迫创缘，控制明显的出血点，局部加压包扎。急救后宜尽早行清创缝合术，伤后超过 24 小时者，只要没有明显的感染征象，仍可进行彻底的一期清创缝合。只要裂口较平直、创缘整齐无缺损均可直接缝合；如头皮缺损多，缝合困难，可切开帽状腱膜或以转移皮瓣来缝合修补伤口。注意深处有无骨折及碎骨片，如有脑脊液或脑组织外溢，应按开放性脑损伤处理，术后常规使用抗生素和破伤风抗毒素。

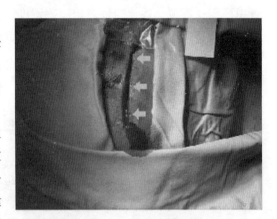

图 16 – 2　头皮裂伤

三、头皮撕脱伤

头皮撕脱伤是最严重的头皮损伤，常因头发卷入转动的机器，致头皮、皮下组织连同帽状腱膜在内的大部分或全部头皮撕脱，使颅骨暴露。创面大，出血多，易致失血性休克。

处理：现场急救，立即包扎、止血，将撕脱的头皮和患者一同送往医院。经抗休克后行清创术，根据撕脱情况选择最佳处理方法：①有部分皮瓣相连且有良好血供者，可清创后直接复位缝合。②对大块完全游离者，如无明显污染，血管断端整齐，且伤后未超过6小时，可清创后施行显微外科手术吻合头皮小血管（颞浅动、静脉或枕动、静脉），再全层缝合头皮。③如撕脱的皮瓣挫伤或污染较重，不能吻合利用，且骨膜未撕脱，可将撕脱的皮瓣切薄，行中厚或全厚皮片移植。若骨膜已撕裂或已遭破坏，可先行局部筋膜转移，再植皮。④撕脱时间长，创面感染或经上述处理失败者，可先行创面清洁和更换敷料，待新鲜肉芽组织长出后，再行植皮术；若颅骨外露，需在颅骨外板上多处钻孔，待钻孔处长出肉芽组织后，再行植皮术。术后抗休克、预防感染及观察处理创面。

第二节　颅骨骨折

颅骨骨折是指颅骨受到暴力作用，引起颅骨的完整性和连续性中断。占闭合性颅脑损伤中15%～20%。其性质和范围主要取决于致伤物的大小、速度和性状，与暴力作用的方向和部位也有很大关系。根据骨折部位分为颅盖骨折和颅底骨折；按骨折形态分为线性骨折和凹陷性骨折；按骨折处是否与外界相通分为闭合性骨折和开放性骨折。颅骨骨折常并发脑膜、脑组织、颅内血管和神经的损伤，可导致脑脊液漏、颅内血肿甚至颅内感染等并发症，骨折部位不同常有不同的临床表现。颞骨鳞部、颅底和额骨眶部骨质菲薄，较易发生骨折。

一、颅盖骨折

颅盖骨折按形态分为线性骨折和凹陷性骨折两种（图16-3，图16-4）。前者包括颅缝分离，后者包括粉碎性骨折。线性骨折线可以单一，也可多发。可伴有头皮损伤（挫裂伤、头皮血肿）常需X线平片或CT骨窗相检查。凹陷性骨折好发于额骨及顶骨，范围较大、凹陷明显、头皮软组织出血不多时，此类骨折触诊可确定。但凹陷不深的骨折，易与边缘较硬的头皮下血肿混淆，需经CT检查鉴别。凹陷性骨折的骨片陷入颅内时，其下方的局部脑组织受压或产生挫裂伤、颅内血肿，临床上可出现相应病灶的神经功能障碍、颅高压和（或）癫痫。如凹陷的骨折片刺破静脉窦可引起致命的大出血。婴幼儿颅骨质软，着力部位骨皮质连续性可无中断，呈"乒乓球"样骨折，在成人多为粉碎性凹陷性骨折。骨折部切线位的X线检查可显示骨折陷入深度；CT检查不仅可了解骨折情况，还可了解有无合并脑损伤。

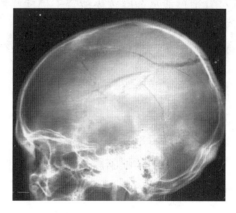

图16-3　线性骨折（CT）

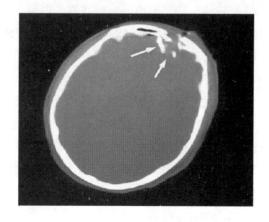

图16-4　凹陷性骨折（CT）

二、颅底骨折

颅底骨折以线性骨折为主，大多数是由颅盖骨折线延伸到颅底，也可由间接暴力所致。根据发生部位可分为颅前、中、后窝骨折。多属开放伤，常伴脑挫裂伤、硬脑膜撕裂、脑神经和静脉窦损伤。临床表现有：耳鼻出血或脑脊液漏；脑神经损伤；皮下或黏膜下瘀斑（表16-1）。

表16-1　颅底骨折的临床表现

骨折类型	瘀斑部位	脑脊液漏	累及脑神经	骨折部位	大血管损伤	气颅征
颅前窝骨折	眼周或球结膜下（熊猫眼征）	鼻漏	Ⅰ、Ⅱ	眶顶、筛板	一般无	有
颅中窝骨折	颞肌下	鼻漏、耳漏	Ⅶ、Ⅷ（多见）、Ⅲ、Ⅳ、Ⅴ、Ⅵ	蝶骨、颞骨岩部	颈内动脉、海绵窦；形成颈内动脉-海绵窦瘘	有
颅后窝骨折	枕下部、颈部；乳突瘀斑（Battle征）	无	Ⅸ、Ⅹ、Ⅺ、Ⅻ	颞骨岩部后外侧、枕骨基底部	静脉窦；形成硬膜外血肿或致命的大出血	一般无

颅底骨折的诊断主要依靠临床表现，X线片很难发现，需要头颅CT才能进一步明确诊断及有无合并脑损伤。颅底的高分辨CT（HRCT）有助于对骨折部位精确定位，MRI T_2 加权像有助于发现脑脊液漏的漏口。

三、颅骨骨折的治疗

单纯性线性骨折无须特殊处理，骨折线经过硬脑膜血管沟、静脉窦等部位时，应警惕可能发生大出血、硬膜外血肿。有并发症时应对症处理。

（一）闭合性颅骨骨折

对症治疗，防止或治疗并发症，骨折本身无须特殊治疗，重点处理合并脑实质损伤或血肿者。

（二）开放性颅骨骨折

1. 处理局部伤口　清创缝合使开放性损伤变为闭合性损伤，抗感染、对症治疗。

2. 脑脊液漏的处理　严格执行"一抬、二抗、三清、四禁、五忌"。

（1）一抬　抬高床头（15°~30°）。头偏向患侧，压迫漏口，封闭脑膜破口，当漏液停止3~5天后改为平卧位；如脑脊液仍外漏，应平卧位头稍抬高，防止出现颅内压过低。保持头部清洁可垫无菌巾。

（2）二抗　抗生素和破伤风抗毒素（TAT）的应用。

（3）三清　清洁鼻前庭、外耳道、口腔。每日2次；在外耳道口或鼻前庭疏松放置干棉球，棉球渗湿时随时更换，避免棉球过湿，液体逆流至颅内；记录24小时浸湿棉球数量以估计脑脊液漏量。

（4）四禁　禁挖耳抠鼻、屏气用力排便、咳嗽、擤鼻涕或打喷嚏。防止颅内压骤然升降导致气颅或脑脊液逆流。

（5）五忌　忌经鼻腔吸痰、经鼻腔放置鼻胃管、耳鼻滴药、耳鼻道冲洗和填塞、腰椎穿刺。

脑脊液漏多在伤后1~2周内自行愈合，如超过1个月仍未自愈，则应考虑手术修补硬脑膜。对伤后视力减退，疑为碎骨片挫伤或血肿压迫视神经者，应力争在24小时内行视神经探查减压术。

3. 气颅征的处理　多数为非张力性，可自行吸收，主要是防治感染。硬脑膜撕裂呈"单向活瓣"的可形成较大的张力性气颅，占位效应明显，应立即手术引流。

（三）凹陷性骨折

开放性凹陷性骨折应立即手术，局部清创后骨片复位或去除，硬脑膜破裂者手术修补。闭合性凹陷性骨折是否手术，取决于凹陷部位、深度、范围及有无压迫脑组织。手术指征：①有脑损伤或压迫脑重要功能区，引发感觉、运动障碍或癫痫者；②骨折凹陷深度超过 1cm；③骨折片刺破脑组织形成颅内血肿，颅内压增高者；④开放性粉碎性骨折，清创复位；⑤静脉窦处凹陷性骨折，未引起神经受损或颅内压增高者，即便陷入较深，也不宜轻易手术，必须手术时，应术前做好防治术中大出血的准备。骨折片撬起复位或摘除碎骨片后，行颅骨成形术。非脑功能区轻度凹陷或无脑受压症状的静脉窦处凹陷骨折，可暂不手术。

第三节　脑损伤

脑损伤是指暴力损伤脑组织发生器质性病变。按伤后硬脑膜是否完整以及脑组织是否与外界相通，分为开放性和闭合性脑损伤。根据头部受到暴力是否立即发生脑损伤又分为原发性和继发性损伤两大类。原发性损伤是指头部受到暴力后立即出现脑损伤，如脑震荡、脑挫裂伤、弥漫性轴索损伤等；继发性损伤是指在原发性损伤基础上暴力作用头部一段时间后出现的脑损伤，如脑水肿、颅内血肿等。

一、脑震荡

脑震荡是指头部受伤后立即出现一过性脑功能障碍，与脑干网状结构受损有关。过去观念认为，脑震荡仅仅是中枢神经系统暂时的功能障碍，并无影像学可见的器质性损害。但近年来的研究发现，受力脑组织的神经元线粒体、轴突肿胀，间质水肿；脑脊液中乙酰胆碱和钾离子浓度升高，影响轴突传导或脑组织代谢的酶系统紊乱。临床资料也证实，部分脑震荡患者的脑干听觉诱发电位检查提示有器质性损害。有学者认为，脑震荡可能是一种最轻的弥漫性轴索损伤。其特点为伤后即刻发生短暂的意识障碍和近事遗忘。

（一）临床表现

1. 意识障碍　伤后即刻出现，持续数秒或数分钟，一般不超过 30 分钟。

2. 逆行性遗忘　指患者清醒后大多不能回忆受伤当时及伤前一段时间内发生的事情。

3. 自主神经功能紊乱　伤后有头晕、头痛、呕吐。较重者有面色苍白、出汗、脉细数、呼吸浅慢、血压下降、肌张力低、生理反射迟钝等表现，可随意识的恢复而恢复。

4. 神经系统检查　无阳性体征，脑脊液无红细胞，头颅 X 线、CT、MRI 检查无异常。

（二）治疗

单纯脑震荡无须特殊治疗，一般卧床休息 5～7 天，依病情可选用镇静、安神、镇痛、脑神经营养等药物，多数患者 2 周内恢复正常，预后良好。治疗同时应耐心做好解释和心理疏导。

二、脑挫裂伤

脑挫裂伤是头部遭受暴力所导致的原发性脑器质性损伤，既可发生于着力点的脑组织，也可发生在对冲部位，是脑挫伤和脑裂伤的总称。主要发生在大脑皮质，轻者脑皮质或深部组织有点状出血，重者脑皮质及其深部的脑白质有广泛碎裂、坏死，常伴有软脑膜、血管同时破裂，肉眼可见脑组织病理改变，CT 检查可见伤灶中央的血块和周围的皮层组织坏死及出血（图 16－5）。伴有外伤性蛛网膜下隙出血，继发脑水肿、颅内血肿时，可危及生命。

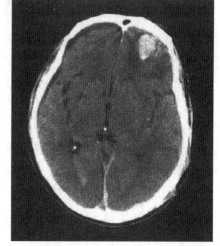

图 16－5　脑挫裂伤及对侧硬脑膜下积液（CT）

（一）临床表现

1. 意识障碍 是最突出的症状之一，与脑损伤轻重有关。伤情不同，意识障碍程度和时间不同，可达数小时、数日甚至更长，昏迷时间越长，提示伤情越重。个别患者可无意识障碍。

2. 局灶性症状与体征 伤后立即出现损伤的脑皮质功能区相应的神经功能障碍征象。可出现锥体束征、对侧肢体抽搐或瘫痪的运动区损伤，出现失语等语言中枢损伤，也可出现无明显局灶性神经功能障碍征象的大脑非重要功能区损伤如额叶、颞叶前损伤。

3. 头痛、恶心、呕吐 是最常见的症状。与颅内压增高、自主神经功能紊乱、脑血管运动功能障碍或外伤性蛛网膜下隙出血有关。头痛呈间歇或持续性，伤后 1~2 周内最明显，以后逐渐减轻。

4. 生命体征改变 因急性颅内压增高、脑疝，出现生命体征改变，如血压升高、心率下降、体温升高；下丘脑损伤还可出现高热、昏迷等；如出现休克征象，应考虑可能合并胸、腹腔其他脏器的损伤。

（二）诊断

根据伤后立即出现的意识障碍、局灶症状和体征及较明显的头痛、恶心、呕吐等，多可诊断为脑挫裂伤。

1. 对有神经系统阳性体征者，可根据定位体征及意识障碍程度，结合受伤史，判断其损伤部位及程度。

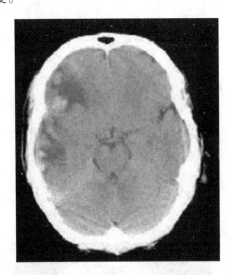

图 16-6 脑挫裂伤高－低不同密度混杂影（CT）

2. 无神经系统阳性体征以及多发性脑挫裂伤或脑深部损伤者，包括发生在额极、颞极及其底面时，患者可无局灶症状和体征，因临床定位困难，可行辅助检查明确诊断。①头颅 CT 检查：为目前首选检查，典型表现为局部脑组织有高低密度混杂影（图 16-6）。高密度影点片状为出血灶，低密度影为水肿区。还可了解脑室受压、中线结构移位等情况。②头颅 MRI 检查：对较轻的脑挫伤的发现优于 CT，但由于检查时间长，一般很少用于急性颅脑损伤的诊断；还可发现合并脑底部、胼胝体及轴索损伤情况。③腰穿检查：通过检查脑脊液是否含有血液，可了解有无蛛网膜下隙出血；通过测定颅内压，引流血性脑脊液，可明确颅内压增高程度，减缓颅内压增高症状。但对颅内压明显增高的患者，应慎用或禁忌。

（三）治疗

1. 非手术治疗 ①密切观察病情变化：包括生命体征、意识、瞳孔和肢体活动情况。早期病情变化较大，应在重症监测治疗室（ICU）内观察，必要时行颅内压监测，复查头颅 CT（动态）。②体位：抬高床头 15°~30°，以利颅内静脉血回流。对昏迷患者，头偏一侧再取侧卧位或侧俯卧位，以免涎液或呕吐物误吸。③保持呼吸道通畅：是治疗中的一项重要措施。昏迷患者及时清除呼吸道分泌物。④降颅压，防脑水肿治疗：是治疗中最为重要的环节之一。继发性脑水肿、颅内血肿是患者早期死亡主要原因。防水肿、降颅压首选 20% 甘露醇 250ml，快速静脉滴注。⑤对症治疗：降温、吸氧、止血、利尿、抗癫痫药物治疗等。⑥保护脑组织，促苏醒和功能恢复治疗：巴比妥类药物（戊巴比妥）可清除自由基、降低脑代谢率、改善脑缺血缺氧，有益于重型脑损伤的治疗。神经节苷脂（GM$_1$）、胞磷胆碱、甲氯芬酯、乙酰谷酰胺、能量合剂等神经营养药物及高压氧治疗，对部分患者的苏醒和功能恢复有帮助。⑦营养支持：营养障碍将降低机体的免疫力和修复能力，容易发生并发症。血流动力学稳定者，早期肠道外营养，静脉输入脂肪乳剂、复方氨基酸液、维生素等。如病情允许，尽早建立肠内营养。少数呕吐、腹泻或消化道出血者，因长时间营养不良，可经中心静脉输入高营养液。少数长期昏迷者，考虑放置空肠管或行胃造瘘术。⑧合理应用抗生素。⑨改善微循环，防继发性脑损伤：常用低分子右旋糖酐、尼莫地平等。

2. 手术治疗　非手术治疗无效，颅内压进行性增高，出现脑疝征象者，需急诊手术治疗。手术指征包括：①保守治疗无效，意识障碍逐渐加深，颅内压监测压力增高难以控制；②头颅 CT 提示严重脑挫裂伤，出血量超过 30ml，明显中线移位、脑水肿；③小脑挫裂伤合并血肿超过 10ml，甚至有梗阻性脑积水者；④脑挫裂伤灶和血肿清除术后，病情好转又恶化出现脑疝。手术方法包括：①脑挫裂伤伤灶清除术；②颞极或额极切除术；③颞肌下减压术和去骨瓣减压术等。脑挫裂伤患者预后相关因素包括：①脑损伤部位、范围、程度；②有无脑干或下丘脑损伤；③是否合并其他脏器损伤；④年龄；⑤诊治是否及时、恰当。

三、弥漫性轴索损伤

弥漫性轴索损伤为加速性剪切力引起脑的高速旋转，因剪切力或牵拉作用造成以颅中央区域脑内神经轴索肿胀断裂为主要特征的广泛性轴索损伤。在重型颅脑损伤中占 28% ~ 50%，治疗困难，预后差。病变分布于大脑半球、胼胝体、内囊、基底核、小脑或脑干，可伴或不伴有脑挫裂伤。肉眼见脑组织神经病理改变，光镜下见神经轴索断裂。目前多数学者认为，原发性脑干损伤实际上就是最严重的弥漫性轴索损伤，而脑震荡则是最轻的一类。

（一）临床表现

1. 意识障碍　受伤立即出现昏迷是典型临床表现。一般无伤后清醒期，但近年来的研究发现，轻型弥漫性轴索损伤可有清醒期，甚至能言语，神志好转后可因继发性脑水肿而再次昏迷。损伤越重，昏迷越深、时间越长。特别严重者伤后数小时内死亡，幸存者多为重度残疾或植物状态生存。

2. 瞳孔和眼球运动改变　瞳孔散大，对光反射消失；同向性凝视，广泛性损伤者有双眼向损伤对侧和向下凝视、双侧眼球分离等眼征，但缺乏特异性。

（二）诊断

典型的弥漫性轴索损伤在伤后即刻发生意识障碍，CT 或 MRI 扫描可见大脑皮质与髓质交界处、胼胝体、脑干、基底节区、内囊或第三脑室周围有小灶状高密度影，一般不伴周围水肿或其他损害。轻型弥漫性轴索损伤可以有清醒期，无出血的组织撕裂，CT 诊断较困难。目前公认的诊断标准是：①伤后昏迷持续时间大于 6 小时；②CT 检查脑组织撕裂出血或正常；③临床状况差但颅内压正常；④伤后持续植物状态无明确脑组织结构异常；⑤后期呈弥漫性脑萎缩；⑥尸检见脑组织有特殊性病理改变。

（三）治疗

弥漫性轴索损伤在临床治疗方面无突破，仍以传统的治疗为主，包括严密观察生命体征及意识、瞳孔等变化，动态复查头颅 CT 以了解颅内情况，如发现迟发颅内血肿或严重脑水肿，需立即手术，清除血肿或行去骨瓣减压术。做好呼吸道管理，给予过度换气、吸氧、低温、钙拮抗剂、脱水、巴比妥类药物等对症治疗。据报告，几乎所有以植物状态生存的脑外伤患者以及 1/3 的脑外伤死亡病例，都是由弥漫性轴索损伤引起。国内资料显示其死亡率高达 64%，主要因脑干受损、中枢性功能衰竭和严重持久的意识障碍所致多系统并发症出现。

第四节 颅内血肿

颅内血肿是颅脑损伤中最常见、最严重的继发性损伤性病变，易致颅内压增高、脑疝而危及生命，发生率约占闭合性颅脑损伤的10%和重型颅脑损伤的40%～50%。按出血的来源和部位颅内血肿可分为：硬脑膜外血肿、硬脑膜下血肿、脑内血肿（图16-7）；按血肿形成的时间或按症状出现时间分为：急性血肿（3天以内）、亚急性血肿（3天至3周）、慢性血肿（3周以上）。

一、硬脑膜外血肿

硬脑膜外血肿是指颅脑损伤后发生在硬脑膜外与颅骨内板之间血肿，好发于幕上凸面，约占外伤性颅内血肿的30%。颞区最多见，多数单发，儿童少见。出血来源主要是脑膜中动脉和静脉窦破裂以及颅骨骨折出血，一般情况骨折线波及脑膜血管沟，伤及脑膜动脉及其分支、静脉窦或板障，产生出血血肿。

（一）临床表现

1. 意识障碍 进行性意识障碍是硬脑膜外血肿的主要症状，其发生发展过程和原发性脑损伤的轻重以及脑血肿形成的速度密切相关。有三种表现形式：①原发脑损伤轻者，伤后无原发昏迷，为清醒状态，待血肿形成后才出现意识障碍（清醒→昏迷）；这种情形极易误诊而延误治疗，所谓的"迟发性颅内出血"就是指这种情况，要引起高度警惕。常见于伤后24小时内，

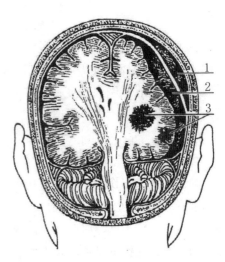

图16-7 颅内血肿的位置示意图
1. 硬脑膜外血肿；2. 硬脑膜下血肿；3. 脑内血肿

而6小时内的发病率较高。②原发脑损伤较重者，伤后一度原发昏迷，随后完全清醒或好转，但不久又陷入昏迷（昏迷→清醒→昏迷），中间清醒期长短取决于原发性脑损伤的轻重和出血速度。③原发脑损伤严重者，伤后立即原发昏迷，且呈进行性加重或持续昏迷状态（昏迷→昏迷），无清醒情况出现。因硬脑膜外血肿患者的原发脑损伤一般都较轻，所以大多数都表现为①、②两种情况。

2. 瞳孔变化 随血肿增大易出现脑疝，小脑幕上血肿大多先出现小脑幕切迹疝，表现为意识障碍加重和瞳孔改变，可见早期因动眼神经受到刺激，患侧瞳孔先缩小，对光反射迟钝，但时间短暂，甚至不被发现，随即由于动眼神经受压，继而瞳孔扩大，对光反射消失；若血肿进行性增大，还可出现对侧瞳孔继发性扩大，即双侧瞳孔均散大，对光反射消失，这是脑疝继续发展、脑干严重受压、中脑动眼神经核严重受损的表现，以后还可形成枕骨大孔疝。与小脑幕上血肿相比，小脑幕下血肿较晚出现瞳孔改变，而先出现呼吸紊乱甚至呼吸骤停。

3. 神经系统体征 损伤后立即出现的局灶神经功能障碍的症状和体征，系原发性脑损伤的表现。可出现血肿对侧肢体偏瘫、感觉障碍和锥体束征阳性。脑疝进一步发展，脑干受压可导致去脑强直。

4. 颅内压增高 患者在昏迷前或中间清醒（好转）期可有头痛、恶心、呕吐；血压升高、呼吸脉搏减慢，即Cushing综合征；当颅内压增高到一定程度时可出现脑疝表现。

（二）辅助检查

头颅X线可发现颅骨骨折，可初步判断损伤血管情况。头颅CT检查可以直接显示硬脑膜外血肿，即颅骨内板与硬脑膜之间呈双凸透镜形或弓形密度增高影（图16-8），还可发现脑室受压和中线结构

移位的程度及并存的脑挫裂伤、脑水肿等情况，CT 可准确定位、计算出血量、评估中线结构移位及占位效应等情况。故应尽早做 CT 检查，并随时依据病情变化复查 CT。

（三）诊断

伤后清醒，随后昏迷，或出现有中间清醒（好转）期的意识障碍过程，结合 CT 检查发现骨折线经过脑膜中动脉或静脉窦沟，即可明确诊断。

（四）治疗和预后

1. 手术治疗　手术适应证：颅内压增高症状和体征明显；CT 提示脑受压，硬脑膜外血肿；小脑幕上血肿量＞30ml、颞区血肿量＞

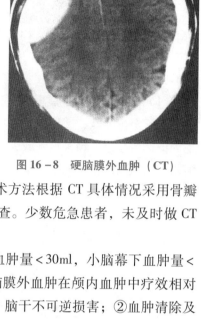

图 16-8　硬脑膜外血肿（CT）

20ml、幕下血肿量＞10ml 以及压迫大静脉窦而引起颅高压的血肿。手术方法根据 CT 具体情况采用骨瓣或骨窗开颅，清除血肿，妥善止血。术后有特殊情况可硬脑膜切开探查。少数危急患者，未及时做 CT 检查者，应直接手术钻孔探查，再扩大成骨窗清除血肿。

2. 非手术治疗　凡伤后病情稳定，无明显意识障碍，CT 示幕上血肿量＜30ml，小脑幕下血肿量＜10ml，中线结构移位＜1.0cm 者，可采用非手术治疗，密切观察。硬脑膜外血肿在颅内血肿中疗效相对较好，死亡率低。导致死亡的主要原因有：①诊治不及时，脑疝形成，脑干不可逆损害；②血肿清除及止血不彻底；③遗漏其他部位血肿；④严重脑损伤或合并全身其他伤。

二、硬脑膜下血肿

硬脑膜下血肿是指颅脑损伤后位于硬脑膜与蛛网膜之间的血肿，是最常见的类型，约占颅内血肿的40％，多属急性或亚急性型。

1. 急性和亚急性硬脑膜下血肿　出血主要是因为对冲性脑挫裂伤致脑皮质血管破裂。好发于额、颞极及其底面，是脑挫裂伤的一种并发症，称为复合型硬脑膜下血肿。另一种较少见的单纯型硬脑膜下血肿是大脑表面回流到静脉窦的桥静脉或静脉窦本身撕裂出血所致，范围较广，可不伴有脑挫裂伤。

（1）临床表现　①意识障碍：伴有脑挫裂伤的急性复合型血肿患者多表现为持续昏迷或昏迷进行性加重，亚急性或单纯型血肿则多有中间清醒期。②颅内压增高：血肿及脑挫裂伤继发的脑水肿均可造成颅内压增高表现。③瞳孔改变：复合型血肿病情进展迅速，容易引起脑疝进而出现瞳孔改变，单纯型或亚急性血肿瞳孔变化出现较晚。④神经系统体征：立即出现偏瘫、失语、癫痫等功能区受损的征象，系脑挫裂伤所致。逐渐出现体征者，则是血肿压迫功能区或脑疝的表现。

（2）CT 检查　脑表面与颅骨之间出现高密度、等密度或混杂密度的新月形影（图 16-9），多伴有脑挫裂伤、脑组织受压和中线移位。

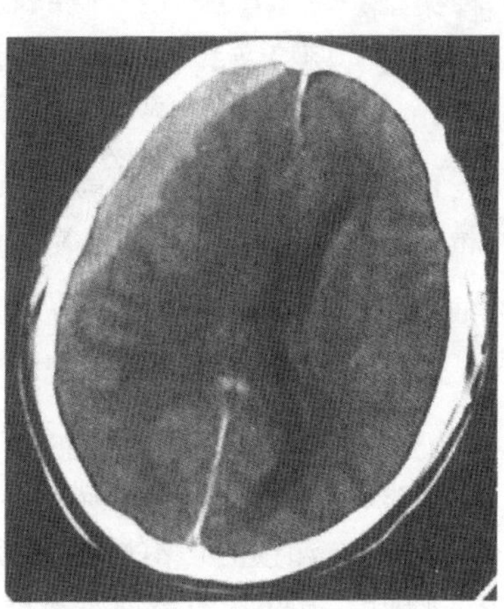

图 16-9　硬脑膜下血肿（CT）

（3）诊断　根据头部外伤后即有意识障碍并逐渐加重，或出现中间清醒期，伴有颅压增高症状，多说明有急性或亚急性硬脑膜下血肿，再结合 CT 检查有上述特征性表现多能明确诊断。

（4）治疗和预后　急性和亚急性硬脑膜下血肿的治疗原则与硬脑膜外血肿类似。硬脑膜外血肿常见于着力部位，而硬脑膜下血肿常见于着力部位和对冲部位。所以，如果因病情危急，术前未做 CT 检查来确定血肿部位而又需要行紧急开颅手术挽救生命时，着力部位和对冲部位均应钻孔，尤其是额极、颞极及其底部，是硬脑膜下血肿的最常见部位。另外，此类血肿大多伴有脑挫裂伤，术后应注意加强处理。急性和亚急性硬脑膜下血肿患者的预后比硬脑膜外血肿差，因为前者大多伴有较严重的脑损伤。

2. 慢性硬脑膜下血肿 出血的原因及机制不完全清楚，一般认为与大脑皮质与静脉窦之间的桥静脉撕裂有关。好发于老年人，多有轻微头部外伤史，部分无明确外伤史。可能与长期服用抗凝药物、营养不良、维生素 C 缺乏、硬脑膜出血性或血管性疾病等相关。

（1）临床表现 进展慢，病程长，多为 1 个月至数月。临床分为三种类型：①以颅内压增高症状为主，缺乏定位症状；②以病灶症状为主，如偏瘫、失语、局限性癫痫等；③以智力和精神症状为主，表现为记忆力减退、精神迟钝或失常、头晕、耳鸣。前 2 种类型易与颅内肿瘤混淆，第 3 种类型易误诊为阿尔茨海默病或精神病。

（2）CT 检查 慢性硬脑膜下血肿可见脑表面低密度或等密度的新月形或半月形影。

（3）诊断 易误诊漏诊。凡老年人出现慢性颅压增高症状、智力和精神异常，或病灶症状，特别近期有过轻度头部受伤史者，应考虑慢性硬脑膜下血肿可能，及时行 CT 或 MRI 检查。CT 显示脑表面低密度或等密度的新月形或半月形影。MRI 则为新月形或半月形的短 T_1、长 T_2 信号影。注意与脑肿瘤、脑脓肿及肉芽肿等病变相鉴别。

（4）治疗和预后 凡有明显症状者，均应手术治疗，且首选钻孔置管引流术：血肿较小者于顶结节处钻一孔即可，较大者在额部再钻一孔，切开硬脑膜和血肿的壁层包膜，经骨孔置导管于血肿腔内，用生理盐水反复冲洗直至流出液清亮为止。保留顶结节钻孔处的导管，引流 2~3 天，多可治愈。由于存在部分复发，必要时需复查 CT 或 MRI。慢性硬脑膜下血肿患者虽较年长，但经引流后大多数患者可获得满意的疗效。

三、脑内血肿

脑内血肿是指颅脑损伤后脑实质内的血肿，以颞叶最多、顶叶次之。在闭合性颅脑损伤中，发生率为 0.5%~1.0%。常与枕部着力时额、颞部对冲性脑挫裂伤同时存在，少数位于着力部位。脑内血肿有两种类型：位于浅层者多因挫裂的脑皮质血管破裂所致，往往与脑挫裂伤和硬脑膜下血肿相伴发生，多位于额极、颞极及其底面；位于脑白质深部血肿系脑深部血管破裂引起，脑表面有挫裂伤。血肿较大时，病情加重。

1. 临床表现 依血肿部位和出血量而定，可有神经系统、局灶性、颅内压增高症状等，意识障碍严重程度取决于原发性脑损伤程度和血肿形成的速度。脑内血肿与伴有脑挫裂伤的复合性硬脑膜下血肿的症状很相似，两者常同时存在。

2. CT 检查 可证实血肿的存在，急性期可见脑挫裂伤区附近或脑深部白质内类圆形或不规则高密度影，周围有低密度水肿带，易于诊断。

3. 诊断 头外伤后出现神经系统、局灶性、颅内压增高症状，可结合头颅 CT 确诊。

4. 治疗和预后 本病治疗与硬脑膜下血肿相同，多采用骨瓣或骨窗开颅，清除脑内血肿，同时清除硬脑膜下血肿和明显挫碎糜烂的脑组织。少数脑深部血肿颅压增高显著，病情进行性加重，应考虑手术，选用开颅血肿清除或钻孔引流术。脑内血肿合并硬脑膜下血肿的患者预后较差，病情发展迅速者死亡率可达 50% 左右。

素质提升

全球唯一一位完成逾万例开颅手术的医生

　　王忠诚，中国神经外科专家，工程院院士，是全球唯一一位完成逾万例开颅手术的医生，被人们誉为"万颅之魂"。他突破了一个又一个禁区，创造了一个又一个奇迹，在神经外科诊断、治疗、科研、教学、预防等方面取得了世人瞩目的成就，曾治愈巨大脑干血管母细胞瘤患者；数次成功实施脊髓内多发血管母细胞瘤等"国内首例""世界首创"的疑难手术；发表学术论文近300篇，出版专著28部，荣获66项科研成果奖。先后获得香港何梁何利基金科学与技术成就奖、三部委授予的"白求恩奖章"、亚太颅底外科学会授予的领导促进颅底外科贡献奖、第12届世界神经外科联合会授予的世界神经外科最高奖等多项国内外奖励；荣获2008年度国家最高科学技术奖，并于2019年获评"最美奋斗者"荣誉称号。王忠诚的一生是无私奉献的一生，是推动神经外科事业发展的一生，是真心服务患者的一生，也是悉心培养人才的一生。他的崇高医德体现了中国医务工作者的精神风貌，他的卓越成就代表了中国神经外科的最高水平。经国际天文学联合会小天体命名委员会批准，18593号小行星永久命名为"王忠诚星"。在浩瀚的宇宙里，这颗星以对人民和科学事业的赤诚，闪耀于银河，绽放出夺目光辉。

目标检测

答案解析

选择题

[A1/A2 型题]

1. 急性硬脑膜外血肿引起的意识障碍的典型表现为

    A. 昏睡　　　　　　　　B. 昏迷程度浅　　　　　　C. 中间清醒期

    D. 持续昏迷　　　　　　E. 昏迷后清醒

2. 下列关于脑震荡的叙述，不正确的是

    A. 是最轻的脑损伤　　　　　　　　　　B. 一般认为是短暂的脑功能障碍

    C. 不需要做任何处理，可以回家　　　　D. 注意心理治疗

    E. 清除患者对此疾病的恐惧

3. 迟发性外伤性颅内血肿发生率较高的时间是伤后

    A. 6 小时内　　　　　　B. 8 小时内　　　　　　C. 12 小时内

    D. 24 小时内　　　　　E. 24 小时后

4. 下列关于颅底骨折的叙述，不正确的是

    A. 颅底骨折一般为线性骨折

    B. 颅底骨折都伴有脑脊液耳漏或鼻漏

    C. 颅底骨折可伴有周围性面瘫

    D. 颅底骨折可伴有脑挫裂伤

    E. 颅底骨折可伴有"熊猫眼"征

5. 患者，男，25 岁，因坐汽车时遇急刹车，前额猛撞于前排椅背上，查体：鼻孔流血水，眼球结膜下血肿，眼眶青紫、瘀血，嗅觉丧失，诊断是

    A. 颅前窝骨折　　　　　　　　　　　　B. 颅中窝骨折

    C. 颅后窝骨折　　　　　　　　　　　　D. 鼻骨骨折

    E. 眼球挫伤

[A3/A4 型题]

(6~7 题共用题干)

患者，男，28 岁，因骑摩托车摔倒致伤 2 小时入院。查体：昏迷，一侧瞳孔散大，头颅 CT 提示硬脑膜下血肿。

6. 对该患者应进行的处理，不正确的是

    A. 观察瞳孔变化　　　　　　　　　　　B. 立即术前准备

    C. 20% 甘露醇静脉滴注　　　　　　　　D. 非手术治疗

    E. 留置尿管

7. 上述处理的依据为

    A. 脑疝形成　　　　　　　　　　　　　B. 硬脑膜下血肿形成

    C. 患者年轻，以免耽误治疗　　　　　　D. 家属要求积极治疗

    E. 患者受伤后昏迷

(8~10 题共用题干)

患者，男，30 岁，车祸致右额颞部着地，伤后意识模糊，约半小时后清醒，醒后头痛，伴呕吐，3 小时后又出现意识障碍，正侧位 X 线颅片示右颞线性骨折，骨折线跨过脑膜中动脉沟，CT 示右颞梭形高密度影，脑室中线受压移位，入院时右瞳孔散大

8. 该患者的诊断是

    A. 右颞硬脑膜下血肿，脑疝　　　　　　B. 右颞硬脑膜外血肿，脑疝

    C. 右颞脑挫伤，脑疝　　　　　　　　　D. 右颞脑内血肿，脑疝

    E. 蛛网膜下隙出血，脑疝

9. 首先应采取的措施是

    A. 0.4g 氨甲苯酸静滴　　　　　　　　　B. 20% 甘露醇静滴（250ml）

    C. 冬眠药物降温　　　　　　　　　　　D. 气管切开

    E. 血肿清除术

10. 治疗的根本措施是

    A. 0.4g 氨甲苯酸静滴　　　　　　　　　B. 20% 甘露醇静滴（250ml）

    C. 冬眠药物降温　　　　　　　　　　　D. 气管切开

    E. 血肿清除术

(11~12 题共用题干)

患儿，男，6 岁，3 天前右额碰在桌子角上，当时能哭，现右额颞部头皮隆起，局部触之有 12cm × 12cm 波动区，无神经系统定位症状，头颅 CT 片示右额颞头皮肿胀。

11. 该患儿的诊断是

    A. 头皮挫伤　　　　　　　　　　　　　B. 皮下血肿

    C. 骨膜下血肿　　　　　　　　　　　　D. 帽状腱膜下血肿

    E. 头皮下积液

12. 合理的处置应该是
    A. 加压包扎   B. 局部不做处置
    C. 理疗促其吸收   D. 穿刺抽血 + 加压包扎
    E. 切开引流 + 加压包扎

书网融合……

本章小结   题库

第十七章　颅脑、椎管、脊髓的外科疾病

PPT

学习目标

1. 通过本章学习，重点掌握颅内、椎管内及脑血管疾病的临床表现、诊断方法、影像学检查。

2. 学会临床思维，具备神经系统查体技能；能独立完成腰穿操作。具有较好的沟通和人文关怀能力，能运用正确的方法给予患者医学知识的指导，帮助患者树立信心，协助患者进行康复训练，以提高生活自理能力。

》》情境导入

情境描述　患者，女，63 岁，突发头痛3天，经脑血管造影发现右侧颈内动脉 - 后交通动脉瘤。经脱水、止血治疗后病情好转。发病第 8 天意识障碍加重。查体：右侧瞳孔扩大，对光反射迟钝；左侧肢体肌力 2 级，肌张力低下，巴氏征阳性。

讨论　1. 该患者的临床诊断是什么？

2. 如果你是接诊医师，下一步应怎样处理？

第一节　脑脓肿

脑脓肿是指化脓性细菌侵入脑组织引起的化脓性炎症，并形成局限性脓肿；是一种严重的颅内感染性疾病。目前本病发病率有下降趋势。

一、病因

脑脓肿最常见的致病菌为金黄色葡萄球菌，其次为变形杆菌、副大肠埃希菌、溶血性链球菌等，有时为混合感染。感染途径主要如下。

1. 直接漫延　中耳炎、乳突炎、鼻旁窦炎等感染病灶直接波及邻近脑组织。

2. 血行感染　常由脓毒症或远处感染灶感染栓子经血行播散形成，脓肿常位于大脑中动脉分布区域，且常呈多发性。

3. 外伤性感染　开放性颅脑损伤，化脓性细菌直接从外界侵入脑部；清创不彻底或感染得不到有效控制者，脓肿多见于伤道内或异物存留部位。

4. 隐源性感染　指临床上无法确定其感染来源的脑脓肿。

二、临床表现

1. 全身感染性症状　发热、头痛、乏力、肌肉酸痛等；血白细胞增多，脓肿形成后急性炎症表现不明显。

2. 颅内压增高症状

3. 局灶性神经功能障碍　①肢体瘫痪、失语、偏盲、共济失调、精神症状等；②脑疝；③脓肿破溃可造成急性化脓性脑膜炎或脑室炎，突发高热、昏迷、抽搐甚至角弓反张，若抢救不及时，多数死亡。

脑疝和脑脓肿破溃是脑脓肿两种危象。

三、诊断

本病诊断主要依靠病史、临床表现和相关辅助检查。

1. 腰穿和脑脊液检查　脑脊液压力多增高，急性期脑脊液白细胞数明显增多，糖和氯化物可正常或降低，脓肿形成后白细胞数可轻度增高甚至正常，但蛋白量多数增高。颅内压过高时应慎做腰穿，以防脑疝发生。

2. X 线检查　可了解有无颞骨岩部骨质破坏、鼻窦骨质炎性破坏、乳突气房消失以及颅内有无异物等。

3. CT 与 MRI 检查　对诊断最有价值，有脓肿低密度区和包膜环状增强影。MRI 可示脓肿周围 T_1 低信号、T_2 高信号水肿区，脓肿中央等信号或低信号，T_2 等信号或略高信号区，T_1 等信号或略高信号包膜环、T_2 低信号包膜环；还可了解脓肿大小、数目。增强扫描可与颅内肿瘤鉴别，还有利于手术时机和治疗方案的确定。

四、治疗

1. 脓肿尚未局限时，给予抗感染及降颅压治疗。应用有效抗生素，足量、疗程足够长，必要时可经腰椎穿刺鞘内给药。

2. 脓肿包膜形成后可行手术治疗，手术方式如下。①脓肿穿刺术：适用于单发脓肿，特别是位于深部或功能区的脓肿，或年老体弱、病情危重而不能耐受手术者。②脓肿引流术：置管引流可持续冲洗，适用于脓肿壁较厚的单发脓肿或一次穿刺不能解决问题的病例。③脓肿切除术：适用于脓肿壁较厚，穿刺或引流术效果不好或失败以及多囊分叶状的脓肿。术后选用抗生素，时间不少于 2～4 周。积极治疗原发病灶以防脓肿复发。

第二节　脑血管疾病的外科治疗

脑血管疾病居我国人口死亡原因的第一位。脑卒中、颅内动脉瘤、脑血管畸形等均需要外科手术治疗。

一、缺血性脑卒中

脑动脉狭窄或闭塞可引起缺血性脑卒中，占脑卒中总数的60%～70%，40岁以上多发，男性多于女性，颈内动脉和椎动脉均可发生，严重者可导致患者死亡。动脉粥样硬化是缺血性脑卒中常见原因，可形成血栓，使脑组织缺血、坏死。早期干预的有效手段是经常做超声波检查；无症状患者，可经超声波检查发现。颈椎病、骨质增生或颅底陷入压迫椎动脉可致椎动脉缺血。

（一）临床表现

依据神经功能障碍的程度和症状持续时间，本病可分为三种类型。

1. 短暂性脑缺血发作（TIA）　颈内动脉缺血表现为突发肢体运动和感觉障碍、失语、单眼短暂失明，意识障碍不明显；椎动脉缺血表现为眩晕、耳鸣、听力障碍、复视、步态不稳和吞咽困难等。持续10~20分钟，不超过24小时。可反复发作，自行缓解，无后遗症，无明显脑内梗死灶。

2. 可逆性缺血性神经功能障碍（RIND） 与 TIA 基本相同，但神经功能障碍持续时间超过 24 小时，甚至达数十天，最后逐渐恢复，有小型脑内梗死灶。

3. 进展性脑卒中（PS）和完全性脑卒中（CS） 症状较前两者重，病情恶化，神经功能损害更严重，有意识障碍和明显的脑梗死灶，神经功能障碍长期不能恢复。

（二）诊断

本病诊断主要依靠病史、临床表现及相关辅助检查。

1. 超声 采用超声用于诊断颈内动脉起始段和颅内动脉狭窄、闭塞的筛选手段。显示动脉横切面、血液流速等信息。敏感度 88%，特异度 76%。

2. CT 和 MRI 脑卒中 24~48 小时后 CT 扫描可显示脑梗死病灶区，MRI 比 CT 敏感，弥散加权像（DWI）可在卒中后几小时显示脑缺血灶。高分辨率 MRI 有助于分析颈内动脉粥样硬化斑块病理成分，发现动脉不稳定型斑块。CTA 是指 CT 血管造影，是通过静脉内注入造影剂后通过 CT 检查显示全身动脉血管的检查方法；只需数秒就可获得从主动脉弓到颈内/颈外血管及周围软组织的高分辨率的图像，可用于发现不稳定斑块，同时可以获得 CT 灌注成像（CTP）；对造影剂过敏及肾功能障碍患者禁忌。

3. 数字减影脑血管造影（DSA） 可显示脑动脉的狭窄、闭塞及扭曲；行全脑血管造影，应包括颈部和锁骨下动脉，以免漏诊。

4. 其他 如经颅多普勒超声、脑血流测定等对诊断有帮助，可用作筛选。

（三）治疗

1. 内科治疗 包括休息、血压监护、扩张血管、改善脑循环、抗凝治疗等，疗效较好。抗凝治疗主张早期使用。

2. 外科治疗 主要手术方式有以下几种。①颈内动脉内膜切除术：切开颈内动脉壁，直接取出动脉管腔内的动脉硬化斑块，重塑颈内动脉，预防脑卒中发作，适用于颈内动脉颅外段严重狭窄（程度超过 50%），狭窄部位在下颌角以下且手术可及者；颈内动脉完全性闭塞 24 小时以内亦可考虑手术，闭塞超过 24~48 小时，已发生脑软化者不宜手术。②颈动脉支架成形术：是近十几年来开展的新的微创、低侵入性介入治疗，手术成效高且简便易实施。本手术通过股动脉穿刺将支架用导管送至颈动脉狭窄处并撑开，以改善颈动脉狭窄状况；是颈内动脉内膜切除术的补充措施。手术适应证为严重血管和心脏并发症：充血性心力衰竭和（或）已知的重度左心衰竭者；6 周内需要行开胸心脏手术者；近期心肌梗死者（24 小时至 4 周）；不稳定性心绞痛；对侧颈动脉闭塞；既往 CEA 治疗过再狭窄复发；狭窄病变位于颈部较高位置，手术无法达到的颅内段。重度的串联病灶；年龄大于 80 岁。病变位于手术可及的区域，但患者合并严重临床状况，不能耐受手术。颈动脉支架成形术需在技术条件纯熟的情况下进行。③去大骨瓣减压术：适于大面积脑梗死引起严重颅内压增高而有脑疝倾向者。

二、出血性脑卒中

脑内出血（ICH）是指发生在脑实质内的出血，占脑卒中的 15%~30%，致死率高。多发于 50 岁以上高血压动脉硬化患者，是高血压病死亡的主要原因；男多于女，通常在活动时发病（睡眠时很少），可能与血压的升高有关。50% 出血位于基底节部，可向内扩延至内囊；出血多可破坏及压迫邻近脑组织，周围脑组织水肿，甚至形成脑疝；脑干内出血常破入脑室病情严重。脑内出血手术治疗的价值仍然存在争议。

（一）病因

55 岁以上发病率明显上升，与高血压、饮酒、吸烟和肝功能障碍有关。

近年经手术证实，脑淀粉样血管病变（CAA）脑出血，约占脑出血 10%。长期服用阿司匹林或补充维生素 E 可增加 ICH 风险。抗凝治疗可引起 ICH，10% 华法林治疗的患者可出现明显 ICH。出血性并发症的风险随着凝血酶原时间（PT）延长和变化程度而增高，且易发生于抗凝治疗的前 3 个月。有脑淀粉样血管病变者使用抗血小板或抗凝药物后 ICH 的发生率升高。

（二）类型与分级

1. 类型 ①外侧型：位于内囊外侧，包括大脑皮质、皮质下及壳核；②内侧型：位于内囊内侧，包括丘脑、中脑及脑桥（图 17 - 1）；③小脑型：位于小脑各部位。

2. 分级 Ⅰ级：轻型，患者意识尚清或浅昏迷，轻偏瘫；Ⅱ级：中型，中度昏迷及完全偏瘫，双侧瞳孔等大或轻度不等大；Ⅲ级：重型，深昏迷，完全性偏瘫及去大脑强直，双侧瞳孔散大，生命体征紊乱。

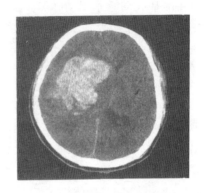

图 17 - 1 脑内出血

（三）诊断

既往有高血压病史，突发意识障碍和偏瘫、恶心呕吐，伴或不伴尿失禁、排便失禁。应及时行头颅 CT 检查，如显示脑内高密度影，出血破入脑室，则可确诊。头颅 CT 还可显示出血的部位、量及脑组织受压情况，注意要与脑梗死相鉴别。

（四）治疗

根据年龄、病情严重程度、出血部位、出血量以及对治疗结果的期望值选择是否进行手术。手术目的是清除血肿，降低颅内压，解除脑组织受压及脑疝，降低病死率和病残率；但不能改善神经功能损伤症状。对于Ⅲ级病例、内侧型血肿、血肿破入脑室者，手术效果不佳；对于血肿小、神志清楚、病情稳定以及年龄过大、有系统性疾病者，均不宜手术治疗；对于外侧型及小脑型血肿，有手术指征者应积极手术治疗。

1. 手术治疗

（1）**手术指征** 血肿清除术适宜：①年轻患者。②血肿和脑水肿占位明显，引发肢体偏瘫、失语，精神失常或躁动等症状。CT 示脑中线结构移位，早期有脑疝迹象。③大脑半球的脑叶皮层（非深部）出血、非优势半球，血肿体积中等（10～30ml）适于手术。<10ml 的血肿通常不需要手术。>30ml 大血肿预后差；>60ml 的大量出血，伴 GCS<8 者，30 天死亡率为 91%。小脑出血 GCS<13 分、血肿直径>4cm 者，应手术清除。④出血后出现症状早期或恶化后 4 小时内手术较好效果。⑤脑积水可行侧脑室－腹腔分流术。

（2）**手术禁忌证** 下列情况，手术和保守两种治疗均预后不良：①高龄、糖尿病及心、肺、肝、肾功能严重不全的患者不宜手术；②优势半球深部出血或血肿量大；深昏迷（GCS<5 分）；神经功能损害严重；脑干功能消失（眼球固定，强直）。

2. 保守治疗 对于症状轻微、清醒、GCS 评分>10 分、轻微偏瘫者，可观察治疗。小脑出血 GCS 评分>14 分和血肿直径<4cm 者，也可保守治疗。

三、颅内动脉瘤

颅内动脉瘤是指颅内的动脉壁囊性膨出，是威胁人类生命和最常见的重大疾病。在脑血管意外中，仅次于脑血栓和高血压脑出血，位居第三，是引发蛛网膜下隙出血的首位原因，占75%～80%，致残率、致死率极高。40～60岁中老年人多发，男女比例为1:1.5。好发生于颈内动脉及椎－基底动脉系统。发病原因目前不清楚。考虑和动脉壁先天性平滑肌层缺乏、后天性退变、动脉内弹力板破坏、炎性反应、感染病灶、感染性栓子脱落、头部外伤等因素有关。遗传也可能与之形成相关。主要表现为突发的剧烈头痛，目前治疗方式主要有药物保守治疗、显微外科手术和介入栓塞手术。脑动脉瘤病程隐匿，起病突然，被称为颅内的不定时炸弹，是最危险的脑血管病之一。依动脉瘤位置分为颈内动脉系统动脉瘤和椎基底动脉系统动脉瘤。按瘤体直径可分为：小于0.5cm为小型，0.6～1.5cm为一般型，1.6～2.5cm为大型，大于2.5cm为巨大型。一般型动脉瘤出血发生率更高。多发动脉瘤在SAH的病例中占15%～33.5%。

（一）临床表现

1. 出血症状　中、小型动脉瘤未破裂出血，临床无任何症状。动脉瘤一旦破裂，表现为蛛网膜下隙出血（SAH）表现，轻者剧烈头痛、频繁呕吐、颈项强直等，重者意识障碍，浅、深昏迷，甚至迅速出现呼吸、循环功能衰竭。部分患者出血前有劳累、情绪激动等诱因。多数瘤破裂后凝血块封闭破口而停止出血，随着凝血块溶解，在首次出血后2周内，动脉瘤可再次破裂出血，约1/3患者死亡。20%～40%的动脉瘤破裂可同时伴有脑内血肿形成，累及传导束者可导致偏瘫和偏身感觉障碍。13%～28%可合并脑室内出血，形成急性脑积水，严重时可导致脑疝。

2. 局灶症状　与动脉瘤大小、部位及邻近解剖结构相关。体积较大的动脉瘤可因瘤体的扩张膨胀而有头晕、头痛症状，或因瘤体的占位效应出现脑神经、脑组织受损的表现，其症状根据动脉瘤的部位、形状、大小及扩张的方向而不同；颈内动脉－后交通动脉瘤和大脑后动脉动脉瘤，主要表现为动眼神经麻痹，患侧眼睑下垂、瞳孔散大、内收、上视、下视不能，直接、间接对光反应消失。海绵窦段动脉瘤可致外展神经麻痹；椎动脉和小脑后下动脉瘤可致面神经麻痹等。如局灶症状出现在SAH前，先有头痛、眼眶痛症状，后出现动眼神经麻痹，应注意有动脉瘤破裂出血可能。大脑中动脉瘤出血形成血肿，患者可出现偏瘫和（或）失语。若巨型动脉瘤压迫视路，可有视力、视野障碍。

3. 脑缺血症状　SAH后3～15天，症状不明显，只在脑血管造影时显示动脉瘤附近动脉纤细，随着红细胞崩解，释放儿茶酚胺等血管活性物质增多，使脑血管广泛痉挛发生脑梗死，意识障碍加重，导致偏瘫甚至死亡。

4. 脑积水　动脉瘤出血后因凝血块阻塞室间孔或导水管，可引起急性脑积水，导致意识障碍。动脉瘤合并急性脑积水者占15%，基底池粘连也会引起慢性脑积水。

5. 动脉瘤的分级　动脉瘤出血后，病情轻重不一。为便于了解病情，选择手术时机，通常采用Hunt－Hess分级法分级，根据临床表现将颅内动脉瘤患者分为5级，用于评估手术的危险性。从轻至重分为Ⅰ～Ⅴ级：Ⅰ级，无症状或轻微疼痛及轻度颈项强直；Ⅱ级，中度至重度头痛，颈项强直，除有脑神经麻痹外无其他神经功能缺失；Ⅲ级，嗜睡，意识模糊或轻微的局灶性神经功能缺失；Ⅳ级，木僵，中度至重度偏瘫，可能有早期的去皮质强直及自主神经功能障碍；Ⅴ级，表现为深昏迷，去脑强直，濒死状态。

（二）诊断

1. 头颅CT　出血急性期，CT诊断蛛网膜下隙出血阳性率高，安全可靠，为首选检查。能确定出血范围、血肿大小、脑梗死等有助于动脉瘤的定位；出血1周后，CT不易检出。密度不同的同心环图像（靶环征）是巨大动脉瘤的特征性表现。

2. 头颅MRI　动脉瘤在头颅MRI上表现为类圆形的血管流空影，其敏感性较头颅CT高，高分辨率MRI可清晰显示动脉壁，明确是否存在动脉夹层及动脉瘤的破裂风险等。还能很好显示动脉瘤的全部及其与周围组织的关系，瘤内血块及血流部分，连续扫描能显示颅内的涡流，可诊断动脉瘤的大小和部位。磁共振血管造影可以显示整个脑血管系统，包括清晰显示动脉瘤内的血流情况和肿瘤蒂。

3. 脑血管造影　经股动脉插管数字减影脑血管造影是确诊颅内动脉瘤的金标准（图 17-2），能明确动脉瘤的位置、形态、内径、数目、血管痉挛的程度，对确定手术方案有指导作用。此外还可以了解血管的正常与变异侧支循环。Hunt-Hess Ⅲ级以下患者，应及早行脑血管造影，Ⅲ级及其以上患者待病情稳定后再行造影检查。明确诊断后可尽快手术夹闭或介入闭塞动脉瘤，防止瘤体再次破裂出血。SAH 患者首次造影阴性，可能由于脑血管痉挛动脉瘤未显影，应于 1 个月后重复血管造影。CT 检查中，CT 血管造影（CTA）在一定程度上能够代替脑血管造影检查，为动脉瘤的治疗、决策提供更多的资料，是诊断动脉瘤和血管畸形无创检查首选，也可用于夹闭术后的复查。

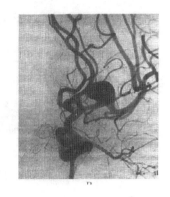

图 17-2　颅内动脉瘤脑血管造影

腰椎穿刺有诱发动脉瘤破裂出血可能，不作为首选。多普勒超声检查 TCA 主要用于检查术前颈总动脉、颈内动脉、颈外动脉及椎-基底动脉的供血情况。

（三）治疗

对已确诊者，应积极手术治疗。保守治疗有再出血风险。动脉瘤破裂后应予以卧床休息，减少外界刺激，维持正常血压，适当镇静，防治脑血管痉挛等治疗。

1. 非手术治疗　其主要目的在于防止再出血和脑动脉痉挛等，主要适用于以下情况：①不适合手术者；②诊断不明确，需进一步检查者。③拒绝手术或手术失败者；④手术前后的需辅助治疗者。非手术治疗主要包括：绝对卧床休息、镇痛、抗癫痫、控制血压等。用经颅持续地监测颅内动脉压，维持正常脑灌注压，积极预防和治疗脑动脉痉挛。

2. 手术治疗　目前主要采用显微外科技术，手术方法主要有动脉瘤颈夹闭或结扎术、动脉瘤电凝固术、动脉瘤铜丝导入术、立体定向磁性栓塞术、动脉瘤包裹加固术、激光凝固术等。

（1）动脉瘤颈夹闭术　仍是首选方法。①动脉瘤颈夹闭或结扎：目的在于阻断动脉瘤的血液供应，避免发生再出血，保持载瘤及供血动脉继续通畅，维持脑组织正常血运。②动脉瘤孤立术：即把载瘤动脉的瘤远端及近端同时夹闭，将瘤孤立于血循环之外。③动脉瘤包裹术：采用不同的材料加固动脉瘤壁，临床应用的有筋膜和棉丝等。围手术期患者置 ICU 监护，绝对卧床，适当镇静治疗，减少不良声、光刺激；维持正常血压；便秘者应给缓泻剂。合并脑血管痉挛时，经颅多普勒超声监测脑血流变化，观察病情进展。蛛网膜下隙出血后的脑血管痉挛采用尼莫地平治疗。为预防动脉瘤再次出血，采用抗纤维蛋白溶解剂（氨基己酸），但肾功能障碍者慎用，副作用有血栓形成可能。

（2）动脉瘤的血管内介入治疗　目前临床运用的血管内栓塞技术主要有球囊技术、弹簧圈技术、球囊再塑型技术结合微弹簧圈技术、双微导管技术。手术的目的：利用股动脉穿刺将纤细的微导管放置于动脉瘤瘤囊内或瘤颈部位，再经过微导管将柔软的钛合金弹簧圈送入动脉瘤囊内并将其充满，使得动脉瘤囊内血流消失，从而消除再次破裂出血的风险。

（3）未破裂动脉瘤的治疗　仍在临床研究中，尚无高等级的临床指南。目前治疗策略主要考虑患者年龄、有无 SAH 史、动脉瘤尺寸和位置。巨大和（或）症状性动脉瘤、动脉瘤增大或形态改变者建议治疗，特别是年轻患者。未经治疗的偶发动脉瘤推荐每年做一次 MRA/CTA 检查，如动脉瘤增大应进行积极治疗；如未见增大可继续随访观察。

（四）预后

本病预后与患者的年龄，术前有无其他疾患，动脉瘤的大小、部位、性质，手术前临床分级状况，手术时间的选择，有无血管痉挛及其严重程度有关；尤其是动脉瘤患者蛛网膜下隙出血后伴有血管痉挛和颅内血肿，均是影响预后的重要因素。

四、颅内动－静脉畸形

颅内血管畸形是中枢神经系统先天性血管发育异常，分为四种类型，即动－静脉畸形（AVM）、海绵状血管畸形（CM）、毛细血管扩张、静脉畸形（VM）。以动－静脉畸形最为常见，占血管畸形 44%～60%，其次是海绵状血管畸形，占血管畸形 19%～31%。颅内 AVM 是由一支或几支发育异常的供血动脉、引流静脉形成的病理脑血管团，可随人体发育增长。可位于脑组织任何部位，大脑半球 AVM 多呈楔形，其尖端指向侧脑室。小型 AVM 不及 1cm，巨大 AVM 可达 10cm。畸形血管团周围脑组织因缺血而萎缩，呈胶质增生，表面的蛛网膜色白且厚。

（一）临床表现

1. 颅内出血 畸形血管破裂出血常为颅内动－静脉畸形的首发症状，占 30%～65%，好发年龄为 20～40 岁。多发于脑实质内，也可发生于脑室内或蛛网膜下隙，少量出血症状不明显，多量可引起头痛、呕吐、意识障碍。单支动脉供血、体积小、部位深在，颅后窝 AVM 容易急性破裂出血，妇女妊娠期 AVM 出血风险较高。

2. 癫痫 与病灶周围脑缺血、胶质增生，以及出血后含铁血黄素刺激大脑皮层有关。多见于额、颞叶动－静脉畸形。发生于顶部者以局灶性发作为主，发生于额部者常为癫痫大发作。长期顽固性癫痫发作可致智力减退。

3. 头痛 半数有头痛病史，可能与供血动脉、引流静脉以及静脉窦扩张，或因 AVM 小量出血、脑积水和颅内压增高有关。可为单侧或整个头部疼痛，呈间歇性或反复发作。

4. 局灶性神经功能障碍 位于功能区的动－静脉畸形可因 AVM 盗血、脑内出血或合并脑积水，出现肢体运动、感觉障碍及视野、语言进行性功能障碍，个别患者可有头部杂音或三叉神经痛。

5. 其他 儿童大脑大静脉畸形也称大脑大静脉动脉瘤，可导致心力衰竭和脑积水。

（二）诊断

1. 头颅 CT CT 增强扫描表现为混杂密度病灶，大脑半球中线结构无移位。急性出血期可明确出血量、部位和程度。

2. 头颅 MRI 表现为因病灶内高速血流产生流空现象，显示畸形血管团与脑的毗邻解剖关系，为切除 AVM 选择手术入路提供依据。CTA 和 MRA 可供筛查或 AVM 患者随访。

3. 脑血管造影 是确诊本病的主要依据，全脑血管造影能明确畸形血管大小、供血动脉、引流静脉及血液流速等信息，对手术或血管内栓塞治疗有指导价值。

4. 脑电图检查 大脑半球 AVM 可见慢波或棘波。脑电图对抽搐患者监测，提示切除癫痫病灶可减少术后抽搐发作。

（三）治疗

1. 显微外科手术 手术切除是治疗颅内动－静脉畸形最确切的治疗方法，可以去除病灶出血危险，恢复正常脑的血液供应。开颅前均需完成脑血管造影，以明确畸形血管情况。对出血并已有脑疝者，可先行血肿清除减压，抢救生命，待二期切除畸形血管。未行血管造影贸然切除畸形血管的做法都是危险的。在多功能手术室实施一站式手术，清除血肿并切除 AVM 是急诊治疗患者的最佳选择。

2. 介入栓塞治疗 介入栓塞治疗对巨大的动－静脉畸形能缩小其体积，减少术中或术后发生急性脑膨出或脑出血，称为正常灌注压突破（NPPB），危险性极高。切除前分次栓塞 AVM，可避免发生正常灌注压突破，但在栓塞间隔期 AVM 仍有出血风险。目前采用手术中栓塞后切除巨大 AVM，并利用激光多普勒血流仪监测脑动静脉畸形切除前后病灶周围皮层局部血流变化，发现切除 AVM 后周围脑皮层血流量增加，持续时间超过 24 ~ 48 小时，因此保持患者血压低水平是克服 NPPB 措施之一。

随着血管内治疗技术的不断成熟发展、栓塞材料的进步以及介入技术的提高，对于小型和部分中型动 – 静脉畸形，仅通过介入栓塞治疗就能获得治愈。

3. 立体定向放射治疗　脑深部重要功能区的动 – 静脉畸形，如脑干、间脑等部位，不宜手术切除治疗。各种治疗后都应复查脑血管造影，了解畸形血管是否消失。如有手术后残存或尺寸＜3cm 的动 – 静脉畸形，可行血管内治疗或立体定向放射治疗即 γ 刀或 X 刀治疗，但在治疗期间仍有出血可能。除颅内动静脉畸形外还有发生在脊髓的脊髓动静脉畸形，较少见。

 知识拓展

脑血管疾病一站式手术

将血管造影、介入和（或）手术治疗、治疗后复查血管造影在多功能手术室一次完成称为一站式手术。多功能手术室可以进行微创神经外科手术和脑血管造影，可同时满足开颅手术和介入治疗之需，并逐渐成为治疗脑血管疾病的标准设施。一站式手术治疗脑血管疾病可以避免患者多次辗转于手术室和放射治疗室之间，治疗后立即复查 DSA，发现问题即时纠正，可提高手术效果，减少患者痛苦和负担，是现代脑、心血管病治疗的新方式。

第三节　脑积水

脑积水是指脑脊液产生、吸收间的失衡和或循环通路受阻，使脑脊液积聚于脑室系统或蛛网膜下隙的病理状态。可引起脑室或蛛网膜下隙扩大，脑实质受压缩小，导致头颅增大或颅内压增高和脑功能障碍，如不及时治疗，致死率、致残率均很高。生于胚胎期或婴幼儿期的脑积水，称为先天性脑积水（congenital hydrocephalus）又称婴幼儿脑积水（infantile hydrocephalus），因婴幼儿颅腔颅缝未闭而代偿性扩大，形成典型的颅脑及眼部病理体征，并造成脑功能损害。先天性脑积水发生率为 2% ~ 5%。

一、病因

常见病因为颅内肿瘤、感染、出血、创伤及先天性疾病、发育异常。儿童脑积水多为先天性、炎症性病变和颅后窝肿瘤。

1. 脑脊液产生过多　真正意义上，只有较大的脉络丛肿瘤才可能造成脑脊液过度分泌。

2. 脑脊液吸收障碍　脑膜炎、蛛网膜下隙出血后发生蛛网膜下隙粘连、静脉窦血栓形成、上腔静脉综合征等是常见原因。外伤或动脉瘤破裂所致蛛网膜下隙出血引发蛛网膜颗粒吸收障碍。

3. 脑脊液循环受阻　脑室系统存在梗阻因素，如中脑导水管狭窄、脑室内肿瘤或血凝块阻塞等。

二、分类

1. 梗阻性脑积水　系由脑脊液循环系统有梗阻因素所致，梗阻部位多在脑室的狭窄处，如室间孔、中脑导水管、第四脑室开口等处以及小脑延髓池不通畅，表现为梗阻以上的脑室系统显著扩大。

2. 交通性脑积水 脑室和蛛网膜下隙之间并无梗阻，第四脑室出口以远的正常脑脊液通路梗阻或脑脊液不能被蛛网膜颗粒吸收所产生的脑积水，表现为脑室系统普遍扩大。根据脑积水发展速度、脑室扩张程度和临床表现，将脑积水分为急性进展性脑积水、慢性脑积水、正常颅压脑积水和静止性脑积水。

三、临床表现

婴儿脑积水的表现主要为头围进行性增大、前囟扩大、张力增高、颅缝增宽、颅骨变薄，叩诊呈破壶音（Macewen 征）。患儿可有头下垂、头皮静脉怒张；由于颅神经牵拉，眼球运动障碍，双眼向下、向内凝视，导致巩膜上部外露形成"落日征"。神经功能障碍展神经麻痹造成的斜眼、复视，常以"斜视"就诊于眼科。在成人，可有颅内压增高、肢体性共济失调、记忆力障碍和尿失禁等表现，严重时智力减退、精神萎靡、表情呆滞、锥体束征、视神经萎缩、视力下降，甚至意识障碍、昏迷、死亡。

四、诊断

有头围改变及颅内压增高的临床表现，应考虑脑积水的诊断，结合颅骨 X 线摄片、CT 或 MRI 检查，易于明确诊断。

五、治疗

疾病早期，少数脑积水经脱水、利尿、减少脑脊液分泌等治疗或未经治疗可缓解症状，停止病情发展。药物治疗包括乙酰唑胺、脱水剂等。对于新生儿脑室内出血，多次腰椎穿刺可以缓解部分病儿的脑积水。非手术疗法对于静脉窦的闭塞、脑膜炎、新生儿脑室内出血等可能有效，但大多数脑积水因进行性加重需手术治疗。应结合病因、病理生理类型选择手术方式，主要有：①解除梗阻手术，如第四脑室正中孔和侧孔闭锁，打通第四脑室出口的手术；②中脑导水管成形术；③旁路引流手术，如第三脑室造瘘术；④分流术，如脑室-腹腔分流术。手术后并发症如下。

（1）穿刺并发症 穿刺道出血、脑内血肿。快速引流高压的脑脊液容易诱发急性硬膜下出血、脑室内出血或硬膜外血肿。

（2）分流管梗阻 梗阻部位可以发生于脑室端和（或）腹腔端。常见的堵管原因有：①脑脊液蛋白含量过高；②脉络丛或血凝块堵塞脑室端；③大网膜粘连包裹腹腔端。

（3）感染 一旦怀疑分流感染，应立即采集标本、尽快明确病原学，使用强力药物控制感染。感染迁延不愈者应拔除分流装置，改行腰池持续引流或脑室外引流。如果发生脑室炎，则病死、病残率激增。腹腔感染可并发腹膜炎、腹腔脓肿。

（4）分流管移位 分流管穿透皮肤、肠管、腹壁脱出时，应及时处理，防止感染逆行入体腔、颅腔，并兼顾脑积水的治疗。

（5）过度引流 临床出现颅内低压症状，严重者可导致硬膜下积液或积血、脑室内出血或硬脑外血肿。分流装置的选择和压力的调节至关重要。

（6）裂隙脑室综合征 脑脊液引流过度、脑室狭小、脑室壁间歇性阻塞引流管导致颅内压力的增高，脑室顺应性下降。处理较为棘手。

素质提升

神经外科医生应具备的基本素质

很多正在就读医科院校的学生都有致力于神经外科行业的想法，那么想要成为一名合格的神经外科医生需具备什么样的素质？

首先，要医德高尚，有一颗一心为患者着想的心——仁心。不管是神经外科医生还是其他科从业者，面对备受疾病折磨的患者，都应该怀有一颗仁慈之心。

第二，要有扎实的基础理论知识和较高的悟性。看到 CT 或者 MRI 结果，脑海里应立即出现手术的切口大小、切口的深度，动手能力较强，有一双精巧的手和精湛的医术。

第三，要有奉献精神。神经外科外手术一般都在 3~4 个小时，甚至十几个小时，所以要想成为一名神经外科医生，奉献精神是基本素养。

第四，要有健康的身体和强大的内心。神经外科工作时间长、工作强度大，时常面临巨大的工作压力和耐心细致的解释工作，所以必须具备强大的身体和内心。

第五，要有很强的团结协作精神。

最后，需要强调，神经外科的患者病情变化快，因此医生要有丰富的临床经验、渊博的知识和善于总结与创新的科研能力。学习与总结是不断提升的基础，只有不断的自我提升，才能拥有一双慧眼，在第一时间发现患者病情。

目标检测

答案解析

选择题

[A1/A2 型题]

1. 颅内肿瘤最多见的类型是
   A. 转移瘤
   B. 脑膜瘤
   C. 胶质瘤
   D. 垂体腺瘤
   E. 胆脂瘤

2. 颅内自发性蛛网膜下隙出血最常见的原因是
   A. 肿瘤卒中
   B. 高血压性脑出血
   C. 动脉瘤破裂
   D. 脑血管淀粉样变
   E. 脑血管畸形

3. 引起巨人症的颅内肿瘤是
   A. 胶质瘤
   B. 脑膜瘤
   C. 垂体腺瘤
   D. 颅咽管瘤
   E. 听神经瘤

4. 椎管内肿瘤最有价值的确诊方法是
   A. CT
   B. MRI
   C. X 线片
   D. 脊髓造影
   E. DSA

5. 脑脓肿可分为
   A. 耳源性、血源性（转移性）、外伤性、结核性

B. 耳源性、血源性、外伤性、结核性、隐源性

C. 耳源性、血源性、外伤性、鼻源性、结核性

D. 耳源性、血源性、外伤性、鼻源性、隐源性

E. 耳源性、血源性、化脓性、结核性、真菌性

6. 颅内动脉瘤的确诊依据为

    A. 腰穿为血性脑脊液   B. CT 扫描

    C. 经颅多普勒超声   D. 脑血管造影

    E. 临床表现和体征

7. 高血压性脑出血的好发部位是

    A. 丘脑   B. 脑室   C. 基底节区

    D. 脑桥   E. 小脑

[A3/A4 型题]

(11~13 题共用题干)

患者，男，55 岁，突然头痛 2 小时，查体：神清，痛苦面容，四肢肌力、肌张力无改变，颈项无抵抗。头颅 CT 示左侧纵裂池有高密度影像。

8. 该患者的诊断为

    A. 脑梗死   B. 脑出血   C. 脑膜炎

    D. 脑供血不足   E. 蛛网膜下隙出血

9. 最可能的出血来源为

    A. 颅内肿瘤   B. 烟雾病   C. 颅内动脉瘤

    D. 脑血管畸形   E. 脑动脉硬化

10. 最重要的治疗措施是

    A. 绝对卧床休息   B. 冬眠药物降温

    C. 动脉瘤夹闭术或栓塞术   D. 止血剂

    E. 脱水剂

书网融合……

本章小结

题库

第十八章　颈部疾病

PPT

◎ 学习目标

1. 通过本章学习，重点掌握甲状腺解剖及生理、甲状腺结节诊断、甲状腺癌的病理类型和治疗原则；熟悉甲状腺功能亢进的外科治疗原则及围手术期处理；了解甲状腺肿、甲状腺炎及甲状腺腺瘤的诊断与治疗原则。

2. 学会颈部肿块的基本鉴别诊断，具有诊治颈部疾病的能力，并体现爱伤观念，突出人文关怀，关注患者疾苦。

≫ 情境导入

情境描述　患者，女，29 岁，感觉自己近几个月来脾气急躁、容易出汗、失眠、浑身无力、手抖、食量明显增加。医生为其查体，发现其有轻度突眼，甲状腺呈弥漫性肿大，质软，峡部可闻及血管杂音，测得基础代谢率（BMR）为 +52%。医生决定为该患者行手术治疗。

讨论　1. 该患者最可能的诊断是什么？

2. 行手术治疗前应做好哪些准备？

3. 术后第 2 天，患者手足麻木，常有抽搐，最可能的原因是什么？

第一节　甲状腺疾病 ℯ 微课

一、单纯性甲状腺肿

（一）病因

单纯性甲状腺肿（simple goiter）是甲状腺比较常见的良性病变，又称地方性甲状腺肿（endemic goiler），环境缺碘是其主要发病因素。高原、山区土壤中的碘盐被冲洗流失，以致人从饮水和食物中摄取碘量不足，无法合成足够量的甲状腺激素，机体便反馈性地引起垂体促甲状腺素（TSH）分泌增多，并刺激甲状腺增生和代偿性肿大。

发病初期，因缺碘时间较短，增生、扩张的甲状腺滤泡较为均匀地散布在腺体各部分，形成弥漫性甲状腺肿；随着缺碘时间延长和病变继续发展，扩张的甲状腺滤泡便聚集成多个大小不等的结节，形成结节性甲状腺肿（nodular goiter）。有些青春发育期、妊娠期或绝经期的女性，由于对甲状腺激素的需要量暂时性增高，也可发生轻度弥漫性甲状腺肿，称为生理性甲状腺肿。

综上所述，单纯性甲状腺肿的病因可分为三类：①甲状腺激素原料（碘）缺乏；②甲状腺激素需要量增高；③甲状腺激激素合成和分泌障碍。

（二）临床表现

本病女性多见，男女发病比例为 1:（4~7）。大多数患者无主观不适，可表现为甲状腺不同程度的肿大及其对周围器官引起的压迫症状。病程早期，甲状腺呈对称、弥漫性肿大，腺体表面光滑，质地柔软，随吞咽上下移动。随后，在肿大腺体可出现单个或多个结节。当结节内并发出血时，可引起结节迅速增大。

单纯性甲状腺肿体积较大时，可压迫气管导致气管弯曲、移位和狭窄。个别患者可因喉返神经或食管受压而出现声音嘶哑或吞咽困难。体积巨大的甲状腺肿可向胸骨后延伸生长形成胸骨后甲状腺肿，压迫气管、食管以及周围血管，引起头颈部静脉回流障碍，出现面部青紫、肿胀及颈胸浅表静脉扩张。

（三）诊断

仔细收集病史，认真检查，对于居住于高原、山区等缺碘地带的甲状腺肿患者或家属中有类似病情者，常能及时做出地方性甲状腺肿的诊断。

B超是甲状腺病变最常用的检查手段，而且其在判断病变良恶性方面的准确性也比较高。放射性核素（^{131}I 或^{99m}Tc）显像检查可以通过结节的显像来判断病变的性质。CT检查可以评估病变范围，确定气管受压、移位及狭窄的情况，特别是胸骨后甲状腺与血管的关系性质可疑时，可经细针穿刺细胞学（fine needle aspiration cytology，FNAC）检查以确诊。

（四）治疗

甲状腺肿治疗原则如下。

1. 生理性甲状腺肿，可不给予药物治疗。

2. 对20岁以下的弥漫性单纯甲状腺肿患者，可给予小剂量甲状腺素，以抑制垂体前叶TSH分泌，缓解甲状腺的增生和肿大。

3. 有以下情况时，应及时施行甲状腺切除术：①因气管、食管或喉返神经受压引起临床症状者；②胸骨后甲状腺肿；③巨大甲状腺肿影响生活和工作者；④结节性甲状腺肿继发功能亢进者；⑤结节性甲状腺肿疑有恶变者。

（五）健康教育及预防

全国各地已普遍进行了甲状腺肿的普查和防治工作，发病率已大幅降低。在流行地区，甲状腺肿的集体预防极为重要，一般补充加碘食盐。常用剂量为10~20kg食盐中均匀加入碘化钾或碘化钠1.0g以满足人体每日的需要量。

💡 **素质提升**

缺碘性甲状腺肿的防治

缺碘性甲状腺肿可通过食用碘化食盐达到防治目的。食盐加碘政策根据历次监测结果几度修正。1999—2004年，中国医科大学附属第一医院滕卫平教授带领的课题组历时5年，在轻度碘缺乏、碘超足量和碘过量地区开展了甲状腺疾病发病率的前瞻性调查。2002年，滕卫平教授根据横断面调查结果，在全国两会提出提案，建议修改"全民食盐加碘政策"，实行有区别的补碘政策。2012年，我国停止了普及食盐加碘政策，并制定了《食用盐碘含量》。

然而，近年来碘过量所致甲状腺疾病增多。为摸清碘营养状况与甲状腺疾病之间的关系，中华医学会内分泌学分会在全国31省份开展了流行病学研究（称"TIDE项目"），调研了随机抽样的8万多例大样本人群。TIDE项目显示，总体而言，中国显性甲状腺疾病的发病率并没有显著增加。滕卫平教授表示，"碘缺乏的危险超过碘过量。目前，我国已经由碘缺乏国家变为碘营养充足国家，应当充分肯定全民食盐加碘的作用，应继续坚持科学补碘的方针，加强碘营养监测。"

我们要学习前辈们的科学精神，要不断思考，在思考中质疑，在实践中验证，勇于探索、求真务实，敢于论证，不断认识世界、把握规律，改造世界，更要求真务实，追求真理，实事求是，培养高尚的品格，塑造完备品行，矢志不渝，开拓创新。

二、甲状腺功能亢进的外科治疗

甲状腺功能亢进（hyperthyroidism）简称甲亢，是指由各种原因引起循环中甲状腺激素异常增多，造成以机体神经系统、循环系统、消化系统等各系统兴奋性增高和代谢亢进为主要表现的疾病总称。

（一）病因与临床表现

甲亢最常见的病因是 Graves 病，是指在甲状腺肿大的同时，出现功能亢进症状。患者年龄多集中在 20~40 岁。腺体肿大为弥漫性，两侧对称，常伴有眼球突出，故又称"突眼性甲状腺肿"（exophthalmic goiter）。此外还包括结节性甲状腺肿继发甲亢、高功能性甲状腺腺瘤、药物诱导的甲亢等。

甲亢的临床表现包括甲状腺肿大、性情急躁、容易激动、失眠、两手颤动、怕热、多汗、皮肤潮湿、食欲亢进但却消瘦、体重减轻、心悸、脉快有力（脉率常在 100 次/分以上）、脉压增大（主要由于收缩压升高）、内分泌与代谢紊乱、无力、易疲劳、出现肢体近端肌萎缩等。其中脉率增快及脉压增大尤为重要，可作为判断病情程度和治疗效果的重要标志。

辅助检查包括基础代谢率测定、甲状腺 ^{131}I 的摄取率以及血清中 T_3、T_4 含量测定。

（二）适应证与禁忌证

外科治疗甲状腺大部分切除术对中度以上的甲亢仍是目前最常用而有效的疗法，可以使大多数患者得到痊愈，显著提升患者生存质量。

1. 适应证 ①继发性甲亢或高功能性甲状腺腺瘤；②中度以上的原发性甲亢；③腺体较大，伴有压迫症状，或胸骨后甲状腺肿等类型甲亢；④抗甲状腺药物或 ^{131}I 治疗后复发者或坚持长期用药有困难者；⑤妊娠早、中期的甲亢患者，凡具有上述症状者，应考虑手术治疗，并可以不终止妊娠。

2. 禁忌证 ①青少年患者；②症状较轻者；③全身情况差，或者伴有严重器质性疾病不能耐受手术者；④妊娠期为相对禁忌证。

（三）术前准备

1. 术前检查 ①常规入院检查；②如果甲状腺体积较大，行颈部 CT 检查，评估气管压迫与移位情况，以及与颈部大血管的关系；③心功能评估：除了心电图以外，超声心动图、心肌酶等也可以作为参考指标；④纤维喉镜检查：评估声带运动，评估声门下及气管内情况；⑤测定基础代谢率。

2. 一般准备 可适当应用镇静和安眠药以消除患者的恐惧心情。心率过快者，可口服普萘洛尔。

3. 药物准备 药物控制是术前用于降低基础代谢率的重要环节。常用药物包括碘剂、甲巯咪唑和普萘洛尔。①碘剂的作用在于抑制蛋白水解酶，减少甲状腺球蛋白的分解，从而抑制甲状腺激素的释放；碘剂还能减少甲状腺的血流量，使腺体充血程度减轻，因而缩小变硬。常用的碘剂是复方碘化钾溶液，每日 3 次。第一日每次 3 滴，第二日每次 4 滴，以后逐日每次增加一滴，至每次 16 滴为止，然后维持此剂量。但由于碘剂只抑制甲状腺激素释放，而不抑制其合成，一旦停服碘剂后，贮存于甲状腺滤泡内的甲状腺球蛋白大量分解，甲亢症状可重新出现，甚至比原来更为严重。因此，凡不准备施行手术者，不要服用碘剂。②甲巯咪唑通过降低甲状腺激素的合成，并抑制体内淋巴细胞产生自身抗体，从而控制因甲状腺激素升高引起的甲亢症状。但是此类药物能使甲状腺肿大和动脉性充血，手术时极易发生出血，增加了手术的困难和危险，因此，服用此类药物后必须加用碘剂 2 周，甲状腺缩小、变硬以及血管数量减少后方可施行手术。③普萘洛尔是一种肾上腺素能受体阻断剂，能控制甲亢的症状，缩短术前准备的时间，且用药后不引起腺体充血，有利于手术操作，对甲巯咪唑效果不好或反应严重者可改用此药。普萘洛尔因能选择性地阻断各种靶器官组织上的 β 受体对儿茶酚胺的敏感性，抑制肾上腺素的效应而改善甲亢的症状。

用药方案主要有两种：①可先用甲巯咪唑，通过降低甲状腺激素的合成，并抑制体内淋巴细胞产生自身抗体，从而控制因甲状腺激素升高引起的甲亢症状；待甲亢症状得到基本控制后（患者情绪稳定，睡眠良好，体重增加，脉率<90次/分以下），即改服2周碘剂，再进行手术。②先使用碘剂，待甲亢症状得到基本控制，便可进行手术，但少数患者服用碘剂2周后，症状减轻不明显，此时可在继续服用碘剂的同时，加用甲巯咪唑后，直至症状基本控制；停用甲巯咪唑后，继续服用碘剂1～2周，再进行手术。

（四）手术要求

1. 手术方式　选择性高功能甲状腺腺瘤主要选择一侧腺叶切除。而 Graves 病的主要手术方式是甲状腺次全切除术、包括双侧腺叶各保留2～3g组织的次全切除术以及 Dunhill 手术（即一侧腺叶全切、对侧次全切除，保留4～6g腺叶组织）。近些年来，甲状腺全切除术或者次全切除术被认为是安全有效的治疗手段；特别是对于术前无条件进行药物准备的患者，治疗效果更好，可选择常规术式或微创方式。

2. 手术中操作注意事项

（1）手术应轻柔、细致、认真止血，减少不必要的损伤。

（2）注意腺体保留的量。腺体切除过少容易导致甲亢复发；切除过多又容易导致甲状腺功能减退，引发黏液性水肿。

（3）手术中需要特别注意保护甲状旁腺和喉返神经。

（五）术后处理

术后观察应密切注意患者呼吸、体温、脉搏、血压的变化，预防甲状腺危象发生。患者采用半卧位，以利呼吸和引流切口内积血。帮助患者及时排出痰液，保持呼吸道通畅。此外患者术后要继续服用复方碘化钾溶液，每日3次，每次10滴，共1周左右；或由每日3次、每次16滴开始，逐日减少，每次减少1滴。

（六）术后并发症的防治

甲状腺全切除手术后常见并发症包括呼吸困难、低钙血症、喉返神经损伤以及甲状腺危象等。

1. 术后呼吸困难和窒息　多发生在术后48小时内，是术后最危急的并发症，常见原因为切口内出血压迫气管、喉头水肿、气管塌陷以及双侧喉返神经损伤。

临床表现为进行性呼吸困难、烦躁、发绀，甚至引发窒息。如颈部肿胀，周围皮肤呈紫色瘀血，或者切口渗出鲜血时，多为切口内出血所引起。发现上述情况时，必须立即行床旁抢救，及时剪开缝线、敞开切口，迅速去除血肿。如此时患者呼吸仍无改善，则应立即施行气管插管，特别危急患者可在床旁行气管切开挽救生命。在有效呼吸通道建立以后，可转运至手术室进行清创、止血手术。

2. 低钙血症　多因手术时误伤及甲状旁腺所致。血钙浓度下降至2.0mmol/L以下，或者游离钙低于1.1mmol/L。甲状腺全切除术后低钙血症的发生率为19%～38%。一般在术后1～3天出现手足抽搐。多数患者初期只有面部、唇部或手足部的针刺样麻木感或强直感；严重者可出现血肌和手足伴有疼痛的持续性痉挛，每天发作多次，每次持续10～20分钟或更长。严重者可发生喉和膈肌痉挛，引起窒息死亡。切除甲状腺时，注意保留腺体背面部分的完整；切下甲状腺标本时要立即仔细检查其背面甲状旁腺有无被误切，发现时设法移植到胸锁乳突肌中。上述均是避免此并发症发生的关键。

发生手足抽搐后，立即静脉注射100ml葡萄糖酸钙（或应用剂量视低钙血症程度而定）或氯化钙10～20ml。症状轻者可口服葡萄糖酸钙或乳酸钙2～4g，每日3次。症状较重或长期不能恢复者，可加服维生素 D_3，以促进钙在肠道内的收收。口服双氢速变固醇（DT10）油剂能明显提高血中钙含量，降低神经－肌肉的应激性。

3. 喉返神经损伤　大多数是因手术处理甲状腺时，不慎将喉返神经切断、缝扎或挫夹、牵拉，造成永久性或暂时性损伤所致。少数也可由血肿或瘢痕组织压迫或牵拉而发生。损伤的后果与损伤的性质（永久性或暂时性）和范围（单侧或双侧）密切相关。

喉返神经损伤的主要临床表现为声音嘶哑。单侧喉返神经损伤，部分患者虽可由健侧声带代偿性地向患侧过度内收而恢复发音，但喉镜检查显示患侧声带依然处于固定位。如果单侧声带固定而影响发音患者，可以在术后半年以上考虑行声带注射手术，帮助不能活动的一侧声带靠近闭合位，有利于健侧声带代偿以恢复声音质量。

双侧喉返神经损伤可导致失音或严重的呼吸困难，甚至窒息，需立即做气管切开。对于长期未恢复患者，可以考虑行支撑喉镜下双侧声带呼吸部切除手术。手术的原理是扩大声门裂，减轻呼吸困难，达到尽早拔除气管套管的目的，但是需要强调的是，此种手术无法恢复声音质量。

4. 甲状腺危象　是甲亢术后的严重并发症，临床观察发现，甲状腺危象发生与术前准备不够、甲亢症状未能很好控制及手术应激有关。危象时患者主要表现为：高热（＞39℃）、脉速（＞120 次/分），同时合并神经、循环及消化系统严重功能紊乱，如烦躁、谵妄、大汗、呕吐、水样泻等。本病是因甲状腺激素过量释放引起的暴发性肾上腺素能兴奋现象，若不及时处理，可迅速发展至昏迷、虚脱，休克甚至死亡，因此需要临床医生加以重视。治疗方式如下。

（1）肾上腺素受体阻断剂　普萘洛尔 5mg 加入 5% 葡萄糖溶液 100ml 静脉滴注以降低周期组织对肾上腺素的反应。

（2）碘剂　服复方碘化钾溶液。首次为 3～5ml，或紧急时用 10% 碘化钠 5～10ml 加入 10% 葡萄糖溶液 500ml 静脉滴注，以降低血液中甲状腺激素水平。

（3）氢化可的松　每日 200～400mg，分次静脉滴注，以拮抗过多甲状腺激素的反应。

（4）镇静剂　常用苯巴比妥钠或冬眠合剂。

（5）降温　用退热剂、冬眠药物和物理降温等综合方法，保持患者体温在 37℃ 左右。

（6）静脉输入大量葡萄糖溶液补充能量，吸氧以减轻组织的缺氧状况。

三、甲状腺炎

1. 病因　甲状腺炎（thyroiditis）分为急性化脓性甲状腺炎、亚急性甲状腺炎和慢性淋巴细胞性甲状腺炎三种。①急性化脓性甲状腺炎大多数由于咽喉部或者颈部化脓性感染直接扩散所致，常见致病菌为葡萄球菌、链球菌和肺炎链球菌等。②亚急性甲状腺炎又称为 De Quervain 甲状腺炎，一般继发于上呼吸道感染或者流行性腮腺炎后，可能与病毒感染有关。③慢性淋巴细胞性甲状腺炎又称桥本（Hashimoto）甲状腺炎，是一种自身免疫性疾病，由于自身抗体的损害，病变甲状腺组织被大量淋巴细胞、浆细胞和纤维化组织所取代。

2. 临床表现

（1）急性化脓性甲状腺炎　起病较急，可伴有发热、寒战及剧烈颈部疼痛，全甲状腺或者部分肿胀，有明显触痛，严重者可出现气促、声音嘶哑甚至吞咽困难，可引发甲状腺功能减退。

（2）亚急性甲状腺炎　多见于 30～40 岁女性，表现为甲状腺突然肿胀、发硬，吞咽困难及颈部疼痛，并向患侧耳颞处放射。常始于甲状腺的一侧，很快向腺体其他部位扩展。患者可有发热，血沉增快。病程约为 3 个月，愈后甲状腺功能多不减退。

（3）慢性淋巴细胞性甲状腺炎　是甲状腺肿合并甲状腺功能减退最常见的原因。多见于女性，发病缓慢，甲状腺呈弥漫性、对称性肿大，表面光滑，质地较硬，可产生压迫症状。

3. 诊断 ①急性化脓性甲状腺炎患者多有头颈部感染病史，甲状腺肿大，有明显触痛，白细胞计数升高，^{131}I 摄取率正常。②亚急性甲状腺炎患者在发病前 1~2 周常有上呼吸道感染或者腮腺炎病史，基础代谢率略高，血清中 T_3、T_4 浓度升高，但甲状腺摄取 ^{131}I 量显著降低，这种分离现象和泼尼松试验性治疗有效有助于诊断。③慢性淋巴细胞性甲状腺炎患者血清中可检出甲状腺球蛋白抗体、甲状腺过氧化物酶抗体及甲状腺细胞表面抗体等多种抗体。甲状腺肿大、基础代谢率低，甲状腺 ^{131}I 量减少，结合血清多种抗甲状腺抗体，可帮助诊断。诊断困难时，可行穿刺活检以确诊。

4. 治疗 ①急性化脓性甲状腺炎主要是抗感染治疗，首选青霉素或头孢菌素类抗生素；局部物理治疗；脓肿形成时可考虑切开引流。②亚急性甲状腺炎多数主张糖皮质激素和甲状腺素片治疗，部分患者停药后可能复发，可以考虑局部放疗。③慢性淋巴细胞性甲状腺炎主要依靠长期服用甲状腺素片治疗，临床需要注意的是，部分患者可能合并甲状腺癌，需要定期复查 B 超。

5. 健康教育 当出现颈前部不适，伴有明显疼痛，特别是女性患者时，应该考虑甲状腺炎诊断。定期监测甲状腺功能和复查 B 超，按时服用相关药物，控制疾病发展。

四、甲状腺腺瘤

甲状腺腺瘤（thyroid adenoma）是最常见的甲状腺良性肿瘤，多见于 40 岁以下女性，男性与女性患病率比值为 1：（5~6）。

1. 临床表现 颈部出现圆形或椭圆形结节，多为单发，局限于一侧腺叶，质地稍硬，表面光滑，无压痛，随吞咽上下移动。大部分患者无任何症状。腺瘤生长缓慢。当乳头状囊性腺瘤因咳嗽、用力屏气、创伤等原因导致囊壁血管破裂而发生囊内出血时，肿瘤可在短期内迅速增大，局部出现胀痛。其恶变率约为 10%，一旦出现瘤体短期迅速增大，质地变硬，出现声音嘶哑，不随吞咽上下活动时，需要警惕恶变可能。

B 超对甲状腺结节诊断有非常重要的地位，可以明确实性或囊性、结节大小、单发或多发等，腺瘤一般表现为圆形或椭圆形实性暗区，边界清楚，低回声。放射性核素扫描一般表现为温结节。当难以判断良、恶性时，可以考虑细针穿刺细胞学检查。

2. 治疗 临床建议尽早切除，特别是伴有淋巴结肿大、男性单发结节、有头颈部放疗病史等患者，恶性可能性偏大，更应该早日手术治疗。

手术方式选择方面，一般不建议仅做腺瘤的切除，应该行患侧腺叶切除手术，同时术中送冰冻病理明确良、恶性。一旦确定为恶性，应该按照癌肿切除范围进行处理。术中应该注意保护喉返神经和甲状旁腺。

3. 健康教育 定期进行体格检查，对于甲状腺结节要定期复查 B 超和甲状腺功能，一旦怀疑恶变可能，应该尽早行手术治疗。

五、甲状腺癌

（一）流行病学与病因

甲状腺癌（thyroid carcinoma）是最常见的甲状腺恶性肿瘤。根据 2022 年国家癌症中心最新数据显示，甲状腺癌发病率在女性呈上升趋势。

甲状腺癌发病被认为与家族史、放射线辐射、摄入碘过量或不足、肥胖及饮食有关。放射线辐射是目前唯一确定的致癌危险因素。摄入碘过量与不足均有可能导致甲状腺癌的高发，但是现阶段尚无证据表明碘盐摄取与甲状腺癌有直接关系。

（二）病理分型

病理分型包括乳头状癌、滤泡状腺癌、髓样癌和未分化癌。不同病理类型导致肿瘤的生物学特性、临床表现、诊断、治疗及预后均有所不同。

1. 乳头状癌（papillary carcinoma） 恶性程度较低的病理类型，占成人甲状腺癌的 60%~80% 和儿童甲状腺癌的全部，多见于 20~40 岁女性，男女比值约为 1:3，乳头状癌容易出现锁骨淋巴结转移，但预后相对较好。肿瘤累及喉返神经时可引起声音嘶哑，如果侵犯气管壁可出现咯血及呼吸困难。血行转移较少见，一般转移至肺和骨。

2. 滤泡状腺癌（follicular adenocarcinoma） 约占 20%，常见于 50 岁左右人群，肿瘤多为单发，生长较快。容易出现血行转移，如转移至肺、骨、肝、脑等处，但很少出现淋巴结转移。属中度恶性，预后不如乳头状癌。

3. 髓样癌（medullary carcinoma） 少见。来源于滤泡旁降钙素分泌细胞（又称 C 细胞），癌细胞可分泌多种胺类、多肽类激素和降钙素等。髓样癌可散在发病，也叫以呈家族聚集性发病。肿瘤容易出现颈淋巴结转移和血行转移，预后不如乳头状癌，但较未分化癌好。

4. 未分化癌（anaplastic carcinoma） 约占 15%。恶性程度较高，大细胞癌、小细胞癌、鳞状细胞癌、巨细胞癌、腺样囊性癌、黏液腺癌等都归于此类。好发年龄为 70 岁，无明显性别关系。病情发展迅速，肿物短时间增大并出现声音嘶哑甚至呼吸困难。容易出现肺、骨远处转移。预后极差，5 年生存率为 5%~15%，年轻患者预后优于年老患者。

（三）临床表现

不同病理类型甲状腺癌，其临床表现不尽相同。甲状腺内出现质地硬且表面不光滑的肿块是甲状腺癌的共同表现，短期增大的甲状腺肿块特别需要警惕恶性可能。同时在临床上也需要注意肿瘤继发症状。

1. 声音嘶哑 当肿瘤体积较大，或者位于甲状腺背侧，或者颈前Ⅵ区淋巴结转移时，可以导致喉返神经损伤，患者首先表现为声音嘶哑。喉镜检查可见一侧声带麻痹。据文献报道，单侧声带麻痹最主要的病因之一就是甲状腺恶性肿瘤。

2. 咯血 当肿瘤侵犯气管内壁时，会引起痰中带血甚至咯血等症状。

3. 呼吸困难 甲状腺肿瘤侵犯喉或气管，瘤体凸向喉腔或气管腔内，可以引发患者出现呼吸困难，严重者会出现喉梗阻甚至导致死亡。

4. 颈部淋巴结肿大 无论是乳头状癌还是未分化癌，都会出现颈部淋巴结转移。当颈部发现异常肿大的淋巴结时，需要除外甲状腺癌。

5. 肿瘤标志物值升高 甲状腺髓样癌可导致癌胚抗原（CEA）升高。

6. 其他 注意有无家族史，是否合并有嗜铬细胞瘤、甲状旁腺功能亢进症或者多发性黏膜神经瘤等。

（四）诊断

诊断主要根据临床表现，若甲状腺肿块质硬、固定，颈部淋巴结肿大，或有压迫症状者，或存在多年的甲状腺肿块在短期内迅速增大者，均应怀疑为甲状腺癌。

1. B 超 是甲状腺病变最常用的检查方法。可发现肿物是单发或多发、是否有囊性变、病变性质、颈部是否有淋巴结转移以及颈部血管受侵情况等（图 18-1）。

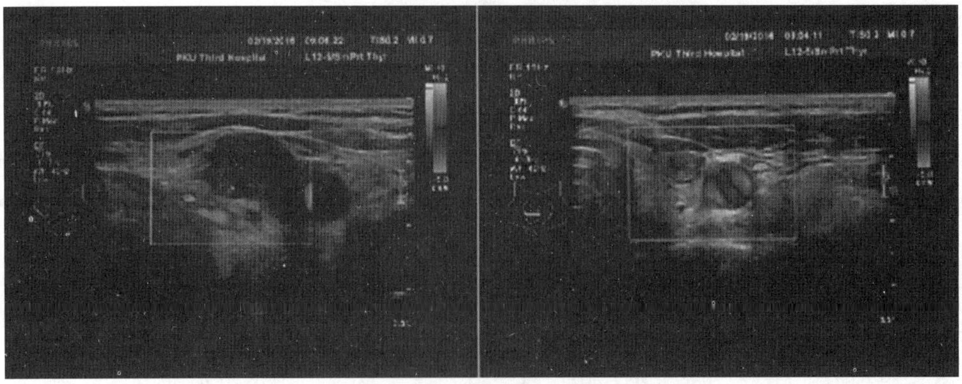

图 18 - 1　甲状腺 B 超检查

2. 细针穿刺细胞学检查（fine needle aspiration cytology，FNAC）　可以用于术前评估甲状腺肿瘤的性质。其特点是创伤较小，可为手术提供依据。但是，FNAC 检查结果与最终病理结果可能不一致，存在一定的假阳性率和假阴性率。

3. 颈部增强 CT　主要评估病变范围、颈部淋巴结转移情况、肿瘤与大血管的关系、是否侵犯气管、向胸骨后及纵隔延伸情况等。可为肿瘤临床分期提供强有力的证据。

4. 放射性核素检查　大多数滤泡状腺癌和乳头状癌有摄碘功能，表现为温结节；如有囊性变则可全部或部分呈现冷结节。如临床查体、B 超、CT 检查均认为是实性肿物，放射性核素扫描为温结节或冷结节，则考虑癌可能性更大。热结节为功能自主性腺瘤，癌的可能性较小。

5. 甲状腺功能　可以作为鉴别诊断甲状腺炎的方法，同时对于术后甲状腺素替代治疗是否达标进行监测。

6. 血清降钙素　协助诊断甲状腺髓样癌并且作为评估肿瘤是否复发的指标之一。

（五）治疗

除了未分化癌，其他各种类型甲状腺癌的主要治疗方法是外科手术。同时，也需要放射性核素、甲状腺激素、放疗等辅助手段。近年来，靶向治疗方兴未艾、迅速发展，可以作为晚期甲状腺癌的重要选择。

1. 手术切除

（1）**原发处理**　主要的手术方式是一侧腺叶及峡部切除或者甲状腺全切除，此外还包括腺叶次全切除及近全切除。目前对于手术方式选择存在争议，往往需要对患者的临床分期、是否为高危人群进行划分后才选择手术方式。手术切除存在相关的术后并发症，如伤口感染、出血、喉返神经损伤、术后低钙血症，术后呼吸困难等。

（2）**转移淋巴结处理**　甲状腺乳头状癌的淋巴结转移率非常高，达 50%～80%，因此对于甲状腺癌的颈部淋巴结转移，进行颈淋巴结清扫是非常有效的治疗手段。颈淋巴结清扫的手术适应证为术前考虑有淋巴结转移患者（根据查体、B 超或 CT），一般不建议对 N_0 患者进行预防性预淋巴结清扫手术，认为其不能改善患者预后。

2. 内分泌治疗　甲状腺癌患者术后需要口服甲状腺素。一方面补充机体正常所需甲状腺素；另一方面，有效降低促甲状腺素（TSH）的水平，减少肿瘤复发的可能性。术后患者需要定期复查甲状腺功能，根据 T_3、T_4 和 TSH 等水平变化来调整口服甲状腺素片的剂量，对于低危患者而言，传统的内分泌治疗方法存在争议。国外越来越多研究证明，低危患者长期口服甲状腺素片将 TSH 抑制在较低水平，可能引发患者心功能异常和骨质疏松。

3. 射性核素治疗 用于手术不能切除的分化型甲状腺癌或已发生远处转移的甲状腺癌。因正常甲状腺组织摄碘功能高于甲状腺癌组织，^{131}I 治疗前必须行甲状腺全切除或次全切除，或用 ^{131}I 杀灭残余的正常甲状腺组织。治疗前还应停用甲状腺素至少 2 周，刺激 TSH 的分泌，促进癌组织对 ^{131}I 的吸收。对于肺和骨的转移，放射性核素治疗有一定效果。

4. 放射治疗 分化型甲状腺癌对放射治疗敏感性差。故放疗适应证为：未分化型甲状腺癌；肿瘤侵犯喉、气管、动脉，手术切除不彻底或不能保留足够安全无瘤组织边缘。放疗剂量一般为 50 ~ 60Gy。

5. 靶向治疗 是指在细胞分子水平上，针对已经明确的致癌位点进行治疗的方式。药物进入人体内会特异地选择致癌位点来结合以发生作用，使肿瘤细胞特异性死亡，而不会波及肿瘤周围的正常组织细胞。目前临床应用较多的靶向药物包括凡德他尼（vandetanib）、卡博替尼（cabozantinib）和索拉非尼（soralenib）等，对于晚期或者复发型甲状腺癌有一定的治疗效果。

（六）健康教育

1. 定期体检，对于甲状腺结节要密切随诊观察。
2. 避免过度接触放射线，因为放射线与甲状腺癌有密切的关系。
3. 手术以后需要定期复查，遵医嘱服用甲状腺素片。
4. 保持情绪稳定，乐观面对病情，积极配合治疗。
5. 手术后遵医嘱进行后续治疗。

六、甲状腺结节的诊断和处理原则

甲状腺结节是临床常见的情况。"结节"本身是中性词，并不代表病变本身的良性与恶性。但是在临床工作中，特别是在患者心中，结节更多具有"良性"的含义。事实上，随着甲状腺 B 超在健康体检中的应用越来越普及，发现甲状腺结节的发生率较十年前有大幅度上升。因此，如何判断甲状腺结节的性质，如何选择手术时机及恰当的手术方式，既可以解决患者的问题，又可最大限度地保留甲状腺功能或改善生活质量，是每一位外科医生需要面临的重要临床问题，特别是不能漏诊潜在恶性的病变，门诊或术前加以甄别是非常重要的关键环节。

诊断甲状腺结节时，详细询问病史、完善细致的体格检查、恰当的辅助检查方法，可以帮助外科医生进行科学的临床诊断。

1. 病史 很多患者没有特别的临床表现，多是体检时偶然发现。但是也有一些患者可以发现甲状腺结节变大，质地较硬；有些患者可以在咳嗽或者用力屏气后出现甲状腺结节囊内出血，表现为突然短期内骤然增大的结节；也有部分患者是因为出现声音嘶哑、咯血、呼吸困难或发现颈部肿大淋巴结等才发现甲状腺的肿瘤。需要注意的是，当患者合并有嗜铬细胞瘤、甲状旁腺功能亢进症或者多发性黏膜神经瘤等情况时，要考虑到家族遗传性疾病的可能。

一般而言，单发的甲状腺结节，男性更应得到重视，有分化型甲状腺癌家族史者，发生癌肿的可能性较大。女性患者，多发的甲状腺结节，良性可能性比较大。有研究认为，甲状腺炎与甲状腺癌有一定的关系，有学者认为甲状腺炎是癌前病变。但是这一结论并没有得到广泛的认同。

2. 体格检查 明显的孤立结节是最重要的体征。约 80% 的分化型甲状腺癌表现为单结节，有一部分甲状腺癌表现为多发结节。检查甲状腺务必要全面、仔细，以便明确是否是弥漫性肿大或还存在其他结节。有经验的外科医生可以在体检时发现直径约 1cm 的甲状腺结节，但是很多时候，小的结节或者位于甲状腺腺叶内部的结节，不容易被发现。此外，还应该检查患者的颈部有无肿大的淋巴结。

3. 辅助检查

（1）甲状腺功能 甲状腺球蛋白（thyroglobulin，Tg）水平对鉴别甲状腺结节的良恶性作用有限，一般用于曾施行过手术或核素治疗的分化型甲状腺癌患者，监测是否存在肿瘤的早期复发。此外，甲状腺球蛋白抗体（TgAb）和甲状腺过氧化物酶抗体（TPOAb）是诊断桥本甲状腺炎的重要指标。

（2）B 超检查　可显示为囊性、混合性结节和实性结节，并提供甲状腺的解剖信息。甲状腺结节包括的影像学特征包括：①微钙化；②低回声；③实性、囊性或混合性结节；④纵横径比值≥1；⑤边缘成角、毛刺；⑥边界模糊；⑦无声晕；⑧被膜连续性中断；⑨血流局限性丰富、血流紊乱；⑩颈部淋巴结转移。

甲状腺超声影像报告和数据系统（TI‑RADS）将甲状腺进行分级，本节引用 Kwak 分级方法。

1）TI‑RADS 1 级　正常甲状腺，无甲状腺结节，建议常规随访。

2）TI‑RADS 2 级　良性病变，只有单纯性套囊肿、分隔型囊肿、个别钙化灶、回声型海绵状结节的特点，建议常规随访。

3）TI‑RADS 3 级　良性结节可能，呈椭圆形，常规边界，超声显示等回声或强回声，无其他可疑特征，建议短期随访。

4）TI‑RADS 4 级

①TI‑RADS 4a：可疑结节，呈椭圆形，常规边界，超声显示轻度低回声，建议穿刺活检，结果良性则建议随访。

②TI‑RADS 4b：可疑结节，密实，低回声，建议活检，如为乳头状瘤建议切检。

③TI‑RADS 4c：可疑结节，坚固，低回声，边界不规则，形状更高、更宽，建议活检，如为乳头状瘤建议切检。

5）TI‑RADS 5 级　恶性结节可能，密实，低回声，边界不规则，钙化，形状更高、更宽，建议适当处理。对此类组织取材应谨慎，如结果为良性，应短期进行随访。

（3）细针穿刺细胞学检查（FNAC）　FNAC 是指使用 20～26G 针穿刺，利用负压吸取细胞，制作细胞涂片，进行细胞学诊断，是目前中状腺结节进行诊断的常用临床方法（表 18－1）。

适应证包括：直径≥1cm 的实性或囊实性结节。如果 B 超检查疑为恶性；或有声带麻痹；或有颈淋巴结肿大；或有甲状腺癌高危因素，对 0.5～1.0cm 的小结节也要考虑 FNAC。对 0.5cm 以下的微小结节，原则上不进行 FNAC，每 6 个月超声随访一次。

FNAC 可以诊断几乎所有甲状腺疾病，但滤泡状癌与滤泡状腺瘤及腺瘤样甲状腺肿的鉴别比较困难，往往只能诊断为滤泡性肿瘤。FNAC 对甲状腺乳头状癌诊断的正确率高达 95%，对其他疾病诊断的敏感性为 80%～90%，特异性为 90%～95%，有 5%～15% 的假阴性率和 1%～2% 的假阳性率，还有 5%～15% 的失败率。

表 18－1　FNAC 结果判断

FNAC 结果	结节为恶性可能性	可能的病变类型
取材无法诊断或诊断不满意	1%～4%	成分太少或炎症
良性	0～3%	胶质结节、甲状腺炎、囊性变
不确定	5%～30%	细胞增生活跃、滤泡性病变可疑恶性
可疑恶性	60%～75%	乳头状癌、髓样癌、转移癌恶性
恶性	97%～99%	乳头状癌、髓样癌、转移癌

FNAC 的相关并发症包括疼痛、出血或血肿、动脉瘤、甲状腺肿胀、感染、甲状腺功能亢进、邻近器官组织损伤以及肿瘤种植。目前而言，FNAC 并发症严重程度较轻，一般可自行缓解，是临床上判断甲状腺结节良、恶性非常安全有效的方法。

（4）放射性核素扫描　放射性核素扫描检查甲状腺曾经是非常流行的诊断方法。经过了几年的验证，现在已经十分明确，甲状腺放射性核素扫描对于判断甲状腺结节的良、恶性意义不是很大。对于甲状腺结节没有必要首先进行放射性核素扫描。以前认为核素扫描结果是"冷结节"提示癌症，这种看法不太正确，近80%的"冷结节"是良性的。

（5）血清降钙素　有甲状腺髓样癌家族病史的患者，或者有多发性内分泌腺瘤的患者，应该检测血清降钙素水平。血清降钙素水平升高，提示甲状腺结节为髓样癌。需要注意的是，血清降钙素与血清降钙素原是不相同的，后者是一种预测感染的指标，与甲状腺癌没有相关性。

（6）甲状腺分子标记物检测　有研究显示，对于FNAC尚不能明确性质的结节，可以考虑进行甲状腺相关分子标记物检测。如*BRAF*基因突变、*RAS*基因突变、*PET/PTC*基因重排等。特别是*BRAF*突变，还有利于甲状腺乳头状癌的诊断和临床预后预测，有利于制定个体化治疗方案。

4. 手术治疗　对甲状腺可疑结节的手术，一般选择腺叶及峡部切除术，并做快速病理检查。结节位于峡部时，应以活检证实两侧均为正常甲状腺组织。腺叶切除较部分切除后再做腺叶切除更安全，再次手术易损伤甲状旁腺和喉返神经。另外，腺叶部分切除或次全切除会增加癌细胞残留的机会。

第二节　颈部肿块

颈部肿块可以是颈部原发性疾病，也可以是其他部位疾病在颈部的表现。一般来说，良性肿块所占比例为70%~80%，但恶性肿块也占有相当的比例。因此在临床上遇到颈部肿块的病例，进行严谨的鉴别诊断是非常必要的。本节简要概述几种常见的颈部肿块类型，但需知疾病种类并不局限于此。

1. 慢性淋巴结炎　成年人双侧颈部有200~300个淋巴结，这些淋巴结有的沿静脉排列，有的分布在脂肪组织内。在健康人群中，超声可以测到正常的颈部淋巴结，一般为5~6枚。在种族和性别方面，颈部平均淋巴结的数目无显著差别。超声能够测到颈部淋巴结的数目随着年龄的增长而减少，如幼儿时期常可见颈部多发淋巴结明显肿大。正常淋巴结通常分布于颌下区（19%~23%）、腮腺区（15%~16%）、上颈深部（18%~19%）和颈后三角区（35%~37%）。在头皮、鼻窦、咽喉、口腔等组织器官出现成感染时，相对应的颈部淋巴结会因为炎症出现增生。常见的肿大淋巴结部位包括颌下、斜方肌后缘等。慢性淋巴结炎一般不会在短期内出现剧烈的变化，当炎症处于急性期时，可以出现疼痛等症状。查体可触及肿大淋巴结，质地柔软，活动度好，与周围组织没有明显粘连。血常规结果大多数为正常。B超可以提示颈部多发淋巴结，一般为长椭圆形。淋巴结定性的一个重要指标为测定短轴与长轴的比值（S/L），正常者或反应性淋巴结肿大者，其S/L比值一般小于0.5，而颌下和腮腺区正常淋巴结的S/L可大于0.5。

2. 淋巴结结核　颈部淋巴结特异性感染中，最常见的是淋巴结结核。近些年来，结核病发病越来越隐蔽，部分患者以慢性淋巴结肿大为首要临床表现。此类疾病的淋巴结通常较大，无痛或伴有轻度的压痛。肿大淋巴结不仅存在于上颈部，也存在于下颈部及颈内静脉后方。每个肿大的淋巴结可有明显的差异，多为圆形，失去正常淋巴结的长椭圆形状，其内为不均匀低回声或混杂回声，有的淋巴结因囊性坏死而表现为无回声及钙化形成的强回声斑点。边界多模糊，周围未受侵的淋巴结呈反应性增生，周围组织水肿。由于淋巴结坏死、脓肿形成和被膜穿孔导致与周围炎性组织瘘的形成，超声上表现为线样低回声或无回声条纹。增强CT可以显示出特征性"花环征"，是颈部淋巴结结核比较典型的影像学表现，确诊可以依靠结核相关检查以及B超引导下粗针穿刺（一般不选择细针穿刺），病理结果提示可见典型的肉芽肿性炎症。确诊患者需要进行正规的抗结核治疗。

3. 淋巴结转移癌　颈部淋巴结转移癌的病理类型多样，常见的类型包括鳞癌、腺癌、乳头状癌等。

这些颈部淋巴结转移癌常表现为缓慢生长的进行性增大肿块，质地坚硬，活动度差，与周围组织（如胸锁乳突肌）粘连，无明显压痛。超声检查提示淋巴结失去正常的结构，可以为圆形或者不规则形。S/L比值大于0.5，甚至可以为1。偏心性皮质增厚是识别恶性淋巴结的重要指标，提示淋巴结内局灶性肿瘤浸润。增强CT提小淋巴结不均匀强化，部分可出现中心坏死（图18-2）。超声引导下穿刺可以明确诊断。

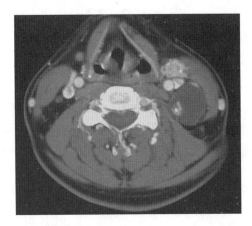

图18-2　淋巴结中心坏死（CT）

当确诊为转移癌后，最重要的临床工作就是寻找原发灶。常见原发灶部位包括口咽、鼻咽、甲状腺、喉、下咽、肺及食管。

4. 淋巴瘤　常见的淋巴瘤包括霍奇金淋巴瘤或非霍奇金淋巴瘤。常表现为巨大的淋巴结，这些肿块都是由多个淋巴结肿大融合后形成的。肿块质地较硬，活动度差，无压痛。超声可见多个融合淋巴结，呈低回声，血流极其丰富。病理检查可明确诊断。

5. 先天性畸形

（1）甲状舌骨囊肿　青少年发病，多为无意中被发现。囊肿发生在颈部正中，舌骨水平附近，可随吞咽上下移动。当囊肿继发感染时，可出现红、肿、热、痛。B超可以提示边界清晰的囊肿，与舌骨关系紧密。手术切除是治疗的唯一方法。手术切除时，需要将舌骨中段一并切除，只有这样才能最大限度地避免囊肿复发。

（2）腮腺囊肿　青少年发病，常表现为一侧颈部包块，多位于胸锁乳突肌深方，缓慢生长。继发感染时可出现明显的肿胀、疼痛，严重者需要进行切开引流。超声提示侧颈部椭圆形新生物，低回声，其内囊液因为含有较多蛋白质沉积而表现为散在中高回声，伴随感染者边界不清晰。增强CT可见病变边界清晰，位于胸锁乳突肌及颈鞘之间，边缘强化，其内为均匀囊液。主要治疗方法为手术切除。

目标检测

答案解析

简答题

1. 简述单纯甲状腺肿手术治疗的适应证。

2. 简述甲亢的手术指征及禁忌证。

3. 简述甲亢手术的术前准备。

4. 简述甲亢手术后的常见并发症及其处理。
5. 简述甲状舌骨囊肿的临床表现。

书网融合……

本章小结　　　　　微课　　　　　题库

PPT

第十九章　乳房疾病

◎ 学习目标

1. 通过本章学习，重点掌握急性乳腺炎、乳房纤维腺瘤、乳腺囊性增生病的临床表现、诊断及治疗，乳腺癌的临床表现、诊断与分期；熟悉急性乳腺炎的病因，乳腺癌的治疗和预防；了解乳腺肿瘤的诊断和处理。

2. 学会关爱患者，尊重患者人格和隐私权，学会正确的乳房检查方法，具备对乳腺疾病早期诊断、及时处理的能力。

>> 情境导入

情境描述　患者，女，56岁，发现右乳外上方肿物半年，近3个月以来肿物增大较显著。查体：右乳外上象限扪及一肿物，大小约4cm×3cm×3cm，质硬，表面不光滑，活动度小，边界不清，右腋下触及肿大淋巴结，活动度尚可，质硬。乳腺彩超提示：右乳低回声结节，其内有多发钙化灶存在，界不清，形态不规则，周边有点状血流信号。

讨论　1. 患者初步诊断及其依据是什么？

2. 为进一步确诊，哪项检查最可靠？

3. 若确诊，应采取哪些治疗措施？

第一节　乳房的检查方法

乳房检查时，检查环境光线要明亮，注意保护患者隐私。被检者取端坐位或站立位，充分暴露双侧乳房，以利两侧对比。必要时让被检者双手叉腰或在颈后交叉，利于观察。因乳腺组织的生理状态受激素的影响而变化，因而应注意体格检查方法及时间。

一、视诊

观察双侧乳房的形状、大小、位置是否对称，有无局限性隆起或凹陷，有无皮肤发红、水肿、浅表静脉扩张，有无"酒窝征"或"橘皮样"改变。两侧乳头是否在同一水平，如乳头上方有癌肿，可将乳头牵向上方，使两侧乳头高低不同。若一侧乳头近期出现内陷或回缩，则有临床意义。还应注意乳头、乳晕有无糜烂、湿疹。

二、触诊

乳房肥大明显下垂者，可取平卧位，肩下垫小枕，使胸部隆起。先查健侧，后查患侧。循外上（包括腋尾部）、外下、内下、内上象限及中央区顺序检查乳房。手指和手掌平放在乳房上，以指腹行触诊，轻施压力来回滑动或按压检查。切勿用手指抓捏乳房，否则会将捏到的乳腺组织误以为是肿块。

如触诊发现乳房肿块，应注意检查肿块的大小、硬度、表面是否光滑、边界是否清楚以及能否活动。良性肿瘤一般边界清楚，活动度大；恶性肿瘤边界不清，质地硬，表面不光滑、活动度小。轻轻抓起肿块表面皮肤判断肿块是否与皮肤粘连。肿块较大者，嘱患者两手叉腰，使胸肌保持紧张，检查其与深部组织的关系，若肿块活动度受限，表示肿块已侵及深部组织。最后轻挤乳头，如有溢液，依次挤压乳晕四周，判断病变乳管。

腋窝淋巴结检查应分组进行。检查者与被检者面对面，以右手扪其左腋窝，左手扪其右腋窝。先让其上肢外展，以手伸入其腋顶部，手指掌面压向胸壁，被检者放松上肢，搁置在检查者的前臂上。自腋顶部向下扪查其腋顶、腋窝、前臂、胸大肌深面淋巴结，最后检查锁骨下及锁骨上淋巴结。检查背阔肌前内侧淋巴结时宜站在被检者背后。

三、影像学检查

1. X 线检查　常用乳腺钼靶摄片，对乳腺内肿块有诊断意义。乳腺癌表现为密度增高的肿块影，边界不规则或是毛刺征。有时可见钙化点，颗粒细小、密集。

2. B 超检查　无损伤性，安全、方便，可反复使用，对乳腺囊性或实质性肿块的鉴别准确率高。B 型超声结合彩色多普勒超声检查肿块的血供情况，可提高其判断的敏感性，且对肿瘤的定性诊断有价值。

3. MRI 检查　对微小病灶的检出率和评价病变范围有优势，是钼靶和超声检查的重要补充。

四、活组织病理检查

在临床体检及影像检查结果均为可疑，但又不能明确病变性质时，可进行空芯针穿刺活检。对疑为恶性肿瘤者，可以直接手术切除肿块及周围一定范围的组织，行常规病理检查（石蜡切片检查）或术中快速病理检查（快速冰冻切片检查）。乳头溢液且扪及肿块者，可做乳腺导管内视镜检查或乳头溢液涂片细胞学检查。乳头糜烂怀疑湿疹样乳腺癌时，可做乳头糜烂处的刮片细胞学检查。

 素质提升

一医一患一诊室

《中华人民共和国执业医师法》第 22 条第 3 项规定："医师应当关心、爱护、尊重患者，保护患者的隐私。"尊重和维护患者的隐私权是医务工作者应尽的义务。各级医疗机构应不断提高医院管理水平，完善各项管理制度，实行"一医一患一诊室"就医模式，充分尊重患者的隐私权和知情同意权，同时，医务人员自身要重视医德的培养，不断提高服务意识和服务水平，充分认识到尊重患者隐私的重要性。郎景和院士有句名言："医生给患者的第一张处方是关爱，尊重患者的隐私就是对患者的一种关爱。"

第二节　急性乳腺炎 📱微课

急性乳腺炎是乳腺的急性化脓性感染，常见于产后哺乳期女性，尤其以初产妇多见，常发生在产后 3~4 周。

一、病因

1. 乳汁淤积　乳汁是细菌繁殖的理想培养基，乳汁淤积有利于入侵细菌的生长繁殖。乳汁淤积的常见原因有：乳头发育不良或乳管不通畅，影响排乳；授乳经验不足，乳汁未能完全排出。

2. 细菌入侵 乳头破损或皲裂，细菌沿淋巴管入侵是感染的主要途径。另外，细菌也可直接侵入乳管导致感染。

二、临床表现

患侧乳房疼痛、局部红肿、皮温升高。随着炎症发展，患者出现寒战、高热、脉搏加快，常有患侧淋巴结肿大、压痛，血白细胞计数明显升高等。局部表现出可存在个体差异；应用抗生素治疗的患者，局部症状可被掩盖。一般早期是蜂窝织炎样表现，数天后形成单房性或多房性脓肿。深部脓肿还可穿透至乳房与胸肌间的疏松组织内，形成乳房后脓肿。严重感染者，可发生脓毒症。

三、治疗

原则是消除感染、排空乳汁。

1. 非手术疗法 适用于蜂窝织炎未形成脓肿之前。患侧乳房停止哺乳，乳汁用吸乳器吸出或用手轻挤排空，减少乳汁淤积，局部热敷以利早期炎症的消散。应用抗生素和镇痛药物，可使用青霉素治疗。若青霉素过敏，则应用红霉素。如治疗后病情无明显改善，则应重复穿刺以检查有无脓肿形成，根据细菌培养结果选择抗生素。因抗生素可被分泌至乳汁，以应用青霉素、头孢菌素和红霉素为宜，以免造成乳儿的不良影响。中药治疗可用蒲公英、野菊花等清热解毒药物。

2. 手术疗法 脓肿形成后应及时做脓肿切开引流。可在压痛或波动最明显处进行穿刺，脓液应做细菌培养及药物敏感试验。麻醉后，必须按乳管走向做放射状切口，乳晕下脓肿沿乳晕周边作弧形切口，目的是防止损伤乳管而发生乳瘘。深部脓肿或乳房后脓肿可沿乳房下缘做弧形切口，经乳房后间隙引流；切口要足够大，便于切开引流后以手指分离脓肿的多房间隔。脓腔较大时，可在脓腔的最低部位另加切口做对口引流。术后放置引流物，每天更换敷料。一旦术后出现长时间的乳瘘，应用药物停止乳汁分泌，如肌内注射苯甲酸雌二醇，每次 2mg，每日 1 次；口服已烯雌酚 1~2mg，每日 3 次；直至乳汁停止分泌。

四、预防

关键措施是避免乳汁淤积，防止乳头损伤，并保持其清洁。应加强孕期卫生宣教，妊娠晚期开始即每天用温水清洗乳头。如有乳头内陷，可经常挤捏、提拉使之矫正。注意婴儿口腔卫生，婴儿不含乳头睡觉，每次哺乳时将乳汁吸空，如有淤积，可按摩乳房或用吸乳器吸出乳汁。乳头有破损及时治疗。

第三节 乳腺囊性增生病

乳腺囊性增生病常见于中年妇女，是乳腺实质的良性增生，又称慢性囊性乳腺病（简称乳腺病）。本病的临床表现有时容易与乳腺癌相混淆，因此正确认识本病十分重要。

一、病因及病理

本病因体内雌、孕激素比例失调，使乳腺实质增生过度和复旧不全。病理形态复杂。增生可发生于腺管周围并伴有大小不等的囊肿形成；或腺管内表现为不同程度的乳头状增生，伴乳管囊性扩张；也有发生于腺小叶实质者，主要为乳管及腺泡上皮增生。女性激素受体的质和量异常，使乳房各部分发生不同程度的增生。

二、临床表现

乳房出现胀痛和肿块，一般具有周期性的特点。疼痛与月经周期有关，往往在月经前疼痛加重，月经来潮后减轻或消失，有的患者整个月经周期都有疼痛。体检发现乳腺有弥漫性增厚，可局限于单侧乳房，也可波及双侧。肿块有不一样的表现，可以呈颗粒状、结节状或片状，大小不一，质韧而不硬，增厚区与周围乳腺组织分界不明显。少数患者可有乳头溢出棕色甚至血性液体。本病病程较长，发展缓慢。

三、诊断和治疗

根据以上临床表现，可以对本病进行诊断，因乳腺癌与本病有同时存在的可能，为了及早发现可能存在的乳腺癌，应嘱患者每隔 2~3 个月到医院复查。

治疗以对症处理为主。可用中药或中成药如逍遥丸、小金丹等疏肝理气、调和冲任及调正卵巢功能，减轻症状。对局限性乳腺增生病，应在月经后 1 周至 10 天内复查，若肿块变软、缩小或消退，可继续观察和中药治疗。若肿块无明显消退，或局部病灶有恶变可能时，应予切除并做快速病理检查，证实癌变者，按乳腺癌处理。对一些局部病变严重、有乳腺癌家族史者，应进行密切的临床随访；如活检病理检查发现上皮细胞显著增生，考虑行单纯乳房切除术。

第四节　乳腺肿瘤

一、乳房纤维腺瘤

1. 病因　本病产生的原因与乳房腺小叶内纤维细胞对雌激素敏感性异常增高有关，也可能与纤维细胞所含雌激素受体质或量的异常有关。雌激素是本病发生的刺激因子，所以该病发生于卵巢功能期，多见于年轻女性，月经来潮前或绝经后极少发病。

2. 临床表现　好发于乳房外上象限，呈圆形或卵圆形，多为单发肿块，少数多发。除肿块外，患者常无明显自觉症状。肿块质硬，表面光滑，不与邻近组织粘连而易推动，增大缓慢，不伴有腋窝淋巴结肿大，很少伴有乳房疼痛或乳头溢液。月经周期对肿块的大小并无影响。在妊娠期、哺乳期可因雌激素水平增高而刺激其迅速生长。极少数青春期发生的纤维腺瘤可在短时间内迅速增大，直径达 8~10cm，称为巨大纤维腺瘤，仍属良性肿瘤。纤维腺瘤恶变成纤维肉瘤或乳腺癌者极少见，不到 1%。但对于妊娠后，特别是绝经后妇女，乳房发现无痛性肿块者应仔细检查，不要轻易诊断乳房纤维腺瘤，应借助影像学检查鉴别诊断，必要时依据病理组织学检查确诊。

3. 治疗　手术切除是治疗的有效方法。手术方式是将肿瘤连同其包膜完整切除，以周围包裹少量正常乳腺组织为宜，并常规送病理检查，明确肿块性质。

二、乳管内乳头状瘤

乳管内乳头状瘤属于良性肿瘤，多发生于 40~50 岁中年妇女。绝大多数病例发生在大乳管近乳头的壶腹部。瘤体很小，带蒂面有绒毛，富含薄壁血管，故触碰或受压等容易引起出血。发生于中小乳管的乳头状瘤常位于乳房周围区域。

1. **临床表现** 患者一般无自觉症状，乳头血性溢液常为首发症状。溢液也可为暗棕色或黄色。若瘤体或血块堵塞导管，可引起疼痛。肿瘤小，常不能触及；偶有较大的肿块。大乳管乳头状瘤，可在乳晕区触到小结节，圆形、质软，可推动，轻压此肿块，乳头可溢出血性液体。乳腺导管纤维镜检或乳腺导管造影有助于诊断。

2. **治疗** 本病无有效治疗药物，以手术为主。对单发的乳管内乳头状瘤应切除病变的乳管系统。手术前先正确定位，循序轻压乳晕周围，根据乳头溢液开口找到患病乳管，向其插入细探针或注射美兰，沿针头或美兰显色部位做放射状切口，切除该病变乳管及周围的乳腺组织。常规进行病理检查，如有恶变应按乳腺癌处理。对年龄较大、乳管上皮增生活跃者，可行单纯乳房切除术。虽属良性肿瘤，但少部分的病例可发生恶变，对起源于小乳管的乳头状瘤应警惕其恶变可能。

 知识拓展

乳腺肉瘤和分叶状肿瘤

乳腺肉瘤是较少见的乳房恶性肿瘤，临床上常见于50岁以上的女性，包括中胚叶结缔组织来源的间质肉瘤、纤维肉瘤、血管肉瘤等。分叶状肿瘤是一种不同于一般肉瘤的肿瘤，由良性上皮成分和富于细胞的间质成分组成，因其个体标本上常出现裂隙而得名。按其间质成分、细胞分化的程度，良性者称为分叶纤维腺瘤；恶性者称为叶状囊肉瘤，因其上皮成分可表现为良性增生，而间质成分则有明显核分裂及异型性。表现为乳房有肿块，体积可较大，但分界清楚，皮肤表面可见扩张静脉。除肿块侵犯胸肌时较固定外，通常与皮肤无粘连而可以推动。少见腋窝淋巴结转移，而以肺、纵隔和骨转移为主。治疗以单纯乳房切除为主，但如有侵犯胸肌筋膜时，应一并切除。放疗或化疗的效果尚难评价。

三、乳腺癌

乳腺癌是全世界女性最常见的恶性肿瘤，从世界范围看，中国女性乳腺癌的发病率和死亡率很低，但呈迅速增长的趋势。

（一）病因及流行病学

1. **病因** 乳腺癌的病因尚未完全清楚。乳腺是多种内分泌激素的靶器官，如雌激素、孕激素及催乳素等，其中雌酮及雌二醇和乳腺癌的发病有直接关系，但确切病因尚不清楚。研究发现乳腺癌的发病存在一定的规律性，只有乳腺癌高危因素的女性容易罹患乳腺癌。

2. **流行病学**

（1）20岁前本病少见，20岁以后发病率迅速上升，至45岁后不断上升，绝经后发病率更高，可能与老年人雌酮含量升高有关。

（2）月经初潮早、绝经迟，未婚、未育、晚育，未哺乳及初次足月产的年龄与乳腺癌发病均有关。

（3）一级亲属（母亲、女儿、姐妹）中有乳腺癌病史者，发病危险率比普通人群高。

（4）乳腺良性疾病与乳腺癌的关系尚有争论，多数认为乳腺小叶有上皮高度增生或不典型增生者可能与乳腺癌发病有关。

（5）营养过剩、肥胖、脂肪摄取过多，可加强或延长雌激素对乳腺上皮细胞的刺激，从而增加发病机会。

（6）北美、北欧地区乳腺癌发病率约为亚洲地区的4倍，提示环境因素及生活方式与乳腺癌的发病有一定关系。

（7）活组织病理检查证实患有乳腺非典型增生，胸部接受过高剂量放射线的照射，长期服用外源性雌激素，长期过量饮酒以及携带与乳腺癌相关的突变基因，如 *BRCA* – 1、*BRCA* – 2、*p*53、*PTEN* 等，乳腺癌发病率增高。

（二）病理类型

1. 非浸润性癌　①导管内癌：癌细胞未突破导管壁基底膜；②小叶原位癌：癌细胞未突破末梢乳管或腺泡基底膜。此型属早期，预后较好。

2. 早期浸润癌　①早期浸润性导管癌：癌细胞突破管壁基底膜，开始向间质浸润；②早期浸润性小叶癌：癌细胞突破末梢乳管或腺泡基底膜，开始向间质浸润，但仍局限于小叶内。此型仍属早期，预后较好。

3. 浸润性特殊癌　包括乳头状癌、髓样癌伴大量淋巴细胞浸润、小管癌、腺样囊性癌、黏液腺癌、大汗腺样癌、鳞状细胞癌、乳头湿疹样癌等。此型分化程度一般较高，预后尚好。

4. 浸润性非特殊癌　包括浸润性小叶癌、浸润性导管癌、硬癌、髓样癌、单纯癌、腺癌等。此型是乳腺癌中最常见的类型，分化程度低，预后较上述类型差。

5. 其他罕见癌。

（三）转移途径

乳腺癌细胞可沿导管或筋膜间隙蔓延，继而侵及 Cooper 韧带和皮肤。也可早期经淋巴或血行转移扩散，以前者最常见。癌细胞首先经胸大肌外缘淋巴管侵入同侧腋窝淋巴结，再到锁骨上、下淋巴结，进而经胸导管或右淋巴导管侵入静脉，发生远处转移；癌细胞向内侧淋巴管转移至胸骨旁淋巴结，继而向上至锁骨上淋巴结，并可通过同样途径侵入血流。以前者多见。癌细胞可经淋巴途径进入静脉，也可直接入血管而向远处转移。最常见的远处转移依次为肺脏、骨骼、肝脏。

 知识链接

乳房的淋巴网

乳房的淋巴网极其丰富，淋巴液的输出有四条途径：①乳房大部分淋巴液经胸大肌外侧缘淋巴管流入腋窝淋巴结，再流向锁骨下淋巴结。部分乳房上部淋巴液可流向胸大、小肌间淋巴结，直接到达锁骨下淋巴结。通过锁骨下淋巴结后，淋巴液继续流至锁骨上淋巴结。②部分乳房内侧的淋巴液通过肋间淋巴管流向胸骨旁淋巴结（在第1、2、3肋间比较恒定存在，沿胸廓内血管分布）。③两侧乳房间皮下有交通淋巴管，一侧乳房的淋巴液可流向另一侧。④乳房深部淋巴网可沿腹直肌鞘和肝镰状韧带流向肝脏。

目前，通常以胸小肌为标志，将腋区淋巴结分为三组。

（1）Ⅰ组　即腋下（胸小肌外侧）组，在胸小肌外侧，包括乳腺外侧组、中央组、肩胛下组及腋静脉淋巴结，胸大、小肌间淋巴结也归本组。

（2）Ⅱ组　即腋中（胸小肌后）组，胸小肌深面的腋静脉淋巴结。

（3）Ⅲ组　即腋上（锁骨下）组，胸小肌内侧锁骨下静脉淋巴结。

（四）临床表现

早期患者患侧乳房出现无痛、单发的小肿块，常是无意中发现。肿块质硬，表面不光滑，与周围组织分界不清楚，在乳房内不易被推动。随着肿块增大，可引起乳房局部隆起。若累及 Cooper 韧带，可使其缩短而致表面皮肤凹陷，称为"酒窝征"。邻近乳头或乳晕的癌肿，使乳管缩短或将乳头拉向肿块一侧，乳头出现扁平、回缩或凹陷。皮下淋巴管被癌细胞堵塞，会引起淋巴回流障碍而出现真皮水肿，因毛囊处与皮下组织连接紧密，造成点状凹陷，皮肤呈"橘皮样"改变。

乳腺癌发展至晚期，可侵及胸筋膜、胸肌，癌肿固定于胸壁而不易推动。如癌细胞侵入大片皮肤，可出现多个小结节，甚至彼此融合。有时皮肤可破溃形成恶臭、出血的癌性溃疡。部分晚期患者由于腋窝主要淋巴管被癌细胞堵塞，出现患侧上肢水肿。此时，肿瘤转移的淋巴结融合成团、质硬，甚至与皮肤或深部组织粘连。锁骨上出现肿大变硬的淋巴结时，癌肿多已侵入血液，并可发生远处转移。肺转移时出现胸痛、气急、咳嗽、咯血；肝转移可出现肝大、黄疸等；骨转移有局部疼痛，甚至引发病理性骨折。

临床上还可见到一些特殊类型乳腺癌。①炎性乳腺癌：患者多较年轻，于妊娠期或哺乳期发病，特点是病情进展迅速，预后差。局部皮肤可呈炎症样表现，开始时比较局限，可很快扩散，皮肤发红、水肿、增厚、粗糙、表面温度升高。②乳头湿疹样癌：少见，恶性程度低，发展慢。乳头出现瘙痒或烧灼感，乳头和乳晕的皮肤逐渐变粗糙、糜烂呈湿疹样，进而形成溃疡，有时覆盖黄褐色鳞屑样痂皮。部分患者于乳晕区可扪及肿块。较晚发生腋淋巴结转移。

（五）诊断与鉴别诊断

1. 诊断　乳腺癌的早期发现、早期诊断，是提高疗效的关键。多数患者是自己无意中发现乳腺肿块来医院就诊的，少数患者是通过定期体检或筛查被发现乳腺肿物或可疑病变。根据患者临床表现和体格检查，配合乳房钼靶摄片等辅助检查可初步诊断，病理检查可确诊。乳腺有明确的肿块时诊断一般不困难，但不能忽视一些早期乳腺癌的体征，如局部乳腺腺体增厚、乳头溢液、乳头糜烂、局部皮肤内陷等。对具有高危因素的女性，可应用一些辅助检查。

> 💡 **知识链接**
>
> #### 乳腺钼靶在乳腺癌诊断中的作用
>
> 乳腺钼靶全称为乳腺钼靶X线摄影检查，是一种低剂量乳腺X线拍摄乳房的技术，它能清晰显示乳腺各层组织，可以发现乳腺增生、各种良恶性肿瘤以及乳腺组织结构紊乱，是目前诊断乳腺疾病的首选和最简便、最可靠的无创性检测手段。在临床诊断过程中具有非常重要的临床价值，主要体现在直接与间接征象两方面。①直接征象：小于临床触诊的肿块，局限性致密影或结构扭曲；高密度，边界模糊而不规则，边缘分叶状或有毛刺征；存在恶性化钙化病灶，即癌性病灶呈簇状分布，而且表现为细砂粒样，外表形状不规则，也可见颗粒状或混合型等，形状颇多，均为微小钙化影（标准 >15 枚/cm^2）。②间接征象：皮肤厚度增加，局灶性凹陷体征，皮肤增厚和局限性凹陷，乳头内陷、血运增加、导管增粗，腋窝淋巴结肿大等。
>
> 采用高频超声对乳腺癌患者进行诊断的表现主要有：形态不规则的实性低回声区，边缘不清晰，呈一定毛刺状，也可见蟹足状，或呈现分叶状表现；内部回声并不完全均匀，后壁尚伴发实性化衰减；低回声区中局部区域可见微小强回声；低回声区域纵横径比值≥1；低回声区域内部及邻近组织血供增多，经由脉冲多普勒彩色超声可探及高阻动脉频谱；腋窝淋巴结肿大。

2. 鉴别诊断　应与下列疾病进行鉴别（表19-1）。

表19-1　乳腺癌的鉴别诊断

	乳腺癌	乳房纤维腺瘤	乳腺囊性增生病	乳腺肉瘤	乳腺结核
年龄	45~50岁女性	年龄女性	中年女性	50岁以上	中、青年女性
病程	快	慢	慢	快	慢

续表

	乳腺癌	乳房纤维腺瘤	乳腺囊性增生病	乳腺肉瘤	乳腺结核
疼痛	无	无	周期性疼痛	无	无
肿块数目	单发	单发	多发	单发	单发
肿块边界	不清	清楚	不清	清楚	不清
活动度	固定	活动	活动	活动	固定

3. 分期 完善的诊断还需确定乳腺癌的分期，以便制定术后辅助治疗方案，比较治疗效果以及判断预后。

（1）TNM 分期 现多数采用国际抗癌联盟（UICC）建议的 T（原发癌瘤）、N（区域淋巴结）、M（远处转移）分期法。

T_0：原发癌瘤未查出；

Tis：原位癌，非浸润性癌及未查到肿块的乳头湿疹样乳腺癌；

T_1：癌瘤长径≤2cm；

T_2：癌瘤长径>2cm 且≤5cm；

T_3：癌瘤长径>5cm；

T_4：癌瘤大小不计，但侵及皮肤或胸壁（肋骨、肋间肌、前锯肌），炎性乳腺癌亦属此类。

N_0：同侧腋窝无肿大淋巴结；

N_1：同侧腋窝有可推动的肿大淋巴结；

N_2：同侧窝肿大淋巴结彼此融合，或与周围组织粘连；

N_3：有同侧胸骨旁淋巴结或同侧锁骨上淋巴结或同侧锁骨上淋巴结转移。

M_0：无远处转移；

M_1：有远处转移。

（2）临床分期 根据以上情况进行组合，乳腺癌分为以下各期。

0 期：$TisN_0M_0$；

Ⅰ 期：$T_1N_0M_0$；

Ⅱ 期：$T_{0~1}N_1M_0$，$T_2N_{0~1}M_0$，$T_3N_0M_0$；

Ⅲ 期：$T_3N_1M_0$，$T_{0~3}N_2M_0$，T_4任何 NM_0，任何 TN_3M_0；

Ⅳ 期：包括 M_1 的任何 TN。

以上分期以临床检查为依据，并结合术后病理检查结果进行校正。

（六）治疗

随着对乳腺癌生物学行为认识的不断深入，以及治疗理念的转变与更新，乳腺癌的治疗进入了综合治疗时代，形成了乳腺癌局部治疗与全身治疗并重的治疗模式。早期以手术根治为主，再辅以化学药物、内分泌、放射以及生物治疗等，对病灶仍局限于局部及区域淋巴结的患者，手术治疗是首选。手术适应证为国际临床分期的0、Ⅰ、Ⅱ及部分Ⅲ期的患者。手术禁忌为已有远处转移、全身情况差、主要脏器有严重疾病、年老体弱不能耐受手术者。

1. 手术治疗 乳腺癌的术式应个体化，根据病理分型、临床分期及辅助治疗条件结合患者本人意愿而定。对可进行手术切除的患者，手术应达到局部及区域淋巴结最大程度的清除，以提高生存率，然后再考虑外观及功能。对Ⅰ、Ⅱ期乳腺癌可采用乳腺癌改良根治术及保留乳房的乳腺癌根治术。

（1）保留乳房的乳腺癌根治术 适合于临床Ⅰ、Ⅱ期且乳房有适当体积的乳腺癌患者，术后能保持乳房外形。多中心或多灶性病灶、肿瘤切除后切缘阳性且再次切除后切缘仍阳性者为该手术禁忌。手术要求切除范围应包括肿瘤、肿瘤周围 1~2cm 的组织并清扫腋窝淋巴结，要确保标本的边缘无肿瘤细胞浸润。术后必须辅以放疗、化疗等。

（2）乳腺癌改良根治术　有两种术式：一是保留胸大肌，切除胸小肌；二是保留胸大小肌。前者淋巴结清除范围与根治术接近，后者不能清除腋上组淋巴结。根据大量病例观察，认为Ⅰ、Ⅱ期乳腺癌应用根治术及改良根治术的生存率无明显差异，且该术式保留了胸肌，术后外观效果较好，目前已成为常用的手术方式。

（3）乳腺癌根治术　手术范围包括整个乳房、胸大肌、胸小肌、腋窝及锁骨下淋巴结的整块切除。该术式清除腋下组（胸小肌外侧）、腋中组（胸小肌深面）和腋上组（胸小肌内侧）三组淋巴结。

（4）乳腺癌扩大根治术　是在上述根治术的基础上切除第 2~4 肋软骨、肋间肌、胸廓内血管及周围淋巴与脂肪组织。

（5）单纯全乳房切除术　切除整个乳腺，包括腋尾部及胸大肌筋膜。该术式适于原位癌、微小癌及年迈体弱不宜行根治术者。

2. 化学药物治疗　乳腺癌是实体瘤中应用化疗最有效的肿瘤之一，化疗在整个治疗中占有重要地位。因手术去除了肿瘤负荷，残存的肿瘤细胞易被化学抗癌药物杀灭。

一般认为，辅助化疗应于术后早期应用，联合化疗的效果优于单药化疗，辅助化疗应达到一定剂量。时间以术后化疗 6 个月左右为宜，有助于杀灭已播散或术后残留的肿瘤细胞，从而有效防止术后复发。浸润性乳腺癌伴腋窝淋巴结转移者是应用辅助化疗的指征。对腋窝淋巴结阴性者是否应用辅助化疗尚有争议。有人认为，除原位癌及微小癌（<1cm）外均用辅助化疗。一般认为，腋窝淋巴结阴性而有高危复发因素者，如原发肿瘤直径>2cm，组织学分类差，雌、孕激素受体阴性，癌基因 *HER*2 有过度表达者，适宜应用术后辅助化疗。

化疗前患者应无明显骨髓抑制，白细胞 $>4 \times 10^9$/L，血红蛋白 >80g/L，血小板 $>50 \times 10^9$/L。化疗常用的药物有环磷酰胺、甲氨蝶呤、氟尿嘧啶、长春新碱类、阿霉素、紫杉醇等。联合用药较单一用药更为有效，常用的有 CMF（环磷酰胺、甲氨蝶呤、氟尿嘧啶）和 CAF（环磷酰胺、阿霉素、氟尿嘧啶）方案。化疗期间应定期检查肝、肾功能，每次化疗前要检查白细胞计数，如白细胞计数 $<3 \times 10^9$/L，应延长用药间隔时间。应用阿霉素要注意药物的心脏毒性。

乳腺癌Ⅲ期患者术前化疗，可探测肿瘤对药物的敏感性，并使肿痛缩小，减轻与周围组织的粘连，利于手术进行。药物可采用 CMF 或 CAF 方案，一般用 1~2 个疗程。

3. 内分泌治疗　指采用药物或去除内分泌腺体的方法来调节机体内分泌功能，减少内分泌激素的分泌量，从而达到治疗乳腺癌的目的。部分乳腺癌患者乳腺细胞内有一种与雌激素相结合的蛋白，即雌激素受体（ER）。对 ER 检测阳性者应用雌激素拮抗剂可有较好的抑癌作用，目前常用三苯氧胺（他莫昔芬），每日 20mg，至少服用 3 年，一般服用 5 年，该药可减少乳腺癌术后的复发和转移。

4. 放射治疗　是乳腺癌局部治疗的手段之一。在保留乳房的乳腺癌手术后，放射治疗是综合治疗方案的重要组成部分，应于肿块局部广泛除后给予较高剂量放射治疗。单纯乳房切除术后可根据患者年龄、疾病分期与病理分类等情况，决定是否应出放疗。根治术后应用放疗，多数认为对Ⅰ期病例无益，对Ⅱ期以后病例可能降低局部复发率。

5. 靶向治疗　在细胞分子水平上，针对已经明确的致癌位点，设计相应的治疗药物，使药物进入体内会特异地选择致癌位点来结合而发生作用，致肿瘤细胞特异性死亡，而不会波及肿瘤周围的正常组织细胞。该位点可以是肿瘤细胞内部的一个蛋白分子，也可以是个基因片段。近年临床上逐渐推广使用的曲妥珠单抗注射液，是通过转基因技术制备的，对 *HER*2 过度表达的乳腺癌患者有一定效果。资料显示，其用于辅助治疗可降低乳腺癌复发率，特别是对其他化疗药无效的乳腺癌患者也能有部分的疗效。

知识拓展

乳腺癌组织学与细胞分子标志物及临床意义

肿瘤标志物	临床意义
ER 及 *PR* 表达状态	表达阳性患者使用内分泌治疗有效，表达水平越高，效果越好
HER2 表达状态	表达阳性与预后不良有关。抗 *HER2* 靶向药物能明显改善 *HER2* 阳性乳腺癌患者的预后
组织学分级	是独立于肿瘤分期的重要预后相关因素
Ki－67	是反映细胞增殖的核蛋白

（七）预防

乳腺癌的外科治疗历史悠久，手术方式虽有各种变化，但治疗效果并无突破性改善。根据乳腺癌是全身性疾病的概念，应重视对乳腺癌生物学行为的研究，并不断完善综合辅助治疗，以进一步提高生存率。乳腺癌的病因尚未完全清楚，因此还没有确切的预防方法。近年来，乳腺癌患者的 5 年生存率开始有所改善，首先归功于早期发现、早期诊断，其次是术后综合辅助治疗的不断完善。目前无法提出确切的病因学预防（一级预防），但从流行病学调查分析，乳腺癌的预防应包括：健康的生活方式、坚持体育锻炼、良好的饮食习惯、积极治疗乳腺疾病、不乱用外源性雌激素等。医务人员应重视卫生宣教及普查，普通群众主动了解乳腺疾病的相关科普知识，掌握乳腺自我检查方法，养成定期自查乳腺的习惯，积极参加乳腺癌筛查。随着医疗事业不断进步，易感基因检测技术已被广泛应用于临床，可有效对乳腺癌危险因素进行及时关注，从而采取有效健康管理措施。

目标检测

答案解析

简答题

1. 简述乳腺的检查方法。
2. 简述急性乳腺炎的预防与处理。
3. 简述乳腺癌的临床表现及治疗方法。
4. 简述乳房纤维腺瘤的临床表现、诊断依据及治疗方法。
5. 简述乳腺导管内乳头状瘤的临床表现、诊断依据及治疗方法。

书网融合……

本章小结

微课

题库

第二十章 胸部损伤

PPT

◎ 学习目标

1. 通过本章学习，重点掌握胸部损伤的临床表现、诊断及治疗，肋骨骨折的处理方法和正确使用胸腔水封瓶引流装置。

2. 学会胸腔闭式引流术适应证及手术操作，具备对肋骨骨折、气胸、损伤性血胸进行初步诊断及急救处理的能力；体现损伤控制理念，具有高度的责任心，突出人文关怀。

≫ 情境导入

情境描述　患者，男，28岁，20分钟前左上胸部被汽车撞伤。查体：BP 85/50mmHg，脉搏150次/分，R 40次/分。神清合作，痛苦面容，呼吸急促，伴口唇发绀，颈静脉充盈。气管移向右侧。左侧胸廓饱满，呼吸运动较右胸弱。左胸壁（第4~6肋）有骨擦音，局部压痛明显。左侧颈部、胸部、腋下均可触及皮下气肿。左胸叩诊呈鼓音，呼吸音消失；右肺呼吸者较粗，未闻及杂音。左心界叩诊不清，心率150次/分，心律齐，心音较弱，未闻及杂音。

讨论　1. 该患者初步诊断及诊断依据是什么？

2. 为明确诊断，还应追问哪些病史和进一步检查？

3. 本病应与哪些疾病相鉴别？

第一节　概　述

胸部损伤是一种常见创伤，多由机械性致伤因素导致，如交通事故伤、高空坠落伤、挤压伤、刺伤等，共发生率虽仅次于四肢伤和颅脑伤而居第三位，但在创伤致死原因中却居第一位。胸腔内脏器最主要的为肺和心脏及大血管，胸部的骨性胸廓支撑保护胸腔内脏器，参与呼吸功能，胸部损伤后容易发生呼吸和循环功能障碍。创伤时骨性胸廓的损伤范围与程度往往提示暴力的大小。钝性暴力作用下，胸骨或肋骨骨折可破坏骨性胸廓的完整性，并使胸腔内的心、肺发生碰撞、挤压、旋转和扭曲，造成组织广泛挫伤。继发于挫伤的组织水肿可能导致器官功能障碍或衰竭。正常双侧均衡的胸膜腔负压维持纵隔居中状态。一侧胸腔积气或积液会导致纵隔移位，使健侧肺受压，并影响腔静脉回流。起始于降主动脉的肋间动脉管径较大，走行于背部肋间隙中央，损伤后可发生致命性大出血。上腔静脉无静脉瓣，骤升的胸内压会使上腔静脉压力急剧升高，导致上半身毛细血管扩张和破裂。膈肌分隔两个压力不同的体腔，胸腔压力低于腹腔；膈肌破裂时，腹内脏器和腹腔积液会进入胸腔。闭合性或开放性胸部损伤，无论是否穿破膈肌，都可能同时伤及腹部脏器，这类胸和腹连接部同时累及的多发性损伤称为胸腹联合伤。

一、病因和分类

根据损伤所受暴力性质不同，胸部损伤可分为钝性伤和穿透伤两大类。

1. 钝性伤　钝性胸部损伤原因多种多样，多由减速性、挤压性、撞击性或冲击性暴力所致，损伤机制复杂；多伴有肋骨或胸骨骨折，常合并其他部位损伤；器官组织损伤以钝挫伤与挫裂伤为多见，心肺组织因广泛钝挫伤后继发的组织水肿常导致急性呼吸窘迫综合征、心力衰竭和心律失常；伤后早期容易误诊或漏诊。钝性伤患者多数不需要开胸手术治疗。

2. 穿透伤　包括刃器伤、枪弹伤和弹片伤。穿透性胸部损伤多由火器或锐器暴力所致，损伤机制较清楚，损伤范围直接与伤道有关，早期诊断较容易；器官组织裂伤所致进行性出血是伤情进展快、患者死亡的主要原因。相当部分穿透性胸部损伤患者需要开胸手术治疗。

依据危及生命的严重程度，胸部损伤又可分为：①快速致命性损伤，包括心脏压塞、气道梗阻、进行性或大量血胸、张力性气胸、开放性气胸和连枷胸；②潜在致命性损伤，包括食管破裂、膈肌破裂、肺挫伤、心脏钝挫伤。对于快速致命性损伤应在院前急救和医院急诊时给予快速有效的处理，并警惕和搜寻是否存在潜在致命性损伤的证据。

二、临床表现

1. 胸痛　胸部损伤主要症状，伤处明显，呼吸和咳嗽时加剧。肋骨骨折所致疼痛尤为明显。

2. 呼吸困难　胸壁损伤、肋骨骨折和胸骨骨折等，除引起疼痛、造成神经刺激和限制呼吸动度以外，可使胸廓运动的对称性和协调性破坏，从而导致通气功能障碍；若创伤使一侧胞膜腔负压受损，压力升高（血胸或气胸），不但伤侧肺受用萎陷，而且纵隔受压移向对侧，亦使对侧肺受压；气管、支气管内有血液或分泌物堵塞气道而不能咳出，或肺损伤后引起气胸、血胸和血容量减少，肺毛细血管通透性和表面活性物质的改变，均可引起通气和换气功能障碍。

3. 咯血　轻则痰中带血或咯血，重则咯血量较多且较早出现，肺挫裂伤多咳出泡沫样血痰，是肺与支气管损伤的表现。

4. 休克　多见于严重的胸部损伤，原因如下。

（1）胸腔内大量出血，血容量急剧减少。

（2）心包腔内出血，可引起急性心脏压塞。

（3）大量积气特别是张力性气胸，严重影响肺功能与静脉血液向心脏间流，导致回心血量减少。

5. 体征　依据损伤的性质和伤情轻重而有所不同，可出现皮肤瘀斑、血肿、皮下气肿、骨摩擦音、胸廓变形、胸壁软化及反常活动；如为穿透伤可有随呼吸而出现的通气声；叩诊气胸呈鼓音，血胸呈浊音；听诊呼吸音多减弱或消失；严重的血胸与气胸，可致气管和心脏移位。

三、诊断

根据外伤史和临床表现，初步诊断不难。对疑有气胸、血胸者，可进行诊断性胸腔穿刺，以明确诊断。胸部 X 线可判断是否有肋骨骨折、胸腔积气或积血等。

四、治疗

胸部损伤紧急处理包括院前急救处理和院内急诊处理两部分（图 20 - 1）。其救治关键在于及早纠正呼吸和循环功能紊乱。

1. 有气胸、血胸者，需行胸腔闭式引流术。有胸壁软化、反常呼吸者，局部加压包扎以稳定胸廓，开放性气胸应及时封闭伤口。

2. 保持肺通气及换气正常。

3. 防治休克，尽快去除导致休克的病因。

4. 轻者给予镇痛剂、固定胸廓或行肋间神经阻滞，达到止痛的目的。胸部开放性伤口给予清创缝合，应用抗生素防治感染，常规注射破伤风抗毒素。

5. 有下列情况者，适时进行开胸手术：①胸膜腔内进行性出血；②胸腔闭式引流后，漏气量大、呼吸仍然困难，提示有肺裂伤或支气管断裂；③心脏损伤；④胸内存留较大的异物；⑤胸腹联合伤。

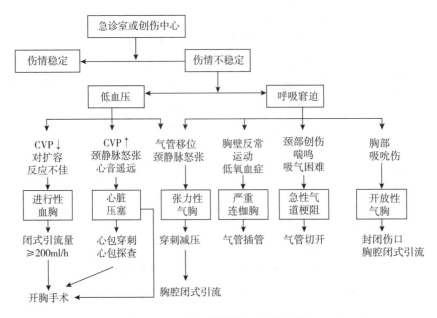

图 20-1　胸部外伤紧急处理流程图

 素质提升

国际友人白求恩

白求恩是加拿大共产党人，著名的胸外科医生。1937 年抗日战争期间携带医疗物质，不远万里、远渡重洋来到中国。在晋察冀的一次战斗中，他曾经连续 69 个小时为 115 名伤员进行手术，手术室在一座小庙里，外面炮火纷飞，非常危险，但他不肯转移，他说"离火线远了，伤员到达的时间会延长，死亡率就会增高，战士在火线都不怕危险，我们怕什么危险"，这是一种敬畏生命、热爱生命、永不放弃的职业精神的完美体现。为了保住伤员的性命，白求恩大夫把自己的鲜血输给了中国战士，他愉快地称自己是万能输血者，他还拿出自己带来的牛乳和咖啡端到重伤员面前，看着他们进食，微笑浮现在白求恩的脸上。他对患者高度负责、满腔热情，像爱自己一样去爱每一个患者，他对技术一丝不苟，精益求精，这就是医疗工作者应该弘扬的职业操守和伟大精神。

"白求恩精神"就是毫不利己、专门利人、无私奉献的共产主义精神，是中国乃至全世界医卫工作者的宝贵精神财富，是党全心全意为人民服务的宗旨的集中体现，也是医疗卫生展现职业精神的体现。

第二节　肋骨骨折 📱微课

肋骨骨折在胸部伤中最常见。多发生在第 4~7 肋。

一、病因

根据暴力作用方式不同，分为直接暴力和间接暴力两种。

1. 直接暴力 肋骨向内弯曲折断，可刺伤胸膜、肺或肋间血管，并发血胸、气胸。

2. 间接暴力 胸廓受到前后方向外力的挤压，使腋中线附近肋骨向外过度弯曲折断，较少发生胸内并发症，易刺破皮肤形成开放性骨折。

根据暴力程度与作用部位不同，可分为单根或多根肋骨骨折，同一肋骨可发生一处或多处骨折。

二、病理生理

直接暴力所引起的肋骨骨折，断端向内移位，可刺破肋间血管、胸膜和肺，产生血胸或（和）气胸。间接暴力如胸部受到前后挤压时，骨折多在肋骨中段，断端向外移位，刺伤胸壁软组织，产生胸壁血肿。多根多处肋骨骨折后，局部胸壁失去了肋骨的支撑而软化，类似农具连枷，故称之为"连枷胸"。

三、临床表现

局部疼痛是肋骨骨折最明显的症状，且随咳嗽、深呼吸或身体转动等运动而加重。疼痛以及胸廓稳定性受破坏，可使呼吸动度受限、呼吸浅快和肺泡通气量减少，患者不敢咳嗽致痰潴留，从而引起下呼吸道分泌物梗阻、肺不张。

如果发生"连枷胸"，当吸气时，胸腔负压增加，软化部分胸壁向内凹陷；当呼气时，胸腔负压减小，损伤的胸壁浮动凸出。这与正常胸壁的运动相反，称为"反常呼吸运动"。反常呼吸运动可使两侧胸腔压力不平衡，纵隔随呼吸而向左右来回移动，称为"纵隔扑动"，影响血液回流，造成循环功能紊乱，是导致和加重休克的重要因素之一。常伴有严重的呼吸困难及低氧血症。连枷胸时常伴有的肺挫伤可使肺泡和间质出血、水肿，肺泡破裂和肺不张，是引起呼吸功能障碍的重要原因。

四、诊断

根据外伤史、临床表现以及 X 线检查一般可做出诊断。

五、治疗

治疗原则是镇痛、固定和预防肺部感染。

1. 有效镇痛 可口服或必要时肌内注射止痛剂。肋间神经阻滞可用 0.5% 或 1% 普鲁卡因 5ml 注射于骨折肋骨下缘，注射范围包括骨折肋骨上、下各一根肋骨区域。

2. 定骨折肋骨和胸壁 半环式胶布固定具有稳定骨折和缓解疼痛的功效，方法是用 5～7cm 宽的胶布数条，在呼气状态下自后而前、自下而上做叠瓦式粘贴胸壁，相互重叠 2～3cm，两端需超过前后正中线 5cm，范围包括骨折肋骨上、下各一根肋骨区域。但是，因其止痛并不理想、限制呼吸且有皮肤过敏等并发症，故一般不应用。目前常应用多头胸带或弹力束胸带，效果更好。

3. 预防肺部并发症 主要在于鼓励患者咳嗽、辅助排痰，必要时行气管内吸痰术。适量给予抗生素和祛痰剂。

4. 连枷胸的处理 处理原则：保持呼吸道通畅、防治休克、尽快消除反常呼吸、防治感染。

消除反常呼吸可采用加压包扎固定、巾钳牵引外固定（2～3kg 重量牵引约 2 周）、开胸手术内固定。

第三节 创伤性气胸

各种原因导致空气进入胸膜腔引起胸膜腔内积气称为气胸。发生率在钝性伤中占15%~50%，在穿透伤中占30%~87.6%。空气进入的通道来源于肺被肋骨骨折断端刺破，亦可由于暴力作用引起的支气管或肺组织裂伤，或因气道内压急剧升高而引起的支气管或肺破裂。气胸分为闭合性、张力性和开放性三类。游离胸膜腔内积气都位于不同体位时所处的胸腔上部。当胸膜腔因炎症、手术等原因发生粘连，胸腔积气则会局限于某些区域，出现局限性气胸。

一、闭合性气胸

闭合性气胸是指空气经胸部伤口或肺组织、气管、支气管破裂口进入胸膜腔，形成气胸；随之伤口闭合，空气不再继续进入胸膜腔。胸部损伤中较为常见，多为肋骨骨折的并发症。

1. 临床表现与诊断 空气经胸壁小创口进入后随即创口闭合，胸膜腔与外界隔绝，脑膜腔内压力仍低于大气压。小量气胸指肺萎陷在30%以下，患者可无明显呼吸与循环功能紊乱；中量气胸肺萎陷在30%~50%；而大量气胸肺萎陷在50%以上，患者可出现胸闷、气急等低氧血症的表现。查体可见气管向健侧偏移、伤侧胸部叩诊呈鼓音，呼吸音明显减弱或消失，少部分患者可出现皮下气肿且常在肋骨骨折部位。X线胸片是诊断闭合性气胸的重要手段。胸腔穿刺可有助于诊断，也是治疗手段。

2. 治疗 小量气胸可自行吸收，不需特殊处理。中量、大量气胸可先行胸腔穿刺，若一直抽不尽、抽气不久又达抽气前的积气量、另一侧亦有气胸或合并血胸以及需行全身麻醉或需用机械通气等，均应放置胸腔闭式引流。治疗中警惕发展为张力性气胸。

二、开放性气胸

由火器伤或锐器伤造成胸壁缺损创口，胸膜腔与外界大气直接相通，空气可随呼吸自由进出胸膜腔，形成开放性气胸。

1. 病理生理 伤侧胸腔压力等于大气压，肺受压萎陷，萎陷的程度取决于肺顺应性和胸膜有无粘连。健侧胸膜腔仍为负压，低于伤侧，使纵隔向健侧移位，导致健侧肺萎陷。同时由于健侧胸腔压力仍可随呼吸周期而增减，从而引起纵隔扑动和残气对流，导致严重的通气、换气功能障碍。纵隔扑动引起心脏大血管来回扭曲以及胸腔负压受损，使静脉血回流受阻，心排出量减少（图20-2），纵隔扑动又可刺激纵隔及肺门神经，引起或加重休克（称之为胸膜-肺休克）。另外，外界空气不断进出胸膜腔，可带入细菌或异物。同时伴有胸内脏器伤或大出血，使伤情加重。

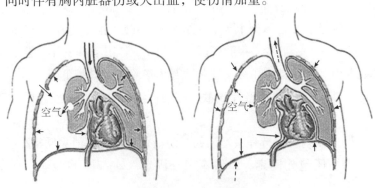

图20-2 开放性气胸

当创口大于气管直径时，如不及时封闭，常迅速导致死亡。有的胸腔穿透伤，空气虽可在受伤时由外界进入胸膜腔，但随即创口迅速闭合，胸膜腔与外界隔绝，所形成的气胸不能称之为开放性气胸。

2. 临床表现与诊断　伤后迅速出现严重呼吸难、惶恐不安、脉搏细弱而频快、发绀和休克。检查时可见胸壁有明显创口通入胸腔，并可听到空气随呼吸进出的"嘶嘶"声。伤侧叩诊鼓音，呼吸音消失，有时可听到纵隔扑动声。胸部 X 线透视检查显示纵隔扑动。

3. 急救与治疗　立刻急救，尽快封闭胸壁创口，变开放性气胸为闭合性气胸。可用大型急救包中的多层清洁布块或厚纱布垫，在伤员深呼气末覆盖创口并包扎固定；如有大块凡士林纱布或无菌塑料布，则更为合用。要求封闭敷料足够厚以避免漏气，但不能往创口内填塞；范围应超过创缘 5cm 以上；包扎固定牢靠。在伤员转送途中要密切注意敷料有无松动及滑脱，不能随便更换。患者送达医院后，首先给予补液和吸氧等治疗，纠正呼吸和循环功能紊乱，同时进一步检查和弄清伤情。待全身情况改善后，尽早在气管插管麻醉下进行清创术并安放胸腔闭式引流。清创既要彻底，又要尽量保留健康组织，胸膜腔闭合要严密。若胸壁缺损过大，可通过转移肌瓣和转移皮瓣进行修补。如果有肺、支气管、心脏和血管等胸内脏器的严重损伤，应尽早开胸探查处理。

三、张力性气胸

胸壁、肺、支气管或食管上的创口呈单向活瓣，与胸膜腔相交通。吸气时活瓣开放，空气进入胸膜腔；呼气时活瓣关闭，空气不能从胸膜腔排出。因此随着呼吸，伤侧胸膜腔内压力不断增高，以致超过大气压，形成张力性气胸，又称压力性气胸或活瓣性气胸。

1. 病理生理　伤侧肺组织高度受压缩，并将纵隔推向健侧，使健侧肺亦受压缩，从而使通气面积减少并产生肺内分流，引起严重呼吸功能不全和低氧血症。同时，纵隔移位使心脏大血管扭曲，再加上胸腔压力增高以及常伴有的纵隔气肿压迫心脏及大静脉和肺血管（心包外心脏压塞），造成回心静脉血流受阻、心排出量减少，引起严重的循环功能障碍甚至休克。

2. 临床表现与诊断　患者常表现有严重呼吸困难、发绀，伤侧胸部叩诊为高调鼓音，听诊呼吸音消失。若用注射器在第 2 肋间穿刺，针栓可被空气顶出。这些均具有确诊价值。

检查时可发现脉搏细弱、血压下降，气管显著向健侧偏移，伤侧胸壁饱满，肋间隙变平，呼吸动度明显减弱。并可发现胸部、颈部和上腹部有皮下气肿，扪之有捻发音，严重时皮下气肿可扩展至面部、腹部及四肢（图 20 - 3）。X 线检查可直观显示胸腔大量积气，肺萎缩成小团，纵隔明显向健侧移位，以及纵隔内、胸大肌内和皮下气肿表现。

3. 急救与治疗　张力性气胸病情危急，如不及时抢救，患者将迅速死亡。

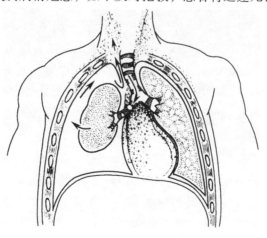

图 20 - 3　张力性气胸和纵隔、皮下气肿

（1）急救的关键在于迅速行胸腔排气解压。可用粗针头在锁骨中线第2～3肋间刺入胸膜腔，即刻排气减压。将针头用止血钳固定后，在其尾端接上乳胶管，连于水封瓶。患者如需转送，可在穿刺针尾端缚扎一橡皮指套，其顶端剪开1cm的小口，制成活瓣排气针。若系较小的穿透性伤口引起，应立即予以封闭、包扎及固定。

（2）患者经急救处理后，应在局麻下经锁骨中线第2～3肋间隙插入口径0.5～1.0cm的胶管行闭式引流，然后行X线检查。若肺已充分复张，可于漏气停止后24～48小时拔除胸腔引流管。怀疑有严重的肺裂伤或支气管断裂，或并发食管破裂，应进行开胸探查手术。纵隔气肿和皮下气肿一般不需处理。此外，还应使用足量的抗生素，以防治感染。

第四节 损伤性血胸

胸部损伤引起胸膜腔内积血，称为损伤性血胸。发生率在钝性伤中占25%～75%，在穿透伤中占60%～80%。可与气胸并存，称为损伤性血气胸。

出血的来源常为肋骨骨折断端出血流入胸膜腔，以及肺破裂或裂伤出血。由于肺循环的压力较低，故出血可自行停止，尽管较大的肺裂伤出血量可较多。来自肋间动脉和胸廓内动脉的出血，常呈持续性大出血，不易自然停止，往往需要开胸手术止血。心脏或大血管及其分支的出血，量多而凶猛，多在短时间引起患者死亡，仅少数得以送达医院救治。有时出血来自膈肌破裂及其伴发的腹内脏器破裂。

一、病理生理

由于肺、心脏和膈肌的活动发挥着去纤维蛋白作用，析出并沉积于脏、壁层胸膜表面而形成粗糙的灰黄色纤维膜，故而胸膜腔内的积血一般不凝固。但如果出血速度快且量多，去纤维蛋白作用发挥不完全，积血就可发生凝固而成为凝固性血胸。凝固性血胸经过3天以后，即在胸膜表面沉积一层纤维板，限制肺膨胀，称为纤维性血脑。5～6周以后，逐渐有成纤维细胞和毛细血管长入，发生机化，称为机化性血胸，限制肺的舒缩以及胸廓和膈肌的呼吸运动。积血是良好的细菌培养基，特别是战时穿透性伤，常有弹片等异物存留，如不及时排除，易发生感染而成为感染性血胸（即脓血胸）。

二、临床表现与诊断

临床表现取决于出血量和速度，以及伴发损伤的严重程度。

1. 小量血胸 胸腔积血量在500ml以下，患者无明显症状和体征。X线检查可见肋膈角变浅，在膈肌顶平面以下。

2. 中量血胸 脑腔积血量500～1500ml，患者可有胸腔内出血的症状。查体发现伤侧呼吸运动减弱。下胸部叩诊浊音。呼吸音明显减弱。X线检查可见积血上缘达肩胛角平面或膈肌顶上5cm。

3. 大量血胸 胸腔积血量在1500ml以上，患者表现有较严重的呼吸与循环功能障碍和休克征象，躁动、面色苍白、口渴、出冷汗、呼吸困难、脉搏细数和血压下降等。查体可见伤侧呼吸运动明显减弱、肋间隙变平、胸壁饱满，气管移向对侧，叩诊呈浊实音，呼吸音明显减弱以至消失。X线检查可见胸腔积液超过肺门平面甚至全血胸。

根据受伤史、胸腔内出血的症状、胸腔积液的体征结合X线胸片的表现，创伤性血胸的临床诊断一般不困难。但应注意：合并气胸时则同时表现有气胸的症状和体征以及X线胸片显示积血的上缘为液平面而非弧形阴影。另外，超声波检查可见到液平段。诊断性胸腔穿刺抽出不凝固的血液亦具有确诊价值。

无论是闭合性还是开放性胸部伤，均应警惕迟发性血胸的发生，即在伤后2天之内未发现血胸（或血气胸），2 天之后出现血胸腔积血量超过 500ml，必须判定胸腔内出血已经停止还是仍在继续。下列征象考虑为进行性血胸：①经输血、补液等措施治疗休克不见好转。②胸腔闭式引流或胸腔穿刺抽出的血液很快凝固。③胸腔穿刺抽出胸内积血后，很快又见积血增加。④红细胞和血红蛋白进行性持续下降。⑤胸腔闭式引流每小时引流量超过 200ml，持续 3 小时以上。⑥凝固性血胸无法抽出积血，或在已行胸腔闭式引流者亦引流不出来。⑦连续 X 线检查胸部阴影逐渐扩大。

三、治疗

防治休克；及早清除胸膜腔积血以解除肺与纵隔受压和防治感染；对进行性血胸进行开胸探查；同时处理合并伤和并发症。

1. 非进行性血胸　小量血胸多能自行吸收。中量血胸可行胸腔穿刺抽出积血。对于量较多的中量血胸和大量血胸，应进行胸腔闭式引流术。

2. 进行性血胸　应在输血、补液及抗休克治疗下，及时进行开胸探查，根据术中所见。对胸廓的破裂血管予以缝扎；对肺裂伤进行修补；对严重肺裂伤或肺挫伤进行肺切除；对心脏或大血管破裂进行修复等。

3. 凝固性血胸　最好在伤后 3 ~ 4 周对中等量以上的凝固性血胸进行开胸血块清除术，清除血块和积血，剥除脏、壁层胸膜表面的纤维膜。血胸合并感染，按脓胸处理。

第五节　胸腔闭式引流术

一、原理

胸腔闭式引流术是将胸膜腔内的气体、液体利用负压吸引的原理引流出体外而减轻胸腔压力，减轻液体和气体对心、肺组织的压迫而康复。安置胸腔闭式引流瓶前胸腔内的压力和变化分析：在安置胸腔闭式引流之前，胸腔内的压力有可能为正压、等大气压、负压。①正压的情况，一般见于张力性气胸或者是正压机械通气时，安置胸腔闭式引流后，脑腔内力在安置引流管后，理论上会变为引流瓶中水柱深入液面下深度水平的正压（患者未做呼吸或者咳嗽时，下同）。②等大气压和负压的情况，安置胸腔闭式引流管后，胸腔内的压力基本无变化。当患者在安置引流管之后，做咳嗽或者是深呼吸时，患侧肺扩张，胸腔内压力增加，超过水柱深入液面下的深度，胸内积存的气体或者液体排出；而当咳嗽或者其他导致胸内压增加的动作结束后，肺回缩，由于胸内积存的气体或者液体排出，形成负压。因此，胸腔闭式引流本身产生的胸内负压是来自肺的弹性回缩；如果持续漏气或者肺僵硬（无法在吸气或者咳嗽时扩张），负压便不能产生。引流装置临床常见的有单瓶、双瓶、三瓶装置。

二、适应证

1. 有胸腔积液者，为明确其积液的性质或抽出胸腔积液以便检查肺部情况。
2. 通过抽气、抽液、胸腔减压治疗单侧或双侧气胸、血胸或血气胸。
3. 缓解由于大量胸腔积液所导致的呼吸困难。
4. 胸腔内注射抗肿瘤或促进胸膜粘连的药物。

三、方法

1. 术前准备

（1）穿刺点的选择与定位　若是胸腔抽气则常选在锁骨中线第 2 肋间，若是抽液则多选在肩胛线、腋后线或液中线第 7~8 肋间。若为包裹性积液或少量积液穿刺，则要依据 X 线胸透或正侧位胸片、超声定位。多发性肺大疱所引起反复气胸导致胸壁粘连者必须根据影像学资料确定穿刺点，防止误穿肺大疱导致张力性气胸。

(2) 用物准备　胸腔穿刺包、局麻药物等物品。

(3) 知情同意　向家属及患者详细说明并签署知情同意书，取得患者配合和家属理解。

2. 麻醉与体位

(1) 体位　抽取胸腔积液时一般为坐位，嘱患者跨坐在椅子上，面朝椅背；如病情较重可取半卧位。抽气时一般选取半卧位。

(2) 麻醉　皮肤消毒，铺单后，用 1% 利多卡因或普鲁卡因，先在穿刺点做一皮丘，然后将麻醉药向胸壁深层浸润至壁层胸膜，待注射器回抽出气体或液体，即证实针头已进入胸腔后拔出麻醉针头。

3. 手术步骤　选定插管肋间隙：引流气体者，多在锁骨中线第 2 肋间；引流液体者，多在腋中线与腋后线之间第 6~8 肋间。

1. 手术步骤　患者取半卧位，选定肋间，消毒胸部皮肤，用 1% 利多卡因溶液 3~5ml，局麻胸壁全层，切开皮肤约 2cm，用血管钳在肋骨上缘逐层分离肌层直至胸膜腔，随即经切口插入一个带有侧孔的橡胶管或软塑料管，插入胸膜腔内 4~5cm，引流管的外端连接无菌水封瓶，缝合切口并固定引流管。

2. 术后观察与管理

(1) 管道密封　使用前应严格检查引流管是否通畅和整个装置是否密封。

(2) 妥善固定　将留有足够长度的引流管固定在床缘上。搬动患者应确保钳夹引流管近端，严防引流管脱出、引流瓶破碎、引流玻璃管松动脱出水面，防止发生气胸。水封瓶应置于患者胸部水平下 60~100cm，防止被踢倒或抬高。

(3) 保持胸膜腔引流管通畅　胸膜腔引流管外端连接无菌水封瓶的长玻璃管插至水平面下 3~4cm（图 20-4），管内水柱随呼吸上下移动，表明引流管通畅；如水柱不移动，表明引流管不通，应及时挤压引流管，以保持引流管通畅。

(4) 观察引流物的性质　详细记录引流量，一般患者每日记录一次，疑有胸内大出血患者，则须每小时记录一次，以判断有无进行性出血。

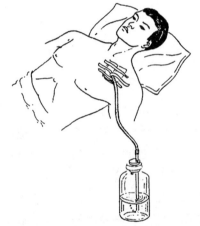

图 20-4　胸膜腔闭式引流示意图

(5) 更换水封瓶　应先将引流管近端钳紧，更换完好后，方可松开钳夹。同时应注意无菌操作。

(6) 拔管　引流气体或液体不再排出，肺膨胀良好，观察 24 小时，经胸部 X 线检查证实，或脓腔容量小于 10ml，可拔除引流管。拔引流管时，先剪开引流管固定缝线，嘱患者深吸气后屏气，将管迅速拔出，随即用凡士林纱布紧压伤口，用胶布紧压固定，或结扎预置切口的缝合线。

四、健康教育

1. 开胸手术后常规放置胸腔闭式引流，目的是将胸腔内残留的液体、气体排出体外，以解除对胸腔内器官的压迫，改善呼吸功能。

2、胸膜腔呈负压，要保持密闭状态，在翻身活动时，要防止引流管、瓶的松脱，以免气体进入胸膜腔内而致气胸。定期挤捏，避免引流管扭曲受压，保持引流通畅。

3. 禁饮食期间静脉补充营养。逐渐能进食者，应加强营养，宜进高热量、高维生素、高蛋白饮食，如瘦肉、鱼类、豆制品等。

4. 咳嗽时要注意引流瓶内有无气体引出、引流瓶中水平液面波幅的大小，记录并提供给医护人员以判断引流是否通畅。

5. 户外活动时不要将引流瓶举起，以免引起逆行感染。

6. 如引流瓶破裂，则用手捏紧引流管，通知医护人员更换引流瓶，防止气胸。

目标检测

答案解析

简答题

1. 简述肋骨骨折的临床表现、诊断及治疗方法。

2. 简述开放性气胸的临床表现和急救措施。

3. 简述张力性气胸的临床表现和急救措施。

4. 简述血胸的临床表现与诊断。

5. 简述胸膜腔闭式引流术术后的观察与管理要点。

书网融合……

本章小结   微课   题库

第二十一章　脓　胸

PPT

◎ 学习目标

　　1. 通过本章学习，重点掌握急慢性脓胸的诊断要点、鉴别诊断及治疗原则；急慢性脓胸的病因、临床表现。了解急慢性脓胸的病理生理改变及代偿机制。

　　2. 学会关爱患者，体现人文情怀。具备对急、慢性脓胸进行初步诊断及处理的能力。

≫ 情境导入

　　情境描述　患者，男，55 岁，发热 20 日，伴右侧胸痛，咳嗽、咳痰 17 天。无明显呼吸困难、咯血，颈软，气管稍左偏，颈静脉无怒张，甲状腺（−），右侧胸廓稍膨隆，右下肺语颤减弱、叩诊呈浊音，右侧呼吸音减弱至消失，心界向左移位，右心界叩不清，心率 98 次/分，心律齐，无杂音。辅助检查：实验室检查示血沉 15mm/h。胸部 X 线：右侧肋膈角消失，呈外高内低的弧形阴影。

　　讨论　1. 该患者初步诊断是什么？

　　　　　　2. 为明确诊断，应进行哪些辅助检查？

　　　　　　3. 本病的治疗原则是什么？

　　脓胸是胸部常见病之一，是指脓性渗出物积聚胸膜腔内的化脓性感染。根据病程的长短，分为急性脓胸和慢性脓胸；按病原致病菌的不同，分为化脓性、结核性及其他特异病原性脓胸；根据胸膜腔受累的范围，分为局限性脓胸和全脓胸。

第一节　急性脓胸 🄴微课

一、病因

　　急性脓胸主要是由于胸膜腔的继发性感染所致，常见致病菌以金黄色葡萄球菌、肺炎链球菌及链球菌多见；大肠埃希菌、结核杆菌、厌氧菌、铜绿假单胞菌、真菌也可引起脓胸；合并支气管－胸膜瘘者，其脓胸多为混合感染。

　　致病菌进入胸膜腔途径有：①直接由化脓性病灶侵入或破溃入胸膜腔，或因外伤、手术污染胸膜腔；②经淋巴途径，如纵隔脓肿、膈下脓肿或肝脓肿等；③血源性播散，在全身菌血症或脓毒症时，致病菌可经血液循环进入胸膜腔。

二、临床表现及诊断

　　患者常有患侧胸痛、咳嗽、咳痰、呼吸急促、发热、脉快、周身不适、食欲不振等症状，严重时可出现呼吸困难和感染性休克。体检：患侧肋间隙饱满，呼吸运动减弱，语颤减弱，气管偏向健侧，叩诊呈浊音并有叩击痛，听诊呼吸音减弱或消失。白细胞计数增高，中性粒细胞百分比增至 80% 以上，有

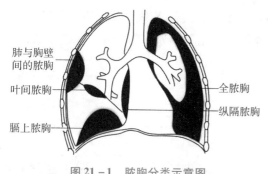

肺与胸壁
间的脓胸

叶间脓胸

膈上脓胸

全脓胸

纵隔脓胸

图 21 - 1　脓胸分类示意图

核左移。

胸部 X 线检查表现各异（图 21 - 1）。少量胸腔积液可见肋膈窦消失的模糊阴影；积液最多时可见肺组织受压萎陷，积液呈外高内低的弧形阴影；大量积液使患侧胸部呈一片均匀模糊阴影，纵隔向健侧移位。有支气管 - 胸膜瘘或食管吻合口瘘者可见气液平面。

超声波检查可确定脓腔部位和大小，有助于确定穿刺部位。胸腔穿刺抽得脓液即可明确诊断。

三、治疗

急性脓胸的治疗原则包括控制感染、控制原发灶、全身支持治疗及彻底排脓以促进肺早日复张。①控制感染：根据病原菌及药敏试验选用有效抗生素。②排除脓液：行胸膜腔穿刺术，可及早反复穿刺抽脓，并向胸腔内注入抗生素治疗。若脓液黏稠不易抽出，或经过治疗脓液量不减少，患者症状无明显改善；或发现有大量气体，可疑伴有气管 - 食管瘘或腐败性脓胸等；应尽早施行胸腔闭式引流术。引流的正确部位为脓腔的最低处，一般为腋后线第 7 肋间或第 8 肋间（图 21 -2）；如为包裹性积脓，应在 X 线或超声下定位穿刺抽脓。③积极控制原发灶，全身支持治疗：如给予高蛋白、高热量、高维生素饮食，必要时静脉补液和输血。

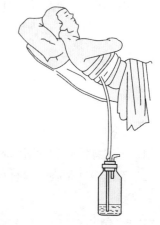

图 21 -2　胸膜腔穿刺引流示意图

第二节　慢性脓胸

急性脓胸经过 4～6 周治疗脓腔未见消失，脓液稠厚并有大量沉积物，提示进入慢性期。

一、病因和病理

1. 急性脓胸治疗不及时或不恰当，逐渐进入慢性期，如引流太迟或引流管拔除过早、引流管太细或位置不恰当等导致排脓不畅。

2. 手术如有支气管 - 胸膜瘘或食管瘘而未及时处理。

3. 胸腔毗邻有慢性感染病灶，如膈下脓肿、肝脓肿等反复传入感染，导致脓腔不能闭合。

4. 胸腔内有异物存留，如弹片、死骨等。

5. 有特殊病原菌所致不良病理因素存在，如结核性脓胸等导致纤维层增厚、肺膨胀不全，使脓腔长期不愈。

慢性脓胸的特征是脏、壁层胸膜纤维性增厚。因脓腔壁坚厚，肺不能扩张，脓腔不能缩小而闭合，感染不易控制。纵隔受瘢痕收缩牵引向患侧移位。胸壁因壁层胸膜纤维板的固定及瘢痕收缩而内陷，肋间隙变窄，脊柱弯向对侧，患者出现限制性呼吸功能障碍，部分患者因长期缺氧而出现杵状指。

二、临床表现及诊断

慢性脓胸患者因长期感染与慢性消耗性疾病，常有长期低热、食欲减退、消瘦、贫血、低蛋白血症等慢性全身中毒症状。体格检查见消瘦、患侧呼吸运动减弱、胸壁塌陷、肋间隙变窄，叩诊多为实音，呼吸音减弱，气管移向患侧，晚期见杵状指。慢性脓胸的诊断不困难，胸部 X 线片显示患侧胸膜增厚、肋间隙变窄、纵隔移向患侧，胸腔变小，需做胸腔穿刺并行脓液细菌培养。如有支气管 – 胸膜瘘时，向胸腔内注入亚甲蓝，若咳出蓝色痰液即可证实。

三、治疗

慢性脓胸的治疗原则是消除致病原因，闭合脓腔；改善全身情况，消除中毒症状和营养不良；尽力使受压的肺复张，恢复肺的功能。

常用手术有以下几种：①胸膜纤维板剥除术；②胸廓成形术；③胸膜 – 肺切除术；④带蒂肌瓣或大网膜移植填充术。各种手术有其各自适应证，有时要综合应用。

目标检测

答案解析

简答题

1. 简述急性脓胸的临床表现、诊断和治疗要点。
2. 简述慢性脓胸的诊断和治疗。

书网融合……

本章小结

微课

题库

第二十二章 肺 癌

PPT

◎ 学习目标

　　1. 通过本章学习，重点掌握肺癌的病理、临床表现、诊断程序、鉴别诊断和治疗；熟悉肺癌的早期诊断方法及其重要意义；了解支气管腺瘤及肺良性肿瘤与肺癌的诊断要点。

　　2. 具备肺癌的初步诊断及处理能力，能掌握肺癌的早期诊断及预防要点，体现肿瘤三级预防观念，突出肺癌防治的健康教育，树立肿瘤可预防的观念。

≫ 情境导入

　　情境描述　患者，女，63 岁，咳嗽 2 月余，咯血 3 天，无呛咳，自服消炎药症状无好转。查体：血压、心率均正常，消瘦体型，浅表淋巴结未触及肿大。外院查胸部 CT 示："左上肺占位"。

　　讨论　1. 为明确诊断，还应追问哪些病史并完善哪项进一步检查？

　　　　　　2. 本病应与哪些疾病相鉴别？

　　肺癌又称原发性支气管肺癌，是起源于支气管黏膜上皮的恶性肿瘤。近半个世纪以来，肺癌的发病率明显增高，西方工业发达国家和我国大城市中，肺癌的发病率已居男性肿瘤发病的首位。自 20 世纪末以来，肺癌的死亡率居恶性肿瘤的首位。肺癌发病年龄大多在 40 岁以上，男性居多，女性患者近年明显增加。

一、病因 📱微课

　　肺癌的病因至今尚不完全明确，可能与下列因素有关。①长期大量吸烟：是肺癌的最重要致病因素，与吸烟量、开始吸烟年龄、吸烟年限等因素有关。②环境污染：包括大气污染、烹饪油烟、职业接触（包括砷、镉、铬、镍、石棉、煤炭焦化过程、氡、电离辐射等）。③个体因素：如遗传易感性和基因变异等。

二、病理

　　肺癌起源于支气管黏膜上皮或肺泡上皮，局限于上皮内者称为原位癌。癌肿可向支气管腔内和（或）周围结构浸润生长，也可通过淋巴、血行转移扩散。肺癌位置靠近肺门者称为中央型肺癌；起源于肺段支气管开口以下，位于肺周围部分的肺癌，称为周围型肺癌。肺癌一般右肺多发于左肺，上叶多发于下叶。

　　1. 病理组织学分类　肺癌通常分为小细胞肺癌和非小细胞肺癌两大类。由于小细胞肺癌在生物学行为、治疗、预后等方面与其他类型差别巨大，因此将小细胞肺癌以外的肺癌统称为非小细胞肺癌。

　　（1）**鳞状细胞癌**　与吸烟密切相关，老年男性多见。大多起源于较大的支气管，常为中央型肺癌。其分化程度不一，生长速度较缓慢，病程较长，先经淋巴转移，血行转移发生较晚。癌肿较大时可发生中心坏死，形成厚壁空洞。

　　（2）**腺癌**　近年来发病率明显上升，肺癌中最为常见。女性多见且发病年龄普遍低于鳞癌和小细胞肺癌，多为周围型。早期多无明显症状，一般生长较慢，但有时在早期即发生血行转移，淋巴转移较晚。

（3）小细胞癌　与吸烟关系密切。多见于老年男性，常为中央型。细胞形态与小淋巴细胞相似，形如燕麦穗粒，多为神经内分泌起源，恶性程度高，生长快，早期即可出现淋巴和血行转移。其对放疗和化疗虽较敏感，但可迅速耐药。小细胞癌在各类型肺癌中预后最差。

（4）大细胞癌　相对少见，与吸烟有关。多见于老年男性，常为周围型。肿块往往较大，常发生中心坏死。其分化程度较低，发生脑转移较早，预后不良。

2. 转移途径

（1）直接扩散　癌肿直接侵犯肺组织及邻近组织器官。

（2）淋巴转移　是常见的扩散途径，癌细胞经支气管和肺血管周围的淋巴管道，先侵入邻近肺段或肺叶支气管周围的淋巴结，扩散到肺门或气管隆突下淋巴结，或经气管旁淋巴结，最后累及锁骨上前斜角肌淋巴结和颈部淋巴结。

（3）血行转移　小细胞癌和腺癌的血行转移较鳞癌更常见，常见转移部位是骨、脑、肝、肾上腺、肺。

三、临床表现

肺癌的临床表现与癌肿的部位、大小、压迫情况、是否侵及邻近器官以及有无转移等密切相关。癌肿在较大的支气管内生长，常有刺激性咳嗽；癌肿增大引起肺不张，出现胸闷、气短、发热和胸痛等症状；可影响支气管引流，继发肺部感染时常有脓痰；可出现痰中带血点、血丝或间断少量咯血。

肺癌晚期因压迫邻近器官、组织或发生远处转移可出现下列表现：①压迫或侵犯膈神经，引起同侧膈肌麻痹。②压迫或侵犯喉返神经，引起声带麻痹、声音嘶哑。③压迫上腔静脉引起面部、颈部、上肢和上胸部静脉怒张、皮下组织水肿。④侵犯胸膜，多有胸痛及血性胸腔积液。⑤癌肿侵入纵隔，压迫食管，可引起吞咽困难。⑥上叶顶部肺癌，亦称 Pancoast 肿瘤或肺上沟瘤，可以侵入和压迫位于胸廓上口的器官或组织，如第一肋骨、锁骨上动脉和静脉、臂丛神经、颈交感神经等，产生胸痛、颈静脉或上肢静脉怒张、上肢水肿、臂痛和上肢运动障碍，同侧上眼睑下垂、瞳孔缩小、眼球内陷、面部无汗等颈交感神经（Horner）综合征症状。⑦少数肺癌可产生内分泌物质，临床上呈现非转移性的全身症状，如骨关节综合征（杵状指、关节痛、骨膜增生等）、Cushing 综合征、肌无力综合征、男性乳腺增大、多发性神经－肌肉疼痛等肺外表现。

四、诊断与鉴别诊断

（一）诊断

早期诊断具有重要意义。对 40 岁以上人群定期进行胸部 X 线普查；对久咳不愈或出现血痰或 X 线检查发现肺部肿块影者，应注意肺癌可能，及早检查。

1. 胸部 X 线正侧位片　是诊断肺癌的重要筛查手段。中央型肺癌早期 X 线胸片可无异常，如合并感染可出现肺炎征象；当支气管管腔被癌肿完全阻塞，可产生肺不张；癌肿较大可出现空洞；周围型肺癌可见肺内阴影，其轮廓多不规则，常有小分叶或切迹，边缘模糊，可见毛刺。

2. 电子计算机体层扫描（CT）　胸部 CT 图像可发现在 X 线检查时的隐藏区病变（如肺尖、脊柱旁、心脏后、纵隔等处），可以显示直径更小、密度更低的病变。CT 不但可以显示病灶的局部影像特征，还可评估肿瘤范围、肿瘤与邻近器官关系、淋巴转移状况，为制定肺癌的治疗方案提供重要依据，是发现早期肺癌的最有效手段。

3. 正电子发射体层扫描（PET）　PET 检查是利用正常细胞和肿瘤细胞对放射性核素标记的脱氧葡萄糖的摄取不同而显像，恶性肿瘤的糖代谢高于正常细胞，表现为局部放射性浓集。近年来发展的 PET - CT，结合了 PET 与 CT 的优点，弥补了 PET 对病灶精确定位困难的不足，提高了诊断的效能及准确性。

4. 超声检查　超声检查对于肺癌分期具有重要意义。肝和肾上腺转移灶探查、胸腔积液定位、锁骨上区淋巴结超声检查等也是重要的辅助检查手段。

5. 痰细胞学检查　痰脱落细胞检查找到癌细胞，可明确诊断。对临床疑似病例，应连续送检痰液 3 次或 3 次以上。

6. 支气管镜检查　可直接观察器官周围、气管隆突下区域淋巴结情况，可做病理切片检查。

7. 经胸壁穿刺活组织检查　主要针对靠近肺边缘的肿块，常规痰液检查或支气管镜等难以确诊的病例进行检查。

8. 支气管内超声引导针吸活检术　可对纵隔或肺门淋巴结行穿刺针吸活检，广泛应用于肺癌病理组织获取和淋巴结分期。

9. 胸腔积液检查　对怀疑肺癌转移所致胸腔积液，可穿刺抽取积液做病理检查。

10. 开胸探查或腔镜检查　开胸探查或纵隔镜和胸腔镜检查，在直视下取材，取活组织做病理切片检查，诊断准确率高。

11. 转移病灶活组织检查　怀疑转移的浅表淋巴结或皮下结节，可取病灶组织做病理切片检查。

（二）鉴别诊断

1. 肺结核　多见于青少年。肺结核球应与周围型肺癌鉴别；粟粒型肺结核应与弥漫性细支气管肺泡癌鉴别；肺门淋巴结结核应与中央型肺癌鉴别。

2. 肺部炎症　肺癌合并感染易误诊或漏诊。

3. 肺部其他肿瘤　肺部良性肿瘤，如错构瘤、纤维瘤、软骨瘤等有时需与周围型肺癌鉴别；支气管腺瘤是一种低度恶性肿瘤，应与周围型肺癌鉴别；炎性假瘤是由慢性非特异性炎症疾病引起的类肿瘤样病变，多见于青壮年，患者多无症状。

五、分期

2017 年国际抗癌联盟（UICC）公布了第 8 版肺癌 TNM 分期标准，是推动新一轮肺癌诊断和治疗发展的重要指导性文件（表 22 - 1，表 22 - 2）。

表 22 - 1　肺癌国际 TNM 分期定义（第 8 版）

项目	定义
原发肿瘤（T）	
T_x	原发肿瘤不能评价；或痰、支气管灌洗液找到肿瘤细胞，但影像学或者支气管镜没有可视肿瘤
T_0	没有原发性肿瘤的证据
Tis	原位癌
T_1	肿瘤最大直径≤3cm，气管镜检查肿瘤没有累及叶支气管近端以上位置（即没有累及主支气管）
T_{1a}	肿瘤最大直径≤1cm
T_{1b}	肿瘤最大直径＞1cm，但≤2cm
T_{1c}	肿瘤最大直径＞2cm，但≤3cm
T_2	肿瘤大小或范围符合以下任何一项： 肿瘤最大直径＞3cm，但不超过 7cm；累及主支气管，但距气管隆突≥2cm；扩展到肺门的肺不张或阻塞性肺炎，但不累及全肺

续表

项目	定义
T_{2a}	肿瘤最大直径 >3cm，但 ≤4cm
T_{2b}	肿瘤最大直径 >4cm，但 ≤5cm
T_3	肿瘤最大直径 >5cm，但 ≤7cm；或肿瘤已直接侵犯了下述结构之一者：胸壁（包括肺上沟瘤）、心包；或肿瘤位于距气管隆突 2cm 以内的主支气管，但尚未累及隆突；或全肺的肺不张或阻塞性肺炎，或同一肺叶内出现分散的单个或多个卫星结节
T_4	肿瘤大小或范围符合以下任何一项：肿瘤最大直径 ≥7cm；肿瘤已直接侵犯了下述结构之一者：膈肌、心脏、大血管、气管、食管、喉返神经、椎体、隆突；或与原发灶不同肺叶的单发或多发病灶
区域淋巴结（N）	
N_x	区域淋巴结不能评估
N_0	没有区域淋巴结转移
N_1	转移至同侧支气管旁淋巴结和（或）同侧肺门淋巴结和肺内淋巴结，包括原发肿瘤直接侵犯
N_2	转移至同侧纵隔和（或）隆突下淋巴结
N_3	转移至对侧纵隔、对侧肺门淋巴结，同侧或对侧斜角肌或锁骨上淋巴结
远处转移（M）	
M_x	远处转移不能评估
M_0	没有远处转移
M_1	有远处转移
M_{1a}	恶性胸腔（或心包）积液或胸膜转移结节；对侧肺叶内出现分散的单个或多个肿瘤结节
M_{1b}	远处器官单发转移灶
M_{1c}	多个或单个器官多处转移灶

表 22-2　肺癌国际 TNM 分期标准（第 8 版）

分期	T	N	M
隐匿性癌	T_x	N_0	M_0
原位癌	Tis	N_0	M_0
I_{A1} 期	T_{1a}	N_0	M_0
I_{A2} 期	T_{1b}	N_0	M_0
I_{A3} 期	T_{1c}	N_0	M_0
I_R 期	T_{2a}	N_0	M_0
II_A 期	T_{2b}	N_0	M_0
II_B 期	$T_{1a \sim 1c}$	N_1	M_0
	T_{2a}	N_1	M_0
	T_{2b}	N_1	M_0
	T_3	N_0	M_0
III_A 期	$T_{1a \sim 1c}$	N_2	M_0
	$T_{2a \sim 2b}$	N_2	M_0
	T_3	N_1	M_0
	T_4	N_0	M_0
	T_4	N_1	M_0
III_R 期	$T_{1a \sim 1c}$	N_3	M_0
	$T_{2a \sim 2b}$	N_3	M_0

续表

分期	T	N	M
	T_3	N_2	M_0
	T_4	N_2	M_0
IV$_A$期	T_3	N_3	M_0
	T_4	N_3	M_0
IV$_B$期	任何 T	任何 N	M_{1a}
	任何 T	任何 N	M_{1b}
	任何 T	任何 N	M_{1c}

六、治疗

主要有外科手术治疗、放射治疗、化学治疗、靶向治疗和中药治疗等综合治疗，其中手术治疗仍然是肺癌最重要和最有效的治疗手段。

1. 手术治疗 手术治疗的目的是彻底切除肺原发肿瘤和局部的转移淋巴结，并尽可能保留健康肺组织。肺切除术的范围，取决于病变的部位和大小。周围型肺癌，一般采用肺叶切除术；中央型肺癌，一般采用肺叶或一侧全肺或袖式肺叶切除术。手术可采用传统开胸手术、胸部小切口或胸腔镜手术。手术需考虑患者全身情况，心、肺、肝、肾功能，评估手术耐受情况；远处转移情况，如脑、骨、肝等转移；肿瘤侵入周围组织器官范围，以及淋巴结等转移情况。

2. 放射治疗 小细胞肺癌对放射疗法敏感性较高，鳞癌、腺癌次之。手术前放疗，可提高手术切除率；术后放疗，可杀伤残存的癌细胞，防止复发；晚期还可进行姑息疗法，以减轻症状。

3. 化学治疗 肺癌化疗分为新辅助化疗、辅助化疗和系统性化疗。对低分化的肺癌，特别是小细胞肺癌疗效较好；对鳞癌、腺癌也可有一定疗效。

4. 靶向治疗 针对肿瘤特有的基因异常进行的治疗称为靶向治疗。其具有针对性强、疗效、毒副反应轻的优点。目前，在肺癌领域得到应用的临床分子靶点主要有表皮生长因子受体（EGFR）、血管内皮生长因子（VEGF）和间变淋巴瘤激酶（ALK）。对于中国非小细胞肺癌患者，最重要的靶向治疗药物是 EGFR 的小分子抑制剂（如吉非替尼、厄洛替尼）。

5. 中医中药治疗和免疫治疗 目前所有的肺癌治疗方法效果尚不令人满意，具体的治疗方案应根据肺癌病理类型、TNM 分期和患者的心肺功能与全身情况以及其他相关因素等，进行认真详细的综合分析后再做决定，采用多学科综合治疗。

💡 **素质提升**

平衡利弊，全局思考

放射治疗已成为治疗小细胞肺癌，尤其是处在终末期肺癌的标准方式。然而试验证实，其整体治疗效果并不尽如人意，只有被动的增加辐射剂量，才可以抑制肿瘤的生长和延长患者生存时间。但是增加辐射剂量后，会导致各种放射损伤。因此，怎样既可以保证治疗效能、又能减少放射损伤一直是临床研究的课题。临床医生应将利弊平衡和全局思想融入临床实践，分析问题，做出科学合理的判断，制定合理的治疗方案。

七、健康教育

1. 肺癌患者常出现呼吸困难、咳嗽、咯血、胸痛等症状，严重影响生活质量，使其产生焦虑、恐惧甚至悲观厌世的心理。应对患者进行心理疏导，树立肿瘤可防可治的信念，协助患者调整自己的情绪，加强战胜疾病的信心，利于其有效配合肿瘤的治疗。

2. 讲解吸烟的危害，鼓励患者坚持戒烟。

3. 避免接触工业粉尘、烟雾及化学刺激物品等环境污染。保持口腔卫生，防止口腔疾患。如行手术治疗，指导患者康复锻炼，促进术后功能恢复。活动应循序渐进，避免过度疲劳。

3. 告知患者养成良好的饮食习惯，进食高蛋白、高热量、易消化的饮食，以增加机体的抵抗力。

4. 嘱患者遵医嘱继续用药，出院2~4周开始进行化疗或放疗，以提高疗效。治疗过程中监测血常规变化，定期复查肝、肾功能等。

5. 嘱患者定期门诊复查，如有不适及时就诊。

目标检测

答案解析

简答题

1. 简述肺癌的临床表现

2. 简述肺癌常用的检查方法。

3. 简述肺癌的手术禁忌证。

4. 简述如何提高肺癌早期诊断率。

书网融合……

本章小结　　　　　　微课　　　　　　题库

第二十三章 食管癌

1. 通过本章学习，掌握食管癌的临床表现、诊断方法和不同食管癌的治疗原则；熟悉食管癌的病因、流行病学特点以及病理类型；了解食管的解剖及生理功能。

2. 具备对食管癌患者的初步诊断能力，能够提供食管癌预防、治疗和预后的知识普及，并对食管癌患者进行正确的心理疏导，帮助其树立信心。

情境描述 患者，男，57岁。4个月前出现吞咽梗阻感，进行性加重，现进食流质困难，伴有胸背疼痛。查体：血压、心率均正常，消瘦体型，浅表淋巴结未触及肿大。钡餐提示食管中段黏膜紊乱，管壁僵硬，有充盈缺损。

提问： 1. 根据病史特点，初步考虑诊断是什么？依据是什么？

2. 需要安排哪些进一步检查？

3. 最合适的治疗方案是什么？

一、食管解剖及生理功能 ⓔ微课

食管是消化道的上部结构，为一扁平、长管状、富有弹性的肌性管腔。其上方与咽喉相连接，下方与胃的贲门部相通。在解剖上分为颈段和胸段食管，胸段食管又分为上段、中段和下段三部分。

食管走形接近脊柱，自上而下呈三个弯曲，下颈部与上胸部食管稍向左偏，距离气管边缘4~6mm，然后再向右行，相当于第5胸椎处移行至正中线，第7胸椎处食管又再度向左前方弯曲，绕过降主动脉，穿过横膈肌裂孔而达贲门。另外，食管还随着颈、胸椎的曲度而向前、后弯曲。所以，在进行硬质食管镜检查时需由高至低地调整头位。

食管总共有4个生理性狭窄：①第一狭窄为食管入口，距上切牙约16cm处，为食管最狭窄部位，异物最易嵌顿该处。②第二狭窄为主动脉弓处狭窄，由主动脉弓压迫食管所产生，位于距上切牙约23cm处，相当于第4胸椎水平。③第三狭窄为支气管分叉处狭窄，由左主支气管横越食管前壁压迫食管所致，位于第二狭窄下4cm处。④第四狭窄为横膈处狭窄，位于距上切牙约40cm处，食管通过横膈裂孔时因受到横膈肌与横膈脚的收缩，使内腔缩小（图23-1）。

食管壁厚度为3~4mm，包括四层结构，分别是黏膜层、黏膜下层、肌层与纤维层。食管几乎没有吸收和分泌功能，其主要作用是通过蠕动将食团运送到胃内。

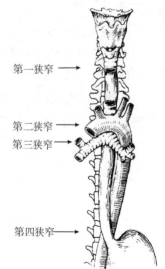

第一狭窄 →

第二狭窄 →
第三狭窄 →

第四狭窄 →

图23-1 食管生理性狭窄

二、病因

食管癌（esophageal carcinoma）是一种常见的消化道恶性肿瘤。全世界每年约有 30 万人死于食管癌。其发病率和死亡率各国差异很大。我国是世界上食管癌高发地区之一，北方发病率高于南方，男性发病多于女性，发病年龄多在 40 岁以上。食管癌是多种因素综合作用所致疾病，目前比较公认的致癌因素如下。

1. 生活及饮食习惯 长期饮酒和吸烟被认为与食管癌发生有密切关系。饮酒，特别是烈性酒精对食管黏膜的破坏是非常重要的致癌因素；吸烟年限与每天吸烟支数超过一定数值是潜在的致癌因素。除此以外，长期吃热烫食物或者食物过硬而咀嚼不细等也可能与其发病有一定关系。

2. 致癌物质

（1）亚硝胺 亚硝胺类化合物是一组很强的致癌物质。我国食管癌高发区河南林州市居民喜食酸菜，此酸菜内即含亚硝胺。有研究表明，食用酸菜量与食管癌发病率成正比。在食管癌高发区的膳食、饮水甚至患者的唾液中，测定亚硝酸盐含量均远高于低发区。

（2）真菌 在某些高发区的粮食中、食管癌患者的上消化道中或手术切除的食管癌标本上，均能分离出多种真菌，其中某些真菌有致癌作用，有些真菌能促使亚硝胺及其前体的形成。国外有学者报道，使用发霉食物长期饲养白鼠可以诱发其罹患食管癌。

3. 遗传因素 人群的易感性与遗传和环境条件有关。食管癌具有比较显著的家庭聚集现象，高发地区连续三代或三代以上出现食管癌患者的家庭屡见不鲜。

4. 癌前病变及其他疾病因素 如慢性食管炎症、食管上皮增生、食管黏膜损伤、Plummer – Vinson 综合征、食管憩室、食管溃疡、食管白斑、食管瘢痕狭窄、食管裂孔疝、食管贲门失弛缓症等均被认为是食管癌的癌前病变或癌前疾病。

5. 营养、维生素和微量元素缺乏 膳食中缺乏维生素、蛋白质及必需脂肪酸，可以使食管黏膜增生、间变，进一步可引起癌变。微量元素铁、钼、锌等的缺乏也和食管癌发生有关。

三、病理

1. 病理形态分型

（1）早期食管癌的病理形态分型 早期食管癌按其形态可分为隐伏型、糜烂型、斑块型和乳头型。其中以斑块型为最多见（图 23 – 2），占早期食管癌的 1/2 左右，此型癌细胞分化较好。糜烂型占 1/3 左右，癌细胞的分化较差。隐伏型病变最早，均为原位癌，但仅占早期食管癌的 1/10 左右。乳头型病变较晚，虽癌细胞分化一般较好，但手术所见属原位癌者较少见。

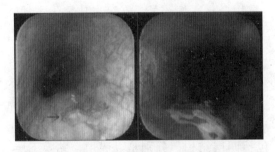

图 23 – 2 早期食管癌内镜下表现及碘染色阳性处（"箭头"处）

（2）中、晚期食管癌的病理形态分型 可分为髓质型、蕈伞型、溃疡型、缩窄型、腔内型和未定型。

1）髓质型　恶性程度最高，并占中、晚期食管癌的 1/2 以上。食管壁明显增厚并向腔内、外扩展，使癌肿的上、下端边缘呈坡状隆起。多数累及食管周径的全部或绝大部分。切面呈灰白色，为均匀致密的实体肿块。癌细胞分化程度不一。

2）蕈伞型　占中、晚期食管癌的 1/6～1/5，瘤体呈卵圆形扁平肿块状，向腔内呈蘑菇（"蕈伞"）样突起。隆起的边缘与其周围的黏膜境界清楚，瘤体表面多有浅表溃疡，其底部凹凸不平。

3）溃疡型及缩窄型　各占中、晚期食管癌的 1/10 左右。溃疡型表面多有较深的溃疡，出血及转移较早，而发生梗阻较晚。缩窄型呈环形生长，且多累及食管全周，食管黏膜呈向心性收缩，故出现梗阻较早，而出血及转移发生较晚。

4）腔内型　比较少见，癌瘤突向食管腔内，呈圆形或卵圆形隆起，有蒂与食管壁相连，其表面常有糜烂或溃疡。肿瘤可侵入肌层，但程度较上述各型为浅。少数中、晚期食管癌不能归入上述各型者，称为未定型。

2. 组织学分型

（1）鳞状细胞癌　最多见。

（2）腺癌　较少见，又可分为单纯腺癌、腺鳞癌、黏液表皮样癌和腺样囊性癌。

（3）未分化癌　更少见，但恶性程度高。

食管上、中段癌肿绝大多数为鳞状细胞癌，食管下段癌肿则多为腺癌。有国内学者针对食管癌的病理学进行分型后发现，各组织学分型比例为鳞状细胞癌 87.3%、腺癌 10.6%、未分化癌 1.5%、其他癌 0.6%。

四、临床表现

1. 早期症状

（1）咽部异物感或者咽下梗噎感　最多见，可自行消失和复发，不影响进食。常在患者情绪波动时发生，故易被误认为功能性症状，有时会被诊断为咽喉炎。曾有国内学者对咽部异物感患者进行食管癌筛查，结果发现，这些患者中约有 0.5% 经确诊是食管癌。

（2）胸骨后和剑突下疼痛　较多见，咽下食物时有胸骨后或剑突下疼痛，其性质可呈烧灼样、针刺样或牵拉样，以咽下粗糙、灼热或有刺激性食物为著。初时呈间歇性，当癌肿侵及附近组织或穿透食管壁时，就可有剧烈而持续的疼痛。疼痛部位常不完全与食管内病变部位一致。疼痛多可被解痉剂暂时缓解。

（3）食物滞留感染和异物感　咽下食物或饮水时，有食物下行缓慢并滞留的感觉，以及胸骨后紧缩感或食物黏附于食管壁等异物感，进食后消失。症状发生的部位多与食管内病变部位一致。

（4）其他症状　少数患者可有胸骨后闷胀不适、胸痛和嗳气等症状。

2. 中、晚期症状

（1）进行性吞咽困难　是绝大多数患者就诊时的主要症状。首先是难咽干硬食物，继而是半流质食物，最后水和唾液也不能咽下。常吐黏液样痰，为下咽的唾液和食管的分泌物。在上述症状出现后，在数月内病情逐渐加重。阻塞感的位置往往符合癌肿发生的部位。

（2）持续胸痛或背痛　为晚期症状，表示癌已侵犯食管外组织。当癌肿梗阻所引起的炎症水肿暂时消退，或部分癌肿脱落后，梗阻症状可暂时减轻，常误认为病情好转。若癌肿侵犯喉返神经，可出现声音嘶哑；若压迫颈交感神经节，可产生 Horner 综合征；若侵入气管（支气管），可形成食管 - 气管（支气管）瘘，出现吞咽水或食物时剧烈呛咳，并发生呼吸系统感染，后者有时亦可因食管梗阻致内容物反流入呼吸道而引起。最后出现恶病质状态。若有肝、脑等脏器转移，可出现黄疸、腹水、昏迷等表现。

3. 体征 早期体征常缺如。晚期可出现呃逆、吞咽困难，并且由于患者进食困难可导致营养不良而出现消瘦、贫血、失水或恶病质等体征。当癌肿转移时，可触及肿大而坚硬的浅表淋巴结。有部分食管癌患者，是以颈部或者锁骨上淋巴结肿大为初发症状就诊的，所以需要提高警惕。当肿瘤转移至肝脏及腹部时，还可出现黄疸、腹水等表现。

五、诊断与鉴别诊断

1. 注意食管癌的好发人群 包括有食管癌家族史；烟酒成瘾者；来自高发地区；过量摄入霉菌者；大量摄入亚硝胺者；营养、维生素及微量元素缺乏者；经常食用过热食物者。

2. 进行地区筛查 初筛的对象选择在高发区，40 岁以上无重大疾病、能承受检查的人群。80% 以上的病例在 45~65 岁年龄组内，因此普查重点在 40 岁以上人群。初筛目的是从庞大自然人群中筛选出包括各期食管癌和癌前病变达 15%~20% 的高危人群。

从 20 世纪 50 年代起，历经数十年实践和改进，食管拉网脱落细胞学检查方法对食管癌的诊断和治疗做出了历史性贡献。但近些年来，大家越来越关注这种方法的局限性：受检者承受痛苦较为严重，接受率越来越低，工作困难越来越大；食管拉网脱落细胞学检查与内镜检查（包括黏膜染色和活检）对照研究显示，前者漏诊率达 30%~50%。因而目前此方法的应用渐趋谨慎。

3. 食管钡餐造影 食管钡餐造影检查可以作为可疑病例的无创诊断方法，对于早期食管癌的阳性率可达 70%，中、晚期者准确性更高。可见以下征象：①乳头状或者息肉状充盈缺损，边界不清，肿块表面黏膜不正常或者消失；②食管黏膜皱襞紊乱、粗糙或有中断现象，多见于黏膜层较浅显的病变；③局限性管壁僵硬、蠕动中断；④小龛影；⑤食管狭窄及充盈缺损，管壁僵硬、活动消失，狭窄上方的食管出现扩张（图 23-3）。

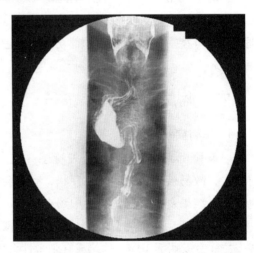

图 23-3　食管癌钡餐造影

4. 内镜检查 对临床已有症状或怀疑而又未能明确诊断者，则应尽早做纤维食管镜检查。内镜检查可以直接观察食管黏膜病灶的形态，在直视下钳取多块活组织做病理组织学检查。有些早期的黏膜病变，直视检查不容易发现，可以行食管黏膜碘染色，其原理在于碘可以与正常上皮细胞内的糖原发生反应，使正常食管鳞状上皮染成棕黑色；而肿瘤组织因癌细胞内的糖原消耗殆尽，故仍呈碘本身的黄色。以此来判定病灶的性质、部位、边界和范围。

内镜观察早期食管癌黏膜改变有三种特征性表现。

（1）局部黏膜颜色改变　分为黏膜红斑和白斑。红斑黏膜底部多光滑、平坦，稍显粗糙浑浊状，一般见不到黏膜下血管网。有 5%~10% 的红斑病变经碘染色和活检证实为癌前病变或早期食管癌。白斑组织学报告常为不同程度的不典型增生，偶有癌变。

（2）黏膜增厚、浑浊和血管结构紊乱　正常食管黏膜上皮呈半透明，内镜下可清楚地观察到黏膜下血管网；当黏膜上皮增厚癌变，失去透明状态而变得浑浊，遮盖血管网，这种黏膜上皮与周围正常黏膜上皮在内镜下观察清楚可辨。

（3）黏膜形态改变　上皮癌变病灶继续发展则出现黏膜形态改变，形成不同病理形态的早期癌灶，如糜烂、斑块、结节和黏膜粗糙不规则等。

5. 超声内镜检查 超声内镜检查用来判断食管癌的浸润层次、向外扩展深度以及有无纵隔、淋巴结或腹内脏器转移等，对食管癌治疗方式选择有比较重要的指导作用。

6. 食管 CT 检查　特别是增强 CT 检查，可以判断食管癌病变范围及其与周围血管、神经的关系，纵隔淋巴结转移情况。对于外科手术切除范围有着重要的指导意义。

食管癌应与食管炎、食管憩室和食管静脉曲张进行鉴别诊断。当存在进行性咽下困难时，应与食管良性肿瘤、食管贲门失弛缓症和食管相鉴别。

 素质提升

服务社会，一心为民

沈琼教授是国内外著名的病理学家，我国食管癌防治研究的先驱，20 世纪 50 年代末期，沈琼教授响应国家"要征服癌症"的号召，放弃了舒适的城市生活，四十余年如一日，深入河南省北部太行山林县，在食管癌高发区现场，从事食管癌的早期诊断和预防研究工作，采集到了大量翔实而又珍贵的第一手资料，并经过反复试验、多次改进，发明了"食管细胞采取器"，为食管癌早期诊断及癌前病变研究做出了巨大的贡献，并为食管癌的防治及科研开拓了新途径，促进了我国食管癌研究的全面发展，取得了一系列令世界瞩目的科研成果，使我国的食管癌研究水平在国际上达到领先地位。

沈琼教授热爱祖国的教育和医疗卫生事业，始终秉持报效祖国、服务社会、一心为民的坚定信念，赢得了国内外同行的推崇和赞誉。

六、临床分期

1987 年开始，国际抗癌联盟（UICC）与美国癌症联合会（AJCC）联合发布恶性 TNM 分期标准，并不定期更新。目前，临床上采用的最新版食管癌 TNM 分期标准是 2009 年第 7 版（表 23-1）。

1. 原发肿瘤（T）分期

T_x：原发肿瘤不能确定。

T_0：无原发肿瘤证据。

Tis：原位癌或高度不典型增生。

T_1：肿瘤侵及黏膜固有层及黏膜下层。

T_{1a}：肿瘤侵及黏膜固有层或黏膜肌层。

T_{1b}：肿瘤侵及黏膜下层。

T_2：肿瘤侵及固有肌层。

T_3：肿瘤侵及纤维膜。

T_3：肿瘤侵及邻近结构。

T_{4a}：肿瘤侵及胸膜、心包、膈肌、邻近腹膜。

T_{4b}：肿瘤侵及其他邻近器官，如主动脉、椎体、气管。

2. 淋巴结转移（N）分期

N_x：区域淋巴结转移无法确定。

N_0：无区域淋巴结转移。

N_1：1~2 个区域淋巴结转移。

N_2：3~6 个区域淋巴结转移。

N_3：>6 个区域淋巴结转移。

3. 远处转移（M）分期

M_x：远处转移无法确定。

M_0：无远处转移。

M_1：有远处转移（锁骨上淋巴结和腹腔动脉干淋巴结不属于区域淋巴结，而为远处转移）。

表 23 - 1　食管癌 TNM 分期（UICC 2009 版）

分期	TNM
0 期	$TisN_0M_0$
I_a 期	$T_1N_0M_0$
I_b 期	$T_2N_0M_0$
II_a 期	$T_3N_0M_0$
II_b 期	$T_{1\sim2}N_1M_0$
III_a 期	$T_{4a}N_0M_0$，$T_3N_1M_0$，$T_{1\sim2}N_2M_0$
III_b 期	$T_3N_2M_0$
III_c 期	$T_{4a}N_{1\sim2}M_0$，T_{4b}任何 NM_0，任何 TN_3M_0
IV 期	任何 T 任何 NM_1

七、治疗

食管癌的治疗分为手术治疗、放射治疗、化学治疗。近些年来，靶向治疗和免疫治疗正逐步呈现出积极态势，特别为中、晚期食管癌患者提供了新型有效治疗手段。综合治疗则是强调根据患者肿瘤的类型、分期等情况，选择以上两种或多种疗法同时或先后应用。目前对食管癌而言，综合治疗的效果优于任何一种单独治疗方法。

1. 手术治疗　手术是治疗食管癌的首选方法。分为内镜下黏膜切除和传统外科手术切除。

（1）内镜下黏膜切除术　内镜下黏膜切除治疗早期食管癌和癌前病变的手术方式属于微创外科。这是一种创伤小且没有外表瘢痕、痛苦少、很少发生严重并发症和后遗症的外科治疗方法。微创治疗可以实施得益于肿瘤早期诊断方法的成功应用。20 世纪 80 年代，上消化道内镜检查和碘染色方法的广泛应用，食管癌早期诊断技术迅速发展，发现早期浅表食管癌和癌前病变的例数明显增加，为微创外科治疗早期食管癌和癌前病变创造了条件，使内镜下黏膜切除术成为可能。微创外科是早期食管癌和癌前病变外科治疗的发展方向。

1）手术适应证　①原位癌、黏膜内癌和重度不典型增生；②病灶最大直径小于 3cm，这是相对指征，可以同期切除 2 块或更多病灶；③病灶侵及食管周径不超过 2/4，而 2/4～3/4 可作为相对适应证；④最佳部位是食管中、下段 3～9 点钟方位。

2）手术禁忌证　①身体一般状况及心、肺、肝、肾等重要脏器功能不佳，而不能承受内镜下手术操作者；②有食管静脉曲张者；③出、凝血时间不正常或有出血倾向者。

3）手术过程　内镜下黏膜切除术一般选择全身麻醉。待患者平稳后，在内镜下再检查全部食管黏膜，向全周径食管黏膜喷洒碘液以发现和定位病灶。锁定病灶后，在病灶上方 0.5cm 处电灼黏膜做损伤标记。若病灶大者可以在上、下、左、右分别做损伤标记，但也可以不做任何标记。然后从病灶上方向靶位病灶黏膜下注入 1∶20 万的肾上腺素盐水 10～15ml，使黏膜与肌层分离，减少切除黏膜时损伤肌层的机会，增加操作安全性，并减少黏膜切除后手术创面出血。然后可以使用异物钳抓住靶位病灶黏膜的中央，轻按吸引器按钮，在黏膜皱缩状态下，收紧圈套器通高频电切除靶位病灶区病变黏膜。黏膜切除后形成的创面即人为溃疡底部是清晰的红色肌层，即部分黏膜下组织。85% 的病例创面无出血；少数病例创面渗血，一般不需特殊处理，可自行凝固止血；有5%~10%的病例创面有小动脉射血，需要处理，通常采用双极电凝或氩气等离子凝固法，对准射血点烧灼或在射血点区注射肾上腺素也可奏效。黏膜切除后，需要再喷洒碘液，了解切缘和创面周围有无残留病灶。如果有残留，视病灶大小、多少和分散状态可用氩气等离子电凝处理或再次行黏膜切除治疗。

4）手术并发症　主要包括穿孔、出血和食管狭窄。

（2）传统外科手术　若全身情况良好，有较好的心、肺功能储备，无明显远处转移征象者，可考虑手术治疗。

一般以颈段癌长度<3cm、胸上段癌长度<4cm、胸下段癌长度<5cm者切除的机会较大。然而也有瘤体不太大但已与主要器官如主动脉、气管等紧密粘连而不能切除者。对较大的鳞癌估计切除可能性不大而患者全身情况良好者，可先采用术前放疗，待瘤体缩小后再行手术。

手术禁忌证：①全身情况差，已呈恶病质，或有严重心、肺、肝、肾功能不全者；②病变侵犯范围大，已有明显外侵及穿孔征象，例如已出现声音嘶哑或已有食管－气管瘘者；③已有远处转移者。

肿瘤局限于颈段食管且无外侵者。手术切除颈段食管，上端可以在环咽肌水平切除，即切除环后区组织；下端根据肿瘤范围，在胸骨上缘水平切除，留下可以缝合的小段食管。肿瘤已侵犯下咽或喉或已有颈部外侵者病期较晚，手术时难以保留喉功能，应考虑喉全切除术、下咽切除或食管全切除术，必要时需要切除甲状腺。

中段食管癌切除术有采用右胸切口者，联合切口有采用胸腹联合切口者或颈、胸、腹三切口者。手术方法应根据病变部位及患者具体情况而定。对肿瘤的根治性切除，应注意长度和广度。原则上应切除食管大部分。切除的长度应距癌瘤上、下缘5~8cm以上。切除的范围应包括肿瘤周围的纤维结缔组织及所有淋巴结的清除（特别注意颈部、胸顶上纵隔、食管气管旁和气管隆突周围、腹内胃小弯、胃左动脉及腹主动脉周围等处淋巴结）。有学者认为，食管癌常沿黏膜下纵长侵犯较广泛或癌灶有时可能呈多灶型出现，故宜做全食管切除术。

食管缺损后，应用内脏代食管有三个选择：胃、结肠或空肠。

1）胃代下咽食管　全胃经过后纵隔被提到颈部和下咽吻合以替代食管，手术操作比较容易，术后只有颈部一个吻合口，腹腔内处理简单。但从功能上说，由于迷走神经在手术中被切断，将影响胃肠功能。如果患者为单纯颈段食管癌手术，喉部保留，最好的消化道修复宜采用结肠，而不用胃。因为将胃提至高位和下咽吻合后，胃内容物有时倒流较多，容易误吸。

2）结肠代食管　用结肠代食管，手术中可以保留迷走神经干。手术操作时不解剖贲门周围，充分暴露腹段食管后，解剖迷走神经干，切断食管下端，闭合食管。有利于保存患者术后的消化功能及生活质量。但结肠游离、解剖并保护结肠动、静脉的手术技术要求较高。结肠容易坏死，同时腹腔内有两个吻合口。结肠取得过多，手术后患者有便溏。

3）空肠代食管　限于尚有食管可以吻合的病例，大多为下咽癌刚侵及颈段食管。对于有3cm以上颈段食管病变的病例，常因切缘不够，用空肠修复容易造成吻合口肿瘤复发。对晚期食管癌，不能根治或进食有困难者，为改善生活质量，可行姑息性减状手术，如食管腔内置管术、食管胃转流吻合术、食管结肠转流吻合术或胃造瘘术等。这些减状手术有可能发生并发症，应严格掌握适应证和手术技术。

2. 放射治疗　放射治疗分为传统的外照射治疗和近些年新兴的粒子植入治疗。

（1）传统的外照射治疗　一般用作手术后控制肿瘤的局部侵犯和转移情况，可以强化手术切除效果，提高患者远期生存率。根据国内外大样本临床数据研究，术后放疗开始的最佳时间为术后6周以内。也可以用于术前放疗，主要应用于肿瘤体积较大、与周围重要血管关系密切、手术不易彻底切除的患者，通过放疗来缩小肿瘤体积，为手术创造良好的条件。单纯放疗可以用于有手术禁忌证的患者。

（2）粒子植入治疗　适用于局部晚期的患者，无法通过手术彻底切除肿瘤，可以依靠粒子的放射性来抑制肿瘤的生长。它的主要并发症包括上消化道出血等。

3. 化学治疗　化学治疗主要针对有肿瘤转移的患者，抑制肿瘤细胞的扩散和远处转移情况。主要使用药物包括顺铂和博来霉素。药物联合使用效果优于单一药物。抗肿瘤药物常见毒副反应包括消化道反应、骨髓抑制、肝肾功能损害等。

4. 靶向治疗及免疫治疗　近几年，食管癌的综合治疗策略有较大进展，但化疗药物的研发进展缓慢；迄今为止，5 年生存率仍徘徊在 15% ~ 25%。随着对肿瘤分子生物学和免疫逃逸机制的深入研究，靶向及免疫治疗已成为不少恶性肿瘤的主要治疗手段。

根据肿瘤细胞信号通路与靶向药物的作用机制，大致可以将食管癌的靶向药物分为 EGFR 抑制剂、*HER*2 抑制剂、VEGFR 抑制剂、c – MET 抑制剂、COX – 2 抑制剂、PI3K/Akt/mTOR 抑制剂等。针对食管癌的靶向药物目前多处于 Ⅱ/Ⅲ 期临床研究阶段，仅曲妥珠单抗和雷莫卢单抗在胃 – 食管交界部腺癌中呈现出生存上的优势，分别取得了一线和二线治疗的适应证。在食管鳞癌中迄今仍未找到理想的治疗靶点，尚无成熟的靶向药物可应用于临床，需要更多的转化研究进行探索。

八、健康教育

我国在 20 世纪 50 年代末就开始了食管癌防治的研究，在高发区农村建立防治研究监测点。在高发区人群中采取健康宣教和应用食管拉网脱落细胞学诊断方法开展普查，力求早期发现、早期治疗，提高治愈率。20 世纪 80 年代后期进行维生素和中药等预防和人群干预试验。具体措施有：①改良饮水、防霉去毒、改变不良生活习惯等；②发病学预防：应用预防药物，积极治疗食管上皮增生，处理癌前病变，如食管炎、息肉、憩室等；③大力开展防癌宣传教育，普及抗癌知识，在高发区人群中进行普查、筛检。

答案解析

目标检测

简答题

1. 简述食管癌的临床表现与病理分型之间的关系。
2. 简述食管癌的手术治疗的禁忌证。
3. 简述食管癌手术治疗的手术类型。
4. 简述如何提高食管癌早期诊断率。

书网融合……

本章小结　　　　　　　微课　　　　　　　题库

第二十四章　腹外疝

PPT

》 情境导入

情境描述　患者，男，65岁，因"发现右侧腹股沟区包块3年，固定伴疼痛2小时"急诊入院。入院前3年，患者剧烈咳嗽后发现右侧腹股沟区一包块，约"鸽子蛋"大小，平卧位消失，久站或咳嗽时突出，患者未引起重视，未给予治疗及处理。入院前2小时，患者负重时突感右侧腹股沟区包块固定不能还纳，伴疼痛，无畏寒、发热，无腹胀，无肛门停止排气排便，无尿频、尿急等不适。查体：右侧腹股沟区一4cm×4cm梨形包块，坠入阴囊，肿胀伴触痛。

讨论　1. 患者诊断是什么？诊断依据是什么？

2. 患者目前治疗原则是什么？

第一节　概　述 🅔微课

体内任何脏器（组织）离开正常解剖部位，通过先天或后天形成薄弱点、缺损或裂隙进入另一部位，称为疝。多见于腹部，以腹外疝最多见。腹外疝是指腹腔内某一器官（组织），经腹壁薄弱（缺损）处向体表突出而形成，是外科常见疾病之一。若腹腔内脏器（组织）进入腹内原有孔隙，或者因手术形成的裂隙内，称为腹内疝。

 素质提升

勿以"疝"小而不为，勿以恶小而为之

中国有上下五千年的悠悠历史，在历史长河中有许多感人肺腑的优秀言论和诗词。其中出自《三国志·蜀志传》中"勿以恶小而为之，勿以善小而不为"道出古人正确的人生观。因此，我们在学习科学技术知识的同时，不能摒弃中国优秀文化传统，应发扬优秀传统文化精神，树立正确的人生观和价值观。在临床工作中，我们同样应该重视较小的疝。

（一）病因

1. 腹壁强度下降

（1）先天性因素 胚胎发育时，某些器官（组织）穿过腹壁导致局部缺损，如精索（子宫圆韧带）穿过腹股沟管处造成腹壁强度下降。

（2）后天性因素 腹壁外伤，术后切口愈合不良、感染，年老体弱腹壁肌肉萎缩等因素，造成腹壁强度降低。

2. 腹内压力增高 促使腹腔内脏器经腹壁缺损处向外突出形成疝。引起腹内压增高的因素有慢性咳嗽、便秘，排尿困难，腹水，妊娠，举重物及婴儿啼哭等。

（二）病理解剖

典型的腹外疝由疝环、疝囊、疝内容物和疝外被盖四部分组成（图24-1）。

1. 疝环 又称疝门，是疝向体表突出的门户，也是腹壁薄弱（缺损）处，同样是疝命名的依据。如腹股沟疝、股疝、脐疝等。

2. 疝囊 壁腹膜经疝环向外突出形成的囊袋结构。可分为疝囊颈、疝囊体、疝囊底三部分，疝囊颈是疝囊较狭窄的部分。

3. 疝内容物 进入疝囊腹内器官（组织）。以小肠最多见，大网膜次之。

4. 疝外被盖 疝囊以外的腹壁各层组织，由筋膜、腹壁肌层、皮下组织和皮肤组成。

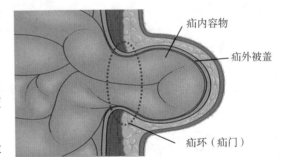

图24-1 疝病理解剖

（三）类型

根据疝的可复程度和血供情况，将腹外疝分为以下几类。

1. 易复性疝 最多见。当腹内压增高如站立、行走时，疝块突出，休息、平卧或用手向腹腔推送时，疝内容物轻易回纳腹腔，称为易复性疝。

2. 难复性疝 疝内容物不能回纳或不能完全回纳腹腔，同时不引起严重症状，称为难复性疝。原因是疝内容物反复突出，疝囊颈受摩擦、损伤发生粘连所致，其内容物多为大网膜。另外，腹膜后位内脏器官，如盲肠（包括阑尾）、乙状结肠、膀胱，在疝形成中，被后腹膜牵拉进入疝囊，成为疝囊壁的一部分，称为滑动性疝（图24-2），此种疝也属于难复性疝。

3. 嵌顿性疝 疝环较小而腹内压骤升时，疝内容物强行扩张疝环进入疝囊，随后被弹性回缩的疝环卡住，不能回纳腹腔，称为嵌顿性疝。嵌顿疝发生早期，疝内容物静脉回流受阻，肠壁淤血水肿，肠管由正常淡红逐渐转为暗红色，疝囊内有淡黄色渗液积聚。若此时能解除嵌顿，病变肠管能恢复正常。

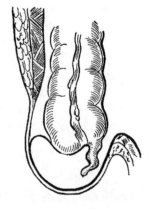

图24-2 滑动性疝

4. 绞窄性疝 若疝嵌顿时间较长，疝内容物缺血坏死，此时称为绞窄性疝。绞窄性疝是嵌顿性疝的病理延伸过程，此时肠管坏死表现为肠系膜动脉搏动消失，肠壁失去光泽、弹性及蠕动能力，颜色变黑坏死。疝囊内渗液变为淡红色或暗红色血水。晚期，嵌顿肠壁溃烂穿孔，引起疝囊内感染，感染向四周扩散引起疝外被盖各层组织急性蜂窝织炎或脓肿，向腹腔扩散导致急性弥漫性腹膜炎；也可穿透体表，形成粪瘘。

嵌顿性疝和绞窄性疝是一个病理过程的两个阶段，临床上很难截然区别。肠管嵌顿或绞窄可导致急性机械性肠梗阻。但有时嵌顿的内容物仅为部分肠壁，系膜缘肠壁及系膜未进入疝囊，肠腔并未完全梗阻，称为肠管壁疝或 Richter 疝（图 24-3）。如嵌顿的内容物是小肠憩室（通常是 Meckel 憩室），则称为 Littre 疝。若嵌顿肠管包括多个肠袢或如 W 形，疝囊内各嵌顿肠袢之间的肠管隐藏于腹腔内，这种情况称为逆行性嵌顿性疝（图 24-4）。一旦发生绞窄，不仅疝囊内肠管可坏死，腹腔内中间肠袢亦可坏死，有时疝囊内肠管尚存活，但腹腔内肠袢已发生坏死，因此手术处理嵌顿性或绞窄性疝时，应准确判断肠管活力，尤其须警惕有无逆行性嵌顿疝。术中须把腹腔内有关肠袢全部牵出检查，防止隐匿于腹腔内坏死肠袢被遗漏。

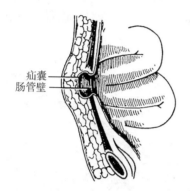

图 24-3　肠管壁疝

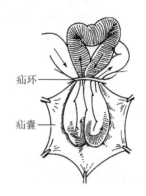

图 24-4　逆行性嵌顿疝

第二节　腹股沟疝

腹股沟疝指腹腔内脏器（组织）经腹股沟管薄弱（缺损）处向体表突出形成的疝。根据疝环与腹壁下动脉的关系，分为腹股沟斜疝和腹股沟直疝两种，其中腹股沟斜疝最多见。

腹股沟斜疝（indirect inguinal hernia）指疝囊经过腹壁下动脉外侧腹股沟深环突入，向内、向下、向前经腹股沟管，再从腹股沟管浅环穿出，可进入阴囊者。腹股沟直疝（direct inguinal hernia）指疝囊经腹壁下动脉内侧直疝三角区直接由后向前突出，不经深环，也不进入阴囊者。

（一）腹股沟区解剖

1. 腹股沟区的解剖层次　由浅至深，有以下各层。

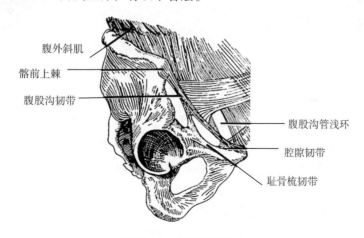

图 24-5　腹股沟区韧带

（1）皮肤、皮下组织和浅筋膜。

（2）腹外斜肌　在髂前上棘与脐连线以下移行为腹外斜肌腱膜。腹外斜肌腱膜在髂前上棘至耻骨结节之间向后、向上反折并增厚形成腹股沟韧带。韧带内侧端一小部分纤维又向后、向下转折而形成腔隙韧带（陷窝韧带），填充腹股沟韧带和耻骨梳之间交角，边缘呈弧形，为股环的内侧缘。腔隙韧带向外侧延续部分附着于耻骨梳，为耻骨梳韧带。上述三个韧带在腹股沟疝传统修补手术中极为重要。腹外斜肌腱膜纤维在耻骨结节上外方形成一个三角形裂隙，即腹股沟管浅环（外环或皮下环）。腱膜深面与腹内斜肌之间有髂腹下神经、髂腹股沟神经通过，在疝修补手术时应避免神经损伤。

（3）腹内斜肌和腹横肌　腹内斜肌起自腹股沟韧带外侧1/2，肌纤维向内下走行，以弓状下缘越过精索前方、上方，在精索内后侧止于耻骨结节。腹横肌起自腹股沟韧带外侧1/3，以弓状下缘越过精索上方，在精索内后侧与腹内斜肌融合，形成腹股沟镰（或称联合腱），止于耻骨结节。

（4）腹横筋膜　腹横肌深面，下面部分的外侧1/2附着于腹股沟韧带，内侧1/2附着于耻骨梳韧带。腹横筋膜与包裹腹横肌和腹内斜肌的筋膜在弓状下缘融合，形成弓状腱膜结构（腹横肌腱膜弓），腹横筋膜在腹股沟韧带向后的游离缘处加厚形成髂耻束（图24-6），腹腔镜疝修补术中尤其重视腹横肌腱膜弓和髂耻束。在腹股沟韧带中点上方2cm、腹壁下动脉外侧，男性精索和女性子宫圆韧带穿过腹横筋膜而形成一个卵圆形裂隙，为腹股沟管深环（内环或腹环）。腹横筋膜由此向下包绕精索，形成精索内筋膜。深环内侧腹横筋膜组织增厚，称为凹间韧带（图24-7，图24-8），在腹股沟

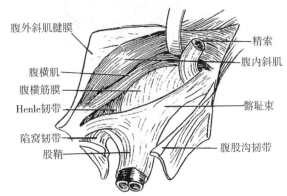

图24-6　髂耻束的解剖部位

韧带内侧1/2，腹横筋膜覆盖着股动脉和股静脉，并在腹股沟韧带后方伴随这些血管下行至股部。

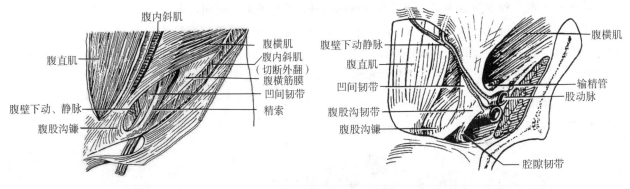

图24-7　左侧腹股沟区解剖层次（前面观）　　　　图24-8　右侧腹股沟区解剖（后面观）

（5）腹膜外脂肪和壁腹膜。

综上所述，在腹内斜肌和腹横肌融合形成的弓状下缘与腹股沟韧带之间有一定空隙存在，腹股沟内侧1/2部分，腹壁强度较薄弱，这就是腹外疝好发于腹股沟区的重要原因。

2. 腹股沟管解剖　腹股沟管位于腹前壁、腹股沟韧带的内上方，相当于腹内斜肌、腹横肌弓状下缘与腹股沟韧带之间的空隙。成年人腹股沟管长度为4~5cm。腹股沟管可有内、外两口和上、下、前、后四壁。内口即深环，是腹横筋膜上的卵圆形裂隙；外口即浅环，是腹外斜肌腱膜下方的三角形裂隙，大小一般可容纳一指尖。前壁有皮肤、皮下组织、腹外斜肌腱膜，外侧1/3有部分腹内斜肌；后壁内1/3有腹股沟镰、腹横筋膜；上壁为腹内斜肌与腹横机构成的弓状下缘；下壁为腹股沟韧带和陷窝韧带。男性

腹股沟管内有精索通过，女性有子宫圆韧带通过。

3. 直疝三角（Hesselbach 三角、海氏三角）　外侧边是腹壁下动脉，内侧边是腹直肌外侧缘，底边是腹股沟韧带。此三角缺乏完整腹肌覆盖，腹横筋膜比周围部分薄，故容易发生疝。腹股沟直疝是在此间隙由后向前突出形成，故此间隙称直疝三角。直疝三角与腹股沟管深环之间有腹壁下动脉和凹间韧带相间隔。腹壁下动脉为术中鉴别直疝与斜疝的重要解剖标志。

4. 发病机制　腹股沟斜疝有先天和后天之分。

（1）先天解剖异常　胚胎早期，睾丸位于腹膜后第 2~3 腰椎旁，以后逐渐下降，并在未来的腹股沟管深环处连同腹膜、腹横筋膜以及各肌层，经腹股沟管逐渐下移，推动皮肤形成阴囊。随之下移的腹膜形成鞘突，睾丸紧贴在其后壁。鞘突下段在婴儿出生后不久成为睾丸固有鞘膜，其余部分自行萎缩闭锁，遗留一纤维索带。如鞘突不闭锁或闭锁不完全，可形成先天性斜疝疝囊（图 24-9）。右侧睾丸下降比左侧略晚，鞘突闭锁也较迟，故右侧腹股沟疝较多见。

（2）后天性腹壁薄弱（缺损）　任何腹外疝都存在腹横筋膜不同程度的薄弱（缺损）。此外，腹横肌和腹内斜肌发育不全，对发病也起着重要的作用。腹横筋膜和腹横肌收缩可将凹间韧带牵向上外方，关闭腹内斜肌深面腹股沟深环。如腹横筋膜或腹横肌发育不全，这一保护作用就不能发挥，容易发生疝（图 24-10）。腹肌松弛时，弓状下缘与腹股沟韧带呈现分离状态。但在腹内斜肌收缩时，弓状下缘被拉直而向腹股沟韧带靠拢，有利于覆盖精索并加强腹股沟管前壁。因此，腹内斜肌弓状下缘发育不全或位置偏高者，易发生腹股沟疝（尤其是直疝）。

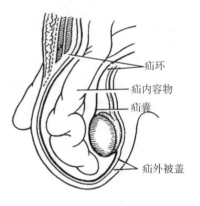

图 24-9　先天性腹股沟斜疝

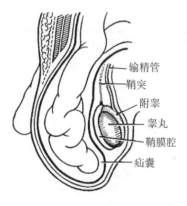

图 24-10　后天性腹股沟斜疝

（二）临床表现和诊断

典型的临床表现是腹股沟区有一突出的肿块。有的患者开始时肿块较小，疝囊刚通过深环进入腹股沟管，扩展腹股沟管后患者自觉疝环处有轻度坠胀感，此时诊断一般较为困难；但肿块一旦明显，并穿过浅环，甚至进入阴囊，诊断就较容易。

1. 易复性斜疝　除腹股沟区有肿块和偶有胀痛外，并无其他症状。肿块常在站立、行走、咳嗽或劳动时出现，多呈带蒂柄梨形，可坠入阴囊或大阴唇。用手按压肿块并嘱患者咳嗽，可有膨胀性冲击感。如患者平卧休息或用手将肿块向腹腔推送时，肿块可向腹腔回纳后消失。回纳后，以手指通过阴囊皮肤伸入浅环，感浅环松弛扩大，嘱患者咳嗽，指尖有冲击感。用手指紧压腹股沟管深环体表投影点，嘱患者起立并咳嗽，斜疝疝块不出现。一旦移去手指，可见疝块由外上向内下膨出。疝内容物如为肠袢，肿块柔软光滑，叩之呈鼓音，回纳时常先有阻力，一旦回纳，肿块较快消失，并在肠袢进入腹腔时发出咕噜声。若疝内容物为大网膜，肿块坚韧，叩诊呈浊音，回纳缓慢。

2. 难复性斜疝　除胀痛稍重外，其主要特点是疝块不能完全回纳。滑动性斜疝疝块除了不能完全回纳外，尚有"消化不良"、便秘等症状。滑动性疝多见于右侧，左右发病率之比约为 1:6。滑动性疝虽不多见，但滑入疝囊的盲肠或乙状结肠可能在疝修补手术时被误认为疝囊的一部分而被切开，应特别注意。

3. 嵌顿性疝 常发生于斜疝，重体力劳动或排便等使腹内压骤增是其主要原因。临床上表现为疝块突然增大，伴有明显疼痛。平卧或用手推送，疝块不能回纳，肿块紧张发硬，有明显触痛。嵌顿内容物若为大网膜，局部疼痛常较轻微；若为肠袢，不但局部疼痛明显，还可伴有机械性肠梗阻的临床表现。疝一旦发生嵌顿，自行回纳机会较少，且多数患者症状逐步加重。若不及时处理，将发展成为绞窄性疝。肠管壁疝（Richter疝）嵌顿时，由于局部肿块不明显，且不一定有肠梗阻表现，因此容易被忽略。

4. 绞窄性疝 临床症状多较重。在肠袢坏死、穿孔时，疼痛因疝块压力骤降而暂时有所缓解。因此，疼痛减轻而肿块仍存在者，不可认为是病情好转。绞窄时间较长者，因疝内容物发生感染，侵及周围组织，可引起疝外被盖组织急性炎症。严重者可发生全身脓毒症。

5. 腹股沟直疝 常见于年老体弱者，主要临床表现是当患者直立时，在腹股沟内侧、耻骨结节上外方出现一半球形肿块，不伴有疼痛或其他症状。因直疝囊颈宽大，疝内容物又直接从后向前突出，故平卧后，疝块多能自行消失，不需用手推送复位。直疝不进入阴囊，极少发生嵌顿。疝内容物常为小肠或大网膜。膀胱有时可进入疝囊，形成滑动性直疝，即膀胱成为疝囊壁的一部分，手术时应予以注意，忌误切而导致术后尿失禁。

腹股沟疝的诊断一般不难，但确定是腹股沟斜疝还是直疝，有时并不容易（表24-1）。

表24-1 腹股沟斜疝和腹股沟直疝的鉴别

项目	斜疝	直疝
好发年龄	儿童及青壮年	老年
突出途径	经腹股沟管突出，可进入阴囊	经直疝三角突出，不进入阴囊
疝块外形	椭圆或梨形，上部呈蒂柄状	半球形，基地较宽
回纳疝块后压住深环	不再突出	仍可突出
精索与疝囊关系	精索在疝囊后方	精索在疝囊前外方
疝囊颈与腹壁下动脉关系	疝囊颈在腹壁下动脉外侧	疝囊颈在腹壁下动脉内侧
嵌顿机会	较多	较少

（三）分型

根据疝环缺损大小、疝环周围腹横筋膜的坚实程度以及腹股沟管后壁的完整性，将腹股沟疝分为四型。

1. I型 疝环缺损直径1.5cm左右（约一指尖），疝环周围腹横筋膜有张力，腹股沟管后壁完整。

2. B型 疝环缺损直径1.5~3.0cm（约两指尖），疝环周围腹横筋膜存，但薄弱且张力降低，腹股沟管后壁已不完整。

3. M型 疝环缺损直径>3.0cm（大于两指尖），疝环周围腹横筋膜薄弱而无张力或已萎缩，腹股沟管后壁缺损。

4. W型 复发疝。

（四）鉴别诊断

腹股沟疝的诊断虽然较容易，但需与以下常见疾病相鉴别。

1. 睾丸鞘膜积液 鞘膜积液肿块完全局限在阴囊内，其上界可以清楚地摸到；用透光试验检查肿块，鞘膜积液多可透光（阳性），而疝块则不能透光。应该注意的是，幼儿的疝块，因组织菲薄，常也能透光，勿与鞘膜积液混淆。腹股沟斜疝在肿块后方扪及实质感的睾丸；鞘膜积液时，睾丸在积液中间，因此肿块各方均呈囊性而不能扪及实质感的睾丸。

2. 交通性鞘膜积液 肿块的外形与睾丸鞘膜积液相似。每日起床后或站立活动时，肿块缓慢地出现并增大，平卧或睡觉后肿块逐渐缩小，挤压肿块，其体积也可逐渐缩小。透光试验阳性。

3. 精索鞘膜积液 肿块较小，位于腹股沟管内，牵拉同侧睾丸可见肿块移动。

4. 隐睾 腹股沟管内下降不全的睾丸可被误诊为腹股沟斜疝或精索鞘膜积液。隐睾肿块较小，挤压可出现特有的胀痛感觉，如患侧阴囊内睾丸缺如，则诊断更明确。

5. 急性肠梗阻 嵌顿疝内容物为肠管可伴发急性肠梗阻，因此肠梗阻患者因警惕疝的存在；尤其是患者比较肥胖或疝块较小时，更易发生这类问题而导致误诊。

（五）治疗

腹股沟疝如不及时处理，疝块可逐渐增大，将加重腹壁损伤，影响生活和工作；斜疝常发生嵌顿或绞窄，可威胁患者的生命。因此，除少数特殊情况外，腹股沟疝一般均应尽早手术治疗。

1. 手术治疗 1岁以下婴幼儿可暂不手术。因婴幼儿腹肌可随躯体生长而逐渐强壮，疝有自行消失的可能。可采用棉线束带或绷带压住腹股沟管深环（图24-11），防止疝块突出，并给予发育中的腹肌以加强腹壁的适宜条件。

年老体弱或伴有其他严重疾病，禁忌手术者，白天可在回纳疝内容物后，将医用疝带顶住疝环，阻止疝块突出。但长期使用疝带可使疝囊颈受到摩擦变得肥厚坚韧，增加疝嵌顿的发病率，促使疝囊与疝内容物发生粘连的可能。

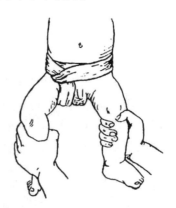

图 24-11 棉线束带使用法

2. 手术治疗 腹股沟疝最有效的治疗方法是手术修补。若有慢性咳嗽、排尿困难、严重便秘、腹水等腹内压力增高情况或合并糖尿病时，术前应先予处理，避免和减少术后疝复发。手术方法可归纳为以下三种。

（1）**传统疝修补术** 手术的基本原则是疝囊高位结扎、加强或修补腹股沟管管壁。

1）疝囊高位结扎术 显露疝囊颈，予以高位结扎或贯穿缝扎，再切除疝囊。若结扎偏低只是把一个较大的疝囊转化为一个较小的疝囊，无法达到治疗目的。婴幼儿的腹肌在发育中可逐渐强壮而使腹壁加强，单纯疝囊高位结扎常能获得满意的疗效，故不需施行修补术。绞窄性斜疝因肠坏死，局部有严重感染，通常也采取单纯疝囊高位结扎，避免施行修补术，因若发生感染常使修补失败。腹壁缺损应在后期另行择期手术以加强。

2）加强或修补腹股沟管管壁 成年腹股沟疝患者都存在不同程度的腹股沟管前壁或后壁薄弱（缺损），单纯疝囊高位结扎不足以预防腹股沟疝复发，只有在疝囊高位结扎的同时，加强或修补薄弱的腹股沟管前壁或后壁，才能彻底治疗。

①加强或修补腹股沟管前壁的方法：以 Ferguson 法最常用。在精索前方将腹内斜肌下缘和联合腱缝至腹股沟韧带上，目的是消灭腹内斜肌弓状下缘与腹股沟韧带之间的空隙。适用于腹横筋膜无显著缺损、腹股沟管后壁尚健全的病例。

②加强或修补腹股沟管后壁的方法：a. Bassini 法，临床应用最广泛。游离提起精索，在其后方把腹内斜肌下缘和联合腱缝至腹股沟韧带上，置精索于腹内斜肌与腹外斜肌腱膜之间。b. Halsted 法，将腹外斜肌腱膜在精索后方缝合，将精索移至皮下与腹外斜肌腱膜之间。c. McVay 法，在精索后方将腹内斜肌下缘和联合腱缝合至耻骨梳韧带上。d. Shouldice 法。

（2）**无张力疝修补术** 在无张力情况下，利用人工高分子修补材料进行缝合修补，与传统的疝修补术相比，具有术后疼痛轻、恢复快、复发率低等优点。

（3）经腹腔镜疝修补术 具有创伤小、术后疼痛轻、恢复快、复发率低、无局部牵扯感等优点。

3. 嵌顿性疝和绞窄性疝处理原则 嵌顿性疝具备以下情况时可先试行手法复位：①嵌顿时间在 3～4 小时以内，局部压痛不明显，无腹部压痛、腹肌紧张等腹膜刺激征者；②年老体弱或伴有其他严重疾病，估计肠袢尚未绞窄坏死者。复位方法：让患者取头低足高位，注射哌替啶及阿托品解痉镇痛，松弛腹肌。然后托起患侧阴囊，持续缓慢将疝块推向腹腔，同时轻轻按摩腹股沟管浅环和深环，协助疝内容物还纳。操作时手法轻柔，避免粗暴，以免挤破肠管；复位成功后，严密观察腹部情况，注意有无腹膜刺激征或肠梗阻的表现，若有上述表现，尽早剖腹探查。

4. 复发性疝处理原则 腹股沟疝修补术后发生的疝称复发性腹股沟疝（简称复发疝）。包括以下三种情况。

（1）真性复发疝 由于技术上的问题或患者本身原因，在疝手术部位再次发生疝。再发生的疝在解剖部位及类型上，与初次手术的疝相同。

（2）遗留疝 初次疝手术时，除了手术处理的疝外，还有另外的疝，也称为伴发疝。如右侧腹股沟斜疝伴发右侧腹股沟直疝等。由于伴发疝较小，若临床上未发现，同时术中未进行彻底探查，则成为遗留疝。

（3）新发疝 初次疝手术时，经彻底探查排除伴发疝，疝修补手术也是成功的。手术若干时间后再发生疝，疝的类型与初次手术的疝可相同或不相同，但解剖部位不同，为新发疝。

疝再次修补手术的基本要求是：①由具有丰富经验、能够完成不同类型疝手术的医师施行；②所采用的手术步骤以及修补方式只能根据每个病例术中所见来决定，辨别其复发的类型并非必要。

（六）健康教育

1. 保守治疗者 戒烟，加强营养，加强腹壁锻炼，预防和及时治疗使腹内压增高的各种疾病，如慢性咳嗽、长期便秘、排尿困难等；正确使用医用疝带；预防疝嵌顿、绞窄，避免肠管缺血、坏死；婴儿尽量减少或避免啼哭。

2. 手术治疗者 术后 3 个月内应避免从事重体力劳动或提举重物。预防和及时治疗使腹内压增高的各种疾病，保持大小便通畅。多饮水，多食富含纤维素丰富的食物，养成定时排便习惯。预防疝复发，若出现复发，应及早诊治。

第三节 股 疝

股疝（femoral hernia）指腹腔内脏器或组织通过股环、经股管向卵圆窝突出的疝。发病率占腹外疝的 3%～5%，多见于 40 岁以上中年妇女。因女性骨盆较宽大、联合肌腱和腔隙韧带较薄弱，因此股管上口宽大松弛而易发病。妊娠是腹内压增高诱发股疝的主要原因。

（一）股管解剖

股管是一个狭长的漏斗形间隙，长 1～1.5cm，内含脂肪、疏松结缔组织和淋巴组织。股管有上下两口，上口为股环，直径约 1.5cm，有股环隔膜覆盖；前缘为腹股沟韧带，后缘为耻骨梳韧带，内侧为腔隙韧带，外侧为股静脉。股管下口为卵圆窝，是股部深筋膜（阔筋膜）上的一个薄弱部分，覆有一层薄膜（筛状板）。股管位于腹股沟韧带内侧的下方，下肢大隐静脉在此处穿过筛状板汇流入股静脉。

病理解剖：腹内压增高的情况下，对着股管上口的腹膜，被下坠的腹内脏器推向下方，经股环向股管突出而形成股疝。疝块进一步发展，由股管下口顶出筛状板至皮下层。疝内容物常为大网膜或小肠。

因股管几乎是垂直的，疝块在卵圆窝处向前转折时形成一锐角，并且股环本身较小，周围附着坚韧的韧带，因此，股疝最易嵌顿。在腹外疝中，股疝嵌顿者最多，高达60%。股疝一旦嵌顿，可迅速发展为绞窄性疝，应尤其注意。

（二）临床表现

疝块一般不大，常在腹股沟韧带下方卵圆窝处表现为一半球形的突起。平卧回纳疝内容物，疝块有时不能完全消失，为疝囊外有大量脂肪堆积的原因。因囊颈较小，咳嗽冲击感不明显。易复性股疝症状较轻，常不被患者注意，尤其肥胖者更易疏忽。一部分患者可在久站或咳嗽时感到患处胀痛，有可复性肿块。

股疝发生嵌顿，除引起局部明显疼痛外，常伴有较明显的急性机械性肠梗阻临床表现，严重者甚至可以掩盖股疝的局部症状。

（三）诊断与鉴别诊断

1. 诊断 中年以上经产妇，腹股沟韧带下方包块，体积小，伴疼痛、肠梗阻等临床症状，要高度怀疑股疝。

2. 鉴别诊断 股疝应与以下疾病进行鉴别。

（1）腹股沟斜疝 腹股沟斜疝位于腹股沟韧带上内方，股疝位于腹股沟韧带下外方，一般不难鉴别。应注意的是，较大的股疝，疝块一部分位于腹股沟韧带下方，一部分有可能在皮下伸展至腹股沟韧带上方。因此，用手指探查腹股沟管外环是否扩大，有助于两者的鉴别。

（2）脂肪瘤 股疝疝囊外常有增厚的脂肪组织，在疝内容物回纳后，局部肿块不一定完全消失。这种脂肪组织有可能被误诊为脂肪瘤。两者的不同在于脂肪瘤基底不固定，且活动度较大；股疝基底固定，不能被推动。

（3）肿大的淋巴结 嵌顿股疝常被误诊为腹股沟区淋巴结炎。

（4）大隐静脉曲张结节样膨大 卵圆窝处结节样膨大的大隐静脉在站立或咳嗽时增大，平卧时消失，有被误诊为易复性股疝的可能。因此，压迫股静脉近心端可使结节样膨大增长。此外，下肢其他部分同时有静脉曲张对鉴别诊断有重要意义。

（5）髂腰部结核性脓肿 脊柱或骶髂关节结核感染引起寒性脓肿，可沿腰大肌流至腹股沟区，表现为肿块。此肿块也可有咳嗽冲击感，平卧时也可暂时缩小，可与股疝混淆。仔细检查可见这种脓肿多位于腹股沟外侧部、偏髂窝处，有波动感。检查脊柱常可发现腰椎结核病。

（四）治疗

股疝易嵌顿，一旦嵌顿就可迅速发展为绞窄性疝，因此股疝诊断确定后，应及时手术治疗。对于嵌顿性或绞窄性股疝，应急诊手术。

最常用的手术是McVay修补法。此法不仅能加强腹股沟管后壁修补腹股沟疝，同时还能封闭股环修补股疝。另一方法是在处理疝囊之后，在腹股沟韧带下方将腹股沟韧带、腔隙韧带和耻骨肌筋膜缝合在一起，借以关闭股环。同样可采用无张力疝修补术或经腹腔镜疝修补术。

嵌顿性或绞窄性股疝手术时，因疝环狭小，回纳疝内容物有一定困难。遇此情况时，可切断腹股沟韧带以扩大股环。但回纳疝内容物后，应仔细修复被切断的腹股沟韧带。

（五）健康教育

1. 保守治疗者 戒烟，加强营养，预防和及时治疗咳嗽、便秘、排尿困难等使腹内压增高的各种疾病，女性尤其须强调避免多次妊娠分娩，预防疝嵌顿、绞窄，避免肠管缺血、坏死。

2. 手术治疗者 术后3个月内避免从事重体力劳动或提举重物。预防和及时治疗使腹内压增高的各种疾病，保持排便通畅。多饮水，多食富含纤维素丰富的食物，养成定时排便的习惯。预防复发，若出现疝复发，应及早诊治。

第四节　其他疝

一、切口疝

切口疝（incisional hernia）是发生于腹壁手术切口处的疝。临床较常见，发病率占腹外疝的第三位。腹部手术后，如切口一期愈合，切口疝的发病率常在1%以下，但切口若发生感染，则发病率可达10%；伤口裂开者可高达30%。

（一）病因

在各种常用的腹部切口中，最易发生切口疝的是经腹直肌切口，因腹直肌后鞘在下腹部多不完整。其次是正中切口和旁正中切口。

腹部切口疝多见于腹部纵形切口，其原因是：除腹直肌外，腹壁各层肌及筋膜、鞘膜等组织纤维大体呈横形，纵形切口切断这些横形纤维；缝合这些组织时，缝线容易在纤维间易滑脱；已缝合的组织又受到腹肌的横向牵引力易发生切口哆裂。此外，纵向切口虽不切断强有力的腹直肌，但因肋间神经被切断，其强度可能因此而降低。

（二）临床表现

主要症状表现为腹壁切口处逐渐膨隆，有肿块出现。肿块常在站立或用力时更为明显，平卧休息时缩小或消失。较大的切口疝有腹部牵拉感，伴食欲减退、恶心、便秘、腹部隐痛等症状。多数切口疝无完整疝囊，疝内容物常与腹膜外腹壁组织粘连成为复性疝，有时伴不完全性肠梗阻。

查体可见切口瘢痕处肿块，小者直径仅数厘米，大者可达 10～20cm，甚至更大。有时疝内容物可达皮下，此时可见肠型和肠蠕动波，扪之可闻及肠管的咕噜声。疝块复位后，多数能扪到腹肌裂开所形成的疝环边缘。腹壁肋间神经损伤后腹肌薄弱所致切口疝，虽有局部膨隆，但无边缘清楚的肿块出现，也无明确疝环可扪及。切口疝的疝环一般比较宽大，很少发生嵌顿。

（三）治疗

原则是手术治疗。手术步骤：①切除疝表面原手术切口瘢痕；②显露疝环，沿其边缘清楚地解剖出腹壁各层组织；③回纳疝内容物后，在无张力条件下拉拢疝环边缘，逐层细致缝合健康的腹壁组织，必要时可用重叠缝合法加强。以上要求对于较小的切口疝是容易做到的。但对于较大的切口疝，因腹壁组织萎缩的范围过大，在无张力条件下拉拢健康组织存在一定困难，此时，可用合成纤维网片或自体筋膜组织进行修补。若在张力较大的情况下强行拉拢，即使勉强完成了缝合修补，术后有复发的风险。

二、脐疝

疝囊通过脐环突出的疝称为脐疝（umbilical hernia）。

（一）病因

脐疝有小儿脐疝和成人脐疝之分，两者发病原因不尽相同。

1. 小儿脐疝　是小儿脐环闭锁不全或脐部瘢痕组织不够坚强，在腹内压增加情况下发生的疝小儿腹内压增高的主要原因为经常啼哭和便秘。

2. 成人脐疝　为后天性疝，较为少见。

（二）临床表现

1. 小儿脐疝 多属易复性，表现为啼哭时脐疝脱出，安静时肿块消失。疝囊颈一般不大，但极少发生嵌顿和绞窄。有时小儿脐疝覆盖组织在受到外伤后可以穿破。

2. 成人脐疝 多数是中年经产妇女，由于疝环狭小，成人脐疝发生嵌顿或绞窄者较多，故应采取手术疗法。孕妇或肝硬化腹水者，若伴脐疝，有时会发生自发性或外伤性穿破。

（三）治疗

1. 非手术治疗 未闭合的脐环迟至 2 岁时多能自行闭锁，因此在小儿 2 岁之前可采取非手术疗法。

2. 手术治疗 年满 2 岁后，如脐环直径仍大于 15cm，则可手术治疗。原则上，5 岁以上儿童的脐疝均应采取手术治疗。手术修补的原则是切除疝囊，缝合疝环，必要时可重叠缝合疝环两旁的腹壁组织。手术时应注意保留脐窝，以免对患者（特别是小儿）产生心理上的影响。

目标检测

答案解析

选择题

[A1/A2 型题]

1. 关于直疝三角，下列说法错误的是

    A. 是直疝突出的部位   B. 底边为腹股沟韧带

    C. 内侧边为腹白线   D. 外侧边为腹壁下韧带

    E. 位于腹部下动脉内侧

2. 嵌顿性疝与绞窄性疝的鉴别要点是

    A. 疝块不能回纳时间的长短   B. 疝块有无压痛

    C. 有无休克表现   D. 疝内容物有无血循环障碍

    E. 有无肠梗阻表现

3. 腹外疝最重要的发病原因是

    A. 腹壁有薄弱点或腹壁缺损   B. 慢性咳嗽

    C. 便秘   D. 排尿困难

    E. 从事重体力劳动

4. 嵌顿发生率最高的腹外疝是

    A. 腹股沟斜疝   B. 腹股沟管直疝   C. 股疝

    D. 切口疝   E. 腰疝

5. 患儿，男，6 个月，哭闹时右侧腹股沟区出现一包块，平静时消失，最佳处理方法是

    A. 绷带压迫腹股沟管深环，观察   B. 尽早实施疝囊高位结扎术

    C. 施行加强腹股沟管前壁术   D. 施行加强腹股沟管后壁术

    E. 实施无张力疝修补术

[A3/A4 型题]

(6~8 题共用题干)

患者，女，60 岁，久站或咳嗽时左侧腹股沟区胀痛不适 1 年，既往有慢性阻塞性肺疾病史 10 年，近 1 个月咳嗽加重。查体：站立时，左侧腹股沟韧带下方内侧突出半球形肿块，平卧位缩小，咳嗽时无

明显冲击感。

6. 该患者的诊断是

    A. 左侧腹股沟斜疝   B. 左侧腹股沟直疝

    C. 左侧腹股沟淋巴结炎   D. 左侧股疝

    E. 左侧腹股沟脂肪瘤

7. 如果实施手术治疗，此患者最适宜的手术方式是

    A. Ferguson 法   B. Bassini 法   C. McVay 法

    D. Halsted 法   E. Shouldice 法

8. 此患者术前必须要

    A. 卧床休息   B. 镇痛   C. 肿块穿刺活检

    D. 抗感染治疗   E. 治疗慢性阻塞性肺疾病

书网融合……

本章小结   微课   题库

第二十五章　腹部损伤

PPT

◉ 学习目标

　　1. 通过本章学习，重点掌握腹部损伤的临床表现、诊断和治疗原则。

　　2. 学会腹部损失的临床表现和诊断，具备初步识别腹部损伤和处理的能力；学会医患沟通，具备救死扶伤、关爱患者的素养。

>> 情境导入

　　情境描述　患者，男，20 岁，2 小时前因左上腹被车撞伤自觉左上腹胀痛不适，无恶心、呕吐等不适。查体：面色苍白，烦躁，脉搏细速，P 120 次/分，BP 70/50mmHg，腹式呼吸减弱，全腹肌紧张，压痛、反跳痛以左上腹明显，脾区叩击痛阳性，移动性浊音阳性。

　　讨论　1. 患者可能的临床诊断是什么？诊断依据是哪些？

　　　　　　2. 患者还需要进行哪些辅助检查帮助诊断？治疗方案有哪些？

第一节　概　述 🇪 微课

　　腹部损伤是外科常见病，其造成患者死亡率虽较以前有所下降，但仍未达到满意水平。主要原因是多数腹部损伤同时有严重的内脏损伤。腹腔实质脏器或大血管损伤，可因大出血而导致死亡；空腔脏器受损伤破裂时，可发生严重腹腔感染而威胁生命。因此，早期准确的诊断和及时正确的处理，是降低死亡率的关键。

一、病因与分类

　　腹部损伤根据伤道是否穿透腹壁、腹腔是否与外界相通，分为开放性和闭合性两大类；根据伤道入口与出口的关系，分为贯通伤和盲管伤；根据致伤物不同，可分为锐器伤和钝性伤；根据损伤深度分为单纯腹壁损伤和腹内脏器损伤。锐器伤引起腹部损伤均为开放性损伤，钝性伤一般为闭合性损伤。开放性损伤中，有腹膜破损者为穿透伤（多伴内脏损伤），无腹膜破损者为非穿透伤（有时伴内脏损伤）。另外，临床穿刺、内镜检查、刮宫、灌肠等诊疗措施导致的腹部损伤称医源性损伤。

　　开放性腹部损伤常由锐器或火器所致，如刀刺、枪弹、弹片等。开放性腹部损伤者，伤情较直观，诊断较明确，并能得到重视，多能及时获得有效的救治。

　　闭合性腹部损伤常系钝性伤所致，如高坠、撞击、挤压、拳打脚踢等。因腹壁无伤口，损伤可能仅局限于腹壁，也可能伴有内脏损伤。若伴有内脏损伤者，伤情远比单纯腹壁损伤者复杂而严重。闭合性腹部损伤要确定是否伴有内脏损伤，但因腹壁无伤口，存在一定难度。闭合性腹部损伤，若伴有内脏损伤，多需要早期手术治疗，一旦错失手术时机，将造成严重后果。因此，从临床诊疗层面看，闭合性腹部损伤更具有重要意义。在诊疗过程中，必反复检查，密切监测病情变化，以免延误诊疗。

腹部损伤常见受损内脏依次是脾、肾、肝、胃、结肠等。胰腺、十二指肠、膈、直肠等因解剖位置较深，故损伤发生率较低。

腹部损伤的范围、严重程度、是否伤及内脏、伤及什么内脏等情况，在很大程度上取决于暴力的强度、硬度、速度、着力部位和作用方向等外在因素。另外，内脏解剖特点、功能状态、原有病理变化等内在因素也有一定影响。例如，肝、脾组织结构脆弱，血供丰富，位置比较固定，受到暴力打击后更容易破裂，特别是原有肝硬化等病理改变者，受到暴力打击后比其他内脏更易发生破裂。上腹受碰撞或挤压时，胃窦、十二指肠第三部或胰腺有被压迫在脊柱上发生断裂的可能。肠道的固定部分（上段空肠、末段回肠、粘连的肠管等）比活动部分更易受损。充盈的空腔脏器（饱餐后的胃、充盈的膀胱等）比空虚的脏器更易损伤。

二、临床表现

由于致伤原因、受伤器官及损伤严重程度不同，以及是否伴有合并伤等情况，腹部损伤的临床表现可有很大差异。轻微腹部损伤，可无明显症状和体征；严重腹部损伤，可出现重度休克甚至处于濒死状态。单纯腹壁损伤的症状和体征较轻，可表现为受伤部位疼痛，局限性腹壁肿胀和压痛，偶可见皮下瘀斑。其范围和程度随时间的推移逐渐缩小和减轻。单纯腹壁损伤一般不会出现恶心、呕吐、休克等表现。合并腹腔内脏损伤时，如仅为挫伤，可无明显临床表现；若为破裂或穿孔等严重损伤，可出现腹腔内出血和腹膜炎。

实质性脏器如肝、脾、胰、肾或大血管损伤时，其主要临床表现为腹腔内（或腹膜后）出血。患者出现面色苍白、脉率加快、脉搏细弱、血压不稳甚至休克等全身表现；腹痛呈持续性，一般不剧烈，腹膜刺激征也不严重。但有较严重的腹壁挫伤时，损伤所在部位的压痛及反跳痛可非常明显。肝破裂伴有较大肝内或肝外胆管断裂时，因胆汁外漏刺激引起胆汁性腹膜炎，可出现明显的腹痛和腹膜刺激征。胰腺损伤伴胰管断裂时，胰液溢入腹腔刺激腹膜，可出现明显的腹痛和腹膜刺激征。一般来说，体征最明显处常是损伤所在处。肩部放射痛提示肝或脾的损伤。肝脾破裂、腹腔大出血者，可有明显腹胀和移动性浊音。肝、脾包膜下破裂或肠系膜、网膜内出血，可表现为腹部包块。肾脏损伤时可出现血尿。

空腔性脏器如胃肠道、胆道、膀胱等破裂时，主要临床表现是弥漫性腹膜炎的症状和体征。胃、十二指肠或上段空肠损伤时，漏出的消化液对腹膜产生强烈的化学刺激，引起剧烈腹痛和典型的腹膜刺激征；下消化道破裂时，外漏消化液引起化学性刺激较轻，腹膜炎体征出现较晚，程度较轻。但最后都会引起细菌性腹膜炎，下消化道破裂或穿孔造成腹腔细菌污染较上消化道严重。随腹膜炎发展，肠管出现麻痹，诱发腹胀，严重时可发生感染性休克。空腔脏器破裂或穿孔后，有时可见腹腔内游离气体，因而肝浊音界缩小或消失。腹膜后十二指肠破裂的患者，有时可出现睾丸痛、阴囊血肿与阴茎异常勃起等症状和体征。另外，胃、十二指肠损伤可有呕血，直肠损伤出现鲜红色血便。

如果同时出现实质和空腔两类脏器破裂，则腹腔内出血和腹膜炎两种表现同时出现。多发伤临床表现更为复杂，若合并其他部位损伤，如颅脑外伤、胸外伤和骨盆骨折时，其掩盖了腹部损伤的症状和体征，容易造成漏诊。

三、诊断

病史和体格检查是腹部损伤诊断的主要依据。临床上，有时因伤情重、时间紧，不允许对患者进行详细的病史询问和体格检查，这时需一边询问病史，一边进行体格检查，同时采取一些必要的治疗措施，如止血、输血补液、抗休克、维护呼吸道通畅等。

无论是开放性还是闭合性腹部损伤，诊断最关键的问题是确定有无内脏损伤，其次是明确何种脏器受到损伤，是否为多发性损伤。

1. 是否有内脏损伤　为明确有无内脏损伤，应做到以下内容。

（1）详细询问手术情况　包括受伤时间、地点、致伤源及致伤条件、伤情、受伤至就诊之间的伤情变化、就诊前的急救措施等。若伤员有意识障碍或因其他情况不能回答问话时，有必要向现场目击者或护送人员询问经过。

（2）注意监测生命体征　包括体温、呼吸、脉率和血压的测定，注意有无休克表现。

（3）全面而有重点的体格检查　包括腹部压痛、腹肌紧张和反跳痛的程度和范围，是否有肝浊音界缩小或消失，有无移动性浊音，肠蠕动是否减弱或消失，直肠指检是否有阳性发现等。还应注意腹部以外部位有无合并伤，特别是火器或锐器伤，虽然入口不在腹部，但伤道却通向腹腔，导致腹部内脏损伤。

根据病史、体格检查结果，有以下情况者，应考虑腹腔内脏损伤：①腹部剧烈疼痛，呈持续性，并有进行性加重趋势，伴恶心、呕吐等消化道症状者；②早期出现明显失血性休克表现者；③有明显腹膜刺激表现者；④有气腹征，肝浊音界缩小或消失者；⑤明显胀气，肠蠕动减弱或消失者；⑥移动性浊音阳性者；⑦有便血、血尿、呕血者；⑧直肠指检发现前壁有压痛或波动感，退出指套染血者。

2. 何种性质脏器损伤　明确腹腔内脏损伤后，应先确定是什么性质的脏器受损，然后再具体考虑是哪个脏器。一般来说，实质性脏器破裂主要表现为内出血，而空腔脏器破裂主要表现为腹膜炎的症状和体征。单纯实质性脏器损伤时，腹痛、压痛和肌紧张一般不明显。出血量多时，可有腹胀和移动性浊音。空腔性脏器破裂所致腹膜炎，不一定在伤后很快出现，特别是下消化道破裂，腹膜炎体征通常出现较迟。有时肠壁的破口很小，很快因黏膜外翻或肠内残渣堵塞，暂时闭合伤口，而不发展为弥漫性腹膜炎。

以下临床特点对确定损伤脏器有参考价值：①有左或右季肋部肋骨骨折者，有肝或脾破裂可能。②有恶心、呕吐、便血、气腹征者，多为胃肠道损伤。③有血尿、排尿困难、外阴或会阴牵涉痛者，提示泌尿系器官损伤。④有膈面腹膜刺激表现，同侧肩部牵涉痛者，提示上腹脏器损伤，以肝脾破裂多见。⑤骨盆骨折者，多合并直肠、膀胱、尿道损伤的可能。

3. 是否为多发伤　多发伤的形式多种多样，一般归纳为以下三种：①腹部损伤合并腹部以外的损伤；②腹内一个脏器有多处破裂；③腹内一个以上脏器受到损伤。无论哪种情况，在诊断和治疗中均应避免漏诊，否则将导致严重后果。提高警惕和全局观是避免这种错误的关键。例如，对血压偏低或不稳的多发肋骨骨折伤员，经一般处理后未能及时纠正休克时，应考虑到腹腔内出血的可能，且在没有呼吸功能障碍的情况下，应该优先处理腹腔内出血。

开放性腹部损伤诊断中，还需要慎重考虑是否为穿透伤或贯通伤。若为穿透伤或贯通伤，绝大多数都有内脏损伤。需要注意：①穿透伤的入口或出口可能不在腹部，而在胸、肩、腰、臀或会阴部等；②有些腹壁切线伤虽未穿透腹膜，也不排除腹腔内脏损伤的可能；③穿透伤的出入口与伤道不一定呈直线关系；④伤口大小与伤情严重程度不一定呈正相关。

4. 常用检查技术　通过询问病史和体格检查，不能明确诊断时，应根据伤情，选择合适的检查项目。若腹内脏器损伤诊断已经确定，特别是伴休克者，应抓紧时间处理，不要为了进行某种检查搬动患者，以免加重病情，延误治疗。

（1）实验室检查　实质性脏器破裂出血者，红细胞、血红蛋白和血细胞比容明显下降，白细胞计数略增高。空腔性脏器破裂时，白细胞计数明显增高。胰腺损伤时，血尿淀粉酶增高。泌尿系损伤时，尿中红细胞明显增高。

（2）腹部 B 超检查　是一种经济方便、可在床边检查、无创无痛、可重复进行并动态观察、诊断准确率高的诊断方法。主要用于肝、脾、胰、肾损伤的诊断，并能根据脏器的形状和大小，了解有无损伤、损伤程度、周围积血与积液情况。

（3）X 线检查　最常用的是胸片、左侧卧位及平卧位腹部平片。根据病情需要可也选择腹部立位平片（不适用于重伤者）、骨盆正侧位片。大多数胃、十二指肠破裂和少数结肠、小肠破裂者，腹部平片显示立位或半坐卧位时膈下新月形阴影，侧卧位时"穹窿征"和"镰状韧带征"，或仰卧位时"双肠壁征"（在肠腔内、外气体衬托下，肠管的内、外壁清晰可见），均是腹腔内积气的表现。一般腹腔积气 50ml 以上游离气体时，X 线片可显示。腹腔内有大量积血时，X 线显示肠间隙增大，充气的左、右结肠可与腹膜脂肪线分离，小肠多浮动到腹部中央（仰卧位）。腹膜后血肿时，显示腰大肌影消失。脾破裂时，显示胃右移、横结肠下移、胃大弯有锯齿形压迹（脾胃韧带内血肿）。肝破裂时，显示右膈升高、肝正常外形消失及右季肋部肋骨骨折。

（4）CT 检查　对实质性脏器分辨率较高，可清晰地显示肝、脾、肾等包膜是否完整、大小及形态结构是否正常。CT 对于胰腺损伤及腹膜后间隙，优于 B 超检查。CT 也属无创伤性检查，可进行动态观察，血管造影增强 CT 扫描能使病变显示更清晰。

（5）选择性血管造影　怀疑肝、脾、胰、肾、十二指肠等脏器损伤或血管损伤时，选择性血管造影可有很大帮助。可见动脉像的造影剂外漏、实质相的血管缺如及静脉像的早期充盈。

（6）诊断性腹腔穿刺术和腹腔灌洗术　对于判断腹腔内脏有无损伤以及是哪一类脏器损伤有很大帮助，阳性率可达 90% 以上。

1）腹腔穿刺术　穿刺前，患者向穿刺侧侧卧 5 分钟，确定穿刺点，多选在脐和髂前上棘连线的中外 1/3 交界处或经脐水平线与腋前线相交处。先局部麻醉，将穿刺针经穿刺点缓慢刺向腹腔，有落空感后，拔除枕芯，把有多个侧孔的细塑料管经针管送入腹腔深处，进行抽吸。若抽到液体后，根据其性状判断哪类性质脏器受损，必要时可做实验室检查。若胰腺或胃、十二指肠损伤时，其淀粉酶含量增高；若抽到不凝固血液时，提示实质性脏器破裂所致内出血；若抽出血液迅速凝固，多是穿刺针误刺入血管或血肿所致；若抽不到液体，不能完全排除内脏损伤的可能，应继续密切观察，必要时可重复穿刺或行腹腔灌洗术。

2）诊断性腹腔灌洗术　在腹中线上取穿刺点，方法与诊断性腹腔穿刺相似。置入塑料管后，向腹腔内缓慢灌注 500 ~ 1000ml 无菌生理盐水，静置片刻后，再借助虹吸作用，使腹内灌洗液流回输液瓶中。将瓶中液体进行肉眼或显微镜下检查，必要时涂片、培养或淀粉酶测定。符合以下标准任何一项者，为阳性结果：①肉眼见灌洗液为血性、含胆汁、胃肠内溶物或证明尿液；②显微镜下，灌洗液红细胞计数超过 $100 \times 10^9/L$ 或白细胞计数超过 $0.5 \times 10^9/L$；③淀粉酶测定超过 100 索式单位；④涂片发现细菌。腹腔灌洗术对腹内出血量较少者，比诊断性腹腔穿刺术更为可靠。

（7）腹腔镜检查　可用于一般状况良好，但不能明确是否腹部内脏损伤者，有些还能用于进行治疗。

四、治疗

1. 现场急救　首先处理危及生命的损伤，如呼吸心搏骤停者紧急实施心肺复苏、窒息者及时解除呼吸道梗阻、大出血者迅速控制出血并补液、张力性气胸者立即排气变为开放性气胸、休克者尽快恢复循环血容量等。若无上述情况，腹部损伤应优先处理。实质性脏器损伤常伴腹腔内出血，故比空腔脏器损伤更紧急。穿透性损伤，若伴腹腔内脏器或组织脱出，现场用消毒碗覆盖保护，以免加重腹腔污染，在手术室麻醉后进行回纳。

素质提升

敬佑生命，救死扶伤，甘于奉献，大爱无疆

"敬佑生命，救死扶伤，甘于奉献，大爱无疆"这16个字，概括了医生们的职业精神，怀揣"医者仁心"的职业信仰，肩负防病治病、传播健康的使命，为中国健康事业建设贡献中坚力量。

作为一名医学生，必须具有较高的政治素养和良好的道德品质，始终牢记医学誓言中"健康所系，生命所托"的重担，树立"全心全意为患者服务"和"患者利益高于一切"的信念，具有良好的医德医风。

2. 非手术治疗

（1）适应证　①对于不能确定是否有腹腔内脏损伤，且生命体征尚稳定的伤员。②诊断明确，仅为轻度单纯性实质性脏器损伤，生命体征平稳或轻度变化者。在非手术治疗期间，应加强观察病情变化，根据变化，分析病情，掌握伤情。

（2）观察内容　①脉率、呼吸和血压：每15～30分钟测定一次；②腹部体征：每30分钟检查一次，注意有无腹膜刺激征以及其程度和范围的改变；③血常规：每30～60分钟测定一次，注意红细胞计数、血红蛋白含量、血细胞比容和白细胞计数变；④腹部B超：每30分钟检查一次；⑤必要时可重复进行诊断性腹腔穿刺术或灌洗术，或腹部CT、血管造影等。

（3）观察期间应做到"三不"　①不随便搬动伤者，以免加重伤情；②不注射止痛药，以免掩盖伤情；③不进饮食，以免有胃肠道穿孔而加重腹腔污染。

（4）治疗措施　①积极补液、扩充血容量，并防治休克；②应用广谱抗生素，预防或治疗可能存在的腹内感染；③禁食、胃肠减压，尤其是疑有空腔脏器破裂或有明显腹胀者；④对症支持治疗。

3. 手术治疗　已确定有腹腔内脏破裂者，尽早实施手术治疗。非手术治疗期间，经观察仍不能排除腹腔内脏损伤，或出现以下情况时，应及时终止观察，进行剖腹探查：①腹痛和腹膜刺激征有进行性加重或范围扩大者；②肠鸣音逐渐减弱、消失或出现明显腹胀者；③全身情况有恶化趋势，出现口渴、烦躁、脉速或体温及白细胞计数升高；④红细胞计数进行性下降者；⑤血压由稳定转为不稳定甚至休克者，或抗休克治疗中情况不见好转反而恶化者；⑥有气腹症者；⑦腹腔穿刺抽出不凝血、气体、胆汁、胃肠内容物或尿液者；⑧消化道有出血者不易控制者。

（1）术前准备　一旦决定手术，应尽快完成手术前准备。包括建立静脉输液通道、并维持通道通畅，交叉配血、备血，放置鼻胃管及尿管等。若合并休克，应快速补液补充血容易，合理补充血容量下进行手术，可增加手术安全性。诊断已明确者，可酌情给予镇静剂或止痛药。

（2）手术要点

1）麻醉选择　选择气管内麻醉，既能保证麻醉效果，又能根据需要供氧，对于合并胸部穿透伤者，更为理想。

2）切口选择　根据受伤脏器的位置就近选择切口进腹。如不能确定受伤脏器时，应选用右侧经腹直肌切口，优点在于进腹迅速、出血少、可根据情况延长切口。腹部有开放伤时，不可通过扩大伤口去探查腹腔，以免发生伤口愈合不良、裂开和内脏脱出。

3）操作要点　①切开腹膜时，首先应注意有无气体溢出，如有则提示胃肠道破裂。②根据腹腔内积液的性质，初步判断是哪一类脏器的损伤。若有出血者，尽快根据血块集中处寻找受损脏器，并迅速

控制活动性出血。若有空腔脏器穿破征象，可借助于大网膜移行方位和纤维蛋白素较集中的部位寻找破口位置，暂时夹住破口防止内容物外漏继续污染腹腔。③在以上初步处理后或未找到明确损伤时，吸去腹腔内积液，对腹腔内脏器进行有步骤的全面探查。先探查肝、脾等实质性器官，同时探查膈肌有无破损。接着从胃开始，逐段探查十二指肠第一部、空肠、回肠、大肠及其肠系膜。再探查盆腔器官，然后切开胃结肠韧带显露网膜囊，检查胃后壁和胰腺。必要时最后切开后腹膜探查十二指肠第二、三、四部。④在探查过程中，发现出血性损伤或脏器破裂，应随时进行止血或夹闭破口。⑤探查结束后，对探查所得伤情进行全面评估，然后根据伤情缓急逐一予以处理。原则上先处理出血性损伤，后处理穿破性损伤；穿破性损伤者，应先处理污染重者，后处理污染轻者。⑥腹腔内脏损伤处理结束后，彻底清除腹内残留的液体和异物、组织碎块、食物残渣或粪便等。用大量生理盐水反复冲洗腹腔污染严重的部位，然后将冲洗液吸净。根据需要在腹腔低注处或损伤脏器附近放置引流管。⑦腹壁切口污染不重者，可分层缝合；污染较重者，皮下可放置乳胶片引流，或暂不缝合皮肤和皮下组织，留待延期处理。

第二节　常见腹内脏器损伤的诊断与治疗

一、脾脏损伤

脾脏位于左季肋部胸廓内深处，质地脆弱，在各种腹部损伤中最容易受损。脾脏有慢性病理改变（如血吸虫病、疟疾、传染性单核细胞增多症、淋巴瘤等）时，更易破裂。根据病理特点，脾破裂分为中央型破裂（脾实质深部破损）、被膜下破裂（脾实质周边部分破损，而被膜完整）和真性破裂（破损累及被膜）三种；根据包膜是否完成，分为完全性和不完全性脾破裂。中央型和被膜下脾破裂，因被膜完整，属于不完全性脾破裂，出血量受限制，故临床上并无明显内出血征象而不易被发现，可形成局部性血肿而最终被吸收。但当血肿在某些微弱外力的影响下，或出血量达到一定程度，可以突然转变为真性破裂，导致诊治措手不及。这种情况可发生在伤后1~2周，甚至1个月，临床上称为迟发型脾破裂，应予高度警惕。

（一）诊断

根据患者外伤史、临床表现以及腹腔穿刺结果，外伤性脾破裂诊断一般不难。

1. 外伤史　有左季肋部或左上腹部外伤史。

2. 临床表现　左上腹痛是最常见的症状，一般疼痛不剧烈，可放射至左侧肩背部。真性脾破裂，大量失血后，伤者可出现烦躁、口渴、心率加快、呼吸急促、皮肤苍白、四肢冰冷等休克的表现。查体发现伤者腹部轻微膨隆，左上腹部压痛，无明显反跳痛、肌紧张，叩诊左上腹明显叩击痛，移动性浊音阳性。肠鸣音减弱。

3. 辅助检查

（1）腹部B超　是诊断外伤性脾破裂的首选检查方法。具有无创、经济方便、准确率高、动态观察等优点。超声检查可发现实质内破裂、血肿情况，还可估计腹腔积液量。

（2）腹部CT　能清晰显示脾脏的包膜是否完整，以及形态结构是否正常。若显示不清，还可选择增强CT，对诊断帮助较大。

（3）诊断性腹腔穿刺或灌洗术　多在左侧腹部穿刺点进行穿刺，若穿刺抽出新鲜不凝固血液或血性液体，证明腹腔内脏器出血。

（二）治疗

1. 不完全性脾破裂　治疗措施包括绝对卧床休息、密切监测病情变化、早期禁食、补液、运用止血药物、预防性使用抗生素等。观察中如发现活动性出血或发现合并有其他脏器损伤，应立即手术。不符合非手术治疗者，应尽快剖腹探查，以免延误伤情。

2. 完全性脾破裂　脾破裂一旦确诊，应尽早手术治疗，通常采用脾切除术。处理脾破裂者，先捏住脾蒂控制出血，清理手术野后，钳夹脾蒂，同时可收集腹腔内未污染的积血，清洁过滤后自体输血。脾切除后有引起严重的全身感染（以肺炎球菌为主要病原的暴发型感染）的可能性，因此提出脾破裂裂口修补、部分切除或将脾切除小薄片移植大网膜等方法来替代脾切除术。

二、肝脏损伤

肝脏是腹腔内最大的实质性器官，一般来说，右肝破裂比左肝破裂多见。一旦发生肝破裂，发生腹腔内出血或胆汁外漏，可引起失血性休克、胆汁性腹膜炎，后期继发感染。从病理上，肝破裂可分为肝破裂（包膜和实质均裂伤）和包膜下血肿（实质裂伤，但包膜完整）两大类。包膜下肝破裂有转变为真性肝破裂的可能性，中央型肝破裂有发展为继发性肝脓肿的可能性。

（一）诊断

1. 外伤史　一般有右侧胸腹部外伤史，也可由下腹部暴力向上传导所致，尤其是伴右侧季肋部肋骨骨折时。

2. 临床表现　肝包膜下血肿或肝实质内小血肿，临床主要表现为肝区钝痛，查体见肝大或上腹部包块。若血液通过胆道进入十二指肠，表现为黑便或呕血（胆道出血）。若在外力作用下被膜下血肿突然破裂，可发生急性失血性休克；若血肿继发感染，可出现寒战、高热、肝区疼痛等肝脓肿征象。浅表肝裂伤时，由于出血量少、胆汁外渗不多且在短时间内出血可自行停止，一般仅有右上腹疼痛，很少出现休克及腹膜炎表现。中央型肝破裂或开放性肝损伤时，肝组织损伤严重，一般都累及较大的血管及胆管，因此腹腔内出血、胆汁外渗多，常出现急性休克及腹膜炎表现。

3. 辅助检查

（1）腹部 B 超　临床上较常用检查方法。不仅能发现腹腔内积血，而且对肝包膜下血肿和肝内血肿的诊断也有帮助。

（2）腹部 CT 及增强 CT　能清晰显示肝脏的包膜是否完整，以及形态结构是否正常。

（3）诊断性腹腔穿刺或灌洗术　多在右侧腹部穿刺点进行穿刺，能穿刺抽出新鲜不凝固血液或混有胆汁的血液。

（二）治疗

1. 非手术治疗　适用于：①入院时神志清楚，脑血流灌注量充足者；②生命体征稳定，收缩压在 90mmHg 以上、脉率低于 100 次/分者；③无腹膜炎体征者；④B 超或 CT 提示轻度肝损伤者；⑤未发现其他内脏合并伤者。治疗措施包括绝对卧床休息、禁食、输血及补液、止血药物使用等，并严密观察病情变化。

2. 手术治疗

（1）暂时控制出血，尽快查明伤情　尽早行剖腹探查，争取控制出血时间。手术切口应足够大，充分暴露肝脏。纱布压迫创面的同时，手指或橡皮管阻断肝十二指肠韧带控制出血。正常人，常温下阻断入肝血流的安全时间不宜超过 30 分钟，若肝脏有病变时，阻断时间不宜超过 15 分钟。

（2）选择手术方式　根据损伤类型，可分别采用肝单纯缝合、肝动脉结扎术、肝段（或肝叶）切除术、纱布块填塞法等。阻断肝十二指肠韧带后仍有出血时，说明损伤累及肝静脉主干或肝后段下腔静脉，则需实行全肝血流阻断并缝补静脉破裂口。

（3）引流　关腹前，在创面或肝周应留置多孔硅胶双套管行负压吸引，充分引流渗出的血液和胆汁，避免腹膜炎和减轻腹痛。

三、十二指肠损伤

十二指肠位置较深，大部分的十二指肠位于腹膜后，受伤的机会很少，故损伤较多见于十二指肠二、三部。由于十二指肠周围解剖关系复杂，一旦发生损伤，处理较其他脏器损伤更困难。若十二指肠发生破裂后，有胰液和胆汁流入腹腔引起腹膜炎，早期发现一般无困难，不致耽误手术时机。若损伤发生在腹膜后部分，早期无明显体征，后期因空气、胰液、胆汁外漏至腹膜后，并在疏松结缔组织内扩散，可引起严重的腹膜后感染。

（一）诊断

1. 外伤史 一般有上腹部外伤史，尤其是剑突下部位，如车祸伤时方向盘碰撞上腹部。

2. 临床表现 ①右上腹或腰背部持续性进行性加重的疼痛（可向右肩和右睾丸放射）；②有时可有血性呕吐物；③右上腹及右腰部有明显的固定压痛；④腹部体征相对轻微而全身情况不断恶化。⑤直肠指检有时在骶前扪及捻发音，提示气体达盆腔腹膜后组织。

3. 辅助检查

（1）实验室检查 白细胞计数增高，血清淀粉酶升高。

（2）腹部 X 线 腰大肌轮廓模糊；有时可见腹膜后气泡；积气较多时，肾轮廓清晰可见；腹膜后因积气呈"花斑状"改变，并逐渐扩展。

（3）CT 检查 显示腹膜后及右肾前间隙有气泡，可帮助诊断。

（4）其他 胃管内注入水溶性碘剂可见外溢。

（二）治疗

十二指肠损伤治疗的关键在于是否早期手术治疗。临床上，十二指肠损伤要早期明确诊断有一定困难，若高度怀疑，应尽早剖腹探查。探查中发现腹膜后血肿、胆汁染色和横结肠系膜根部捻发音，应高度怀疑十二指肠腹膜后破裂的风险。十二指肠可同时合并胰腺、肾脏损伤，探查时应切开十二指肠外侧后腹膜或横结肠系膜根部后腹膜，翻起十二指肠和胰头，全面观察胰腺前后两面和十二指肠降部与水平部，同时也可观察门静脉和腔静脉有无损伤。探查时应切断十二指肠悬韧带（屈氏韧带），避免漏诊十二指肠水平部和升部损伤。

1. 十二指肠破裂手术方法 ①单纯缝合修补：适用于小的破裂口。②损伤肠段切除吻合术：适用于十二指肠水平部、升部严重损伤，不宜缝合修补时，可行肠段切除后端 – 端吻合。③带蒂肠片修补术：适用于裂口较大，不宜直接缝合者。

2. 十二指肠壁间血肿 ①非手术治疗：首先应排除十二指肠穿孔，采用禁食、胃肠减压、补液、营养支持等对症治疗，并监测病情变化。一般治疗 5～7 天，血肿逐渐吸收。②浆膜切开血肿清除术：若经非手术治疗 2 周后梗阻仍持续存在，可手术切开血肿并清除凝血块，修补肠壁，或行胃空肠吻合术。

3. 十二指肠合并胰腺损伤 采用十二指肠憩室化或胰十二指肠切除术。

四、小肠损伤

小肠占据中、下腹的大部分空间，同时缺乏坚强的保护，因此受伤的机会较多。小肠破裂后可在早期即产生明显的腹膜炎症状和体征，故诊断一般不困难。小肠破裂后，仅有少数伤员有气腹，若无气腹，也不能否定小肠穿孔的诊断。困难与一部分伤员因小肠裂口不大，或穿破后被食物残渣、纤维蛋白素甚至突出的黏膜堵塞，可能无弥漫性腹膜炎的表现，容易导致误诊。

（一）诊断

1. 外伤史 腹部外伤史，可以是钝器伤，也可以是锐器伤。

2. 临床表现 ①腹痛：伤后根据腹腔污染程度不同出现不同程度腹痛；②发热：腹腔污染后继发腹腔感染，出现寒战、高热、脉速等感染中毒症状；③腹膜刺激征：腹部压痛、反跳痛及肌紧张，以损伤肠段部位最明显；④气腹征：部分患者出现肝浊音界缩小或消失，腹部平片显示膈下游离气体的表现；⑤实验室检查：白细胞计数及中性粒细胞比例明显增高。

（二）治疗

一旦确诊小肠损伤，应立即手术治疗。手术时要对全段小肠及其系膜进行系统、细致探查。一般以简单修补为主，间断横向缝合，避免肠腔狭窄。有以下情况应采用小肠切除吻合术：①裂口较大或裂口边缘部肠壁组织挫伤严重者；②肠管大部分或完全断裂者；③肠襻在短距离内有多处破裂者；④肠系膜损伤影响肠壁血液循环者；⑤肠管严重挫伤、血运障碍者。

五、结肠损伤

结肠损伤发生率较小肠低，结肠内容物液体成分少、细菌含量多，因此，腹膜炎出现得较晚，但较严重。一部分结肠位于腹膜后，受伤后容易漏诊，常导致严重的腹膜后感染。

（一）诊断

1. 外伤史

2. 临床表现 ①腹痛：出现下腹部疼痛，早期疼痛不明显，呈隐痛不适，后期因继发感染出现持续性剧烈疼痛。②恶心、呕吐。③血便。④腹膜刺激征：腹部压痛、反跳痛及肌紧张，以损伤部位最为明显。⑤有时移动性浊音阳性。⑥肠鸣音减弱或消失。

3. 辅助检查

（1）实验室检查 白细胞数及中性粒细胞比例增高。严重者可出现红细胞计数、血红蛋白及血细胞比容下降。

（2）腹部 X 线 少数患者可见腹腔游离气体、肠腔胀气等表现。

（3）腹部 CT 对腹腔内脏器损伤有重要参考价值。

（4）诊断性腹腔穿刺 若能抽出粪便样物质，可以判断结肠损伤。

（5）腹腔镜检查 可发现隐匿性损伤。

（二）治疗

由于结肠壁薄、血液供应差、含菌量大，故其治疗不同于小肠破裂。除少数裂口小、腹腔污染轻、全身情况良好的患者，可以考虑一期修补或一期切除吻合（限于右半结肠）外，大部分患者需先采用肠造口术或肠外置术处理，待 3~4 周情况好转后，再关闭瘘口。对一期修补或肠切除吻合术后，均可做近端结肠造口术，暂时转移粪便，避免肠管膨胀，术后进行肛管扩张，保证愈合良好。

一期修复手术的主要禁忌证为：①腹腔严重污染；②全身严重多发伤或腹腔内其他脏器合并伤，须尽快结束手术；③伴有重要疾病，如肝硬化、糖尿病等；④失血性休克需大量输血者、高龄伤员、高速火器伤者、最佳手术时间已延误者。结肠损伤手术务必尽量清除腹腔内粪便污染，腹腔内置管引流，术后加强抗感染治疗，并加强营养支持。

答案解析

目标检测

选择题

[A1/A2 型题]

1. 腹部闭合性损伤时，最常损伤的实质性脏器是

    A. 肝　　　　　　　　B. 脾　　　　　　　　C. 肾

    D. 胰腺　　　　　　　E. 小肠

2. 空腔脏器破裂的主要临床表现是

    A. 创伤性休克　　　　B. 膈下游离气体　　　C. 急性肠梗阻

    D. 腹腔内出血　　　　E. 急性腹膜炎

3. 实质性脏器破裂的主要临床表现是

    A. 创伤性休克　　　　B. 膈下游离气体　　　C. 急性肠梗阻

    D. 腹腔内出血　　　　E. 急性腹膜炎

4. 腹部闭合性损伤诊断的关键在于首先确定有无

    A. 腹壁损伤　　　　　B. 腹痛　　　　　　　C. 腹膜后血肿

    D. 内脏损伤　　　　　E. 恶心、呕吐

5. 腹部损伤伴少量肠管脱出时，首选的急救措施是

    A. 迅速将肠管还纳腹腔

    B. 用消毒纱布覆盖并包扎

    C. 用凡士林纱布覆盖并包扎

    D. 用生理盐水纱布覆盖并包扎

    E. 用消毒或清洁器皿覆盖并包扎

6. 腹部损伤合并其他损伤时，以下哪种合并伤不易延误腹腔内脏损伤判断

    A. 颅脑外伤　　　　　B. 胸部外伤　　　　　C. 脊柱骨折

    D. 窒息　　　　　　　E. 前臂骨折

[A3/A4 型题]

(7~9 题共用题干)

患者，男，20 岁，被汽车撞击左上腹后急诊入院。住院期间偶有腹胀，生命体征平稳。2 天后因用力排便，突感腹痛、面色苍白、出冷汗，体温 37.5℃，血压 80/60mmHg，心率 120 次/分，呼吸 23 次/分。腹部明显压痛、反跳痛，移动性浊音（+）。腹腔穿刺抽出不凝固血液。

7. 该患者应考虑

    A. 脾破裂　　　　　　B. 胰腺损伤　　　　　C. 肠穿孔

    D. 肾损伤　　　　　　E. 胃穿孔

8. 为明确病因和诊断，首先检查项目是

    A. 腹部 CT　　　　　B. 腹部 B 超　　　　C. 腹腔穿刺

    D. 直肠指检　　　　　E. 腹部平片

9. 对伤员进行扩容治疗，首先应输入

    A. 5%葡萄糖溶液　　　　B. 平衡液　　　　C. 生理盐水

    D. 10%葡萄糖溶液　　　　E. 全血

书网融合……

本章小结　　　　　　微课　　　　　　题库

PPT

第二十六章　急性化脓性腹膜炎

◎ 学习目标

1. 通过本章学习，重点掌握急性腹痛的诊断与鉴别诊断；剖腹探查的手术指征。

2. 学会急性腹痛的诊断与鉴别诊断，具备针对不同患者个性化治疗的能力；学会医患沟通，具备救死扶伤、关爱患者的素养。

》情境导入

情境描述　患者，男，28 岁。2 小时前，餐后突发上腹部刀割样疼痛，迅速波及全腹，伴大汗淋漓、恶心呕吐，呕吐物为胃内物。查体：体温 36.9℃，脉搏 104 次/分，呼吸 24 次/分，血压 80/50mmHg，急性痛苦面容，面色苍白，全腹肌紧张、压痛、反跳痛，肝浊音界消失，移动性浊音阳性。

讨论　1. 患者诊断是什么？诊断依据是那些？

2. 目前患者主要治疗措施有哪些？

第一节　急性弥漫性腹膜炎 ⓔ 微课

腹膜炎是腹腔内脏层和壁层腹膜的炎症，可由细菌、化学、物理损伤等因素引起。按病因可分为细菌性和非细菌性两大类；按临床经过可分为急性、亚急性和慢性三类；按发病机制可分为原发性和继发性两类；按累及范围可分为弥漫性和局限性两类。

一、病因

1. 继发性腹膜炎　最常见的腹膜炎。常由腹腔内空腔脏器穿孔、内脏破裂引起。如胃十二指肠溃疡穿孔，胃内容物流入腹腔后，先引起化学性腹膜炎，继发感染后转变为化脓性腹膜炎。致病菌主要为胃肠道内常驻菌群，其中以大肠埃希菌最为多见，其次为厌氧拟杆菌、链球菌、变形杆菌等。一般为混合性感染，毒性较强，常需外科手术处理。

2. 原发性腹膜炎　又称为自发性腹膜炎，主要特点是腹腔内无原发性病灶，临床少见。致病菌多为溶血性链球菌、肺炎链球菌或大肠埃希菌。细菌进入腹腔的途径一般如下。①血行播散：如肺炎双球菌从呼吸道或泌尿道感染灶经血行播散至腹膜，儿童原发性腹膜炎多属于这一类。②上行性感染：女性生殖道的细菌经输卵管直接逆行至腹腔，如淋病性腹膜炎。③直接扩散：如泌尿系感染，细菌直接通过腹膜层扩散至腹腔。④透壁性感染：正常情况下，肠道内细菌不能通过肠壁，但在机体抵抗力低下时，如肝硬化并发腹水、肾衰竭、营养不良等，肠腔内细菌可透过肠壁进入腹腔，引起腹膜炎。原发性腹膜炎感染范围很大，与脓液的性质及细菌种类有关。

二、病理生理

胃肠内容物或细菌进入腹腔后，立即发生反应，腹膜充血、水肿并失去光泽。接着大量浆液性渗出液产生，以稀释腹腔内的毒素，减轻腹膜刺激；同时出现大量的巨噬细胞、中性粒细胞，加上坏死组织、细菌和凝固的纤维蛋白，使渗出液变浑浊成为脓液。以大肠埃希菌为主的脓液呈黄绿色，混合感染后脓液稠厚，并有粪臭味。

腹内脏器浸泡在脓性液体中，腹膜严重充血、广泛水肿、大量液体渗出，引起水、电解质紊乱，血浆蛋白减低和贫血加重，加上发热、呕吐、肠腔积液使血容量明显减少。肠管扩张、胀气，引起膈肌抬高而影响心肺功能，使血液循环和气体交换发生障碍。最终，急性弥漫性腹膜炎患者因并发低血容量性休克和感染性休克而导致死亡。

急性弥漫性腹膜炎的结局取决于两方面，一方面是患者全身和腹膜局部的防御能力，另一方面是污染细菌的性质、数量、毒力和时间。若患者年轻力壮、全身状况好、机体抵抗力强，可使病原菌毒力相对下降，使病变局限于腹腔内某一部位，成为局限性腹膜炎，渗出物逐渐吸收，炎症消散而痊愈；反之，患者为年老体弱者，感染易加重，范围不易被局限，患者死亡。

腹膜炎治愈后，腹腔内会有不同程度的粘连，大多数粘连无不良后果，若一部分小肠粘连造成肠管扭曲或形成锐角，使肠管不通，发生机械性肠梗阻，即粘连性肠梗阻。

三、临床表现

据病因不同，腹膜炎的症状可以是突然发生，也可能是逐渐出现的。如空腔脏器损伤破裂或穿孔引起的腹膜炎，发病较突然；而阑尾炎、胆囊炎等引起的腹膜炎，多先有原发病症状，再逐渐出现腹膜炎表现。

1. 腹痛　最主要的临床表现。疼痛的程度与发病原因、炎症轻重、年龄以及身体素质等有关。疼痛一般很剧烈，难以忍受，呈持续性。深呼吸、咳嗽、转动身体时疼痛加剧，因此患者多不愿改变体位。疼痛先从原发病变部位开始，随炎症扩散而蔓延至全腹。

2. 恶心、呕吐　早期常见症状。腹膜受刺激，可引起反射性恶心、呕吐，呕吐物多为胃内容物。出现肠麻痹时，可吐出黄绿色胆汁或棕褐色粪便样内容物。

3. 发热　开始体温正常，随后体温逐渐升高、脉搏加快。原有腹部炎症性病变者，如化脓性阑尾炎，发生腹膜炎之前体温已升高，发生腹膜炎后体温更加增高。年老体弱的患者体温可不升高，脉搏多加快；如脉搏快而体温不升反降者，提示病情恶化。

4. 感染中毒症状　患者可出现高热、脉快、呼吸浅快、大汗淋漓、口干。若不及时治疗，病情加重，可出现重度缺水、代谢性酸中毒及休克的表现。最终患者因肝肾功能及呼吸循环功能衰竭而死亡。

5. 腹部体征　①视诊：腹胀、腹式呼吸减弱或消失。②触诊：腹部压痛、反跳痛和腹肌紧张，是腹膜炎标志性体征，以原发病灶所在部位最为明显。腹肌紧张程度随病因和患者的全身状况不同而各异。胃肠或胆囊穿孔时，外漏的胃液、胆汁引起强烈的腹肌紧张，甚至呈"木板样"强直，临床上称为"板状腹"。老人、幼儿或极度虚弱的患者腹肌紧张不明显，易被忽视。③叩诊：胃肠胀气呈鼓音。胃十二指肠溃疡穿孔大量气体进入腹腔，肝浊音界缩小或消失。腹腔内积液较多时，移动性浊音阳性。④听诊：肠麻痹时肠鸣音减弱或消失。⑤直肠指检：盆腔内感染或盆腔脓肿时，直肠前窝饱满或触痛。

四、辅助检查

1. 血常规　白细胞计数及中性粒细胞比例增高。若出现白细胞计数不增高，仅有中性粒细胞比例增高，甚至有中毒颗粒出现，提示感染严重，患者预后差。

2. 腹部立位平片　小肠普遍胀气，并有多个小气液平面，是肠麻痹征象。胃肠穿孔时可见膈下游离气体。

3. B 超　显示腹腔内有不等量的液体，不能鉴别液体的性质。但可在 B 超引导下行腹腔穿刺抽液或腹腔灌洗，对积液性质进行判断。

4. CT　对腹腔内实质性脏器病变（如急性胰腺炎）的诊断帮助较大，对评估腹腔内渗出液体量也有一定帮助。

盆腔感染或盆腔脓肿时，已婚女性可进行阴道检查或阴道后穹穿刺检查。

五、诊断与鉴别诊断

根据病史及典型症状、体征，白细胞计数及分类，腹部平片、B 超或 CT 等检查结果，较容易诊断腹膜炎。但绝大多数腹膜炎是继发性的，因此进一步明确病因是诊断的重要环节。

六、治疗

治疗分为非手术治疗和手术治疗。

1. 非手术治疗　适用于病情较轻，或病程已超过 24 小时，腹部体征已减轻或有减轻趋势者；或伴有严重心、肺等重要脏器疾患而不能耐受手术者；也可作为手术前的准备工作。

（1）体位　一般取半卧位，促使腹腔内渗出液流向盆腔，减少毒素吸收，从而减轻中毒症状；并且可促使腹腔内器官下移，减轻因腹胀挤压膈肌，减轻对呼吸和循环功能的影响。

（2）禁食、胃肠减压　胃肠道穿孔的患者必须禁食，并留置胃管持续胃肠减压，抽出胃肠内容物和气体，减少消化道内容物继续流入腹腔，减轻胃肠内积气，改善胃壁的血液循环，利于炎症的局限和吸收，促进胃肠道恢复蠕动。

（3）纠正水、电解质紊乱　由于禁食、胃肠减压及腹腔内大量渗液，易造成体内水、电解质失衡。监测脉搏、血压、尿量、中心静脉压、心电图、血细胞比容、电解质以及血气分析等，来以调整输液的成分和速度。

（4）抗感染　继发性腹膜炎大多为混合性感染，致病菌多为大肠埃希菌、肠球菌和厌氧菌。选择抗生素时应考虑致病菌的种类，可选用第三代头孢菌素。感染严重者，需联合应用抗厌氧菌药物。但最合理的是根据细菌培养及药物敏感试验的结果来选择。需要强调的是，抗生素不能替代手术治疗。

（5）营养支持　提供充足的热量和营养物质，可增强患者的抵抗力和愈合能力。但长期不能进食的患者，应尽早给予肠外营养支持；空肠造瘘的患者，可选用肠内高营养支持。

（6）镇静、镇痛、吸氧　在诊断明确后，可适当使用镇静和镇痛药物，减轻患者痛苦。但诊断不清或进行观察时，暂不使用镇痛剂，避免掩盖病情。

2. 手术治疗　继发性腹膜炎绝大多数需要手术治疗。

（1）手术指征　①经非手术治疗 6～8 小时后（一般不超过 12 小时），腹膜炎症状及体征不缓解反而有加重趋势者。②腹腔内原发病严重者。③腹腔内炎症较重，出现严重的肠麻痹或全身感染中毒症状者，特别是有休克表现者。④腹膜炎病因不明，且无局限趋势者。

（2）手术步骤和要点

1）麻醉方法　多选用全身麻醉。

2）处理原发病　手术切口应根据原发病变脏器所在部位而定。如不能确定原发病变部位，以右侧腹直肌探查切口为好，开腹后可向上下延长。开腹后要小心肠管，尤其是分离腹腔粘连时，避免损伤胃肠壁，操作要细致轻柔。首先处理危及生命的病变，如有出血者先止血，其次修补穿孔，最后处理炎症病灶。

3）彻底清理腹腔　开腹后立即用吸引器吸净腹腔内的脓液及渗出液，清除脓苔、食物残渣、粪便和异物等。反复用甲硝唑及生理盐水冲洗腹腔至清洁。

4）充分引流　为减轻腹腔感染和防止术后发生腹腔脓肿，应放置引流物持续引流腹腔内的残留液和渗液。常用的引流物有硅胶管、橡胶管或双腔引流管。引流管腹腔内段剪数个侧孔，放在病灶附近及腹腔最低位，要注意防止引流管扭曲，保证引流顺畅。感染严重时，要放置两根以上引流管，术后可做腹腔灌洗。

5）术后处理　术后继续禁食、胃肠减压、补液、应用抗生素和营养支持治疗，保持引流管通畅。

第二节　腹腔脓肿

脓液在腹腔某一间隙或部位，被大网膜、肠系膜、肠袢、内脏等粘连包裹，形成局限性脓液积聚，与游离腹腔隔离成为腹腔脓肿。腹腔脓肿可分为膈下脓肿、盆腔脓肿和肠间脓肿（图 26 - 1）。腹腔脓肿一般继发于急性腹膜炎或腹腔手术，原发性感染少见。

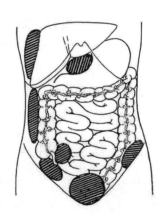

图 26 - 1　腹腔脓肿部位

一、膈下脓肿

（一）解剖概要

横结肠及其系膜将大腹腔分结肠上区和结肠下区。结肠上区也称为膈下区，肝脏将其间隔为肝上间隙和肝下间隙。肝上间隙被肝镰状韧带间隔为左、右间隙，肝下间隙被肝圆韧带间隔为右下、左下间隙。左下间隙被肝胃韧带间隔为左下前间隙和左下后间隙（网膜囊）。脓液积聚在一侧或两侧的膈肌下、横结肠及其系膜间隙内者，称为膈下脓肿。膈下脓肿可发生在一个或多个间隙。

（二）病理

患者平卧时膈下部位最低，急性腹膜炎时腹腔内脓液易积聚此处。脓肿的位置与原发病有关。如胆囊及胆管化脓性感染、十二指肠溃疡穿孔、阑尾炎穿孔时，脓液常积聚在右膈下；胃穿孔、脾切除术后感染时，脓肿常发生在左膈下。膈下感染可引起反应性胸腔积液，或炎症蔓延至胸腔引起胸膜炎；亦可穿入胸腔，引发脓胸、肺脓肿等并发症；也可腐蚀消化道管壁引起消化道反复出血、肠瘘（胃瘘）。小型膈下脓肿经非手术治疗可被吸收。较大的脓肿，常致患者身体长期慢性消耗而致多器官功能衰竭，死亡率较高。

（三）临床表现

膈下脓肿一旦形成，可出现明显的全身症状。

1. 全身症状　发热，早期为弛张热，脓肿形成以后呈持续高热，也可为中等程度的持续发热。脉率增快，逐渐出现乏力、衰弱、盗汗、食欲减退、消瘦等全身症状。白细胞计数升高，中性粒细胞比例增高。

2. 局部症状　脓肿部位持续钝痛，深呼吸时加重。疼痛常位于近中线的肋缘下或剑突下。脓肿刺激膈肌可引起呃逆。膈下感染还可引起胸膜、肺部反应，出现胸腔积液、咳嗽、胸痛等表现。

3. 体格检查　可发现膈下和季肋区压痛及叩痛。严重的浅表脓肿还可出现局部皮肤凹陷性水肿，皮温升高，患侧胸部下方呼吸音减弱或消失。右膈下脓肿可使肝浊音界扩大。

（四）诊断与鉴别诊断

根据急性腹膜炎或腹腔内脏炎性病变治疗后全身情况一度好转后，或腹部手术数日后出现发热、腹痛等症状，均应考虑本病，做进一步检查。X 线检查见患侧膈肌升高，膈肌活动随呼吸活动受限或消失、肋膈角模糊、肺下叶部分不张、胸腔积液等征象；膈下可见占位性阴影。左膈下脓肿时胃底可受压移位。B 超或 CT 检查对膈下脓肿的诊断及鉴别诊断帮助较大。尤其是在 B 超引导下穿刺，不仅可帮助诊断，还可行穿刺抽脓、冲洗脓腔、注入有效抗生素进行治疗。需要注意的是，穿刺阴性者并不能排除存在脓肿的可能。

（五）治疗

膈下感染未形成脓肿时，如能积极抗感染治疗使炎症逐渐消散，能预防脓肿形成。因此，半卧位、禁食、胃肠减压、使用抗生素以及对症支持治疗等都是预防脓肿形成的有效措施。一旦形成脓肿后，必须尽早手术引流，具体方法如下。

1. 经皮穿刺置管引流术　优点是创伤小，不会污染腹腔和引流效果较好，适用于与体壁贴近的且局限性单房脓肿。穿刺置管需要在 B 超引导下进行，一旦穿刺失败或发生并发症，及时手术治疗。经此方法治疗，约有 80% 的膈下脓肿可以治愈。

2. 切开引流术　目前已很少应用。术前应常规行 B 超或 CT 检查确定脓肿的部位。原则上切口越贴近脓肿，引流效果越好。膈下脓肿切开引流可选择经前腹壁肋缘下切口和经后腰部切口。

二、盆腔脓肿

盆腔处于立位、坐位时腹腔最低部位，腹腔内炎性渗出物或脓液易积聚于此而形成脓肿。因此，盆腔脓肿为腹腔内感染最常见的并发症。盆腔腹膜面积小，吸收毒素能力较低，盆腔脓肿全身中毒症状亦较轻。

（一）临床表现

由于脓液直接刺激膀胱和直肠，患者常出现典型的膀胱或直肠刺激症状，如里急后重、大便频繁而量少、黏液便、排尿困难、尿频等。腹部检查多无阳性发现。

（二）诊断与鉴别诊断

根据患者直肠或膀胱刺激征表现，结合直肠指检，扪及肛管括约肌松弛，直肠前壁有触痛的包块，有时可触及波动感，应考虑本病。下腹部 B 超及经直肠或阴道超声检查均有助于明确诊断。必要时可做 CT 检查，进一步明确诊断。

（三）治疗

盆腔脓肿尚未形成时，采用非手术治疗。应用有效抗生素，辅以热水坐浴、温热盐水保留灌肠及理疗等治疗措施，促进炎症消退。脓肿形成后，须立即行盆腔脓肿切开引流术。已婚妇女可经阴道后穹穿刺抽脓或切开引流。

三、肠间脓肿

脓液被包裹在肠管、肠系膜与网膜之间，形成大小不等的肠间脓肿。肠间脓肿可单发，也可为多个大小不等的脓肿。如脓肿周围广泛粘连，还可造成不同程度的粘连性肠梗阻。

（一）临床表现

患者表现为发热等感染症状，并有腹痛、腹胀、腹部压痛或可扪及包块。

（二）诊断与鉴别诊断

腹部立位 X 线片可见肠壁间距增宽及局部肠襻积气，有时也可见小肠液气平面。如脓肿穿破进入肠腔或膀胱则形成内瘘，脓液可随大小便排出。B 超和 CT 检查可发现较大的脓肿。

（三）治疗

给予患者非手术治疗，如应用抗生素、理疗及全身对症支持治疗等。如非手术治疗无效或发生粘连性肠梗阻时，应考虑剖腹探查，并行引流术。

第三节　急性腹痛

腹痛是人体受到环境中物理、化学、生物、机械等因素或上述混合因素刺激作用后引起的保护性和具有防御反应的信号。急性腹痛具有起病急、变化快、病情重、病因复杂等特点，是临床常见的急症。

一、腹痛的分类与特点

（一）按神经支配、传导途径分类

1. 内脏性腹痛　由脏层腹膜包裹的腹腔内脏器受刺激引发的疼痛。空腔脏器膨胀或包膜张力增加等因素刺激，由交感神经通过内脏神经传至中枢神经系统。临床上多见于胃肠道、胆道、输尿管痉挛或梗阻以及消化性溃疡、早期阑尾炎和胆囊炎等。其特点如下。

（1）腹痛呈现为发作缓慢、持续时间长、范围模糊、定位不准确的钝痛。

（2）常伴有自主神经功能紊乱症状，如恶心、呕吐、大汗等。

（3）通过内脏运动反射引起相应脊髓节段传出冲动，出现相应部位皮肤感觉过敏、腹肌紧张。

（4）体格检查主要表现为腹部压痛。

2. 躯体性腹痛　壁层腹膜、肠系膜及膈膜等处的感觉神经末梢受刺激而引起的疼痛。临床上多见于胃十二指肠穿孔、化脓性胆囊炎、阑尾炎伴局限性或弥漫性腹膜炎、腹腔内出血等。有确切压痛部位，腹肌呈现反射性痉挛甚至强直。其特点如下。

（1）定位准确。

（2）腹痛常伴有腹膜刺激征。

（3）痛觉敏感。

（4）自主神经反射少见或缺如。

（5）体格检查主要表现为腹膜刺激征。

3. 感觉性腹痛（牵涉痛、放射痛）　内脏发生病变时，在体表一定区域产生感觉过敏或疼痛的现象。常有躯体神经参与。临床常见于胆囊炎、胆石症、急性胰腺炎等，相应部位皮肤和腹部肌肉出现痛觉过敏。

（二）按引起急性腹痛常见病因分类

1. 急性炎症　属于内脏性腹痛，程度由轻到重，部位由模糊不清到明确，性质多为钝痛或绞痛，呈持续性。查体病变部位有压痛。一般先出现腹痛，再出现发热等全身中毒症状。临床上多见于急性胃肠炎、急性胆囊炎、急性胰腺炎、急性阑尾炎等。

2. 急性穿孔　既往多有溃疡病史，突发剧烈刀割样疼痛，范围迅速扩散，后期可出现全身感染中毒症状，查体可扪及板状腹，肠鸣音减弱或消失。临床上常见于胃十二指肠溃疡急性穿孔、胃癌穿孔、胆囊穿孔等。

3. 急性脏器阻塞或扭转 起病急, 早期为阵发性绞痛, 后期为持续性剧痛, 腹痛时常伴有高亢肠鸣音或气过水声, 先出现腹痛, 再出现发热等全身中毒症状。临床上常见于急性肠扭转、肠梗阻、胆道结石或蛔虫梗阻、输尿管梗阻、卵巢蒂扭转等。

4. 急性内脏破裂 有外伤史, 持续性腹部剧痛, 常合并失血性休克。查体见腹部压痛, 肌紧张相对较轻, 反跳痛明显, 部分患者移动性浊音阳性。临床上常见于肝脾破裂、异位妊娠破裂、卵巢囊肿破裂等。

5. 急性循环障碍 既往有高血压、心脏病、动脉硬化等病史, 表现为脐周持续性剧痛, 常伴便血、感染性休克; 查体可有腹膜刺激征。临床上常见于肠系膜动脉血栓形成、脾栓塞、门静脉栓塞、腹主动脉夹层、主动脉瘤等。

6. 功能紊乱性腹痛 腹痛部位不明确, 多与精神因素有关, 常在精神、心理疏导后症状缓解。临床上常见于肠易激综合征。

7. 其他 腹痛为临床症状之一, 程度较轻, 查体腹部压痛、肌紧张较轻, 多无反跳痛。临床上常见于急性胃扩张、胃痉挛、肝炎、痛经等。

二、急性腹痛的鉴别与诊断

(一) 病史

1. 性别与年龄 育龄期妇女应警惕月经生育史和盆腔脏器病史。消化性溃疡穿孔多见于男性。婴幼儿患者以肠道先天性畸形、肠道寄生虫感染、肠套叠多见; 儿童和青少年患者以急性肠系膜淋巴结炎、蛔虫性肠梗阻、胆道蛔虫、腹型过敏性紫癜、腹型癫痫、急性出血坏死性肠炎多见; 青壮年以急性阑尾炎、急性胰腺炎和胃十二指肠溃疡急性穿孔多见; 中老年以胆石症、胆囊炎、恶性肿瘤和血管性病变多见。

2. 既往史 胃十二指肠溃疡急性穿孔患者常有消化性溃疡病史。粘连性肠梗阻患者常有腹部多次手术病史。胆石症、胆囊炎患者既往常有类似发作病史。内脏破裂患者常有外伤史。异位妊娠破裂患者常有停经史。

3. 起病方式与诱因 起病急骤且伴有休克者多见于腹腔内出血、急性肠扭转、消化道溃疡穿孔、急性出血坏死性肠炎、肠系膜动脉栓塞和异位妊娠破裂等。进食脂肪餐后出现腹痛常为胆囊炎, 暴饮暴食或大量酗酒后出现腹痛多为胰腺炎。运动后出现腹痛多为肠扭转、卵巢囊肿蒂扭转、脓肿破裂等。颠簸震动后出现腹痛多为输尿管结石或胆道结石。肠系膜动脉栓塞多有心房颤动、高血压、动脉硬化病史。腹部外伤可引起肝脾破裂。食物性状突然改变可诱发急性肠套叠。

(二) 症状

1. 腹痛

(1) 部位 一般来说, 腹痛开始的部位或最显著的部位常为病变所在部位。①转移性腹痛: 主要见于急性阑尾炎。腹痛起始于上腹部, 逐渐转移至脐周, 几小时后再转移并固定于右下腹。②牵涉痛 (放射痛): 如胆石症、胆囊炎时出现右上腹或剑突下疼痛, 同时可有右肩或右肩胛下疼痛。急性胰腺炎时出现上腹部痛, 同时伴有左肩痛或左右肋缘至背部疼痛。输尿管结石时出现腰痛, 下腹部、腹股沟区或会阴部放射痛。

(2) 性质 ①持续性钝痛或隐痛: 提示炎症性或出血性病变, 如急性胆囊炎、急性阑尾炎、肝脾破裂等。②阵发性腹痛: 提示空腔脏器痉挛或阻塞性疾病, 腹痛呈阵发性发作, 发作之间有间歇期, 如机械性肠梗阻、输尿管结石等。③持续性腹痛伴阵发性加剧：常见于炎症和梗阻同时存在。如早期有炎症，先出现持续性绞痛，在出现阵发性加剧。如早期有梗阻，先出现阵发性疼痛，继发感染后再出现持续性疼痛。

（3）强度 常可以反映腹腔病变的轻重，但受多种因素影响，如个体对疼痛的敏感程度、耐受程度等。①刀割样剧痛：突发中上腹持续性刀割样剧痛，难以忍受，常取被迫侧卧位缓解疼痛，多见于胃十二指肠溃疡急性穿孔。②钻顶样疼痛：中上腹阵发性剧痛，发作时患者辗转不安、呻吟、大汗，持续一定时间后逐渐缓解，多见于胆道蛔虫。③绞痛：阵发性绞拧样剧痛，因空腔脏器梗阻，平滑肌痉挛引起，多见于肠梗阻、胆石症、输尿管结石等。④烧灼样疼痛：多见于胃炎、反流性食管炎等。⑤搏动性疼痛：多见于血管性病变，如腹主动脉瘤等。⑥胀痛：多见于胃扩张、肠胀气、充血性脾大等。⑦钝痛：多因慢性疾病引起，如功能性消化不良、胃下垂、早期胃癌等。

2. 伴随症状

（1）厌食 小儿急性阑尾炎患者常先有厌食，再出现腹痛。

（2）恶心、呕吐 呕吐发现的原因多由胃肠道疾病引起。若呕吐出现在腹痛之前，多见于急性胃肠炎、食物中毒；若呕吐出现在腹痛之后，多见于急性阑尾炎；若呕吐和腹痛同时出现，多见于急性胰腺炎、肠梗阻、胆石症、胆道蛔虫病、肾绞痛和胃肠穿孔。病程晚期发生呕吐，多见于腹膜炎、麻痹性及低位肠梗阻、胃扩张等。呕吐物的颜色、性状和量与梗阻部位相关：呕吐隔夜宿食且不含胆汁，提示幽门梗阻；呕吐物混有胆汁提示梗阻部位在胆总管汇入十二指肠远端；呕吐物为褐色，混浊含渣滓，提示梗阻部位在小肠；呕血或呕吐咖啡色样内容物提示上消化道出血；呕吐物呈咖啡色，带腥臭味，提示急性胃扩张；呕吐物为粪水样，提示低位肠梗阻。

（3）排便情况 ①腹痛后停止排气排便，提示机械性肠梗阻。②腹腔内急性炎症抑制肠蠕动可引起便秘。③急性胃肠炎表现为大量水样腹泻伴痉挛性腹痛。④盆腔脓肿表现为下腹痛、里急后重及排黏液便。⑤小儿肠套叠表现为腹痛和排果酱样便。⑥急性坏死性肠炎表现为脐周疼痛、腹泻和腥臭味血便。

（4）排尿异常 常提示泌尿系疾病，如肾、输尿管结石引起肾绞痛和血尿，尿路感染引起尿路刺激征等。

（5）发热 腹腔内炎症病变伴有不同程度发热，如化脓性胆囊炎、化脓性阑尾炎等。重症感染者可出现寒战、高热，如急性化脓性梗阻性胆管炎。内科性腹痛一般先有发热再出现腹痛，外科性腹痛一般先有腹痛，再有寒战、高热。

（6）休克贫血 多与腹腔内出血或消化道出血有关。

（7）黄疸 多见于肝胆、胰腺疾病引起梗阻性黄疸。

（三）体格检查

1. 全身情况 全面体格检查对急性腹痛的诊断有重要价值，包括体温、呼吸、脉搏、血压、神志、面容、表情、体位等。

2. 腹部检查

（1）视诊 注意观察腹式呼吸是否存在，腹部外型，有无局限性不对称性隆起，有无手术切口瘢痕，腹壁静脉有无曲张，有无肠型和肠蠕动波等。尤其注意双侧腹股沟区有无肿物或疝。

（2）听诊 主要听肠鸣音有无，频率和音调。肠鸣音活跃、音调高，气过水声伴腹痛，提示机械性肠梗阻；肠鸣音消失多因肠麻痹引起，多见于腹膜炎、绞窄性肠梗阻等。低钾血症也可引起肠鸣音消失。幽门梗阻或胃扩张上腹部有振水音。

（3）触诊　触诊检查时动作轻柔，从主诉非疼痛区开始，最后检查疼痛部位。着重检查腹膜刺激征的部位、范围和程度。压痛多以病变部位最明显，因此，腹部压痛最显著的部位往往是病变所在之处。腹肌紧张为腹膜炎的客观体征，不受意识支配。轻度肌紧张见于炎症早期或腹腔内出血等。明显肌紧张见于较重的细菌性感染刺激，板状腹主要见于胃十二指肠穿孔或胆道穿孔。结核性腹膜炎，触诊呈揉面感。但应注意老年人、衰弱者、小儿、经产妇、肥胖者及休克者，腹膜刺激征较实际轻。触诊扪及肿块时，应描述肿块部位、大小、形状、质地、边界、活动度以及有无压痛。如绞窄性肠梗阻可扪及胀大的肠袢，小儿肠套叠扪及腊肠样压痛性肿块，蛔虫性肠梗阻扪及肠内柔软条索状团块。便秘者扪及粪便聚积的肠袢。

（4）叩诊　从主诉非疼痛区开始，用力均匀。重点检查肝浊音界是否消失，有无移动性浊音以及其叩诊最明显部位。

3. 直肠指检　急腹症患者应重视直肠指检。检查时，注意肛门是否松弛，直肠内温度、有无肿块或触痛，指套有无染血和黏液等。盆腔脓肿、肿瘤、肠梗阻、阑尾炎等扪及触痛、饱满感或波动感，对诊断有重要意义。

（四）辅助检查

1. 实验室检查　①血常规：白细胞计数及中性粒细胞比例增高，提示感染性疾病；红细胞计数、血红蛋白及血细胞比容进行性下降，提示出血性疾病。②大便常规：见红细胞和脓细胞，提示急性细菌性痢疾、溃疡性结肠炎、肠套叠、肠肿瘤等。③尿常规：血尿提示尿路损失或结石，尿淀粉酶增高提示胰腺炎，尿 hCG 增高提示异位妊娠破裂，尿胆红素阳性提示梗阻性黄疸。④血生化：血或腹腔穿刺液淀粉酶增高提示急性胰腺炎，血糖增高、二氧化碳结合力下降提示糖尿病酮症酸中毒。

2. 影像学检查

（1）B 超检查　主要适用于肝、胆、胰、脾、肾、输尿管、阑尾及盆腔内病变，对实质性脏器损伤、破裂、占位病变有重要的诊断价值。

（2）X 线检查　胸腹部立位片可观察有无肺炎、胸膜炎，有无占位，膈肌位置及活动，有无膈下游离气体、肠胀气、气液平、结石影等。

（3）CT、MRI　在急腹症中广泛应用，主要用于急腹症的诊断与鉴别诊断。

（4）动脉造影　主要适用于疑有肝破裂出血、胆道出血或小肠出血等疾病的诊断及介入栓塞止血治疗。

（5）内镜　可用于上下消化道急性出血的部位及病因诊断，同时可在内镜指导下进行注射硬化剂、液氮冷冻、激光或微波等止血治疗。

（6）腹腔穿刺或灌洗　对诊断不明的急腹症可采用此法协助诊断。

三、急诊处理

应尽可能查明病因，针对病因治疗。严格把握急腹症的手术适应证，严密观察病情变化，及时调整治疗方案。

（一）非手术治疗

1. 适应证

（1）全身情况较差，不能耐受手术者。

（2）诊断明确，病理损害较轻，全身情况较好者。

（3）诊断不明确，需继续观察者。

2. 治疗

（1）饮食　禁食，胃肠减压。

（2）体位　半卧位，有休克者采取休克体位增加回心血量。

（3）补液　及时输液，维持水、电解质及酸碱平衡，必要时输血。

（4）抗感染　有感染表现着及时选择有效抗生素抗感染治疗。

（5）镇痛　一般腹痛者，可酌情给予解痉止痛类药物，腹痛明显、伴肌紧张者慎用。诊断不明的急性腹痛者，禁用吗啡类麻醉性镇痛药，以免掩盖病情。

（6）对症治疗　高热者，给予物理降温或解热镇痛药物；肠坏死或肠穿孔者，禁用导泻或灌肠。

（7）支持治疗　给予充足营养支持，不能口服者，进行肠外营养支持。

 素质提升

针灸止痛，发扬国粹

　　针灸学起源中国，具有悠久的历史。传说针灸起源三皇五帝时期，伏羲发明了针灸，《帝王世纪》中记载伏羲"尝百药而制九针"。针灸治疗方法在漫长的历史长河中逐渐形成，其学术思想也随医学经验的积累而逐渐完善。《灵枢经》中系统而丰富的记载针灸理论知识，对针灸学进行第一次总结。随后多位中医学家对针灸进行补充和完善，让针灸学不断走向辉煌。中华人民共和国成立后，针灸学又迎来了发展的春天，在针刺镇痛的基础上创立"针刺麻醉"，为亚非拉美地区人民治病，取得大家认可。在 2010 年中医针灸列入"人类非物质文化遗产代表作录"。通过针灸学发展史，我们应清楚地认识到中国传统文化的强大，有了先人们的积淀，我们才有强烈的民族自豪感。

（二）手术治疗

1. 手术指征

（1）原因不明的弥漫性腹膜炎者。

（2）腹膜刺激征经非手术治疗观察无好转，反而恶化或加重者。

（3）腹膜刺激征不典型，非手术治疗过程中，腹痛、腹胀加重，体温、白细胞计数增高，全身反应严重者。

（4）腹腔穿刺抽出不凝固血液，伴休克者。

（5）疑有空腔脏器穿孔、坏死，且无局限趋势者。

（6）腹腔内病变明确，伴感染性休克，特别是难以纠正或逐渐加重者。

2. 手术原则　全面探查腹腔，明确病变并处理，清理腹腔。

3. 手术方法

（1）病灶切除　如胆囊切除、阑尾切除等。

（2）病灶修补　如胃十二指肠溃疡修补、肠穿孔修补等。

（3）造瘘减压　如胆囊造瘘、肠造瘘等。

（4）腹腔引流术。

答案解析

目标检测

选择题

[A1/A2 型题]

1. 引起继发性腹膜炎最常见的致病菌是

    A. 肺炎链球菌   B. 变形杆菌   C. 大肠埃希菌

    D. 厌氧类杆菌   E. 链球菌

2. 急性化脓性腹膜炎最主要的症状是

    A. 腹痛   B. 发热   C. 恶心、呕吐

    D. 乏力   E. 心悸

3. 腹膜炎标志性体征是

    A. 腹式呼吸减弱或消失   B. 压痛、反跳痛、腹肌紧张

    C. 肠鸣音消失   D. 腹胀

    E. 移动性浊音阳性

4. 对膈下脓肿的部位和大小进行判断，首选检查是

    A. CT   B. B 超   C. X 线

    D. MRI   E. 放射性核素检查

5. 急腹症诊断未明确前，下述治疗措施不正确的是

    A. 慎用吗啡类镇痛剂

    B. 严密观察生命体征变化

    C. 定时检查腹部体征变化

    D. 灌肠通便，观察大便性质

    E. 非手术治疗期间，病情无好转，甚至加重者，尽早剖腹探查

6. 患者，男，40 岁，与朋友聚餐后，突发上腹部剧烈疼痛。体检：腹部膨隆，上腹压痛明显，伴反跳痛及肌紧张。下列处理不正确的是

    A. 禁食   B. 补液   C. 抗生素抗感染

    D. 肠内外营养支持   E. 半卧位

[A3/A4 型题]

(7~9 题共用题干)

患者，男，43 岁，"突发上腹部剧痛 3 小时，转移至右下腹 2 小时"入院。查体：体温 39℃，血压 120/70mmHg，心率 87 次/分，呼吸 20 次/分。全腹压痛、反跳痛，腹肌紧张呈板状，以剑突下及右下腹最明显，肠鸣音消失，移动性浊音（+）。血常规提示白细胞数 9×10^9/L，中性粒细胞占 78%。

7. 患者腹痛最可能的病因是

    A. 急性阑尾炎穿孔   B. 急性胆囊炎穿孔

    C. 胃十二指肠溃疡穿孔   D. 出血坏死性胰腺炎

    E. 绞窄性肠梗阻

8. 为明确病因和诊断，首先检查项目是

    A. 腹部 CT   B. 腹部 B 超   C. 腹腔穿刺

D. 直肠指检　　　　E. 腹部平片

9. 患者拟行非手术治疗，最重要的治疗措施是

A. 取半卧位　　　　B. 抗生素应用　　　　C. 镇静、镇痛

D. 输液　　　　E. 禁食、胃肠减压

书网融合……

本章小结　　　　　　微课　　　　　　题库

第二十七章　胃十二指肠外科疾病

PPT

学习目标

1. 通过本章学习，重点掌握胃十二指肠溃疡穿孔、大出血和瘢痕性幽门梗阻的临床表现、诊断与鉴别诊断，胃溃疡外科治疗的适应证和术后并发症，胃癌的临床表现、临床病理分期及治疗原则。

2. 学会胃十二指肠外科病的诊疗后，具备对胃十二指肠外科疾病进行诊断、综合分析病情并制定适宜的治疗方案的能力；学会与患者沟通，具备能进行有效沟通，赢得患者及其家属的尊重、信赖与合作的能力。

情境导入

情境描述　患者，男，47岁，突发上腹部刀割样剧痛3小时急诊入院，伴恶心、呕吐数次，呕吐物为胃内容物，不含胆汁及咖啡色样胃内容物。查体：体温37℃，血压90/60mmHg，脉搏12次/分，急性痛苦患者，蜷曲位，不愿活动。腹式呼吸减弱，全腹明显压痛、反跳痛，以上腹部明显，腹肌紧张呈"木板样"强直，肝浊音界缩小，肠鸣音消失。有胃溃疡病史，现不规律服药治疗中。

讨论　1. 患者可能的临床诊断是什么？诊断依据是哪些？

2. 患者还需要进行哪些辅助检查帮助诊断？治疗方案有哪些？

第一节　胃十二指肠溃疡的外科治疗

胃十二指肠黏膜局限性圆形或椭圆形的全层黏膜缺损，称为胃十二指肠溃疡。胃十二指肠溃疡发病与胃酸分泌异常，幽门螺旋杆菌感染、胃黏膜屏障受损以及药物影响等因素有关。

十二指肠溃疡好发于球部，主要表现为进食3~4小时后，出现上腹部或剑突下疼痛，疼痛有明显规律性，常表现为饥饿痛或夜间痛，服用抗酸药物或进食后疼痛缓解。

胃溃疡多位于胃小弯侧，距离幽门6cm以内胃角部位。主要表现为进食30分钟至1小时出现疼痛，持续1~2小时后缓解，进食后疼痛加重，服用抗酸药物效果不佳。胃溃疡有发生恶变形成胃癌的风险。

无严重并发症的胃十二指肠溃疡一般均采取以内科治疗为主的综合性治疗，H_2受体拮抗剂、质子泵抑制剂和抗幽门螺杆菌药物的广泛应用，规范内科治疗使胃十二指肠溃疡愈合率达95%左右。外科手术治疗主要是针对胃十二指肠溃疡的严重并发症（穿孔、大出血、幽门梗阻、恶变、巨大或复合型溃疡等）进行治疗。

一、胃十二指肠溃疡急性穿孔 🄴 微课

胃十二指肠溃疡穿孔是胃十二指肠溃疡常见的严重并发症，具有起病急、病情重、进展快的特点。因此，需要紧急处理，若诊治不当，可危及生命。十二指肠溃疡穿孔多发生在男性患者球部前壁，胃溃疡穿孔多发生在老年女性胃小弯侧。

（一）病因与病理

胃十二指肠溃疡的病程，是一个受胃十二指肠黏膜防御机制和损伤因子相互作用的动态过程。溃疡病的反复发作破坏了胃十二指肠黏膜组织结构，逐渐形成肉芽组织、瘢痕和坏死组织，最终穿透肌层、浆膜层形成急性穿孔（前壁）或慢性穿透性溃疡（后壁）。

急性穿孔发生后，包含胃酸、胆汁、胰液等强刺激性消化液和食物的胃十二指肠内容物溢入腹腔，刺激腹膜引起化学性腹膜炎，导致剧烈腹痛和腹腔大量渗出液。数小时后因细菌繁殖，逐渐转变为化脓性腹膜炎。病原菌以大肠埃希菌、链球菌为多见。由于剧烈腹痛、细胞外液丢失以及细菌毒素吸收等因素，患者在低血容量性休克基础上发生感染性休克。

（二）临床表现

1. 病史　大多数既往有溃疡病史。

2. 诱因　精神过度紧张、过度劳累、暴饮暴食、应用非甾体抗炎药与免疫抑制剂、严重的创伤和大面积烧伤等。

3. 症状　多于夜间空腹或饱餐后突然发生剑突下、上腹部刀割样剧烈疼痛，难以忍受，迅速波及全腹；伴有面色苍白、出冷汗、脉搏细速等表现；常伴有恶心、呕吐等消化道症状。当胃内容物沿右结肠旁沟向下流注时，还可引起右下腹痛，随后大量液体渗出稀释消化液后，腹痛可略有减轻。随后，由于继发细菌感染出现化脓性腹膜炎，腹痛可再次加重。若感染未得到控制，患者出现脓毒症，最后因并发感染性休克而死亡。

4. 体征　①患者表情痛苦，仰卧屈膝位，不愿变换体位。②视诊：腹式呼吸减弱或消失。③触诊：全腹压痛、反跳痛，腹肌紧张，呈"木板样"强直，以右上腹最明显。④叩诊：肝浊音界缩小或消失，部分患者移动性浊音阳性。⑤听诊：肠鸣音明显减弱或消失。

5. 辅助检查

（1）实验室检查　白细胞计数升高，中性粒细胞比例增高；血清淀粉酶轻度升高。

（2）腹部平片　站立位，80%患者可见膈下新月形游离气体影。

（3）腹部CT　可见膈下游离气体，对胃癌穿孔有一定鉴别意义。

（4）诊断性腹腔穿刺术　若抽出黄色、浑浊、无臭味液体或食物残渣，可诊断上消化道穿孔。

（三）诊断与鉴别诊断

既往有溃疡病史，突发上腹部刀割样剧烈疼痛，并迅速扩展至全腹，结合立位腹部X线发现膈下游离气体多可确诊，必要时行诊断性腹腔穿刺。

应警惕的是，若有以下情况可导致诊断困难：①既往无典型溃疡病史；②位于后壁溃疡的小穿孔，漏出物进入小网膜囊；③年老体弱患者或小儿，常叙述不清，体征不典型；④身体虚弱者的溃疡穿孔；⑤空腹时发生的溃疡小穿孔；⑥X线未见膈下游离气体者。上述等情况下，患者症状、体征不典型，诊断困难时需与下列疾病进行鉴别。

1. 急性阑尾炎　溃疡穿孔后，消化液沿右结肠旁沟流注到右下腹，引起转移性右下腹痛，与急性阑尾炎相混淆。鉴别要点：阑尾炎一般症状相对较轻，体征局限于右下腹，X线检查无膈下游离气体。

2. 急性胆囊炎　表现为右上腹剧烈绞痛或持续性疼痛伴阵发加剧，向右肩部放射，伴畏寒、发热等全身表现。查体见右上腹局部压痛、反跳痛，偶可触及肿大的胆囊，Murphy征阳性。鉴别要点：本病X线检查膈下无游离气体，B超提示胆囊炎或胆囊结石。

3. 急性胰腺炎　暴饮暴食、大量酗酒等诱因下突发上腹部偏左剧烈疼痛，并向背部呈束带样放射，肌紧张程度相对较轻。鉴别要点：本病血清、尿液和腹腔穿刺液淀粉酶明显升高，X线检查膈下无游离气体，腹部 CT 及 B 超提示胰腺肿胀及周围积液。

（四）治疗

1. 非手术治疗

（1）适应证　一般情况良好、年轻、主要脏器无病变、症状和体征较轻的空腹穿孔。

（2）治疗措施　禁食、胃肠减压，输液、维持体液平衡，应用抗生素，抑制胃酸分泌，对症支持治疗，并监测病情变化。

应注意的是，非手术治疗 6~8 小时后病情无缓解反而加重者，应中转手术治疗。非手术治疗痊愈的患者，应行胃镜检查排除胃癌。有幽门螺杆菌感染者规则用药清除幽门螺杆菌。

2. 手术治疗　有单纯缝合修补和胃大部切除两种手术方式，临床上以单纯修补为主。但应注意的是，单纯修补前需取溃疡周围组织进行活检，排除胃癌。术后进行严格规范的溃疡内科治疗。

二、胃十二指肠溃疡大出血

胃十二指肠溃疡患者大呕血、排柏油样便，引起红细胞计数、血红蛋白含量和血细胞比容明显下降，脉率加快，血压下降，出现休克前期症状或休克，称为胃十二指肠溃疡大出血，是上消化道大出血中最常见的原因，约占上消化道大出血病因 50%，其中以十二指肠溃疡大出血最多见。

（一）病因与病理

溃疡基底的动脉血管溃疡被侵蚀而破裂导致大出血，如胃溃疡因基底的胃左右动脉分支侧壁被侵蚀破裂出血，十二指肠溃疡因胰十二指肠上动脉或胃十二指肠动脉及其分支被侵蚀破裂导致大出血。血管侧壁破裂出血不易自行停止。同时，胃十二指肠动脉破裂急性大出血可引起肝血流量显著减少，诱发低氧血症，加重失血性休克，导致致命性损伤，应引起高度重视。血容量减少、血压下降、血凝块堵塞破裂处等原因可引起出血自行停止，但病灶与胃十二指肠内容物接触、胃肠蠕动等因素，可使已暂停出血的部位再次发生出血。

（二）临床表现

1. 病史　大多数既往有溃疡病病史。

2. 症状　主要表现为突发大量呕血或排柏油样便，取决于溃疡病灶位置、出血量和出血速度。胃溃疡患者，出血多时，表现为呕血；出血缓慢且量少时，呕吐物呈咖啡色样；短期内大量出血时，为鲜红色血液；出血量较少时，也可仅有黑便而无呕血表现。十二指肠溃疡患者，出血以黑便为主，多为柏油样大便。短时间内大量出血，可呈暗红色或鲜红色血便，并发呕血；多数患者只有黑便而无呕血。迅猛出血时，表现为大量呕血与暗红色血便，呕血前常有恶心，便血前后有心悸、眼前发黑、乏力，甚至晕厥。若患者短期内失血量超过 800ml，可出现休克症状。若血细胞比容小于 30%，估计出血量已超过 1000ml。

3. 体征　①一般表现：贫血貌，面色苍白、脉搏增快；②腹部体征不明显，腹部稍胀，上腹部轻度压痛，肠鸣音亢进。腹痛严重的患者应注意有无伴发溃疡穿孔。

4. 辅助检查

（1）实验室检查　大量出血早期，由于血液浓缩，血象变化不大；以后红细胞计数、血红蛋白含量、血细胞比容均呈进行性下降。

（2）急诊纤维胃镜检查　出血 24 小时内胃镜检查阳性率可达 70%~80%，超过 48 小时则阳性率下降。胃镜检查不仅可迅速明确出血部位和病因，还可采用电凝、激光、药物注射、液氮冷冻等方法行局部止血。

（3）选择性腹腔动脉或肠系膜上动脉造影　可用于血流动力学稳定、活动性出血的患者。既可明确病因与出血部位，还可采取栓塞治疗或动脉内注射垂体加压素等介入性止血措施。

（三）诊断与鉴别诊断

既往有溃疡病史者，发生呕血与黑便，伴不同程度失血性休克表现，结合急诊胃镜检查结果，一般诊断不困难。无溃疡病史时，需与以下疾病进行鉴别。

1. 应激性溃疡出血　占上消化道大出血5%，大多因酗酒、服用非甾体抗炎药或激素等药物引起，也可发生在休克、大手术、烧伤、脓毒症等以后。胃镜检查见胃黏膜出现大小不等、表浅不一的糜烂，引起出血。

2. 胃癌出血　引起排柏油样大便比呕血更常见，胃镜检查可见胃黏膜新生物，同时可取适量新生物进行病理学检查，明确诊断。

3. 食管胃底静脉曲张破裂出血　患者多有肝硬化病史，常发生于进食坚硬粗糙食物或咳嗽、用力排便等腹内压增高情况下，多表现为大量呕吐鲜血。

4. 食管炎　主要表现为上腹部或胸骨后烧灼样疼痛，以进食后明显，严重者可放射至颈部、后背及胸部。

5. 贲门黏膜撕裂综合征　先有剧烈的干呕或呕吐，再出现呕血、黑便。

6. 胆道出血　常见于胆道感染的患者，主要表现为：①剧烈上腹部绞痛；②畏寒、发热、黄疸；③呕血、便血。选择性肝动脉造影可帮助明确出血部位。

（四）治疗

1. 非手术治疗

（1）补充血容量　立即建立静脉输液通道，快速补充平衡盐溶液，必要时输血，同时密切观察病情变化。

（2）止血　经胃管注入冷生理盐水200ml加去甲肾上腺素8mg后夹闭胃管1小时。给予H_2受体拮抗剂或质子泵抑制剂抑制胃酸分泌。给予生长抑素静脉泵入维持24小时。必要时急诊胃镜局部止血。

2. 手术治疗

（1）手术指征　①经6~8小时输血600~900ml后，脉搏、血压及一般情况无好转，或24小时内输血超过1000ml才能维持血压和血细胞比容者；②严重大出血，短期内出现休克，难以自行止血的大血管出血；③短期内有类似大出血病史者；④正在进行溃疡病药物治疗期间；⑤年龄超过60岁者；⑥合并穿孔或幽门梗阻者。

（2）手术方法　①胃大部切除术：切除包含溃疡病灶的胃大部，起根治作用。②缝扎止血：贯穿缝扎溃疡底的出血动脉达到止血目的。③迷走神经干切断加胃窦切除或加幽门成形术：先应行溃疡出血的止血处理。

三、瘢痕性幽门梗阻

幽门管、幽门溃疡或十二指肠球部溃疡反复发作，形成瘢痕狭窄，合并幽门痉挛水肿，可以造成幽门梗阻。

（一）病因与病理

溃疡引起的幽门梗阻有三种，即幽门痉挛、炎症水肿、瘢痕收缩。前两种情况是暂时、可逆的，而瘢痕造成的梗阻是永久性的，需要手术才能解除梗阻。溃疡愈合过程中，创面逐渐形成瘢痕，随后瘢痕收缩引起幽门梗阻，同时痉挛和水肿加重梗阻，逐渐由不完全性梗阻演变为完全性梗阻。为克服幽门狭窄，胃蠕动代偿性增强，长期使胃壁肌层肥厚、胃轻度扩大。随后，胃代偿功能减退，胃高度扩张、蠕动消失，胃内容物滞留，胃酸分泌亢进，导致胃黏膜发生慢性炎症。由于胃内容物不能顺利进入十二指肠，导致营养障碍和贫血。频繁呕吐引起的水、电解质紊乱和酸碱失衡，导致脱水、低钾低氯性碱中毒。

（二）临床表现

1. 病史　大多数既往有溃疡病病史。

2. 症状　主要表现为腹痛及呕吐。腹痛伴随梗阻发生，腹胀逐渐转变为广泛性腹胀和阵发性胃收缩痛，伴嗳气、恶心、呕吐，多发生在下午或晚间。呕吐物为大量腐败酸臭味的隔餐甚至隔夜宿食，不含胆汁，呕吐量大，一次可达 1000～2000ml，呕吐后自觉胃部饱胀好转。患者常有少尿、便秘等慢性消耗表现。梗阻严重者，可有营养不良、消瘦、贫血及脱水表现。

3. 体征　①一般表现：营养不良、消瘦、皮肤干燥、弹性下降。②视诊：上腹隆起并可见胃型，有时还可见胃蠕动波。③触诊：振水音阳性。④听诊：肠鸣音亢进。

4. 辅助检查

（1）实验室检查　红细胞计数、白细胞计数轻度增高，血液浓缩表现，以及低钾低氯性碱中毒。

（2）胃肠减压　清晨安置胃管，抽出大量酸臭胃液和食物残渣，可帮助诊断。

（3）X 线钡餐检查　胃腔扩大，胃壁张力降低，钡剂入胃后有下沉现象。正常人，胃内钡剂在 4 小时内排空；如 6 小时后仍有 1/4 钡剂存留者，提示有胃潴留；若 24 小时后仍有钡剂存留者，提示有瘢痕性幽门梗阻。

（4）纤维胃镜检查　即可确定梗阻，又可明确梗阻原因。

（三）诊断与鉴别诊断

既往有溃疡病史，下午或晚间呕吐大量带酸臭味隔夜宿食，上腹部饱满、有振水音，再结合纤维胃镜或 X 线钡餐检查结果，即可诊断幽门梗阻。患者需要与以下疾病进行鉴别。

（1）幽门痉挛和水肿　常发生于溃疡急性期，有溃疡疼痛症状，梗阻呈间歇性，呕吐剧烈但胃不扩大，呕吐物不含隔夜宿食，经胃肠减压和应用解痉、抑酸药物后，疼痛和梗阻症状可缓解。

（2）胃癌致有幽门梗阻　病程较短，胃扩张程度轻，钡餐、CT 及胃镜活检可明确诊断。

（3）十二指肠球部以下的梗阻性病变　如十二指肠肿瘤、十二指肠淤滞症、胰头癌等引起梗阻，呕吐物含胆汁，X 线钡餐、胃镜、CT 检查可帮助鉴别。

（四）治疗

瘢痕性幽门梗阻需手术治疗，手术目的是解除梗阻，恢复胃肠道通畅。术前需要 4～5 天的充分准备，包括禁食、留置较粗鼻胃管并以温生理盐水洗胃，纠正贫血与低蛋白血症，改善营养，维持水、电解质和酸碱平衡等。手术以胃大部切除为主，如老年患者、全身情况极差或合并其他严重内科疾病者，可行胃空肠吻合加迷走神经干切断术。

四、胃十二指肠手术方式

胃十二指肠溃疡的手术方式，主要包括穿孔缝合术和胃大部切除术。

（一）穿孔修补术

单纯穿孔缝合术优点在于操作简便易行，手术时间短，危险性较少。其适应证：①穿孔时间超过 8 小时，腹腔内感染及炎症水肿严重，有大量脓性渗出液；②既往无溃疡病史，或有溃疡病史但未经正规内科治疗，无出血、梗阻并发症，尤其是十二指肠溃疡患者；③有其他系统器质性疾病或年老体弱、不能耐受胃大部切除手术者。穿孔修补采用"纵切横缝"的方法（图27-1），通常在穿孔两侧，沿胃或十二指肠纵轴全层缝合，必要时可用大网膜覆盖瘘口，也可用腹腔镜修补。在缝合修补前均需做术中快速冰冻病理检查以排除胃癌，术后仍需接受内科治疗。

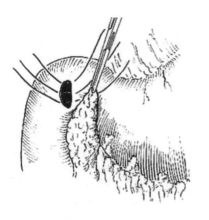

图 27-1　溃疡穿孔修补术

（二）胃大部切除术

胃大部切除术包括胃大部切除和胃肠道重建两大部分，适用于胃十二指肠溃疡和胃部肿瘤，是我国治疗胃十二指肠溃疡的常有手术方法。胃切除分为全胃切除、远端胃切除或近端胃切除，远端胃切除即为胃大部切除。胃大部切除术治疗胃十二指肠溃疡的原理是：①切除了大部分胃体，壁细胞和主细胞数量减少，胃酸和胃蛋白酶原分泌明显降低；②切除胃窦，减少因胃泌素分泌引起的胃酸分泌；③切除溃疡本身；④切除溃疡的好发部位。

1. 胃切除　胃大部切除范围是胃的远端 2/3～3/4，包括胃体远侧、胃窦部、幽门和十二指肠球部的近端（图27-2）。胃切除范围的解剖标志是从胃小弯胃左动脉第一降支的右侧到胃大弯胃网膜左动脉最下第一个垂直分支左侧的连线，按此连线大致可切除 60% 的胃组织。

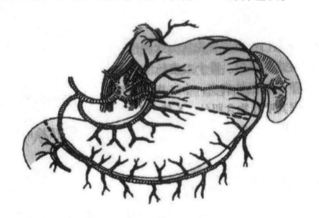

图 27-2　胃大部切除范围

2. 胃肠道重建　胃大部切除后恢复胃肠道连续性的基本方法，就是胃十二指肠吻合（毕Ⅰ式）、胃空肠吻合（毕Ⅱ式、Roux-en-Y吻合）。

（1）毕Ⅰ式胃大部切除术　远端胃大部切除后，将残胃与十二指肠残端吻合（图27-3）。其优点是吻合后的胃肠道接近于正常解剖生理状态，食物由胃经吻合口进入十二指肠，术后因胃肠功能紊乱而引起的并发症较少。若十二指肠溃疡较大，炎症、水肿较重，瘢痕、粘连较多，残胃与十二指肠吻合有一定张力，行毕Ⅰ式手术比较困难，可导致胃切除范围不足，术后溃疡复发机会增高。

（2）毕Ⅱ式胃大部切除术　切除远端胃后，缝合并关闭十二指肠残端，残胃和上端空肠行端侧吻合（图27-4），其优点是胃切除充足，胃空肠吻合口张力不高，术后溃疡复发率低。若十二指肠溃疡切除困难时，允许行溃疡旷置术。其缺点在于这种吻合方式改变了正常解剖生理关系，术后并发症和后遗症较毕Ⅰ式多。毕Ⅱ式胃大部切除术，根据吻合口与横结肠的前后关系，近端空肠与胃大小弯的关系，常用的几种胃肠重建方法如下。

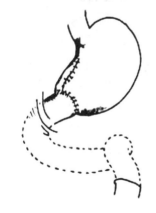

图 27-3　毕Ⅰ式胃大部切除术

1）霍（Hoffmeister）氏法　结肠后，部分胃断端与空肠吻合，输入段对小弯侧。

2）波（Polya）氏法　结肠后，全部胃断端与空肠吻合，输入段对小弯侧。

3）莫（Moynihan）氏法　结肠前，全部胃断端与空肠吻合，输入段对大弯侧。

4）艾（v. Eiselsberg）氏法　结肠前，部分胃断端与空肠吻合，输入段对小弯侧。

（3）胃大部切除术后 Roux－en－Y 吻合　远端胃大部切除后，缝合关闭十二指肠残端，在距十二指肠悬韧带 10～12cm 处切断空肠。远端空肠和残胃行胃空肠端端吻合，距此吻合口以下 45～60cm 的空肠与空肠近侧行端侧吻合（图 27－5）。此法具有减少术后胆胰液通过残胃的优点。

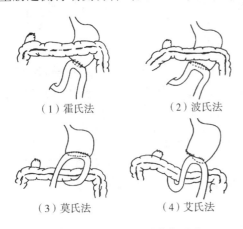

（1）霍氏法　　　（2）波氏法

（3）莫氏法　　　（4）艾氏法

图 27－4　毕Ⅱ式胃大部切除术

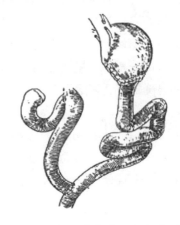

图 27－5　胃大部切除术后 Roux－en－Y 吻合

胃肠重建的注意事项如下。①近端空肠长度：毕Ⅱ式胃大部切除术后，根据吻合口与横结肠的关系要求空肠长度不同。若为结肠后式，要求 Treitz 韧带至吻合口的长度 6～8cm；若为结肠前式，要求 Treitz 韧带至吻合口的长度 8～10cm 为宜。②胃空肠吻合口大小一般以 2 横指（3cm）为宜，过小容易导致狭窄，过大容易导致术后并发症发生。

五、胃十二指肠溃疡术后并发症

术后并发症分为早期并发症和远期并发症。早期并发症主要与术前准备不充分或手术操作不当有关；远期并发症常与手术本身导致的解剖、生理、消化功能改变和代谢障碍有关。

（一）早期并发症

1. 术后出血　胃大部切除术后 24 小时内，可经胃管抽出少许暗红色或咖啡色胃液，一般不超过 300ml，以后胃液颜色逐渐变浅，至出血自行停止，属于正常现象。若术后不断经胃管吸出新鲜血液，特别是 24 小时后仍继续出血者，可定位术后出血。引起出血的原因如下。①吻合口出血：若术后 24 小时内出血，多因术中止血不确切；若术后 4～6 天出血，多因吻合口黏膜坏死脱落引起；若术后 10～20 天出血，多因吻合口缝线处感染，黏膜下脓肿腐蚀血管引起。②术中遗留病变出血。③旷置高位胃溃疡或旷置十二指肠溃疡。术后胃出血可行非手术方法止血，若非手术治疗措施不能止血或出血量超过 500ml/h，应及时行手术治疗，或行纤维胃镜检查或选择性血管造影，注入血管收缩剂或栓塞出血动脉。

2. 胃肠吻合口破裂或瘘　常于术后 1 周左右发生，主要与吻合口缝合不当、吻合口张力过大、吻合口组织血供不足有关。在贫血、组织水肿、低蛋白血症等使组织愈合能力较差的患者中更易出现。若患者症状较轻，且无弥漫性腹膜炎时，可先行禁食、胃肠减压、肠外营养、抗感染等非手术治疗措施；若患者出现高热、脉速、腹痛、弥漫性腹膜炎等表现时，需立即手术修补破裂口，同时进行腹腔引流。

3. 十二指肠残端破裂　发生在术后 24～48 小时，是毕Ⅱ式胃大部切除术后严重并发症。其原因有：①与十二指肠残端处理不当，如残端缝线撕破肠壁、残端游离过多影响血供等；②胃空肠吻合口输入袢梗阻，引起十二指肠腔内压力升高。临床表现为突发上腹部剧痛，伴发热、明显腹膜刺激征、白细胞计数增高，腹腔穿刺有胆汁样腹腔液体。一旦确诊，应立即手术。术中以引流为主，首先尽量妥善关闭十二指肠残端，再行十二指肠造口处引流，结合腹腔引流，若伴有输入袢梗阻者，同时解除梗阻。营养支持促进破裂口愈合。

4. 胃排空延迟 发病机制可能与以下因素有关：①含胆汁十二指肠液进入残胃；②输出段空肠功能紊乱；③变态反应。临床表现为术后拔管后恢复饮食，患者出现上腹持续性饱胀、钝痛，继而发生呕吐，呕吐物为含胆汁的胃内容物。上消化道少许稀钡剂 X 线造影检查见残胃膨胀，无张力，吻合口通过欠佳，吻合口钡剂呈漏斗状，间断向远端排出。通过禁食、胃肠减压、维持体液平衡、营养支持、给予胃动力促进剂等非手术治疗后多能好转。

5. 术后梗阻 根据梗阻部位分为输入段梗阻、吻合口梗阻和输出段梗阻。

（1）**输入段梗阻** 分为急性完全性输入段梗阻和慢性不完全性输入段梗阻。①急性完全性输入段梗阻：多发生于毕Ⅱ式结肠前输入段对胃小弯吻合的术式。发生原因可能与输出段系膜牵拉过紧，压迫输入段肠袢；或输入段过长，穿入输出袢与横结肠系膜之间的孔隙形成内疝有关。临床表现为突发上腹部剧烈疼痛、频繁呕吐，伴上腹部压痛，呕吐物量少、不含胆汁，上腹部偶可扪及包块。急性完全性输入段梗阻属闭袢性肠梗阻，易发生绞窄坏死，主要采取手术解除梗阻。②慢性不完全性输入段梗阻：多发生于毕Ⅱ式输入段对胃小弯吻合的术式。多因是输入段过长而扭曲，或输入段受牵拉在吻合口处呈锐角，使得消化液不易排空，潴留达一定量后，诱发输入段肠管剧烈收缩，潴留液进入残胃，呕吐大量胆汁。临床表现为餐后半小时左右，突感上腹胀痛或绞痛，伴喷射样呕吐，呕吐物为不含食物的胆汁，呕吐后症状消失，称为输入段综合征。主要应采用禁食、胃肠减压、营养支持等非手术治疗措施，若无缓解，可行输入段间的空肠侧侧吻合或改行 Roux－en－Y 型胃肠吻合，以解除梗阻。

（2）**吻合口梗阻** 常由于吻合口太小，或胃壁（肠壁）吻合时组织内翻过多，或术后吻合口炎症、水肿诱发暂时性梗阻，或术后输出段逆行套叠堵塞吻合口等引起。经胃肠减压、消肿、维持体液平衡等非手术治疗后，通常可以缓解。若症状无改善，可手术解除梗阻。

（3）**输出段梗阻** 毕Ⅱ式胃大部切除术后，吻合口下方输出段因术后粘连、大网膜水肿或坏死、炎性肿块压迫形成梗阻。临床表现为上腹部饱胀、呕吐含胆汁的胃内容物。若经非手术治疗无效时，应及时手术治疗，解除病因。

（二）远期并发症

1. 碱性反流性胃炎 多发生在术后数月至数年。由于毕Ⅱ式术后胆汁、胰液、肠液流入残胃，破坏胃黏膜屏障，导致胃黏膜充血、水肿、糜烂等改变。临床主要表现为：①上腹或胸骨后烧灼痛，进食后价值，抗酸药物治疗无效；②呕吐胆汁胃内容物，吐后腹痛不减轻；③体重减轻或贫血；④胃液无游离酸；⑤胃镜检查见胃黏膜充血、水肿、糜烂，易出血，活检为慢性萎缩性胃炎。多采用胃黏膜保护剂、促胃动力药及抑酸药治疗，症状严重者可行手术治疗，改行 Roux－en－Y 型胃肠吻合。

2. 倾倒综合征 分为早期倾倒综合征和晚期倾倒综合征。①早期倾倒综合征，在进食后 30 分钟内发生者。发生与餐后高渗性食物快速进入肠道，引起肠道内大量肠源性血管活性物质分泌和细胞外液大量进入肠腔有关。临床表现两大类症状，心血管症状（全身乏力、头晕、大汗、面色苍白、心动过速、呼吸深大，急迫希望能平躺）和胃肠道症状（上腹饱胀不适、腹泻）。治疗主要以饮食调整为主，即少量多餐，低糖饮食，服用脂肪、蛋白含量较高的饮食，选择较干的饮食，进食后立即平卧减轻症状。调整饮食症状不能缓解者，可短期使用生长抑素治疗，多数患者可在 6 个月内缓解。若症状较重且上述治疗无效者，行手术治疗，改行毕Ⅰ式或 Roux－en－Y 型胃肠吻合。②晚期倾倒综合征（迟发性倾倒综合征或低血糖综合征），常发生在餐后 2~4 小时，主要表现心血管舒张症状（头晕、苍白、冷汗、脉搏细弱甚至有晕厥等），而胃肠道症状不明显。主要原因是胃排空过快，含糖食物快速进入空肠，刺激胰岛 B 细胞分泌大量分泌胰岛素，继而出现反应性低血糖。宜采用饮食调整预防和治疗。症状严重者，可用生长抑素皮下注射，改善症状。

3. 吻合口溃疡　大部分发生在胃切除术后 2 年内，多由于胃切除不足、输入段空肠过长或胃黏膜残留引起。临床表现为溃疡症状重新出现，出血较明显，纤维胃镜可明确诊断。一般先行规范药物治疗，无效者可考虑再次手术。

4. 营养并发症

（1）**体重减轻**　由于胃大部切除术后，残胃容量减少，患者容易出现饱胀感，使得饮食摄入不足，引起体重减轻。应长期饮食调节，多食用富含纤维素、高蛋白、低脂饮食，同时注意少食多餐。

（2）**贫血**　可发生缺铁性贫血或巨幼红细胞贫血。前者多与饮食中缺铁、低酸、铁吸收障碍有关。多食用富含铁的食物，如豆类、瘦肉等，贫血明显者也可口服铁剂或肌内注射右旋糖酐铁，严重者可将毕Ⅱ式改为毕Ⅰ式。巨幼红细胞贫血多因维生素 B_{12} 吸收不足有关。可给予肌内注射维生素 B_{12} 补充，若叶酸缺乏可口服维生素 C 及叶酸制剂，多食用肝、瘦肉及新鲜蔬菜、水果。

（3）**腹泻与脂肪泻**　多因胃排空过快，胆胰液分泌与食糜流动不同步，小肠蠕动增强，消化吸收不良引起。可进食少渣易消化高蛋白饮食调整。

（4）**骨病**　胃大部切除术后晚期可出现代谢性骨病，骨软化和骨质疏松。临床表现为持续性、全身性骨痛，下肢无力，肌肉软弱。多食用纤维素丰富、高蛋白及富含钙饮食，结合口服维生素 D，增加钙的吸收。

5. 残胃癌　大多数患者残胃癌发生在胃大部切除术后 10 年以上，其发生与胃切除术后低酸、胆汁反流及萎缩性胃炎有关。临床表现为上腹部疼痛，进食后饱胀不适，消瘦和消化道出血，纤维胃镜可确诊。一旦确诊，应采用手术治疗。

第二节　胃　癌

胃癌在我国各种恶性肿瘤中占首位。好发 50 岁以上中老年，男女发病率之比为 2:1。胃癌好发于胃窦部，其次是胃底贲门部。

一、病因

目前胃癌的确切病因不明，以下因素为高危因素。

1. 癌前期病变　指一些良性病变或病理改变有发展成癌变可能，如胃息肉、慢性萎缩性胃炎及胃大部分切除后的残胃。这些病变都伴有不同程度的慢性炎症、胃黏膜肠上皮化生和非典型性增生，有可能转变为癌。

2. 胃幽门螺杆菌感染　幽门螺杆菌（Hp）感染是胃癌的主要因素之一。发病机制为：①其尿素酶能促使硝酸盐转化为亚硝酸盐及亚硝胺而致癌；②幽门螺杆菌感染时，机体清除氧自由基能力下降；③其毒性产物有致癌和促癌的作用；④ Hp 感染可引起 DNA 损伤，基因突变而致癌；⑤诱导细胞凋亡，刺激胃黏膜上皮细胞发生过度增殖，导致畸变而致癌。因此，根治 Hp 感染在胃癌防治中，已受到高度重视。

3. 环境、饮食因素　胃癌发生与饮食有关。长期食用烟熏、腌制食品的人群，与食品中亚硝酸盐、多环芳烃类化合物等致癌物含量高有关。食品真菌污染也有致癌风险。

4. 遗传饮食　部分胃癌患者具有家族遗传特性。遗传与分子生物学研究显示，胃癌患者直系亲属的胃癌发病率为普通人群的 4 倍，与癌基因、抑癌基因、凋亡相关基因与转移相关基因等改变有关。

二、病理分型与分期

（一）大体类型

胃癌的大体形态与病程有关，可分为早期胃癌和进展期胃癌。

1. 早期胃癌　病变局限于黏膜或黏膜下层，不论病灶大小，有无淋巴结转移，均为早期胃癌。癌灶直径在 1.0cm 以下为小胃癌，在 0.5cm 以下为微小胃癌。早期胃癌根据病灶肉眼形态可分为三型。①Ⅰ型（隆起型）：呈不规则隆起，明显高出周围正常黏膜 0.5cm 以上；②Ⅱ型（浅表型）：癌灶比较平坦，隆起或凹陷在 0.5cm 以内。Ⅱ型还可分为三个亚型，即Ⅱa型（浅表隆起型）、Ⅱb型（浅表平坦型）和Ⅱc型（浅表凹陷型）。③Ⅲ型（凹陷型）：较深的溃疡超过 0.5cm，但不超过黏膜下层。形态学上以Ⅱ型最为常见，多见于胃的中下部。

2. 进展期胃癌（中、晚期胃癌）　癌组织浸润深度超过黏膜下层。若侵入胃壁肌层者称为中期胃癌；若病变达浆膜下层或是超出浆膜向外浸润至邻近脏器或有转移者，称为晚期胃癌。进展期胃癌采用 Borrmann 分型法可分为四型。①Ⅰ型（结节型）：为边界清楚，突入胃腔的菜花样肿块。②Ⅱ型（溃疡局限型）：为边界清楚并略隆起的溃疡。③Ⅲ型（溃疡浸润型）：为边界模糊不清的浸润性溃疡状癌灶。④Ⅳ型（弥漫浸润型）：癌肿沿胃壁各层弥漫性浸润生长，累及全胃，胃壁增厚僵硬，胃腔变得狭小而失去弹性，形似皮革状，称为皮革胃，恶性程度最高，发生淋巴转移早。

（二）组织类型

目前国内采用世界卫生组织的胃癌分类法。将胃癌分为：①乳头状腺癌；②管状腺癌；③低分化腺癌；④黏液腺癌；⑤印戒细胞癌；⑥未分化癌；⑦特殊类型癌，如类癌、腺鳞癌、鳞状细胞癌、小细胞癌等。

三、扩散与转移

1. 直接浸润　①癌细胞最初在黏膜层，逐渐向纵深发展，突破浆膜后，易扩散至大网膜、横结肠系膜、肝、脾等邻近器官。②当胃癌组织侵及黏膜下层后，可沿组织间隙与淋巴网蔓延，扩散距离可达原发病灶旁 6cm，向十二指肠浸润不超过幽门下 5cm。

2. 淋巴转移　最主要的转移途径。早期胃癌也可有淋巴转移。胃癌的淋巴转移以淋巴回流、动脉分支次序为分站原则，结合原发病灶部位、将胃区淋巴结分为 3 站 16 组（图 27-6）。胃旁淋巴结 16 组淋巴结分别为贲门右、贲门左、胃小弯、胃大弯、幽门上、幽门下、胃左动脉旁、肝总动脉旁、腹腔动脉旁、脾门、脾动脉干、肝十二指肠韧带内、胰后、肠系膜上动脉根部、结肠中动脉旁、腹主动脉旁淋巴结。根据其与胃的距离，可分为 3 站，分别以 N_1、N_2、N_3 表示（表 27-1）。

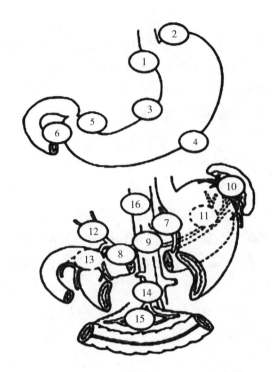

图 27 - 6   胃周围区域淋巴结分组示意图

①贲门右淋巴结；②贲门左淋巴结；③胃小弯淋巴结；④胃大弯淋巴结；⑤幽门上淋巴结；⑥幽门下淋巴结；

⑦胃左动脉旁淋巴结；⑧肝总动脉旁淋巴结；⑨腹腔动脉旁淋巴结；⑩脾门淋巴结；⑪脾动脉干淋巴结；

⑫肝十二指肠；韧带内淋巴结；⑬胰后淋巴结；⑭肠系膜上动脉根部淋巴结；⑮结肠中动脉旁淋巴结；⑯腹主动脉旁淋巴结

表 27 - 1   不同部位胃癌与淋巴结站别关系

胃癌部位	第一站 N_1	第二站 N_2	第三站 N_3
全胃	①②③④⑤⑥	⑦⑧⑨⑩⑪	⑫⑬⑭⑮⑯
远侧胃	③④⑤⑥	①⑦⑧⑨	②⑩⑪⑫⑬⑭⑮⑯
近侧胃	①②③④	⑤⑥⑦⑧⑨⑩⑪	⑫⑬⑭⑮⑯

3. 血行转移   发生在胃癌晚期。癌细胞进入局部血管，随血流向身体其他部位转移。常见转移的器官有肝、肺、胰、骨骼等处，以肝、肺转移最多见。

4. 种植转移   胃癌细胞穿透胃壁浆膜后，癌细胞脱落，种植于腹膜和其他脏器浆膜面，形成肿瘤转移性结节。腹膜广泛播散时，可形成癌性腹水（血性）。直肠前窝转移时，直肠指检可扪及肿块。女性患者转移至卵巢，称 Krukenberg 瘤。

四、分期

我国目前采用 2010 年国际抗癌联盟/美国癌症联合委员会（UICC/AJCC）TNM 分期标准，能较客观反映肿瘤的生物学行为。

T：表示原发肿瘤浸润深度。

T_X：原发肿瘤无法评价；

T_0：切除标本未见肿瘤；

Tis：原位癌（肿瘤位于上皮内，为侵犯黏膜固有层）；

T_1：肿瘤侵犯至黏膜固有层、黏膜肌层或黏膜下层；

T_2：肿瘤侵犯至固有肌层；

T_3：肿瘤穿破浆膜下层，未侵犯脏层腹膜或邻近结构；

T_{4a}：肿瘤侵犯浆膜；

T_{4b}：肿瘤侵犯邻近组织结构。

N：淋巴结转移情况。

N_X：区域淋巴结转移无法评价；

N_0：区域淋巴结无转移；

N_1：1～2 个区域淋巴结有转移；

N_2：3～6 个区域淋巴结有转移；

N_3：7 个及 7 个以上区域淋巴结转移；

N_{3a}：7～15 个区域淋巴结有转移；

N_{3b}：16 个（含）以上区域淋巴结有转移。

M：远处转移情况。

M_0：无远处转移；

M_1：存在远处转移。

根据上述内容，胃癌 TNM 分为 Ⅰ～Ⅳ 期（表 27-2）。

表 27-2　胃癌分期（2010 年版）

	N_0	N_1	N_2	N_{3a}	N_{3b}
T_1	ⅠA	ⅠB	ⅡA	ⅡB	ⅢB
T_2	ⅠB	ⅡA	ⅡB	ⅢA	ⅢB
T_3	ⅡA	ⅡB	ⅢA	ⅢB	ⅢC
T_{4a}	ⅡB	ⅢA	ⅢA	ⅢB	ⅢC
T_{4b}	ⅢA	ⅢB	ⅢB	ⅢC	ⅢC
M_1（任何 T，任何 N）			Ⅳ		

五、临床表现

早期胃癌患者多无明显症状，少数人有非特异性上消化道症状，如恶心、呕吐或类似胃炎、消化性溃疡的症状，容易被忽视。随着病情进展，症状逐渐加重，出现上腹疼痛不适、食欲减退、体重减轻，甚至可发生上消化道出血、急性穿孔或梗阻。而上腹疼痛不适与体重减轻是进展期胃癌最常见的症状。

早期胃癌患者无明显体征，进展期可出现锁骨上淋巴结肿大、移动性浊音、皮肤或巩膜黄染、腹部包块、直肠前壁扪及肿块等体征，晚期可出现贫血、消瘦、营养不良，甚至恶病质等表现。

六、诊断

通过影像学检查，结合纤维胃镜及活检，诊断胃癌不再困难。但早期胃癌症状无特异性，患者就诊率低，缺乏简单有效的筛查手段，因此，目前我国早期胃癌诊断率仍明显低于欧美。为提高早期胃癌的诊断率，应对胃癌高危人群进行定期筛查。目前临床上用于诊断胃癌的检查主要有以下 5 种。

1. X 线钡餐检查　常用气钡双重对比造影检查，不仅能对胃癌做出定性诊断，还可做出定量诊断，是诊断胃癌常用的检查方法。早期胃癌主要表现为黏膜相异常。进展期胃癌表现为龛影（溃疡型），充盈缺损（肿块型），胃壁僵硬及胃腔狭窄（弥漫浸润型），黏膜皱襞改变及排空异常等。同时，钡餐检查对食管内病变也有一定诊断意义。

2. 纤维胃镜检查　是目前诊断早期胃癌最有效的检查方式。胃镜不仅可直视观察病变形态、部位和范围，还可对病变部位取材进行活组织病理学检查，提高诊断率。另外采用刚果红及美兰活体染色技术，可提高微小胃癌和小胃癌的诊断率。

3. 腹部 B 超检查 可判断胃癌对胃壁浸润的深度和广度，还可观察胃的邻近脏器（特别是肝、胰）受浸润情况及淋巴结转移情况。也可超声引导下通过胃镜直视下进行深层组织或胃外脏器穿刺，达到组织细胞学诊断，有助于胃癌术前临床分期。

4. CT 或 MRI 是术前临床分期的重要检查方法。增强 CT 检查可了解肿块局部浸润、淋巴结转移和远处转移的情况，对胃癌术前临床分期具有重要作用。MRI 更清晰地显示肿块及全身转移情况。

5. 正电子发射计算机断层成像（PET－CT）检查 利用胃癌组织对于［^{18}F］氟－2－脱氧－D－葡萄糖（FDG）的亲和性，采用正电子发射成像技术判断淋巴结转移与远处转移病灶情况，准确性较高，特别适用于早期胃癌的诊断。

七、治疗

胃癌主要采取以手术治疗为主，辅以放疗、化疗和生物靶向治疗等综合治疗措施。根据肿瘤病理学类型及临床分期，制定个体化治疗方案，以达到根治或最大限度地控制肿瘤发展、延长患者生存期、改善生活质量的目的。

（一）手术治疗

胃癌手术包括胃切除和胃周淋巴结清除。

1. 胃周淋巴结清扫 清扫范围以 D 表示，若胃切除，第一站淋巴结未完全清扫者为 D_0，第一站淋巴结完全清扫者为 D_1，第二站完全清扫者 D_2，第三站清扫者为 D_3。

2. 胃切除手术方式

（1）肿块切除 ①胃部切除术，适用于年老体弱，或胃癌大出血、穿孔等病情严重不能耐受根治性手术者。②近端胃大部、远段胃大部或全胃切除术，要求胃切除线距离肿瘤肉眼边缘 5cm，食管下端 3～4cm，或十二指肠第一段 3～4cm，切除胃组织 3/4～4/5。连同小网膜、大网膜连同横结肠系膜前叶、胰腺被膜一同切除。③胃癌扩大根治术，连同胰体、胰尾及脾脏在内根治性胃大部或全胃切除术。④联合脏器切除，联合肝脏或横结肠等其他脏器切除术。

（2）消化道重建 可选择胃空肠毕 I 式或毕 II 式吻合和胃空肠 Roux－en－Y 吻合术；或食管胃吻合术、食管空肠 Roux－en－Y 吻合术。

（3）姑息性手术 适用于广泛转移且不能彻底切除，或原发病灶无法切除，但胃癌引起梗阻、穿孔、出血等并发症时，可酌情行胃空肠吻合术、穿孔修补术、空肠造口术等。

（二）其他治疗

1. 化学治疗 较常用，可在根治性手术的术前、术中和术后进行。晚期胃癌患者采用化疗，达到减缓肿瘤的发展速度并改善症状、延长生存期的目的。常用化疗方案有奥沙利铂（静脉给药）加卡培他滨（口服）等。化疗过程中需要监测患者有无化疗副作用，如骨髓抑制、胃肠道症状和脱发等。

2. 放射治疗 可分为术前、术中和术后放疗。

3. 靶向治疗 包括曲妥珠单抗和阿帕替尼，主要适用于晚期胃癌或胃食管结合部腺癌患者。

4. 其他治疗 免疫治疗、中医中药治疗等。

八、健康教育

胃手术后患者主要进行饮食指导，术后胃肠功能未恢复之前，通常禁饮禁食，肠蠕动功能恢复（肛门排气）后，可给予少量温水，如无不适，次日可给予少量清淡流食，如米汤、菜汤等，但不能吃蔗糖、牛奶及豆浆等产气食品，避免腹胀。随后逐渐过渡至少渣半流食，如米粥、馄饨、蛋糕、牛奶、豆浆等。后期改用营养丰富、易消化、质软的饮食，少食多餐。若进食后出现恶心、腹胀等不适，应减少或停止饮食，直到症状消失，病情好转后再开始进食。

 素质提升

胃癌患者心理干预

胃癌是发病率居前三位的恶性肿瘤，是诱发患者死亡的原因之一。现代社会随着科技的不断前行发展，胃癌的诊断和治疗较以往有了很大的进步，但仍是引起患者死亡的重要原因。因此，临床上，一旦确诊为胃癌，患者心理也会发生悄然变化。其心理变化一般可分为 5 个时期，震惊否认期、愤怒期、磋商期、抑郁期和接受期。医生在诊断和治疗胃癌的同时，要注意患者心理的变化，并给予相应的心理干预。根据患者不同的心理特点，制定合理、科学、有效的心理干预治疗计划，不仅有利于胃癌患者的治疗和康复，还可影响周围人群积极面对治疗和生活。在面对胃癌患者时，医护人员要有深厚的同情心和爱心，增强患者战胜疾病的信心，处处关心患者，体现崇高的医德医风。

目标检测

答案解析

选择题

[A1/A2 型题]

1. 胃小弯溃疡大出血时，破损的血管是
   A. 胃网膜左动脉
   B. 胃十二指肠动脉
   C. 胰十二指肠上的动脉
   D. 胃右动脉
   E. 胃左动脉

2. 溃疡急性穿孔部位常见于
   A. 胃小弯和十二指肠球部前壁
   B. 胃小弯和十二指肠球部后壁
   C. 胃大弯和十二指肠球部前壁
   D. 胃大弯和十二指肠球部后壁
   E. 胃前壁

3. 毕Ⅱ式胃切除术后低血糖综合征多发生在
   A. 餐后 30 分钟至 1 小时
   B. 餐后 5~30 分钟
   C. 餐后 1~2 小时
   D. 餐后 2~3 小时
   E. 餐后 3~4 小时

4. 下列哪项是胃大部切除术后的远期并发症
   A. 吻合口瘘
   B. 十二指肠残端破裂
   C. 碱性反流性胃炎
   D. 输入祥梗阻
   E. 胃排空障碍

5. 瘢痕性幽门梗阻最突出的表现是

    A. 频繁呕吐   B. 消瘦乏力

    C. 上腹部膨隆   D. 呕吐大量带酸臭味隔夜宿食

    E. 上腹可见胃型及蠕动波

6. 胃癌最主要的转移方式是

    A. 血行转移   B. 淋巴转移   C. 直接浸润

    D. 腹腔种植   E. 卵巢种植

[A3/A4 型题]

(7~9 题共用题干)

患者，男，24 岁，进食后突发上腹部疼痛，撕裂样，迅速扩散至全腹。查体全腹压痛、肌紧张，肠鸣音弱。既往有溃疡病史。血常规示 WBC $10.1 \times 10^9/L$。

7. 该患者应最有可能的诊断是

    A. 胃十二指肠溃疡穿孔   B. 急性胆囊炎

    C. 急性阑尾炎   D. 急性胃肠炎

    E. 急性胰腺炎

8. 为明确病因和诊断，最有意义的检查项目是

    A. 腹部 CT   B. 腹部 B 超   C. 血常规

    D. 直肠指检   E. 腹部平片

9. 患者目前最适宜的处理措施是

    A. 胃肠减压、抗炎、抑酸治疗   B. 胃大部切除

    C. 溃疡修补术   D. 迷走神经切除术

    E. 根治性手术

书网融合……

本章小结   微课   题库

第二十八章　小肠疾病

学习目标

1. 通过本章学习，重点掌握肠梗阻的病因分类、临床表现、诊断和治疗及手术适应证。

2. 学会换位思考和开展肠梗阻疾病医疗工作的方法和技巧，能通过积极有效沟通，赢得患者和家属的尊重、信赖与合作，获得同行的支持和帮助。具有对常见肠梗阻疾病进行初步诊断，正确选择肠梗阻疾病的辅助诊断方法，综合分析判断病情，并制定适宜的治疗方案的能力。

情境导入

情境描述　患者，男，65岁。腹痛、呕吐3天，加重伴发热4小时。患者3天前饱餐后腹痛、腹胀、呕吐，呕吐物为胃内容物，未排气、排便。4小时前腹痛加重伴发热。自测体温38.5℃，轻度畏寒。发病以来进少量流质饮食。小便量少。既往5年前曾行阑尾切除术。无高血压、肝病和心脏病病史。无烟酒嗜好。无遗传病家族史。查体：T 38.6℃，P 100次/分，R 22次/分，BP 140/95mmHg，皮肤未见出血点和皮疹，浅表淋巴结未触及肿大，结膜无苍白，巩膜无黄染，甲状腺未触及肿大。双肺未闻及干湿性啰音。心界不大，心率100次/分，律齐，各瓣膜听诊区未闻及杂音。腹膨隆，右下腹可见手术瘢痕，腹部肌紧张，压痛、反跳痛明显，肝脾肋下未触及，肝浊音界存在，移动性浊音（±），未闻及肠鸣音。双下肢无水肿。实验室检查：血常规示 Hb 151g/L，RBC 5.1×10^{12}/L，WBC 21.5×10^9/L，N 0.85，Plt 330×10^9/L。血淀粉酶110U/L，血钾3.1mmol/L，血钠141mmol/L，入院当天尿量350ml，尿比重1.025。

讨论　1. 根据以上病历摘要，请写出初步诊断和诊断依据。

2. 本病的鉴别诊断、进一步检查项目与治疗原则分别是什么。

第一节　肠梗阻

将肠内容物不能顺利通过肠道的现象，统称为肠梗阻，是外科常见急腹症之一。

一、病因与分类　微课1

（一）按梗阻发生的原因分类

1. 机械性肠梗阻　最常见。由各种原因引起的肠腔变狭小，使肠内容物通过障碍，常见原因：①肠壁病变，如肠套叠、肠肿瘤等；②肠管受压，如疝嵌顿等；③肠腔堵塞，如蛔虫团、异物、粪块堵塞等。

2. 动力性肠梗阻　凡因神经抑制或毒素刺激导致肠壁肌肉功能紊乱，致肠内容物不能运行，但无器质性肠腔狭小。动力性肠梗阻又分为麻痹性与痉挛性两类。麻痹性肠梗阻较常见，多发生在急性弥漫性腹膜炎、腹膜后血肿患者。痉挛性肠梗阻较少见，是由于肠壁肌肉过度持续收缩所致，可发生于急性肠炎或慢性铅中毒患者。

3. 血运性肠梗阻 肠系膜血管栓塞或血栓形成，引起肠管血运障碍，失去蠕动功能，肠腔虽无阻塞，但肠内容物无法运行，可迅速继发肠坏死。

（二）按肠壁血运有无障碍分类

1. 单纯性肠梗阻 仅有肠内容物通过受阻，而肠管血运正常。

2. 绞窄性肠梗阻 伴有肠壁血运障碍的肠梗阻，易引起肠坏死、穿孔，造成严重腹腔感染及全身中毒和中毒性休克，死亡率相当高。

（三）按梗阻部位分类

按梗阻部位分为高位小肠（空肠）梗阻、低位小肠（回肠）梗阻和结肠梗阻。任何一段肠袢两端完全阻塞称为闭袢性肠梗阻。结肠梗阻因有回盲瓣的作用，属于闭袢性肠梗阻。

（四）按梗阻程度分类

按梗阻程度分为完全性肠梗阻和不完全性肠梗阻。

（五）按病程发展快慢分类

按病程发展分为急性肠梗阻和慢性肠梗阻。

肠梗阻的分类是疾病诊断和治疗上的需要，肠梗阻病情是在不断变化之中的，在一定条件下可以向不同类型转化。若肠梗阻不能得到及时正确诊断和处理，病情可迅速发展并加重，单纯性肠梗阻可变为绞窄性肠梗阻，不完全性肠梗阻可变成完全性肠梗阻，机械性肠梗阻可变为麻痹性肠梗阻。

二、病理生理

肠梗阻可引起局部和全身的病理生理变化，严重时可危及患者的生命。

（一）局部变化

局部变化主要有肠膨胀和肠坏死。机械性肠梗阻发生后，梗阻以上肠管蠕动增强，以克服肠内容物通过障碍；肠腔内因气体和液体的积贮而膨胀。气体大部分是咽下的空气（70%），部分是由血液弥散至肠腔内及肠道内容物经细菌分解发酵产生（30%）；液体主要来自胃肠道分泌液。肠梗阻部位越低，时间越长，肠膨胀越明显。梗阻以下肠管则瘪陷或仅存积少量粪便，扩张肠管和瘪陷肠管交界处即为梗阻所在，这对手术中寻找梗阻部位至关重要。肠内压增高压迫肠壁静脉使其回流受到障碍，加上缺氧使毛细血管通透性增高，大量血性液体渗入肠腔和腹腔，肠管可因缺血、坏死而溃破、穿孔，引起腹膜炎。

（二）全身变化

1. 水电解质和酸碱失衡 胃肠道的分泌液每日约为 8000ml，在正常情况下绝大部分被再吸收。急性肠梗阻患者，由于不能进食及频繁呕吐，丢失大量胃肠道液，使水及电解质大量丢失，尤以高位肠梗阻明显；低位肠梗阻时，这些液体不能被吸收而潴留在肠腔内，等于丢失体外。肠壁水肿和血浆向肠壁、肠腔和腹腔渗出，造成严重缺水，并导致血容量减少和血液浓缩及酸碱平衡失调。其变化因梗阻部位的不同而有差别，高位肠梗阻频繁呕吐丢失大量的胃酸引起代谢性碱中毒；低位小肠梗阻丢失大量的碱性消化液加之组织灌注不良，可引起严重的代谢性酸中毒。严重的缺钾可加重肠膨胀，并可引起肌肉无力和心律失常。特别是当酸中毒纠正后，钾向细胞内转移，加之尿多、排钾，更易发生低钾血症。

2. 休克 严重的缺水、血液浓缩、血容量减少、电解质紊乱、酸碱失衡、细菌感染，当肠坏死、穿孔发生腹膜炎时，全身中毒尤为严重。早期可引起低血容量性休克和后期毒素吸收导致严重的中毒性休克。

3. 呼吸和心脏功能障碍 腹痛和腹胀使膈肌上升及腹式呼吸减弱，肠膨胀时腹压增高和血容量不足可使下腔静脉回流量减少，心排血量减少，影响肺内气体交换，导致呼吸、循环功能障碍。

三、临床表现

由于肠梗阻的原因、类型、病理性质等不同，可有不同临床表现，但肠内容物不能顺利通过肠腔则是一致的，其共同临床表现是腹痛、呕吐、腹胀和停止排气排便。

（一）症状

1. 腹痛 单纯性机械性肠梗阻因梗阻以上部位的肠管强烈蠕动，表现为阵发性剧烈绞痛，特点是：①腹痛由轻而重后又减轻，经过一间歇期而再次发作；②腹痛发作时可感有气体在肠内窜行，达某一部位时突然停止，此时腹痛最为剧烈，后有暂时缓解；③腹痛发作时可出现肠型；④腹痛伴有高亢的肠鸣音，当肠腔有积气、积液时，肠鸣音呈气过水声或高调金属音，有时患者自己可以听到。

绞窄性肠梗阻的腹痛往往为持续性腹痛伴有阵发性加重，如果腹痛的间歇期不断缩短，以致成为剧烈的持续性腹痛，则应该警惕绞窄性肠梗阻的可能。有时肠系膜发生严重绞窄，可引起持续性剧烈腹痛，除腹痛外其他体征都不明显，诊断困难。

麻痹性肠梗阻的腹痛往往不明显，因肠壁肌呈瘫痪状态，没有蠕动，无阵发性腹痛，只有持续性胀痛或不适。

2. 呕吐 是机械性肠梗阻的主要症状之一。早期为反射性的，高位梗阻的呕吐出现较早而频繁，在梗阻后短期即发生，呕吐物为胃内容物；低位小肠梗阻的呕吐出现较晚，后期呕吐物为带臭味的粪样物；结肠梗阻时呕吐少见；绞窄性梗阻的呕吐物呈棕褐色或血性；麻痹性肠梗阻时，呕吐多呈溢出性。

3. 腹胀 发生在腹痛之后，与梗阻部位和程度有关。高位肠梗阻腹胀不明显，有时可见胃型；低位肠梗阻腹胀明显，可有肠型；麻痹性肠梗阻全腹膨胀显著，但无肠型；结肠梗阻时，梗阻以上肠袢可成为闭袢，腹周膨胀显著。闭袢性肠梗阻腹部隆起呈不均匀对称。

4. 停止排气、排便 急性低位完全性肠梗阻，肠内容物不能通过梗阻部位，梗阻以下的肠管处于空虚状态，临床表现为停止排气排便。但在高位梗阻的初期，梗阻远端积存的气体和粪便仍可排出少许，不能否认肠梗阻的存在。某些绞窄性肠梗阻如肠套叠、肠系膜血管栓塞或血栓形成，可排出血性或果酱样黏液便。

（二）体征

单纯性肠梗阻早期全身情况无明显变化，晚期因呕吐、脱水出现水电解质和酸碱失衡的表现。绞窄性肠梗阻可出现全身中毒症状及休克。

1. 视诊 机械性肠梗阻可见肠型、蠕动波和腹式呼吸减弱或消失；肠扭转时腹胀多不对称；麻痹性肠梗阻则腹胀均匀。

2. 触诊 单纯性肠梗阻可有轻度压痛，但无腹膜刺激征，蛔虫性肠梗阻常在腹部中部触及条索状团块；绞窄性肠梗阻时，可有固定压痛和腹膜刺激征，压痛的包块常为有绞窄的肠袢；嵌顿性腹股沟斜疝和股疝容易发生肠绞窄，除肠梗阻症状外，还有腹外疝的表现，体检时注意腹股沟部。

3. 叩诊 当腹腔有渗液（大于500ml），移动性浊音可呈阳性。麻痹性肠梗阻疝，腹部叩诊可呈明显鼓音。

4. 听诊 早期肠鸣音亢进，有气过水声或金属音，为机械性肠梗阻的表现；后期麻痹性肠梗阻时肠鸣音减弱或消失。

5. 直肠指检 如低位梗阻时可触及肿块，可能为直肠肿瘤、极度发展的肠套叠的套头或肠腔外的肿瘤。

四、辅助检查

（一）实验室检查

单纯性肠梗阻早期变化不明显。随着病情发展，由于失水和血液浓缩，白细胞计数、血红蛋白和血细胞比容都可增高。尿比重也增高。生化检查和血气分析可了解有无电解质紊乱、酸碱失衡及肝肾功能。呕吐物和排泄物检查，有大量红细胞或隐血阳性，应考虑肠管有血运障碍。

（二）影像学检查

1. X 线检查　腹部 X 线平片检查对诊断有帮助，摄片时取立位，如体弱不能直立可取左侧卧位。在梗阻发生 4～6 小时后，可见有充气的小肠肠袢和液平面，而结肠内气体减少或消失。空肠黏膜的环状皱襞在空肠充气时呈"鱼肋骨刺"样，回肠扩张的肠袢多，可见多个液面呈阶梯状；结肠胀气位于腹部周边，显示结肠袋形。钡灌肠可用于疑有结肠梗阻的患者，它可显示结肠梗阻的部位与性质。但在小肠梗阻时忌用胃肠造影以免加重病情。

2. CT 检查　绞窄性闭袢肠段在 CT 表现为肠腔扩张，其内充满液体，肠壁增厚、腹水。肠壁异常强化表示肠壁是存活的；全层不增强是则提示肠壁坏死。肠系膜血管缆绳征：肠系膜血管充血水肿，表现为扇形缆绳状增粗，边缘毛糙，对诊断肠系膜栓塞具有特征性。旋涡征：肠系膜软组织和脂肪组织伴肠袢扭转的软组织肿块，是肠扭转的直接征象。多层螺旋 CT 血管成像（CTA）肠系膜血管的分布特点及其主要分支的供血部位可以正确判断肠扭转的部位。

3. B 超检查　梗阻部位以上的肠管扩张，积液为无回声暗区，暗区内有时可见浮动的强回声斑点。扩张肠管蠕动活跃不规则，呈"气过水征"或双向运动。腹腔部分可见液性暗区。对某些肠梗阻，超声可做出病因诊断，如肠肿瘤时表现为肠壁增厚呈"假肾征"或"靶环征"，肠套叠时表现为多条线状稍强回声呈"同心圆征""套筒征"，肠蛔虫时表现为肠内条索状物等。

五、诊断 📱微课 2

在肠梗阻诊断过程中，必需辨明下列问题，这是诊断肠梗阻的临床步骤。

（一）是否有肠梗阻

根据腹痛、呕吐、腹胀、肛门停止排气排便四大症状和腹部体征，一般可做出诊断。但有时患者可不完全具有这些典型表现，特别是某些绞窄性肠梗阻的早期，可能与急性胃肠炎、心绞痛、腹型紫癜等混淆。除详询病史与腹部检查外，影像学检查有助于诊断。

（二）是机械性肠梗阻还是动力性肠梗阻

机械性肠梗阻具有上述典型临床表现，早期腹胀可不显著。麻痹性肠梗阻无阵发性绞痛、肠蠕动减弱或停止，腹胀显著，肠鸣音微弱或消失等。腹部影像学检查对鉴别诊断有价值。

（三）是单纯性肠梗阻还是绞窄性肠梗阻

这一点至关重要，关系到治疗方法的选择和患者的预后。有下列表现之一者应怀疑绞窄性肠梗阻。

1. 腹痛呈持续性剧烈，发作急骤，在阵发性疼痛间歇期仍有持续性疼痛，有时有腰背部痛。

2. 病情发展快，发生休克早，抗休克治疗后改善不明显。

3. 腹膜刺激征明显，体温、脉率、白细胞计数升高。

4. 腹胀不对称，腹部有局部隆起或触及有压痛的肠袢。

5. 呕吐物、胃肠减压引出液、肛门排出物、腹腔穿刺液为血性。

6. 腹部 X 线检查见孤立胀大的肠袢，不因时间而改变位置，呈假肿瘤状阴影。

7. 经积极的非手术治疗症状、体征无明显改善。

（四）是高位肠梗阻还是低位肠梗阻

高位小肠梗阻特点是呕吐早而频繁，腹胀不明显；低位小肠梗阻特点是腹胀明显，呕吐晚而次数少，并可吐粪样物；结肠梗阻与低位小肠梗阻的临床表现很相似，因回盲瓣的作用形成闭袢性肠梗阻，以腹胀为主要症状，腹痛、呕吐、肠鸣音亢进均不及小肠梗阻明显，可发现腹部有不对称的膨隆。影像学检查有助于鉴别。

（五）是完全性肠梗阻还是不完全性梗阻

完全性高位肠梗阻呕吐早而频繁，腹胀不明显，有时梗阻部位远端积存的粪便和气体还可有少许排出，但不能否认肠梗阻的存在；如为完全性低位肠梗阻则腹胀明显，停止排气排便，X 线检查梗阻近端肠袢明显扩张，远端结肠内无气体。不完全性肠梗阻呕吐与腹胀均较轻，可有少量排气排便，X 线所见肠袢充气、扩张都不明显，结肠内可见气体存在。

（六）是什么原因引起的肠梗阻

根据患者年龄、病史、临床表现、影像学检查资料等进行综合分析。临床上粘连性肠梗阻最为常见，多发生于有过腹部损伤、手术或腹膜炎病史的患者；嵌顿性或绞窄性腹外疝是常见的肠梗阻原因之一；新生儿以肠道先天性畸形为多见；2 岁以内的小儿多为肠套叠；蛔虫团所致的肠梗阻常发生于儿童；青壮年饱餐后剧烈活动应想到小肠扭转；老年人则以肿瘤、粪块堵塞或乙状结肠扭转等常见；有动脉粥样硬化、心脏瓣膜病及近期有心肌梗死等病史，且腹痛严重与体征不符，特别是老年人要考虑到肠系膜血管缺血性疾病的可能。

六、治疗

治疗原则是纠正因肠梗阻所引起的生理紊乱和解除梗阻。治疗方法的选择根据梗阻的原因、类型、部位以及严重程度和全身情况而定。

（一）基础治疗

即无论采用非手术治疗或手术治疗，均需应用的基本处理。

1. 禁饮食、胃肠减压 是治疗肠梗阻的基本重要方法之一。通过胃肠减压，吸出胃肠道内的气体和液体，降低肠腔内压力和腹胀，改善因膈肌抬高而导致的呼吸与循环障碍，减少肠腔内的细菌和毒素，减轻肠壁水肿改善肠壁血循环，有利于改善局部病变和全身情况。

胃肠减压一般用鼻胃管（Levin 管），但对低位肠梗阻，可应用较长的双腔 M – A 管，其下端带有可注气的薄膜囊，借肠蠕动推动气囊将导管带到梗阻部位，减压效果较好。

2. 纠正水、电解质紊乱和酸碱失衡 应及早给予纠正（参见第三章外科患者的体液失衡）。急查血液生化及血气分析，根据结果进行纠正，注意监测。单纯性肠梗阻的晚期或绞窄性肠梗阻，常有大量血浆和血液渗出至肠腔或腹腔，需补充血浆或全血。

3. 防治感染 抗生素对于防治细菌感染，减少细菌繁殖和毒素产生都有一定作用。

4. 其他治疗 吸氧；给予 H_2 受体拮抗剂或质子泵抑制剂、生长抑素等以保护胃肠黏膜及减少胃肠液的分泌量。可给予镇静解痉剂等一般对症治疗，应遵循急腹症的治疗原则。

（二）手术治疗

原则和目的是在最短手术时间内，以最简单的方法解除梗阻、去除病因和恢复肠腔的通畅。具体手术方式要根据梗阻的病因、部位及全身情况而定。

1. 小肠梗阻 单纯性小肠梗阻，一般应直接解除梗阻的原因，如粘连松解术、肠套叠或肠扭转复位术、肠切除吻合术等，必要时行梗阻近、远侧肠袢做侧－侧吻合手术，以恢复肠腔的通畅，应注意旷置的肠管尤其是梗阻部的近端肠管不宜过长，以免引起盲袢综合征。对患者一般情况极差或局部病变不能切除的低位梗阻，可行肠造瘘术，暂时解除梗阻。高位梗阻如做肠造瘘可造成大量液体及电解质丢失，不应采用。

对绞窄性小肠梗阻，应争取在肠坏死以前解除梗阻，恢复肠管血液循环。正确判断肠管的生机十分重要，如在解除梗阻原因后有下列表现，说明肠管已无生机：①肠壁已呈紫黑色并塌陷；②肠壁已失去张力和蠕动能力，肠管扩张、对刺激无收缩反应；③相应肠系膜终末小动脉无搏动。

如有可疑用等渗盐水纱布热敷，或用 0.5% 普鲁卡因溶液作肠系膜根部封闭或酚妥拉明以解除血管痉挛，将肠管放回腹腔，观察 15~30 分钟后，仍不能判断有无生机，可重复一次；仍无好转，最后确认无生机后可考虑切除。

2. 急性结肠梗阻　由于回盲瓣的作用，结肠完全性梗阻时多形成闭袢性梗阻，肠腔内压远较小肠梗阻时为高，结肠的血液供应较小肠差，容易发生肠壁血运障碍，且结肠内细菌多，一期肠切除吻合，常不易顺利愈合。对单纯性结肠梗阻，一般采用梗阻近侧（盲肠或横结肠）造瘘，以解除梗阻。如已有肠坏死，则宜切除坏死肠段并将断端外置行造瘘术，二期手术再切除结肠病变。

 素质提升

传承中医药文化，治疗肠梗阻名方"大承气汤"

大承气汤来源于东汉张仲景的《伤寒论》。张仲景是东汉医学家，被后人尊称为"医圣"，他广泛收集医方，写出传世巨著《伤寒杂病论》。其确立的"辨证论治"原则是中医临床的基本原则，是中医的灵魂所在。大承气汤是《伤寒论》中的名方，被广泛应用于临床。宋代名医许叔微是研究《伤寒论》的大家之一，曾遇一患者，诊得脉象洪大而长。再问症状，知其大便多日不通，身上发热，无汗。许叔微说："这是个阳明证啊，需要使用泻下的办法。"患者家属说："这个患者都七十多岁了，使用泻下的方法不合适吧。"许叔微说："恐怕只有这样的办法了，因为现在热邪毒气并蓄于阳明，不管多大年龄，不泻下不行啊。"患者家属只好答应了，许叔微给开了大承气汤。服药后没多久，患者就开始泻下，之后全身微微出汗，温度降了下来，其他病症也消失了。现在治疗肠梗阻的方法有很多，但我们仍然要传承和弘扬中医药文化。

（三）非手术治疗

非手术治疗主要适用于单纯性粘连性（特别是不完全性）肠梗阻，麻痹性或痉挛性肠梗阻，蛔虫或粪块堵塞引起的肠梗阻，肠套叠早期等。在治疗期间，必须严密观察，如症状、体征不见好转或反而加重，立即转手术治疗。非手术治疗除前述基础疗法外，还包括以下方法。

1. 中药治疗　以通里攻下为主，辅以理气开郁及活血化瘀等法。常用方剂如复方大承气汤、理气宽肠汤、桃仁承气汤、甘遂通结汤、肠粘连松解汤等。蛔虫性肠梗阻则可用驱蛔承气汤或生植物油。

2. 生植物油疗法　常用于治疗蛔虫性、粘连性和粪块阻塞性肠梗阻患者，用豆油或菜籽油 60~100ml，每日一次，口服或经胃管注入。

3. 灌肠　温肥皂水 600~1000ml，每日 1~2 次。

4. 针灸疗法　包括体针、耳针、电针及穴位注射。

非手术疗法判断梗阻解除的标志为自觉腹痛明显减轻或基本消失；出现通畅的排便排气，排便时有多量气体同时排出；排便排气后，腹胀明显减轻或基本消失；高调肠鸣音消失；腹部 X 线平片显示液平面消失，小肠内气体减少。

第二节 常见的肠梗阻

一、粘连性肠梗阻

粘连性肠梗阻是肠袢间粘连或腹腔内粘连带所致的肠梗阻，为最常见的类型，占肠梗阻的40%~60%。

（一）病因和病理

肠粘连和腹腔内粘连带可分为先天性和后天性两种。先天性者较少见，可因发育异常或胎粪性腹膜炎所致；后天性者多见，常由于腹腔内手术、炎症、创伤等引起，临床上以手术后所致的粘连性肠梗阻最为多见（图28－1）。肠粘连的程度与体质也有一定关系，肠粘连造成梗阻多见于小肠，结肠少见。

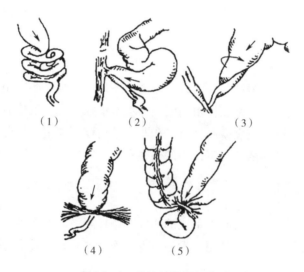

（1）   （2）   （3）

（4）   （5）

图28－1 粘连性肠梗阻类型

（1）肠粘连成团；（2）肠壁粘连扭折；（3）粘连成角，扭转；（4）粘连带压迫；（5）粘连内疝

肠粘连的存在并不等于必然会产生肠梗阻。在下列情况下容易发生肠梗阻：肠袢彼此紧密粘连成团并固定于切口下腹膜，肠蠕动受限制，肠管不能扩张；肠管的一部分与腹壁粘连固定，受肠系膜长度的限制及牵拉作用，使粘着点形成锐角；肠壁粘着于腹壁的一点，肠袢可能以粘着处为支点而扭转；肠袢粘连并固定于自身折叠的位置，使曲折处的肠腔狭小；索带状粘连的另一端固定于腹后壁，压迫或缠绕肠管造成梗阻；索带状粘连的两端固定形成环孔，肠管从环中通过而形成内疝。

因此，肠梗阻的真正发生原因是在粘连的基础上，还需外界因素的影响而诱发。暴饮暴食、粘连部位发生炎症或粘连水肿，以及食物残渣、异物的堵塞，均可导致肠腔狭窄造成肠梗阻。

（二）临床表现

粘连性肠梗阻有时并无症状或仅有部分梗阻的症状，当附加有其他因素时则出现症状。如肠腔已变窄，有腹泻及炎症时，肠壁水肿，使变窄的肠腔完全阻塞不通；肠腔内容物过多致肠膨胀，肠袢下垂加剧粘着部的锐角而使肠管不通；肠蠕动增加或体位的剧烈变动，产生扭转。因此，有些患者粘连性肠梗阻的症状可反复发作，经非手术治疗后又多可以缓解。部分患者以往并无症状，初次发作即为绞窄性肠梗阻。

（三）诊断

急性粘连性肠梗阻主要是小肠机械性梗阻的表现，患者多有腹腔手术、创伤或感染的病史。以往有慢性肠梗阻症状或多次急性发作者多为广泛粘连引起的肠梗阻；长期无症状，突然出现急性梗阻症状，腹痛较重，出现腹膜刺激征，应考虑内疝或扭转等引起的绞窄性肠梗阻。

手术后早期（5~7 天）即可发生梗阻的症状，应与手术后肠麻痹恢复期的肠蠕动功能失调鉴别。除有肠粘连外，与术后早期肠管的炎症反应有关，既有肠腔梗阻又有炎症引起的局部肠动力性障碍。偶有术后早期出现绞窄性肠梗阻者，多因手术时操作范围广泛，导致肠扭转或内疝。

（四）预防

粘连性肠梗阻目前尚无理想的治疗方法，是临床外科医师应重视的难题。至今虽采用了多种方法，都未能在临床上取得理想的结果。粘连是机体自身对损伤的一种保护性炎症反应，腹腔内粘连的产生除一些不可避免的因素外，要控制促粘连的医源性因素，如腹腔手术止血不彻底而形成的血肿、肠管暴露在腹腔外过久或纱布敷料长时间覆盖接触浆膜损伤，手套上未洗净的滑石粉等异物带入腹腔，腹膜撕裂、缺损，大块组织结扎，腹腔引流物放置不合理等。术后早期活动有利于防止粘连的形成。目前临床上应用较多的是防粘连液和防粘连保护膜。此外，活血化瘀中药有预防肠粘连的作用；磁疗具有良好的预防肠粘连的作用等。

（五）治疗

治疗重点是区别单纯性还是绞窄性肠梗阻，是完全性还是不完全性肠梗阻。单纯性和不完全性肠梗阻可先行非手术治疗，绞窄性和完全性肠梗阻则应施行手术治疗。反复发作者可根据病情行限期手术或择期手术治疗。术后仍可形成粘连或发生肠梗阻，在非手术治疗不能解决梗阻甚至病情加重，或怀疑为绞窄性肠梗阻，特别是闭袢性梗阻的情况下，手术仍是有效的方法。

二、肠扭转

肠扭转是一段肠袢沿其系膜长轴旋转而形成的闭袢性肠梗阻。既有肠管的梗阻，又有肠系膜血液循环中断，属于闭袢性同时又加绞窄性的梗阻，发病急骤，病情严重、迅速恶化。

（一）病因

1. 解剖因素 肠袢及其系膜过长，系膜根部过窄或术后粘连收缩，乙状结肠冗长，先天性中肠旋转不全，游离盲肠等。

2. 物理因素 肠内容重量骤增，如饱餐、肠管肿瘤、肠腔内蛔虫团等，乙状结肠内积存大量干结粪便等。

3. 诱发因素 肠管动力异常（应用泻剂）或体位突然改变等。

（二）临床表现

起病突然，腹痛呈持续性剧烈疼痛，早期可出现休克。最多发生于小肠（部分或全部），其次为乙状结肠，偶见于盲肠、横结肠。旋转方向以顺时针为多，轻者在 360°以下，重者可达 720°以上。

1. 小肠扭转 多发生于青壮年，常在饱餐后剧烈活动时发生，偶见儿童因先天性肠旋转不良导致全小肠扭转。表现为突发剧烈腹部绞痛，持续性疼痛阵发性加剧，位于脐周，常因肠系膜受牵拉，疼痛可牵涉腰背部。呕吐频繁，腹部因局部隆起而多不对称，可扪及胀大、压痛的肠袢。

2. 乙状结肠扭转 多见于老年男性及乙状结肠冗长患者，常有便秘习惯和多次腹痛发作经排气排便后缓解的病史。表现为腹部持续胀痛、恶心，而呕吐较少，左下腹部显著膨胀，可触及明显胀大的肠袢，可见肠型，腹部压痛及肌紧张不明显。

（三）诊断

根据病史和临床表现及腹部 X 线检查可做出初步诊断。小肠扭转 X 线检查符合绞窄性肠梗阻的表现，有时可见空肠和回肠换位等特有的征象。乙状结肠扭转X线平片可见马蹄状巨大的双腔充气肠袢，立位可见两个宽大气液平面；如做低压钡剂灌肠，往往不足500ml便不能再灌入，在扭转部位受阻，尖端呈"鸟嘴"形，有助于确定诊断。

（四）治疗

一般应及时手术，主要方法如下。

1. 扭转复位 按扭转相反方向回转复位并系膜固定，复位后应细致观察血液循环恢复的情况，明确有坏死的肠段应切除。对有怀疑的长段肠袢应设法解除血管痉挛，观察其生机，争取保留较长的小肠。早期手术可降低死亡率，减少短肠综合征的发生。

2. 肠切除吻合或肠外置（造口）术 用于已发生肠坏死者。乙状结肠坏死宜行肠造口，以后行二期还纳术。移动性盲肠复位后可固定在侧腹壁上。乙状结肠冗长而引起的便秘，复位后可择期行冗长部分肠切除吻合术。

乙状结肠扭转早期或年老体弱，尚无血运障碍者，可试行非手术治疗：在结肠镜的直视下，缓慢充气使扭转复位并插入肛管减压，保留2~3天，严密观察病情，疑有肠坏死或绞窄者须及时手术。

三、肠套叠 📱微课3

肠套叠是一段肠管套入其相连的肠腔内所引起的肠梗阻。以小儿最多见，其中以2岁以下者居多。

（一）病因与类型

原发性肠套叠小儿多见，80%发生于2岁以内；继发性肠套叠多见于成年人。肠套叠的发生常与肠管的解剖特点（如盲肠活动过度大）、病理因素（如肠息肉、肿瘤等）以及肠蠕动异常（如食物性质改变或器质疾患所致）等有关。

以近侧肠管套入远侧肠腔多见，按发生部位分为回盲型（回肠套入盲肠升结肠）、小肠型（小肠套入小肠）、结肠型（结肠套入结肠）等。小儿多为回盲型（图28-2）。套叠的结构可分为三层，外层为鞘部，中层为回返层，内层为进入层，后两者合称套入部。套入部的肠系膜也随肠管进入，结果不仅发生肠腔梗阻，由于肠系膜血管受压，肠管可以发生绞窄而坏死。

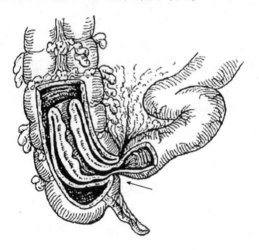

图28-2 回盲部肠套叠

（二）临床表现

肠套叠的三大典型表现是腹痛、血便和腹部肿块。

小儿肠套叠起病急，多在突然改变食物性质或腹泻后发生。病儿因突然发作的剧烈腹痛而哭闹不安、面色苍白、出汗，伴有呕吐和排果酱样血便。腹部触诊常在脐右侧或右上方触及一表面光滑、稍活动、有压痛的腊肠形肿块，右下腹触诊则有空虚感。随病程进展，腹胀等肠梗阻症状渐出现。直肠指检有时可触及套叠肠管的套头。

成人肠套叠少见，属于慢性复发性肠套叠，与游离盲肠、肠息肉、憩室或肿瘤等有关，病变处为套叠点。表现为阵发性腹痛，黏液血便，多为不完全性肠梗阻，部分可自行复位，发作后检查常为阴性。

（三）诊断

根据病史和典型临床表现可提示本病的诊断。X线空气或钡灌肠可见空气或钡剂在套叠部位受阻，其尖端为"杯口状"或"弹簧状"阴影，有助于明确诊断。钡餐可显示肠腔呈线状狭窄而至远端肠腔又扩张，一般不用此法。成人反复发作者，缓解后应行肠镜检查排除器质性病变。

（四）治疗

1. 小儿肠套叠

（1）灌肠复位法　肠套叠早期（一般在24小时以内）可选用空气（或氧气）、钡剂灌肠复位。一般先用空气灌肠复位（压力60mmHg），经肛管注入结肠内，在X线透视下明确诊断后，继续注气加压至80mmHg左右，直至套叠复位。

（2）手术治疗　适应证为：①灌肠不能复位、已超过48小时或疑有肠坏死；②灌肠复位后出现腹膜炎或全身情况恶化。

手术方法：①手术复位；②肠切除吻合术；③肠切除肠外置（造口）术，对全身情况不良者，肠切除后将断端肠管造口，再择期行二期吻合术。

2. 成人肠套叠　多继发于肠息肉或肿瘤等病理因素，一般主张手术治疗。

四、肠系膜血管缺血性疾病

本病以老年人居多，属于绞窄性动力性肠梗阻，术前诊断困难。

（一）病因

多发生于肠系膜动脉。常见原因有肠系膜上动脉栓塞、肠系膜上动脉血栓形成、肠系膜上静脉血栓形成等。

无论是栓塞还是血栓形成引起血管堵塞，因肠黏膜不耐受缺血，黏膜坏死脱落，肠壁血液淤滞，出现发绀、水肿，大量富含蛋白质的液体渗至肠腔和腹腔。若缺血后短时间内动脉血流恢复，小肠仍可具有活力，但将有明显的再灌注损伤。若缺血持续时间较长，肠管肌与浆膜将坏死，并出现腹膜炎。患者很快因中毒、大量体液丢失及代谢性酸中毒而休克。

（二）临床表现

本病患者多有冠心病或心房纤颤病史。临床表现因血管阻塞的部位、性质和发生的缓急而各有不同。阻塞发生越急，范围越广，症状越严重。动脉阻塞又较静脉阻塞的症状急而重。

最早的症状是腹部剧烈绞痛，一般药物难以缓解，可以是局限性或全腹性。早期疼痛为肠痉挛所致呈阵发性，后期因肠坏死转为持续性。伴频繁呕吐，呕吐物多为褐色或咖啡样。部分患者有腹泻，排出暗红色血便。早期症状明显且严重，但腹部体征与其不相称，是急性肠缺血的一个特征。出现腹膜刺激征，表明已发生肠坏死，很快会出现休克征象。

（三）诊断

根据病史和临床表现及辅助检查可初步诊断。实验室检查可见白细胞计数在 $20 \times 10^9/L$ 以上，并有血液浓缩和代谢性酸中毒的表现。腹腔穿刺可抽出血性液体。腹部X线平片在早期仅显示肠腔中等或轻度胀气；彩超可发现有无血流变化及腹腔积液。腹部选择性动脉造影对本病有较高的诊断价值，不仅能帮助诊断，还可鉴别是动脉栓塞、血栓形成或血管痉挛。

（四）治疗

应及早诊断和治疗，包括非手术和手术治疗。非手术治疗为给予血管扩张剂和溶栓剂，有利于提高缺血肠管的成活率。手术治疗包括肠系膜上动脉栓塞栓子取出术，血栓形成可行肠系膜上动脉－腹主动脉"架桥"手术等。如果有肠坏死则应行肠切除术，根据肠管切除的范围及切除缘的血运情况，行肠切除吻合术。

急性肠系膜血管缺血性疾病，临床常因认识不足而误诊，死亡率高。术后可能发生的并发症有短肠综合征、再栓塞、肠瘘、胃肠道出血等。

目标检测

答案解析

一、选择题

[A1/A2 型题]

1. 单纯性机械性肠梗阻最常见的原因是
   - A. 腹膜后巨大血肿
   - B. 肠壁肿瘤
   - C. 肠蛔虫症
   - D. 先天性肠道闭锁
   - E. 腹内手术或炎症后形成的粘连

2. 下列哪项不是机械性肠梗阻的原因
   - A. 肿瘤
   - B. 嵌顿疝
   - C. 粪块阻塞
   - D. 粘连带压迫
   - E. 弥漫性腹膜炎

3. 急性小肠扭转一般应及时手术治疗，因为其易发生
   - A. 单纯性肠梗阻
   - B. 绞窄性肠梗阻
   - C. 痉挛性肠梗阻
   - D. 麻痹性肠梗阻
   - E. 机械性肠梗阻

4. 下列属于绞窄性肠梗阻的是
   - A. 粘连性肠梗阻
   - B. 肠蛔虫堵塞
   - C. 腹腔肿块压迫致肠梗阻
   - D. 肠扭转
   - E. 炎症性狭窄

5. 肠梗阻的典型四大临床表现是
   - A. 腹痛、腹胀、呕吐、停止排便排气
   - B. 腹痛、腹胀、呕吐、肠鸣音亢进
   - C. 腹痛、肠型、呕吐、停止排便排气
   - D. 腹痛、肠型、腹胀、停止排便排气
   - E. 腹痛、呕吐、停止排便排气、肠鸣音减弱

6. 诊断绞窄性肠梗阻最可靠的依据是
   - A. 阵发性腹部绞痛
   - B. X 线检查小肠有多个阶梯状液平
   - C. 有气过水音和金属音
   - D. 频繁呕吐，呕吐物为胃肠液
   - E. 腹肌紧张，有压痛和反跳痛

7. 患者，男，38岁。有胃溃疡穿孔手术史，3天前出现腹胀、腹痛，伴呕吐、肛门停止排便排气。经检查诊断为肠梗阻。现最为重要的是了解梗阻的

A. 原因   B. 部位   C. 程度

D. 发生速度   E. 是否绞窄

8. 小儿肠梗阻最常见的原因是

 A. 乙状结肠扭转   B. 粘连性肠梗阻

 C. 结肠癌致肠梗阻   D. 肠套叠

 E. 小肠扭转

9. 婴儿肠套叠的三大典型临床表现是

 A. 腹痛、血便、腹部肿块   B. 腹痛、哭闹、腹部肿块

 C. 腹痛、呕吐、腹部肿块   D. 腹痛、血便、呕吐

 E. 腹痛、腹胀、呕吐

10. 老年人肠扭转最常见的部位是

 A. 横结肠   B. 十二指肠   C. 乙状结肠

 D. 升结肠   E. 小肠

二、简答题

1. 诊断肠梗阻的临床步骤是什么？

2. 绞窄性肠梗阻的特点有哪些？

书网融合……

本章小结   微课1   微课2   微课3   题库

PPT

第二十九章　阑尾炎

◎- 学习目标

　　1. 通过本章学习，重点掌握急性阑尾炎的临床表现、诊断、鉴别诊断和治疗原则，特殊类型阑尾炎和慢性阑尾炎的特点和处理原则。

　　2. 学会与患者进行有效的沟通，重点讲解施行阑尾炎切除术的必要性，以取得配合与理解，关注患者的疾苦，体现出急腹症的急诊处理特点，具有对急、慢性阑尾炎的初步诊断和处理以及判断阑尾切除术适应证的能力。

》》情境导入

　　情境描述　患者，男，25 岁。腹痛 1 天，右下腹痛 4 小时。患者 1 天前进食后出现脐周隐痛，自服"奥美拉唑肠溶胶囊"及卧床休息后稍缓解，4 小时前无明显诱因出现右下腹持续性疼痛，伴恶心、干呕。症状持续不缓解。发病以来睡眠稍差，未进食，未解大便，尿少色深。体重无明显变化。既往体健，否认传染病接触史，无烟酒嗜好。查体：T 37.8℃，P 100 次/分，R 24 次/分，BP 120/95mmHg，急性病容。浅表淋巴结未触及肿大，口唇无发绀。胸廓无畸形，双侧呼吸动度一致，双肺呼吸音清，未闻及干湿性啰音。心界不大，心率 100 次/分，律齐，各瓣膜听诊区未闻及杂音。腹平，肝脾肋下未触及，右下腹肌紧张、压痛、反跳痛，肠鸣音 3 次/分。双下肢无水肿。实验室检查：血常规示 Hb 134g/L，WBC 21.7×10^9/L，N 0.94，Plt 245×10^9/L。

　　讨论　1. 根据以上病历摘要，请写出初步诊断、诊断依据。

　　　　　 2. 本病鉴别诊断和进一步检查项目及治疗原则是什么。

第一节　急性阑尾炎

　　急性阑尾炎（acute appendicitis）是外科最常见的急腹症之一，发病率约为 0.1%，以 20～30 岁青年发病率最高；男性多于女性，比例约为 3：2，到目前为止，急性阑尾炎仍有 0.1%～0.5% 的死亡率，易被误诊而延误病情，应特别重视。

一、病因

（一）阑尾管腔阻塞 🅔微课 1

　　阑尾管腔阻塞是最常见的病因。阑尾管壁中的淋巴滤泡明显增生（约占 60%）及粪石（约占 35%）是引起阑尾管腔阻塞的两大常见原因，异物、炎性狭窄、食物残渣、蛔虫、肿瘤等则是较少见的原因。阑尾细长呈不同程度的卷曲、管腔狭小且蠕动缓慢、远端呈盲端，都是造成阑尾管腔易于阻塞的因素。阑尾管腔阻塞后，阑尾仍继续分泌黏液，排空受阻，腔内压力上升，血运发生障碍，阑尾发生炎症。

（二）细菌入侵

阑尾梗阻后存留在远端死腔内的细菌很容易繁殖并分泌毒素，黏膜上皮受损并形成溃疡，细菌穿透溃疡进入肌层，阑尾壁间质压力升高，造成阑尾缺血，最终造成梗死和坏疽。致病菌多为革兰阴性杆菌和厌氧菌。

二、病理

1. 急性单纯性阑尾炎 属于轻型阑尾炎或病变早期，病变多只局限于黏膜和黏膜下层。阑尾轻度肿胀，浆膜充血，表面有少量纤维素性渗出物。阑尾各层均有水肿和中性粒细胞浸润，黏膜表面有小溃疡和出血点。

2. 急性化脓性阑尾炎 亦称急性蜂窝织炎性阑尾炎，常由单纯性阑尾炎发展而来，炎症加重，累及阑尾壁的全层。阑尾明显肿胀，浆膜高度充血，表面覆以脓性渗出物。阑尾周围有稀薄脓液，形成局限性腹膜炎。溃疡面加大并深达肌层和浆膜层，管壁各层有小脓肿形成，腔内亦有积脓。

3. 坏疽性及穿孔性阑尾炎 属于重型阑尾炎，在儿童和老年人多见。阑尾管壁坏死或部分坏死，呈暗紫色或黑色。阑尾腔内积脓，压力升高，阑尾壁血液循环障碍。穿孔部位多在阑尾根部或近端的系膜缘对侧。如穿孔未被大网膜包裹，脓液进入腹腔，可引起急性弥漫性腹膜炎。

4. 阑尾周围脓肿 坏疽或穿孔的阑尾将被大网膜和邻近的肠管包裹，形成炎性肿块或阑尾周围脓肿。

急性阑尾炎的转归包括：①炎症消退，大部分将转为慢性阑尾炎，易复发。②炎症局限，形成阑尾周围脓肿。经大量抗生素和中药治疗多数经较长时间可以吸收。③炎症扩散，未予及时手术切除，又未能被大网膜包裹局限者，可发展为弥漫性腹膜炎、感染性休克、化脓性门静脉炎等。

三、临床表现

（一）症状

1. 转移性右下腹痛 典型的急性阑尾炎患者，腹痛多数以突发性和持续性开始，部位多在上腹部、剑突下或脐周，腹痛部位逐渐下移，短则1~2小时，大多6~8小时或更长时间，最后固定局限于右下腹部。腹痛固定后，原来初发部位的疼痛可明显减轻，甚至完全消失，说明腹痛不是扩散而是转移，因此称其为"转移性右下腹痛"。转移性右下腹痛的时间长短取决于病变发展程度、速度和阑尾位置。70%~80%的患者具有以上特点，有部分患者发病开始即出现右下腹痛。关于转移性腹痛的传统解释是：发病初期的疼痛是阑尾为了排出粪石或异物、解除管腔的梗阻，管壁产生强烈的蠕动，阑尾的神经由交感神经纤维经腹腔丛和内脏小神经传入，由于其传入的脊髓节段在第10胸节、第11胸节，所以当急性阑尾炎发病开始时，常表现为脐周的牵涉痛，属于内脏性疼痛，因内脏神经不能准确的辩明疼痛的确切部位；当炎症波及阑尾的浆膜时，受体神经支配的右下腹的壁层腹膜受到刺激，疼痛的定位比较准确。临床上没有典型的转移性腹痛病史，也不能轻易地完全排除急性阑尾炎的存在。阑尾根部的位置取决于盲肠的位置，一般在右下腹部，但也有高达肝下、低至盆腔内，甚至越过中线至左下腹者，阑尾尖端以其根部为中心，可在360°范围内的任何位置，故阑尾炎时，可出现不同的症状和体征。

少数患者腹痛可能以阵发性腹痛开始，而后逐渐加重。阑尾管腔突然发生完全性梗阻时，发病初期表现为剧烈的阵发性腹痛，是由于阑尾腔内压力增高、阑尾壁强力收缩所致，一阵剧痛过后，可经短暂的间歇而再次发作。

腹痛的程度和特点因人而异，但与阑尾炎的病理类型和位置关系密切，不同类型的阑尾炎其腹痛也有差异，如单纯性阑尾炎表现为轻度隐痛；化脓性阑尾炎呈阵发性胀痛和剧痛；坏疽性阑尾炎呈持续性剧烈腹痛；穿孔性阑尾炎因阑尾腔压力骤减，腹痛可暂时减轻，但出现腹膜炎后，腹痛又会持续加剧。腹痛突然减轻的意义：急性阑尾炎的病程中，有的患者腹痛可突然完全缓解，这种现象可能由于粪石、异物被排入盲肠，阑尾腔的梗阻突然解除，腔内压迅速减小，疼痛随即缓解，表现为病情好转；另外，阑尾壁坏死、穿孔后，脓性渗液进入腹腔，阑尾腔的压力也迅速减小，腹痛也可随即减轻，但腹腔内的炎症逐渐扩散，在短暂的缓解后，右下腹痛又会逐渐加重，是一种暂时现象，因此腹痛突然减轻，不一定都是好转的象征，必须结合体征综合判断。不同位置阑尾的炎症，其腹痛部位也有区别，如盲肠后位阑尾，疼痛在侧腰部；盆位阑尾，腹痛在耻骨上区；肝下区阑尾，可引起右上腹痛；左下腹部阑尾，呈左下腹痛，应予以重视。

2. 胃肠道症状 早期可能有食欲不振、恶心、呕吐等，但程度较轻。有的病例可能发生腹泻，盆位阑尾炎或盆内积脓，可刺激直肠和膀胱，引起便意频繁、里急后重感和尿路刺激症状。弥漫性腹膜炎时可致麻痹性肠梗阻，表现为腹胀、排气排便减少。

3. 全身症状 早期头痛、乏力等，当炎症发展，可有体温升高、口渴、脉速、尿黄及虚弱等中毒症状，阑尾穿孔时体温可高达 39℃ 甚至 40℃，但体温升高发生于腹痛之后。如果出现寒战、高热、轻度黄疸，可能已发生门静脉炎。

（二）体征

1. 右下腹固定性压痛 是急性阑尾炎最重要和最常见的体征。常见的压痛部位有麦氏点、Lanz 点（两侧髂前上棘连线的右中 1/3 交点处）或 Morris 点（髂前上棘与脐连线和右腹直肌外缘交会点）。随着阑尾位置的变异，压痛点可随之改变，大多位于腹部右下象限，但对具体患者来说，压痛点始终固定在一个位置上。发病早期腹痛尚未转移至右下腹时，右下腹出现固定压痛点，对诊断急性阑尾炎的意义更大。压痛的程度取决于病变的程度，受患者的腹壁厚度、阑尾位置、对疼痛敏感性的影响。当炎症加重，阑尾坏疽穿孔时，压痛的程度加重，范围随之扩大甚至波及全腹。但仍以阑尾所在位置压痛最明显。

2. 腹膜刺激征 有反跳痛（Blumberg sign）、腹肌紧张、肠鸣音减弱或消失等，反跳痛是壁层腹膜受炎症刺激的反应，而肌紧张是腹壁肌肉受到炎性渗液刺激的表现，反跳痛和腹肌紧张的出现是患者本身的防御性反应。一般而言，腹膜刺激征的程度、范围与阑尾炎症程度相平行。急性阑尾炎早期可无腹膜刺激征；右下腹出现腹膜刺激征提示阑尾炎症加重，可能有化脓、坏疽或穿孔等病理改变；腹膜刺激征范围扩大，说明腹腔内有较多渗出或阑尾穿孔已导致弥漫性腹膜炎。但是在小儿、老人、孕妇、肥胖者、虚弱者或盲肠后位阑尾炎患者，腹膜刺激征象可不明显。

3. 右下腹肿块 化脓性阑尾炎合并阑尾周围组织及肠管的炎症时，大网膜、小肠及其系膜与阑尾可相互粘连形成团块；阑尾穿孔后大网膜包裹所形成的局限性脓肿，均可在右下腹触到包块。特点是境界不清楚，肿块固定，伴有压痛和反跳痛。包块的出现表示感染已趋于局限化，应考虑阑尾炎性肿块或阑尾周围脓肿，此时不宜急诊手术。

（三）诊断性试验

1. 结肠充气试验（rovsing sign） 又称间接压痛。患者取仰卧位，双下肢屈曲，用右手压迫其左下腹乙状结肠部位，再用左手挤压近侧降结肠，结肠内气体可传至盲肠和阑尾，引起右下腹疼痛者为阳性，迅速松去按压力量的同时疼痛反而加重，更加说明右下腹有炎症存在。临床意义，阳性结果只能说明右下腹部有感染存在，不能判断阑尾炎的病理类型和程度。当右下腹疼痛需要与右侧输尿管结石等疾病鉴别时，此检查可能有一定的帮助。

2. 腰大肌试验（psoas sign） 患者取左侧卧位，左下肢屈曲，让其放松，检查者左手扶住右髂部，右手握住右小腿踝部，使患者右下肢向后过伸，腰大肌活动刺激到发炎的阑尾诱发疼痛或右下腹疼痛加重即为阳性。提示阑尾位置靠近腰大肌，可能位于盲肠后或腹膜后。

3. 闭孔内肌试验（obturator sign） 患者取仰卧位，让其放松，使右髋和右大腿各屈曲90°，检查者右手握住其右小腿踝部，左手扶住右膝部被动内旋和外旋，引起右下腹疼痛者为阳性，提示阑尾靠近闭孔内肌。

4. 直肠指诊 应列为常规，有时可直接提供阑尾炎的诊断依据。盆位急性阑尾炎，直肠右侧壁有明显触痛，甚至可触到炎性包块。阑尾穿孔伴盆腔脓肿时，因直肠内温度较高，直肠前壁可膨隆并有触痛，部分患者伴有肛门括约肌松弛现象。对女性患者，肛指检查还能排除子宫和附件的急性病变。

5. 皮肤感觉过敏区 少数患者在急性阑尾炎的早期，尤其是阑尾腔内有梗阻时，右下腹壁皮肤可出现敏感性增高现象。表现为咳嗽、轻叩腹壁均可引起疼痛，甚至轻轻触摸右下腹皮肤，也会感到疼痛，当阑尾穿孔后，过敏现象也随之消失。过敏区皮肤的范围是由右侧髂棘最高点、耻骨嵴及脐三点依次连接而构成三角形区域。皮肤感觉过敏区不因阑尾位置而改变，故对不典型患者的早期诊断可能有帮助。用叩诊来检查疼痛点，更为准确。

6. 步态与姿势 患者喜取上身前屈且稍向患侧倾斜的姿势，或以右手轻扶右下腹部，减轻腹肌的动度来减轻腹痛，且走路时步态也较缓慢。

7. 腹部外形与动度 急性阑尾炎发病数小时后，查体时就能发现腹式呼吸减弱，穿孔后伴弥漫性腹膜炎时可消失，并逐渐出现腹胀。

（四）辅助检查

1. 实验室检查 大多数患者白细胞计数可升高到（10~20）× 10^9/L 甚至以上，中性粒细胞比例常超过80%，可发生核左移。也有部分患者白细胞无明显升高，多见于单纯性阑尾炎或老年患者。尿常规一般无阳性发现，但当发炎的阑尾靠近输尿管和膀胱时受到刺激，尿中可出现少量红细胞和白细胞。如尿中有大量异常成分，应注意与泌尿系疾病鉴别。盆位阑尾炎和穿孔性阑尾炎合并盆腔脓肿时，大便也可发现异常。血清淀粉酶及脂肪酶测定以除外急性胰腺炎；β-hCG 测定以除外异位妊娠所致的腹痛。

2. 影像学检查

（1）X 线检查 胸片可帮助诊断右下叶肺炎和胸膜炎。立位腹部平片可见盲肠及回肠末端扩张、积气或液气平，右侧腰大肌影模糊，有时也可以看到腹腔少量游离气体出现，但如有大量游离气体时应想到消化道穿孔，偶可见钙化的粪石和异物影。

（2）腹部 B 超检查 有时也可以发现肿大的阑尾或脓肿，可提供脓肿的具体部位及大小，但可靠性低于 CT。

（3）下腹部 CT 检查 诊断特别困难时可做 CT 检查，可以发现阑尾增粗及其周围脂肪垂肿胀、粪石、脓肿，见于90%左右的急性阑尾炎患者。

（4）腹腔镜（laparoscopy）或后穹窿镜（culdoscopy）检查 随着腔镜技术的成熟与普及，临床上应用腹腔镜或后穹窿镜检查诊断急性阑尾炎者逐渐增多，确诊后可同时做阑尾切除术。

四、诊断与鉴别诊断

（一）诊断

主要依靠病史、临床症状、体征和辅助检查。转移性右下腹痛对诊断急性阑尾炎的价值很大，右下腹固定性压痛，以及体温、白细胞和中性粒细胞计数升高的感染表现，临床诊断基本成立，如有右下腹局限性腹膜炎表现，依据更加充分。对于发病早期，临床表现不明显者，无转移性右下腹痛的患者，阑尾区的压痛是诊断的关键，必要时行辅助检查帮助鉴别。诊断时还应根据以上情况对阑尾炎的严重程度做出初步判断。

（二）鉴别诊断

1. 外科疾病

（1）胃十二指肠溃疡穿孔 穿孔溢液可沿升结肠旁沟流至右下腹部，与急性阑尾炎的转移性右下腹痛很相似，但时间通常较短，一般不超过半小时，患者既往有消化性溃疡病史及近期溃疡病加重的表现，查体时除右下腹压痛外，上腹部仍有疼痛和压痛，腹壁紧张呈板状强直、肝浊音界缩小或消失、肠鸣音消失等腹膜刺激症状也较明显。站立位腹部平片膈下有游离气体，可帮助鉴别诊断。

（2）右侧输尿管结石 腹痛多在右下腹，但多呈绞痛，并向腰部及会阴部外生殖器放射。尿中查到多量红细胞。X 线摄片在输尿管走行部位呈现结石阴影。B 超检查可见肾盂积水、输尿管扩张和结石影。

（3）急性胆囊炎和胆石症 易与高位阑尾炎相混淆，但有明显绞痛、高热，甚至出现黄疸。

（4）其他 需与肠套叠、回盲部肿瘤、梅克尔（Meckel）憩室炎或穿孔、肠伤寒及肠结核穿孔等相鉴别。

2. 妇产科疾病 在育龄妇女中，要特别注意与妇产科疾病的鉴别，B 超、CT 可帮助诊断。

（1）右侧异位妊娠破裂 腹痛从下腹开始，常有急性失血症状和腹腔内出血的体征，有停经史；体检时有宫颈举痛、附件肿块，阴道后穹穿刺有不凝血性液体，hCG 检查值明显升高等。

（2）卵巢滤泡破裂 多发生于未婚女青年，常发生于排卵期，无停经史，因腹腔内出血，引起右下腹痛。右下腹局部体征较轻，诊断性腹腔穿刺可抽出不凝血性渗出。

（3）黄体囊肿破裂 以育龄期妇女最多见。一般于月经周期第 20～27 天，突然发生下腹疼痛、恶心、呕吐、大小便频繁。查体有贫血貌、脉率快、血压下降。下腹压痛，移动性浊音阳性。妇科检查有宫颈举痛，阴道后穹饱满，有触痛。子宫一侧可触及境界不清包块，固定，触痛明显。其他表现颇似右侧异位妊娠破裂，但病情较轻。

（4）卵巢囊肿扭转 右侧卵巢囊肿蒂扭转后，有明显而剧烈腹痛，囊肿血液循环障碍、坏死、血性渗出，引起右下腹部的炎症，与阑尾炎临床表现相似。但本病常有盆腔包块史，且发病突然，为阵发性绞痛，可伴轻度休克症状。妇科检查时能触到囊性包块，并有触痛。

（5）急性输卵管炎和急性盆腔炎 右侧输卵管急性炎症可引起与急性阑尾炎相似的症状和体征。但输卵管炎多发生于已婚妇女，有白带过多史，发病多在月经来潮之前。虽有右下腹痛，但无典型的转移性，而且腹部压痛部位较低，几乎靠近耻骨处。妇科检查可见阴道有脓性分泌物，子宫两侧触痛明显。急性盆腔炎常有脓性白带和盆腔的双侧对称性压痛，经阴道后穹穿刺可获得脓液，涂片检查可见革兰阴性菌。

3. 内科疾病

（1）右下肺炎和胸膜炎 右下肺炎、胸膜炎时可刺激第 10～12 肋间神经，出现反射性右下腹痛，有可能被误诊为急性阑尾炎。但肺炎及胸膜炎常有咳嗽、咳痰及胸痛等明显的呼吸道症状，以及胸部体征如呼吸音改变及湿啰音等。腹部体征不明显，右下腹压痛多不存在。胸部 X 线可明确诊断。

（2）急性胃肠炎 常有饮食不洁史，恶心、呕吐和腹泻等消化道症状较重，无右下腹固定压痛和腹膜刺激征。

（3）急性肠系膜淋巴结炎 多见于儿童，常继于上呼吸道感染之后。由于小肠系膜淋巴结广泛肿大，回肠末端尤为明显，临床上可表现为右下腹痛及压痛，类似急性阑尾炎。但本病常先有发热，后有腹痛，压痛较为广泛，部位偏内侧，且不太固定，可随体位变化，有时尚可触到肿大的淋巴结。

（4）其他 慢性炎性肠病、肠结核、肠伤寒等，亦需进行临床鉴别。

上述疾病有其各自特点，结合病史、临床表现和有关辅助检查应仔细分析，予以鉴别。如患者有持续右下腹痛，不能用其他疾病解释时，应考虑急性阑尾炎的诊断。

（三）特殊类型急性阑尾炎 微课2

1. 小儿急性阑尾炎 小儿大网膜发育不全，小儿不能起到足够的保护作用。小儿不能清楚地提供病史，查体欠合作。临床特点：病情发展快且重，穿孔率高，并发症多。最常见的主诉是全腹疼痛，早期即出现高热、呕吐等症状；右下腹体征不明显、不典型，但有局部压痛和肌紧张，是诊断小儿阑尾炎的重要依据。诊断需耐心仔细以取得信任和配合，查体注意左右对比，仔细观察患儿反应，做出判断。治疗原则是确诊后早期手术，以减少并发症的发生。

2. 妊娠期急性阑尾炎 较常见。孕期六个月内，发病无异于一般妇女；孕期末三个月，子宫体向上增大，使阑尾部位随之上移，腹壁抬高，炎症阑尾刺激不到壁层腹膜，所以使压痛、肌紧张和反跳痛均不明显；大网膜难以包裹、腹膜炎不易局限而易在中上腹部扩散。并可激惹子宫而致流产、早产或胎儿死亡，威胁母子安全。

治疗原则是尽早行阑尾切除术。开腹手术是最快捷和安全的措施。围术期应加用黄体酮。操作要轻柔，尽量不用腹腔引流。术后使用青霉素类广谱抗生素。临产期的急性阑尾炎如并发阑尾穿孔或全身感染症状严重时，可考虑经腹剖宫产术，同时切除病变阑尾。

3. 老年人急性阑尾炎 老年人对疼痛感觉迟钝、腹肌薄弱、防御功能减退，临床表现轻而病理改变重，主诉不强烈、体征不典型，体温和白细胞升高均不明显，容易漏诊或延误诊断和治疗。老年人动脉硬化，易导致阑尾缺血坏死或穿孔。老年人常伴发心脑血管疾病、糖尿病等，使病情更趋复杂而严重。一旦确诊，应及时手术，同时要注意处理伴发的内科疾病。早期手术要比延迟手术的危险性小。

⚙ **素质提升**

英轮上的中国英雄

兰锡纯是中国著名外科学专家，是中国心脏外科主要奠基人之一。1938年7月，兰锡纯获雷氏德医学研究院奖学金后乘坐一艘英国客轮由上海驶往英国进修外科。客轮进入印度洋后，船上一位高级工程师突发腹痛，因船医治疗无效而束手无策。船长从乘客的名单上得知中国医生兰锡纯的铺位，亲自前来邀请他去诊治。兰锡纯诊断患者患急性阑尾炎穿孔并发腹膜炎，必须立即动手术。在一位护士协助下，他用船上仅有的一把手术刀、几把血管钳和两根圆针，便成功地给患者动了手术。在施行手术的过程中窗外挤满围观的旅客，目睹此情此景，他们无不为之称赞叫绝。一位由上海回伦敦的英国妇女，看到这种场面激动得热泪盈眶，回到伦敦后写了一篇题为《中国医生救治英轮船上工程师》的通讯，当年9月初的英国伦敦一家报纸和上海的《大美晚报》相继做了报道，一时传为佳话。我们要学好医学知识，练就过硬本领，学习兰锡纯教授敢于担当、救死扶伤的大医精神。

五、治疗

（一）治疗原则

1. 治疗原则 一经确诊，应尽早手术切除阑尾。阑尾切除术可通过传统的开腹或腹腔镜完成。

2. 手术适应证 化脓性或坏疽性阑尾炎；阑尾炎穿孔伴弥漫性腹膜炎；复发性阑尾炎；多数急性单纯性阑尾炎。

3. 非手术疗法适应证 适用于不同意手术及少数伴有严重器质性疾病不耐受手术的急性阑尾炎患

者；发病已超过72小时或已形成炎性肿块等；阑尾周围脓肿经非手术治疗炎症消退，3个月后可择期行阑尾切除术，以防复发。

（二）并发症及其处理

1. 急性阑尾炎的并发症

（1）腹腔脓肿　是阑尾炎未经及时治疗的后果。阑尾周围脓肿最常见，也可在腹腔其他部位形成脓肿，常见部位有盆腔、膈下或肠间隙等处。临床表现有麻痹性肠梗阻所致的腹胀、压痛性肿块和全身感染中毒症状等。B超和CT检查可协助定位。一经诊断即应在超声引导下穿刺抽脓、冲洗或置管引流，必要时手术切开引流。由于炎症粘连较重，切开引流时防止副损伤，尤其注意避免肠管损伤。阑尾周围脓肿切开引流后，如阑尾根部及盲肠充血、水肿不甚明显，可行切除阑尾；但如果脓肿巨大且进一步分离会发生危险时，仍以单纯引流最为恰当。中药治疗阑尾周围脓肿有较好效果，可选择应用。阑尾脓肿非手术疗法治愈后其复发率很高，因此应在治愈后3个月左右择期手术切除阑尾，比急诊手术效果好。

（2）内瘘、外瘘形成　阑尾周围脓肿如未及时引流，少数病例脓肿可向小肠或大肠内穿破，亦可向膀胱、阴道或腹壁穿破，形成各种内瘘或外瘘，此时脓液可经瘘管排出。X线钡剂检查或者经外瘘口置管造影可协助了解瘘管走行，有助于选择相应的治疗方法。

（3）门静脉炎　极少患者阑尾静脉中的细菌栓子可沿肠系膜上静脉随血流进入门静脉引起化脓性门静脉炎，可在肝内形成脓肿，临床出现严重的脓毒血症，伴有寒战、高热、轻度黄疸、肝大、剑突下压痛等。治疗除大剂量联合应用抗生素外，应及时手术切除阑尾。

2. 阑尾切除术后的并发症

（1）出血　阑尾系膜的结扎线松脱，引起系膜血管出血。常在手术后发现，表现为腹痛、腹胀和失血性休克等症状。关键在于预防，应注意阑尾系膜结扎要确切牢固可靠，系膜肥厚者应分束结扎，系膜结扎线及时剪除，不要再次牵拉以免松脱。一旦发生出血，应立即在防治休克的同时紧急再次手术止血。

（2）切口感染　是最常见的术后并发症。多发生于化脓性阑尾炎、坏疽性阑尾炎及合并穿孔者。表现为术后3天左右切口胀痛或跳痛，体温升高，局部红肿、压痛明显，甚至出现波动感等。近年来，由于外科技术的提高和有效抗生素的应用，发生率较前降低。术中加强切口保护、切口冲洗、彻底止血、消灭死腔等措施可预防切口感染。处理原则：可先行试穿抽出脓液，或于波动处拆除缝线，排出脓液，敞开引流；如位置深在，不能只满足于皮下引流；引流的同时伤口内的丝线头等异物必须剪除，定期换药。

（3）粘连性肠梗阻　是阑尾切除术后较常见的远期并发症。多发生于阑尾穿孔并发腹膜炎者，与局部炎症重、手术损伤、术后卧床等多种原因有关。早期手术，术后左侧卧位，早期离床活动可适当预防此并发症。一般表现为不完全性肠梗阻，经积极抗感染治疗及全身支持疗法，梗阻多可缓解。如不缓解，发展为完全性肠梗阻时，需手术治疗。

（4）阑尾残株炎　阑尾残端保留过长（＞1cm）时，术后可发生残端炎，表现与阑尾炎相同的症状。应行X线钡剂灌肠或结肠镜检查以明确诊断。也偶见于前次术中未能切除病变阑尾，而将其遗留，术后炎症复发。症状较重时应再次手术切除过长的阑尾残端。

（5）粪瘘　很少见。多发生于坏疽性阑尾炎、阑尾根部穿孔或盲肠病变严重者。产生术后粪瘘的原因有多种，阑尾残端单纯结扎，其结扎线脱落；盲肠组织水肿、脆弱，术中缝合时裂伤；盲肠原有结核、癌症等。常于术后数日内由切口排出粪臭分泌物，其余与阑尾周围脓肿的临床表现类似。粪瘘发生时多已局限化，很少发生弥漫性腹膜炎。如远端肠道无梗阻，经换药等非手术治疗多可自行闭合。如经过2~3个月仍不闭合，则需手术治疗。

六、健康教育

1. 知识宣教 急性阑尾炎一旦确诊，除有手术禁忌证外，首选手术治疗。对于非手术治疗的患者，应向其解释禁饮食的目的和重要性，教会患者自我观察腹部症状和体征变化的方法。对于手术治疗者，应做好术前准备工作。

2. 饮食与活动指导 指导术后患者饮食的种类和量，避免暴饮暴食，注意循序渐进。介绍术后早期主动活动意义，注意方法、活动量和活动范围，应鼓励尽早下床活动，促进胃肠功能的恢复，防止并发症的发生。

3. 出院指导 如有腹痛、腹胀等不适，应及时就诊。

第二节 慢性阑尾炎

一、病因和病理

大多数慢性阑尾炎由急性阑尾炎转变而来，少数也可开始即呈慢性过程。主要病变为阑尾壁不同程度的纤维化及慢性炎症细胞浸润。黏膜层和浆肌层可见以淋巴细胞和嗜酸性细胞浸润为主，替代了急性炎症时的多形核白细胞，还可见到阑尾管壁中有异物巨细胞。此外，阑尾因纤维组织增生，脂肪增多，管壁增厚，管腔狭窄、不规则，甚至闭塞，妨碍了阑尾的排空，进而压迫阑尾壁内神经而产生疼痛症状。多数慢性阑尾炎患者的阑尾腔内有粪石，或者阑尾粘连扭曲、淋巴滤泡过度增生，使管腔变窄。

二、临床表现和诊断

既往常有急性阑尾炎的发作病史，经常有右下腹疼痛，程度不一。有的仅有右下腹隐痛或不适，剧烈活动或饮食不节可诱发急性发作；亦有反复多次的急性发作病史。

主要的体征是右下腹固定局限性深压痛；左侧卧位体检时，部分患者在右下腹可触及条索状阑尾。电子结肠镜或 X 线钡剂灌肠透视检查，以排除盲肠肿瘤，如见阑尾不显影或充盈不全，阑尾腔不规则、有狭窄，72 小时后透视复查阑尾腔内仍有钡剂残留，充盈的阑尾走行僵硬、位置不易移动，压痛点在阑尾位置，即可诊断为慢性阑尾炎。

三、治疗

诊断明确后需手术切除阑尾，并行病理检查证实此诊断。

目标检测

答案解析

一、选择题

[A1/A2 型题]

1. 支配阑尾的神经是交感神经腹腔丛和

　　A. 内脏小神经　　　　　　B. 第 10 胸神经　　　　　　C. 第 12 胸神经

　　D. 内脏大神经　　　　　　E. 第 1 腰神经

2. 右下腹麦氏点压痛、反跳痛、肌紧张是急性阑尾炎的典型体征。其发生的主要机制是

    A. 炎症致盲肠痉挛　　　　B. 内脏神经反射　　　　C. 炎症致阑尾痉挛

    D. 阑尾腔压力增高　　　　E. 炎症刺激壁层腹膜

3. 造成阑尾管腔阻塞从而诱发急性阑尾炎的最常见原因是

    A. 阑尾肿瘤压迫　　　　B. 食物残渣进入阑尾管腔　　C. 阑尾壁淋巴滤泡增生

    D. 蛔虫进入阑尾管腔　　E. 粪石阻塞管腔

4. 阑尾解剖位置的体表投影应当是

    A. 通过脐横线与右锁骨中线的交点　　　　　　B. 右髂前上棘至脐连线中内 1/3 处

    C. 右腹股沟中点与脐连线的中外 1/3 处　　　　D. 右髂前上棘至脐连线的中外 1/3 处

    E. 位置不定，经常变异

5. 急性阑尾炎患者，当腹痛尚未转移至右下腹时，在诊断上具有重要意义的是

    A. 已出现发热　　　　　　　　　　　B. 有白细胞显著升高

    C. 已有脐周压痛反跳痛　　　　　　　D. 压痛已固定在右下腹

    E. 脐区及右下腹具有压痛、反跳痛

6. 急性阑尾炎的体征中最有诊断意义的是

    A. 右腹肌紧张　　　　B. 右下腹部固定压痛　　C. 右腹 Murphy 征阳性

    D. 腰大肌试验阳性　　E. 闭孔内肌试验阳性

7. 阑尾切除术后最常见的并发症是

    A. 出血　　　　　　　B. 粪瘘　　　　　　　C. 腹腔脓肿

    D. 切口感染　　　　　E. 粘连性肠梗阻

8. 老年急性阑尾炎的临床特点是

    A. 阑尾容易缺血、坏死　　　　　　　B. 腹痛、恶心明显

    C. 常有寒战、高热　　　　　　　　　D. 右下腹压痛明显

    E. 显著腹肌紧张

9. 患者，女，25 岁。妊娠 5 个月，因转移性右下腹痛 2 小时就诊。经检查诊断为急性阑尾炎。其治疗措施错误的是

    A. 行阑尾切除术　　　　B. 围术期加用黄体酮　　C. 手术切口应偏低

    D. 尽量不用腹腔引流　　E. 可应用广谱抗生素

10. 诊断慢性阑尾炎，钡剂灌肠后仍有钡剂在阑尾腔内残留的时间至少是

    A. 12 小时　　　　　　D. 48 小时　　　　　　B. 24 小时

    E. 72 小时　　　　　　C. 36 小时

二、简答题

1. 阑尾炎的鉴别诊断有哪些？

2. 阑尾炎的并发症及阑尾切除术后并发症有哪些？

书网融合……

本章小结　　　　　　微课1　　　　　　微课2　　　　　　题库

第三十章　结肠、直肠和肛管疾病

≫ 情境导入

　　情境描述　患者，男，63岁，因"肛门坠胀伴反复便血1个月"入院，查体：T 36.6℃，P 90次/分，R 20次/分，BP 115/82mmHg。神志清，皮肤巩膜无黄染，腹平坦，无肌紧张，全腹无压痛、无反跳痛，全腹未扪及包块，肠鸣音正常约3次/分。肛门指检于胸膝卧位约6点距肛门约5cm可触及菜花样质硬肿物，占肠腔约1/2圈，肿块尚可推动，指套退出可见少许鲜血和黏液。

　　讨论　1. 该患者初步诊断及诊断依据是什么？进一步需要做什么检查？

　　　　　　2. 该患者治疗要点是什么？

第一节　结肠、直肠及肛管检查方法

一、常见检查体位

　　对直肠、肛管疾病患者进行检查时，患者的体位很重要，不恰当的体位可能引起疼痛或遗漏疾病。根据检查目的和患者的身体状态选择合适的体位，常见检查体位如下（图30-1）。

　　1. 左侧卧位　被检查者取左侧卧位，左下肢伸直，右下肢屈曲贴近腹部。直肠指诊常用此体位。

　　2. 截石位　被检查者仰卧于检查床上，双下肢抬高外展，屈髋屈膝，双合诊检查常用此体位。

　　3. 胸膝位　被检查者双膝跪于检查床上，头部紧贴床面，胸部尽量靠近检查床，臀部抬高，两膝略分开。是检查肛管的常用方法，也是前列腺按摩的常用体位。

　　4. 蹲位　被检查者取下蹲排便姿势，屏气向下用力。适用于检查直肠脱垂、直肠息肉及内痔。

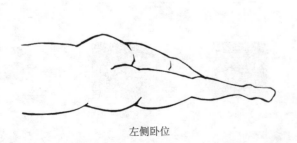

左侧卧位

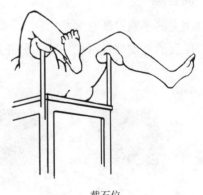

截石位

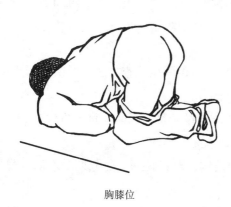
胸膝位

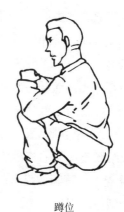
蹲位

图30－1　常见检查体位

二、检查方法

1. 肛门视诊　被检查者常取胸膝位、左侧卧位及截石位。用双手拇指或示、中、无名三指分开臀沟。观察肛门及其周围有无红、肿、血、脓、粪便、瘘口、外痔、溃疡、肿块及脱垂等。如肛瘘常可见瘘管外口或肛周沾有粪便或脓性分泌物。肛周脓肿可见炎性肿块。血栓性外痔可见暗紫色圆形肿块等

2. 触诊　首先触诊肛周皮温、弹性是否正常。肛瘘常可触及条索状硬结。肛周脓肿可触及皮温高、肿胀或波动感等。直肠指诊是简单而重要的直肠肛管疾病检查方法，对及早发现肛管、直肠癌意义重大，约70%的直肠癌可经直肠指诊被发现。

直肠指诊的步骤：①检查前与被检查者充分沟通，右手戴手套涂液状石蜡等润滑液，首先进行肛周指诊，肛周有无红、肿、压痛，有无外痔等。②测试肛管括约肌的松紧度，正常状态下直肠仅能伸入一指并能感受到肛门收缩，肛管后方可触及肛管直肠环。③检查肛管直肠壁有无触痛、肿块、狭窄及波动感。触及肿块时要注意位置、大小、形状、硬度及活动度。距肛缘4~5cm的直肠前壁，男性可触及直肠壁外的前列腺，女性可触及子宫颈，不要误诊为病理性肿块。④手指退出后，观察指套有无血迹或黏液。

经直肠指诊常可发现一些常见病变。①痔：内痔多柔软而不易触及，如有血栓形成，常可及硬结，可伴触痛及出血。②肛瘘：沿外口向肛门方向可触及条索状物及内口处瘢痕。③肛管、直肠癌：在示指可触及的肛管或直肠内，可触及硬结、菜花样物、溃疡，肠腔可有不同程度狭窄，指套退出常有脓血和黏液。④直肠息肉：可触及质软可推动的肿块，移动度大的息肉可触及蒂部。⑤可发现前列腺炎、盆腔脓肿、急性附件炎等直肠肛管外的常见疾病。在直肠膀胱凹陷或直肠子宫凹陷触及硬结，应考虑腹腔内肿瘤种植转移。

3. 内镜检查

（1）肛门镜检查　肛门镜（肛窥镜）长度一般7cm，内径大小不一，适用于肛门疾病和低位直肠病变检查，同时还可进行取活组织检查等简单的治疗。

检查方法：被检查者常取胸膝位，先做肛门视诊和直肠指诊，右手持镜，拇指顶住芯子，镜尖端涂润滑剂。左手分开臀沟，镜头轻压肛门片刻待肛门松弛后再缓慢推入，先朝脐孔方向，通过肛管后改向骶凹，肛门镜全部推进后拔出芯子，观察芯子有无血迹。对好灯光，缓慢退镜，边退边观察黏膜颜色，有无肿瘤、出血、溃疡及异物等。

（2）结肠镜检查　是诊断结直肠疾病最直接、最准确的方法，可取活组织检查，并可进行下消化道出血的止血、息肉切除、结肠扭转复位、结直肠吻合口良性狭窄的扩张等治疗。检查前需清洁肠道。需注意，做结肠镜检查有出血、穿孔等并发症发生风险。无痛肠镜等新技术目前应用广泛。

肛门周围病变记录方法：一般用时钟定位记录，并标明体位。如取胸膝位，肛门前正中点为 6 点，后正中点为 12 点；若取截石位，肛门前正中点为 12 点，后正中点为 6 点。

4. 影像学检查

（1）X 线检查　钡剂灌肠特别是气钡双重造影检查是结肠疾病的常用检查方法。对结直肠憩室、肿瘤、先天异常、炎性肠病、直肠黏膜脱垂等病变有重要诊断价值。

（2）CT 检查　对结直肠癌的分期、有无肠外侵犯及有无淋巴结转移的判断有重要价值。CT 模拟结肠镜可产生类似结肠镜所见的三维仿真影像，优点是检查快速、无创等。

（3）MRI 检查　可清晰的显示肛门括约肌及盆腔脏器的结构，对直肠癌术前分期及术后复发监测、肛瘘的诊断及分型方面很有价值。

（4）直肠腔内超声检查　可清晰地显示肛门括约肌及直肠壁的各个层次。适用于肛管直肠肿瘤的术前分期，也适用于肛门失禁、复杂肛瘘等检查。

第二节　直肠息肉

一、流行病学

直肠息肉是指直肠黏膜表面突向肠腔的隆起性病变。肠息肉可发生肠道的任何部位，直肠是多发部位，常合并有结肠息肉。直肠息肉常发生在 40 岁以上人群，且随着年龄越大，发生率越高，幼年性息肉大多发生在 10 岁以下。

二、病理分型

病理上可分为：①腺瘤性息肉，最常见，常为单发，包括管状、绒毛状及管状绒毛状腺瘤，直径大于 2cm 的腺瘤约 50% 癌变，绒毛状腺瘤癌变率高。②炎性息肉，继发于各种肠道炎症反应或感染性疾病（如细菌性痢疾等），常为多发，一般癌变机率小。③错构瘤性息肉，包括幼年性息肉及色素沉着息肉综合征等。④其他，化生性息肉及黏膜肥大赘生物。息肉数在 100 枚以上称为息肉病。家族性腺瘤性息肉病是一种常染色体显性遗传性疾病，癌变可能性大。

三、临床表现

小的息肉常无明显症状，息肉增大后常表现为便血和腹痛，常为间断性鲜血便，一般出血量不多，直肠下端的息肉可脱出肛门外，呈鲜红樱桃状，常于排便时脱出，便后常能自行回缩。并发溃疡或感染时，可出现黏液脓血便、里急后重等直肠刺激症状。

四、诊断与鉴别诊断

根据病史、症状、体征，结合直肠镜、纤维结肠镜、钡灌肠或气钡双重造影等检查，诊断并不困难。直肠指诊时直肠内可扪及质软、有蒂或无蒂，可活动的球型肿物。直肠镜及结肠镜检查可以直接观察息肉的形态、大小、位置、数目等，同时可以取活组织检查明确性质。

五、治疗

外科手术是治疗直肠息肉的主要方法。包括内镜下切除和开放手术切除。对于有蒂或直径 <2cm 的

广基腺瘤性息肉可内镜下切除。开放性手术包括经肛门切除、肛门镜下显微手术切除及开腹手术。经肛门切除适用于直肠下段息肉；肛门镜下显微手术切除适用于直肠上段的腺瘤和早期直肠癌的局部切除；开腹手术适用于难以内镜下切除、位置较高的癌变息肉，或直径>2cm的广基息肉。切除后常规病理检查。炎性息肉如溃疡性结肠炎的治疗以原发肠道疾病为主。

六、预防

1. 早发现，早治疗。对于40岁以上、有便血病史等症状或有家族性息肉病史等高危因素时，应完善结肠镜等检查。

2. 养成定时排便习惯，多食膳食纤维，避免便秘。保持肛门及会阴部清洁，避免肛门及局部刺激。

3. 积极治疗各种肠道炎性及感染性疾病。

第三节　肛　裂

肛裂是齿状线下肛管皮肤层裂伤后形成的小溃疡。一般呈梭形或椭圆形，方向与肛管纵轴平行，多位于肛管后正中线上，也可位于前正中线上（图30-2），侧方极少见，侧方出现肛裂应排除肠道炎性及肿瘤等疾病可能。肛裂多见于青中年人。排粪时和排粪后肛门疼痛是肛裂重要的临床特征。

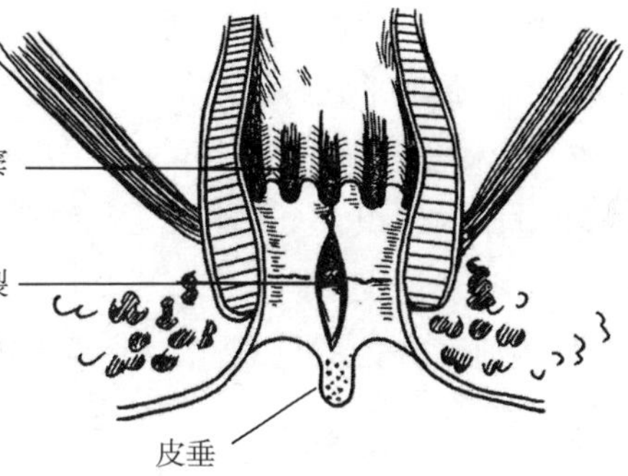

图30-2　肛裂

一、病因与病理

肛裂病因尚不清楚。排便时机械性损伤（长期便秘、粪便干结引起）是肛裂形成的直接原因，腹泻也是肛裂形成的重要原因。肛管后方的肛尾韧带较坚硬、弹性差，血供亦差，损伤后愈合慢；由于肛管与直肠成角相延续，排便时，肛管后壁承受压力最大，所以后正中线处易损伤。

肛裂按病史分为急性和慢性，急性肛裂主要表现为肛管皮肤的单纯撕裂。慢性肛裂可见裂口远端的前哨痔、裂口近端的肛乳头肥大、内括约肌纤维的裸露或皮下瘘的形成等。肛裂、前哨痔、肛乳头肥大常同时存在，称肛裂"三联征"。

二、临床表现

疼痛、便秘、出血是肛裂患者典型症状。

1. **疼痛**　周期性疼痛是肛裂的主要症状。排便时因肛裂病灶内神经末梢受刺激，引起刀割样或烧灼样疼痛，称排便时疼痛；便后数分钟疼痛可缓解，称间歇期；随后肛门括约肌痉挛再次出现剧痛，称为括约肌痉挛痛，可持续数小时。直至括约肌疲惫、松弛，疼痛缓解；再次排便时又出现剧痛。以上疼痛特点称肛裂周期性疼痛。

2. **便秘**　肛裂患者因周期性疼痛不愿排便，引起便秘，粪便更干硬，从而加重肛裂，形成恶性循环。

3. **出血**　常在粪便表面或便纸上见少量血迹，或滴鲜血。

三、诊断与鉴别诊断

根据肛裂典型的周期性疼痛、便秘及出血症状，局部检查发现肛裂"三联征"，不难做出诊断。但应与其他肛周或肛管疾病相鉴别，如克罗恩病、结核、溃疡性结肠炎、肛管癌等。可予以结肠镜、局部组织活检等检查明确诊断。疼痛明显无法配合直肠指诊等检查者，可在局麻下进行。

四、治疗

急性或慢性肛裂均可用坐浴、润肠通便等方法非手术治疗，经久不愈，非手术治疗无效且症状较重者可手术治疗。

1. 非手术治疗　①基础治疗：增加膳食纤维和水的摄入，增加运动等生活方式的调整是肛裂的基础治疗措施，纠正便秘，保持大便通畅。②容积性或渗透性泻剂的应用：如小麦纤维素颗粒或聚乙二醇可软化粪便，减轻对裂口刺激和损伤，促进愈合。③温水坐浴：温水（36~40℃）坐浴10~15分钟，一天2次或每次排便后，可减轻括约肌痉挛，改善局部血液循环，治疗肛裂，防止复发。④中医药治疗：滋阴降火、行气润肠中药可治疗便秘，中药熏洗坐浴可治疗肛裂引起的疼痛或局部感染，促进创面愈合；中药成分的栓剂、油剂、散剂局部外用能促进肛裂愈合，预防和控制感染。⑤其他药物：硝酸甘油软膏、硝苯地平软膏等局部应用可缓解疼痛促进愈合，但存在头痛等不良反应发生可能。

2. 手术治疗　①肛裂切除术：切除全部增生变硬的裂缘、前哨痔、肥大的肛乳头、发炎的隐窝和深部不健康的组织直至暴露肛管括约肌，可切断部分外括约肌皮下部或内括约肌，创面敞开引流。适用于慢性肛裂及伴发不同程度并发症的肛裂患者。②侧方括约肌切开术：是目前治疗肛裂的首选方式，适用于括约肌高张力的肛裂。③推移皮瓣肛门成型术：适用于肛门括约肌张力低或存在高失禁风险的患者。

> **知识链接**
>
> ### 中药熏洗坐浴
>
> 中药熏洗坐浴用来治疗肛肠疾病距今已有两千多年历史了，是祖国传统医学的智慧结晶之一，是中医外治疗法的重要组成部分。在马王堆汉墓出土的《五十二病方》中明确记载着将中药材进行煎煮，用热药蒸汽熏蒸治疗疾病的方法。
>
> 中药熏洗坐浴疗法是通过辨证论治选用中药煎煮成汤液，或先将其制成散剂配兑热水从而进行局部熏蒸坐浴，依靠热力和药力的作用，以达到温经通络、祛湿散寒、行气活血、消炎止痛的效果。广泛应用于肛肠疾病、妇科疾病、慢性前列腺炎等。
>
> 排尿、排便、清洁臀部后，水温以38~42℃为宜，坐浴时间在15~20分钟，每天1~2次。

五、健康教育

1. 多饮水，多食富含膳食纤维的食物。忌辛辣刺激性食物。

2. 适当活动，以利于排便。养成定时排便的习惯，避免排便时间过长。

3. 注意肛门卫生，便后用柔软卫生纸擦拭，避免损伤肛管。保持肛门部清洁干燥。

第四节　肛管直肠周围脓肿

肛管直肠周围脓肿是指肛管直肠周围软组织及其周围间隙发生的急性化脓性感染，并形成脓肿。后期易形成肛瘘。脓肿是肛管直肠周围炎症的急性期表现，肛瘘是其慢性期表现。

一、病因与病理

肛腺阻塞感染是导致大多数肛管直肠周围脓肿的原因。肛腺开口于肛窦，肛窦开口向上呈口袋状，粪渣易存留引发肛窦炎。感染波及肛腺（部分位于内外括约肌之间的肛腺）后导致括约肌间感染。感染延及肛管直肠周围间隙的疏松脂肪结缔组织后形成不同类型的肛管直肠周围脓肿。以肛提肌为界可分为肛提肌上部脓肿和肛提肌下部脓肿，感染蔓延至肛提肌上部的骨盆直肠间隙、直肠后间隙为骨盆直肠间隙脓肿、直肠后间隙脓肿，高位肌间脓肿也属于肛提肌上部脓肿。感染蔓延至肛提肌下部的坐骨肛管间隙、肛门周围间隙为坐骨肛管间隙脓肿、肛管后间隙脓肿及肛周脓肿（图30-3）。

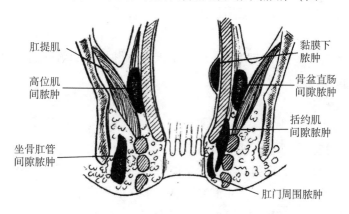

图30-3　肛管直肠周围脓肿的位置

肛管直肠周围脓肿也可继发于肛裂、骶尾部骨髓炎、肛周皮肤感染、损伤、药物注射等。

二、临床表现

1. 肛周脓肿　又称肛周皮下间隙脓肿，最为常见。脓肿一般不大，主要表现为肛周持续性跳痛，发热等全身感染症状不明显。病变处红肿，有硬结及压痛，脓肿形成后可扪及波动感，穿刺可抽出脓液。

2. 坐骨肛管间隙脓肿　又称坐骨肛管窝脓肿，也较常见，脓肿常较大较深。患侧出现持续性胀痛，逐渐加重出现持续性跳痛，排便、行走时疼痛加重，可伴里急后重及排尿困难。脓肿范围较大时，寒战发热、头痛、乏力等全身感染症状明显。早期局部体征不明显，后可出现患侧肛门红肿，双臀不对称；局部触诊或直肠指诊患侧有深压痛，或及波动感。若切开不及时，脓肿常向下穿入肛管周围皮下间隙，再穿出皮肤形成肛瘘。

3. 骨盆直肠间隙脓肿　又称骨盆直肠窝脓肿，较少见。由于骨盆直肠间隙大而深，所以全身感染症状重而局部症状不明显。早期就可出现寒战、发热、疲倦不适等全身中毒症状。局部表现为直肠坠胀感，便意不尽，常伴排尿困难。会阴部检查多无异常，直肠指诊可触及肿胀隆起、压痛和波动感。诊断主要靠穿刺抽脓，经直肠以手指定位，从肛周皮肤进针穿刺。

4. 其他　包括高位肌间脓肿、直肠后间隙脓肿、括约肌间脓肿、黏膜下脓肿（直肠壁内脓肿）。位置深，局部症状多不明显，主要表现为会阴、直肠部坠胀感，排便疼痛加重，直肠指诊可及痛性肿块；可伴不同程度的全身感染症状。

三、诊断与鉴别诊断

肛管直肠周围脓肿的诊断主要根据病史、症状、体格检查及穿刺抽脓，肛管超声、CT、MRI 检查有助于诊断及鉴别诊断。

四、治疗

脓肿切开引流是治疗肛管直肠周围脓肿的主要方法，一旦诊断明确应及时切开引流，不管有无波动感。肛周脓肿可在局麻下切开引流，切口应紧靠肛缘以缩短潜在瘘管长度并确保引流通畅。坐骨直肠窝脓肿，或向上蔓延引起肛提肌上方脓肿，在肛周皮肤尽量靠近括约肌复合体外缘做引流切口；括约肌间脓肿，或向上蔓延引起肛提肌上方脓肿，或是盆腔脓肿向下蔓延，应经肛从直肠腔内引流，也可置管引流或挂线引流，避免形成经括约肌瘘或括约肌外瘘。对肛周和会阴部局部感染严重，或伴全身感染、糖尿病、心脏瓣膜疾病和免疫抑制患者需应用抗生素治疗；患者需保持局部清洁，可予以温水坐浴促进愈合。

肛周脓肿切开引流后绝大多数形成肛瘘。近年来报告脓肿切开引流 + 一期挂线术，可避免肛瘘形成。MRI 可确定脓肿部位及内口位置。

五、健康教育

1. 保持肛门清洁，保持大便通畅，便后清洁肛周。
2. 积极锻炼身体，增强体质，增强局部抗感染能力。
3. 忌辛辣刺激性及生冷油腻食物，防止肛窦感染。多食瓜果蔬菜，保持排便通畅。
4. 避免久坐湿地，以免肛门部受湿、受凉引起感染。

第五节　肛　瘘

一、流行病学

肛瘘是指肛管直肠周围的肉芽肿性管道，由内口、瘘管、外口三部分组成。内口多位于齿状线处的肛隐窝内，多为单个；外口在肛周皮肤上，常不止一个。肛瘘常由肛管直肠周围脓肿破溃或引流后形成，少部分肛瘘由肠结核、克罗恩病、恶性肿瘤等引起。肛瘘任何年龄均可发病，以青壮年男性多见。

二、分类

肛瘘分类方法较多，按瘘管与肛门括约肌的关系分类（Parks 分类）临床指导意义较大。①肛管括约肌间型：约占肛瘘 70%，内口（多在肛窦开口处）穿过内括约肌，瘘管位于内外括约肌之间，外口多位于肛缘附近；常为低位肛瘘（瘘管位于外括约肌深部以下）。②经肛管括约肌型：约占 25%，瘘管由内口穿过内括约肌和外括约肌，经坐骨肛管间隙开口于肛周皮肤。可为低位或高位肛瘘。③肛管括约肌上型：较少见，瘘管经内口穿过内括约肌，在括约肌间隙向上延伸，越过耻骨直肠肌，向下经坐骨肛管间隙穿透肛周皮肤；为高位肛瘘（瘘管位于外括约肌深部以上）。④肛管括约肌外型：最少见，内口位于肛提肌平面的上方，瘘管穿过肠壁肌外括约肌深部，经坐骨直肠窝到达皮肤。此类肛瘘也可因外伤、克罗恩病、肠道恶性肿瘤等引起（图30-4）。

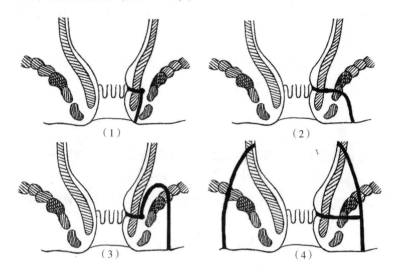

图 30 - 4　肛瘘的类型
（1）肛管括约肌间型；（2）经肛管括约肌型；（3）肛管括约肌上型；（4）肛管括约肌外型

三、临床表现

主要症状为肛瘘外口持续或间断流出少量脓性、血性、黏液分泌物。局部皮肤常潮湿、瘙痒，有时形成湿疹。高位肛瘘，可有粪便及气体从外口排出。继发于肠结核、克罗恩病等疾病者，常有发热、贫血、消瘦等全身症状。当外口愈合，瘘管中脓肿形成，可出现明显疼痛，可伴发热、乏力等全身感染症状，脓肿穿破或切开引流后症状缓解。

四、诊断与鉴别诊断

依据患者肛周脓肿自行破溃、切开引流或愈合后反复破溃流脓病史，结合破口与肛门之间皮下触及硬条索，肛门括约肌纤维化等体征，一般能做出肛瘘诊断。根据 Goodsall 规律（在肛门中间画一横线，如外口在此线前方，瘘管常为直型，内口常在肛门相应的放射状方向的肛窦上；如外口在线后方，瘘管常为弯型，内口常在肛管后正中处）、直肠指诊、肛门镜检查及从外口注入亚甲蓝检查，对确定内口位置，判断肛瘘复杂程度有重要意义。对于瘘管不明显，特别是复杂性肛瘘者，可采用瘘管造影、MRI、直肠内三维立体超声等检查明确内口位置、瘘管走向及其与括约肌关系、有无残余脓腔等。对于复杂的、多次手术的、病因不明的肛瘘患者，建议行结肠镜和小肠镜检查，以协助鉴别克罗恩病、溃疡性结肠炎等疾病。

五、治疗

肛瘘治疗的目标是消除肛瘘内口和上皮化的瘘管，最大限度地减少肛门括约肌损伤。

1. 肛瘘切开术　适用于低位肛瘘。明确肛瘘内外口及瘘管走向后，探针经外口插入，循瘘管经内口穿出，切除探针上方的表层组织，刮除瘘管壁肉芽组织及坏死组织。必要时对瘘管壁行病理检查。

2. 肛瘘切除术　适用于低位肛瘘或高位肛瘘结构中瘘管成熟的较低部分或括约肌外侧部分。沿瘘管壁外侧彻底切除肛瘘瘘管，创面不予缝合。

3. 肛瘘挂线术　适用于距肛门3～5cm，有内外口的低位或高位单纯性肛瘘，或作为复杂性肛瘘切开、切除的辅助治疗。探针从外口插入，循瘘管经内口穿出，在内口处探针缚一消毒的橡皮筋或粗丝线，从外口处退出探针，切开内外口之间的皮肤及皮下组织后扎紧挂线。术后在适当时机再次扎紧挂线。此术式在切割肛门括约肌的同时，使其在原位形成炎性改变、粘连，从而减少因肛门括约肌离断、退缩而导致的肛门失禁的风险。

4. 其他手术方式　包括括约肌间瘘管结扎术、直肠黏膜肌瓣推进修补术、肛瘘激光闭合术、视频辅助肛瘘治疗术、肛瘘栓技术、纤维蛋白胶技术、脂肪源性干细胞移植术等，特点是保留括约肌功能。

六、健康教育

1. 挂线术后患者不要拉扯留在肛门外的橡皮筋，以免断裂或疼痛，每 3 ~ 5 天到医院复诊再次扎紧挂线。

2. 术后伤口注意换药、温水坐浴、保持肛门部清洁干燥。每天检查清洗创面，去除异物忌坏死组织，保持引流通畅。

3. 忌辛辣刺激性食品，宜进清淡、易消化食物。保持大便通畅。

第六节　痔

痔是最常见的肛肠疾病。痔病婴幼儿患病罕见，患病率随着年龄的增加而升高。

一、病因

痔的病因比较复杂，尚未完全明确，目前主要有以下学说。

1. 肛垫下移学说　肛垫是位于直肠末端肛管上端的由平滑肌、结缔组织和血管丛构成高度特化的纤维血管衬垫。起闭合肛管、节制排便的作用。当慢性便秘、腹内压增高等持续性肛管静息压增高时，肛垫纤维支持结构变性、退化，甚至断裂，引起肛垫移位，脱出肛门外形成痔。

2. 静脉曲张学说　直肠末端和肛管移行上皮下的静脉属于门静脉系统，静脉管壁薄弱，缺乏静脉瓣，位置浅，该处的静脉易发生曲张淤血。另外，妊娠、便秘、前列腺肥大、盆腔巨大肿瘤、长期静脉压高可使静脉回流受阻，导致或加重该处静脉曲张。

其他学说还有肛垫循环障碍、盆底动力学紊乱等。饮酒、辛辣饮食、久站、久行等不健康的生活方式及错误的排便习惯会增加痔的患病风险。

二、分类

根据发病部位不同可分为三类（图 30-5）。

1. 内痔　是肛门齿状线以上，直肠末端黏膜下的痔内静脉丛扩大曲张和充血而形成的静脉团。好发于截石位的 3、7、11 点处。内痔可分为四度。Ⅰ度：排粪时带血；滴血或喷射状出血，排粪后出血可自行停止；无痔脱出。Ⅱ度：常有便血；排粪时有痔脱出，排粪后可自行还纳。Ⅲ度：偶有便血；排粪或久站、咳嗽、劳累、负重时有痔脱出，需用手还纳。Ⅳ度：偶有便血，痔持续脱出或还纳后易脱出，偶伴有感染、水肿、糜烂、坏死或剧烈疼痛。

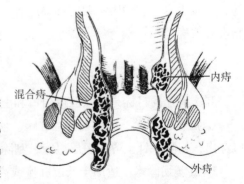

图 30-5　痔的分类

2. 外痔　是肛门齿状线以下，皮下静脉丛的病理性扩张、血栓形成、结缔组织增生形成。外痔可分为血栓性外痔、结缔组织性外痔、静脉曲张性外痔和炎性外痔

4类。

3. 混合痔 是内痔和相应部位的外痔血管丛跨齿状线相互融合形成。

三、临床表现

痔最常见的症状为便血、包块脱出、肿胀、疼痛、瘙痒和肛门不适。便血是内痔和混合痔常见的症状，常为间歇性便时或便后出鲜血，一般量不多，可自行停止，长期便血可导致贫血。Ⅱ度及以上的痔可出现痔块脱出，可并发嵌顿、绞窄、血栓形成及排便困难。混合痔呈环状脱出肛门外，脱出的痔块在肛周呈梅花或环状，称为环状痔。脱出的痔块被痉挛的括约肌嵌顿，不能还纳于肛门内，发生水肿、淤血甚至坏死，称为嵌顿性痔或绞窄性痔。痔发生血栓及炎症时可伴疼痛。痔患者常常肛门处分泌物刺激肛周皮肤引起潮湿瘙痒。

四、诊断与鉴别诊断

痔的诊断主要靠视诊、直肠指诊和肛门镜检查。视诊主要观察肛周皮肤是否有红肿、瘘口、湿疹等，有无外痔突起、内痔外翻及肛管形态异常。直肠指诊可了解肛管是否狭窄、肛门括约肌紧张度、肛管表面是否光滑、是否触及肿块等。肛门镜检查可观察齿状线上下痔核形态和组织特点，是否合并充血、水肿、溃疡、裂损、肛乳头肥大、肿块等。若有排便习惯改变、肿瘤家族史、炎性肠病等高危因素者，建议行结肠镜检查以排除结肠癌等疾病的存在。

痔的诊断需与直肠癌、直肠息肉、肛乳头肥大、直肠脱垂等疾病相鉴别。

五、治疗

痔的治疗应遵循以下原则：①无症状的痔无须治疗；②有症状的痔重在消除或减轻症状，而非根治；③以非手术治疗为主。

1. 一般治疗 ①饮食疗法：调整饮食结构，摄入足量的液体和膳食纤维，形成良好的排便习惯，防治便秘和腹泻。②坐浴：温水坐浴可改善局部血液循环。③药物治疗：缓泻剂（如液状石蜡、小麦纤维素颗粒等）可软化大便；局部外用药包括栓剂、软膏和洗剂等具有止血、抗炎、防治局部黏膜损害、改善局部循环的作用；静脉活性药物（如柑橘黄酮片、地奥司明等）可改善静脉张力、稳定毛细血管通透性和增加淋巴引流等而改善患者症状。

2. 器械治疗 ①胶圈套扎法：适用于保守治不理想的Ⅰ、Ⅱ、Ⅲ度内痔患者和不愿意接受手术治疗或存在手术禁忌的Ⅳ度内痔患者。是通过器械将小型胶圈套扎在内痔的根部，利用胶圈的弹性阻断痔的血液供应，引起痔组织慢性缺血、坏死脱落而愈合。②注射疗法：适用于出血性内痔。是通过将药物注射到痔组织内及周围组织中，从而诱发痔血管闭塞、组织纤维化而使痔组织萎缩、出血停止。常用注射药物有苯酚植物油、鱼肝油酸钠和中药提取物等。方法：肛周局麻使肛门括约肌松弛后，插入肛门镜，观察痔核部位，向痔核上方处黏膜下层内注射2~3ml药物，避免注入黏膜层。

3. 手术治疗 适用于保守治疗和（或）器械治疗没有取得可接受结果的Ⅰ~Ⅲ度痔患者或愿意接受手术治疗的Ⅳ度痔患者。①痔切除术：适用于Ⅲ~Ⅳ度内痔、外痔或合并有脱垂的混合痔患者。主要采用外剥内扎术。方法：骶管麻醉或局麻后适度扩肛，显露痔块，在痔块基底部两侧肛缘皮肤上做Ｖ形切口，分离曲张静脉团，直至显露肛管内括约肌。用止血钳于痔块基底根部钳夹，贯穿缝扎后，切除结扎线远端痔核。齿状线以上黏膜用可吸收线予以缝合；齿状线以下的皮肤切口可不予缝合，创面用凡士林纱布填塞。嵌顿痔也可用同样方法急诊切除。对于血栓性外痔，近年来指南共识推荐，如发病后72小时内出现急性疼痛，应尽早行痔切除术，若发病超过72小时，宜采取保守治疗。②吻合器痔上黏膜环切术（PPH）：适用于环形脱垂的Ⅲ~Ⅳ度内痔和反复出血的Ⅱ度内痔。通过管状圆形吻合器环形切除距齿状线2cm以上的直肠黏膜及黏膜下层2~4cm，使下移的肛垫复位。具有出血少、疼痛轻微、患者恢复快等优点。③其他：如经肛门痔动脉结扎术等。

六、健康教育

1. 忌辛辣等刺激性食物，如烟酒、辣椒等，多食膳食纤维、多饮水，保持大便通畅。
2. 养成定时排便习惯，防止便秘，避免久坐、久蹲，平时保持提肛及缩肛锻炼。
3. 保持局部清洁，术后可温水坐浴，改善局部血液循环。
4. 术后3个月内1~2周扩肛一次，防止肛门狭窄。

第七节 结肠癌

一、病因与流行病学

结肠癌是常见的胃肠道恶性肿瘤，我国以40~65岁人群发病率高，发病率呈上升且高于直肠癌的趋势，城市发病率高于农村。除了约30%的结肠癌是直接以癌巢的形式出现，大多数结肠癌是由腺瘤性息肉演变而来，从形态学上可观察到增生、腺瘤及癌变各阶段及相应的染色体改变。耗时10~15年。在癌变过程中，遗传突变包括癌基因（KRAS、MYC、EGFR等）激活、抑癌基因（APC、DCC、TP53等）失活、错配修复基因（MLH1、MSH2、PMS1、PMS2等）突变和基因（PTGS、CD44等）过度表达。结肠癌的发生发展是一个多步骤、多阶段及多基因参与的细胞遗传性疾病。

结肠癌的病因虽未完全明确，但一些相关高危因素逐渐被认识，如腺瘤性息肉，炎症性肠病、结肠癌家族史、缺乏膳食纤维、过多的脂肪蛋白质的摄入、吸烟、年龄、肥胖等。有些疾病被公认为癌前期病变，如家族性肠息肉病。有些疾病如结肠腺瘤、溃疡性结肠炎、血吸虫病肉芽肿等与结肠癌的发生有密切关系。遗传易感性在结肠癌的发生中具有重要地位，如遗传性非息肉性结肠癌（又称林奇综合征，是错配修复基因突变致基因不稳定所致）的错配修复基因突变携带者的家族成员，是结肠癌的高危人群。

二、病理分型及分期

（一）分型

1. 大体分型

（1）溃疡型 占结肠癌半数以上，肿瘤形成圆形或卵圆形深达或贯穿肌层的溃疡，向肠壁深层生长并向周围浸润。早期就可发生溃疡，易出血。分化程度低，转移较早，恶性程度高。

（2）隆起型 肿瘤的主体向肠腔内突出，向周围浸润少。预后较好。

（3）浸润型 肿瘤向肠壁各层弥漫浸润，使局部肠壁增厚，表面常无明显溃疡和隆起。分化程度低，转移早，预后差。

2. 组织学分型

（1）腺癌 主要为管状腺癌、乳头状腺癌，其次为黏液腺癌、印戒细胞癌等。

（2）腺鳞癌 较少见，由腺癌细胞和鳞癌细胞构成，又称腺棘细胞癌，主要位于直肠下段和肛管。

（3）未分化癌 癌细胞弥漫成片状或团状，不形成腺管结构，预后差。

（二）分期

常采用 TNM 分期法，分期的目的是了解肿瘤的发展过程、制定治疗方案和估计预后。

T 代表原发肿瘤：T_X 为原发肿瘤无法评估，无原发肿瘤证据为 T_0，原位癌为 Tis，肿瘤侵及黏膜下层为 T_1，侵及固有肌层为 T_2，穿透固有肌层至浆膜下或侵犯无腹膜覆盖的结直肠旁组织为 T_3，穿透脏腹膜为 T_{4a}，侵犯或粘连于其他脏器或结构为 T_{4b}。

N 为区域淋巴结转移：N_X 无法估计淋巴结转移，无淋巴结转移为 N_0，1～3 个区域淋巴结转移为 N_1，4 个及 4 个以上区域淋巴结转移为 N_2。

M 为远处转移：无法估计远处转移为 M_X，无远处转移为 M_0，有远处转移为 M_1。

结肠癌的转移方式主要为淋巴转移，首先转移到结肠壁和结肠旁淋巴结，再到肠系膜血管周围和肠系膜根部淋巴结。血行转移多见于肝，其次为肺、骨等，也可直接浸润邻近器官，如乙状结肠癌常侵犯膀胱、输尿管、子宫等；横结肠癌可侵犯胃壁，甚至形成内瘘。脱落的癌细胞也可在腹膜种植转移。

三、临床表现

早期结肠癌可无明显症状，病情发展到一定程度可出现下列症状。

1. 排便习惯与粪便性状改变 通常为最早出现的症状，常表现为腹泻或大便不成形、便秘、排便次数增加及便中带血、脓液或黏液。

2. 腹痛或腹部不适 常表现为定位不确切的腹部不适、腹胀感或持续性隐痛，病情进展出现肠梗阻时，腹痛加重或阵发性绞痛。

3. 腹部肿块 可出现结节状质硬的肿块，常为瘤体本身，也可能为梗阻近侧肠腔内积聚的粪便。乙状结肠及横结肠的肿块可有一定的活动度。若癌肿肠外侵犯或并发感染，则肿块固定且可有压痛。

4. 肠梗阻相关症状 常为慢性低位不完全性肠梗阻，出现腹胀、便秘、腹部胀痛或阵发性绞痛。是结肠癌中晚期表现。当病情进展，发生完全梗阻时症状加重。

5. 全身症状 可出现贫血、消瘦、乏力、低热等全身症状，与结肠癌患者慢性失血、癌肿破溃、感染、毒素吸收等有关。晚期可出现水肿、腹水、肝大、黄疸、锁骨上淋巴结肿大及恶病质等。

由于癌肿的部位及病理类型不同，临床表现也有区别。右半结肠癌以隆起型多见，症状以腹痛、腹部肿块和全身症状为主；左半结肠癌以浸润型多见，易引起肠腔狭窄梗阻，症状以梗阻、排便习惯与粪便性状改变等为主。

四、诊断与鉴别诊断

结肠癌早期症状多不明显，容易被忽视。为了早诊断、早治疗，应对高危人群重点监测。凡 40 岁以上有下列任何表现者，应视为高危人群：①有癌症病史或肠道腺瘤、息肉病史者；②直系亲属有结直肠癌病史者；③大便隐血试验阳性者。对此类高危人群，推荐行结肠镜检查，镜下可发现病灶及取活检明确病灶良恶性。推荐行全腹部及盆腔 CT（平扫＋增强）检查，可了解肿瘤本身、肿大淋巴结、肝内有无转移灶等情况，怀疑肺转移瘤，推荐行胸部 CT 检查。PET－CT 检查有助于筛查全身转移瘤。其他辅助检查也有助于诊断和明确病情：血常规可了解有无贫血；尿常规若发现血尿需了解肿瘤是否侵犯泌尿系统；血清癌胚抗原（CEA）、糖类抗原（CA19－9）在部分结肠癌患者中升高，对术后判断预后或复发有较大的价值；气钡双重 X 线造影检查可了解肠腔内肿块、管腔狭窄及龛影，但肠梗阻患者应谨慎选择；直肠腔内超声检查可用于早期直肠癌分期诊断。

结肠癌主要与结肠息肉、克罗恩病、溃疡性结肠炎、肠结核、血吸虫病等疾病相鉴别，最可靠的方法是结肠镜取活检。

五、治疗

原则是以手术为主的综合治疗。

1. 结肠癌根治术 肿瘤所在的相应结肠肠段切除加区域淋巴结清扫。近年来主张行全结肠系膜切除术（CME）。

（1）右半结肠切除术 适用于盲肠、升结肠、结肠肝曲的肿瘤（图30-6）。

（2）横结肠切除术 适用于横结肠肿瘤（图30-7）。

（3）左半结肠切除术 适用于结肠脾曲及降结肠肿瘤（图30-8）。

（4）乙状结肠切除术 适用于乙状结肠肿瘤（图30-9）。

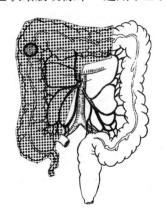

图30-6 右半结肠切除范围

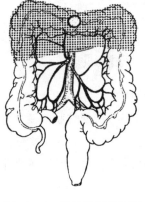

图30-7 横结肠切除范围

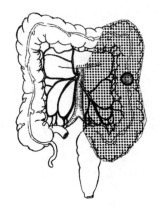

图30-8 左半结肠切除范围

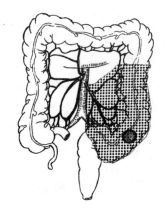

图30-9 乙状结肠切除范围

2. 内窥镜下切除术或局部切除术 随着内镜技术的发展，近年来对部分早期结肠癌（部分 $cT_1N_0M_0$）可采用内窥镜下切除或局部切除术。

3. 结肠癌并发急性梗阻的手术 首先应禁食、胃肠减压、纠正水和电解质紊乱及酸碱失衡、纠正低蛋白血症等，早期手术治疗。根据患者一般情况、是否有一期肠吻合不利因素等，可行一期切除吻合（如右半结肠癌）；或一期切除吻合，近端造口减压；或一期肿瘤切除，近端造口远端闭合；或造口术后二期切除；或支架植入术后限期切除。如果肿瘤不能切除，可给予近端造口术、短路手术、支架植入术等姑息性处理，术后行辅助治疗，待肿瘤缩小降期后，再评估是否可行二期根治性手术。

4. 化疗 见本章第八节。

5. 其他治疗 晚期患者在常规治疗不适用情况下，可以选择如介入治疗、瘤体内注射、物理治疗及中医中药治疗等治疗。另外，在患者的治疗过程中，贯穿疼痛治疗、营养支持、精神心理干预等对症支持治疗。

六、健康教育

1. 早发现，早治疗，对于 40 岁以上、有便血病史等症状或有家族性息肉病史等高危因素者，应完善结肠镜等检查。

2. 多食膳食纤维，防止便秘。肠腔有狭窄时，要控制膳食纤维的摄入，予以易消化的半流质食品，防止肠梗阻发生。

3. 术后早期下床活动，减少肠粘连发生，提高机体免疫力。

4. 术后定期复查。保持心情愉快。

第八节　直肠癌

直肠癌是消化道常见的恶性肿瘤，根据肿瘤下缘与肛缘距离，以 5cm 为界分为上、中、下段直肠癌；以腹膜反折为界可分为上、下段直肠癌。中下段直肠癌约占全部直肠癌的 70%。多数患者在直肠指诊时能触及肿块。

一、病因与流行病学

病因未完全阐明，与结肠癌病因类似，参见本章第七节。

我国直肠癌有以下流行病学特点：①直肠癌比结肠癌发病率高，但最近资料显示，结肠癌发生率增高，结肠癌与直肠癌发病率逐渐靠近甚至接近 1:1。②低位直肠癌所占比例高。

二、病理分型及分期

1. 大体分型、组织学分类、分期　与结肠癌相同，参照本章第七节。

2. 扩散与转移

（1）**直接浸润**　癌肿首先向肠壁深层浸润性生长，浸润肠壁一圈需 1.5~2 年。向肠壁纵轴浸润发生较晚。直接浸润可穿透浆膜层侵入子宫、膀胱等邻近脏器。下端直肠癌因缺乏浆膜层的屏障作用，更易向四周扩散侵入前列腺、精囊腺、输尿管、阴道等邻近器官。

（2）**淋巴转移**　是主要的扩散途径。上段直肠癌向上沿直肠上动脉、肠系膜下动脉及腹主动脉周围淋巴结转移。当流出受阻，淋巴液正常流向的淋巴结发生转移可出现逆行向下转移。下段直肠癌向上方和侧方转移为主。齿状线周围的癌肿可向上、侧、下方转移。向下方转移可表现为腹股沟淋巴结肿大。

（3）**血行转移**　癌肿侵入静脉后可沿门静脉转移至肝；也可由髂静脉转移至肺、骨和脑等。

（4）**种植转移**　发生率低，上段直肠癌可发生种植转移。

三、临床表现

1. 症状　早期无明显症状，癌肿破溃出血或影响排便时才出现症状。

（1）**直肠刺激症状**　排便习惯改变、排便次数增多、里急后重、排便不尽感、肛门坠胀感等。

（2）**癌肿破溃出血症状**　大便表面带血、黏液及脓血便。

（3）**肠腔狭窄症状**　大便进行性变细，当出现肠梗阻时，可出现腹胀、腹痛、肠鸣音亢进等症状。

（4）其他症状　癌肿侵犯周围组织器官或转移远处器官可出现相应症状。如侵犯膀胱、前列腺，可出现尿频、尿痛、尿血。侵犯骶尾神经可出现骶尾部剧烈持续性疼痛。

2. 体征

（1）直肠指诊　是诊断低位直肠癌最重要的体格检查，60%~70% 的直肠癌可在直肠指检时触及肿块。

（2）腹股沟淋巴结肿大　常见于累及齿状线以下的直肠癌。

（3）晚期及并发症体征　肠梗阻时可有腹胀、腹痛、肠鸣音亢进等；晚期可出现营养不良或恶病质；肝转移可有黄疸、肝大等。

四、诊断与鉴别诊断

根据病史、体征、内镜及影像学检查，不难做出临床诊断。常用辅助检查如下。

1. 实验室检查　大便隐血、肿瘤标志物等检查与结肠癌类似，参见本章第七节。

2. 内镜检查　包括肛门镜、乙状结肠镜和结肠镜。镜下可发现病灶及取活检明确病灶良恶性。

3. 影像学检查　包括盆腔 MRI 检查、直肠腔内超声检查、胸腹盆腔增强 CT、PET - CT 等检查。其中盆腔 MRI 检查是直肠癌重要的检查方法，可以明确肿瘤的位置、TNM 分期、直肠系膜筋膜（MRF）状态以及有无肠壁外血管侵犯（EMVI）等。直肠腔内超声检查、胸腹盆腔增强 CT、PET - CT 等检查的目的及意义与结肠癌相同，参见本章第七节。

四、治疗

直肠癌的主要治疗手段包括手术、放疗和化疗。

1. 手术治疗

（1）直肠癌局部切除术　适应于部分早期直肠癌（$cT_1N_0M_0$），且切缘距离肿瘤 >3mm，包括经肛局部切除术及骶后入路局部切除术。

（2）根治性切除术　整块切除癌肿和足够切缘、区域淋巴结和伴行血管以及完整的直肠系膜。中下段直肠癌切除须遵循直肠癌全系膜切除术（TME）原则。肠壁远切缘至少 2cm，不足 2cm 者，建议术中冰冻切片病理学证实切缘阴性，直肠系膜远切缘距离肿瘤下缘 ≥5cm 或切除全直肠系膜。尽可能地保留盆腔自主神经以保护排尿功能及性功能，保留肛门括约肌功能。腹腔镜下直肠癌根治术具有创伤小、恢复快等优点。手术方式有：①经腹会阴切除术（Miles 手术），适用于低位直肠癌。肿瘤的整块切除和淋巴结清扫，切除部分肛提肌、坐骨肛门窝内脂肪、肛管及肛门周围 3~5cm 皮肤、皮下组织及全部肛管括约肌，左下腹行永久性乙状结肠单腔造口（图 30-10）。②低位前切除术（Dixon 手术），适用于中上段直肠癌，近年来随着技术的进步特别是腹腔镜技术的进步，部分低位直肠癌也能行 Dixon 手术，是目前应用最多的直肠癌根治术。肿瘤的整块切除和淋巴结清扫后行结肠 - 直肠吻合，可根据术后吻合口瘘发生的风险高低，酌情予以临时性回肠造口（图 30-11）。③经腹直肠癌切除，近端造口、远端封闭手术（Hartmann 手术），适用于一般情况差，不能耐受 Miles 手术或急性肠梗阻不宜行 Dixon 手术的患者（图 30-12）。

（3）姑息性手术　如近端双腔造口术、支架植入处理肠梗阻、肿瘤姑息性切除控制出血等姑息手术，以解除晚期患者的痛苦和处理并发症。

2. 化疗　利用肿瘤细胞对化学药品的高敏感性，选择性杀灭肿瘤。包括术后辅助化疗、术前新辅助化疗或姑息化疗。给药途径有全身静脉给药、术后腹腔热灌注化疗等。结直肠癌的化疗均以氟尿嘧啶为基础用药，对部分有基因突变患者，可联合肿瘤靶向治疗。术后辅助化疗适用于Ⅲ期及部分具有高危因素的Ⅱ期结直肠癌患者。常用化疗方案有 FOLFOX 方案（奥沙利铂、亚叶酸钙及氟尿嘧啶联合应用）、CAPEOX 方案（奥沙利铂、卡培他滨联合应用）等。

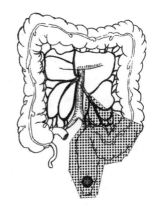
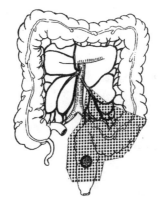
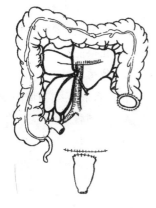

| 图 30 - 10 Miles 手术 | 图 30 - 11 Dixon 手术 | 图 30 - 12 Hartmann 手术 |

3. 放疗 通过放射线的聚集杀灭照射野的肿瘤细胞。包括术前放疗、术后放疗及姑息放疗。术前放疗及术后放疗可提高治愈率；姑息放疗可缓解症状。

4. 其他治疗 晚期直肠癌形成梗阻不能手术者，可采用灼烧、激光、冷冻等局部疗法或放置支架减轻梗阻等。可选择免疫治疗、生物治疗、基因治疗、中医中药治疗等。另外，在患者的治疗过程中，贯穿疼痛治疗、营养支持、精神心理干预等对症支持治疗。

六、健康教育

1. 早发现，早治疗，对于 40 岁以上、有便血病史等症状或有家族性息肉病史等高危因素时，应完善结肠镜等检查。

2. 多食膳食纤维，防止便秘。肠腔有狭窄时，要控制膳食纤维的摄入，予以易消化的半流质食品，防止肠梗阻发生。

3. 术后早期下床活动，减少肠粘连发生，提高机体免疫力。

4. 术后坚持扩肛，1～2 次/周，持续 2～3 个月，术后 3 个月忌结肠镜检查，以免损伤吻合口。

5. 术后定期复查。保持心情愉快。

目标检测

答案解析

选择题

[A1/A2 型题]

1. 肛裂常发生在肛管的
　　A. 截石位 12 点　　　　B. 截石位 3 点　　　　C. 截石位 9 点
　　D. 截石位 6 点　　　　E. 截石位 5 点

2. 肛管直肠周围脓肿常继发于
　　A. 肛裂　　　　　　　B. 肛瘘　　　　　　　C. 肛窦炎
　　D. 内痔注射　　　　　E. 直肠息肉

3. 痔核一般多发生在

A. 胸膝位 12，6，9 点钟处   B. 胸膝位 3，7，11 点钟处

C. 截石位 3，7，11 点钟处   D. 截石位 12，6，9 点钟处

E. 以上所述都不是

4. 直肠癌的主要转移途径是

A. 直接蔓延   B. 淋巴转移   C. 血行转移

D. 种植转移   E. 血行加直接蔓延

5. 肛管直肠疾病初诊时简便重要的检查方法是

A. 直肠镜   B. 直肠指诊   C. CT

D. 结肠镜   E. 消化道造影

6. 下列哪种疾病不宜做直肠指检

A. 外痔   B. 肛瘘   C. 内痔

D. 肛裂   E. 直肠癌

书网融合……

本章小结   题库

第三十一章　肝脏疾病

PPT

◎ 学习目标

1. 通过本章学习，重点掌握原发性肝癌的病因、病理类型、诊断、鉴别诊断和治疗；肝脓肿的病因、临床表现、鉴别诊断和治疗。

2. 学会肝癌、肝脓肿的正确诊断与处理原则，具有对肝脏疾病进行正确诊断的思路，能够结合临床资料对肝脏疾病做出正确诊断制定合理治疗方案，能够与患者及家属进行有效沟通，为晚期肝病患者提供人文关怀的能力。

▶▶ 情境导入

情境描述　患者，男，50 岁。因"右上腹隐痛不适半年"入院，既往乙肝病史 15 年，查体：T 36.5℃，P 95 次/分，R 20 次/分，BP 112/80mmHg。神志清，皮肤巩膜无黄染，腹平坦，无肌紧张，腹壁未见明显静脉曲张，肝肋缘下 2.5cm，肝质地硬，有触痛，全腹无反跳痛，移动性浊音（－），肝区叩痛（＋），双肾区叩痛（－），肠鸣音正常约 3 次/分。血常规：白细胞 7.5×10^9/L，红细胞 3×10^9/L，血红蛋白 98g/L。肝功能检查：谷丙转氨酶 51U/L，谷草转氨酶 45U/L，总胆红素 9μmol/L，直接胆红素 2.9μmol/L，间接胆红素 6.1μmol/L。AFP 521μg/L。肝脏彩超示肝右前叶可见一约 5cm × 4cm 低回声肿块，形态不规则，边界不清，回声不均，肿块内可见点状血流信号，肿块周围血流丰富。

讨论　1. 该患者初步诊断及诊断依据是什么？进一步需要做什么检查？

2. 该患者治疗要点是什么？

第一节　解剖生理概要

肝是人体内最大的实质性脏器，也是最大的消化腺。大部分位于右侧膈面和季肋深面，小部分横过腹中线达左上腹。肝脏周围的韧带将其固定于右上腹。前方有镰状韧带和肝圆韧带；左右两侧各有冠状韧带和三角韧带；下方有肝胃韧带和肝十二指肠韧带；此外，还有肝肾韧带和肝结肠韧带。肝十二指肠韧带内包含胆管、门静脉、肝动脉、淋巴管、淋巴结和神经，又称肝蒂。肝总管、肝动脉、门静脉在肝脏面的横沟处各自分出左、右干进入肝实质，称第一肝门。肝左、中、右静脉出肝后在肝后上方的静脉窝处汇入下腔静脉，称第二肝门。小部分肝血液经数支肝短静脉汇入下腔静脉，称第三肝门（图 31-1）。

在肝实质内，肝内胆管、门静脉、肝动脉的走向和分布大体相一致，三者被包于同一结缔组织鞘内，称 Glisson 鞘。根据血管、胆管的分布规律，肝中静脉切面（肝中裂）将肝分为左、右半肝；肝左静脉切面（左叶间裂）将左半肝分为左外叶和左内叶；肝右静脉切面（右叶间裂）将右半肝分为右前叶和右后叶（图 31-2）。再以门静脉肝内分布为基础将肝分为八段，为 Couinaud 分段法（图 31-3）。

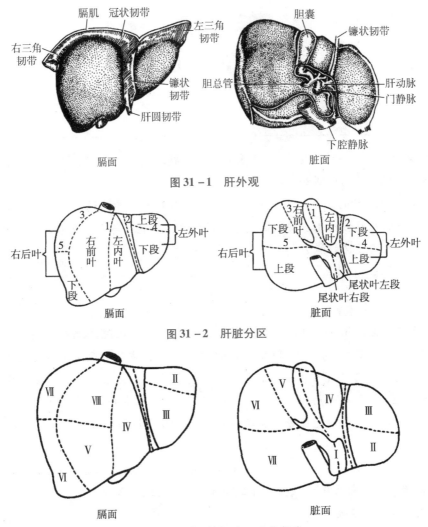

图 31-1 肝外观

图 31-2 肝脏分区

图 31-3 肝脏 Couinaud 分段法

💡 **素质提升**

中国人肝脏的"五叶四段"理论

20 世纪 50 年代,我国肝脏外科方面发展还是一片空白。吴孟超成立攻关小组,开始向医学禁区的肝胆外科进军。受"乒乓球"的启发,吴孟超团队用赛璐珞(塑料)为原料,在其中加入几种不同颜色,分别从肝动脉、肝静脉、门静脉和胆管注入,使得肝脏内部纵横交错的管道全部充满。凝固后用盐酸腐蚀肝表面组织,最后用刻刀一点点镂空,剔除干净,肝脏血管构架清楚地呈现出来。至 1959 年底,共制作肝脏标本 108 个、肝脏固定标本 60 个。在此大量实践解剖的基础上,吴孟超在 1960 年 6 月正式提出:"以中国人肝脏大小数据及其规律,正常人的肝脏解剖按内部血管走向可分为五叶六段,在外科临床上则分为五叶四段最为实用。"这就是创新性的"五叶四段"肝脏解剖新理论。即人体肝脏分成"左外叶、左内叶、右前叶、右后叶和尾状叶",共 5 个叶;又将左外叶分为左外叶上、下段,右后叶分为右后叶上、下段,共 4 个段。为肝脏手术提供清晰且安全的理论指导。

肝的血液供应 70%~75% 来自门静脉,25%~30% 来自肝动脉。由于肝动脉压力大,血液含氧量高,提供给肝所需氧量的 40%~60%。门静脉汇集的血液来自肠道,供给肝营养。肝总血量正常可达

1500ml/min，约占心排出量的 1/4。

肝目前已明确的生理功能如下。

1. 分泌胆汁　每日分泌胆汁 800~1000ml，帮助脂肪消化及脂溶性维生素 A、D、E、K 的吸收。

2. 代谢功能　食物消化后由肠道吸收的营养物质经门静脉系统入肝，肝能将碳水化合物、蛋白质和脂肪转化为糖原并储存于肝内。当血糖减少时，又将糖原分解为葡萄糖并释放入血；在蛋白质代谢过程中，肝主要起合成、脱氨和转氨作用，蛋白质消化分解为氨基酸被吸收后在肝内重新合成人体所需要的各种蛋白质。肝能将大部分代谢过程中产生的对人体有毒的氨合成尿素，经肾脏排出。肝细胞内有多种转氨酶，能将一种氨基酸转化为另一种氨基酸，以增加人体对不同食物的适应性；肝在脂肪代谢中起重要作用，并能维持体内各种脂质的恒定性，使之保持一定的浓度和比例；肝参与多种维生素代谢，能储存多种维生素，肝内胡萝卜素酶能将胡萝卜素转化为维生素 A；在激素代谢方面，肝对雌激素、抗利尿激素具有灭活作用；肾上腺皮质激素和醛固酮的中间代谢过程大部分在肝内进行。肝硬化时灭活作用减退，体内的雌激素增多，引起肝掌、蜘蛛痣及男性乳房发育等现象；抗利尿激素和醛固酮的增多，促使体内水和钠的潴留，引起浮肿和腹水形成。

3. 凝血功能　肝脏能产生凝血因子（凝血因子 V、Ⅶ、Ⅷ、Ⅸ、Ⅹ、Ⅺ、Ⅻ），合成纤维蛋白原、凝血酶。储存在肝内的维生素 K 对合成凝血酶原及凝血因子Ⅶ、Ⅸ、Ⅹ是不可缺少的。

4. 解毒作用　肝脏通过单核 - 吞噬细胞系统将代谢过程中产生的毒物或外来毒物进行吞噬或通过分解、氧化和结合等方式而转化为无毒物质。

5. 吞噬和免疫作用　肝脏通过单核 - 吞噬细胞系统的 Kupffer 细胞的吞噬作用，将细菌、抗原抗体复合物、色素和其他碎屑从血液中清除。

另外，肝储存大量血液，当急性失血时，有一定调节血液循环的作用。肝内的叶酸、维生素 B$_{12}$、铁等造血因子可间接参与造血。

肝的再生能力和储备功能都很强大，因此，当正常肝有局限性病变时，可施行肝段、肝叶、半肝甚至更大范围肝切除术。肝对缺氧非常敏感，正常肝可耐受常温下持续肝门阻断时间约为 60 分钟，超过时限可能引起肝细胞缺氧坏死，且伴有肝硬化的患者耐受时间明显缩短，常温下持续肝门阻断的时间不应超过 15~20 分钟。

第二节　肝脓肿

肝脓肿是致病菌通过胆道、肝动脉、门静脉、直接蔓延等途径侵入肝脏引起的肝内局限性、化脓性病变。常见致病菌包括细菌、阿米巴、真菌，常见的肝脓肿有细菌性和阿米巴性两种。

一、细菌性肝脓肿

（一）病因与病理

全身细菌性感染，特别是腹腔内感染时，细菌侵入肝，如患者抵抗力弱，可发生肝脓肿。中老年、高血压病史、恶性疾病病史、肝胆胰腺疾病、胰十二指肠手术等，特别是糖尿病患者，是肝脓肿的高危因素。感染途径有：①胆源性感染：胆系结石、肝胆恶性肿瘤等良性或恶性病变导致胆道梗阻并发生化脓性胆管炎时，细菌逆行至肝脏引起继发性肝内感染；②经门静脉感染：腹腔内感染（如急性阑尾炎、腹腔内手术、肠瘘等所致腹膜炎）及肠道感染，导致细菌经门静脉入肝引起感染；③经肝动脉感染：体内任何部位化脓性病变如肺部感染、感染性心内膜炎等，细菌可经肝动脉入肝引起肝脓肿；④直接肝脏感染：肝脏因外伤出现破损，如车祸或刀刺伤等，细菌可直接经破损处侵入肝脏；⑤隐源性感染：一些肝脓肿的病因难以确定。近年研究发现，胆源性和门静脉感染途径发病率在下降，隐源性肝脓肿已成为细菌性肝脓肿最常见的感染方式。肺炎克雷伯菌是我国细菌性肝脓肿的主要致病菌，其他致病菌有大肠埃希菌、链球菌、肠球菌等。

（二）临床表现

1. 症状与体征 细菌性肝脓肿患者腹部症状及体征常不明显。典型症状是寒战、高热、肝区疼痛和肝大。其他常见症状包括恶心、呕吐、厌食、体重减轻等。腹部症状和体征常局限于右上腹，如疼痛、肌紧张、肝区叩击痛，甚至反跳痛等。约半数患者可出现肝大、右上腹压痛或黄疸。肝右叶脓肿可穿破肝包膜形成膈下脓肿甚至突破入右侧胸腔；肝左叶脓肿可穿入心包；脓肿向腹腔突破则可发生急性腹膜炎。

2. 辅助检查

（1）实验室检查 可见白细胞计数及中性粒细胞百分比增高，C反应蛋白、降钙素原等炎症指标升高，可有转氨酶及碱性磷酸酶、胆红素增高。严重病例可出现脏器功能指标异常，如心肌肌钙蛋白升高，血肌酐升高、凝血指标异常、低蛋白血症、贫血、血小板下降等。

（2）影像学检查 超声可显示脓肿大小、位置及深度等，还可用于引导介入穿刺治疗，是首选检查；CT、增强CT、MRI也能显示脓肿大小、位置等，对多发小脓肿、可疑胆道疾病及和其他肝占位鉴别时帮助较大。X线检查右叶脓肿可使右膈肌抬高，肝影增大或局限性隆起，可出现右侧反应性胸膜炎或胸腔积液。

（三）诊断与鉴别诊断

1. 诊断 根据病史、临床表现、辅助检查，本病可诊断。必要时在超声引导下或肝区压痛最明显处诊断性穿刺可予以确诊。

2. 鉴别诊断 主要与阿米巴肝脓肿相鉴别（表31-1），此外还应与原发性肝癌、胆道感染、右膈下脓肿、肝血管瘤相鉴别。

表31-1　细菌性肝脓肿与阿米巴性肝脓肿的鉴别

鉴别要点	细菌性肝脓肿	阿米巴性肝脓肿
病史	继发胆道感染或其他化脓性疾病，多有糖尿病史	继发于阿米巴痢疾后，少有糖尿病史
症状	病情急、重，全身中毒症状明显，寒战、高热，可有黄疸	起病缓慢，病程长，可有高热、不规则发热及盗汗，黄疸少见
脓肿	较小，常为多发性	较大，多为单发，肝右叶多见
脓液	多为黄白色脓液，涂片和培养可发现细菌	多为棕褐色脓液，无臭味，镜检有时可找到阿米巴滋养体，若无混合感染，涂片或培养无细菌
粪便检查	无特殊表现	部分患者可找到阿米巴滋养体或包囊
血液化验	白细胞、中性粒细胞明显增加，胆红素可增高，血液细菌培养可阳性	白细胞可增加，若无继发细菌感染，血细菌培养阴性；血清阿米巴抗体检测阳性
诊断性治疗	抗阿米巴药物治疗无效	抗阿米巴药物治疗有效

（四）治疗

1. 初步评估与支持治疗 病情评估包括生命体征监测，营养风险评估、脏器功能评估等。给予充分的营养支持，纠正低蛋白血症，纠正水、电解质及酸碱失衡。对并发器官功能衰竭患者，应积极保护器官功能。如呼吸衰竭者予机械通气辅助呼吸，肾衰竭患者予以持续性肾脏替代治疗等。

2. 抗生素治疗 未确定病原菌以前，经验性用药应考虑原发病因基础上尽可能覆盖肝脓肿常见致病菌，首选第三代头孢联合应用甲硝唑，或β-内酰胺类/β-内酰胺酶抑制剂联合甲硝唑；氨苄西林联合庆大霉素及甲硝唑。待血液或脓液培养及药敏结果回报后选用敏感抗生素。单纯性抗菌药物治疗及引流不完全的患者建议 4~6 周静脉抗菌治疗，对初始引流反应良好患者建议 2~4 周静脉抗菌治疗。

3. 经皮肝穿刺脓肿置管引流　对液化成熟的肝脓肿、药物保守治疗效果不明显持续高热的肝脓肿、直径>3cm 的脓肿首选置管引流。超声或 CT 引导下经皮肝脓肿穿刺置管引流是细菌性肝脓肿治疗的重要方法，也是获得病原学依据的重要手段，应尽早实现引流。患者经引流后，实验室检查及症状缓解，引流量持续数日小于 10ml，脓腔直径小于 2cm 即可拔管。

4. 手术治疗　以下情况建议手术治疗：①多房性或多发性肝脓肿；②脓肿有高度破溃风险，或已经破溃形成胸膜炎、腹膜炎；③合并其他胆道疾病需手术的肝脓肿；④经规范的药物及介入治疗（经皮穿刺引流）病情无明显改善者；⑤脓肿内容物黏稠致引流不畅或堵塞引流管。手术方式为切开引流。经腹腔镜切开引流目前在大多医院已成为常规手术。慢性肝脓肿，常需行肝切除术。

5. 原发病的治疗　消除及控制潜在病因是治疗细菌性肝脓肿的基础，原发病的治疗尤为重要。如合并糖尿病的患者需加强血糖控制；既往胆道感染、肝脓肿与胆道相通者，ERCP 有助于引流肝脓肿等。

二、阿米巴性肝脓肿

阿米巴性肝脓肿是肠道阿米巴感染的并发症，多数单发。治疗上首选非手术治疗，以抗阿米巴药物（甲硝唑、氯喹、依米丁）和必要的反复穿刺排脓及对症支持治疗为主。对非手术治疗效果不佳者，可选用经皮肝穿刺置管引流或手术切开引流。

第三节　原发性肝癌

原发性肝癌包括肝细胞癌、肝内胆管癌和混合型肝细胞癌－胆管癌。

一、流行病学

原发性肝癌是目前我国第 4 位常见恶性肿瘤及第 2 位肿瘤致死病因。原发性肝癌中肝细胞癌占 75%~85%，肝内胆管癌占 10%~15%，混合型肝细胞癌－胆管癌少见。在中国，肝癌的发病与乙型肝炎和丙型肝炎病毒感染、非乙醇性脂肪性肝炎、过度饮酒、黄曲霉素及某些致癌物、其他原因引起的肝硬化及有肝癌家族史等因素有关。年龄超过 40 岁的男性高发。

二、病理分型

肝癌大体病理形态分为三型：结节型、巨块型和弥漫型。传统将肝细胞癌分为小肝癌（直径≤5cm）和大肝癌（直径≥5cm）两类。目前新的分类：微小肝癌（直径≤2cm），小肝癌（>2cm，≤5cm），大肝癌（>5cm，≤10cm）和巨大肝癌（>10cm）。

三、临床表现

肝癌早期缺乏典型的临床表现，当出现症状和体征时往往已进入中、晚期。临床表现有肝区疼痛、肝大或右上腹包块、全身和消化道症状（乏力、贫血、皮下出血、消瘦、食欲减退、黄疸、腹胀等）。肝癌细胞容易经门静脉系统在肝内播散转移，癌栓可阻塞门静脉主干引起门静脉高压表现。血行转移最多见于肺，其次为骨、脑等。经淋巴转移相对少见，可转移至肝门淋巴结及胰周、腹膜后、主动脉旁、锁骨上淋巴结。中晚期可直接侵犯横隔及邻近脏器或发生腹腔种植性转移。发生以上转移者可引起淋巴结肿大和相应的症状。另外，部分患者可出现红细胞增多症、低血糖症、高胆固醇血症和高钙血症等特殊表现。

四、诊断与鉴别诊断

(一) 诊断

根据乙型、丙型肝炎等肝病病史,血液肿瘤标志物检测(如 AFP≥400ng/ml),结合具有肝细胞癌典型影像学表现者,可做出肝癌的临床诊断。

1. 肝癌的常用血液肿瘤标志物 最重要的是甲胎蛋白(AFP),AFP≥400ng/ml,在排除妊娠、慢性或活动性肝病、生殖腺胚胎源性肿瘤及消化道肿瘤后,高度提示肝癌;AFP 轻度升高者,应结合肝功能、影像学动态观察并予以综合分析判断。异常凝血酶原、血浆游离 RNA、血清甲胎蛋白异质体(AFP-L3)也可作为肝癌早期诊断标志物,特别是血清 AFP 阴性患者。

2. 肝癌的常用影像学检查 有超声及超声造影、多参数 MRI、动态增强 CT、肝细胞特异性对比剂 GD-EOB-DTPA 增强 MRI 等。肝癌影像学典型特征是动脉期病灶明显强化、门静脉期和(或)延迟期肝内病灶强化低于肝实质,即"快进快出"。超声是普查和随访定位诊断的首选检查。选择性血管造影(DSA)可显示肝肿瘤的数目、大小及血供情况。

3. 肝穿刺活检 可明确病灶性质及肝癌分子分型,为明确肝病原因、指导治疗、判断预后等提供价值。但有出血、针道转移等风险,且存在一定的假阴性率。具有典型肝癌影像学特征的肝脏占位性病变,符合肝癌临床诊断标准的患者,通常不需要以诊断为目的的肝病穿刺活检。

(二) 鉴别诊断

肝细胞癌主要与肝硬化、肝脓肿、肝继发性肝癌、肝良性肿瘤、肝包虫病,以及与右肾、结肠肝曲、胃、胰腺等与肝毗邻器官的肿瘤相鉴别。

五、治疗

早期诊断、早期采用以手术切除为主的综合治疗,对疑难复杂病例,重视多学科综合治疗协作组(MDT)的诊疗模式。

1. 外科治疗 肝癌外科治疗是患者获得长期生存的重要手段,主要包括肝切除术和肝移植术。

(1) **肝切除术** 是治疗肝癌的首选和最有效的方法。肝切除术的原则是完整切除肿瘤并且保留足够体积且有肝功能的肝组织。肝切除可通过开腹手术,也可选用经腹腔镜或机器人辅助等微创手术方式。

手术安全性评估:①患者一般情况较好,无明显心、肝、肾等重要脏器器质性病变。②肝功能 Child-Pugh 分级 A 级;或 B 级,经短期护肝治疗后恢复到 A 级。③术前 ICG(吲哚菁绿)检测,一般认为 ICG-R15(吲哚菁绿 15 分钟滞留率)<30% 是实施手术切除的必要条件。④评估肝切除术后残余肝体积,剩余肝脏体积须占标准肝脏体积的 30% 以上(无肝纤维化或肝硬化者),若伴有慢性肝病、肝实质损伤或肝硬化者则 40% 以上,也是实施手术切除的必要条件。有肝功能损害者,则需保留更多的剩余肝脏体积。

肝功能储备良好的小肝癌首选手术切除;对潜在可切除的肝癌采用多种治疗策略(TACE,肝动脉结扎、肝动脉栓塞、局部化疗)等使其缩小后手术切除。对于剩余肝脏体积较小的患者,可采用两步肝切除术(ALPPS)或门静脉栓塞(PEV)使剩余肝脏代偿性增生的方法提高切除率。

(2) **肝移植术** 肝移植术同时切除了肿瘤病灶及硬化的肝,是肝癌根治性手段之一,适用于肝功能失代偿、不适合手术切除及消融治疗的小肝癌患者。我国指南推荐按照美国加州大学旧金山分校标准(UCSF)选择肝癌患者进行肝移植,即单个肿瘤≤6.5cm;肿瘤数目≤3 个,其中最大肿瘤直径≤

4.5cm，且直径总和≤8.0cm；无大血管侵犯。

2. 肿瘤消融治疗　是借助医学影像学如B超的引导，对病灶采用物理或化学的方法直接杀灭肿瘤组织的一类治疗手段。主要包括射频消融、微波消融、无水乙醇注射治疗等。适用于不宜手术的原发性肝癌，或术后复发、转移性肝癌。具有对肝功能影响小、创伤小等优点，有些患者可获得满意治疗效果。

3. 经动脉和（或）门静脉区域化疗化疗或经肝动脉化疗栓塞（TACE）　主要适用于不能切除的肝癌或肝癌切除术后的辅助治疗。常用药物为氟尿嘧啶、表柔霉素等；常用栓塞剂为碘化油。部分不能一期手术切除的大肝癌患者，经此方法治疗后肿瘤缩小，部分患者可获得手术切除机会。

4. 放射治疗　包括外放射治疗和内放射治疗。

5. 系统抗肿瘤治疗　包括分子靶向药物治疗、免疫治疗、化学治疗和中医中药治疗等；还包括抗病毒治疗、保肝利胆等针对肝癌基础疾病的治疗。

6. 肝癌自发破裂的治疗　对于肝肿瘤可切除、肝脏储备功能良好、血流动力学稳定的患者，首选手术切除；对于肝脏储备功能差、血流动力学不稳定、无手术条件的患者，可选择经动脉导管栓塞术（TAE）。如肿瘤巨大或范围广，出血多，术中无法控制，可以做纱布填塞止血，尽快结束手术，待患者病情稳定后再做进一步治疗。

六、健康教育

1. 养成生活规律的好习惯，保持乐观的情绪，提高机体免疫力。

2. 重视乙型肝炎、丙型肝炎及肝血吸虫病等疾患的防治，加强肝硬化的防治。尽量避免黄曲霉毒素、亚硝胺类、偶氮苯类等化学毒素的接触。

3. 注重健康体检，尽早发现肝脏病变。

4. 饮食以高蛋白、高维生素、适当热量为宜，避免饮酒，尽量避免高脂、高热量和刺激性食物，以免加重肝脏负担。若有肝性脑病倾向，应限制蛋白质摄入。

5. 术后定期随诊复查，追踪肝功能变化及病情复发等情况。

目标检测

答案解析

选择题

[A1/A2 型题]

1. 原发性大肝癌的直径是

　　A. ≤2cm　　　　　　　B. ≤1cm　　　　　　　C. >5cm，≤10cm

　　D. >2cm，≤5cm　　　E. >1cm，≤2cm

2. 原发性肝癌最主要的转移部位是

　　A. 骨　　　　　　　　B. 肺　　　　　　　　C. 脑

　　D. 肝内播散　　　　　E. 左锁骨上淋巴结

3. 包裹在肝脏Glisson纤维鞘内的管道有

　　A. 门静脉、肝静脉、肝胆管　　　　　　　　B. 肝动脉、门静脉、胆总管

　　C. 肝动脉、门静脉、肝静脉　　　　　　　　D. 肝胆管、肝动脉、门静脉

　　E. 肝胆管、肝动脉、肝静脉

4. 细菌性肝脓肿细菌进入肝脏最常见的途径是

    A. 肝动脉   B. 胆道   C. 门静脉

    D. 外伤创口   E. 隐源性感染

5. 目前肝癌早期主要采用的治疗方法为

    A. 放射疗法   B. 化学疗法   C. 手术切除

    D. 中医中药治疗   E. 免疫疗

6. 患者，女，27 岁。B 超检查发现肝右叶有 2cm×2cm 占位性病变，疑为原发性肝癌，检查甲胎蛋白后分析其临床意义，不正确的是

    A. 阳性结果有助于诊断   B. 阴性结果可以除外肝癌

    C. AFP 定量观察对判断肝癌疗效有价值   D. AFP 定量观察对判断肝癌预后有价值

    E. 生殖胚胎癌也可以增高

书网融合……

本章小结

题库

PPT

第三十二章 门静脉高压症

学习目标

1. 通过本章学习，重点掌握门静脉高压症的临床表现、诊断和治疗原则；熟悉脾切除的适应证；了解门静脉的组成以及门静脉高压症的病理特点。

2. 学会三腔二囊管的应用方法，具有对门静脉高压症所引起的上消化道出血的初步诊断和急救处理的能力。

》情境导入

情境描述 患者，女，40岁。患者近2年来刷牙时牙龈易出血，皮肤破口后出血不易停止，月经量增多，未引起注意。半年前吃坚硬食物后出现黑便，到当地医院就诊，诊断不详。给予禁食、止血药物治疗后病情好转。近2个月，发现左上腹可触及包块，无疼痛，食欲不振。5天前进食坚硬食物，再次出现黑便约450g，并呕吐1次，呕吐物为胃内容物及咖啡样液体，来院就诊。患者发病后无发热、寒战，无黄疸，尿赤黄，未到过疫区。既往有肝炎病史。体格检查：体温36.6℃，脉搏90次/分，血压116/70mmHg。面色苍白，神志清，扶入病房，主动体位。巩膜无黄染，睑结膜略苍白。胸廓无畸形，双肺叩诊呈清音，听诊未闻及干湿啰音，心界不大，心律齐，心率90次/分，各瓣膜区未听到病理性杂音。腹略膨隆，全腹无压痛，无反跳痛、无肌紧张，肝未触及；脾大，肋下5cm，质地中等，无触痛；移动性浊音阳性，肠鸣音无异常。

讨论 1. 该患者初步诊断是什么？

2. 为明确诊断，需进行哪些辅助检查？

3. 本病最适宜的手术方式是什么？

第一节 门静脉高压症概述

 知识链接

门静脉解剖概要

位置	组成	长度、管径	门静脉系与腔静脉系主要交通支
居于胆总管与肝固有动脉的后方；在胃肠脾胰毛细血管网和肝小叶的肝窦之间	脾静脉与肠系膜上、下静脉汇合而成	成人的门静脉长约8cm，直径约1.5cm	1. 胃底、食管下段交通支（最主要） 2. 直肠下段、肛管交通支 3. 前腹壁交通支 4. 腹膜后交通支

门静脉的正常压力为13~24cmH$_2$O（1.27~2.35kPa），平均值为18cmH$_2$O（1.76kPa），比肝静脉压高5~9cmH$_2$O（0.49~0.88kPa）。当门静脉的血流受阻、血液淤滞时，会引起门静脉系统压力的增高，

临床上表现为脾大和脾功能亢进、食管胃底静脉曲张、呕血和腹水等，称为门静脉高压症。此时压力大多增至 30~50cmH$_2$O（2.9~4.9 kPa）。当肝静脉压力梯度（HVPG）不超 16cmH$_2$O（1.57kPa）时，一般很少出现食管胃底静脉曲张破裂出血。

一、病因

根据门静脉血流受阻因素所在部位，门静脉高压症分为肝前型、肝内型、肝后型 3 类，不同类型的病因也不同。

（一）肝前型

本型主要是由于门静脉主干及其主要属支血栓形成，造成门静脉分叉之前血流受阻而致。这类患者肝功能多正常或轻度损害，预后较肝内型好。常见病因如下。

1. 肝外门静脉血栓形成 脐炎、腹腔内感染如急性阑尾炎和胰腺炎；创伤或肿瘤等也可引起。

2. 门静脉受压 上腹部肿瘤对门静脉或脾静脉的浸润或压迫。

3. 先天性畸形 多为门静脉主干先天性畸形，如狭窄、闭锁或海绵样变性。多发生于小儿。

（二）肝内型

在我国最常见，占 95% 以上，根据血流受阻部位分为窦前型、窦型和窦后型。

1. 窦前型 常见的原因是血吸虫病性肝硬化。血吸虫在门静脉系统内发育产卵，形成虫卵栓子，沿门静脉血流到肝小叶汇管区的门静脉小分支，从而引起这些小分支阻塞，门静脉压力升高，肝血流量减少，最终导致肝小叶萎缩。

2. 窦型和窦后型 是门静脉高压中最常见的类型。常见病因，在我国是肝炎后肝硬化，西方国家为酒精性肝硬化。肝小叶内纤维组织和肝细胞增生，挤压肝小叶内的肝窦，使之变窄和阻塞，引起门静脉压力升高，部分压力高的肝动脉血流经肝小叶汇管区的动脉交通支，直接注入压力低的门静脉小分支，使门静脉系统压力更高。

（三）肝后型

该型为肝静脉或下腔静脉阻塞，常见病因包括布-加（Budd-Chiari）综合征、缩窄性心包炎、严重右心衰竭等。

 素质提升

学而不思则罔

"学而不思则罔"指一个人仅仅学习而不思考，那等于什么也没学到。思考是一种能力，要根据掌握的第一手资料，运用所学知识，按照正确的方法进行加工，去粗留精，转化为自己的东西。

大家所熟知的巴德-及利亚综合征，是指由肝静脉或其开口以上的下腔静脉阻塞引起的以门静脉高压和下腔静脉高压为特征的一组疾病，是肝后型门静脉高压症，最常见者为肝静脉开口以上的下腔静脉隔膜和肝内静脉血栓形成。Budd 和 Chiari 分别于 1845 年和 1899 年描述了本病，故称 Budd-Chiari 综合征，也称布-加综合征。正是由于 Budd 和 Chiari 的这种勤于思考，善于思考的能力，才使得本病的发现。

二、病理生理

门静脉系统位于胃、肠、脾毛细血管网和肝小叶的肝窦之间，再加之门静脉与其属支均无瓣膜，压力通过流入血量和流出阻力形成并维持。因此，门静脉血流阻力增加常是门静脉高压症的始动因素。门静脉高压形成后，常有以下病理生理变化。

1. 脾大和脾功能亢进　门静脉血流受阻后，可出现充血性脾大。长期充血引起脾细胞组织再生、脾内纤维组织增生，则发生脾功能亢进，最常见的是白细胞和血小板减少。

2. 交通支扩张　为了使门静脉血流到体静脉，门静脉和体静脉之间交通支的血流量会增加，使静脉逐渐扩张、扭曲，形成静脉曲张。①食管下段－胃底静脉曲张：是临床上最有意义也是最重要的交通支。它离门静脉主干和腔静脉最近，压力差最大，因而受门静脉的影响也最早、最显著。肝硬化患者常有胃酸反流，导致食管下段黏膜受腐蚀而引起反流性胃炎，或因坚硬粗糙食物的机械性损伤，以及咳嗽、呕吐、用力排便、负重等使腹腔内压突然增高，可引起曲张静脉的破裂，导致致命性的大出血。②其他交通支：直肠上、下静脉丛扩张可以引起继发性痔；脐旁静脉与腹上、下深静脉交通支扩张，也可引起前腹壁脐周静脉曲张，腹膜后的小静脉也明显曲张、充血。

3. 腹水　肝功能减退引起低蛋白血症、血浆胶体渗透压下降，引起血浆外渗；门静脉压力升高，血管床滤过压增高，组织液回收减少或漏入腹腔形成腹水。肝窦和窦后阻塞时，肝内淋巴液增多，输出不畅，漏入腹腔；肝功能受损，对醛固酮和抗利尿激素灭活能力不足，导致水钠潴留。

三、临床表现

1. 脾大和脾功能亢进　脾大的程度不一，严重的脾下极可达盆腔，巨脾多见于血吸虫病性肝硬化，早期质地较软、晚期较硬。脾大者多伴发脾功能亢进，会引起外周血细胞减少，可出现黏膜及皮下出血，如牙龈、鼻出血，女性患者可有月经量增多。

2. 上消化道出血　多由于食管胃底静脉曲张破裂所致，有半数患者会出现，是门静脉高压症常见的并发症，临床表现为呕血、柏油样黑便。由于肝功能不全导致凝血功能障碍，出血不易自止，加之患者对出血的耐受能力较正常人差，可引起失血性休克。大量血液流入肠道而被分解，毒素进入肝脏，以及肝脏的进一步出血，容易引起肝功能衰竭。首次大出血，首次大出血死亡率可达 25%～30%，部分患者虽可止血，但易复发；首次出血后在 1～2 年内有 50%～70% 会再次出血，死亡率达 30%～50%。

3. 腹水　腹水是本病晚期表现，约有 1/3 的患者出现。可有腹胀、呼吸急促、食欲减退等表现。

4. 体征　患者有黄疸、腹壁静脉曲张、肝掌、蜘蛛痣、男性乳房发育等。

四、诊断与鉴别诊断

（一）诊断

根据肝炎、血吸虫病病史，脾大、上消化道出血、腹水等临床表现以及腹壁静脉曲张、黄疸等体征，可做初步诊断，进一步明确诊断，需进行辅助检查。

1. 血常规检查　血细胞计数下降，血小板可减少至（70～80）×10^9/L 以下，白细胞计数可下降至 3×10^9/L 以下；同时，红细胞计数也有不同程度降低。

2. 肝功能检查　白蛋白降低，球蛋白升高，白/球蛋白比例倒置，凝血酶原时间延长，胆红素和氨基转移酶升高，胆红素和氨基转移酶升高。肝功能分级见表 32 - 1。

表 32 - 1　肝功能 Child - Pugh 分级

项目	得分		
	1 分	2 分	3 分
血清总胆红素（μmol/L）	<34.2	34.2～51.3	>51.3
血浆白蛋白（g/L）	>35	28～35	<28
凝血酶原延长时间（s）	<4	4～6	>6
腹水	无	轻度	中度以上
肝性脑病	无	轻度	中度以上

注：总分 5～6 分为轻度肝功能不全（A 级），7～9 分为中度肝功能不全（B 级），10～15 分为重度肝功能不全（C 级）。

3. 腹部超声检查　可反映静脉扩张情况，了解脾脏大小和腹水情况。

4. X 线食管钡餐检查　钡剂充盈时，曲张的静脉使食管轮廓呈虫蚀样改变；排空时，为蚯蚓样或串珠样影。

5. 内镜检查　此检查在出血期也可以进行，能够判断出血情况，并且可以在直视下做硬化剂和套扎治疗。

（二）鉴别诊断

本病应与布－加（Budd－Chiari）综合征、特发性门静脉高压症（Banti 综合征）、肝小静脉闭塞症、其他致脾大性疾病等相鉴别。当引发急性上消化道大出血时，应与其他原因所致出血进行鉴别。

五、治疗

（一）治疗原则

因大部分门静脉高压症是由肝硬化所致，所以基本以内科治疗为主，外科治疗主要是预防和控制食管胃底静脉曲张破裂出血；其次是解除或改善脾大、脾功能亢进以及顽固性腹水。

（二）非手术治疗

主要适用于有黄疸、大量腹水、肝功能严重受损（C 级）并发生大出血者；上消化道大出血病因不明；诊断未明确者；手术前准备。主要有以下措施。

1. 补充血容量　建立静脉通道，补液和输新鲜全血。

2. 药物止血　主要用内脏血管收缩剂，常用药物有垂体后叶素、三甘氨酰赖氨酸加压素和生长抑素类药物。①血管加压素：一般剂量为 20U 溶解于 5% 葡萄糖溶液 200ml 内静滴，20~30 分钟内滴完。合用酚妥拉明或硝酸酯类药物可提高疗效，还可预防血管收缩药物的不良反应。②生长抑素：可选择性减少内脏血流量，降低门静脉压力，有效控制出血，是目前认为治疗食管胃底静脉曲张破裂的首选药物，但价格较贵。首次剂量 0.25mg 静脉注射，以后 0.25mg/h 静滴维持，连续 3~5 天。

3. 内镜治疗　采用注射硬化剂、套扎和热凝等方法止血。①注射硬化剂法（EVS）：经内镜将硬化剂（国内多选用鱼肝油酸钠）直接注射到曲张静脉腔内及其周围组织以引起闭塞和纤维化，可治疗食管静脉曲张出血和预防再出血。对于急性出血，其效果与药物治疗相似，但长期疗效优于血管加压素和生长抑素。主要并发症有食管溃疡、狭窄或穿孔。其中食管穿孔是最严重的并发症，虽然发生率仅1%，但死亡率却高达50%。②食管静脉套扎术（EVL）：经内镜将要结扎的曲张静脉吸引至结扎器中，用橡皮圈套扎在曲张静脉基底部，比注射硬化剂疗法相对简单和安全，是目前公认控制急性出血的首选方法。成功率可达 80%~100%。③热凝法：利用氩离子激光和 ND－YAG 激光将光能转化为热能，使组织蛋白凝固、血管收缩而止血。

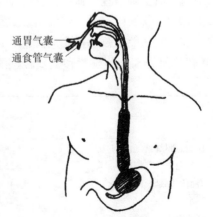

通胃气囊
通食管气囊

4. 三腔管压迫止血　指利用充气的气囊分别压迫胃底和食管下段的曲张的静脉，以达到压迫止血的目的（图 32－1）。三个腔分别是：胃囊，充气后压迫胃底；食管囊，充气后压迫食管下段；胃腔，此腔可行吸引、冲洗和注入止血药物。使用前检查是否漏气，表面涂液状石蜡，经鼻孔送入胃内，先向胃囊充气 150~200ml，然后用 0.5kg 力量将管向外拉提，感到不能再被拉出并有轻度弹性阻力时即固定，观察止血效果，如仍有出血，再向食管囊注气 100~150ml。每隔 12 小时，将气囊放空 10~20 分钟。一般放

图 32－1　三腔二囊管压迫止血

置 24 小时,如出血停止,可先排空食管囊、后排空胃囊;再观察 12~24 小时,确认止血后,才可将管缓慢拉出。放置三腔管的时间不宜持续超过 3~5 天,否则,会引起食管或胃底黏膜溃烂、坏死和食管破裂等。

(三)手术治疗

既往有上消化道大出血病史,或本次出血急、出血量大,或经短期积极治疗后仍反复出血者,经严格的内科治疗 48 小时内仍不能控制出血,或出血复发者肝功能 A、B 级,根据黄疸和腹水的情况,进行积极的手术治疗,不仅可以防止再出血,也能避免大出血引起肝昏迷的发生。手术方式有门体分流术、断流术、肝移植。

1. 门体分流术 用吻合血管的方式,把门静脉系统主干及其主要属支与腔静脉及其主要属支连通。将门静脉血流分流到腔静脉,能有效降低门静脉的压力,达到止血的目的。可分为分选择性分流术、选择性分流术(包括限制性分流术)。

(1)非选择性门体分流术 是将入肝的门静脉血完全转流入体循环。①门静脉与下腔静脉侧分流(图 32-2a):肝门静脉血流一并转流入下腔静脉,减低肝窦压力,有利于控制形成。②门静脉与下腔静脉端侧分流术(图 32-2b):将门静脉肝端结扎,防止发生离肝门静脉血流,非选择性门体分流术分流降压效果明显,止血效果好,但肝性脑病发生率可达 30%~50%,易引起肝功能衰竭。同时,由于破坏了第一肝门结构,会对日后肝移植造成困难。③肠系膜上静脉与下腔静脉"桥式"(H 形)分流术(图 32-2c):下腔静脉与肠系膜上静脉之间用人造血管或自体静脉架桥吻合。后两术术后血栓形成发生率较高。④端脾-肾贱卖分流术(图 32-2d):切除脾,将脾静脉近端与左肾静脉端侧吻合。

(2)选择性门体分流术 目的是保留门静脉部分入肝血流,同时降低食管胃底曲张静脉的压力。代表术式为远端脾-肾静脉分流术(图 32-2e):将脾静脉远端与左肾静脉进行端侧吻合,同时离断门-奇静脉侧支,包括胃冠状静脉和胃网膜静脉。其优点是肝性脑病发生率低,但有大量腹水及脾静脉口径较小的患者,一般不建议采用。

(3)限制性门体分流术 目的是充分降低门静脉压力的同时保证肝的血流灌注量。代表术式是限制性门-腔静脉分流术(图 32-2f)。此术式早期效果好,但随着时间推移,吻合口的口径逐渐增大,限制效果会越来越差。

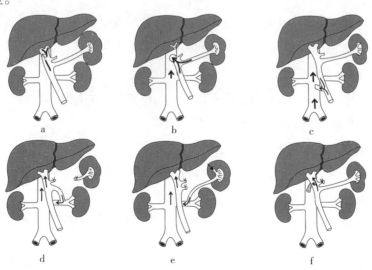

图 32-2 门体分流术式示意图

a. 门-腔静脉侧侧分流术;b. 门-腔静脉端侧分流术;c. 肠系膜上静脉-下腔静脉"H"形桥式分流术

d. 近端脾-肾静脉分流术;e. 远端脾-肾静脉分流术;f. 限制性门静脉-下腔静脉"H"形桥式分流术

2. 断流术 在阻断门-奇静脉反常血流的同时行脾切除，以达到止血的目的。此术式不仅能紧急手术止血，同时不影响肝脏血流灌注，对肝功能影响小。手术方式有很多种，其中脾切除加贲门周围血管离断效果最好。

3. 肝移植 不仅能缓解门静脉高压，也能解决原有肝脏疾病。但是由于肝脏来源、免疫抑制剂的终身使用和医疗费用昂贵等问题，限制了其临床应用。

六、健康教育

1. 生活指导 保证足够的休息，避免过度劳累和活动，避免引起腹内压增高的因素，如打喷嚏、咳嗽，便秘、用力排便，提重物等；保持良好的心理状态，避免过度激动、精神紧张等不良情绪；尽量避免外伤；用软毛刷刷牙；避免牙龈出血；戒烟、酒等。

2. 饮食指导 规律进食，忌暴饮暴食；进食高热量、高维生素的食物；避免粗糙、坚硬和刺激性食物，以免诱发上消化道大出血。蛋白质的摄入：肝功能受损较轻患者，蛋白质摄入控制在 $50 \sim 70 \text{g/d}$；肝功能严重受损和分流术后患者限制蛋白质摄入；有腹水者，限制蛋白质同时限制水钠摄入。

3. 用药指导 严格遵医嘱用药，避免对肝功能有损害的药物。

4. 病情观察指导 指导患者和家属掌握出血先兆、病情观察、急救措施等。

5. 定期复诊 遵医嘱定期复诊。

第二节 脾切除的适应证 🅔微课

脾有丰富的血液循环，实际上是脾动脉与脾静脉之间的一个血窦。脾又是体内最大的淋巴器官，约占全身淋巴组织总量的 25%，内含大量的淋巴细胞和巨噬细胞。其功能与结构又与淋巴细胞有许多相似之处，故脾亦是一个重要的免疫器官。脾原发性疾病，如脾肿瘤、脾囊肿等较少，多见继发性病变；或脾的病变仅是其他疾病病理改变的一部分，如门静脉高压症和某些造血系统疾病的继发性脾功能亢进症等。外科治疗主要采用脾切除术，其适应证如下。

（一）脾外伤

左上腹或左季肋部穿透性损伤及闭合性损伤引起的脾破裂或包膜下破裂、自发性脾破裂以及手术中脾损伤等，均可引起致命性大出血，须立即行脾切除术止血，挽救生命。

（二）门静脉高压症

肝内型门静脉高压症合并脾功能亢进症者；肝外型门静脉高压症，如脾动脉瘤、脾动静脉瘘及脾静脉血栓形成等引起充血性脾大者；均应行脾切除术。

（三）脾原发性病变及占位性病变

1. 游走脾 又称异位脾。由于脾蒂过长，脾可过度活动而成为游走脾，甚至出现脾蒂扭转，造成脾坏死。游走脾患者无论脾蒂扭转与否，均应行脾切除术。

2. 脾脓肿 常发生在脓毒血症后，如脓肿局限在脾内，可行脾切除术。如脓肿周围炎症已波及脾脏四周，则仅能做引流术。局限性脾结核，也可行脾切除术。

3. 脾肿瘤 原发性肿瘤比较少见，但不论良性（如血管瘤）或恶性（如淋巴肉瘤），均应行脾切除术。转移性肿瘤较多见，大多数已广泛转移，故不适宜手术。

4. 脾囊肿 分为上皮性、内皮性和真性囊肿。非寄生虫性假性囊肿、寄生虫性囊肿（如脾包虫病），均易继发感染、出血、破裂，应予脾切除术。

（四）其他脾功能亢进性疾病

1. 原发性血小板减少性紫癜 适于年轻患者，首次发作，经药物治疗半年不愈；慢性反复发作者；急性型，药物治疗后不能控制出血（儿童宜在 1～2 周内手术）和早期妊娠的患者（妊娠 4～5 个月内手术）。

2. 先天性溶血性贫血 适于药物（激素）治疗后 1 个月内不见效者；长期用药发生严重副作用，无法继续用药者；术前应行放射性[51]铬肝脾区测定，证实脾为红细胞主要破坏场所者方可施行手术；如肝为红细胞主要破坏场所时，则不宜手术。

3. 原发性脾源性中性粒细胞减少症

4. 原发性全血细胞减少症

5. 再生障碍性贫血 适于药物治疗无效，骨髓检查存在代偿性增生者（周围血内网织红细胞检查多次为 0 者不宜手术）。

6. 后天性溶血性贫血（选择性病例）

目标检测

答案解析

选择题

[A1/A2 型题]

1. 门－腔静脉之间最有意义的交通支是

    A. 直肠下段、肛管交通支　　　　　　　B. 胃底、食管下段交通支

    C. 前腹壁交通支　　　　　　　　　　　D. 腹膜后交通支

    E. 以上都不是

2. 门静脉高压症最主要的原因是

    A. 肝炎后肝硬化　　　　B. 门静脉炎　　　　C. 肝静脉堵塞

    D. 下腔静脉阻塞　　　　E. 门静脉血栓

3. 门静脉的正常压力值为

    A. 1.3～2.4kPa（13～24cmH_2O）　　　　B. 0.6～1.2kPa（6～12cmH_2O）

    C. 0.2～0.5kPa（2～5cmH_2O）　　　　　D. 2.5～4.0kPa（25～40cmH_2O）

    E. 4.0～6.0kPa（40～60cmH_2O）

4. 门静脉高压症手术的主要目的是

    A. 治疗顽固性腹水　　　　　　　　　　B. 改善肝功能

    C. 预防和控制食管静脉曲张出血　　　　D. 治疗肝性脑病

    E. 改善脾功能亢进

5. 对三腔二囊管的使用方法，错误的是

    A. 三个腔分别为：胃囊，充气后压迫胃底；食管囊，充气后压迫食管下段；胃腔，经此腔可行吸引、冲洗和注入止血药

    B. 一般放置 7 天左右

    C. 放置时间过长会引起食管或胃底黏膜溃烂、坏死和食管破裂

    D. 放置前先检查是否漏气

    E. 每隔 12 小时，将气囊放空 10～20 分钟

6. 上消化道是指
    A. 贲门以上的消化道
    B. 幽门以上的消化道
    C. 十二指肠乳头以上的消化道
    D. 屈氏韧带以上的消化道
    E. 空肠上段以上的消化道

7. 三腔二囊管压迫止血可用于
    A. 食管癌并发出血
    B. 胃底 – 贲门黏膜撕裂综合征
    C. 食管静脉曲张破裂出血
    D. 胃癌并发出血
    E. 消化性溃疡并发出血

8. 患者，女，50岁。反复呕血3年，4小时前突然又呕血。胃镜检查确诊为食管胃底静脉曲张出血。体格检查：贫血貌，血压88/60mmHg，蛙状腹，脾肋下3.5cm，肝功能A级，A/G比值为0.81 : 1，总胆红素（STB）34μmol/L，最宜采用
    A. 静脉注射止血药
    B. 口服去甲肾上腺素
    C. 食管静脉套扎
    D. 限制性门 – 腔分流术
    E. 三腔二囊管压迫止血

9. 患者，女，38岁。突发呕血急诊来院，呕血3次，约1200ml，色鲜红，否认既往有肝炎病史。体格检查时与门静脉高压症相一致的体征是
    A. 面色苍白
    B. 血压96/60mmHg
    C. 上腹壁静脉曲张
    D. 上腹部压痛
    E. 脾肋下未及

10. 患者，男，60岁。近3个月自觉腹胀不适，来院就诊。体检：神志清楚，一般状态尚可，巩膜轻度黄染，肝肋下未及，脾肋下2横指。A/G = 1.24，白蛋白30g/L。追问病史，12年前曾患乙肝，病史中无呕血、黑便史。胃镜示食管胃底静脉曲张，B超示腹水（＋）。不适宜的治疗措施是
    A. 低盐饮食
    B. 保肝药物
    C. 饮食
    D. 手术预防出血
    E. 利尿剂

二、简答题

1. 请简述门静脉高压症的临床表现。
2. 请简述门静脉高压症不同手术方式的优缺点。

书网融合……

本章小结

微课

题库

PPT

第三十三章　胆道疾病

◎ 学习目标

1. 通过本章学习，重点掌握胆石症的临床表现、诊断与鉴别诊断、治疗，急性胆囊炎的临床表现、诊断与鉴别诊断、治疗，急性梗阻性化脓性胆管炎的病因、诊断以及治疗；熟悉慢性胆囊炎的病因、病理类型；了解胆道系统的解剖及生理功能。

2. 具备对各种胆道疾病进行初步诊断和处理的能力，能够把握胆囊切除术的适应证。

≫ 情境导入

情境描述　患者，女，48 岁。发作性剑突下及右上腹绞痛 3 天，伴寒战、黄疸，半年前有类似发作史。查体：T 39℃，P 110 次/分，BP 140/85mmHg。血常规检查：WBC 12×10^9/L，肋下触及增大的胆囊、触痛。该患者皮肤巩膜黄染加重，体温升高至 40℃，P 130 次/分，BP 90/60mmHg，意识不清。

讨论　1. 此患者的初步诊断是什么？

2. 本病的诊断依据是什么？

3. 本病的治疗原则是什么？

第一节　解剖生理概要

一、解剖概要

胆道起始于肝内毛细胆管，终末端与胰管汇合，开口于十二指肠乳头，外有 Oddi 括约肌围绕。胆道系统包括肝内与肝外胆管、胆囊及 Oddi 括约肌等。

（一）肝内胆管

起自毛细胆管，逐级汇集成小叶间胆管、肝段、肝叶胆管及肝内部分的左、右肝管。其行径与肝内动脉、门静脉分支大体一致，三者同为 Glisson 鞘所包裹。左、右肝管为一级支，左内叶、左外叶、右前叶、右后叶胆管为二级支，各肝段胆管为三级支。

（二）肝外胆管

肝外胆管是由肝外左、右肝管和肝总管、胆囊、胆总管等组成（图 33 - 1）。

1. 左、右肝管和肝总管　肝外左、右肝管由肝内左、右肝管出肝移行而来，两者在肝门下方汇合形成肝总管。左肝管细长，长度 2.5~4.0 cm，与肝总管间形成约 90°夹角；右肝管较粗短，长度 1.0~3.0cm，与肝总管间形成约 150°夹角。在肝门处，肝管、门静脉及肝动脉三者的关系密切，一般是左、右肝管在前，肝左、右动脉居中，静脉左、右主干在后；左、右肝管的汇合点位置最高，门静脉左、右主支的分叉点较低；肝固有动脉之左、右动脉的分叉点最低。

肝总管长约 3.0cm，直径 0.4~0.6cm，沿肝十二指肠韧带向右前下行，其下端与胆囊管汇合形成胆

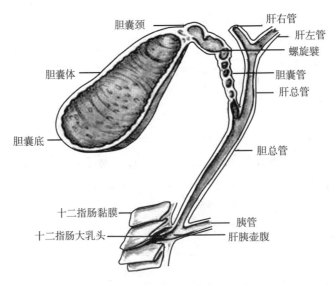

图 33 – 1　肝外胆管

总管。有时其前方有肝固有动脉发出的肝右动脉或胆囊动脉越过；有时除左、右肝管外，6%～10% 的个体有副肝管，1% 左右的个体可无肝总管，胆道手术时对于这些解剖学变异应予以注意。

2. **胆总管**　由肝总管与胆囊管汇合形成，长 7.0～9.0cm，直径为 0.6～0.8cm，若直径超过 1.0cm，应考虑为病理改变。根据胆总管行程和毗邻关系，可分为十二指肠上段、十二指肠后段、胰腺段、十二指肠壁内段四段。

（1）十二指肠上段　起自肝总管与胆囊汇合处，经网膜孔前方，沿肝十二指肠韧带右缘下行，止于十二指肠上缘。肝动脉位于其左侧，门静脉位于两者后方。临床上，胆总管探查、取石、引流常在此段施行。

（2）十二指肠后段　行经十二指肠第一段后方。其后方为下腔静脉，左侧有门静脉和胃十二指肠动脉。

（3）胰腺段　在胰头后方的胆管沟内或实质内下行。

（4）十二指肠壁内段　胰腺段胆总管行至十二指肠降部中段后，斜行进入肠管后内侧壁，长 1.5～2.0cm。80%～90% 个体的胆总管与主胰管在肠壁内汇合构成共同通道，膨大形成胆胰壶腹，亦称 Vater 壶腹。壶腹周围有 Oddi 括约肌，使十二指肠黏膜隆起形成皱襞，末端通常开口于十二指肠大乳头。另有 15%～20% 的胆总管与主胰管分别开口于十二指肠。

Oddi 括约肌主要包括胆管括约肌、胰管括约肌和壶腹括约肌，同时具有控制和调节胆总管和胰管的排放、防止十二指肠内容物反流的重要作用。

3. **胆囊**　位于肝脏脏面的胆囊窝内；为囊性器官，外观呈梨形。长 5.0～8.0cm，宽 3.0～5.0cm，容积为 40～60ml，胆囊分为底、体、颈三部分。底部圆钝且为盲端，向左上方延伸成为体部，再向前上弯曲变窄形成颈部，三者间无明显界限。胆囊颈上部呈囊性扩大，称 Hartmann 袋，胆囊结石常滞留于此。

4. **胆囊管**　由胆囊颈延伸而成，长 2.0～3.0cm，直径为 0.2～0.4cm，胆囊起始部内壁黏膜形成螺旋状皱襞，称 Heister 瓣，胆囊管大多汇入肝总管右侧壁；小部分个体有变异，经胆总管前方至其侧壁或后方与之汇合。或与胆总管平行至十二指肠第一段后方与之汇合；个别个体存在胆囊管很短或缺如的情况。手术中应注意以上解剖学变异情况，防止胆管损伤。

胆囊三角（Calot 三角）是指由胆囊管、肝总管、肝下缘所构成的三角区，内有胆囊动脉、肝右动脉、副右肝管穿行，是胆道手术极易发生误伤的部位。胆囊淋巴管位于胆囊管与肝总管汇合处夹角的上方，是手术寻找胆囊动脉和胆囊管的重要标志。

（三）胆道的血管、淋巴和神经

胆总管有丰富的血液供应，主要来自胃十二指肠动脉、肝总动脉和肝右动脉，这些动脉的分支在胆总管周围相互吻合形成丛状。胆囊、肝总管、胆总管上部由胆囊动脉供血；胆总管下部的血供来自胰十二指肠动脉及十二指肠后动脉的分支。胆囊静脉和肝外胆道静脉直接汇入门静脉。

胆囊的淋巴引流入胆囊淋巴结和肝淋巴结，并与肝组织内的淋巴管有吻合。肝外胆管的淋巴引流入位于肝总管和胆总管后方的淋巴结。

胆道分布着丰富的神经纤维，主要来自腹腔丛发出的迷走神经和交感神经。胆囊手术过程中，若过度牵拉胆囊而激惹到迷走神经，可诱发胆心反射，严重时可产生胆心综合征，甚至发生心搏骤停，需高度重视。

（四）胆道的组成结构

肝外胆管壁由三层组织构成。①黏膜层：由单层柱状上皮构成，含杯状细胞和其他含黏液的细胞。②肌层：含平滑肌和弹力纤维，受刺激时肌纤维可痉挛性收缩引起绞痛。③浆膜层：由结缔组织构成，含神经纤维和血管分支。

胆囊壁由三层组织构成。①黏膜层：由高柱状上皮细胞组成，具有吸收作用，底部含小管泡状腺体，可分泌黏液；胆囊内有众多的黏膜皱襞，能增加浓缩胆汁的能力。②肌层：内层呈纵形，外层呈环形，夹以弹力纤维。③外膜层：由结缔组织及肝包膜延续而来的浆膜形成。

二、生理功能

胆道系统具有分泌、贮存、浓缩和输送胆汁的功能，对胆汁排放入十二指肠起着重要的调节作用。

（一）胆汁的生成、分泌与代谢

1. 胆汁的生成和成分　肝细胞、胆细胞具有分泌胆汁的功能，正常成人每日分泌胆汁量为800～1200ml。胆汁主要由肝细胞分泌，约占胆汁分泌量的3/4；胆管细胞分泌的胆汁约占1/4。胆汁中主要成分是水，约占97%；其他约3%的成分主要是胆汁酸与胆盐、胆固醇、磷脂酰胆碱、胆红素、脂肪酸、氨基酸、酶、无机盐等。

2. 胆汁的生理功能　胆汁呈中性或弱碱性，其主要有乳化脂肪、促进脂溶性维生素的吸收、抑制肠内致病菌生长繁殖和内毒素形成、刺激肠蠕动、中和胃酸等生理功能。①乳化脂肪：胆盐随胆汁进入肠道后与食物中的脂肪结合，使之形成能溶解于水的脂肪微粒而被肠黏膜吸收；②胆汁能刺激胰脂肪酶的分泌并使其被激活，水解脂类，促进脂肪、胆固醇和脂溶性维生素A、D、E、K的吸收；③胆汁内的胆盐有抑制肠内致病菌生长繁殖和内毒素形成的作用。

3. 胆汁分泌的调节　胆汁分泌受神经内分泌的调节。迷走神经兴奋，胆汁分泌增加；交感神经兴奋，胆汁分泌减少。促胰液素（最强促进作用）、促胆囊收缩素和胃泌素、胰高血糖素、肠血管活性肽等可促进胆汁分泌。生长抑素、胰多肽等则抑制胆汁分泌。胆汁分泌还受药物和食物的影响。胃酸、脂肪和蛋白质的分解产物由胃进入十二指肠后，刺激十二指肠黏膜分泌促胰液素和促胆囊收缩素（CCK），两者均可引起胆囊平滑肌收缩、Oddi括约肌松弛及胰液的分泌。

4. 胆汁的代谢　胆汁中的胆汁酸（盐）、胆固醇、胆色素、磷脂酰胆碱的代谢及其含量的变化有重要临床意义。胆固醇不溶解于水而溶解于胆汁。胆汁中胆盐和磷脂形成的微粒将胆固醇包裹于其中，从而使其溶解。当胆盐与磷脂的比例达到（2～3）∶1时，胆固醇的溶解度最大。而胆汁中的ξ电位越高，微粒的稳定性越大。在胆汁中还存在着一种由磷脂酰胆碱和胆固醇按同等比例组成的球泡，称为胆固醇磷脂泡，其中无胆盐。球泡溶解胆固醇的能力比微粒大 10 ~ 20 倍，可溶解 80% 以上肝胆汁内的胆固醇；但球泡的数量随胆盐浓度的增加而减少，当胆汁中胆盐浓度超过 40mmol/L 时，球泡消失；胆汁中球泡越多，胆固醇越不稳定，易于析出而形成胆结石。

胆汁酸（盐）由胆固醇在肝内合成后随胆汁分泌至胆囊内贮存并浓缩。进食时胆盐随胆汁排至肠道，其中约 95% 的胆盐能被肠道（主要在回肠）吸收入肝，以保持胆盐池的稳定，这一过程称为肠肝循环。一定条件下，胆盐的肠肝循环被破坏，胆汁中胆盐、磷脂酰胆碱及胆固醇的比例失调，则胆固醇易于析出而形成胆结石。

胆红素在肝内与葡糖醛酸结合，形成可溶性的结合胆红素，随胆汁排入肠道后不被重吸收，在回肠下段及结肠内经细菌作用转变为尿胆素原，后者小部分被肠吸收，由肝细胞摄取、处理后再从胆汁排入肠腔，形成胆色素的肠肝循环。如胆色素在肝内未与葡糖醛酸相结合，或当胆道感染时，大肠埃希菌所产生的葡糖醛酸酶将结合胆红素水解成为非结合胆红素，与钙结合形成胆红素钙，促发形成胆色素结石。

（二）胆管的生理功能

胆管可分泌胆汁，胆管的主要生理功能是输送胆汁至胆囊和十二指肠。毛细胆管在调节胆汁流量和成分方面，起着关键作用。

胆管输送胆汁至十二指肠由胆囊和 Oddi 括约肌协调完成。在空腹时或餐间 Oddi 括约肌的压力高于胆总管和胆囊管的压力，迫使胆汁流入胆囊。进餐后，胆囊收缩，括约肌松弛，胆汁排入十二指肠。

当胆管发生梗阻，胆管内压力超过胆汁分泌压时，即可抑制胆汁分泌和发生胆血反流。目前认为，1.96kPa（20cmH$_2$O）的压力既有可能导致胆血反流。因为毛细胆管直接与肝窦相通，因此，在行 T 管造影或胆道冲洗时，注入压力不宜过高。

（三）胆囊的生理功能

胆囊通过吸收、分泌和运动而发挥浓缩、贮存和排出胆汁的作用，其主要功能如下。

1. 浓缩与贮存胆汁　胆囊容积仅为 40 ~ 60ml，但 24 小时内能接纳约 500ml 由肝脏分泌的胆汁，胆囊黏膜有很强的吸收水分和电解质的功能，可将胆汁中 90% 的水分吸收，使胆汁浓缩 5 ~ 10 倍而储存于胆囊。

2. 排出胆汁　胆汁的分泌呈持续性，而胆汁的排放则随进食而断续进行，主要通过胆囊平滑肌收缩和 Oddi 括约肌松弛来实现，受神经系统和体液因素（胃肠道激素、代谢产物、药物等）的调节，每次排胆时相长短与食物的种类和量有关，每个排胆时相完成后仍有约 15% 的胆汁潴留在胆囊内。促胆囊收缩素（CCK）是餐后胆囊收缩的主要生理性刺激因子。

3. 分泌功能　胆囊黏膜每天分泌约 20ml 黏液性物质。主要成分是黏蛋白，具有润滑和保护胆囊黏膜的作用。胆囊管梗阻时，胆汁中胆红素被吸收，胆囊黏膜分泌黏液增加，胆囊内积存的液体呈无色透明，称为"白胆汁"。积存"白胆汁"的胆囊称胆囊积水。

胆囊切除后，胆总管可稍有代偿性扩大，管壁增厚，黏膜腺体肥厚、增生，从而使肝胆汁在通过胆管系统时可得到一定程度的代谢浓缩。

三、辅助检查

随着现代影像学诊断技术的发展，胆道疾病的诊断有了明显改善，目前常用的辅助检查如下。

（一）超声检查

超声检查提供的图像清晰、分辨率高，是临床诊断胆道疾病的首选方法，具有安全、快速、简便、经济而准确的特点。

1. 诊断胆道结石 B超检查下，胆囊结石表现为强回声光团伴声影，并随着体位的变换而改变位置，能检出直径在2mm以上的结石，诊断准确率达95%以上，肝外胆管结石诊断准确率约为80%。胆总管下端因常受胃肠道气体干扰，其检查准确率降低。在采用饮用水充盈胃肠道或采用膝胸位情况下，可提高准确率达70%左右，肝内胆管结石准确率达90%左右；但需与肝内钙化灶相鉴别，后者无远肝门端胆管扩张。

2. 鉴别黄疸原因 根据胆管有无扩张、扩张部位和程度，可对黄疸进行定位和定性诊断，准确率为93%~96%。肝内胆管正常时，B超不能显示；如肝内胆管有显示，肝外胆管上段直径>5mm，中下段胆管>10mm，即表示有胆管扩张，胆总管及以上胆管扩张，提示胆总管下端或壶腹部发生梗阻。如肝内、外胆管均未扩张，表示为非梗阻性黄疸。根据梗阻部位病变的回声影像可判别梗阻原因，结石呈强回声光团伴声影；肿瘤呈不均匀增强声或低回声，不伴声影。

3. 诊断其他胆道疾病 B超检查还可诊断胆囊炎、胆囊及胆管肿瘤、胆道蛔虫病、先天性胆道畸形等其他胆道疾病。B超引导下，可行经皮肝胆管穿刺造影、引流和取石等。

4. 手术中B超检查 开腹手术中可用特制的B超探头对肝脏或胆管进行直接检查，以提高肝胆疾病的诊断率。术中B超检查可协助探查结石，指导手术取石，减少结石残留。目前已有报道，在腹腔镜手术中利用特制探头进行超声检查的病例。

（二）放射学和磁共振检查

1. 腹部平片 仅有15%左右的胆囊结石可在腹部平片显示，瓷化胆囊则可显示整个或在部分胆囊钙化。但单纯腹部平片对胆道疾病的诊断价值有限。口服法胆道造影目前在临床上已基本为超声检查所取代。

2. 静脉法胆道造影 缓慢静脉注射30%胆影葡胺20ml；或将30%胆影葡胺20ml溶解于10%葡萄糖溶液250ml缓慢静脉滴注，造影剂经肝分泌进入胆道系统，观察胆管有无狭窄、扩张、充盈缺损等病理改变。但本法显影常不清晰，且受多种因素影响，现已为放射性核素胆道造影、内镜逆行性胰胆管造影、磁共振胆胰管造影等所取代。

3. 经皮肝穿刺胆管造影 经皮肝穿刺胆管造影（percutaneous transhepatic cholangiography，PTC）是在X线电视或B超监视下，经皮经肝穿刺入肝内胆管，直接注入造影剂而使肝内、外胆管迅速显影，可显示肝内、外胆管病变部位、范围、程度和性质等，有助于胆道疾病，特别是梗阻性黄疸的诊断和鉴别诊断。本法对有胆管扩张者更易成功，结果不受肝功能和血清胆红素浓度的影响。但此检查为有创检查，有可能发生胆汁瘘、出血、胆道感染等并发症，故术前应检查凝血功能及注射维生素K 2~3天，必要时应用抗生素，特别是有感染者，同时应做好剖腹探查的准备，以及时处理胆汁性腹膜炎、出血等紧急并发症，另外，可通过造影管行胆管引流（PTCD）或放置胆管内支架进行治疗。

4. 内镜逆行性胰胆管造影 内镜逆行性胰胆管造影（endoscopic retrograde cholangiopancreatography，ERCP）是在纤维十二指肠镜直视下通过十二指肠乳头将导管插入胆管和（或）胰管内进行造影。可直接观察十二指肠及其乳头部的情况和病变，取材进行病理活检，收集十二指肠液、胆汁、胰液。造影可显示胆道系统和胰腺导管的解剖和病变，同时可行鼻胆管引流治疗胆道感染并行Oddi括约肌切开，以及胆总管下端结石取石及胆道蛔虫病驱虫等治疗。但ERCP有诱发急性胰腺炎和胆管炎的可能，诊断性ERCP现已部分为磁共振胰胆管造影所替代。

5. 术中及术后胆管造影 胆道手术时可经胆囊管插管、胆总管穿刺或置管行胆道造影，了解有无胆管狭窄、结石残留及胆总管下端通畅情况。凡行胆总管T管引流或其他胆管置管引流者，拔管前应常规经T管或经其他置管行胆道造影。

6. CT、MRI 或磁共振胆胰管造影（MRCP） 具有成像无重叠、对比分辨力高的特点；能清楚显示肝内、外胆管扩张的范围和程度，结石的分布，肿瘤的部位、大小，胆管梗阻的水平，以及胆囊病变等。CT 及 MRI 检查无损伤、安全、准确，但费用高，主要适用于 B 超检查诊断不清而又怀疑为胆道肿瘤的患者。

（三）胆道镜检查

1. 术中胆道镜检查 术中经胆总管切开处，采用纤维胆道镜或硬质胆道镜进行检查。适用于：①疑有胆管内结石残留；②疑有胆管内肿瘤；③疑有胆总管下端及肝内胆管主要分支开口狭窄。术中可通过胆道镜利用网篮、冲洗等取出结石，还可行活体组织病理检查。

2. 术后胆道镜检查 可经 T 管瘘管或皮下空肠盲袢插入纤维胆道镜行胆管检查，取石、取虫、冲洗、灌注抗生素及溶石药物。驱虫、冲洗灌注抗生素及溶石药物。有胆管或胆肠吻合狭窄者可置入气囊行扩张治疗。胆道出血时，可在胆道镜下定位后，采用电凝和（或）局部用药止血。还可经胆道镜采用特制器械行 Oddi 括约肌切开术。

（四）放射性核素扫描检查

静脉注射^{99m}Tc 标记的二乙基亚氨基二乙酸被肝细胞清除并分泌，与胆汁一起经胆道排泄至肠道，其在胆道系统流过径路的图像，可用 γ 相机或单光子束发射计算机断层扫描仪（SPECT）定时记录并行动态观察。正常时，3~5 分钟肝影清晰，10 分钟左右胆管、十二指肠相继显影，胆囊多在 15~30 分钟内显影，且均不应迟于 60 分钟。胆道梗阻者显影时间的延迟或延长，有助于黄疸的鉴别诊断。本法为无创检查，辐射物剂量小，对患者无损害，突出的优点是在肝功能受损、血清胆红素中度升高时亦可应用。

（五）十二指肠引流

置导管于十二指肠内，注入硫酸镁，松弛 Oddi 括约肌，并使胆囊收缩，分别收集胆总管、胆囊和肝胆管胆汁，检查各个部位胆汁的性状。本法操作费时，被检查者有一定痛苦，目前临床已经基本淘汰，只有在高度怀疑胆道疾病而其他检查未发现异常时才能使用。

第二节 胆囊结石与胆囊炎

胆囊结石（cholecystolithiasis）主要为胆固醇结石或以胆固醇为主的混合性结石和黑色胆色素结石。主要见于成年女性，女性多于男性，经产妇或服用避孕药者常见。发病率在 40 岁后随年龄增长而增高。随着年龄增长，男女发病率差异减少，老年人中，男女发病率基本相等。

胆囊结石的成因非常复杂，与多种因素有关，任何影响胆固醇与胆汁酸浓度比例改变和造成胆汁瘀滞的因素都可能导致结石的形成。目前认为其基本因素是胆汁成分和理化性质发生了改变，导致胆汁中的胆固醇呈过饱和状态，易于沉淀和结晶析出而形成结石。另外，胆囊结石患者中的胆汁可能存在促成核因子，可分泌大量的黏液蛋白以促使成核和结石形成。此外，胆囊收缩力减低、胆囊内胆汁淤滞也可促进结石的形成。

胆囊炎是胆囊发生的急性或慢性化学性或（和）细菌性炎症，约95%的患者合并有胆囊结石，称为结石性胆囊炎；5%的患者未合并胆囊结石，称为非结石性胆囊炎。

一、急性结石性胆囊炎

（一）病因与病理

急性结石性胆囊炎（acute calculous cholecystitis）初期的炎症是由于胆囊结石直接压迫胆囊或胆囊

管，引起黏膜损伤，胆汁淤滞的情况下出现细菌感染。

1. 主要致病原因　①胆囊管梗阻：胆囊结石移动至胆囊管附近时，可堵塞胆囊管或嵌顿于胆囊颈，嵌顿的结石直接损伤黏膜引起炎症，以致胆汁排出受阻，胆汁直流、浓缩、高浓度的胆汁酸盐具有细胞毒性，可引起细胞损害，加重黏膜的炎症、水肿甚至坏死。②细菌感染：多为继发性感染，致病菌多从胆道逆行进入胆囊，或经过血液循环或淋巴途径进入胆囊，在胆汁流出不畅时造成感染。胆汁或胆囊壁细菌培养可出现阳性反应，致病菌主要是革兰阴性杆菌，以大肠埃希菌最常见，其他有克雷伯菌、粪肠球菌、铜绿假单胞菌等。常合并厌氧菌感染。已有报道在胆囊结石患者胆汁中检测出幽门螺杆菌（Hp）DNA，说明有细菌经十二指肠逆行进入胆道的可能。

2. 病理生理　病变开始时胆囊管梗阻，黏膜水肿、充血，胆囊内渗出增加，压力升高，胆囊肿大，称为急性单纯性胆囊炎。如果此阶段采取治疗措施后梗阻解除、炎症消退，大部分组织可恢复原来结构。如梗阻未解除或炎症控制不良，病情进一步加重，病变波及胆囊壁全层，出现囊壁增厚、血管扩张，甚至浆膜炎症，浆膜面出现纤维素或脓性渗出，发展至急性化脓性胆囊炎。此时若采取有效的治疗措施，愈后将产生纤维组织增生、瘢痕化，容易再发生胆囊炎症。反复的发作、治愈则呈现慢性炎症过程，胆囊可完全瘢痕化而萎缩。如胆囊梗阻未解除，胆囊内压继续升高，胆囊壁张力增高，血管受压导致血供障碍，继而引发缺血、坏疽，则为坏疽性胆囊炎。坏疽性胆囊炎常并发胆囊穿孔，多发生在底部和颈部。全胆囊坏疽后因为黏膜坏死而致胆囊功能消失。急性胆囊炎因胆石压迫或周围炎症浸润至邻近器官，也可穿破至十二指肠、结肠等形成胆囊胃肠道内瘘，急性炎症可因内瘘减压而迅速消退。急性胆囊炎时，胆囊内炎性物质或脓液可进入胆管或胰管，引起胆管炎或胰腺炎。

（二）临床表现

1. 主要症状　女性多见，50 岁前为男性的 3 倍、50 岁后为 1.5 倍。多数患者发病前曾有胆囊疾病的相关表现。急性发作的典型发病过程表现为在饱餐、进油腻食物后出现上腹胀痛不适，逐渐发展至呈阵发性绞痛。疼痛常放射到右肩、肩胛区和背部，伴恶心、呕吐、厌食、便秘等消化道症状。如病情发展，疼痛可为持续性、阵发加剧。患者常有轻度至中度发热，通常无寒战，可伴有畏寒；如出现寒战、高热，表明病变严重或出现并发症，如胆囊坏疽、穿孔或胆囊积脓，或合并急性胆管炎 10%~25% 的患者可出现轻度黄疸，可能是胆色素通过受损的胆囊黏膜进入血循环，或邻近炎症引起 Oddi 括约肌痉挛所致。10%~15% 的患者可能合并胆总管结石或梗阻，出现较严重且持续的黄疸。

2. 体格检查　右上腹胆囊区域可有不同程度、不同范围的压痛，炎症波及浆膜时可有腹肌紧张及反跳痛，Murphy 征阳性。有些患者可触及肿大并有触痛的胆囊。如胆囊病变发展缓慢，大网膜粘连并包裹胆囊，则形成边界不清、固定压痛的肿块；如病情发展快，控制不理想，发生坏疽、穿孔，则出现弥漫性腹膜炎表现。

3. 实验室检查　85% 的患者白细胞升高 [（1.2~1.5）×10^9/L]，有时抗感染治疗后或老年人可不升高。血清丙氨酸氨基转移酶、碱性磷酸酶常升高，约 1/2 的患者血清胆红素升高，1/3 的患者血清淀粉酶升高。

4. 影像学检查　B 超检查可见胆囊增大、囊壁增厚（>4mm），明显水肿时可见"双边征"，囊内结石显示强回声，其后有声影；对急性胆囊炎的诊断准确率为 85%~95%。CT、MRI 检查均可协助诊断。对症状不典型的患者，采用 ^{99m}Tc - EHIDA 检查，对诊断急性胆囊炎的敏感性达 97%、特异性达 87%。由于胆囊管的梗阻，胆囊不显影；如有胆囊显影，95% 的患者可排除急性胆囊炎。

（三）诊断与鉴别诊断

根据典型的临床表现，结合实验室和影像学检查，诊断一般无困难，但需要与消化性溃疡穿孔、急性胰腺炎、高位阑尾炎、肝脓肿、胆囊癌、结肠肝曲癌或小肠憩室穿孔以及右侧肺炎、胸膜炎和肝炎等疾病进行鉴别。

（四）治疗

急性结石性胆囊炎最终需采用手术治疗。应根据患者的具体情况选择适宜的手术时机和手术方式，原则上争取择期进行手术。手术方法首选腹腔镜胆囊切除术，其他还有传统的开腹手术、胆囊造口术。

1. 非手术治疗 包括禁食、输液、营养支持、补充维生素、纠正水与电解质紊乱及酸碱失衡，并对全身进行支持治疗，行抗感染治疗。绝大部分患者均有不同程度的疼痛，需联用解痉止痛、消炎利胆药物。老年患者发病率高，应注意监测血糖及心、肺、肾等器官功能，治疗心、肺、肾等器官的并存疾病，维护重要器官的生理功能。非手术治疗既是一种治疗措施，也可为手术治疗做术前准备。治疗期间应密切观察患者全身和局部病情变化，随时调整治疗方案，如病情加重，应及时决定手术治疗。大多数患者经非手术治疗能控制病情发展，待日后行择期手术。

2. 手术治疗 胆囊手术力求安全、简单、有效，对年老体弱、合并多个重要脏器疾病者，选择手术方法应慎重。

（1）手术时机的选择 急诊手术的适应证：①发病在48～72小时内者；②经非手术治疗无效或病情恶化者；③有胆囊穿孔、弥漫性腹膜炎、急性化脓性胆管炎、急性出血坏死。其他患者，尤其是年老、基础疾病多的高危患者，应争取选择在患者情况稳定，处于最佳状态时进行择期手术。

（2）手术方法 ①胆囊切除术：首选腹腔镜胆囊切除也可应用传统的或小切口的胆囊切除，以根治病变。②部分胆囊切除术：如估计分离胆囊床苦难或可能出血者，可保留胆囊床部分胆囊壁，用物理或化学方法破坏该处的黏膜，胆囊其余部分切除；③胆囊造口术：对高危患者或局部粘连解剖不清者，可先行造口术减压引流，3个月后再行胆囊切除。④超声或CT导引下经皮经肝胆囊穿刺引流术（percutaneous transhepatic gallbladder drainage，PTGD）：可减低胆囊内压，急性期过后再择期手术，适用于病情危重又不宜手术的化脓性胆囊炎患者。

二、急性非结石性胆囊炎

急性非结石性胆囊炎（acute acalculous cholecystitis）指胆囊有明显的急性炎症，但胆囊内并无结石存在，临床上少见，发生率占急性胆囊炎的5%～10%，并有缓慢增长的趋势。

（一）病因及病理

病因仍不清楚，易发生在严重创伤、烧伤、腹部非胆道手术后如腹主动脉瘤手术、脓毒症等危重症患者中，约70%的患者伴有动脉粥样硬化；也有认为是由长期肠外营养所致。长时间的肠外营养，机体缺乏由胆囊收缩素刺激引起的胆囊节律性收缩，导致胆汁淤滞，同时为细菌的繁殖和感染创造了条件。

本病的病理变化与急性结石性胆囊炎相似，但若治疗不及时，病情发展更迅速，致病因素主要是胆汁瘀滞和缺血，导致细菌的繁殖且供血减少，胆囊坏疽、穿孔的发生率上升。

（二）临床表现

本病多见于男性、老年患者，临床表现与急性结石性胆囊炎相似。腹痛症状常因患者伴有其他严重疾病或手术、使用镇静药物而被掩盖，易误诊和延误治疗。进饱餐、油腻食物可诱发本病。

（三）诊断与鉴别诊断

本病早期正确诊断率偏低，在创伤和手术后发生本病的患者中，术前获得正确诊断者约为50%。因此，提高对本病的认识和警惕是早期诊断本病的关键。对危重者、严重创伤及长期应用肠外营养支持的患者，出现右上腹疼痛并伴有发热时应警惕本病的发生。若有上腹压痛及腹膜刺激征，或触及肿大胆囊、Murphy 征阳性时，应及时做进一步的检查。发病早期 B 超检查不易诊断，CT 检查有所帮助，而约 97% 的患者经肝胆系统放射性核素扫描可获得诊断。

（四）治疗

因本病易并发坏疽、穿孔，一经诊断，应及早手术治疗。根据患者情况，可选用胆囊切除或胆囊造口术，或 PTGD 治疗。未能确诊或病情较轻者，应在严密观察下行积极的非手术治疗，一旦病情恶化，及时施行手术。

三、慢性胆囊炎

慢性胆囊炎（chronic cholecystitis）是胆囊持续的、反复发作的炎症过程，超过 90% 的患者合并有胆囊结石。

（一）病因与病理

1. 病因　慢性胆囊炎大多继发于急性胆囊炎，是急性胆囊炎反复发生的结果。

2. 病理　炎症及结石的反复刺激，黏膜下和浆膜下的纤维组织增生及单核细胞的浸润，胆囊与周围组织粘连、囊壁增厚并逐渐瘢痕化，最终导致胆囊萎缩，与肝床紧贴，完全失去功能。

（二）临床表现

常不典型，多数患者有胆绞痛病史。常在饱餐、进油腻食物后出现腹胀、腹痛、厌油、嗳气等消化道症状。腹痛程度不一，多在上腹部，牵涉到右肩背部，较少出现畏寒、高热和黄疸，可伴有恶心、呕吐。腹部检查可无体征，或仅有右上腹轻度压痛，Murphy 征可呈阳性。

（三）诊断与鉴别诊断

1. 诊断　有腹痛发作合并胆囊结石证据提示慢性胆囊炎的诊断。

辅助检查以 B 超检查作为首选，可显示胆囊壁增厚、胆囊排空障碍或胆囊内结石。目前口服法胆囊造影逐渐被 B 超检查替代，但如胆囊显影淡薄或不显影则表明胆囊功能障碍或胆囊管梗阻，有助于慢性胆囊炎的诊断。

2. 鉴别诊断　胃肠道钡餐、纤维胃镜、腹部 CT、泌尿系统静脉造影等检查对鉴别胃食管反流性疾病、消化性溃疡、胃炎、急性胰腺炎、消化道肿瘤、右肾及输尿管疾病等有帮助。

（四）治疗

对伴有结石或确诊为本病的无结石者应行胆囊切除，首选腹腔镜胆囊切除术。对无症状者或腹痛可能由其他并存疾病如消化性溃疡、胃炎等引起者，手术治疗应慎重。不能耐受手术者可选择非手术治疗，方法包括口服溶石药物、有机溶石剂直接穿刺胆囊溶石、体外震波碎石等，也可限制肥腻食物摄入并服用消炎利胆药、胆酸盐、中药等治疗。

（五）健康教育

1. 活动与情绪　合理安排作息时间，保证足够睡眠，适当锻炼，注意劳逸结合，避免过度劳累或精神高度紧张。

2. 饮食　低脂饮食，进清淡、少油食物，脂肪含量每日低于 40g，忌油腻食物，禁食肥肉、蛋黄、动物内脏等。进食时注意少食多餐，避免过饱。

3. 特殊指导　非手术治疗及行胆囊造口或 PTGD 的患者，应遵医嘱用药，定期随访检查，已确定是否手术和手术时机，若出现腹痛、发热和黄疸等症状时，及时就诊。

第三节 肝外胆管结石与急性胆管炎

肝外胆管结石是指发生于左、右肝管汇合部以下的胆管结石，分为原发性和继发性结石。继发性结石主要是胆囊结石排进胆管并停留在胆管内，故多为胆固醇结石或黑色胆色素结石。原发性结石多为棕色胆色素结石或混合性结石，形成的诱因有：胆道感染；胆道梗阻，包括胆总管扩张形成的相对梗阻；胆道异物，包括蛔虫残体、虫卵、华支睾吸虫、缝线线结等。

一、病理

肝外胆管结石主要病理变化如下。①急性和慢性胆管炎：结石引起胆汁淤滞，容易引起感染，感染造成胆管壁黏膜充血、水肿，加重胆管梗阻，反复的胆管炎症使管壁纤维化并增厚、狭窄，近端胆管扩张。②全身感染：胆管梗阻后，胆道内压增加，感染胆汁可逆向经毛细胆管进入血循环，导致脓毒症。③肝损害：梗阻并发感染可引起肝细胞损害，甚至可发生肝细胞坏死及形成胆源性肝脓肿；反复感染和肝损害可致胆汁淤积性肝硬化。④胆源性胰腺炎：结石嵌顿于壶腹时可引起胰腺的急性和（或）慢性炎症。

二、临床表现

1. 腹痛 不典型，常发生在剑突下或右上腹，呈阵发性发作，或为持续性疼痛阵发性加剧，多为绞痛，可向右肩或背部放射，常伴恶心、呕吐。这是由于结石下移嵌顿于胆总管下端或壶腹部，导致胆总管平滑肌或 Oddi 括约肌痉挛所致。

2. 寒战、高热 胆管梗阻继发感染导致胆管炎，胆管黏膜炎症、水肿，加重梗阻而致胆管内压升高，细菌及毒素逆行经毛细胆管入肝窦至肝静脉，再进入体循环引起全身性感染。约 2/3 的患者可在病程中出现寒战、高热，一般表现为弛张热，体温可达 39～40℃。

3. 黄疸 胆管梗阻后可出现黄疸，其轻重程度、发生和持续时间取决于胆管梗阻的程度、部位和是否并发感染，并与有无胆囊有关。如为部分梗阻则黄疸程度较轻，完全性梗阻时黄疸较深；如结石嵌顿在 Oddi 括约肌部位，则梗阻完全、黄疸进行性加深；合并胆管炎时，胆管黏膜与结石的间隙由于黏膜水肿而缩小甚至消失，黄疸逐渐明显，随着炎症的发作及控制，黄疸呈现间歇性和波动性。出现黄疸时常伴有尿色变深，粪色变浅，完全性梗阻时呈白色陶土样大便；随着黄疸加深，部分患者可出现皮肤瘙痒。

4. 体格检查 平日无发作时可无阳性体征，或仅有剑突下和右上腹深压痛。如合并胆管炎时，可有不同程度的腹膜炎征象，主要在右上腹，严重时也可出现弥漫性腹膜刺激征。并有肝区叩击痛，胆囊或可触及并有触痛。

5. 实验室检查 当合并胆管炎时，实验室检查改变明显，如白细胞计数及中性粒细胞百分比升高，血清总胆红素及结合胆红素增高，血清氨基转移酶和碱性磷酸酶升高，尿中胆红素升高，尿胆原降低或消失，粪中尿胆原亦减少。

6. 影像学检查 除含钙的结石外，X 线平片难以观察到结石。B 超检查能发现结石并明确大小和部位，可作为首选的检查方法，如合并梗阻可见肝内、外胆管扩张，胆总管远端结石可因肥胖或肠气干扰而观察不清，但应用内镜超声（EUS）检查可不受影响，对胆总管远端结石的诊断有重要价值。PTC 及 ERCP 为有创性检查，能清楚地显示结石及其部位，但可诱发胆管炎及急性胰腺炎和导致出血、胆汁瘘等并发症，有时 ERCP 需做 Oddi 括约肌切开，使括约肌功能受损。CT 扫描能发现胆管扩张和结石的部位，但由于 CT 图像中胆道为负影，影响不含钙结石的观察。MRCP 是无损伤的检查方法，尽管观察结石不一定满意，但可以发现胆管梗阻的部位，有助于诊断。

三、诊断与鉴别诊断

胆绞痛的患者除了胆囊结石以外，需要考虑肝外胆管结石的可能，主要依靠影像学诊断，合并胆管炎者有典型的 Charcot 三联征则诊断不难。

腹痛应与下列疾病鉴别。①右肾绞痛：始发于右腰或胁腹部，可向右股内侧或外生殖器放射，伴肉眼或镜下血尿，无发热，腹软，无腹膜刺激征，右肾区叩击痛或脐旁输尿管行程压痛，腹部平片多可显示肾、输尿管区结石。②肠绞痛：以脐周为主，如为机械性肠梗阻，则伴有恶心、呕吐、腹胀，无肛门排气与排便，腹部可见肠型，肠鸣音亢进，可有高调肠鸣音，或可闻及"气过水"声，可有不同程度和范围的压痛和（或）腹膜刺激征，腹部平片显示有肠胀气和气液平面。③壶腹癌或胰头癌：黄疸者需进行鉴别，该病起病缓慢，黄疸呈进行性且较深；可无腹痛或腹痛较轻，或仅有上腹不适；一般不伴寒战、高热；体检时腹软，无腹膜刺激征，肝大，常可触及肿大胆囊；晚期有腹水或恶病质表现。ER-CP 或 MRCP 和 CT 检查有助于诊断。EUS 检查对鉴别诊断有较大帮助。

四、治疗

肝外胆管结石仍以手术治疗为主，术中应尽量取尽结石、解除胆道梗阻，术后保持胆汁引流通畅。近年对单纯的肝外胆管结石可采用经十二指肠内镜取石，获得良好的治疗效果，但需要严格掌握治疗的适应证，对取石过程中行 Oddi 括约肌切开（EST）的利弊仍有争议。

1. 非手术治疗　也可作为手术前的准备治疗，治疗措施包括：①应用抗生素，需根据敏感细菌选择用药，经验治疗可选用胆汁中分布浓度高、主要针对革兰阴性菌的抗生素；②解痉；③利胆，包括一些中药和中成药；④纠正水、电解质及酸碱平衡紊乱；⑤加强营养支持和补充维生素，禁食患者应使用肠外营养；⑥护肝及纠正凝血功能异常的治疗，争取在胆道感染控制后再行择期手术治疗。

2. 手术治疗

（1）胆总管切开取石、T 管引流术　可采用开腹或腹腔镜手术，适用于单纯胆总管结石，胆管上、下端通畅，无狭窄或其他病变者。若伴有胆囊结石和胆囊炎，可同时行胆囊切除术。为防止和减少结石残留率，术中可采用胆道造影、B 超或纤维胆道镜检查。术中应力争取尽结石，如条件不允许，也可以在胆总管内留置橡胶 T 管（不提倡应用硅胶管），术后行造影或胆道镜检查、取石及胆汁引流，术中应细致缝合胆总管壁并妥善固定 T 管，防止 T 管扭曲、松脱、受压。放置 T 管后注意：①观察胆汁引流的量和性状，术后引流胆汁应为 200～300ml/d，较澄清。如 T 管无胆汁流出，应检查 T 管有无脱出或扭曲；如胆汁过多，应检查胆管下端有无梗阻；如胆汁浑浊，应注意有无结石遗留或胆管炎症未控制。②术后 10～14 天可行 T 管造影，造影后应继续引流 24 小时以上。③如造影发现有结石遗留，应在术后 6 周待纤维窦道形成后行纤维胆道镜检查和取石。④如胆道通畅且无结石和其他病变，应关闭 T 管 24～48 小时，无腹痛、黄疸、发热等症状可予拔管。

（2）胆肠吻合术　亦称胆汁内引流术。近年已认识到内引流术废弃了 Oddi 括约肌的功能，因此使用逐渐减少，仅适用于：①胆管上端通畅，下端炎症狭窄造成的梗阻无法解除，胆总管扩张。②胆胰汇合部异常，胰液直接流入胆管。③胆管因病变一部分切除无法再吻合，常用的吻合方式为胆管空肠 Roux－en－Y 吻合，为防止胆道逆行感染，Y 形吻合的引流支撑范围应超过 40cm，并可采用如人工乳头、人工瓣膜等各种抗反流措施，但效果仍不确定。胆管十二指肠吻合虽手术较简单，但食物容易进入胆管、吻合口远端而形成"盲袋综合征"，因此已逐渐少用，胆肠吻合术后，胆囊的功能已消失，故应同时切除胆囊。

（3）其他方式　对于嵌顿在胆总管开口的结石不能取出时可以应用内镜下或手术行 oddi 括约肌切

开，这也是一种低位的胆总管十二指肠吻合术，应严格掌握手术的适应证，禁忌用于有出血倾向或凝血功能障碍、乳头开口于十二指肠憩室、合并肝内胆管结石者。

五、健康教育

1. 休息与活动 注意休息，保证足够的睡眠，戒烟酒，适当锻炼，避免疲劳。

2. 饮食指导 进高热量、高蛋白、高维生素、易消化且富含营养的软食或半流质食物，如鱼、肉、蛋、奶、骨头汤或鸡汤等，以增强机体免疫力；进食时注意少食多餐，避免进食肉团、年糕及各种生、冷、硬等不易消化的食物，预防肠梗阻。

3. 药物治疗 严格按照医嘱用药。

4. 术后注意事项

（1）伤口拆线后1周可淋浴，不可用力搓洗伤口周围皮肤；如带有T管者局部应该予以保护，防止浸湿敷料。

（2）遵医嘱按时换药、拆线、服药及随诊，如出现高热、腹痛、黄疸、腹胀、厌油、肛门停止排便与排气等，应及时到医院就诊。

（3）术后机体抵抗力差，应预防呼吸道、消化道感染等疾病。

（4）带T管出院的患者，应注意防止T管脱落，一旦发生管道脱落，立即就医。

第四节 急性梗阻性化脓性胆管炎

急性梗阻性化脓性胆管炎（acute obstructive suppurative cholangitis，AOSC）是急性胆管炎的严重阶段，也称为急性重症胆管炎（acute cholangitis of severe type，ACST）。本病的发病基础是胆道梗阻及细菌感染．当急性胆管炎时，如胆道梗阻未解除，胆管内细菌引起的感染未得到控制，逐渐发展至 AOSC 并威胁患者生命。

一、病因与病理

在我国最常见的原因是肝内胆管结石，其次为胆道寄生虫和胆管狭窄。在国外，恶性肿瘤、胆道良性病变引起胆管狭窄、先天性胆道解剖异常、原发性硬化性胆管炎等较常见。近年随着手术及介入治疗的增加，由胆肠吻合口狭窄、PTC、ERCP、置放胆道内支架等引起者逐渐增多。

病理实验证明，当胆道因梗阻压力 $> 1.47 kPa$（$15 cmH_2O$）时，放射性核素标记的细菌即可在外周血中出现；而胆汁及淋巴液培养在胆道压力 $< 1.96 kPa$（$20 cmH_2O$）时为阴性，但当压力 $> 2.45 kPa$（$25 cmH_2O$）时则迅速变为阳性。在梗阻的情况下，细菌经胆汁进入肝后大部分被肝的单核 - 吞噬细胞系统所吞噬，约 10% 的细菌可逆流入血，形成菌血症。

从门静脉血及淋巴管内发现胆砂说明，带有细菌的胆汁也可直接反流进入血液，称胆血反流。其途径包括经毛细胆管 - 肝窦瘘进入肝静脉，胆源性肝脓肿穿破到血管，经胆小管黏膜炎症溃烂至相邻的门静脉分支，以及经肝内淋巴管等。细菌或感染胆汁进入体循环，引起全身化脓性感染，大量的细菌毒素引起全身炎症反应、血流动力学改变和 MODS。

胆管局部改变主要是梗阻以上的胆管扩张、管壁增厚，胆管黏膜充血、水肿，炎性细胞浸润，黏膜上皮糜烂、脱落而形成溃疡。肝充血、肿大。光镜下见肝细胞肿胀、变性，汇管区炎性细胞浸润，胆小管内胆汁淤积；肝窦扩张，内皮细胞肿胀；病变晚期肝细胞发生大片坏死，胆小管可破裂。

致病菌主要是革兰阴性菌，其中以大肠埃希菌、克雷伯菌最常见。在革兰阳性菌感染中，常见肠球菌。有 25%~30% 患者合并厌氧菌感染。

二、临床表现

1. 症状和体征　男女发病比例接近，青壮年多见，多数患者有较长期胆道感染病史和急诊或择期胆道手术史。本病除有急性胆管炎的 Charcot 三联征外，还有休克、中枢神经系统受抑制表现，称为 Reynolds 五联征。

本病发病急骤，病情迅速发展，可分为肝外梗阻和肝内梗阻两种，肝外梗阻者腹痛、寒战高热、黄疸均较明显；肝内梗阻则主要表现为寒战、高热，可有腹痛，黄疸较轻。常伴有恶心、呕吐等消化道症状。神经系统症状主要表现为神情淡漠、嗜睡、神志不清，甚至昏迷；合并休克可表现为烦躁不安、谵妄等。体温常呈弛张热或持续升高，达 39～40℃ 以上，脉搏快而弱，血压降低，口唇发绀，指甲床青紫，全身皮肤可能有出血点和皮下瘀斑。剑突下或右上腹有压痛，或可有腹膜刺激征。肝常肿大，并有压痛和叩击痛。肝外梗阻可触及肿大的胆囊。

2. 实验室检查　白细胞计数升高，可超过 20×10^9/L，中性粒细胞比例升高，胞质内可出现中毒颗粒。肝功能有不同程度的损害，凝血酶原时间延长。动脉血气分析可有 PaO_2 下降、血氧饱和度降低。常见代谢性酸中毒及缺水、低钠血症等电解质紊乱。

3. 影像学检查　应根据病情选择简单、实用、方便的检查方法。B 超可在床边进行，能及时了解胆道梗阻部位、肝内外胆管扩张情况及病变性质，对诊断很有帮助，如病情稳定，可行 CT 或 MRCP 检查。对需要同时行经皮经肝胆管引流（percutaneous transhepatic cholangial drainage，PTCD）或经内镜鼻胆管引流术（endoscopic nasobiliary drainage，ENBD）减压者可行 PTC 或 ERCP 检查。

三、诊断与鉴别诊断

结合临床典型的 Reynolds 五联征表现、实验室检查及影像学检查可做出诊断。对于不具备典型五联征表现者，当其体温持续在 39℃ 以上，脉搏 >120 次/分，白细胞 >20×10^9/L，血小板减少时，即应考虑为急性梗阻性化脓性胆管炎。

四、治疗

原则是立即解除胆道梗阻并引流，及早而有效地降低胆管内压力当胆管内压降低后，患者情况常常暂时改善，说明只有解除梗阻，才能控制胆道感染，有利于争取时间，继续进一步治疗。

1. 非手术治疗　既是治疗手段，又可作为手术前准备。主要包括：①维持有效的输液通道，尽快恢复血容量，除用晶体液扩容外，应加入胶体液。②联合应用足量抗生素，经验治疗证明，应先选用针对革兰阴性杆菌及厌氧菌的抗生素，根据该抗生素的半衰期来确定使用次数和间隔时间。③纠正水、电解质紊乱和酸碱失衡，常见为等渗性或低渗性缺水及代谢性酸中毒。④对症治疗，如降温、使用维生素和支持治疗。⑤如经短时间治疗后患者仍不好转，应考虑应用血管活性药物以提高血压、肾上腺皮质激素以保护细胞膜和对抗细菌毒素，应用抑制炎症反应药物，吸氧以纠正低氧状态。⑥若经以上治疗后病情仍未改善，应在边抗休克的同时进行紧急胆道引流治疗。

2. 紧急胆管减压引流　只有使胆道压力降低，才有可能中止胆汁或细菌向血液的反流，阻断病毒的恶化。胆道减压主要为抢救患者生命，方法力求简单有效。①胆总管切开减压、T 管引流：紧急减压后，病情有可能立即趋于稳定，但相对较高位置的肝内胆管梗阻，胆总管切开往往不能有效减压。如手术中发现有较大的脓肿，可一并处理；如为多发小脓肿，则只能行胆管引流。胆囊造口术常难以达到有效引流，一般不宜采用。② ENBD：比手术创伤小，当胆道内压增高时，能有效减压，并能根据需要持续放置 2 周或更长时间，但对高位胆管梗阻引起的胆管炎引流效果不肯定。③ PTCD：操作简单，能及时减压，对较高位胆管梗阻或非结石性阻塞效果较好，但引流管容易脱落和被结石堵塞，且需注意凝血功能。

3. 后续治疗　急诊胆管减压引流一般不可能完全去除病因，如不进行后续治疗，可能会反复发作，如患者一般情况恢复，宜在 1~3 个月后根据病因选择彻底的手术治疗。

五、健康教育

1. 合理饮食　指导患者选择低脂肪、高蛋白、高维生素、易消化的食物，避免肥胖；定时就餐可减少胆汁在胆囊中的贮存的时间，并促进胆汁酸循环，预防结石形成。

2. 自我监测　出现腹痛、发热、黄疸时及早就医。

3. T 管的护理　患者带 T 管出院时，应告知 T 管引流的目的及如下注意事项。

（1）妥善固定 T 管及引流袋，防止 T 管脱落及引流管道扭曲、受压，若发生管道脱落，立即就医。

（2）避免举重物或过度活动，以防止管道脱出或胆汁逆流。

（3）沐浴时采用淋浴，禁盆浴，并用塑料薄膜覆盖引流伤口。

（4）引流管伤口每日换药一次，如敷料被渗透，随时更换，防止感染。

（5）每天定时更换引流袋，更换时注意观察引流液的性状、颜色和量。

第五节　肝内胆管结石

肝内胆管结石简称肝胆管结石，是我国常见的难治性胆道疾病。病因复杂，主要与胆汁淤滞、胆道感染、胆道寄生虫（蛔虫、华支睾吸虫）病、胆管解剖变异、营养不良等有关。大部分结石为含有细菌的棕色胆色素结石，常见为胆红素结石。多呈肝段、肝叶分布，多肝段、肝叶结石者较少见，常见于肝左外叶及右后叶，与此两肝叶所属肝管与肝总管汇合处解剖结构特征导致的胆汁引流不畅有关。本病可引起严重并发症，是良性胆道疾病死亡的重要原因。

一、病理

胆石症可发生在胆管系统的任何部位，胆囊内的结石为胆囊结石，左、右肝管汇合部以下者（肝总管结石和胆总管结石），为肝外胆管结石，汇合部以上才称为肝内胆管结石。

1. 肝胆管梗阻　造成此类病理改变的原因是结石的阻塞或反复胆管感染引起的炎性狭窄，阻塞了近端胆道，从而导致胆管扩张并充满结石。长时间的阻塞导致梗阻以上的肝段或肝叶纤维化和萎缩，大面积的胆管梗阻最终引起胆汁淤积性肝硬化及门静脉高压症。

2. 胆道感染　结石导致胆汁引流不畅，容易引起胆管内感染，反复感染加重胆管的炎症性狭窄。急性感染可发生化脓性胆管炎、肝脓肿、全身脓毒症、胆道出血。

3. 其他异物　约占 4%，如食物中的残渣、寄生虫虫体和虫卵。

4. 肝胆管癌　此类癌变是肝胆管受结石、炎症及胆汁中致癌物质的长期持续性刺激转化而来。

二、临床表现

（一）症状与体征

1. 腹痛　多年无症状，当结石位于 Ⅱ~Ⅲ 级胆管内时仅有轻微胀痛或上腹部疼痛，位于 Ⅰ~Ⅱ 级胆管内时则有胸背部胀痛不适。绝大多数患者就诊初期症状同"急性胆管炎"。

2. 寒战、高热　周期性发作，严重者出现急性梗阻性化脓性胆管炎、全身脓毒症或感染性休克。

3. 肝脓肿　反复长期的胆管感染可导致多发性肝脓肿，如形成较大的脓肿可穿破膈肌和肺形成胆管支气管瘘，咳出痰为胆砂或胆汁样。当感染难以控制，腹部逐渐肿胀并出现肿块，黏液样液从腹壁瘘管流出时，提示有肝胆管癌的可能。

4. 肝硬化　长期梗阻甚至导致肝硬化，表现为黄疸、腹水、门静脉高压和上消化道出血、肝功能衰竭。

5. 体征　体格检查可触及不对称肿大的肝，肝区有压痛和叩击痛。有其他并发症则出现相应的体征。

（二）实验室检查

急性胆管炎时白细胞计数升高、分类中性粒细胞百分比增高并出现核左移，肝功能酶学检查异常。糖链抗原（CA19-9）或癌胚抗原（CEA）明显升高则提示癌变的可能性高。

（三）影像学检查

1. B超　反复腹痛、寒战、高热者应进行影像学检查。腹部B超检查可显示肝内胆管结石及其部位。根据肝胆管扩张部位可判断狭窄的位置，但要与肝内钙化灶鉴别，后者常无合并相应的胆管扩张。

2. PTC、ERCP、MRCP　均能直接观察胆管系统，可观察到胆管内结石负影、胆管狭窄及近端胆管扩张，或胆管系统显示不全、某部分胆管不显影、左右胆管呈不对称异常等。

3. CT或MRI　对肝硬化和癌变者有重要诊断价值。

三、诊断与鉴别诊断

1. 诊断　肝内胆管结石的诊断，除了上述典型临床表现以外，确诊主要依靠影像学检查，应用的诊断方法有B超、胆道X线、CT、PTC、ERCP、MRCP、胆道镜等检查。

2. 鉴别诊断　通过仔细问诊、体格检查及相应的辅助检查。临床可以基本得出肝内胆管结石的诊断。但肝内其他疾病和肝内胆管结石有许多相似之处，故肝内胆管结石临床误诊率仍然存在。

四、治疗

（一）治疗原则

本病主要采用手术治疗。原则为力争取尽结石、解除胆道狭窄及梗阻、去除结石部位和感染病灶、恢复和建立通畅的胆汁引流、防止结石的复发。

（二）非手术治疗

主要适应于肝内发生胆管炎合并肝脓肿，反复发热的不耐受手术患者。

1. 基础治疗　包括卧床休息，控制饮食，适当补液和对症处理等。

2. 抗感染治疗　为避免耐药菌出现，应先行血细菌培养、药敏试验，在获得确切细菌感染证据后，再行抗菌治疗。

3. 穿刺引流　控制感染后，尽早手术。

（三）手术治疗

1. 高位胆管切开取石术　胆管切开取石是最基本的方法，应争取切开狭窄的部位，沿胆总管向上切开甚至可达Ⅱ级胆管，直视下或通过术中胆道镜取出结石，直至取尽，难以取尽的局限性结石需行肝切除。高位胆管切开后，常需同时行胆肠吻合手术。

2. 胆肠内引流术　适应证：①胆管狭窄充分切开后整形，肝内胆管扩张并发肝内胆管结石不能取尽者；②Oddi括约肌功能丧失，肝内胆管结石伴扩张但无狭窄者；③囊性扩张并发结石的胆总管或肝总管切除后；④为建立皮下空肠盲袢，术后再反复治疗胆管结石及其他胆道病变者；⑤胆总管十二指肠吻合后，因肠液或食物反流而反复发作胆管炎者。

（1）胆肠吻合术不能作为对胆管狭窄、结石病灶的替代处理方法。当Oddi括约肌仍有功能时，应尽量避免行胆肠吻合术。治疗肝内胆管结石多采用肝管空肠Roux-en-Y吻合，一般不应用胆管十二指肠吻合。

（2）对胆肠吻合后可能出现吻合口狭窄者，应在吻合口放置支架管以支撑并引流，支架管可采用经肠腔或肝面引出，或采用 U 管，两端分别经肠腔和肝面引出。为防止拔管后再狭窄，支撑时间应维持 1 年。

3. 肝叶切除术 适应证：①肝区域性结石合并纤维化、萎缩、脓肿、胆瘘；②难以取尽的肝叶、肝段结石并发胆管扩张；③不宜手术的高位胆管狭窄伴有近端胆管结石；④局限于一侧的肝内胆管囊性扩张；⑤局限性结石合并胆管出血；⑥结石合并癌变的胆管。

肝内胆管结石反复并发感染，可引起局部肝的萎缩、纤维化和功能丧失。切除病变部分的肝，包括结石、感染的病灶和不能切开的狭窄胆管，消除结石的再发源地，并防止病变肝段、肝叶的癌变，是治疗肝内胆管结石的积极方法。

4. 残留结石的处理 肝内胆管结石手术后结石残留较常见，后续治疗对减少结石残留有重要的作用。常见的治疗措施有：激光、超声、微波爆破碎石，经引流管溶石，体外震波碎石，术后经引流管窦道胆道镜取石等。

五、健康教育

肝内胆管结石患者除有确切手术禁忌证外，均应行手术治疗。因此，对患者进行围手术期或急性发作期的健康指导，对促进患者的积极预后有着非常重要的意义。

1. 术前健康教育 常规戒烟限酒，患者有急性胆管炎发作且有腹痛、发热、黄疸的症状时，应忌食油腻食物。术前应减少活动，可取半坐位卧床休息。术前一天禁食。手术前夜若患者紧张、焦虑而致无法入睡，可适度予以安眠镇静治疗。

2. 术后健康教育 硬膜外麻醉术后去枕平卧 6~8 小时，改为半卧位或侧卧位，以减轻腹部张力，减少疼痛。腰麻术后去枕平卧 12 小时，以避免低颅压性头痛。术后常规禁食、禁饮，待肛门排气、肠鸣音恢复后，方可进食清淡易消化的流质食物，并逐步过渡到半流食、软食、普食。保持术口干燥清洁。

3. 出院健康指导 宜选择高热量、高蛋白、低脂肪、低胆固醇、富含维生素的食物，忌辛辣刺激和油腻的食物。如有腹痛、腹胀、发热等情况，随时就诊。

💡 素质提升

"工匠精神"——围肝门外科学技术在复杂肝内胆管结石再手术中的应用

围肝门外科学技术是通过术前精准的影像学评估，应用精准外科理念制定手术规划，采用最合理的外科途径和技术手段处理发生在第一肝门及其周围的外科疾病。"工匠精神"则是一种敬业、精益、专注创新的职业精神。

围肝门外科学技术包含精准的术前评估、精密的手术规划、精细的手术操作和精良的术后管理，这完美地体现了工匠精神的内涵。针对复杂肝内胆管结石的难点与核心问题，肝内胆管结石疾病的主体在肝内胆管，但处理的突破点在肝门，因此狭窄大多位于肝门胆管，狭窄环上方胆管的"挡门石"也位于肝门胆管，肝门胆管的炎症性狭窄以及进出同一肝门的肝动脉与门静脉，造成手术的困难与风险。任何肝脏切除手术，以第一肝门的解剖、控制与处理无疑是不可避免的环节。因此要达到肝内胆管结石治疗的要求，首先要处理围肝门的胆管与血管，这是治疗成功的关键。围肝门外科学技术的影像学评估是以肝门结构为核心的入肝胆管与血管及其相互关系的评估，重点是评估胆管狭窄环的位置。围肝门外科学技术的手术路径以肝门板敞开为终极目标，以肝门结构为出发点和切入点，如肝门胆管整形技术、胆肠吻合技术、胆道镜技术、血管切除与吻合技术等。因此，围肝门外科学技术是突破复杂肝内胆管结石再手术困难而实行精准的确定性手术的基石。

答案解析

目标检测

选择题

[A1/A2 型题]

1. 胆囊动脉多源于
   A. 肝左动脉　　　　　B. 肝固有动脉　　　　　C. 胃十二指肠动脉
   D. 肝右动脉　　　　　E. 胃右动脉

2. 肝外胆道的解剖特点，下列哪项是错误的
   A. 胆囊管有变异　　　　　　　　　　　　B. 胆囊动脉常有变异
   C. 胆总管末端多与主胰管汇合　　　　　　D. Oddi 括约肌由胆胰管壶腹部构成
   E. 胆囊分为颈、体、底三部分

3. B 型超声（BUS）对下列哪种结石诊断准确率高
   A. 胆囊结石　　　　　B. 胆总管结石　　　　　C. 肾结石
   D. 肝内胆管结石　　　E. 胰腺结石

4. 对怀疑有胆石症所致梗阻黄疸较深者，应选择哪种检查方法较为合适
   A. 口服法胆道造影　　　　　　　　　　　B. 低张性十二指肠造影
   C. PTC　　　　　　　　　　　　　　　　D. ERCP
   E. 气钡双重对比十二指肠造影

5. Murphy 征阳性提示
   A. 细菌性肝脓肿　　　B. 急性胆管炎　　　　　C. 肝总管结石
   D. 左肝管结石　　　　E. 急性胆囊炎

6. 诊断胆囊结石最简单而可靠的方法是
   A. BUS　　　　　　　B. ERCP　　　　　　　　C. PTC
   D. 口服法胆道造影　　E. 十二指肠引流

7. 导致 Charcot 三联征间歇性发作最大的可能是
   A. 壶腹部癌　　　　　B. 肝细胞癌　　　　　　C. 胆总管结石
   D. 黄疸型肝炎　　　　E. 细菌性肝脓肿

8. 胆道手术时，下列哪项不是胆总管探查的指征
   A. 胆总管、肝总管、肝胆管结石　　　　　B. 黄疸或黄疸病史
   C. 胰头肿大、变硬　　　　　　　　　　　D. 胆总管增厚、变粗
   E. 胆囊积液

9. 急性梗阻性化脓性胆管炎最关键的治疗是
   A. 输液、输血以维持有效血容量　　　　　B. 纠正代谢性酸中毒
   C. 静脉输入大量抗生素　　　　　　　　　D. 胆道减压引流解除梗阻
   E. 急诊行胆囊切除术

10. 患者，男，50 岁，3 年前曾行胆总管切开取石术，现持续黄疸 1 个月，肝大，肋下 3cm，血清胆红素 70μmol/L，BUS 显示胆总管直径 2cm。下列何种检查方法最佳
    A. 口服法胆道造影　　　　　　　　　　　B. 静脉法胆道造影

C. 低张性十二指肠造影

D. CT

E. PTC

二、简答题

1. 试述胆道疾病的常见并发症。

2. 胆总管切开取石，T 管引流术后 2 周，夹闭 T 管后应注意观察哪些内容？

书网融合……

本章小结　　　　　　　微课　　　　　　　题库

第三十四章　胰腺疾病

PPT

⊙ 学习目标

1. 通过本章学习，重点掌握急性胰腺炎的病因、临床表现、辅助检查、诊断与鉴别诊断、治疗，胰腺癌的临床表现、诊断；熟悉急性胰腺炎的发病机制；了解壶腹部癌的诊断要点、处理原则与措施。

2. 学会对胰腺炎患者进行诊断，具有对急性胰腺炎患者进行初步处理的能力。

》》 情境导入

情境描述　患者，女，58岁，上腹痛3天。3天前进食2小时后出现上腹正中隐痛，呈持续性，向腰背部放射并逐渐加重，伴低热、恶心、频繁呕吐，呕吐物为食物、胃液和胆汁，吐后腹痛无缓解，多次使用镇痛药无效。发病以来无咳嗽、胸痛、腹泻及排尿异常。既往有胆石症病史多年，但无慢性上腹痛史，无反酸、黑便史，无心、肺、肝、肾病史，个人史、家族史无特殊记载。查体：T 39℃，P 104次/分，R 19次/分，BP 130/80mmHg，急性病容，侧卧蜷曲位，皮肤干燥，无出血点，浅表淋巴结未触及，巩膜无黄染，心、肺无异常。腹平坦，上腹部轻度肌紧张，压痛明显，可以反跳痛，未触及肿块，Murphy征阴性，肝、肾区无明显叩痛，移动性浊音可疑阳性，肠鸣音稍弱。双下肢不肿，血常规：WBC 22×10⁹/L，N 86%，L 14%，PLT 110×10⁹/L。尿蛋白（±），RBC 2~3/HP，尿淀粉酶32U/L，血清BUN 7.0mmol/L。腹部平片未见膈下游离气体和液气平面，肠管稍扩张。

讨论　1. 此患者的初步诊断是什么？
　　　2. 其诊断依据是什么？

第一节　解剖生理概要

胰腺是仅次于肝脏的第二大腺体。胰腺虽小，但作用非凡，它是人体中重要的器官之一，它的生理作用和病理变化都与生命活动息息相关（图34-1）。

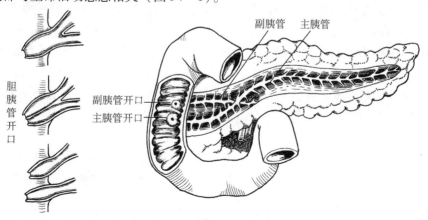

图34-1　胰腺的解剖结构示意图

胰腺"隐居"在腹膜后，其"知名度"远不如胃、十二指肠、肝、胆，但胰腺所分泌胰液中的消化酶在食物消化过程中起着"主角"的作用，特别是对脂肪的消化。

胰腺外分泌的主要成分是胰液，内含碳酸氢盐和各种消化酶，其主要功能中和胃酸，消化糖、蛋白质和脂肪。

一、解剖概要

胰腺主要由外分泌和内分泌两部分（外分泌部分占84%，内分泌部分占2%）组成。其位于胃后方，相当于第1~2腰椎高度，横位于腹后壁，分为头、体、尾三部分。胰头膨大，被十二指肠所包绕；胰体占胰腺的大部分；胰尾末端朝向左上方，与脾相接触。

胰腺的血供丰富。胰头部血供来源于胃十二指肠动脉和肠系膜上动脉的胰十二指肠前、后动脉弓。胰体尾部血供来自脾动脉的胰背动脉和胰大动脉及胃网膜左动脉的短支，过胰横动脉构成胰腺内动脉网。胰腺的静脉回流与同名动脉伴行，胰头部血液经胰十二指肠静脉，体尾部血液经体静脉汇入门静脉（图34-2）。

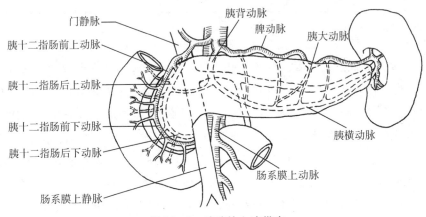

图34-2 胰腺的血液供应

胰腺的淋巴也十分丰富，有多组淋巴结群引流。胰头部淋巴结、胰十二指肠沟淋巴结与幽门上下、肝门、横结肠系膜、小肠系膜及腹主动脉处等淋巴结相连通；颈部的淋巴结直接引流到肠系膜上动脉附近的淋巴结；体、尾部的淋巴结大部分汇入胰体上下缘和脾门淋巴结。

胰腺受交感神经和副交感神经双重支配。交感神经横穿后腹膜支配胰腺，是胰腺疼痛的主要通路。副交感神经传出纤维对胰岛、腺泡和导管起调节作用。

二、生理功能

胰腺是一个重要的消化器官，分泌食物消化过程中所不可缺少的消化酶；胰腺又是一个重要的内分泌器官，参与调节体内能量的消耗与储备，维持身体的内环境的稳定。胰腺的腺泡上皮细胞专司外分泌，而胰岛细胞却具有内分泌功能。

1. 胰腺外分泌 胰腺的外分泌单位由腺泡上皮细胞和胰小管构成。腺泡上皮细胞约占胰腺细胞总量的90%。腺泡细胞呈锥形，尖端朝向腺泡腔，内含有酶原颗粒。腺泡细胞中酶原颗粒的内容物构成胰液中的主要蛋白成分。酶原颗粒及胰液中均含有两种类型的酶：一种是活动状态的酶，如淀粉酶、脂肪酶、胆固醇酯酶，核糖核酸酶等；另一种则是以非活动形式存在的酶原，如蛋白酶原、糜蛋白酶原、磷脂酶原等。

胰腺泡细胞能积极地摄取氨基酸等底物，合成消化酶。胰酶的分泌受神经及体液因素的控制；兴奋副交感神经能增加分泌富于胰酶的胰液，而阿托品则有抑制作用；胃肠激素中的缩胆囊素-促胰酶素（CCK-PZ）有增加胰酶分泌的效应。

胰液中除了胰酶之外，尚有含电解质的胰液，胰液中的主要阳离子是Na^+，其浓度约比血浆中含量高出 10mmol/L；K^+ 的浓度则与血浆相当。胰液中阳离子的浓度比较恒定，并不随胰液的分泌速率变化而改变。胰液中的主要阴离子是 HCO_3^- 及 Cl^-，其浓度随胰液的分泌速率变化而改变，当分泌增快时，HCO_3^- 的浓度升高，同时 Cl^- 的浓度降低，因而阴离子的总浓度仍与阳离子的总浓度保持平衡，胰液呈碱性。胰液由胰小管上皮分泌，胰泌素是刺激胰液分泌的强有力激素；血管活性肠肽（VIP）对胰液分泌亦有一定的刺激作用，但其作用较弱。胰腺分泌液中电解质与胰酶成分间的比率，主要由胰泌素和CCK - PZ 所调节。

胰液中含有多种消化酶，主要有：蛋白水解酶、胰蛋白酶、糜蛋白酶、弹性蛋白酶、羧肽酶 A 及 B、脂解酶、脂肪酶、胆固醇酯酶、磷脂酶 A_2、淀粉酶、核苷酸分解酶、核糖核酸酶、脱氧核糖核酸酶。

胰液中的蛋白酶原不具活性。蛋白酶原激活可有两种形式：一是自身的活化；另一是由肠激酶激活。肠激酶是一种高分子蛋白质，来自十二指肠和空肠上端的黏膜，其作用是将蛋白酶原末端的一个短肽链分裂出来，变成具有活性的蛋白酶，继而激活其他酶原。肠激酶只能激活胰蛋白酶原，此作用具有特异性。激活后的蛋白酶即具有强烈的分解消化作用。

胰酶合成之后，以酶原颗粒的形式贮存；分泌时，颗粒内的酶原便全部释放，而不是根据何类食物分泌何种酶。因而，酶原颗粒内各种酶的比例在一定条件下是比较固定的。现已有较多研究证明膳食的构成可以影响酶原颗粒及胰液中脂肪酶、蛋白酶、淀粉酶三种酶含量的比例，惯用高脂肪、高蛋白质膳食者，胰液中脂肪酶及蛋白酶含量升高，这可能是不同国家、不同地域的急性胰腺炎在临床表现上有明显差别的原因。

2. **胰岛内分泌**　胰岛是胰腺的内分泌结构，胰岛中有分泌胰岛素 B 细胞，其所占数量最多；A 细胞产生胰高血糖素；D 细胞产生生长抑素；而 PP 细胞产生胰多肽。胰腺内分泌细胞属于 APUD（amine precursor uptake and decarboxylation）细胞系统，具有摄取胺的前体并使其脱羧而转变为活性胺的能力，此系统细胞一般认为来源于神经外胚层，故又称为神经内分泌细胞。APUD 细胞可发生肿瘤，在胰腺上最常见的是胰岛细胞瘤。APUD 细胞系统的肿瘤，通常称之为 APUD 瘤。APUD 瘤的特点之一是具有分泌多肽类激素或胺类激素的能力。APUD 细胞除有产生其本身固有激素的能力外，还保持有分泌 APUD 系统其他细胞所产生多肽激素的潜能。因此，APUD 瘤分泌的激素往往不一定是其发生器官的固有激素，而可分泌其他 APUD 细胞所产生的激素，故在同一肿瘤中可有多种内分泌激素，不过以其中某一种在临床呈现相关主要表现。

胰岛细胞分泌两种功能相反的激素，即胰岛素和胰高血糖素，二者相互协调、相互拮抗，维持体内环境稳定，调节能量物质的供给，对外科手术后的恢复发挥重要作用。

 素质提升

国强则民强——结晶牛胰岛素的发现

胰岛素是临床用于治疗糖尿病的一种极为重要的蛋白质激素。胰岛素是促进合成代谢、维持血糖浓度稳定的主要激素。胰岛素是体内唯一降低血糖的激素，胰岛素可促进脂肪的合成与储存，抑制脂肪的分解与利用，促进蛋白质的合成，抑制蛋白质的分解。并可通过促进蛋白质的合成和抑制蛋白质的分解而参与促进生长作用。另外，胰岛素还可以与生长激素共同作用，发挥明显的促生长作用。

胰岛素的发现经历了较长时间，我国科学家在此项研究中做出了重要贡献。1965 年 9 月 17 日，中国科学院生物化学研究所等单位经过 6 年多的艰辛工作，第一次用人工方法合成了具有生物活性的蛋白质——结晶牛胰岛素。尽管这次成果与诺贝尔奖失之交臂，却证明了中国人的聪慧，增强了中华民族的自信心，证明了中国在科研领域可以和西方发达国家相竞争，即使在一清二白的基础上也能做出世界一流的贡献。

第二节　胰腺炎

胰腺炎是胰腺因胰蛋白酶的自身消化作用而引起的炎症性疾病。胰腺有水肿、充血或出血、坏死。临床上出现腹痛、腹胀、恶心、呕吐、发热等表现。化验血和尿中淀粉酶含量升高。

一、急性胰腺炎

急性胰腺炎（acute pancreatitis，AP）是常见的急腹症之一，它是消化酶被激活后对胰腺和周围组织自身消化所引起的急性炎症。

（一）病因

急性胰腺炎的病因与发病机制目前尚未完全阐明。在我国，胆道疾病为常见原因，占50%以上，称为胆源性胰腺炎。在西方国家，急性胰腺炎的发生主要与过量饮酒有关。常见原因如下。

1. 胆道系统疾病　胆管炎症、结石、寄生虫、水肿、痉挛等病变使壶腹部发生梗阻，胆汁沟通过共同通道反流入胰管，激活胰蛋白酶原，从而引起胰腺炎。

2. 酗酒和暴饮暴食　酗酒和暴饮暴食使得胰液分泌旺盛，而胰管引流不畅，造成胰液在胰管系统的压力增高，致使高浓度的胰蛋白酶排泄障碍，最后导致胰管泡破裂而发病。

3. 手术与损伤　胃、胆道等腹腔手术伤及胰腺，或造成胰胆管压力过高。

4. 感染　很多传染病可并发急性胰腺炎，症状多不明显。如蛔虫进入胆管或胰管，可带入细菌，能使胰酶激活引起胰腺炎症。

5. 高脂血症及高钙血症　脂滴微粒栓塞胰腺血管造成局部缺血，毛细血管扩张，损害血管壁，导致胰液排泄困难，钙沉积结石可阻塞胰管，引起胰腺炎。

（二）分类

急性胰腺炎临床上根据轻重程度分为轻型急性胰腺炎和重型前者多见且预后较好，后者少见，由于炎症多波及邻近组织，可并发多种脏器损害，病情危重，并发症多，病死率高。根据是否出血可分为普通型和出血坏死型，出血坏死型较少见，但病情严重、病死率高。

（三）临床表现

1. 腹痛　腹痛常位于中上腹部，有时向腰背部呈束带状放射，弯腰或前倾坐位可减轻；常突然发作于大量饮酒或饱餐后，程度不一，轻者为钝痛，重者多呈持续性绞痛。

2. 腹胀　早期为反射性肠麻痹，严重时可由腹膜后蜂窝织炎刺激所致。邻近胰腺的上段小肠和横结肠麻痹扩张，腹胀以上腹为主，腹腔积液时腹胀更明显。患者排便、排气停止，肠鸣音减弱或消失。

3. 恶心、呕吐　多数患者起病即呕吐，甚至呕吐胆汁，吐后腹痛并不缓解。

4. 发热　多数急性胰腺炎患者出现中度发热，一般持3~5天。

5. 水、电解质紊乱及酸碱失衡　患者有不同程度的脱水，频繁呕吐者可发生代谢性碱中毒，重症胰腺炎常伴有代谢性酸中毒、低钙血症、血糖升高、低钾血症、低镁血症。

6. 休克　患者常出现休克表现如苍白、冷汗、脉细速、血压下降等，引起休克的原因可有多种，如由于胰液外溢而刺激腹膜引起剧烈疼痛；胰腺组织及腹腔内出血；组织坏死、蛋白质分解引起的机体中毒等。休克严重者如抢救不及时，可以致死。

（四）体格检查

轻型急性胰腺炎患者腹部体征较轻，往往与主诉腹痛程度不十分相符，肠鸣音减弱，无肌紧张和反跳痛。重型急性胰腺炎患者上腹或全腹压痛明显，并有腹肌紧张、反跳痛。肠鸣音减弱或消失，可出现移动性浊音，并发脓肿时可扪及有明显压痛的腹块。伴麻痹性肠梗阻且有明显腹胀，腹水多呈血性；当胆总管或壶腹部结石、胰头炎性水肿压迫胆总管时，可出现黄疸。因低钙血症还可引起手足搐搦。

（五）实验室检查

1. 血、尿淀粉酶测定 血清（胰）淀粉酶在起病后 6 ~ 12 小时开始升高，24 小时达高峰，48 小时开始下降，持续 4 ~ 5 天。血清淀粉酶超过正常值 3 倍可确诊为本病。淀粉酶的高低不一定反映病情轻重，出血坏死型胰腺炎淀粉酶值可正常或低于正常。其他急腹症如消化性溃疡穿孔、胆石症、胆囊炎、肠梗阻等都可有血清淀粉酶升高，但一般不超过正常值 2 倍。

2. 血清脂肪酶测定 血清脂肪酶常在起病后 24 ~ 72 小时开始上升，持续 7 ~ 10 天，对起病后就诊较晚的急性胰腺炎患者有诊断价值，且特异性也较高。

3. 淀粉酶/内生肌酐清除率比值 急性胰腺炎时，可能由于血管活性物质增多而使肾小球的通透性增加，肾对淀粉酶清除增加而对肌酐的清除未变。

4. 血清正铁白蛋白 当腹腔内出血时，红细胞破坏并释放血红蛋白，经脂肪酸和弹力蛋白酶作用，能转变为正铁血红蛋白，后者与白蛋白结合生成正铁白蛋白。重型胰腺炎起病 72 小时内此项指标常为阳性。

5. 其他检查 白细胞增多及中性粒细胞核左移；暂时性血糖升高常见，可能与胰岛素释放减少和胰高血糖素释放增加有关。持久的空腹血糖高于 10mmol/L 反映胰腺坏死，提示预后不良。高胆红素血症可见于少数患者，多于发病后 4 ~ 7 天恢复正常。血清 AST、LDH 可增高。

（六）影像学检查

1. 腹部 B 超 应作为常规初筛检查。急性胰腺炎 B 超可见胰腺肿大，胰内及胰周围回声异常；亦可了解胆囊及胆道情况；后期对胰腺囊肿及胰腺假性囊肿有诊断意义。但因患者腹胀，常影响其观察。

2. X 线腹部平片 可排除其他急腹症，如内脏穿孔等。"哨兵袢"和"结肠切割征"为胰腺炎的间接体征。弥漫性腹腔模糊影、腰大肌边缘不清，提示存在腹水。可发现肠麻痹或麻痹性肠梗阻征象。

3. CT 对急性胰腺炎的严重程度以及附近器官是否受累，可提供详细资料。

（七）诊断与分型标准

1. 轻型急性胰腺炎 也可称为水肿型胰腺炎，主要表现为上腹痛、恶心和呕吐；腹膜炎体征较轻且仅限于上腹部；血、尿淀粉酶增高；短期内经及时的液体治疗便可好转，死亡率很低。

2. 重型急性胰腺炎 也可称为出血坏死性胰腺炎，除上述症状外，腹胀明显，肠鸣音减弱或消失，腹膜炎体征重、范围广，可有腹部包块，偶见腰肋部（Grey – Turner 征）或脐下（Gullen 征）瘀斑征。腹水呈血性或脓性，可伴休克，也可并发脏器功能障碍和严重代谢障碍。实验室检查：白细胞增多（≥ 16×10^9/L），血糖升高（> 11.1mmol/L），血钙降低（< 1.87mmol/L），血尿素氮或肌酐增高，酸中毒；当 PaO_2 下降至 < 8kPa（< 60mmHg），应考虑 ARDS；甚至出现 DIC、急性肾功能衰竭等。死亡率高。早期合并多器官功能障碍的特重型胰腺炎亦称暴发性胰腺炎，死亡率很高。

（1）严重程度评估 针对重型急性胰腺炎国际上有许多评定标准。如急性生理学、Ranson 预后判断和慢性健康评分标准（acute physiology and chronic health evaluation，APACHE）健康评分标准，对病情及预后评估很有帮助，但是评估步骤较为繁琐。

（2）临床分期 ①急性反应期：起病至 2 周左右，可出现休克，不同脏器功能衰竭，中枢神经系统功能障碍等。②全身感染期：起病 2 周至 2 个月不等。主要表现为全身细菌感染或二重感染为主的相关并发症。③残余感染期：起病到 2 ~ 3 个月后。其特点表现为腹腔及腹膜后腔隙的参与脓肿，常合并全身营养不良、消化道瘘等。

（八）并发症

1. 局部并发症

（1）胰腺及胰周围组织坏死　是指胰腺实质的弥漫性或局灶性坏死，伴胰周（包括腹膜后间隙）脂肪坏死。根据有无感染又可分为感染性和无菌性胰腺坏死。

（2）急性胰腺假性囊肿　是指胰腺周围积聚的液体被纤维组织包裹而形成的假性囊肿。

（3）胰腺及胰周围组织脓肿　是指胰腺和（或）胰腺周围的包裹性积脓，由胰腺组织和（或）胰周组织坏死、液化继发感染所致。脓液培养有细菌或真菌生长。

（4）胃肠道瘘　无论是胰液的消化还是感染的腐蚀，均可导致胃肠道壁坏死、穿孔而发生瘘。较常发生在结肠、十二指肠等部位，有时也发生在胃和空肠。

（5）出血　由于胰液的消化作用，有时也会造成腹腔或腹膜后大出血。

2. 全身并发症　脓毒症、多器官功能障碍综合征及腹腔间隔室综合征。

（九）治疗

1. 非手术治疗　适用于急性初期胰腺炎、水肿型胰腺炎及尚无继发感染者，也可作为手术前的准备。是急性胰腺炎的基础治疗，可减少胰液分泌、防止感染及多器官功能障碍综合征（MODS）的发生。主要措施如下。①禁食、胃肠减压：持续胃肠减压可防止呕吐、减轻腹胀并增加回心血量。②镇痛、解痉：在诊断明确的情况下给予镇痛药，同时给予解痉药（山莨菪碱、阿托品），禁用吗啡，以免引起 Oddi 括约肌痉挛。③抗感染：使用致病菌敏感广谱抗生素。④补液、防治休克：补充电解质，纠正酸中毒，预防并治疗低血压，维持体循环稳定，改善局部微循环，对重型患者应进行重症监护。⑤抑制胰腺分泌：抑酸和抑胰酶制剂的使用，H_2 受体阻断剂（西咪替丁等）可间接抑制胰腺分泌，生长抑素（奥曲肽等）一般用于病情比较严重的患者；胰蛋白酶抑制剂等具有一定的疗效。⑥营养支持：禁食期间主要依靠完全肠外营养（TPN）。若手术附加空肠造瘘，待病情稳定、肠功能恢复后可经造瘘管输入营养液；当血清淀粉酶恢复正常，症状、体征消失后可恢复饮食。⑦其他治疗：中药治疗。

2. 手术治疗

（1）手术适应证　①胰腺和胰周围组织坏死继发感染；②重型胰腺炎经积极的短期（24 小时）非手术治疗后，多器官功能障碍仍不能纠正；③经非手术治疗，病情继续恶化；④伴胆道感染或胆总管下端梗阻；⑤不能排除其他急腹症时；⑥合并肠穿孔、大出血或胰腺假性囊肿。

（2）手术方式　坏死组织清除加引流术是最常用的手术方式。上腹部以弧形切口开腹，游离、松动胰腺，切断脾结肠韧带后，向中线翻起结肠，显露腹膜后间隙，接着清除胰周坏死组织和腹膜后渗液、脓液，彻底冲洗后经腰部或腹壁放置引流管数根，方便术后灌洗和引流，最后缝合腹部切口。若坏死组织较多，需要进行多次操作者，可将部分切口敞开。还可同时行胃造瘘、空肠造瘘（肠内营养通道）等，胆道引流术酌情进行。若继发肠瘘，可将瘘口外置或行近端造瘘术。若假性囊肿形成，可根据情况行内、外引流术。

（3）胆源性胰腺炎的处理　①伴有胆道感染的重症急性胰腺炎或胆总管下端梗阻，要尽早取出结石，解除梗阻，畅通引流，应急诊或早期（72 小时内）手术。并按上述方法清除坏死组织、积脓与积液，同时行广泛引流。②以胆道疾病表现为主的急性胰腺炎，一般病变较轻，可在手术解除胆道梗阻后，行胆道引流和网膜囊引流术。病情允许的情况下，可同时做胆囊切除。若有条件可经纤维十二指肠镜行 Oddi 括约肌切开、取石及鼻胆管引流术。若要做胆道手术，一般要求在急性胰腺炎经非手术治愈后 2~4 周。

（十）健康教育

急性胰腺炎作为一种常见的急腹症，其严重程度不一，轻型易于治疗，且预后良好；但重型胰腺炎病情凶险，病死率高。掌握良好的健康教育知识有利于疾病的康复。

1. 减少诱因 戒烟酒、预防感染、积极治疗胆道疾病等。

2. 合理饮食 饮食规律有度，少量多餐，少吃油腻、辛辣刺激性食物。

3. 休息与活动 劳逸结合，避免过度劳累和熬夜等。

4. 合理用药 严格遵医嘱用药。

5. 定期复查 出现胰腺脓肿、胰瘘等并发症时及早就诊。

二、慢性胰腺炎

慢性胰腺炎（chronic pancreatitis，CP）是各种原因所致胰实质和胰管的不可逆性慢性炎症，其特征是上腹部疼痛反复发作且伴不同程度的胰腺内、外分泌功能减退或丧失。

（一）病因

慢性胰腺炎是一个多因素的疾病，在我国以胆道疾病为主要原因，其次是长期酗酒。急性胰腺炎发生坏死感染后，可以引起胰管狭窄，导致慢性阻塞性胰腺炎。甲状旁腺功能亢进的高钙血症可刺激胰体外分泌，胰管内蛋白凝聚形成胰腺结石也可导致慢性胰腺炎。病理改变为胰腺组织的不可逆性破坏，包括腺泡减少、腺体萎缩、纤维增生、钙化和瘢痕狭窄。

（二）临床表现

其主要表现为腹痛，疼痛位于上腹部剑突下或偏左，常放射到腰背部，呈束腰带状，具体表现如下。

1. 腹痛 是主要临床症状。腹痛剧烈，起始于中上腹，也可偏重于右上腹或左上腹，放射至腰背部，累及全胰腺则呈束腰带状，向腰背部放射痛。饮酒诱发的胰腺炎常在醉酒后 12~48 小时期间发病而出现腹痛，胆源性胰腺炎常在饱餐后出现腹痛。

2. 消瘦 消瘦程度与发作次数和持续时间有明显关系。

3. 脂肪泻 为疾病发展到胰腺外分泌减少所致。腹泻的特征是排便次数增多，粪不成形，恶臭，粪便有油光。镜下可见脂肪球。

4. 糖尿病 为疾病晚期表现，由于内分泌腺遭受破坏、胰岛素分泌减少所致。

5. 恶心、呕吐 常与腹痛伴发，呕吐剧烈且频繁。呕吐物为胃十二指肠内容物，偶可伴咖啡样物。

6. 腹膜炎 体征水肿型胰腺炎时，压痛只限于上腹部，常无明显肌紧张。出血坏死性胰腺炎则压痛明显，并有肌紧张和反跳痛，范围较广或延及全腹。

7. 其他 初期常呈中度发热，约 38℃。合并胆管炎者可伴寒战、高热。胰腺坏死伴感染时，高热为主要症状之一。黄疸可见于胆源性胰腺炎，或者由于胆总管被水肿的胰头压迫所致。

（三）诊断与鉴别诊断

依据典型临床表现，应考虑本病的可能。粪便检查可发现脂肪滴，胰功能相关指标检查显示功能不全。B 超可见胰腺局限性结节，胰管扩张，囊肿形成，胰肿大或纤维化。腹部 X 线平片可显示胰腺钙化或胰石影。CT 扫描可见胰实质钙化，结节状，密度不均，胰管扩张或囊肿形成等。ERCP 可见胰管扩张或不规则呈"串珠状"，可见钙化或结石影，也可见囊肿。如胰管显影正常，可除外慢性胰腺炎的诊断。

（四）治疗

1. 非手术治疗

（1）病因治疗　治疗胆道疾病，戒酒。

（2）对症治疗　镇痛；可用长效抗胆碱能药物；也可用一般镇痛药，要防止药物成瘾；必要时行腹腔神经丛封闭。

（3）其他补充治疗。

1）饮食疗法　少食多餐，高蛋白、高维生素、低脂饮食，按糖尿病的治疗要求控制糖的摄入。

2）营养支持　长期慢性胰腺炎者多伴有营养不良。除饮食疗法外，可有计划地给予肠外和（或）肠内营养支持。

3）控制糖尿病　控制饮食并采用胰岛素替代疗法。

4）补充胰酶　对消化不良，特别是对脂肪泻患者，应给予大量外源性胰酶制剂。

2. 手术治疗

（1）纠正原发疾病　若并存胆石症应行手术取出胆石，去除病因。

（2）胰管引流术

1）经十二指肠行 Oddi 括约肌切开术　解除括约肌狭窄，使胰管得到引流；也可经 ERCP 行此手术。

2）胰管空肠侧侧吻合术　全程切开胰管，取出结石，与空肠做侧－侧吻合。

（3）胰腺切除术　有严重胰腺纤维化而无胰管扩张者可根据病变范围选用下列手术。

1）胰体尾部切除术　适用于胰体尾部病变。

2）胰头十二指肠切除术（Whipple 手术）　适宜于胰头肿块的患者。可解除胆道和十二指肠梗阻，保留了富有胰岛细胞的胰体尾部。

3）胰腺次全切除术　胰远侧切除达胆总管水平，适用于严重的弥漫性胰实质病变，术后有胰岛素依赖性糖尿病的危险，但大部分患者可缓解疼痛。

4）保留幽门的胰头十二指肠切除术（PPPD）。

5）保留十二指肠的胰头切除术　残留胰腺与空肠施行 Roux－en－Y 型吻合术，与 PPPD 效果相似。

6）全胰切除术　适用于病变范围广的顽固性疼痛患者。半数以上患者可解除疼痛。但术后可发生糖尿病、脂肪泻和体重下降，患者需终身注射胰岛素及口服胰酶片。

此外，对顽固性剧烈疼痛，其他方法无效时，为了控制疼痛，可施行内脏神经切断术或用无水乙醇等药物注射于内脏神经节周围。

（五）健康教育

少饮酒，避免暴饮暴食，预防和治疗胆道疾病。积极治疗者可缓解症状，但不易根治。晚期患者多死于并发症，极少数可演变为胰腺癌。

第三节　胰腺假性囊肿 微课

胰腺假性囊肿由血液、胰液外渗以及胰腺自身消化导致局部组织坏死崩解物等不能被吸收而聚集形成；囊壁由炎性纤维结缔组织构成，囊内无胰腺上皮层衬垫，因此称为胰腺假性囊肿。多继发于胰腺损伤和急、慢性胰腺炎，其大小与胰腺炎的严重程度有关。

一、临床表现

急性或慢性胰腺炎所处的病变阶段不同，胰腺假性囊肿的临床特点也各异。急性囊肿时，表现为上腹部胀痛和压痛、腹胀、发热、肿块、胃肠道功能障碍等；严重者可出现多种并发症。发生在慢性复发性胰腺炎基础上的慢性胰腺假性囊肿，当囊肿体积小时，主要表现为慢性胰腺炎的病症，如腹痛、消化不良、糖尿病等。脾大、上消化道出血是此症的特征。胰腺假性囊肿可分为如下三型。

1. 坏死后 I 型　继发于急性胰腺炎，囊壁成熟或不成熟，囊肿与胆管很少交通。ERCP 显示胰管无异常。

2. 坏死后 II 型　见于慢性胰腺炎急性发作，囊壁成熟或不成熟，常与胰管相通。ERCP 提示有慢性胰腺炎征象，但无胰管梗阻。

3. 潴留性 III 型　伴慢性胰腺炎，囊壁成熟并与胰管交通。ERCP 见胰管有明显的狭窄。这种分类有助于治疗时机和方法的选择。

二、诊断与鉴别诊断

体检时能触到上腹圆形或椭圆形肿物，较固定，边界不清，呈囊性感并有深压痛。患者出现上腹疼痛、饱满、包块，伴胃肠道功能障碍，就应想到有胰腺囊肿的可能；随后经胃肠道造影、B 超检查即可做出诊断，B 超检查可确定囊肿的部位和大小。CT 检查具有与 B 超相同的效果，并可显示囊肿与胰腺的关系，还可鉴别是否为肿瘤性囊肿。

三、治疗

1. 保守治疗　临床上对早期发现的胰腺假性囊肿一般先采用内科保守方法治疗。①禁食、胃肠减压，抑制胰腺分泌，维持水、电解质平衡，预防和治疗胰腺感染等。②单纯细针抽吸。③经皮置管引流。④内镜治疗：对于有胃肠道压迫症状，直径 6cm 以上，特别是位置在十二指肠旁的胰头部囊肿等不适宜手术者，选择内镜治疗是较安全的；本法特别适用于年龄较大、不能耐受手术者。

2. 手术治疗　手术指征：囊肿增大（直径达 6cm 以上），持续腹痛不能忍受，合并有感染或出血等并发症。常用手术方法：①内引流术，适用于直径 >6cm，起病时间在 6 周以上，成熟的囊肿。常用囊肿空肠 Roux - en - Y 型吻合术。近年来，随着微创技术的开展，临床上越来越多的病例选择在腹腔镜或胃镜下完成手术。②外引流术：适用于囊肿形成时间较短、囊壁薄而不能内引流、有明显感染者。但缺点较多，如易腐蚀皮肤，会丢失大量水、电解质、蛋白质及胰液，术后处理较为困难等。

四、健康教育

术后注意饮食，忌暴饮暴食，定期随访，注意术口清洁卫生。

第四节　胰腺癌和壶腹部癌

一、胰腺癌

胰腺癌（pancreatic carcinoma）是一种恶性程度很高的消化道肿瘤，较为常见，好发于胰头部。多发于 40 ~ 70 岁的中老年群体，男性多见。胰腺癌早期诊断率不高；而中晚期的手术切除率低，预后差。

（一）病理

胰腺癌以胰头部最为多见，组织学分类常见的顺序依次为导管细胞癌、腺泡细胞癌和胰岛细胞癌。其主要的转移和扩散途径为直接浸润和淋巴转移，在早期即可直接浸润到周围血管和脏器等，也可经血行转移至肝、肺及脊椎等。

近年研究证明，胰腺癌患者多存在染色体异常。吸烟是发生胰腺癌的主要危险因素，烟雾中含有亚硝胺，能诱发胰腺癌发生。

本节只介绍"胰头癌"。

（二）临床表现

胰腺癌出现临床症状往往已属晚期。早期无特异表现，仅为上腹不适、饱胀或有消化不良等症状。腹痛、黄疸和消瘦最常见，但提示癌变已进入中晚期。

1. 上腹不适、疼痛 是疾病的首发症状，较常见。早期，由于胰管梗阻，其管腔内压增高，出现上腹不适、疼痛。程度较轻，一般为隐痛，少数患者可无疼痛。所以症状往往易被忽视而延误诊断。中晚期，肿瘤侵袭腹腔神经丛，则出现持续性剧烈腹痛，疼痛向腰背部放射，患者往往不能平卧，强迫被动体位，呈蜷曲坐位。

2. 黄疸 是本病最主要的临床表现，呈进行性加重。黄疸出现时间和严重程度与癌肿距胆总管的距离和胆道梗阻程度息息相关，癌肿距离胆管越近、梗阻程度越高，黄疸越深。但多数患者出现黄疸时已属中晚期，常伴皮肤瘙痒，小便深黄，大便陶土色，后期可出现出血征象。体格检查可见巩膜及皮肤黄染，肝大，多数患者可触及肿大的胆囊。

3. 消瘦和乏力 由于饮食差、消化不良、睡眠差加之癌肿消耗等，造成体重下降、乏力，晚期可出现恶病质。

4. 消化道症状 如食欲缺乏、消化不良、腹胀、腹泻或便秘。部分患者可有恶心、呕吐。晚期癌肿侵及十二指肠可出现上消化道梗阻或消化道出血。

5. 其他 胰头癌所致胆道梗阻一般不发生胆道感染；若合并胆道感染，要注意与胆石症相鉴别。

（三）诊断与鉴别诊断

胰腺癌早期诊断很困难。对于近期出现原因不明的上腹饱胀不适、隐痛或有消化道症状如食欲缺乏、腹泻伴消瘦者，应做进一步检查。

1. 实验室检查

（1）血清生化学检查 可有血、尿淀粉酶的一过性升高，空腹或餐后血糖升高，糖耐量试验有异常曲线。胆道梗阻时，血清总胆红素和直接胆红素升高，碱性磷酸酶、氨基转移酶也可轻度升高，尿胆红素阳性。

（2）免疫检查 大多数胰腺癌血清免疫学标志物可升高，包括 CA19-9、CEA、胰胚抗原（POA）、胰腺特异性抗原（pao）及胰腺癌相关抗原（PCAA）。但是，目前尚未找到有特异性的胰腺癌标志物。CA19-9 最常用于胰腺癌的辅助诊断和术后随访。

（3）基因检测 针对胰腺癌 $C-Ki-ras$ 基因第 12 位密码子有很高的突变率，国内开展了这方面的检测，诊断正确率可达 80%~90%。

2. 影像学检查 作为胰头癌定位和定性诊断的重要手段。

（1）B 超 为诊断胰腺癌的首选方法。可显示肝内外胆管扩张，胆囊胀大，胰管扩张（正常直径为 3mm），胰头部占位病变，同时可以观察有无肝转移和淋巴转移。能够检出直径在 2.0cm 以上的胰腺癌。

（2）内镜超声（EUS） 优于普通 B 超，能发现直径在 1.0cm 以下的小胰腺癌。

（3）CT　胰腺区动态薄层增强扫描准确性高于 B 超，且不受肠道气体的影响，对判定肿瘤可切除性也具有重要意义。

（4）胃肠钡餐造影　在胰头癌肿块较大者可显示十二指肠曲扩大和"反 3 字"征。低张力造影可提高阳性率。

（5）ERCP　可显示胆管和胰管近壶腹侧影像或肿瘤以远侧的胆管、胰管扩张影像。此种检查可能引起急性胰腺炎或胆道感染，应予警惕。

（6）PTC　可显示梗阻上方肝内、外胆管扩张情况，对判定梗阻部位、胆管扩张程度具有重要价值。在做 PTC 的同时行 PTCD 可减轻黄疸和防止胆瘘。

（7）MRI 或 MRCP　单纯 MRI 诊断并不优于增强 CT。MRCP 因其所具有的无创性优点，目前临床逐渐广泛应用，可部分取代 ERCP。

3. 细针穿刺细胞学检查　对难以确定诊断，但高度怀疑的病例，可在 B 超或 CT 引导下采用细针穿刺胰腺肿块做细胞学检查。

（四）治疗

胰腺癌的治疗原则是早期手术治疗，争取切除肿瘤。

1. 根治性手术　胰头癌可施行胰十二指肠切除术，切除范围包括胆总管下端、胰头、胃、幽门区、胆囊、胆总管、十二指肠和空肠上段，以及附近的区域淋巴结，切除后重建胰管、胆管和胃肠通道。胰体尾癌可施行胰体尾切除术。

2. 姑息性手术　适用于高龄、已有肝转移、肿瘤已不能切除或合并明显心肺功能障碍而不能耐受较大手术的患者。其范围包括：用胆肠吻合术解除胆道梗阻；用胃空肠吻合术解除或预防十二指肠梗阻。

3. 生物学治疗及基因治疗　肿瘤生物治疗在细胞因子、单克隆抗体、免疫活性细胞等领域均有很大进展。术后生存期的长短与多种因素有关，改进预后的关键在于早发现、早诊断、早治疗。

（五）健康教育

1. 戒烟酒，科学饮食，多摄入蔬菜，少量多餐。

2. 定期复查，若出现贫血、乏力、消瘦、发热等症状，应及时就诊。

二、壶腹部癌

壶腹部癌（carcinoma of the ampulla）是指胆总管末端、壶腹部和十二指肠乳头附近的癌肿。该病多见于 40 岁以上成年男性，其临床症状出现早，较易及时发现和早期诊断，术后 5 年生存率明显高于胰头癌。

（一）病理

壶腹部癌的组织类型有三类：黏液癌、乳头状癌和腺癌，其中以腺癌最为多见。壶腹部癌的转移方式有三种：淋巴转移、血行转移和腹膜种植性转移。其中淋巴转移是最重要的转移方式，最常见的转移部位是胰头部淋巴结，其次为胰头前淋巴结和肠系膜根部淋巴结。

（二）临床表现

壶腹部癌与胰头癌的临床表现很相似，腹痛、黄疸和消瘦是主要临床表现。黄疸为壶腹部癌的最重要表现，早期即可出现，呈波动性。胃肠道出血，出血是由于癌肿组织溃烂、坏死、脱落所致；出血量较小，大多数患者为粪便隐血试验阳性，少数患者有黑便；其他表现，如食欲减退、体重减轻、全身乏力、腹泻、恶心、呕吐和贫血等。

（三）诊断与鉴别诊断

胆囊肿大和上消化道出血，且出现黄疸深浅呈波动性变化等表现对诊断具有意义。实验室检查和影像学检查提示胰头癌。其中，ERCP 检查可直接观察十二指肠乳头部病变，且可做活体组织检查，是确诊壶腹部癌的主要手段。

（四）治疗

胰十二指肠切除术为壶腹部癌的根治性术式。对难以耐受十二指肠切除的患者而言，病变仅局限于十二指肠乳头者可行乳头局部切除术。

肿瘤不能切除者，可经内镜放置内支架或行胆肠吻合术以解除黄疸。化学药物疗法和免疫治疗有辅助性治疗效果，可延长患者生命及改善生存质量。

（五）健康教育

1. 注意饮食，均衡膳食，忌暴饮暴食。
2. 保持心情愉快，进行适当的体育运动，增强体质。
3. 遵医嘱服药，按计划定期进行放、化疗，定期复查。
4. 有进行性消瘦、贫血、乏力、发热等症状及时复诊。

目标检测

答案解析

选择题

[A1/A2 型题]

1. 我国急性胰腺最常见的病因是
    A. 暴饮暴食　　　　　B. ERCP　　　　　C. 免疫抑制剂所致药源性损害
    D. 胆石症　　　　　　E. 胰管阻塞

2. 目前认为急性胰腺炎可能的病理生理机制是
    A. 胰腺感染性炎症　　　　　　　　B. 胰腺外伤
    C. 胰腺自身消化　　　　　　　　　D. 胰腺自身免疫性炎症
    E. 特发性炎症

3. 临床上将急性胰腺炎分为
    A. 轻症、重症　　　　　　　　　　B. 间质性、弥漫性
    C. 水肿型、坏死性　　　　　　　　D. 水肿型、出血坏死型
    E. 蜂窝织炎型、坏死性

4. 急性胰腺炎的腹痛特点不包括
    A. 突发性　　　　　　　　　　　　B. 持续性
    C. 解痉药可缓解　　　　　　　　　D. 重型上腹压痛明显
    E. 以上都不是

5. 下列哪一项可以区分轻、重型胰腺炎
    A. 血淀粉酶升高　　　　　　　　　B. 剧烈腹痛
    C. 高血糖　　　　　　　　　　　　D. 消化道出血
    E. 心衰

6. 胰头癌最主要的临床表现是
    A. 上腹痛和上腹饱胀不适　　　　　　　B. 黄疸
    C. 消瘦、乏力　　　　　　　　　　　　D. 腹泻或便秘
    E. 消化道出血

7. 胰腺癌与胆总管结石的鉴别点
    A. 进行性黄疸　　　　B. 肝功能改变　　　　C. 淀粉酶改变
    D. 胆囊肿大　　　　　E. 皮肤瘙痒

8. 患者，男，35 岁，上腹痛 2 天伴呕吐、腹胀，血淀粉酶 750U/L（Somogyi 法），血压 80/50mmHg，脉搏 120 次/分，最可能的诊断为
    A. 急性肾功能衰竭　　　　　　　　　　B. 急性胰腺炎
    C. 急性心梗　　　　　　　　　　　　　D. 急性胃炎
    E. 急性肝炎

9. 关于胰腺急性假性囊肿的描述，下列哪一项除外
    A. 出现在重型急性胰腺炎中　　　　　　B. 多位于胰尾
    C. 发热、白细胞升高　　　　　　　　　D. 有囊壁而无上皮
    E. 多在起病 2~3 周后出现

10. 患者，女，45 岁，餐后 2 小时突然腹痛、恶心、呕吐，伴发热，次日出现黄疸，血淀粉酶及胆红素明显升高。其发生黄疸最可能的原因是
    A. 炎性水肿的胰腺压迫胆总管所致　　　B. 肝细胞性黄疸
    C. 胆结石并发胰腺炎　　　　　　　　　D. 胆总管下端狭窄
    E. 胆囊炎所致

二、简答题

1. 如何区别轻型与重型胰腺炎？
2. 简述重型胰腺炎的治疗。

书网融合……

本章小结　　　　　　　微课　　　　　　　题库

第三十五章　周围血管疾病

PPT

⊙ 学习目标

　　1. 通过本章学习，重点掌握下肢静脉曲张、急性深静脉血栓形成、血栓闭塞性脉管炎的临床表现、诊断和治疗、预防。

　　2. 学会正确运用相关检测方法对周围血管疾病进行初步诊断，具有处理急性深静脉血栓形成、下肢静脉曲张等常见周围血管疾病的能力；能给予患者注意保暖、防寒、戒烟等健康保健指导。

≫ 情境导入

　　情境描述　患者，女，55岁，因"左下肢肿胀疼痛1天"入院。患者1天前乘坐长途车后感左下肢肿胀，左小腿疼痛，无明显发热、心慌胸闷等不适，未予以治疗，今肿胀疼痛加重，为求治疗来院就诊。既往2型糖尿病史5年，口服"格列齐特、二甲双胍"治疗，平素血糖控制在正常范围内。查体：T 36.8℃，P 88次/分，R 20次/分，BP 135/85mmHg。神志清，左下肢中度肿胀，腓肠肌压痛，足背动脉可扪及搏动。双侧下肢静脉血管彩超示：左侧股浅静脉、腘静脉、胫后静脉血栓形成。

　　讨论　1. 患者诊断及治疗方案是什么？

　　　　　　2. 简述深静脉血栓的病因、并发症及预防。

第一节　概　论

　　周围血管疾病病种多，主要病理改变为狭窄、闭塞、扩张、破裂及静脉瓣膜关闭不全等。主要临床表现如下。

一、感觉异常

　　患者常有疼痛、皮肤温度改变，倦怠沉重感、麻木感等。

　　1. 肢体疼痛　周围血管疾病常见症状，主要由于供血不足、回流障碍或循环异常引起。常分为间歇性和持续性疼痛两大类。

　　（1）间歇性疼痛　主要有下列3种类型。

　　1）间歇性跛行　指肢体运动后因动脉供血不足而出现的乏力、酸胀、肢体远端麻木感、钝性或锐性疼痛，迫使患者止步，休息后疼痛缓解。常见于血管阻塞性病变。从开始行走到肢体出现疼痛的时间称为跛行时间，其行程为跛行距离。跛行时间和距离越短，提示血管阻塞越重。

　　2）体位性疼痛　动脉阻塞性病变时，抬高患肢导致缺血加剧，疼痛加重，患肢下垂则可缓解疼痛；静脉阻塞性疾病或瓣膜功能不全时，抬高患肢有利于静脉回流而使症状缓解，患肢下垂则使症状加剧。

　　3）温差性疼痛　热环境可舒张血管并促进组织代谢，使动脉阻塞性或血管痉挛性疾病患者症状减轻；如果组织代谢超过了血管舒张所能提供血液量，则疼痛加重；寒冷刺激使血管痉挛而疼痛加重；血管扩张性疾病在热环境下疼痛加重。

（2）持续性疼痛　指肢体在静息时仍有持续性疼痛，又称静息痛。

1）动脉性静息痛　严重的动脉阻塞性病变可因组织缺血及缺血性神经炎引起静息痛。急性病变常为持续性痛，慢性病变疼痛常于夜间加重，常取抱膝端坐位来缓解症状。

2）静脉性静息痛　急性静脉主干阻塞性病变，肢体远端严重淤血而持续性胀痛。

3）炎症及缺血坏死性静息痛　血管或淋巴管的急性炎症，局部有持续性疼痛。

2. 皮肤温度改变

（1）动脉阻塞性病变　血流量减少，皮温降低，感寒冷。

（2）静脉阻塞性病变　血液瘀滞，皮温增高，感潮热。

（3）动静脉瘘　局部血流量增加，皮温增高，感潮热。

3. 倦怠沉重感　行走一段距离后感患肢倦怠沉重，休息后消失，提示早期动脉供血不足。静脉病变于久站后出现倦怠，平卧或抬高患肢能缓解。

4. 麻木、麻痹、针刺或蚁行感　常见于动脉缺血影响神经干时。静脉病变亦可出现针刺、蚁行、抓痒等感觉变化，发生营养性变化者，皮肤感觉往往减退。

5. 感觉丧失　严重动脉病变，缺血肢体远侧浅深感觉可减退或丧失。

二、形态和色泽改变

1. 形态改变

（1）肿胀　肢体肿胀与血管内压力、血管壁通透性、血浆蛋白渗透压等因素有关。

1）静脉性肿胀　下肢深静脉回流障碍或有逆流病变时可出现可凹陷性水肿，以踝、小腿最明显。

2）淋巴性水肿　淋巴系统阻塞时，富含蛋白质的淋巴液在组织间隙积聚导致肿胀。局部加压后凹陷，解除压迫则恢复原状。后期形成"象皮肿"。

（2）萎缩　慢性动脉缺血可出现肌萎缩、皮肤光薄、汗毛脱落等表现。

（3）增生　骨骼和软组织的增生肥大，肢体增长。动静脉瘘常见。

（4）局限性隆起　静脉曲张时出现串珠样静脉团块，动脉瘤时在动脉行径中出现局限性隆起，伴有与心率一致的搏动。其他原因还有结节性动脉炎、血栓性浅静脉炎等。

2. 色泽改变

（1）正常和异常色泽　正常皮肤温暖，呈淡红色。皮温降低，皮色呈苍白色或发绀，提示动脉供血不足。皮温轻度升高，皮色暗红，提示静脉淤血。

（2）指压性色泽改变　用手指按压皮肤数秒后骤然放开，正常者受压时皮肤呈苍白色（血液被排入周围和深部），放开后迅速恢复。动脉缺血时，恢复时间延长。在发绀区，指压后不出现暂时性苍白，提示局部组织已发生不可逆性的缺血性改变。

（3）运动性色泽改变　静息时正常，运动后肢体远端皮肤呈苍白色，提示动脉供血不足。

（4）体位性色泽改变　又称 Buerger 试验：抬高下肢 70°~80°，或高举上肢过头，持续 60 秒，正常时肢体远端皮肤保持淡红或稍发白，如呈苍白或蜡白色，提示动脉供血不足；再将下肢下垂于床沿或上肢下垂于身旁，正常人皮肤色泽可在 10 秒内恢复，如恢复时间超过 45 秒，且色泽不均者，进一步提示动脉供血障碍。肢体持续下垂，正常人至多仅有轻度潮红，凡出现明显潮红或发绀者，提示为静脉逆流或回流障碍性疾病。

三、血管形态改变

1. 动脉形态改变　包括三方面表现。①搏动减弱或消失：见于管腔狭窄或闭塞性改变。②形态和质地：正常动脉富有弹性，当动脉出现粥样硬化或炎症病变后，动脉可出现硬化、结节及呈屈曲状。
③杂音：动脉局限性扩张、狭窄、动静脉间存在异常交通时，血液流速改变，在体表位置可听到杂音及扣及震颤。

2. **静脉形态改变**　主要表现为静脉曲张。急性血栓性浅静脉炎时，局部可扣及伴触痛的条索状物，可伴皮肤红肿。曲张静脉有炎症时，局部可出现硬结、压痛，并与皮肤粘连。伴有动静脉瘘时，常有局部皮温升高、杂音及震颤。

四、肿块

1. **搏动性肿块**　动脉瘤或假性动脉瘤时，常表现为单个、边界清楚的膨胀性搏动性肿块。蔓状血管瘤时，肿块边界常不甚清楚。与动脉走行一致的管状搏动性肿块，多由动脉扩张所致，最常见于颈动脉。

2. **无搏动性肿块**　静脉性肿块有质地柔软、压迫后可缩小的特点。浅表静脉的局限性扩张，透过皮肤可见蓝色肿块，常见于颈外静脉、肢体浅静脉及浅表的海绵状血管瘤。深部海绵状血管瘤及颈内静脉扩张，肿块部位深，边界不清。淋巴管瘤呈囊性，色白透亮。

五、营养性改变

1. **皮肤营养障碍性变化**　正常时皮肤坚实而富有弹性。静脉淤血性改变常表现为皮肤色素沉着，好发于下肢小腿远侧 1/3 的"足靴区"，可伴有皮炎、湿疹、皮下脂质硬化及皮肤萎缩。动脉缺血性改变可表现为皮肤松弛，汗毛脱落，指（趾）甲生长缓慢，脆而有色素沉着，或增厚并有平行嵴形成。淋巴回流障碍时，皮肤、皮下组织纤维化，皮肤干燥、粗糙，出现疣状增生。

2. **溃疡**　①动脉性溃疡：动脉狭窄性病变致肢体末端供血不足引起，好发于肢体远侧即指（趾）和足跟，溃疡边缘常呈锯齿状，底部常有不健康的灰白色肉芽组织。常伴有间歇性跛行或静息痛。②静脉性溃疡：常因静脉高压、血液瘀滞引起，好发于小腿远侧 1/3 的内踝上方，即"足靴区"。呈圆形、类圆形或不规则状，底部常有湿润易出血的肉芽组织覆盖，周围常有淤积性皮炎、色素沉着等改变。

3. **坏疽**　当局部动脉血供严重不足，不能维持静息状态下组织的代谢需要时，即出现不可逆的组织坏死。初为干性坏疽，继发感染后形成湿性坏疽。

第二节　血栓闭塞性脉管炎

血栓闭塞性脉管炎又称 Buerger 病，是血管的炎症性、阶段性和反复发作的慢性闭塞性疾病。多累及四肢中小动、静脉，好发于男性青壮年，下肢多见。中医称之为脉管炎，属于"脱疽"范畴。

一、病因

确切病因尚不清楚，与吸烟、寒冷、潮湿、感染、慢性损伤等外来因素及自身免疫功能紊乱、性激素和前列腺素失调、遗传因素等内在因素相关。其中吸烟对本病的发生发展起重要作用。

二、病理生理

病变常始于动脉，后累及静脉，由远端"跳跃式"向近端发展，呈节段性分布，两病变段之间血管可正常。活动期受累血管壁全层非化脓性炎症，管腔被血栓及炎性内容物堵塞。后期炎症消退，血栓机化再通，侧支循环建立，但不足以代偿而出现肢体缺血性改变。

三、临床表现

临床表现的轻重主要取决于肢体的缺血程度，临床上可分为 3 期。

1. Ⅰ期（局部缺血期） 表现为患肢发凉、怕冷、麻木及轻度疼痛，间歇性跛行，患肢足背动脉及胫后动脉搏动减弱。出现反复发作的游走性浅静脉炎。

2. Ⅱ期（营养障碍期） Ⅰ期症状加重，跛行距离缩短，出现静息痛，夜间为甚，难以入睡。出现皮肤变薄、汗毛减少、肌肉萎缩等营养障碍症。患肢动脉搏动消失。

3. Ⅲ期（坏死期） Ⅱ期症状进一步加重，肢端出现干性或湿性坏疽，合并感染时，局部红肿明显，可伴有高热等全身毒血症表现。坏疽组织脱落则形成溃疡。

四、诊断与鉴别诊断

1. 诊断要点 患者多为吸烟的青壮年男性，伴有不同程度的肢体缺血性表现，有游走性浅静脉炎病史，患肢足背或胫后动脉搏动减弱或消失，一般无高脂血症、高血压等致动脉硬化因素。下列检查有助于诊断和判断病情。

（1）一般检查 皮肤温度测定，肢体动脉触诊及听诊，肢体抬高试验（Burger 试验），记录跛行距离及时间、踝/肱指数（ABI，踝动脉压与同侧肱动脉压比值）等。ABI 正常值为 0.9 ~ 1.3，ABI < 0.9 提示动脉缺血，ABI < 0.4 提示严重缺血。

（2）CTA、MRA、DSA 检查 可以了解动脉阻塞的部位、范围、程度和侧支循环建立情况。

2. 鉴别诊断

（1）下肢动脉粥样硬化闭塞症 发病年龄多大于 45 岁，常合并高血压、高脂血症等致动脉硬化因素，多侵及大、中动脉。

（2）糖尿病足 有长期糖尿病病史，常并发末梢神经病变。

（3）多发性大动脉炎 多见于青年女性，病变主要发生在主动脉及其分支动脉。活动期有风湿样全身表现。

（4）雷诺综合征 多见于中青年女性，累及手（足）末梢循环，阵发性手（足）末端发凉、皮肤发白，痉挛性疼痛，温暖休息后缓解。

五、治疗

治疗原则是着重防止病变进展，改善肢体血液循环。

1. 非手术治疗

（1）一般治疗 严格戒烟，防寒保暖，避免外伤。适度锻炼、理疗等促侧支循环建立。

（2）药物治疗 选用抗血小板聚集与扩张血管药物，如前列腺素具有强烈的扩张血管和抑制血小板聚集作用。疼痛严重者可用止痛药。另外根据中医辨证论治予以中医药治疗。

（3）高压氧疗法 提高血氧量，改善组织缺氧状态。

（4）创面处理 加强创面换药，予以消毒包扎，预防继发感染，感染创面可作湿敷处理。

（5）干细胞及血管生长因子治疗 可作为新技术进行尝试性治疗，远期效果有待观察。

2. 手术治疗 目的是重建动脉血流通道，增加肢体血供，改善缺血。个体化实施旁路转流术、腰交感神经节切除术、大网膜移植术、动静脉转流术、腔内血管成型术（PTA）、截肢术等。

六、健康教育

1. 严格忌烟酒。

2. 防寒保暖。

3. 避免外伤。

4. 养成良好生活习惯，如清淡饮食、坚持适度锻炼等。

5. 坚持治疗。

 知识链接

脱 疽

血栓闭塞性脉管炎、动脉粥样硬化闭塞疾病在中国传统医学中很早就有记载，称之为"脱疽"，亦名脱痈、脱骨疽、脱骨疗、敦痈、甲疽、蛀节疗、蜣螂蛀。《灵枢·痈疽》："发于足趾，名脱痈，其状赤黑，死不治；不赤黑，不死。不衰，急斩之，不则死矣。"《外科正宗》云："脱疽者，外腐而内坏也……其形骨枯筋纵，其秽异臭难辨，其命仙方难治。"

上述古籍表明，古代医家很早就已经认识到脱疽后期腐烂、坏死、发黑的典型症状及该病晚期"仙方难治"的严重性，明确提出了"急斩之"的手术处理方法。目前多采用中西医结合方法诊治，中医辨证论治：若寒湿阻络，宜温阳通络、散寒祛湿；若瘀阻脉络，宜活血化瘀，通络止痛；若热毒入络，宜清热解毒、消肿止痛；若气血两虚，宜补气养血。

第三节 下肢静脉曲张

原发性下肢静脉曲张指下肢浅静脉系统内血液反流，浅静脉增长增粗，迂曲而呈曲张状态。常见于体力活动强度高、持久站立工作或久坐少动者。

一、病因

静脉壁薄弱、静脉瓣膜缺陷及浅静脉内压力升高，是引起浅静脉曲张的主要原因。静脉壁薄弱和静脉瓣膜缺陷为先天性因素；重体力劳动、长期站立、慢性咳嗽、妊娠、习惯性便秘等为后天性因素；这些因素造成静脉瓣膜关闭不全或相对关闭不全，导致血液反流。

二、病理生理

各种因素造成隐-股或隐-腘静脉瓣膜关闭不全，可影响远测及交通静脉瓣膜，血液反流，静脉压力增高，浅静脉增长增粗，出现静脉曲张。由于离心脏越远的静脉承受的静脉压越高，因此小腿部的静脉曲张远比大腿部明显。后期病变部位出现色素沉着、溃疡等营养性改变，足靴区多见。

三、临床表现

主要表现为下肢浅静脉的扩张、隆起、迂曲，下肢沉重、乏力感。以大隐静脉曲张多见，单纯小隐静脉曲张少见。可出现踝部轻度肿胀，足靴区皮肤色素沉着、湿疹、皮炎、溃疡形成等皮肤营养性改变。

四、诊断与鉴别诊断

1. 诊断 根据患者病史、体征诊断下肢静脉曲张并不困难。下列检查有助于诊断。

（1）大隐静脉瓣膜功能试验（Trendelenburg 试验）及小隐静脉瓣膜功能试验 患者平卧，抬高患肢排空静脉，于腹股沟下方束止血带阻断大隐静脉，嘱患者站立，释放止血带，出现自上而下的静脉逆向充盈则提示大隐静脉瓣膜功能不全。同理，在腘窝处束止血带，可检测小隐静脉瓣膜功能不全。

（2）深静脉通畅试验（Perthes 试验）　患者取站立位，于腹股沟下方束止血带压迫大隐静脉主干，嘱患者用力踢腿或下蹲活动 10 余次，如曲张静脉明显减轻或消失，提示深静脉通畅，若曲张静脉更为明显，则提示深静脉阻塞。

（3）交通静脉瓣膜功能试验（Pratt 试验）　患者平卧，抬高患肢排空静脉，于腹股沟下方束止血带阻断大隐静脉，先从足趾向上至腘窝缠第一根绷带，再从止血带下方缠第二根绷带，嘱患者站立，一边向下解开第一根绷带，一边向下缠第二根绷带，如在两根绷带之间的间隙出现静脉曲张，提示该处交通静脉瓣膜功能不全。

（4）其他检查　血管彩超和造影可以准确判断病变的性质、部位和范围。

2. 鉴别诊断

（1）原发性下肢深静脉瓣膜功能不全　症状相对严重，超声及下肢静脉造影可以观察到深静脉瓣膜关闭不全的特殊征象。

（2）下肢深静脉血栓形成后综合征　有深静脉血栓形成病史，浅静脉曲张伴肢体肿胀，彩超及下肢静脉造影可辅助鉴别。

（3）动静脉瘘　静脉内压力增高，患肢皮温增高，局部可及杂音及震颤。

五、治疗

1. 非手术治疗　适用于症状轻微又不愿意手术及手术耐受力极差者，妊娠期患者可暂行非手术治疗。

（1）压力治疗　包括压力梯度分布的医用弹力袜、弹力绷带等，使静脉处于萎瘪状态。此外，应避免久坐、久站。

（2）静脉活性药物　静脉活性药物可减少毛细血管通透性，增加静脉张力。如马栗种子提取物等。

2. 手术治疗　诊断明确且无禁忌证者均可手术治疗。传统手术包括大隐或小隐静脉高位结扎及剥脱术、交通静脉结扎术、曲张静脉团的切除术。近年来微创手术发展迅速，包括静脉腔内治疗（激光治疗、射频治疗等）、硬化剂治疗、透光直视旋切术等。

六、健康教育

1. 养成良好的生活习惯，避免久坐、久站，间歇性抬高肢体。适当的体育锻炼。
2. 保持大便通畅，避免肥胖。

第四节　深静脉血栓形成

深静脉血栓形成是指血液在深静脉腔内不正常凝结，阻塞静脉腔，导致静脉回流障碍。全身主干静脉均可形成血栓，下肢深静脉多见。急性期可并发肺栓塞，严重者危及生命，后期因血栓形成后综合征而影响生活和工作能力。

一、病因

静脉壁损伤、血流缓慢和血液高凝状态是引起深静脉血栓形成的三大要素。体内凝血－抗凝－纤溶系统失衡导致血栓形成。深静脉血栓多见于大手术或严重创伤后、长期卧床、肢体制动、肿瘤患者等。

二、病理生理

静脉壁损伤可造成内皮脱落及内膜下层胶原裸露或静脉内皮及其功能损害启动内源性凝血系统；血流缓慢瘀滞导致组织缺氧，白细胞黏附释放细胞因子，活化的凝血因子积聚等；高凝状态导致血管内异常凝结形成血栓。典型血栓头部为白血栓，颈部为混合血栓，尾部为红血栓。血栓形成后可向静脉的近远端蔓延。急性期血栓静脉远端回流障碍，栓子若脱落可引起肺栓塞；后期血栓机化，静脉不同程度的再通，侧支循环建立。同时，静脉瓣膜被破坏，导致继发性下肢深静脉瓣膜功能不全，即深静脉血栓形成后综合征（PTS）。

三、临床表现

按照血栓形成的部位，可分为下肢深静脉血栓形成、上肢深静脉血栓形成和上、下腔静脉血栓形成。其中最常见的为下肢深静脉血栓形成，根据发病部位及病程，分3型。①中央型：髂－股静脉血栓形成；②周围型：股静脉或小腿深静脉血栓形成；③混合型：全下肢深静脉血栓形成。

按照发病时间，深静脉血栓可分为急性期（发病14天内）、亚急性期（发病15～30天）和慢性期（发病30天以后）。

急性深静脉血栓形成主要表现为血栓静脉远端回流障碍的临床表现，患肢肿胀、疼痛等，患肢皮温增高，患侧腘窝、股三角区、小腿后侧和（或）大腿内侧可有压痛。血栓累及血管越广泛，症状往往越重，全下肢深静脉血栓形成时，全下肢明显肿胀、皮肤苍白及剧痛，常伴有体温升高和脉率加速（股白肿）；病情继续发展，下肢动脉受压和痉挛，导致动脉血供障碍，组织缺血，出现足背动脉和胫后动脉搏动消失，皮温低伴有水泡，皮肤发亮呈青紫色（股青肿），全身反应重，如不及时处理，可发生静脉性坏疽。血栓位于小腿肌肉静脉丛时肿胀往往不明显，做踝关节过度背屈试验可引起小腿后侧肌群疼痛（Homans 征阳性），压迫小腿后方肌群引起局部疼痛（Neuhof 征阳性）。急性期血栓可脱落引起肺栓塞，出现咳嗽、胸痛、呼吸困难等症状，严重者发绀、休克甚至死亡。

慢性期可出现患肢静脉曲张、沉重、胀痛、色素沉着、溃疡等慢性下肢静脉功能不全的临床表现，称为深静脉血栓形成后综合征（PTS）。

四、诊断与鉴别诊断

近期有手术、肢体制动、长期卧床、严重创伤、肿瘤等病史，出现肢体肿胀疼痛，均应怀疑有深静脉血栓形成可能，下列辅助检查有助于诊断和了解病变范围。

1. 实验室检查 血浆 D－二聚体是纤维蛋白内复合物溶解时产生的降解产物，深静脉血栓形成时，血浆 D－二聚体浓度升高。临床上其他情况如孕妇、危重及恶性肿瘤等情况时，血浆 D－二聚体水平也会升高。血浆 D－二聚体检查敏感性高，特异性差。

2. 彩色多普勒超声检查 是诊断下肢深静脉血栓形成的首选方法，可判断下肢主干静脉是否有阻塞。

3. 静脉造影 是诊断深静脉血栓形成的金标准，可有效判断有无血栓，血栓的大小、部位及侧支循环情况。

五、治疗

1. 非手术治疗

（1）一般处理 卧床休息、抬高患肢、利尿消肿，病情允许时，穿医用弹力袜或弹力绷带后起床活动。

（2）抗凝治疗　是深静脉血栓的基本治疗，可抑制血栓蔓延，利于静脉再通，降低肺栓塞发生率。常见抗凝药物有普通肝素、低分子肝素、维生素 K 拮抗剂（如华法林）和新型口服抗凝剂（如利伐沙班）。

（3）溶栓治疗　溶栓药物能使血浆中纤溶酶原转变为纤溶酶，溶解血栓。常用药物有尿激酶、重组链激酶、重组组织型纤溶酶原激活剂、瑞替普酶等。溶栓方法包括系统溶栓（经外周静脉全身应用溶栓药物）和导管接触性溶栓（药物通过溶栓导管置入血栓内直接作用于血栓）

2. 手术治疗

（1）取栓术　短时间内取出大量血栓，迅速降低静脉腔内压力，常用 Fogarty 导管取栓术。

（2）机械性血栓清除术　采用旋转涡轮或流体动力的原理打碎或抽吸血栓。

3. 其他治疗

（1）合并髂静脉狭窄或闭塞的处理　对狭窄的髂静脉处可首选采用球囊扩张、支架置入等方法予以解除，必要时采取外科手术解除髂静脉狭窄。

（2）下腔静脉滤器的置入　对有抗凝治疗禁忌或有并发症，或充分抗凝治疗仍发生肺栓塞者，建议置入下腔静脉滤器。

六、健康教育

1. 长期卧床制动、手术、创伤等是静脉血栓形成的高危因素，鼓励患者床上主动或被动运动或早期下床活动，应用抗凝药物预防。

2. 养成良好的生活习惯，避免久坐不动、长久站立，避免长期服用避孕药等，卧床休息时抬高下肢，促进静脉回流。

第五节　下肢淋巴水肿

淋巴水肿是由淋巴循环障碍及富含蛋白质的组织间液持续积聚引起。好发于四肢，下肢更常见。

一、病因与病理

淋巴水肿按病因可分为两类。

1. 原发性淋巴水肿　病因不明，可能与淋巴管纤维性阻塞、扩张及收缩排空功能障碍有关。

2. 继发性淋巴水肿　感染、淋巴结切除、肿瘤压迫、放疗后纤维化等原因阻塞淋巴管及炎症后纤维化等引起淋巴水肿。

二、临床表现

主要临床表现为肢体持续性、进行性肿胀，由肢体远端向近端发展，可累及生殖器及内脏，皮泽微红，皮温稍高，皮肤日益增厚，后期呈"象皮腿"，轻微皮肤损伤出现难以愈合的溃疡。继发感染局部红肿热痛及全身感染症状。少数病例可恶变成淋巴肉瘤。

三、诊断与鉴别诊断

根据病史及体查不难做出临床诊断，淋巴核素扫描显像、CT、MRI、淋巴造影等检查进一步确认淋巴阻塞的原因、部位及类型。

四、治疗

1. 非手术治疗 ①护理局部皮肤及避免外伤，抬高患肢，利尿消肿，穿医用弹力袜等。②利用套筒式气体加压装置包裹患肢，自肿胀肢体远端向近端循序加压，促淋巴回流。③手法按摩手法，自水肿近心端开始手法按摩至水肿消退，逐渐向远测扩展按摩范围。④烘绑压迫疗法。

2. 手术治疗 ①重建淋巴循环：淋巴管－静脉吻合术、淋巴结－静脉吻合术等。②带蒂组织移植术：如大网膜移植术等。③切除纤维化皮下组织后植皮术。

五、健康教育

1. 及时彻底治疗单毒、丝虫病等可引起淋巴水肿的疾病。

2. 保持心情舒畅，避免自我封闭。

3. 避免久坐、久站，抬高患肢减轻肿胀。防止损伤，避免感染。

4. 指导患者患肢按摩方法及护理方法。

目标检测

答案解析

选择题

[A1/A2 型题]

1. 下肢交通支瓣膜功能不全表现为

    A. Pratt 试验（＋）　　　　　　　　　B. Perthes 试验（＋）

    C. Buerger 试验（＋）　　　　　　　　D. Trendelenberg 试验（＋）

    E. 指压试验（＋）

2. 引起单纯性下肢静脉曲张的原因是

    A. 糖尿病足　　　　　　　　　　　　B. 下肢浅静脉炎

    C. 动脉粥样硬化闭塞　　　　　　　　D. 下肢浅静脉外伤出血

    E. 静脉壁薄弱和静脉内压持续升高

3. 下肢静脉曲张最容易发生皮肤溃疡的部位是

    A. 足背　　　　　B. 小腿中 1/3 外侧　　　　C. 小腿中 1/3 内侧

    D. 小腿下 1/3 内侧　　　E. 小腿下 1/3 外侧

4. 血栓闭塞性脉管炎的病因及病理，下列说法错误的是

    A. 患者多有吸烟史　　　　　　　　　B. 病变累及动脉，不累及静脉

    C. 病变呈节段性分布　　　　　　　　D. 寒冷和潮湿的生活环境可以致病

    E. 动脉周围有广泛纤维组织形成

5. 关于下肢深静脉血栓形成后综合征，下列描述不正确的是

    A. 浅静脉曲张

    B. 常规行大隐静脉高位结扎剥脱术效果显著

    C. 足靴区溃疡

    D. 长时间站立后下肢肿胀

    E. 需要长期弹力袜支持

6. 患者平卧下肢曲张静脉充盈时，在腹股沟下方扎橡皮带阻断大隐静脉，然后让患者站立，放开橡皮带，见曲张静脉由上而下迅速充盈。诊断考虑为

  A. 下肢深静脉瓣膜功能不全　　　　　B. 下肢深静脉阻塞

  C. 隐 - 股静脉瓣膜功能不全　　　　　D. 交通静脉瓣膜功能不全

  E. 小隐静脉瓣膜功能不全

书网融合……

本章小结

题库

第三十六章　泌尿、男性生殖系统外科检查和诊断

PPT

>> 情境导入

　　情境描述　患者，男，35岁。因右腰部撞击伤后伴剧烈疼痛、全程血尿2小时入院。体查：T 38℃，P 110次/分，R 28次/分，BP 100/60mmHg。面色苍白，表情痛苦，神志清楚。心肺未闻及异常，右上腹部压痛及叩击痛明显，右侧腰部饱满，右肾区叩痛，左侧腰腹部无异常。

　　讨论　1. 该患者首先考虑哪种器官损伤？

　　　　　　2. 为尽快明确诊断应选择哪项检查？

　　泌尿外科学（urology）是一门研究、防治男性泌尿、生殖系统和女性泌尿系统以及肾上腺外科疾病的学科，属外科学范畴。全面系统地收集病史，掌握症状和体征，运用各种检查手段和诊断方法，对诊断、治疗和预防泌尿外科疾病有着重要的意义。

第一节　泌尿、男性生殖系统外科疾病的主要症状

　　主要症状分为四类：①与泌尿系统或男生殖系统直接有关，如血尿、阴囊肿块等；②与其他器官系统有关，如恶心、呕吐、骨痛等；③全身症状，如发热、体重减轻等；④无明显的症状，但在其他的检查中被发现，如肾结石、肾肿瘤。绝大多数患者的症状源于泌尿、男生殖系统的病变。本节重点叙述的内容，包括疼痛、下尿路症状、尿液异常、性功能障碍等。

一、疼痛

　　疼痛为泌尿、男性生殖系统疾病常见的重要症状，常因泌尿系统的梗阻或感染所致。尿结石阻塞上尿路时，常会产生非常剧烈的疼痛。而泌尿、男生殖系统的感染使组织水肿，器官被膜受牵张，从而引起疼痛。泌尿系统肿瘤一般不会引起疼痛，除非肿瘤产生梗阻或者侵及周围的神经才能导致疼痛。放射痛多见。

　　1. 肾和输尿管痛　因肾脏感染、结石、积水等引起肾包膜扩张、炎症或者集尿系统扩张时，都会发生肾和输尿管痛。疼痛一般为钝痛，呈持续性，疼痛区域主要在肋脊角，即骶棘肌两侧的第12肋下；也可以为锐痛，通常在肋腹部，有时会向腹股沟及同侧睾丸或阴囊放射。输尿管痛一般为急性发作，多由尿结石或血块阻塞上尿路引起。由肾盂输尿管连接处或输尿管急性梗阻、扩张引起的疼痛为肾绞痛（renal colic）。其特点是绞痛，呈阵发性，剧烈难忍，辗转不安，大汗，伴恶心、呕吐。因肾及其包膜受脊髓的胸10至腰1的感觉神经支配，上段输尿管的神经支配和肾的神经支配相类似，所以，上段输尿

管疾病引起的疼痛与肾疾病引起的疼痛发生部位类同。中段输尿管梗阻引起的疼痛，右侧放射到右下腹区，表现类似阑尾炎，左侧则放射到左下腹区，表现如憩室炎。而下段输尿管疾病引起的疼痛通常表现为膀胱刺激症状如尿频、尿急及耻骨上区不适。疼痛有时向阴囊（阴唇）或阴茎头部放射。

2. 膀胱痛 由于膀胱炎症、结石、肿瘤和急性尿潴留引起耻骨上区疼痛或不适。但慢性尿潴留即使膀胱上缘达脐平面，如糖尿病引起的低张力性神经源性膀胱，亦可不引起疼痛。由于膀胱感染，表现为间歇性的耻骨上区不适，膀胱充盈时疼痛加重，而排尿后疼痛明显缓解，疼痛常呈锐痛、烧灼痛。所以，在排尿终末感到明显的耻骨上区刺痛，还会向远端尿道放射，并伴有膀胱刺激症状。

3. 前列腺痛 由于前列腺炎所致组织水肿和被膜牵张，可引起会阴、直肠、腰骶部疼痛，有时牵涉到耻骨上区、腹股沟区及睾丸，并伴尿频或尿痛。

4. 阴囊痛 一般由睾丸或附睾病变引起，包括外伤、精索扭转、睾丸或附睾附属物扭转以及感染。睾丸扭转（testicular torsion）和急性睾丸、附睾炎时，可引起睾丸水肿和剧烈疼痛，应予以鉴别。阴囊疼痛还可能由阴囊壁自身的炎症引起，如毛囊炎、皮脂腺囊肿等；也可见于鞘膜积液（hydrocele）、精索静脉曲张（varicocele）和睾丸肿瘤（testicular tumor）等，疼痛为慢性的疼痛和坠胀感，无放射。腹股沟斜疝引起的钝痛可向阴囊放射。

5. 阴茎痛 非勃起状态时发生，由膀胱或尿道炎症（如淋病）引起，是尿道口最明显的放射痛。还可由包皮嵌顿引起，是阴茎远端包皮和阴茎头回流障碍，局部水肿、淤血所致。勃起状态时发生，见于阴茎异常勃起。

二、下尿路症状

下尿路症状（lower urinary tract symptoms，LUTS）是所有排尿障碍症状的总称，包括储尿期症状和排尿期症状，前者表现以刺激症状为主，后者以梗阻症状为主。

1. 刺激症状

（1）尿频 正常人每天的排尿次数为5~6次，每次尿量约300ml。尿频（frequency）是指患者感到有尿意的次数明显增加，严重时几分钟排尿一次，每次尿量仅几毫升。泌尿、生殖道炎症、膀胱结石、肿瘤、前列腺增生等都可引起尿频，这是由于炎性水肿或膀胱顺应性降低引起膀胱容量减少，或者由于膀胱排空障碍导致持续性尿潴留而引起膀胱有效容量减少。若排尿次数增加而每次尿量并不减少，甚至增多，可能为生理性，如饮水量多、食用利尿食物；或为病理性，如糖尿病、尿崩症或肾浓缩功能障碍等所致。有时精神因素（如焦虑）亦可引起尿频。夜间尿频又称夜尿症（nocturia），常因膀胱出口梗阻和（或）膀胱顺应性下降引起。正常人夜间排尿次数不超过2次。良性前列腺增生最常见的早期症状是尿频，以夜尿更明显。

（2）尿急 当膀胱功能和容量正常时，因环境条件不许可，有尿意时可延迟排尿。但膀胱炎症或膀胱容量过小、顺应性降低时，则难以自控。尿急（urgency）是指一种突发的、强烈的排尿欲望，且很难被主观抑制而延迟排尿。每次尿量很少，常与尿频同时存在。

（3）尿痛 排尿时感到尿道疼痛，可以发生在排尿初、中、末或排尿后。疼痛呈烧灼感，与膀胱、尿道或前列腺感染有关。在男性多发生于尿道远端，女性发生于整个尿道。尿痛（dysuria）常与尿频、尿急相伴随，三者同时出现，称为膀胱刺激症状。

2. 梗阻症状

（1）排尿困难 排尿困难（difficulty of urination）包含排尿踌躇（urinary hesitancy）、费力（straining）、不尽感、尿线无力（decreased force of urination）、分叉、变细、滴沥（dribbling）等。由膀胱以下尿路梗阻所致，常见于良性前列腺增生。排尿踌躇是指排尿开始时间延迟。排尿费力是用增加腹内压以启动排尿的过程。排尿不尽感是指排尿后仍感到膀胱内有尿液未排出。尿流分叉为尿流形成双股状或散射状。尿流变细是由于尿流阻力增加所致。排尿滴沥是指排尿终末出现的少量尿液从尿道口滴出。

（2）尿流中断　指排尿时不自主地出现尿流中断（interruption of urinary stream），体位变动后又可以继续排尿，如此反复出现的症状。常伴疼痛，可放射至远端尿道，大多是由于膀胱结石在膀胱颈部形成球状活塞，阻断排尿过程而引起。也可见于良性前列腺增生，因侧叶增大引起间歇性尿道梗阻。

（3）尿潴留　尿潴留（urinary retention）分急性和慢性两类。急性尿潴留见于膀胱出口以下尿路严重梗阻，突然不能排尿，使尿液滞留于膀胱内。腹部、会阴部手术后患者不敢用力排尿，常会发生。此外，在男性常见于良性前列腺增生、前列腺肿瘤或者尿道狭窄引起的膀胱出口梗阻。慢性尿潴留见于膀胱颈部以下尿路不完全性梗阻或神经源性膀胱。临床上表现为排尿困难，耻骨上区膨隆、不适或疼痛，严重时出现充溢性尿失禁。

下尿路症状中，鉴别刺激症状和梗阻症状是十分重要的。就良性前列腺增生而言，虽然它可引起尿路梗阻，但其形成的继发性膀胱顺应性下降，会产生刺激症状，且更为常见，如夜间尿频。下尿路症状是非特异性的，可能继发于前列腺的增大，也会继发于其他的疾病如脑血管意外、糖尿病和帕金森病等。

3. 尿失禁　尿失禁（incontinence of urine）为尿液不能自主控制而流出。分为以下四种类型。

（1）持续性尿失禁　又称真性尿失禁，是指尿液昼夜持续地从膀胱或泌尿道瘘中流出，几乎没有正常的排尿，膀胱呈空虚状态。常见原因包括外伤、手术或先天性疾病引起的膀胱颈和尿道括约肌的损伤。多见于妇科手术、产伤所造成的膀胱阴道瘘。也可见于前列腺手术引起的尿道外括约肌损伤。先天性异位输尿管开口于尿道、阴道或外阴前庭等，由于异位输尿管多与发育不良的肾相连，大部分女性患者一直有持续的少量漏尿，但仍有正常排尿，所以这种症状易被误诊为慢性阴道分泌物。

（2）充溢性尿失禁　又称假性尿失禁，是指膀胱功能完全失代偿，膀胱呈慢性扩张，并且从未完全排空，当膀胱过度充盈后，尿液会不断溢出；夜间多见。各种原因所致的慢性尿潴留均可能出现这种症状。

（3）急迫性尿失禁　严重的尿频、尿急而膀胱不受意识控制就开始排尿，通常继发于膀胱炎、神经源性膀胱以及重度膀胱出口梗阻。这类尿失禁可能由膀胱的不随意收缩引起。

（4）压力性尿失禁　当腹内压突然增高（咳嗽、打喷嚏、大笑、运动等）时，尿液不随意地流出。这是由于膀胱和尿道之间正常解剖关系改变，使腹内压突然增加时传导至膀胱和尿道的压力不等，而膀胱压力增高没有相应的尿道阻力增加，从而产生漏尿。另外，也与盆底肌肉松弛有关。常见于多次分娩或绝经后的妇女，是阴道前壁和盆底支持组织张力减弱或缺失所致。也见于根治性前列腺切除术的患者，因为此手术可能会损伤尿道外括约肌。这类尿失禁多在直立体位时发生。

4. 遗尿　遗尿（enuresis）是指除正常自主性排尿外，睡眠中出现无意识的排尿。新生儿及婴幼儿为生理性，3岁以后除功能性外，可因神经源性膀胱、感染、后尿道瓣膜等病理性因素引起。

三、尿液改变

1. 尿量　正常人24小时尿量为1000~2000ml。无尿和少尿是由肾排出量减少引起的，而导致尿量减少可有肾前性、肾性和肾后性因素。因此，必须首先了解是否存在输尿管或尿道梗阻。尿量<100ml/24h为无尿，持续性无尿见于器质性肾损伤，表现为氮质血症或尿毒症。尿量<400ml/24h为少尿，突然尿量减少可能发生急性肾损伤。多尿是指尿量可达（3000~5000）ml/24h，急性肾后性肾损伤的多尿期系肾浓缩功能减退和溶质性利尿所致。尿闭是指完全性无尿，多见于孤立肾结石引起的完全性上尿路梗阻，可在肾绞痛后突然发生。须注意，尿闭时膀胱空虚无尿排出，而尿潴留时膀胱充满尿液但无法

排出。

2. 尿的观察

（1）血尿（hematuria）　指尿中含有红细胞，分为肉眼血尿和镜下血尿。肉眼血尿（gross hematuria）为肉眼能见到血色的尿，通常在 1000ml 尿中含 1ml 血液即肉眼可见。镜下血尿（microscopic hematuria）为借助于显微镜见到尿液中含红细胞。一般认为新鲜尿离心后尿沉渣每高倍镜视野红细胞 >3 个即有病理意义。任何程度的血尿都不应该被轻易放过，尤其是成年人，都应首先考虑是否有恶性肿瘤的可能。在分析血尿原因的时候，需要注意以下几个方面。

1）血尿是泌尿系统疾病重要的症状之一，往往是疾病的一个危险信号，但血尿程度与疾病严重性并没有肯定的相关性。血尿有或无伴疼痛是区别良恶性泌尿系疾病的重要因素，血尿伴排尿疼痛大多与膀胱炎或尿石症有关，而无痛性血尿除非另有其他的证据，否则提示泌尿系肿瘤，尤其在中老年人。

2）泌尿道病变部位可以通过排尿过程中血尿出现的时间来判断。血尿可分为初始血尿、终末血尿和全程血尿。①初始血尿（initial hematuria）：不常见，提示病变位于尿道，一般继发于炎症；②终末血尿（terminal hematuria）：提示病变位于膀胱颈部或尿道前列腺部，多为炎症引起；③全程血尿（total hematuria）：最常见，提示病变位于膀胱和上尿路，以肿瘤可能大。

3）血尿色泽因含血量、尿 pH 及出血部位而异。来自肾、输尿管的血尿或酸性尿色泽较暗；来自膀胱的血尿或碱性尿，色泽较鲜红。严重的血尿可呈不同形状的凝血块，蚯蚓状血块常来自肾、输尿管的血尿，而来自膀胱的血尿可有大小不等的凝血块。膀胱病变引起的血尿，当凝血块通过尿道时，尿痛不会加重；而上尿路病变引起的血尿，当凝血块通过输尿管时，会产生胁腹部的绞痛，类似于尿结石引起的肾绞痛。

4）尿液呈红色并不都是血尿引起。有些药物、食物能使尿液呈红色、橙色或褐色，如大黄、酚酞、利福平、四环素类、酚磺酞、嘌呤类药物等。有些药物能引起血尿，如环磷酰胺、别嘌醇、肝素及双香豆素等。由于严重创伤、错误输血等使大量红细胞或组织破坏，导致血红蛋白尿或肌红蛋白尿。由前尿道病变出血或邻近器官出血滴入尿液所致，并非血尿。

（2）混浊尿　尿液浑浊，常见有晶体尿（crystalluria）、磷酸盐尿（phosphaturia）、脓尿（pyuria）、乳糜尿（chyluria）等。晶体尿是尿液中含有机或无机物质沉淀、结晶，尿中盐类呈过饱和状态时。磷酸盐尿是磷酸盐在碱性尿中沉淀而形成，见于餐后或大量应用牛奶后，可间歇发生。脓尿是由于尿液中含有大量白细胞，是泌尿系统感染的表现。一般认为，新鲜尿液离心后，尿沉渣镜检每高倍镜视野白细胞 >5 个提示尿路感染或炎症。根据排尿过程中脓尿出现的时间以及伴发症状，可对病变进行初步定位。初始脓尿为尿道炎；全程脓尿伴膀胱刺激症状、腰痛和发热提示肾盂肾炎；脓尿伴膀胱刺激症状而无发热多为膀胱炎。乳糜尿呈乳白色，由于尿液中混有淋巴液，也可混有大量蛋白和血液。乙醚可使浑浊尿液变清，故用乙醚试验可确诊乳糜尿，亦称乳糜试验。乳糜尿的常见原因是丝虫病感染。

（3）气尿（pneumaturia）　是指排尿同时有气体和尿液一起排出。提示有泌尿道 - 胃肠道瘘存在，或有泌尿道的产气细菌感染。常见的原因有憩室炎、乙状结肠癌、肠炎或 Crohn 病等。亦见于泌尿系器械检查或留置导尿管所致肠道损伤。

（4）尿道分泌物（urethraldischarge）　大量黏稠、黄色的脓性分泌物是淋菌性尿道炎的典型症状。少量无色或白色稀薄分泌物为支原体、衣原体所致非淋菌性尿道炎的表现。慢性前列腺炎患者在晨起排尿前或大便后，尿道口可出现少量乳白色黏稠分泌物。血性分泌物常提示尿道肿瘤的可能。

血尿的鉴别

　　分析血尿的病因，年龄和性别可提供帮助，年轻患者多由泌尿系结石、感染、畸形或外伤所致；老年患者则提示膀胱肿瘤或良性前列腺增生；女性血尿一般与尿路感染、妇科疾病或月经污染有关；男性患者血尿发生一般较少，一旦出现血尿，往往提示潜在病变，应详细检查。肾实质疾病多为镜下血尿；肾血管畸形血尿的特点为反复发作的镜下或肉眼血尿；运动型血尿可能与肾静脉淤血、肾膀胱黏膜血管损伤出血有关；全身性疾病如血友病、白血病等，可发生血尿，有时为首发症状，应引起重视；后腹腔或盆腔的恶性肿瘤、炎症肿块等压迫、刺激浸润泌尿道时也可出现镜下或肉眼血尿，此时多伴有患侧肾积水。

四、性功能障碍

　　男性性功能障碍表现为性欲低下、勃起功能障碍（erectile dysfunction，ED）、射精障碍（早泄、不射精和逆行射精）等。最常见为勃起功能障碍和早泄。勃起功能障碍是指持续或反复不能达到或维持足够阴茎勃起以完成满意性生活。引起 ED 的因素很多，包括精神心理因素、血管病变、神经病变、内分泌疾病、药物及全身性疾病等。早泄（premature ejaculation）是指性交时阴茎能勃起，但不能控制射精，阴茎插入阴道前或刚插入即射。早泄大多是心理性因素所致，通常采用心理治疗。近年来研究发现，早泄患者的阴茎感觉高度敏感，或因包皮阴茎头炎和前列腺炎等引起。

　　血精（hematospermia）指精液中含有血液，大多是由前列腺和（或）精囊的非特异性炎症引起，一般在几周内症状就可以自行消失。若血精持续数周以上，应排除生殖道结核、前列腺肿瘤等病变。

第二节　泌尿、男性生殖系统外科检查

一、体格检查

　　除全面系统的全身状态检查外，泌尿生殖系统的体格检查仍要用到视、触、叩、听这四种基本的检查方法。每一种方法对于评价某一器官正常与否均有意义。

　　1. 一般检查　接诊患者时应注意其气味，如尿失禁患者常有尿臭味，阴茎癌合并感染者可闻到恶臭味。

　　2. 肾　视诊：患者面向前站立或坐直，检查者位于患者的后方，面向需检查的部位。患者脊柱明显侧凸，往往与因炎症引起的腰肌痉挛有关。肋脊角、腰部或上腹部隆起常提示有肿块存在。触诊：肾双合诊（图 36-1）。患者仰卧位，检查者用一只手置于肋脊角向上托起胁腹部，另一只手在同侧肋缘下进行深部触诊。触诊过程中嘱患者慢慢地深呼吸，肾随呼吸上下移动。正常肾一般不能触及，有时在深呼吸时刚能触及右肾下极，在小儿和偏瘦的成人中易成功，而肾积水、肾肿瘤者常可触及囊性或质硬肿块。疑有肾下垂时，应取立位或坐位检查。叩诊：因肾表面有腹内空腔脏器，叩诊为鼓音。肋脊角的叩击痛阳性常提示上尿路炎症或急性梗阻者。听诊：疑为肾动脉狭窄、动脉瘤形成或动静脉畸形的患者，在吸气时行上腹部两侧和肋脊角听诊，有无血管杂音，听到有血管收缩杂音有诊断意义。

　　3. 输尿管　沿输尿管行径进行深部触诊，有输尿管结石或炎症时，其走形径路可有压痛。

　　4. 膀胱　视诊：患者仰卧位，如果患者较瘦，当膀胱尿量达到500ml左右时，在下腹部可看到过度

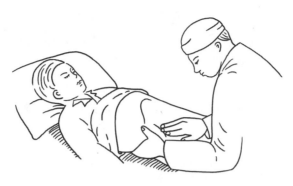

图 36－1　肾双合诊

充盈的膀胱轮廓。触诊：当膀胱内尿量达到 150ml 以上时，膀胱可在耻骨联合水平上被触及。叩诊：对检查膀胱是否充盈特别有用，尤其肥胖或腹肌难以放松的患者。从耻骨联合上方向头侧叩诊，直到叩诊音由浊音变为清音，充盈膀胱呈浊音区。排尿后膀胱区仍隆起，触及囊性肿块，叩之浊音，则提示尿潴留。需了解膀胱肿瘤或腹内、盆腔内其他肿块的范围及活动度时，可以采用腹部－直肠（男性）或腹部－阴道（女性）双合诊，在膀胱排空后检查，手法要轻柔。

5. 阴茎和尿道口　视诊：有无包茎、包皮过长或包皮嵌顿。包茎（phimosis）是指包皮外口过小，紧箍阴茎头部，不能向上外翻。包皮过长（redundant prepuce）是指不能使阴茎头外露，但包皮可以翻转。包皮嵌顿是指包皮前口太小，一旦包皮向后越多阴茎头后不能恢复到覆盖阴茎头的状态，会导致包皮充血和水肿。包皮过长时应翻转包皮进行检查注意有无肿瘤、溃疡、糜烂及恶臭味。包皮不能向上外翻者，应行包皮背侧切开术或环切术以便仔细检查阴茎头和尿道口，注意阴茎有无皮损、偏斜或屈曲畸形、尿道口是否红肿、有无疣、有无分泌物等。另外需注意尿道口位置，尿道口位于阴茎的腹侧或阴囊、会阴部为尿道下裂，极少数位于阴茎背侧为尿道上裂。触诊：阴茎体部有无硬结对判断阴茎海绵体硬结症（Peyronie病）很重要。尿道有无硬块、结石或压痛。

6. 阴囊及其内容物　患者站立位。视诊：阴囊是否发育。阴囊皮肤有无红肿、增厚。阴囊肿块或精索静脉曲张也能在视诊中被发现。触诊：首先检查睾丸，然后是附睾，以及索状结构，最后是腹股沟外环。检查者用大拇指、示指和中指来完成，仔细依次地进行触诊有助于发现阴囊内容物异常。注意大小、质地、形状及有无异常肿块。注意输精管粗细、有无结节。阴囊内睾丸缺如时，应仔细检查同侧腹股沟。阴囊肿块应进行透光试验，即将手电筒光源放于肿块后方，可在暗室内进行。如透照出红光提示肿块为囊性，充满液体，而不能透照出红光则提示为实性肿块。睾丸鞘膜积液时阳性，而睾丸肿瘤时阴性，但是，因有少数的睾丸肿瘤伴鞘膜积液，需要行阴囊超声检查以进一步确诊。

7. 直肠和前列腺　患者胸膝位或站立弯腰体位。检查者在手指套上涂上足够的润滑剂，并注意缓解患者的紧张情绪，轻柔、缓慢地将示指放入患者肛门、直肠进行直肠指检（digital rectal examination，DRE）。正常前列腺如栗子大小、较平、质地韧、有弹性，后面能触及中间沟，表面光滑。注意前列腺的大小、质地、有无结节、压痛，中间沟是否变浅或消失。不仅要对前列腺进行详细的检查，而且应该仔细触诊整个直肠以发现是否有其他异常。最后还应检查肛门括约肌张力。前列腺按摩方法：按摩前患者先排空膀胱，检查者做直肠指检，自前列腺两侧向中间沟，自上而下纵向按摩2～3 次，再按摩中间沟一次，将前列腺液挤入尿道，并由尿道口滴出，直接收集前列腺液送验（图 36－2）。急性前列腺炎

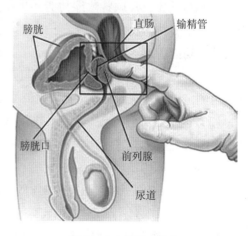

图 36－2　前列腺按摩

时禁忌按摩。在正常情况下精囊不能触及，只有当梗阻或感染而精囊变大时可通过直肠指检触及。通过 DRE 可发现良性前列腺增生、前列腺癌等。如 DRE 发现前列腺结节或肿块，应建议行前列腺穿刺活检。

8. 女性尿道、阴道取截石位 视诊：识别尿道口，注意其大小、位置，以及有无肉阜（caruncle）或肿瘤、有无阴道膨出等。通过增加腹内压如咳嗽，可以诱发压力性尿失禁患者的尿漏。触诊：在检查阴道前壁时，可同时检查尿道、膀胱颈和膀胱三角区。双合诊检查可了解浸润性膀胱癌侵犯周围组织的程度。

二、实验室检查

1. 尿液检查

（1）尿液收集 尿常规检查应收集新鲜尿液。尿检通常收集中段尿为宜。男性包皮过长者，必须翻起包皮，清洗龟头。女性应清洁外阴，分开阴唇；月经期间不应收集尿液送验。尿培养以清洁中段尿为佳，女性可采用导尿的尿标本。由耻骨上膀胱穿刺获取的尿标本是无污染的膀胱尿标本。新生儿及婴幼儿尿液收集采用无菌塑料袋。

（2）尿沉渣 新鲜尿离心后，用显微镜技术分析尿沉渣，每高倍镜视野红细胞 >3 个为镜下血尿，白细胞 >5 个为白细胞尿，亦称脓尿，同时检查有无晶体、管型、细菌、酵母菌、寄生虫等。

（3）尿三杯试验 以排尿最初的 5～10ml 尿为第一杯，以排尿最后 2～3ml 为第三杯，中间部分为第二杯。收集时尿流应连续不断。其检验结果可初步判断镜下血尿或脓尿的来源及病变部位。若第一杯尿液异常，提示病变在尿道；第三杯尿液异常，提示病变在膀胱颈部或后尿道；若三杯尿液均异常，提示病变在膀胱三角区或上尿路。

（4）尿细菌学 革兰染色尿沉渣涂片检查可初步筛选细菌种类，供用药参考。尿沉渣抗酸染色涂片检查或结核菌培养有助于确立肾结核诊断。清洁中段尿培养结果，若菌落数 $>10^5$ cfu/ml，提示为尿路感染。对于有尿路症状的患者，致病菌菌落数 $>10^2$ cfu/ml 就有意义。

（5）尿脱落细胞学检查（urinary cytology） 用于膀胱肿瘤初步筛选或术后随访。检查阳性提示泌尿道任何部位存在尿路上皮肿瘤可能。

（6）肿瘤标志物测定 膀胱肿瘤抗原（wackier tumor antigen，BTA）检测方法简单，诊断膀胱癌的正确率在 70% 左右。其他如核基质蛋白（NMP 22）、尿纤维蛋白降解产物（FDP）、ABO（Rh）血型抗原、端粒酶活性、癌胚抗原（CEA）以及荧光原位杂交（FISH）等，均具有一定的临床意义。

2. 肾功能检查

（1）尿比重 反映肾浓缩功能和排泄废物功能。尿比重固定或接近于 1.010，肾浓缩功能严重受损。尿液中多种物质如葡萄糖、蛋白及其他大分子物质均可使尿比重增高，尿渗透压较尿比重测定更好地反映肾功能。

（2）血尿素氮和血肌酐 血尿素氮正常值为 2.86～7.14mmol/L；血肌酐正常值为 44～133μmol/L。血肌酐测定较血尿素氮精确。血尿素氮受分解代谢、饮食和消化道出血等多种因素影响。

（3）内生肌酐清除率 主要反映肾小球滤过率。测定公式：内生肌酐清除率 = 尿肌酐浓度/血肌酐浓度×每分钟尿量，正常值为 90～110ml/min。50～80ml/min 为轻度肾损害；20～50ml/min 为中度损害；<10ml/min 为重度损害。

（4）酚磺酞排泄试验 因为 94% 的酚磺酞（PSP）由肾小管排泄，所以在特定的时间内，尿中酚磺酞的排出量可反映肾小管的排泄功能。

3. 血清前列腺特异性抗原（prostate specific antigen，PSA）检测 PSA 由前列腺腺泡和导管上皮细胞分泌，具有前列腺组织特异性。血清 PSA 检测常采用放射免疫或酶联免疫测定法。血清 PSA 正常值为 0～4ng/ml，如血清 PSA >10ng/ml 应高度怀疑前列腺癌。经直肠指检、前列腺按摩和穿刺、经尿道超声、前列腺电切以及前列腺炎发作时，血清 PSA 均会不同程度的升高，应推迟 2 周或以上再检查血清 PSA。血清 PSA 亦与年龄和前列腺体积有关，随年龄、前列腺体积增加而增高。需注意，某些药物如非那雄胺对血清 PSA 有影响，测定 PSA 密度（PSAD）与游离 PSA（fPSA）以及总 PSA（tPSA）的比值，有助于鉴别良性前列腺增生和前列腺癌。

4. 前列腺液检查　正常前列腺液呈淡乳白色，较稀薄；涂片镜检可见多量卵磷脂小体，白细胞 <10 个/HP，不含红细胞。若白细胞 >10 个/HP 则提示前列腺炎；若前列腺液呈血性，可提示前列腺精囊炎、结核或肿瘤。若前列腺按摩前做尿常规检查，按摩后再收集 2～3ml 初段尿液送检，比较按摩前后尿白细胞数，对按摩未获前列腺液者为间接检查，而对分析是否因前列腺炎引起的尿路感染具有临床意义。怀疑细菌性前列腺炎时应同时进行前列腺液细菌培养和药物敏感试验。

5. 精液检查　精液标本收集采用手淫、性交体外排精或取精器获得精液的方法，检查前 5 天应无性交或手淫。正常精液呈乳白色、不透明，量 2～6ml，黏稠度适中，30 分钟内液化，pH 为 7～8，精子数 2000 万/ml，精子活动度 >60%，正常形态 >60%。对判断男性生育力有重要意义。

三、器械和内镜检查

1. 导尿管　目前最常用的是气囊或 Foley 导尿管（urethral catheters），这种类型的导尿管有两个腔，大的腔用充气或水，使导尿管留置在膀胱里，以法制（F）为测量单位，如 21F 表示其周径为 21mm，直径为 7mm。导尿管的大小是以其外周径表示的。用于引流尿液、解除尿潴留、测定残余尿、注入造影剂确定有无膀胱损伤等。不论是诊断还是治疗，必须严格按无菌术规程进行操作。残余尿（residual urine）测定应在患者排尽尿后立即插入导尿管进行，正常时膀胱内尿液 <10ml，排尽后用 B 超检测膀胱内残留尿液 >50ml 时，提示残余尿量增多，多见于良性前列腺增生。

2. 尿道探条　尿道探条（urethral sounds）通常由金属材料制成。主要用于放置膀胱镜前的准备，治疗尿道狭窄和膀胱颈挛缩。一般选用以 18～21F 探条扩张狭窄之尿道。进入尿道必须很小心，不能用暴力推进，以防尿道破裂，应使其平滑地通过尿道进入膀胱。有时还需要使用线形探条和跟随器（filiforms and followers）导引经尿道进入膀胱。

3. 膀胱尿道镜　膀胱尿道镜（cystourethroscope）可在尿道、膀胱内进行全面的检查，用活检钳取活体组织病理学检查标本；通过插管镜经双侧输尿管口插入输尿管导管做逆行肾盂造影或收集肾盂尿送检，亦可进行输尿管套石术或放置输尿管双 J 管做内引流。此外，电切镜还可施行尿道、膀胱、前列腺等比较复杂的操作。尿道狭窄、膀胱炎症或膀胱容量过小不能做此检查。膀胱尿道镜检查有硬镜和软镜，两者各有其优点。

4. 输尿管镜和肾镜　输尿管镜（ureteroscopy）有硬性、软性两种类型，一般经尿道、膀胱置入输尿管及肾盂。肾镜（nephroscopy）通过经皮肾造瘘进入肾盏、肾盂，可直接窥查输尿管、肾盂内有无病变，亦可直视下取石、碎石，切除或电灼肿瘤，取活体组织病理学检查标本。适用于尿石症、原因不明肉眼血尿或细胞学检查阳性、上尿路充盈缺损等。禁忌证为未纠正的全身出血性疾病、严重的心肺功能不全、未控制的泌尿道感染、病变以下输尿管梗阻及其他膀胱镜检查禁忌者等。

5. 前列腺细针穿刺活检　前列腺细针穿刺活检（needle biopsy of the prostate）是目前诊断前列腺癌最可靠的检查。有经直肠和经会阴两种途径。定位采用经直肠超声引导。前列腺穿刺应在 PSA 和核共振成像（MRI）检查之后进行，适用于 DRE 发现前列腺结节或 PSA 异常的患者。

6. 尿流动力学　尿流动力学（urodynamics）测定借助流体力学及电生理学方法研究和测定尿路输送、储存、排出尿液的功能，为分析排尿障碍原因、选择治疗方式及评定疗效提供客观依据。目前临床上主要用于诊断下尿路梗阻性疾病（如良性前列腺增生）、神经源性排尿功能异常、尿失禁，以及遗尿症等。

四、影像学检查

1. 超声 为一种无创性检查。广泛应用于泌尿外科疾病的筛选、诊断和随访，亦用于介入治疗。超声对液体表现为液性暗区显示效果最佳，可显示均质的实体组织和固体物质，亦可显示 X 线透光结石，但对气体的显示效果较差。临床上可用于确定肾肿块性质、结石和肾积水；测定残余尿、测量前列腺体积等。亦用于检查阴囊肿块以判断囊肿或实质性肿块，了解睾丸和附睾的位置关系。在超声引导下，可行穿刺、引流及活检等。近年超声造影逐步开展，由于不用有肾毒性的造影剂，可用于肾衰竭患者，亦可用于禁忌做静脉尿路造影或不宜接受 X 线照射的患者。但超声检查有时受骨骼、气体等的干扰而影响诊断的正确性。

2. X 线检查

（1）尿路平片　尿路平片（kidney - ureter - bladder，KUB）可显示肾轮廓、位置、大小，腰大肌阴影，不透光阴影以及骨性改变如脊柱侧弯、脊柱裂、肿瘤骨转移、脱钙等。腰大肌阴影消失，提示腹膜后炎症或肾周围感染。侧位片有助于判断不透光阴影如结石的来源，侧位片还可以与腹腔内钙化点和胆囊结石相鉴别，上尿路结石影位于脊柱前缘之后，与脊柱影相重叠。摄片前应做充分的肠道准备。

（2）排泄性尿路造影　排泄性尿路造影（excretory urogram）即静脉尿路造影（intravenous urogram，IVU），静脉注射有机碘造影剂，肾功能良好者 5 分钟即显影，10 分钟后显示双侧肾、输尿管和部分充盈的膀胱。能显示尿路形态是否规则，有无扩张、推移、压迫和充盈缺损等；肾损伤时可观察有无造影剂外渗；同时可了解分侧肾功能。造影前应做碘过敏试验和肠道准备。碘过敏、妊娠及肝、肾功能严重损害为禁忌证。

（3）逆行肾盂造影　逆行肾盂造影（retrograde pyelography，RP）是经膀胱尿道镜行输尿管插管注入有机碘造影剂来显示输尿管和肾集合系统的方法。适用于静脉尿路造影显示尿路不清晰或禁忌者，可进一步了解肾盂、输尿管充盈缺损改变的原因；亦可注入空气作为阴性比衬，有助于判断透光结石。ESWL 时，输尿管插管注入造影剂以帮助输尿管结石定位和碎石。

（4）顺行肾盂造影　顺行肾盂造影（antegrade pyelography）在超声指引下经皮穿刺入肾盂，注入造影剂以显示上尿路情况，适用于上述造影方法失败或有禁忌而怀疑梗阻性病变存在者。

（5）膀胱造影　膀胱造影（cystography）采用导尿管置入膀胱后注入造影剂，可显示膀胱形态及其病变如损伤、畸形、瘘管、神经源性膀胱及膀胱肿瘤等。排泄性膀胱尿道造影可显示膀胱输尿管回流及尿道病变如狭窄、憩室、充盈缺损等。

（6）血管造影　血管造影（angiography）的方法包括直接穿刺、经皮动脉穿刺插管、选择性肾动脉、静脉造影以及数字减影血管造影（DSA）。适用于肾血管疾病、肾损伤、肾实质肿瘤等。DSA 能清晰地显示血管包括直径 1mm 的血管，可以发现肾实质内小动脉瘤及动静脉畸形、瘘等血管异常，并即刻进行栓塞治疗。亦可对晚期肾肿瘤进行栓塞治疗。

（7）淋巴造影　指经足背淋巴管注入碘苯酯，显示腹股沟、盆腔、腹膜后淋巴结和淋巴管的方法。可以为膀胱癌、阴茎癌、睾丸肿瘤、前列腺癌的淋巴结转移和淋巴管梗阻提供依据。了解乳糜尿患者的淋巴系统通路。

（8）精道造影　指经输精管穿刺或经尿道射精管插管造影，显示输精管、精囊及射精管的方法。适用于血精症等。

（9）CT　通过横断面观察，能分辨 0.5 ~ 1cm 的占位性病变，适用于鉴别肾囊肿和肾实质性病变，确定肾损伤范围和程度，肾、膀胱、前列腺癌及肾上腺肿瘤的诊断和分期；能显示腹部、盆腔转移的淋巴结。由于 CT 尿路成像（CTU）的开展，临床上 CTU 的应用越来越多，而传统的 IVU 等 X 线造影有被取代的趋势。

3. 磁共振成像 MRI 能显示被检查器官组织的结构和功能，并可显示脏器血流灌注情况。对分辨肾肿瘤的良、恶性，判定膀胱肿瘤浸润膀胱壁的深度、前列腺癌分期，确诊偶然发现的肾上腺肿块等，可提供较 CT 更为可靠的依据，有起搏器或金属支架的患者不宜行 MRI。

4. 放射性核素显像 放射性核素显像（radionuclide imaging）能测定肾小管分泌功能与显示有无上尿路梗阻。通过动态和静态显像，可了解肾吸收、浓集和排泄的全过程及核素在肾内的分布情况，用于肾占位性、血管性和尿路梗阻性病变的诊断及肾移植术后监护。肾上腺皮质髓质显像对肾上腺疾病的诊断有价值；骨显像可显示全身骨骼有无转移癌。其特点是核素用量小，几乎无放射损害，能在不影响机体正常生理过程的情况下显示体内器官的形态和功能。

 素质提升

脊柱畸形的分子遗传学研究及临床应用

由中国医学科学院北京协和医院和复旦大学的邱贵兴、吴南、吴志宏、仉建国、张锋等人牵头建立的"系统解析脊柱畸形及相关合并症"研究协作组，构建了我国首个国际领先骨骼畸形遗传研究体系，揭示了先天性脊柱侧凸最重要的遗传学病因，定义了一种全新的先天性脊柱侧凸疾病亚型，被称为"中国模型"。该重要医学成就实现了中国脊柱侧凸患者的"早筛""早诊"，标志着从分子遗传学研究走入临床应用的国内首个骨骼畸形遗传咨询门诊模式的成功落地，显著促进了我国脊柱畸形筛查、预防、诊断及治疗的标准化和均质化。

目标检测

答案解析

一、选择题

[A1/A2 型题]

1. 血尿伴膀胱刺激症状最常见于

　　A. 膀胱肿瘤　　　　　　　B. 急性前列腺炎　　　　　　C. 急性膀胱炎

　　D. 急性肾盂肾炎　　　　　E. 肾癌

2. 下列疾病中不会引起尿流中断的是

　　A. 膀胱结石　　　　　　　B. 膀胱憩室　　　　　　　　C. 膀胱肿瘤

　　D. 膀胱异物　　　　　　　E. 输尿管囊肿

3. 肾结核早期唯一重要的阳性发现为

　　A. 大量血尿和脓尿　　　　B. 尿常规检查中有较多的红细胞、白细胞

　　C. 全身慢性消耗症状　　　D. 肾区疼痛

　　E. 发热

4. 对收治一位排不出尿的患者行临床导尿的目的是

　　A. 收集 24 小时尿标本　　B. 解除尿潴留　　　　　　　C. 了解尿道有无梗阻

　　D. 测定膀胱容量　　　　　E. 尿道造影检查

5. 诊断膀胱癌最可靠的方法为

    A. B 超   B. IVU   C. 膀胱镜检及活检

    D. 膀胱双合诊   E. CT

6. 诊断肾肿块最可靠的检查方法是

    A. B 超   B. 肾图   C. IVU

    D. 腹部 X 线平片   E. CT

7. 患者，女，40 岁。近日出现尿频、尿急伴腰痛。曾服索密痛 2 片。查体：BP 150/90mmHg，双肾区物叩击痛，无水肿。应首选的检查为

    A. 腹部 X 线平片   B. 泌尿系 B 超   C. 中段尿培养

    D. 尿常规及尿沉渣镜检   E. CT

8. 患者，男，42 岁。B 超发现左肾内有 1cm×0.5cm 大小的光团，平时无明显症状，偶尔有腰部腹胀不适感，既往体健，无排石史。为明确诊断还应做

    A. 膀胱镜检查   B. 尿培养   C. CT

    D. KUB + IVU   E. MRI

9. 患者，女，47 岁。腹部 X 线平片见右上腹有一不透 X 线的圆形阴影，可采用下列哪一种简单的检查方法来区别是肾结石还是胆囊结石

    A. 腹部 X 线侧位片   B. B 超   C. IVU

    D. 逆行肾盂造影   E. CT

二、简答题

1. 尿三杯试验在临床上有何意义？
2. 排泄性尿路造影有什么优缺点？

书网融合······

本章小结

题库

第三十七章　泌尿系统损伤

PPT

◎ 学习目标

　　1. 通过本章学习，重点掌握肾、膀胱、尿道损伤的临床表现和诊断。

　　2. 学会肾、膀胱、尿道损伤的治疗原则。具有对泌尿系统损伤的患者进行紧急处理的能力，并能对伤情进行初步判断与评估，选择适宜的检查方法，早期诊断并及时处理。

≫ 情境导入

　　情境描述　患者，男，20岁，未婚。右腰部外伤、肉眼血尿4小时。患者4小时前不慎从3米高处摔下，右腰部撞在木桩上。当即感右腰部剧痛，无恶心、呕吐，伤后排尿1次，尿液呈鲜红色。体格检查：体温37.5℃，脉搏86次/分，呼吸20次/分，血压110/76mmHg。神志清楚，痛苦面容，心肺无异常。腹部稍膨隆，右上腹部压痛，未扪及包块，移动性浊音阴性，肠鸣音减弱。右腰部大片皮下瘀斑，局部肿胀，叩击痛明显。实验室检查：血常规示 Hb 98g/L，WBC 11×10^9/L。尿常规示 RBC 满视野，WBC 0~2/HP。B超示右肾影增大，结构不清，包膜不完整，肾周大片环状低回声。胸片正常。

　　讨论　1. 该患者初步诊断是什么？

　　　　　　2. 其诊断依据有哪些？

　　　　　　3. 治疗原则是什么？

　　泌尿系统损伤以男性尿道损伤最为多见，肾、输尿管、膀胱、后尿道受到周围组织和器官的良好保护，通常不易受伤，而输尿管的损伤多见于医源性损伤。泌尿系统损伤大多是胸、腹、腰部或骨盆严重损伤的合并伤。因此，临床中遇到有多部位严重损伤的患者时，应注意有无泌尿系统损伤；同时，在确诊泌尿系统损伤时还应关注有无其他脏器的损伤。

　　泌尿系统损伤的主要病理改变为出血和尿液外渗。大出血可导致休克，尿液外渗可继发感染，导致周围脓肿、尿瘘或尿道狭窄，严重时出现脓毒症。对于泌尿系统损伤的患者，应早期确诊并正确处理，以防或减少并发症的发生。

第一节　肾损伤

　　肾脏位于腹膜后脊柱两侧浅窝中，解剖位置隐蔽，一般情况下不容易受到损伤。但肾为实质性器官，质地脆，包膜薄，一旦受暴力打击也可以引起肾损伤。肾损伤多见于成年男子，常是严重多发性损伤的一部分。肾损伤的发生率在逐年上升，其原因涉及交通、工伤事故增加，加上暴力性犯罪、剧烈运动等事件。

一、病因

按损伤的病因不同，可分为以下几种类型。

1. 开放性损伤　损伤肾脏与外界相通。因弹片、枪弹、刀刃等锐器致伤，常伴有胸、腹部等其他组织器官损伤，往往损伤较复杂而严重。

2. 闭合性损伤 损伤肾脏与外界不相通。因直接暴力（如撞击、跌打、挤压、肋骨或横突骨折等）或间接暴力（如对冲伤、突然暴力扭转等）所致。

3. 医源性损伤 在医疗操作中如肾穿刺、腔内泌尿外科检查或治疗时也可能发生开放性或闭合性肾损伤。

此外，肾脏本身有病变如肾肿瘤、肾结核、肾积水、肾囊性疾病等，有时轻微的创伤，也可造成严重的肾"自发性"破裂。临床上以闭合性肾损伤多见。

二、病理

肾脏以闭合性损伤多见肾脏损伤往往是外力作用造成其解剖结构破坏，导致出血和或尿液外渗。按其损伤的程度将闭合性肾损伤分为以下病例类型（图37-1）。

1. 肾挫伤 临床上多见。损伤仅局限于部分肾实质，形成肾瘀斑和（或）包膜下血肿，肾包膜及肾盂黏膜完整。如损伤涉及肾集合系统可有少量血尿，以镜下血尿多见，大多能自愈。

2. 肾部分裂伤 肾实质部分裂伤伴有肾包膜破裂，出血量较多，可形成肾周血肿。如肾盂、肾盏黏膜破裂，则可有明显的肉眼血尿。

3. 肾全层裂伤 肾实质深度裂伤，外及肾包膜，内达肾盂、肾盏黏膜，出血量大，常引起广泛的肾周血肿、严重肉眼血尿和尿外渗。

4. 肾蒂损伤 此类损伤比较少见。肾蒂或肾段血管的部分或全部撕裂时可引起大出血、休克，常来不及诊治就死亡。

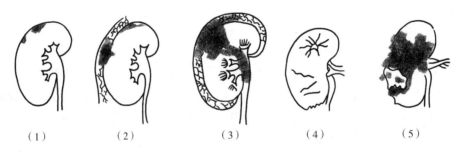

（1）　　　　　（2）　　　　　（3）　　　　　（4）　　　　　（5）

图 37-1 肾损伤病理类型

（1）肾挫伤：肾瘀斑；（2）肾挫伤：肾瘀斑及包膜下血肿 ；（3）肾部分裂伤：肾周血肿与尿外渗；

（4）肾全层裂伤；（5）肾全层裂伤：肾碎裂、肾横断

肾损伤晚期可形成尿囊肿；血肿及外渗尿液导致组织纤维化，压迫肾盂输尿管交界处引起肾积水；开放性肾损伤还可导致动静脉瘘或假性肾动脉瘤等病理改变；部分患者因肾实质缺血或肾蒂周围纤维化压迫肾动脉，可出现肾血管性高血压。

三、临床表现

与肾脏损伤程度、类型及有无并发其他脏器损伤有关，尤其在合并其他器官损伤时，肾损伤的症状不易被察觉。主要有以下表现。

1. 休克 是肾脏损伤后很重要的表现，如肾裂伤、肾蒂裂伤或者合并其他脏器损伤时，因创伤或失血发生休克，可危及生命。

2. 血尿 最常见。肾挫伤时可出现少量血尿，有的严重肾裂伤则呈大量肉眼血尿或血凝块。血尿与损伤程度可不一致，肾挫伤或轻微肾裂伤会导致肉眼血尿，而一部分严重的肾裂伤可能只有轻微血尿

或无血尿，如肾蒂血管断裂、输尿管断裂或血凝块堵塞患者已处于休克无尿状态等。

3. 疼痛及腰腹部肿块　血液、尿液渗入肾周围组织可使局部肿胀，形成肾区肿块，均引起患侧腰、腹部疼痛和明显触及痛，血液、尿液渗入腹腔或合并腹内脏器损伤时，可出现全腹疼痛和腹膜刺激症状。

4. 发热　由于血肿、尿外渗易继发感染，甚至导致肾周脓肿或化脓性腹膜炎，伴有全身中毒症状。

四、诊断与鉴别诊断

1. 病史及体格检查　有任何腹部、胸背部明显的外伤或对冲力损伤的病史，均要考虑肾损伤的可能，同时注意肾脏损伤的程度与症状不一致，或者只关注胸、腹部脏器的损伤而忽视肾损伤。

2. 实验室检查　患者伤后不能自行排尿，应行导尿术收集尿标本。尿常规检查可见大量红细胞或肉眼血尿，是诊断肾损伤的重要依据之一。血红蛋白与血细胞比容持续降低提示有活动性出血。血白细胞数增多应注意是否存在感染灶。肾组织损伤后，可出现乳酸脱氢酶升高。

3. 影像学检查　早期积极地影像学检查能发现肾脏损伤以及部位、程度、有无尿液外渗，并能了解对侧肾功能情况。

（1）超声检查　简单迅速，可重复检查，能初步显示肾损害的程度（包括肾包膜下和肾周血肿及尿外渗情况）以及对侧肾脏和其他器官损伤的情况，检查肾脏时应注意肾蒂血管动静脉血流情况。

（2）CT 检查　能精确清晰地显示肾皮质裂伤、尿外渗、肾周血肿范围和血管损伤，其他脏器的损伤亦可显示，病情允许时为首选检查。CTU 检查可发现患肾造影剂排泄减少、造影剂外渗，可评价肾脏损伤的范围和程度；CTA 检查可显示肾动脉和肾实质损伤情况，了解有无动静脉瘘或创伤性动脉瘤以及外伤性血栓形成。

（3）MRI 检查　诊断肾脏损伤的作用与 CT 相似，但对血肿及软组织的显示比 CT 更具有特征性。

（4）排泄性尿路造影　能评价肾损伤的范围和程度，对肾损伤的伤情评估非常重要，一般不作为首选检查。

（5）肾动脉造影　大剂量排泄性尿路造影损伤肾未能显影，应实施肾动脉造影以明确诊断。同时可对肾损伤处行超选择性血管栓塞，以达到止血的目的。

五、治疗

肾损伤的处理与肾损伤的程度、类型直接相关。临床中大部分肾损伤的患者属于肾挫伤，经休息就能康复，大多数肾部分裂伤的患者经非手术治疗也可以痊愈，不必手术治疗，只有少数患者需要手术治疗。肾损伤的治疗原则如下。

1. 紧急处理　有大出血、休克的患者应迅速输血、补液、复苏等抢救措施，密切观察生命体征变化，同时根据病情行相关检查，以明确肾损伤的程度与范围，及有无合并其他器官损伤，做好手术探查准备。

2. 非手术治疗　对于肾挫伤、轻度肾裂伤及未合并胸、腹脏器损伤的患者可采取保守治疗。

（1）绝对卧床休息 2~4 周，病情稳定、血尿消失以后，方可下床活动。肾部分裂伤的患者一般需要 4~6 周才趋于愈合，不要过早、过多地下床活动，否则有再度出血的可能。恢复后 2~3 个月内不宜参加剧烈活动，以免再发出血。

（2）密切观察生命体征，注意腰、腹部肿块有无增大，观察尿液颜色的变化，定期检测尿常规、血常规。

（3）及时补充血容量，必要时输血，维持水、电解质平衡，保持足够尿量。

（4）早期应用广谱抗生素以预防感染，以及镇静、镇痛和止血等对症处理。

3. 手术治疗　几乎所有的开放性肾损伤患者都要实施手术探查，尤其是经腹壁的锐器伤，需经腹部进行，同时探查腹部脏器有无损伤；闭合性肾损伤中的严重肾裂伤、肾碎裂及肾蒂损伤，一经确诊应尽早经腹部进行手术；肾损伤有胸腹联合伤患者都要施行手术探查。

在非手术治疗期间出现以下情况应实施手术：经积极抗休克后生命体征仍未见改善，提示有内出血；血尿逐渐加重，血红蛋白和血细胞比容继续降低；腰、腹部肿块明显增大；疑有腹腔脏器损伤患者。

手术依具体情况选择肾修补、肾部分切除或肾切除。手术原则上应尽量保留肾脏，只有在肾严重碎裂或肾血管撕裂，无法修复，而对侧肾良好时，才施行肾切除术。另外，临床上肾及输尿管上段结石大多采用经皮肾镜微创治疗，在穿刺中造成医源性肾损伤，出血较多时，应改变穿刺部位或停止穿刺，或者改为其他手术方法治疗。

4. 并发症处理　常由血或尿外渗以及继发性感染等所引起腹膜后尿囊肿或肾周脓肿均要切开引流；恶性高血压要做血管修复或肾切除术；动静脉瘘和假性肾动脉瘤应予以修补，如在肾实质内则可行部分肾切除术，尽量保留肾脏；输尿管狭窄、肾积水应实施成形术，必要时做肾切除；持续性血尿难以控制的患者，应行介入治疗，选择性动脉栓塞术。

第二节　膀胱损伤

膀胱的形状和大小随其充盈程度而变化，位置也有改变。膀胱空虚时位于骨盆深处，受到周围筋膜、肌肉、骨盆及其他软组织的保护，除贯通伤或骨盆骨折外，很少为外界暴力所损伤。当膀胱充盈时，膀胱壁紧张变薄，膀胱超出耻骨联合至下腹部，容易遭受损伤。

一、病因

1. 开放性损伤　由弹片、子弹或锐器贯通所致，常合并其他脏器损伤，如直肠、阴道损伤，可形成腹壁尿瘘、膀胱直肠瘘或膀胱阴道瘘。难产可导致的膀胱阴道瘘，现临床上已很少见。

2. 闭合性损伤　当膀胱充盈时，下腹部遭撞击、挤压、骨盆骨折骨片刺破膀胱壁。另外，有病变的膀胱如肿瘤、溃疡、憩室、结核及长期放疗等，膀胱过度膨胀，在此基础上遭受挤压可导致自发性膀胱破裂。

3. 医源性损伤　见于尿道膀胱镜检查和治疗，如前列腺、膀胱癌等电切术，盆腔手术、腹股沟疝修补术、阴道手术等可伤及膀胱。

二、病理

1. 膀胱挫伤　仅伤及膀胱黏膜或浅肌层，膀胱壁未穿破，局部出血或形成血肿，无尿液外渗，可发生血尿。

2. 膀胱破裂　严重损伤造成膀胱壁全层破裂，有尿液外渗。膀胱顶部和后上部有腹膜覆盖，基于其解剖特点，分为腹膜外型与腹膜内型两类（图37-2）。

（1）腹膜内型　膀胱壁破裂伴腹膜破裂，与腹腔相通，尿液流入腹腔，引起腹膜炎。多见于膀胱顶部和后上部损伤。

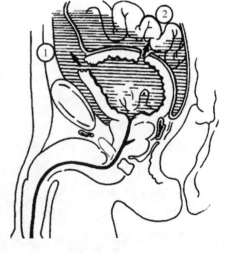

图37-2　膀胱损伤
①腹膜内型；②腹膜外型

（2）腹膜外型 膀胱壁破裂，但腹膜完整。尿液外渗到膀胱周围组织及耻骨后间隙。常由膀胱前壁的损伤引起，伴有骨盆骨折。

三、临床表现

1. 休克 严重创伤所致剧痛、大出血，膀胱破裂引起尿外渗及腹膜炎，常发生休克。

2. 腹痛 腹膜外型膀胱损伤，尿液外渗及血肿引起下腹部疼痛、压痛及肌紧张，直肠指检可触及肿物和触痛。腹膜内型，尿液流入腹腔而引起急性腹膜炎症状，出现腹膜刺激征，并有移动性浊音。

3. 血尿和排尿困难 膀胱壁轻度挫伤仅有下腹部疼痛，少量血尿；膀胱破裂患者，有尿意，但不能排尿或仅排出少量血尿。当有血块堵塞时，或尿外渗到膀胱周围、腹腔内，则无尿液自尿道排出。

4. 尿瘘 开放性损伤可形成多种尿瘘，如与体表相通形成膀胱腹壁瘘；如与直肠、阴道相通，则形成膀胱直肠瘘、膀胱阴道瘘。闭合性损伤在尿外渗感染后破溃，可形成多种内、外尿瘘。

5. 局部表现 外力造成的膀胱闭合性损伤时，常有受伤局部体表皮肤肿胀、血肿或瘀斑。

四、诊断与鉴别诊断

1. 病史与体格检查 下腹部或骨盆外伤后，出现腹痛、排尿困难、血尿等临床表现，体格检查发现耻骨上区皮下肿胀或瘀斑，局部压痛，直肠指检直肠前壁触及有饱满感，提示腹膜外型膀胱破裂；腹痛明显，腹肌紧张、满腹压痛及反跳痛，移动性浊音阳性，提示腹膜内型膀胱破裂。

2. 导尿试验 膀胱损伤患者，导尿管可顺利插入膀胱。膀胱破裂患者仅流出少量血尿或无尿流出。经导尿管注入无菌生理盐水 200ml，片刻后吸出，膀胱破裂导致液体外漏，吸出量会减少，腹腔液体回流时吸出量会增多。若液体进出量差异很大，提示有膀胱破裂。

3. X 线检查及膀胱造影 腹部平片可发现有无骨盆骨折。经导尿管注入 15% 泛影葡胺 300ml 行膀胱造影摄片，抽出造影剂后再摄片对比，能显示遗留于膀胱外的造影剂。腹膜内型膀胱破裂时，则显示造影剂衬托的肠袢。也可经导尿管注入空气造影，若空气进入腹腔，见到膈下游离气体，则为膀胱腹膜内型破裂。

五、治疗

膀胱破裂的处理原则：①尿流改道，减少外渗；②膀胱周围及其他部位尿外渗充分引流；③修补膀胱壁裂口。临床中应根据损伤的类型和程度进行相应的处理。

1. 紧急处理 抗休克治疗如输液、输血、止痛及镇静。尽早使用广谱抗生素预防感染。

2. 保守治疗 膀胱挫伤或破裂口较小造影时仅有少量尿外渗，症状较轻者，可从尿道插入导尿管持续引流尿液 7～10 天，并保持通畅；使用抗生素，预防感染，破裂口一般可自愈。

3. 手术治疗 膀胱破裂伴有出血和尿外渗，病情严重，须尽早手术。目的是清除外渗尿液，修补膀胱破裂口，完全的尿流改道，行膀胱周围及其他尿外渗部位充分引流。膀胱修补术后应留置导尿管或耻骨上膀胱造瘘管，持续引流大约两周。腹膜内型膀胱破裂，应行剖腹探查，了解其他脏器有无损伤并做相应处理。除开放手术外，也可行腹腔镜膀胱修补术，同时可观察其他脏器有无损伤。

4. 并发症处理 及时正确的处理可减少并发症的发生。若盆腔血肿宜尽量避免切开，以免发生大出血并导致感染。若出血不止，可用纱布填塞止血，24 小时后再取出。出血难以控制时可行介入治疗，行选择性盆腔血管栓塞术。若有尿瘘形成，则行尿瘘修补术。

第三节　尿道损伤

尿道损伤在泌尿系统损伤中最常见，多发生于男性青壮年。女性因尿道解剖的特殊性，发生损伤的机会较少。男性尿道以尿生殖膈为界，分为前列腺部、膜部和海绵体部。前列腺部和膜部合称后尿道，海绵体部又称前尿道，包括球部和阴茎部。临床中又以球部和膜部尿道的损伤为多见。

尿道损伤分为开放性损伤和闭合性损伤。开放性损伤多因弹片、锐器伤所致，常伴有阴囊、阴茎或会阴部贯通伤。闭合性损伤为挫伤、撕裂伤或腔内器械（医源性）直接损伤。

一、前尿道损伤

（一）病因

男性前尿道损伤以球部最多见，多因会阴部骑跨伤所致。骑跨伤时，尿道挤于耻骨联合与硬物之间，引起尿道球部挫伤、部分裂伤或完全断裂。

1. 尿道挫伤　指仅有尿道黏膜和（或）尿道海绵体的部分损伤，可以自愈。

2. 尿道裂伤　指尿道黏膜和尿道海绵体的部分全层断裂，尚有部分完整的尿道壁。损伤可引起尿道周围血肿和尿外渗，愈合后引起瘢痕性尿道狭窄。

3. 尿道断裂　尿道损伤处完全离断而失去尿道的完整性。损伤后断端退缩、分离，血肿较大，可发生尿潴留，用力排尿则发生尿外渗。

（二）病理

前尿道损伤以尿道球部损伤多见，常因骑跨伤，血液及尿液渗入会阴浅筋膜包绕的会阴浅袋，使会阴、阴囊、阴茎肿胀，有时向上扩展至腹壁。尿道阴茎部损伤时，如阴茎筋膜完整，血液及尿液渗入局限于阴茎筋膜内，表现为阴茎肿胀；如阴茎筋膜亦破裂，尿外渗范围扩大，与尿道球部损伤相同（图 37 - 3）。尿道损伤合并尿外渗，若不及时处理或处理不当，会发生广泛皮肤及皮下组织坏死、感染和脓毒症。

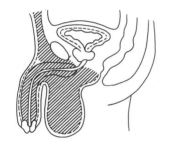

图 37 - 3　前尿道损伤尿外渗

（三）临床表现

1. 尿道出血　外伤后，即使不排尿时也可见尿道外口滴血，尿液可为血尿。

2. 疼痛　受损伤处疼痛，有时可放射到尿道外口，尤以排尿时为剧烈。

3. 排尿困难　尿道挫裂伤时因疼痛而致括约肌痉挛，发生排尿困难。尿道完全断裂时，则可发生尿潴留。

4. 局部血肿　尿道骑跨伤常发生会阴部及阴囊处肿胀、瘀斑及蝶形血肿。

5. 尿外渗　尿道断裂后，用力排尿时，尿液可从裂口处渗入周围组织，形成尿外渗。尿外渗、血肿并发感染，则出现脓毒症。如开放性损伤，则尿液可从皮肤、肠道或阴道创口流出，最终形成尿瘘。

（四）诊断

1. 病史与体格检查　大多患者有会阴部骑跨伤史或尿道器械插入损伤史。会阴部、阴茎和下腹部淤血肿胀、有尿外渗。

2. 导尿检查　在严格无菌操作下，如能一次顺利插入导尿管，则说明尿道连续而完整，多为挫伤或部分裂伤，否则为断裂伤，不能反复试插，以免加重损伤。导尿管一旦插入，应留置导尿 1 周以引流尿液并支撑尿道。

3. X 线检查 骨盆摄片可明确有无骨折。逆行性尿道造影可显示尿道损伤部位、程度及尿外渗的范围。

（五）治疗

1. 紧急处理 尿道球部严重出血可导致休克，立即压迫会阴部止血，采取抗休克措施，尽早施行手术治疗。

2. 尿道挫伤及轻度裂伤 插入导尿管引流 1 周，抗生素预防感染，如一次插入困难，不应勉强反复试插，以免加重创伤和导致感染。导尿失败，应行经会阴尿道修补术，清除会阴部血肿，留置导尿管 2~3 周。

3. 尿道断裂 应及时施行经会阴尿道修补术或断端吻合术，清除会阴部血肿，留置导尿管 2~3 周。必要时行膀胱造瘘术。

4. 并发症处理

（1）尿外渗 应及早在尿外渗部位切开置多孔引流管充分引流。必要时行耻骨上膀胱造瘘术，3 个月后行尿道修补。

（2）尿道狭窄 拔除导尿管后，定期行尿道扩张术。严重的尿道狭窄，可行尿道内切开或 3 个月后行狭窄段切除、尿道端 - 端吻合术。

（3）尿瘘 尿外渗未及时或充分引流，感染后可形成尿道周围脓肿，脓肿破溃从而形成尿瘘。前尿道狭窄所致尿瘘多发生在会阴部或阴囊，应解除狭窄同时切除瘘管。

二、后尿道损伤

（一）病因

后尿道损伤包括膜部损伤和前列腺部损伤，前者多见。膜部尿道从尿生殖膈中穿过。当骨盆骨折时，骨盆环变形使尿生殖膈或耻骨前列腺韧带突然移动，产生剪切样暴力，使膜部尿道撕裂，甚至在前列腺尖处撕断。

（二）病理

尿道膜部损伤，耻骨前列腺韧带撕裂致前列腺向上后方移位。尿液外渗到耻骨后间隙和膀胱周围；骨盆骨折伤及盆腔血管丛时可引起大量出血，在前列腺和膀胱周围形成大血肿；如尿生殖膈撕裂时，会阴、阴囊部可出现血肿及尿外渗（图 37-4）。

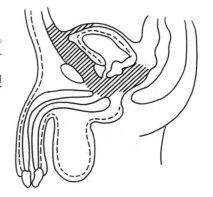

（三）临床表现

1. 休克 骨盆骨折后，因大出血、创伤，出现休克症状。

2. 排尿困难 伤后不能排尿，可发生急性尿潴留。

3. 尿道出血 尿道口无流血或仅少量血液流出。

4. 疼痛 下腹部痛，局部肌紧张，并有压痛。随着病情发展，会出现腹胀及肠鸣音减弱。

图 37-4 后尿道损伤尿外渗

5. 尿外渗及血肿 后尿道损伤尿外渗至耻骨后间隙和膀胱周围。尿生殖膈撕裂时，会阴、阴囊部可出现血肿及尿外渗。

（四）诊断

1. 病史和体格检查 骨盆挤压伤后，患者出现排尿困难、尿潴留，应考虑后尿道损伤。直肠指检可触及直肠前方有柔软、压痛的血肿，前列腺尖端移动度增大。若指套染有血液，提示有直肠损伤。

2. X 线检查 骨盆前后位片显示骨盆骨折，逆行性尿道造影可见造影剂外渗。

（五）治疗

1. 紧急处理 骨盆骨折患者应平卧位，勿随意搬动。伴有休克者，须输液、输血抗休克。出现排尿困难、尿潴留时，不宜插入导尿管，以免插入血肿加重局部出血及引起感染。尿潴留者可行耻骨上膀胱穿刺抽吸尿液。

2. 手术治疗

（1）耻骨上膀胱造瘘术 早期待病情稳定后，在局麻下行耻骨上膀胱造瘘术。尿道不完全裂伤一般在3周后，可夹闭造瘘管试行排尿。若排尿通畅并经膀胱尿道造影证实尿道无狭窄和尿外渗后，拔除膀胱造瘘管。若尿道狭窄或闭锁，可在3个月后行尿道狭窄瘢痕切除、端-端吻合术。

（2）尿道会师复位术 早期恢复尿道的连续性，避免尿道断端分离形成瘢痕假道，适用于血肿少而且无明显休克者。

手术方法：①切开膀胱后，示指从膀胱颈部伸入后尿道，将尿道探子引入膀胱。②从尿道探子尖端套入一根普通导尿管，跟随探子从尿道外口引出，用线将它与一根三腔气囊导尿管前端相连，一起拉入膀胱，三腔气囊导尿管留置在会师的尿道内。③三腔气囊导尿管顶端与一根膀胱造瘘管缝连一起，另一端引出膀胱行膀胱造瘘。充气气囊（水囊）后向尿道外口牵拉，用胶布固定于股内侧做皮肤牵引，使尿道断端靠拢，留置导尿管2周，松开牵拉继续留置1~2周。近年多主张分二期手术，特别是血肿较大且伴有休克者，一期行耻骨上膀胱造瘘，3个月后行二期尿道狭窄及瘢痕切除、尿道吻合术。

3. 并发症处理 后尿道损伤常并发尿道狭窄，术后需定期扩张尿道，去除导尿管后每周1次尿道扩张，持续1个月后视排尿情况仍需定期尿道扩张。严重狭窄者经尿道切开切除狭窄部的瘢痕组织，或经会阴部切口切除狭窄部的瘢痕组织行尿道端-端吻合。现多采用激光尿道狭窄切除术。对膀胱造瘘患者，若出现尿道狭窄或闭锁，于受伤3个月后行二期手术。合并直肠损伤，应早期立即修补，并暂行结肠造瘘。合并尿道直肠瘘者，3~6个月后再行修补手术。

目标检测

答案解析

选择题

[A1/A2 型题]

1. 判断肾外伤（肾破裂）的程度，下列哪项检查的价值较小
    A. CT 检查　　　　　　　B. 腹部包块　　　　　　C. 血尿持续时间
    D. 尿路 X 线平片的腰大肌阴影　　　　　　　E. 排泄性尿路造影及肾断层造影

2. 男性的泌尿系损伤中，最常见的部位是
    A. 肾损伤　　　　　　　B. 输尿管损伤　　　　　C. 膀胱损伤
    D. 尿道损伤　　　　　　E. 阴茎损伤

3. 闭合性肾损伤最常用的治疗方法是
    A. 手术　　　　　　　　B. 引流　　　　　　　　C. 暂保守，密切观察
    D. 肾切除　　　　　　　E. 肾修补术

4. 下列哪一种病理类型的肾损伤是患者休克症状明显，而血尿很轻或者没有血尿
    A. 肾挫伤　　　　　　　B. 肾裂伤　　　　　　　C. 肾碎裂伤
    D. 肾蒂撕裂伤　　　　　E. 肾包膜下及肾周血肿

5. 男性尿道由以下几部分组成，除了
    A. 膀胱颈口　　　　　　B. 前列腺部　　　　　　C. 膜部

D. 球部   E. 阴茎部

6. 下列哪项不是肾损伤的临床表现

    A. 休克   B. 腰腹部肿块   C. 血尿

    D. 发热   E. 脓尿

7. 骑跨伤致尿道完全断裂最佳治疗措施是

    A. 膀胱造瘘   B. 留置导尿   C. 尿道会师术

    D. 尿道断端吻合术   E. 尿道牵引

8. 判断膀胱破裂最有价值的检查方法是

    A. 耻骨上膀胱穿刺   B. 插入金属导尿管

    C. 膀胱造影   D. 导尿及膀胱注水试验

    E. 腹腔穿刺

9. 骨盆骨折的患者为明确是否有尿道断裂最简便快捷的检查方法是

    A. 直肠指检   B. 骨盆 X 线平片   C. 尿道造影

    D. 尿道探子探查尿道   E. 尿道镜检查

10. 球部尿道损伤后，导致的明显尿外渗局部处理方法应是

    A. 局部穿刺抽吸外渗尿液   B. 局部热敷

    C. 理疗   D. 尿外渗部位多处切开引流

    E. 不必处理

书网融合……

本章小结   题库

第三十八章　泌尿、男性生殖系统感染

PPT

◎ 学习目标

1. 通过本章学习，重点掌握泌尿、男性生殖系统结核的病因、病理、诊断和治疗。

2. 学会急性细菌性膀胱炎、慢性细菌性膀胱炎、尿道炎、男性生殖系统感染的病因、临床表现和治疗。具有对泌尿、男性生殖系统感染患者做出初步诊断、治疗的能力，能正确理解相关辅助检查的临床意义。

≫ 情境导入

情境描述　患者，男，35 岁，尿频、尿急、尿痛伴尿道内不适 1 年就诊，近日出现晨起排尿终末可见尿道口滴白，下腹部及会阴部隐痛，无寒战、高热。多次检查尿常规白细胞 1～3 个/HP，前列腺液常规示白细胞 >10 个/HP，卵磷脂小体减少，前列腺液培养阳性，血常规无异常。

讨论　1. 该患者最可能的诊断是什么？

2. 最应排除的疾病是什么？

3. 治疗原则是什么？

第一节　概　论

泌尿、男性生殖系统感染是致病菌侵入泌尿、男性生殖系统内繁殖而引起的炎症。致病菌大多为革兰阴性杆菌，如肾积脓、急性细菌性膀胱炎、尿道炎、前列腺炎、精囊炎、睾丸炎、附睾炎；由于解剖学上的特点，泌尿道与生殖道关系密切，且尿道口与外界相通，两者易同时引起感染或相互传播。泌尿系统感染又称尿路感染，肾盂肾炎、输尿管炎为上尿路感染，膀胱炎、尿道炎为下尿路感染。前者常并发下尿路感染，后者可以单独存在。

泌尿、男性生殖系统结核是全身结核病的一部分，多起源于肺结核，往往在肺结核发生或愈合后才出现症状。也常在一些消耗性疾病、免疫抑制性疾病、糖尿病、艾滋病患者中发现。

泌尿、男性生殖系统感染最常见的致病菌为肠道细菌，60%～80% 为大肠埃希菌，其他为副大肠埃希菌、变形杆菌、葡萄球菌、粪链球菌、产碱杆菌、铜绿假单胞菌等。此外，还有结核杆菌、淋球菌、衣原体、支原体、滴虫、厌氧菌、真菌、原虫或病毒等。

第二节　上尿路感染

尿路感染分为上尿路感染（肾盂肾炎、输尿管炎）和下尿路感染（膀胱炎、尿道炎）。临床上在感染尚难定位时可统称为尿路感染。尿路感染是常见病，发病率约为 2%，女男发病比例为 10∶1，多见于育龄女性、女婴、老年人、免疫功能低下及伴有泌尿系其他疾病者。

一、急性肾盂肾炎

肾盂肾炎是指肾盂、肾盏和肾实质因受病原体的直接侵袭而引起的非特异性炎症病变。本病的临床特点主要有发热、腰痛、膀胱刺激征、菌尿等。

（一）病因

1. 致病菌 最多见的是肠道革兰阴性杆菌。其中以大肠埃希菌最常见，占尿路感染的70%以上，其他依次是变形杆菌、克雷伯杆菌、产气杆菌、铜绿假单胞菌等。临床上初发尿路感染的致病菌多为大肠埃希菌，铜绿假单胞菌感染常发生于尿路器械检查之后，变形杆菌、克雷伯杆菌感染常见于尿路结石病患者。混合感染多见于长期应用抗生素、长期留置导尿管的患者。

2. 感染途径 ①上行感染：是最常见的感染途径，即细菌沿尿道上行至膀胱、输尿管乃至肾脏引起感染。致病菌多为大肠埃希菌，这些菌来自粪便污染，正常人尿道口及其周围有此类菌寄居，当机体抵抗力低下或尿道黏膜受刺激后，细菌黏附于尿道黏膜上行而致病。常见诱因有尿路器械检查、性生活、导尿、月经期等。女性尿道短而宽，距离肛门、阴道近，故易发生尿路感染。②血行感染：少见。细菌从体内感染灶（如扁桃体炎、鼻窦炎、龋齿、皮肤化脓感染灶等）侵入血流，到达肾脏引起肾盂肾炎，称为血行感染。多发生于原来已有严重尿路梗阻者或机体免疫力极差者。致病菌多为大肠埃希菌和金黄色葡萄球菌。③淋巴道感染：极其少见，下腹部、盆腔器官和肾周淋巴管有交通支，细菌经淋巴管进入肾脏而致病。④直接感染：很少见，外伤或肾、尿路附近的器官与组织感染，细菌直接蔓延到肾引起肾盂肾炎。

3. 机体易感因素 人体对细菌入侵尿路有防御能力，包括尿流不断冲洗、尿液中高浓度尿素和酸性环境以及膀胱黏膜分泌的有机酸和抗体等，虽然细菌常可侵入膀胱，但并不都引起尿路感染。但当机体防御机制被损害后，即发生尿路感染，常见机体易感因素有：①尿路梗阻，是最主要的易感因素；②膀胱输尿管反流；③泌尿系统畸形和结构异常；④机体抵抗力低下；⑤其他易感因素，包括尿道内或尿道口周围有炎症病灶（如妇科炎症、细菌性前列腺炎等）、妊娠与分娩、医源性因素等。

（二）病理

急性肾盂肾炎病变轻者仅累及肾盂，重者表现为肾盂、肾盏黏膜充血，黏膜下白细胞浸润，表面有脓性分泌物，可有细小脓肿。病灶肾小管上皮细胞变性、坏死、脱落，管腔内有脓性分泌物。肾间质有小脓肿形成。早期肾小球一般无形态改变。较大病灶愈合后可留下瘢痕。慢性肾盂肾炎由于病情反复，可有肾盂、肾盏和肾乳头瘢痕形成，并使之变形、狭窄，肾间质纤维化，肾小管萎缩，肾小球周围纤维化，血管内膜增厚，晚期因肾实质萎缩，肾缩小，表面凹凸不平成为"肾盂肾炎固缩肾"。

（三）临床表现

1. 症状和体征

（1）全身表现 多数起病急骤。畏寒、发热，体温升高，可达39℃，伴有头痛、疲乏无力、食欲下降、恶心呕吐，可有腹痛、腹胀、腹泻。

（2）泌尿系统表现 有尿频、尿急、尿痛等膀胱刺激症状，还可有腰痛、肾区压痛及肋脊角叩痛。严重者尿外观混浊，呈脓尿、血尿。

（3）部分患者表现不典型 无明显膀胱刺激征，而表现为高热或胃肠功能紊乱、血尿，高龄或体弱者呈隐匿表现。

2. 实验室检查

（1）尿常规 外观多无异常，脓尿可呈米汤样混浊。尿蛋白常为微量或阴性，尿沉渣白细胞>5 个/HP，如发现白细胞管型，有助于肾盂肾炎的诊断。尿红细胞可增加，镜下血尿常见，少数为肉眼血尿。

（2）尿细菌检查　应在用抗生素使用之前或停药5天之后留取清晨中段尿做标本，并在1小时内送检。取标本前应充分清洗外阴，消毒尿道口，防止出现假阳性。可根据致病菌选用恰当的抗菌药。尿细菌定量培养临床意义为：尿菌含量≥10^5/ml，为有意义的菌尿，可确诊为尿路感染；10^4~10^5/ml为可疑阳性，需复查；如为<10^4/ml则可能是污染，如果无临床症状，2次或以上中段尿培养均为10^5/ml，且为同一菌种，则诊断为尿感而非污染。

（3）尿化学检查　常用尿亚硝酸盐还原试验，原理是细菌消耗尿中的硝酸盐产生亚硝酸盐，亚硝酸盐与试剂发生反应，生成可溶性红色物质。假阴性多是由于肠球菌感染。

（4）其他检查　血常规：急性肾盂肾炎血白细胞升高，并有中性粒细胞核左移。肾功能检查：偶可发生肾浓缩功能障碍，但治疗后可恢复。

3. 影像学检查　可做B超、X线腹平片、静脉肾盂造影、逆行性肾盂造影、排尿期膀胱输尿管反流造影等检查，对了解肾大小、形态、肾盂肾盏变化以及有无结石、梗阻和膀胱输尿管反流有重要意义。

（四）诊断与鉴别诊断

1. 诊断　根据全身症状、泌尿系统表现、尿中白细胞增多、菌尿等可做出诊断。表现不典型者需多次查尿，参考多项实验室检查结果确诊。

2. 鉴别诊断

（1）肾结核　本病膀胱刺激征显著而持久，一般抗菌治疗无效，晨尿培养结核杆菌阳性，尿沉渣可找到结核杆菌，而普通细菌培养为阴性。结核菌素试验阳性，血清结核菌抗体测定阳性。部分患者可有肺、附睾等肾外结核。

（2）尿道综合征　又称无菌性尿频排尿困难综合征，多发生于青壮年女性，有尿路刺激症状，尿菌培养阴性，尿常规检查白细胞可轻度增加，其发生可能与尿路局部损伤、刺激及病毒、支原体感染有关。

（五）治疗

1. 一般治疗　发热及全身中毒症状明显，或有明显血尿及尿路刺激症状者，应卧床休息，进食富含热量和维生素的饮食，高热脱水时应静脉补液，多饮水，勤排尿维持尿量每日达1.5L以上，以保证尿路冲洗作用。

2. 抗生素的使用　为主要治疗，在留取尿菌培养标本后，首选对革兰阴性杆菌有效，在血中浓度高或在尿中浓度亦高的杀菌药治疗。轻症患者尽可能单一给药，口服有效抗生素2周；严重感染宜采用静脉给予抗生素，可两种抗生素联合应用；已有肾功能不全，则避免应用肾毒性抗生素。常用药物如下。①磺胺类：常用复方磺胺甲噁唑2片，2次/天，口服，同服等量碳酸氢钠；②喹诺酮类：是目前治疗尿路感染的常用药，如诺氟沙星、环丙沙星、左氧氟沙星等；③青霉素类：青霉素、氧哌嗪青霉素、阿莫西林；④头孢菌素类：为广谱高效抗生素，一般不做首选，当细菌耐药或严重感染时选用；⑤氨基糖苷类：阿米卡星、庆大霉素。急性肾盂肾炎一般疗程为7~14天，体温正常，临床症状改善及尿细菌培养转阴后，静脉抗菌药改口服维持，至尿细菌培养转阴后2周可改口服，治疗期间每1~2周复查尿细菌学检查，以观察尿菌是否转阴。于疗程结束时及停药第2、6周尿培养连续3次阴性，可诊为该次尿感治愈；如仍阳性，应参考药敏选用敏感药物再治疗4~6周。

（六）并发症及其处理

肾盂肾炎的并发症有肾盂积脓、肾周围脓肿、急慢性肾功能不全、败血症等。

二、肾积脓

肾化脓性感染导致肾组织广泛破坏或尿路梗阻后肾盂、肾盏积水继发感染而形成的脓性囊腔称为肾积脓。

（一）病因

多由肾结石、肾积水、肾盂肾炎、肾结核等并发化脓性感染所致。病原菌多为革兰染色阳性球菌和阴性杆菌，亦可为结核分枝杆菌。

（二）临床表现与诊断

表现为全身感染性症状，畏寒、高热、腰痛和肾区肿块。血白细胞增多。病程长者贫血、消瘦、盗汗；若尿路无梗阻，常有脓尿、尿频、尿急，膀胱镜检查可见患侧输尿管口流脓。B 超和 CT 可显示患肾积脓；排泄性造影提示患肾功能减退或无功能。

（三）治疗

补充营养，应用抗生素，纠正水、电解质紊乱等全身治疗。施行脓肾造瘘引流术。全身状况改善后，若患肾丧失功能而对侧肾功能正常，可做患肾切除术。

第三节　下尿路感染

一、急性细菌性膀胱炎

（一）病因与病理

女性发病率高于男性，因女性尿道短而直，且尿道外口常有处女膜伞、尿道口处女膜融合等解剖异常；会阴部常存在致病菌，性交、导尿、个人不卫生或抵抗力下降时均可导致上行感染。男性常继发于急性前列腺炎、良性前列腺增生、肾感染、尿路结石、尿道狭窄等。亦可继发于邻近器官感染，如附件炎和阑尾脓肿。致病菌多数为大肠埃希菌。炎症以尿道内口及膀胱三角为显著，表现为黏膜充血水肿、点状出血、浅表溃疡和有脓苔覆盖。

（二）临床表现与诊断

起病突然，可出现严重的尿频、尿急、尿痛、尿不尽感和急迫性尿失禁，常伴终末血尿或全程血尿。膀胱区常有压痛。一般无全身症状或仅有低热。继发于急性肾盂肾炎或急性前列腺炎者可有高热。诊断时应了解男性有无前列腺炎或良性前列腺增生，女性有无阴道炎、尿道炎、尿道旁腺炎；若尿道口有脓性分泌物，应进行涂片找淋球菌。尿检白细胞增多，可有红细胞；尿培养有致病菌生长。

（三）治疗

多饮水、口服碳酸氢钠，可减少膀胱、尿道刺激症状。使用颠茄合剂、阿托品等药物，配合理疗可解除膀胱痉挛。应用复方磺胺甲噁唑、喹诺酮类、头孢菌素类药物控制感染。绝经后妇女适当用雌激素治疗，可减少膀胱感染复发。

二、慢性细菌性膀胱炎

慢性细菌性膀胱炎的症状与急性膀胱炎相似，但无高热，症状可持续数周或间歇性发作，使患者乏力、消瘦，出现腰腹部及膀胱会阴区不舒适或隐痛。

（一）病因

常见的非特异性膀胱炎致病菌为大肠埃希菌、副大肠埃希菌、变形杆菌、铜绿假单胞菌、粪链球菌和金黄色葡萄球菌所致。多数是经尿道的逆行感染所致。因女性尿道短，并与阴道临近，更易发生膀胱炎。膀胱本身存在病变，如有膀胱结石、异物和留置导尿管时，或存在尿路梗阻及排尿障碍时更易发生细菌性膀胱炎。若治疗不及时、不彻底或反复发作迁延成慢性。

（二）临床表现与诊断

尿频、尿急、尿痛症状长期存在，且反复发作，但不如急性期严重，可有耻骨上膀胱区不适，膀胱充盈时疼痛较明显。尿液混浊，尿中有少量或中量脓细胞、红细胞。慢性膀胱炎诊断方面除全身一般检查外，最重要的是查明致病菌的种类及药物敏感试验的结果、寻找引起感染持续或复发的原因。慢性非特异性膀胱炎须与其他类型膀胱炎相鉴别，如结核性膀胱炎、间质性膀胱炎、化学性膀胱炎等。

（三）治疗

包括适当休息，多饮水以增加尿量，注意营养，忌食刺激性食物，膀胱刺激症状明显的患者给予解痉药物缓解症状。抗菌药物治疗是尿路感染的主要治疗方法，推荐根据药敏试验结果用药。部分慢性细菌性膀胱炎患者存在梗阻、畸形等感染的诱因，在抗菌治疗的同时需积极治疗原发病，如解除梗阻、纠正畸形等。糖尿病患者需严格控制血糖。留置尿管患者需常规使用封闭引流并定期更换尿管及尿袋。

三、尿道炎

（一）病因

多为致病菌逆行侵入尿道引起。

（二）临床表现与诊断

尿频、排尿灼痛和血尿。急性期男性可有尿道分泌物，开始为黏液性，后有多量脓性分泌物；女性则少有分泌物。转为慢性时表现为尿道刺痛和排尿不适，尿道分泌物减少，呈稀薄浆液状。急性发作时耻骨上区和会阴部有钝痛，可见尿道口发红，有分泌物。

（三）治疗

1. 抗生素的使用 目前用于治疗的药物种类繁多，应根据病原菌的种类及对药物的敏感性有针对性地选用 2 ~ 3 种药物联合应用，疗效较好。待症状完全消失、尿液检查正常、细菌培养阴性后用药应持续 7 ~ 10 天方可停药。

2. 辅助治疗 急性期应多饮水，以增加尿量，对尿道有冲洗作用。有尿频、尿急及尿痛时，可服用解痉药物，并除去引起尿道炎的各种诱因。性传播疾病所致的尿道炎，应与配偶同时治疗，否则难以治愈。

3. 局部治疗 适用于慢性尿道炎，急性期禁忌。①尿道扩张术：有引流及按摩作用，并可预防炎症性尿道狭窄。每周扩张 1 次，扩张至 24F 号；②尿道内灌注药物：在尿道扩张后，可低压向尿道内灌注 5% ~ 10% 弱蛋白银 5 ~ 10ml，有收敛及减轻炎症的功效；③内镜电灼术：适用于尿道内有溃疡、肉芽组织时。

第四节 男性生殖系统感染

一、急性细菌性前列腺炎 ABPA（Ⅰ型）

1. 病因 多由尿道上行感染所致。致病菌多为大肠埃希菌，少数为葡萄球菌、淋球菌等。感染后前列腺腺泡中有大量白细胞浸润，严重者可发展为前列腺脓肿。

2. 临床表现与诊断　起病突然，寒战、高热、全身不适、尿频、尿急、尿痛、会阴部坠胀痛，可伴终末血尿、排尿困难和急性尿潴留。直肠指诊：前列腺发热肿胀、触痛明显；脓肿形成时前列腺饱胀，有波动感。B超和CT对诊断有帮助。

3. 治疗　卧床休息，补充营养和水分；应用抗生素和解痉、止痛、退热等药物治疗。急性尿潴留时忌导尿，可做耻骨上膀胱穿刺造瘘引流尿液。脓肛形成者可经会阴切开引流。急性期禁做前列腺按摩和穿刺，以免感染扩散。

二、慢性前列腺炎

（一）慢性细菌性前列腺炎CBP（Ⅱ型）

1. 病因　由尿路逆行感染或后尿道排空时感染尿液逆流入前列腺管所致，亦可由直肠内细菌侵袭（直接侵入或淋巴扩散）和血行感染引起。感染尿液在前列腺组织内形成微结石及药物不易弥散入前列腺组织内，可能是感染难以控制的重要原因。致病菌以大肠埃希菌为主，少数为变形杆菌、克雷伯菌属、淋球菌等。

2. 临床表现与诊断　常有尿路感染史。多数患者有程度不等的尿路刺激征、尿道不适和"滴白"，可有膀胱区、会阴部、腰骶部、腹股沟、睾丸等疼痛或不适。少数出现血精或性功能障碍。直肠指诊：前列腺饱满、有压痛或体积小、质地不均。尿液白细胞可增高；前列腺液白细胞>10个/HP，卵磷脂小体减少，培养可有细菌生长。B超示前列腺组织结构混乱、界限不清；膀胱镜检查见后尿道和精阜充血水肿。

3. 治疗　选用红霉素、多西环素等具有较强穿透力的抗菌药，长疗程、联合或轮回用药，以防产生耐药性。配合前列腺按摩、热水坐浴、超短波、射频或微波、中医中药等综合治疗，劝导患者戒酒、忌辛辣食物、有规律的性生活和养成良好的卫生习惯有助于康复。

（二）慢性非细菌性前列腺炎/慢性骨盆疼痛综合征CP/CPPS（Ⅲ型）

1. 病因　慢性前列腺炎多数属此型，病因尚未肯定。前列腺内和射精管尿液反流、膀胱颈和后尿道神经肌肉功能失调等可能是重要原因。酗酒、辛辣饮食、夫妻长期分居或性交中断、盆腔充血和会阴部受压（如长途骑车）等常为诱因。

2. 临床表现与诊断　无反复尿路感染史。临床症状与Ⅱ型前列腺炎类似，部分患者有排尿踌躇、尿线变细、尿后滴沥、射精疼痛及神经官能症。前列腺液：细菌培养阴性；镜检白细胞数10个/HP（Ⅲ_A型）或正常（Ⅲ_B型）。肛门指诊前列腺较饱满、轻压痛。膀胱镜检查可有轻中度膀胱颈部梗阻。尿动力学检查常有异常。

3. 治疗　适当应用抗生素，如喹诺酮类、复方磺胺甲噁唑、阿奇霉素等。采用α受体阻断剂、前列腺按摩、布洛芬和镇静剂综合治疗，常可收到较好的效果。但Ⅲ_B型不必常规使用抗生素。

（三）无症状性炎症性前列腺炎（Ⅳ型）

患者无主观症状，常在不育原因检查或前列腺活检时发现。一般不需治疗。

三、急性附睾炎

1. 病因　急性附睾炎常继发于尿道炎、前列腺精囊炎、前列腺手术或长期留置导尿管者。感染沿射精管、输精管逆行至附睾。致病菌以大肠埃希菌和葡萄球菌多见。

2. 临床表现与诊断　急性附睾炎起病突然、高热、寒战、阴囊疼痛，并沿精索向腹股沟放射。患侧阴囊红肿、附睾肿大、触痛明显，精索增粗。B超检查急性期附睾肿大、回声不均、血流增加。

3. **治疗** 急性期卧床休息，托高阴囊，局部热敷；应用抗生素和退热止痛剂；脓肿形成时可切开引流。

四、慢性附睾炎

1. **病因** 慢性附睾炎多由急性附睾炎治疗不彻底所致。部分与慢性前列腺炎、精囊炎有关。
2. **临床表现与诊断** 慢性附睾炎常感阴囊坠胀痛，附睾可摸到硬结并有压痛。
3. **治疗** 慢性附睾炎反复发作、疼痛剧烈、久治不愈，可考虑手术切除。

第五节 泌尿系统结核

泌尿系统结核是全身结核病的一部分，其中最主要是肾结核。肾结核绝大多数起源于肺结核，少数继发于骨关节结核或消化道结核。肾结核是由结核分枝杆菌引起的慢性、进行性、破坏性病变。自肺等原发感染结合后，结核分枝杆菌经血行播散引起肾结核，如未及时治疗，结核分枝杆菌随尿流下行可播散到输尿管、膀胱、尿道致病。

（一）病理

泌尿系统结核的原发病灶主要在肺部，结核分枝杆菌侵入血液循环，经血行抵达肾脏，首先在肾小球周围毛细血管丛内停留，形成微小结核病灶，由于该处血循环丰富，修复力较强，如患者免疫状况良好，感染细菌的数量少或毒力较小，这种早期微小结核病变可以全部自行愈合，临床上无症状出现，称为病理型肾结核。如机体抵抗力弱，结核菌扩散至肾小管，则形成肾髓质结核，继续发展至肾盏、肾盂、输尿管和膀胱，引起临床症状，称为临床肾结核。肾结核时肾内充满干酪样物和钙化灶，干酪样物随尿排出后形成肾结核空洞，在肾盂黏膜形成结核结节和溃疡；肾结核另一病理特点是高度纤维化，使肾皮质与髓质分隔开来；纤维化也可向下延至肾盂及输尿管使之管壁增厚，重者可使肾盂、输尿管发生狭窄完全闭合。

输尿管结核表现为黏膜结节、溃疡，输尿管管壁因纤维化而变得僵硬，呈条索状、管腔狭窄致肾积水，多见于输尿管膀胱连接部的膀胱壁段。如干酪样物致管腔完全阻塞，患者膀胱刺激症状减轻或消失，而肾脏病变继续发展，广泛钙化，称为肾自截。

膀胱结核继发于肾结核，病变最先出现在患侧输尿管口的周围，表现初为黏膜充血、水肿、结核结节形成。随后发生溃疡、肉芽肿、纤维化。肌层纤维组织增生和瘢痕收缩，广泛纤维化时，可形成挛缩性膀胱，容量不足50ml。患侧输尿管开口狭窄或呈洞穴状，引起上尿路积水或反流，严重时健侧输尿管口狭窄或闭合不全，从而形成对侧肾积水现象。

尿道结核发生在男性患者，主要病变为溃疡、狭窄，造成排尿困难，加重肾脏的损害。

（二）临床表现

肾结核多见于20~40岁青壮年，男性较女性多见。儿童和老人发病较少，儿童发病者多在10岁以上，婴幼儿罕见，90%为单侧。临床表现取决于肾病变范围和输尿管、膀胱结核的严重程度。早期病理型肾结核时无明显症状，发展为临床肾结核，表现为进行性加重的膀胱刺激症状。

1. **尿频、尿急和尿痛** 为肾结核的典型症状之一。尿频是肾结核最早出现的症状，早期主要为结核菌脓尿刺激，以后病变致膀胱肌层纤维化，膀胱挛缩、容量减少，每日排尿达数十次，甚至出现尿失禁。

2. 脓尿和血尿　肾结核的重要症状，常为终末血尿。结核性溃疡损害血管、黏膜，出现肉眼或镜下血尿，尿液混浊呈淘米水样，镜检有大量脓细胞。

3. 肾区疼痛和肿块　肾结核形成脓肾时，出现肾区胀痛和肿块。

4. 全身症状　全身症状一般不明显，晚期可有消瘦、发热、盗汗、贫血。一侧肾结核、对侧肾积水或双侧肾结核，可出现恶心、呕吐、贫血、少尿等肾功能不全症状。

（三）诊断与鉴别诊断

1. 病史及临床表现　有肾外的结核病灶，凡是无明显原因的慢性膀胱炎，膀胱刺激症状持续并逐渐加重，伴有终末血尿；特别是青壮年男性有慢性膀胱炎症状，经一般抗菌药物治疗无效，尿中有脓细胞，呈酸性，尿普通培养无细菌生长或尿中找到抗酸杆菌；附睾有硬结或伴阴囊慢性窦道患者，应考虑肾结核可能。

2. 尿液检查　尿液呈酸性，尿蛋白阳性，有较多的红白细胞。清晨第一次尿液沉淀涂片找抗酸杆菌阳性率最高，至少连续检查 3 次。抗酸杆菌阳性应与包皮垢杆菌、枯草杆菌加以区别。尿结核分枝杆菌培养，阳性率可达 90%，时间 4~8 周，对肾结核诊断有决定意义。

3. 影像学检查　腹部平片（KUB）可见肾区钙化影，应与肾结石鉴别。肾排泄性造影（IVU）可以了解分侧肾功能病变程度与范围，对肾结核治疗方案的选择必不可少，早期表现为肾盏边缘不光滑如虫蛀状，随着病变进展，肾盏失去杯形，不规则扩大或模糊变形；若肾盏颈纤维化狭窄或完全闭塞时，可见空洞充盈不全或完全不显影；肾结核广泛破坏肾功能丧失时，病肾表现为"无功能"，不能显示出典型的病灶。根据临床表现，如果尿内找到结核分枝杆菌，静脉尿路造影一侧肾正常，另一侧"无功能"未显影，虽造影不能显示典型的结核性破坏病变，也可以确诊肾结核。逆行肾盂造影可以显示肾空洞性破坏，输尿管僵硬、管腔节段性狭窄且边缘不整齐。B 超简单易行，中晚期患者可初步确定肾脏大小及有无钙化及肾积水，膀胱有无挛缩。CT 对中晚期肾结核能清楚地显示扩大的肾盏肾盂、皮质空洞及钙化灶，三维成像还可以显示输尿管全长病变。MRI 水成像对诊断肾结核对侧肾积水有独到之处。在双肾结核或肾结核对侧肾积水，静脉尿路造影显影不良时，CT、MRI 有助于确定诊断。

4. 膀胱镜检查　早期患侧输尿管口周围充血、水肿、浅黄色粟粒样结核结节。病变以膀胱三角区和膀胱底部为著，可出现结核性溃疡和瘢痕，输尿管口呈洞穴状，有时可见脓尿喷出。膀胱挛缩，容积小于 50ml 及急性膀胱炎时，忌行膀胱镜检查。

（四）治疗

1. 抗结核药物治疗　适用于早期肾结核、结核范围局限者，常用短程化疗方案：异烟肼 300mg、利福平 600mg，吡嗪酰胺 1.0~1.5g，维生素 C 每天 1.0g，维生素 B_6 每天 60mg，每日早晨服 1 次，若膀胱病变广泛，前 2 个月加链霉素每天 1.0g 肌内注射，连用 2 个月，然后吡嗪酰胺改为乙胺丁醇 1.0g/d，连用 4 个月，共 6 个月为一疗程。一个疗程结束后，经 X 线或膀胱镜复查，病情好转可再服用第二疗程。抗结核药物多数有肝毒性，应定期检查肝功能并服用保肝药物。链霉素对听神经有损害，一经发现立即停药。

泌尿系结核药物治疗最好使用三种药物服用方法，足量，疗程 6~9 个月，早期病例可能治愈。治疗期间每月检查尿常规和尿找抗酸杆菌，必要时行 IVU 检查，观察治疗效果。连续半年尿中未找到结核分枝杆菌即为稳定转阴，五年不复发即可认为治愈。若有明显的膀胱结核或其他组织器官结核，随诊时间延长在 10 年以上。

2. 手术治疗　凡是行药物治疗 6~9 个月无效，肾结核破坏严重者，应在药物治疗同时行手术治疗。术前使用抗结核药物治疗两周以上，无肾外活动性结核病灶。术后继续抗结核治疗 6 个月以上。

（1）肾切除术　一侧严重的肾结核破坏，对侧肾正常，行病肾切除。肾结核对侧肾积水，要根据肾积水情况及肾功能代偿情况而定。若代偿好，先切除无功能肾；若代偿不良，则先引流肾积水再切除病肾。

（2）保留肾组织的肾结核手术　结核病灶局限于肾的一极，或局限于肾实质表面闭合性的肾结核脓肿与肾集合系统不相通，经药物治疗 3～6 个月无好转，可行结核病灶清除术、部分肾切除术等，但目前已很少使用这类方法。

（3）输尿管狭窄及挛缩膀胱的治疗　因输尿管结核狭窄导致肾积水，若肾功能较好，狭窄局限位于中上段，可切除狭窄端，然后吻合输尿管；若狭窄靠近膀胱，则行狭窄段切除术，输尿管膀胱吻合，并置双 J 管内引流，术后 1～2 个月拔除。挛缩膀胱容量小于 50ml，肾结核合并挛缩膀胱，在患肾切除及抗结核药治疗 3～6 个月，膀胱结核完全愈合以后，对侧肾正常且无结核性尿道狭窄患者，可行肠膀胱扩大术。有尿道梗阻的挛缩膀胱，特别是对侧输尿管扩张肾积水明显者，则行尿流改道手术，如输尿管皮肤造口、肾造口。

第六节　男生殖系统结核

男性生殖系结核主要继发于肾结核，首先发生前列腺结核、精囊结核，经输精管至附睾，再从附睾尾部扩展到其他部分及睾丸。前列腺结核和精囊结核位置隐蔽、症状不明显，不易被发现；附睾结核则不同，位置表浅、症状明显，容易被患者和医生发现。

一、病理

男性生殖系统的病理改变和一般结核相同，主要表现为结核结节、干酪样坏死、空洞形成和纤维化，很少出现钙化。前列腺结核脓肿往往向尿道破溃，可使后尿道呈空洞状，边缘不规则；前列腺、精囊纤维化以后则形成坚硬肿块；输精管结核常导致管腔堵塞，输精管变粗变硬，呈"串珠"状改变；附睾结核病变常从附睾尾部开始，呈干酪样病变、脓肿及纤维化，可累及整个附睾。少数血行感染引起的附睾结核，病变常从附睾头部开始，附睾结核常侵及鞘膜和阴囊壁，脓肿破溃后可形成经久不愈的窦道。睾丸结核常是附睾结核直接扩展蔓延所致。

二、临床表现

前列腺和精囊结核多无明显症状，有的出现血精、精液减少、性功能障碍或男性不育等；直肠指检可触及硬结，无压痛。附睾结核发病缓慢，表现为阴囊肿胀不适或下坠感，附睾尾或整个附睾呈硬结状，疼痛不明显，若形成寒性脓肿，与阴囊壁粘连，破溃后形成窦道，经久不愈。输精管结核可触及其变粗、僵硬、串珠状硬结节。

三、诊断与鉴别诊断

年龄在 20～40 岁，有上述临床表现，直肠指检扪及前列腺、精囊硬结或触及附睾硬结，疑有男生殖系统结核时，应全面检查泌尿系统有无结核病变，应做尿常现，尿找抗酸杆菌、尿结核分枝杆菌培养和静脉尿路造影等以排除肾结核，发现肾结核、附睾硬结有助于男生殖系统结核的诊断。前列腺液或精液中有时可发现结核杆菌。

附睾结核需与非特异性附睾炎相鉴别，非特异性附睾炎时，附睾常为均匀性肿大，中等硬度，表面光滑，有压痛。

前列腺结核需与非特异性前列腺炎及前列腺癌鉴别。慢性前列腺炎患者症状一般较为明显，有结节形成者，范围较局限，常有压痛，经抗感染治疗后，结节可缩小甚至消失。前列腺癌发病常见老年人，行前列腺特异性抗原（PSA）测定、直肠指检及影像学检查有助于诊断，前列腺穿刺组织活检可以明确诊断。

四、治疗

前列腺、精囊结核一般采用抗结核药物治疗，不需要手术，但应清除泌尿系统可能存在的其他结核病灶。早期附睾结核以药物抗结核治疗为主，附睾结核若病变较大，形成脓肿窦道者需作附睾切除，术后继续抗结核治疗。

目标检测

答案解析

选择题

[A1/A2 型题]

1. 尿路感染常见的致病菌不包括

    A. 大肠埃希菌   B. 克雷伯杆菌   C. 厌氧菌

    D. 支原体   E. 铜绿假单胞菌

2. 尿路感染的易感因素不包括

    A. 女性患者，尿道短而宽，且尿道距肛门近   B. 长期大量应用免疫抑制剂

    C. 合并重度尿路梗阻   D. 女性同时伴发附件炎

    E. 男性患者伴发细菌性前列腺炎

3. 肾盂肾炎最常见的感染途径为

    A. 由尿路黏膜上行感染   B. 由盆腔炎症引起感染

    C. 淋巴道感染   D. 直接感染

    E. 由体内慢性感染灶诱发

4. 诊断急性肾盂肾炎最有价值的是

    A. 尿频、尿急、尿痛

    B. 尿频、尿急、尿痛伴尿培养菌落计数 $>10^5$/ml

    C. 尿频、尿急、尿痛伴尿白细胞计数 $>3\times10^5$/L

    D. 畏寒、发热、腰痛伴尿培养菌落计数 $>10^5$/ml

    E. 尿频、尿急、尿痛伴亚硝酸盐试验阳性

5. 前列腺炎发病的重要诱因不包括

    A. 酗酒   B. 嗜辛辣食品   C. 不适当的性生活

    D. 久坐   E. 长期卧床

6. 肾结核的感染途径多是

    A. 上行感染   B. 血行感染   C. 直接感染

    D. 淋巴感染   E. 接触感染

7. 肾结核最具有特征性的临床表现是

    A. 腰痛   B. 发热伴盗汗   C. 肉眼血尿

    D. 慢性膀胱刺激症状   E. 消瘦

8. 肾结核的血尿特点大多为

    A. 初始血尿　　　　　　B. 全程血尿　　　　　　C. 终末血尿

    D. 无痛性血尿　　　　　E. 镜下血尿

9. 诊断肾结核最可靠的依据是

    A. 尿中找到抗酸杆菌　　　　　　　　　B. 尿培养结核菌阳性

    C. 尿中有大量脓细胞　　　　　　　　　D. 附睾扪及结节

    E. 以上都是

10. 泌尿系结核的晚期并发症有

    A. 结核性膀胱炎　　　　　　　　　　　B "肾自截"

    C. 结核性脓肾　　　　　　　　　　　　D. 对侧肾积水

    E. 伴有生殖系结核

书网融合······

本章小结　　　　题库

第三十九章 尿石症

PPT

◎ 学习目标

1. 通过本章学习，重点掌握上尿路结石的临床表现；熟悉上尿路结石、下尿路结石的治疗原则；了解尿石症的病因。

2. 学会对尿石症的诊断与鉴别诊断，具有对尿石症引起的疼痛选择正确处理方法的能力。

》情境导入

情境描述 患者，男，44 岁，反复发作右肾绞痛 1 年，两年来常于食肉类尤其是动物内脏后，出现脚趾关节红、肿、疼痛，泌尿系统平片检查未发现异常。

讨论 1. 该患者最可能的诊断是什么？
2. 为明确诊断需进行哪些检查？

第一节 概 述

尿石症是最常见的泌尿外科疾病之一。形成机制未完全阐明，目前对多数结石尚无十分理想的预防方法，治疗后复发率高。尿石症发病有地区性，在我国多见于长江以南，北方相对少见。近 30 多年来，我国肾、输尿管结石发病率明显增高，膀胱结石日趋少见。随着经皮肾镜取石术（PCNL）、体外冲击波碎石（ESWL）、输尿管硬镜及软镜的广泛使用，目前 90% 以上的尿路结石可不再采用传统的开放式手术治疗，一些复杂难治的肾结石也可以通过微创技术治疗。

一、尿结石形成的影响因素

许多因素影响尿路结石的形成。尿中形成结石晶体的盐类呈超饱和状态，尿中抑制晶体形成物质不足和核基质的存在，是形成结石的主要因素。

1. 流行病学因素 包括年龄、性别、职业、社会经济地位、饮食成分和结构、水分摄入量、气候、代谢和遗传等因素。

2. 尿液因素

（1）形成结石物质排出过多 尿液中钙、草酸、尿酸排出量增加。长期卧床、甲状旁腺功能亢进、特发性高尿钙症、其他代谢异常及肾小管酸中毒等，均使尿钙排出增加。痛风、尿持续酸性、慢性腹泻及噻嗪类利尿剂均使尿酸排出增加。内源性合成草酸增加或肠道吸收草酸增加，可引起高草酸尿症。

（2）尿 pH 改变 尿酸结石和胱氨酸结石在酸性尿中形成。磷酸镁铵及磷酸钙结石在碱性尿中形成。

（3）尿量减少 使盐类和有机物质的浓度增高。

（4）尿中抑制晶体形成物质含量减少 如枸橼酸、焦磷酸盐、镁、酸性黏多糖、某些微量元素等。

3. 尿路梗阻因素 各种原因引起的尿路梗阻或管腔狭窄，均可导致尿流不畅，晶体或基质在引流较差部位沉积，尿液滞留继发尿路感染，促使结石形成。

4. 尿路感染因素 尿路感染时尿液中基质增加，产生脲酶，尿呈碱性，促进晶体黏附，形成感染性结石（磷酸钙和磷酸镁铵结石）。

二、尿结石成分与性质

尿石的结构包括三部分：核心、包绕核心的晶体、外层的黏着物质。一般认为，结石形成先需有一个核心，随后尿盐和胶体围绕核心逐渐沉积增大而形成。正常人尿液中有许多晶体，如尿酸盐及草酸钙等，但并不发生沉淀。当尿液的酸碱度发生改变，有机物质和晶体平衡紊乱或尿内盐类代谢异常时，都可促使泌尿系统结石的形成。

1. 按成分及性质分类 见表 39 – 1。

表 39 – 1　结石成分及性质

分类	质地	外观	颜色	X 线显影情况
草酸盐结石	质硬，粗糙	不规则、常呈桑椹样	棕褐色	易显影
磷酸盐结石	易碎，表面粗糙	不规则，常形成鹿角形结石	灰白色、黄色或棕色	分层现象
尿酸盐结石	质硬	光滑或不规则	黄或红棕色	纯尿酸结石在 X 线平片中不显影
胱氨酸结石	质硬	光滑，蜡样外观	淡黄至黄棕色	X 线平片中不显影

2. 按结石部位分类 可分为肾结石、输尿管结石、膀胱结石及尿道结石。

三、病理生理

尿路结石所致病理生理改变，与结石的部位、大小、数目、继发炎症和梗阻程度等因素有关。尿路结石在肾和膀胱内形成。绝大多数输尿管结石和尿道结石是结石排出过程中，停留在该处所致。肾结石进入输尿管时，常停留或嵌顿于输尿管的三个生理狭窄处，即肾盂连接处、输尿管跨越髂血管处及输尿管膀胱连接处。由于输尿管内径自上而下由粗变细，结石位于输尿管下 1/3 处最为多见。

尿路结石可引起泌尿系统直接损伤、梗阻、感染和恶性变。结石可损伤尿路黏膜导致出血、感染。在有梗阻时更易发生感染，感染与梗阻又可促使结石迅速长大或再形成结石，结石、梗阻、感染三者互为因果关系。

第二节　肾及输尿管结石

肾和输尿管结石主要在肾盂中形成，输尿管结石大多数来源于肾结石，多单侧，多见于青壮年，男性多于女性。

一、临床表现

主要表现是与活动有关的血尿和疼痛。

1. 疼痛 其程度与结石部位、大小、活动与否及有无并发症及其程度等因素有关。结石越小，症状越明显。肾盂内大结石及肾盏结石可无明显临床症状，仅表现为活动后镜下血尿。若结石引起肾盏颈部梗阻，或肾盂结石移动不大时，可引起上腹或腰部钝痛。结石引起肾盂输尿管连接处或输尿管完全性梗阻时，致肾绞痛，疼痛剧烈，为阵发性，并有大汗、恶心、呕吐。疼痛部位及放射范围根据结石梗阻部位而有所不同。肾盂输尿管连接处或上段输尿管梗阻时，疼痛位于腰部或上腹部，并沿输尿管走行放射至同侧睾丸或阴囊和大腿内侧。当输尿管中段梗阻时，疼痛放射至中下腹部，右侧极易与急性阑尾炎混淆。结石位于输尿管膀胱壁段或输尿管口处，常伴有膀胱刺激症状及尿道和阴茎头部放射痛。

2. 血尿　根据结石对黏膜损伤程度的不同，可表现为肉眼或镜下血尿，以后者更为常见。结石伴感染时，可有尿频、尿痛等症状，继发急性肾盂肾炎或肾积脓时，可有发热、畏寒、寒战等全身症状。

3. 其他　双侧上尿路结石引起双侧完全性梗阻或独肾上尿路结石完全性梗阻时，可导致无尿。

二、诊断与鉴别诊断

（一）诊断

1. 病史　与活动有关的血尿和疼痛，应首先考虑肾和输尿管结石。表现为典型肾绞痛时，可能性更大。

2. 实验室检查　①尿常规检查：可有镜下血尿，伴感染时有脓尿。②尿细菌培养。③测定血钙、血磷、肌酐和尿酸水平，了解代谢状态，应判明有无内分泌紊乱。④肾功能测定。

3. 影像学诊断　①泌尿系统平片：95% 以上结石能在平片中发现。应进行正侧位摄片，以除外腹内其他钙化阴影，如胆囊结石、肠系膜淋巴结钙化、静脉石等。②静脉尿路造影：可显示结石所致肾结构和功能改变，有无引起结石的局部因素。③B 超检查：结石表现为特殊声影，能发现平片不能显示的小结石和透 X 线结石。④CT 能发现平片不显示的结石。

4. 输尿管肾镜检查　当腹部平片未显示结石，静脉尿路造影有充盈缺损而不能确定诊断时，做此检查能明确诊断并进行治疗。

（二）鉴别诊断

需与胆囊炎、胆石症、急性阑尾炎及卵巢囊肿蒂扭转等疾病相鉴别。

三、治疗

根据结石大小、数目、位置、肾功能和全身情况，有无确定病因，有无代谢异常，有无梗阻和感染及其程度确定治疗方案。

1. 非手术治疗　结石直径小于 0.4cm、光滑者，90% 能自行排出。小于 0.6cm，光滑，无尿路梗阻、无感染的纯尿酸结石及胱氨酸结石，可先采用非手术疗法。

（1）**肾绞痛的治疗**　解痉镇痛为主，一般选用阿托品、哌替啶、山莨菪碱、硝苯地平、吲哚美辛、黄体酮肌内注射，或中医针刺、耳针、肾区热敷，均能缓解肾绞痛。

（2）**一般措施**　①大量饮水：保持每天尿量在 2000ml 以上。②饮食调节。③控制感染：根据细菌培养及药物敏感试验选用抗菌药物。④调节尿 pH：口服枸橼酸钾、碳酸氢钠等，以碱化尿液，对尿酸和胱氨酸结石的预防和治疗有一定意义。口服氯化铵使尿酸化，有利于防止感染性结石的生长。

（3）**中西医结合疗法**　对结石排出有促进作用。有多种方案，包括中西药解痉、利尿、针刺等。常用针刺穴位有肾俞、膀胱俞、三阴交、阿是穴等穴。常用中药有金钱草、石苇、滑石、车前子、鸡内金、大通、瞿麦等。

2. 体外冲击波碎石（ESWL）　此方法安全、有效。通过 X 线、B 超对结石进行定位，将冲击波聚焦后作用于结石。肾、输尿管结石适用此法。可反复碎石，但间隔时间不少于一周。结石远端尿路梗阻、出血性疾病、严重心脑血管疾病、安置心脏起搏器、血肌酐 ≥265μmol/L、急性尿路感染等患者，妊娠期妇女，不宜使用。

3. 手术治疗　由于腔内泌尿外科及 ESWL 的快速发展，绝大多数肾、输尿管结石不再需要开放手术。手术前必须了解双侧肾功能，有感染时应先行抗感染治疗。输尿管结石手术，进手术室前需再做腹部平片，最后定位，有原发梗阻因素存在时，应同时予以纠正。

（1）非开放手术治疗

1）输尿管肾镜取石或碎石术　适用于中、下段输尿管结石，直视下取出或套出结石。若结石大，取出困难，用超声、液电效应、激光或弹道气压法碎石后取出。

2）经皮肾镜取石或碎石术　经腰背部细针穿刺直达肾盏或肾盂，扩张皮肤至肾内通道，放入肾镜；于直视下取石或碎石。适用于 >2cm 的肾盂结石及下肾盏结石。

3）腹腔镜输尿管取石　适用于输尿管结石 >2cm，原来考虑开放手术；或经 ESWL、输尿管镜手术治疗失败者。

（2）开放手术治疗

1）输尿管切开取石术　适用于嵌顿较久或经非手术治疗无效的结石。根据结石部位选择手术径路。

2）肾盂切开取石术　适用于大于 1cm 或合并梗阻、感染的结石。

3）肾窦肾盂切开取石术　适用于肾内型肾盂，或结石较大经肾盂切开取石易造成肾盂撕裂者。沿肾窦分离至肾内肾盂后切开。可向肾盏延伸扩大切口，以利于取出鹿角形结石。

4）肾实质切开取石术　适用于肾盏结石经肾盂切开不能取出，或多发性肾盏结石。

5）肾部分切除术　适用于位于肾一极或肾盏有明显扩张、实质萎缩和有明显复发因素的结石。

6）凝块法肾盂切开取石术　肾盂内注入液状凝固剂，形成包含结石在内的凝块后，切开肾盂，整块取出凝块。适用于多发性肾盏结石、活动度大的结石及易碎的结石。

7）肾切除术　结石引起肾严重破坏、损失功能，并合并肾积脓时，而对侧肾功能良好，可切除病肾。

（3）双侧肾、输尿管结石的手术治疗原则

1）双侧输尿管结石　先处理梗阻严重侧。条件许可，可同时取出双侧结石。

2）一侧输尿管结石、对侧肾结石　先处理输尿管结石。

3）双侧肾结石　根据结石情况及肾功能决定。原则上应尽可能保留肾。一般先处理易于取出和安全的一侧。若肾功能极差，梗阻严重，全身情况差，宜先行经皮肾造瘘，待情况改善后再处理结石。

4）双侧肾、输尿管结石或孤立肾结石　引起急性完全性梗阻无尿时，在明确诊断后，若全身情况允许，应及时施行手术。若病情严重不能耐受手术，可试行输尿管插管或经皮肾造瘘，引流尿液，待病情好转后再进行治疗。

四、健康教育

形成尿路结石的影响因素很多，结石发病率和复发率高，经治疗后 1/3 的患者在 5 年内会复发，因而科学的预防措施有重要意义。如大量饮水以增加尿量，稀释尿中形成结石物质的浓度，减少晶体沉积，并有利于结石排出，这对任何类型的结石患者都是一项很重要的预防措施。亦可根据结石成分、代谢状态等调节食物构成，如高钙摄入者应减少含钙食物的摄入量，少用奶制品、豆制品、坚果类食品。草酸盐结石的患者应限制浓茶、花生等的摄入，并口服维生素 B_6，减少草酸盐排出，服用氧化镁增加尿中草酸溶解度。高尿酸的患者应避免高嘌呤食物如动物内脏；保持在尿 pH 6.5，口服别嘌呤醇和碳酸氢钠，以抑制结石形成。伴甲状旁腺功能亢进者，必须摘除腺瘤或增生组织，有尿路梗阻、尿路异物、尿路感染或长期卧床等，应及时得到治疗，以避免结石发生。

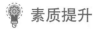 素质提升

不滥用止痛药

　　尿石症患者尤其是上尿路结石嵌顿者，疼痛往往难以忍受，常需注射哌替啶等成瘾性镇痛药。部分患者一次注射不能完全止痛，可能需多次注射，容易成瘾，这就为患者今后的正常生活带来极其严重的困扰，甚至导致患者走上吸毒等违法乱纪的不归之路。所以，医务工作者在使用这类药物时，应严格掌握适应证及遵守国家法律法规。与此同时，应及时进行病因治疗及取出结石，积极开展预防结石的健康教育。

第三节　膀胱及尿道结石

一、膀胱结石

　　原发性膀胱结石多见于儿童，与营养不良和低蛋白饮食有关。继发性膀胱结石常见于膀胱出口梗阻、膀胱憩室、神经源性膀胱、异物及长期留置导尿管或肾结石排至膀胱。

（一）临床表现

　　典型症状为排尿突然中断，并感疼痛，放射至阴茎头部和远端尿道，伴排尿困难和膀胱刺激症状。小儿患者常用手搓拉阴茎，经跑跳及改变姿势后能缓解和继续排尿。前列腺增生患者继发膀胱结石时排尿困难加重或伴感染症状。

（二）诊断与鉴别诊断

　　根据典型症状常可初步做出诊断。应注意寻找可能存在的原因。常用诊断方法如下。

　　1. X 线检查平片　能显示绝大多数结石。

　　2. B 超检查　能显示结石声影，可同时发现前列腺增生症等。

　　3. 膀胱镜检查　在上述方法不能确诊时可使用膀胱镜检查，能直接观察到结石，有时可发现病因。

（三）治疗

　　采用手术治疗，应同时治疗病因。膀胱感染严重时，应用抗菌药物治疗。

　　1. 经膀胱镜机械、液电效应、超声、弹道气压碎石　大多数结石适宜应用此法。应用碎石钳机械碎石只适用于较小的结石。

　　2. 耻骨上膀胱切开取石术　结石过大、过硬或有膀胱憩室等时，宜采用此法。

二、尿道结石

（一）临床表现

　　尿道结石绝大多数来自肾和膀胱。尿道狭窄，尿道憩室及有异物存在时，可在尿道内形成结石。50% 以上尿道结石位于前尿道。典型表现为急性尿潴留伴会阴部剧痛，亦可表现为排尿困难、点滴状排尿及尿痛。

（二）诊断与鉴别诊断

　　前尿道结石可通过仔细触诊发现。直肠指诊能扪及后尿道结石。B 超和 X 线检查能确定诊断。

（三）治疗

结石位于尿道舟状窝，可通过注入无菌液状石蜡后，轻轻推挤、钩取或钳出。前尿道结石可在良好麻醉下，压迫结石近端尿道后，注入无菌液状石蜡，再轻轻向远端挤出结石，切忌粗暴。若不能挤出，可钩取或钳出结石，或应用腔内器械碎石，尽量不做尿道切开取石。后尿道结石，在麻醉下用尿道探条将结石轻轻推入膀胱，再按膀胱结石处理。

目标检测

答案解析

一、选择题

[A1/A2 型题]

1. 关于结石的形成机制，下列说法错误的是
    A. 在肾及膀胱内形成
    B. 尿中结石晶体过饱和是主要原因
    C. 同质成核比异质成核更常见
    D. 摄入过多的动物蛋白可使尿中的钙和尿酸增加，枸橼酸下降
    E. 食糖过多可促进肠吸收钙及草酸

2. 上尿路结石的典型症状是
    A. 血尿、尿痛　　　　　B. 腰痛、血尿　　　　　C. 腰痛、脓尿
    D. 尿频、血尿　　　　　E. 腰痛、尿痛

3. 患者，男，39 岁，突发左腰部绞痛伴镜下血尿，左腰部轻度叩击痛，无肌紧张，应考虑诊断
    A. 肾肿瘤　　　　　　B. 肾结核　　　　　　C. 急性肾盂肾炎
    D. 肾、输尿管结石　　E. 肾积水

4. 患儿，男，5 岁，排尿困难，尿流中断，跳动或改变体位后又可排尿，最可能的诊断是
    A. 尿道瓣膜　　　　　B. 尿道狭窄　　　　　C. 神经源性膀胱
    D. 膀胱结石　　　　　E. 前尿道结石

5. 患者，男，51 岁，左肾绞痛 3 天，应用解痉药物后好转，排泄性尿路造影示双肾显影好，左肾轻度积水，左输尿管上段结石 1.0cm×1.8cm，非手术治疗 2 周，结石下移 1cm，该患者目前最佳治疗应是
    A. 继续非手术治疗　　B. 肾镜取石　　　　　C. 体外冲击波碎石
    D. 输尿管镜取石　　　E. 输尿管切开取石

6. 患者，男，23 岁，突发右腰部绞痛伴镜下血尿，右腰部叩击痛阳性。为了明确诊断，首选的检查方法是
    A. B 超　　　　　　　B. CT　　　　　　　　C. MRI
    D. 腹部 X 线平片 + 静脉尿路造影　　　　　　E. 尿常规

书网融合……

本章小结

题库

第四十章 尿路梗阻

PPT

◎ 学习目标

1. 通过本章学习，重点掌握上、下尿路梗阻的临床表现及诊断；熟悉上、下尿路梗阻的病因及病理。

2. 学会诊断尿路梗阻常用的检查方法，具有对上、下尿路梗阻的患者进行基本的分类诊断和正确的简单处理能力，能运用人文关怀的理念对下尿路梗阻的患者进行心理治疗和疏导。

>> 情境导入

情境描述 患者，男，70岁，进行性排尿困难5年，加重5天，无尿频、尿痛及血尿，无外伤史。

讨论 1. 该患者最可能的诊断是什么？

2. 明确诊断后应采取什么措施？

第一节 概 述

尿液从肾小管经过肾盏、肾盂、输尿管、膀胱及尿道，终止于尿道口。泌尿系统管腔的通畅无阻方能保持尿路的正常功能，管腔梗阻可影响尿液的分泌和排出。泌尿系统本身及其周围的许多疾病都可引起尿路梗阻，造成尿液排出障碍，引起梗阻近侧端尿路扩张积水。病因和部位虽有不同，但持续梗阻终将会导致肾积水、肾功能损害，甚至肾功能衰竭。尿路梗阻分为上尿路梗阻和下尿路梗阻。膀胱输尿管开口以上梗阻称上尿路梗阻，上尿路梗阻后积水发展较快，对肾功能影响也较大，多为一侧肾受影响。膀胱及其以下梗阻称下尿路梗阻，初期膀胱可作为缓冲，对肾功能影响较慢，但最终可造成双侧肾积水。

一、病因和分类

泌尿系统梗阻原因很多，有机械性、动力性和医源性。机械性梗阻占多数，如尿路结石、肿瘤、狭窄等；动力性梗阻如神经-肌肉发育不全所致部分尿路功能障碍，但尿路并无阻塞；医源性梗阻包括手术、器械检查或放射治疗损伤等。尿路梗阻常见原因如图40-1所示。尿路梗阻原因在不同年龄和性别有一定的区别。小儿多见于先天畸形，成人常见原因是结石、损伤、肿瘤、结核等，在老年男性患者常见为前列腺增生症，女性可能与盆腔内疾病有关。此外，尿路梗阻发生的部位不同，原因亦各不相同。

二、病理

尿路梗阻的基本病理改变是梗阻部位以上压力增高，尿路扩张积水，如梗阻长时间不能解除，终将导致膀胱尿潴留、肾积水和肾功能衰竭。

上尿路梗阻时，梗阻部位以上压力增高，输尿管增加收缩力，蠕动增强，管壁平滑肌增生，管壁增厚。如梗阻不解除，平滑肌逐渐萎缩，张力减退，管壁变薄，蠕动减弱甚至消失，引起肾盂内积水，其内压力升高，使肾小球滤过率减少。早期肾的泌尿功能仍能维持一段时间，部分尿液通过肾实质静脉、淋巴管，经肾窦渗出至肾盂及肾周围，称为"安全阀"开放，起到保护肾组织作用，不会引致严重肾

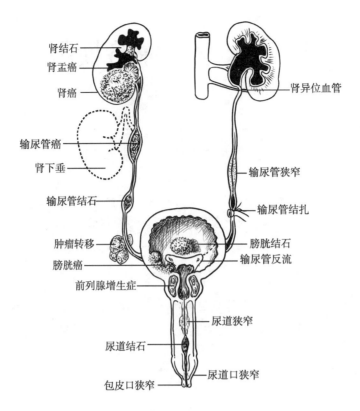

图 40 - 1　泌尿系统梗阻常见原因

组织危害。如果梗阻不解除，肾小管压力逐渐升高并压迫血管，导致肾组织缺氧和萎缩。急性完全性梗阻时，肾实质可较快转入萎缩，肾脏增大不明显。部分或间歇性梗阻时，肾实质萎缩变薄，肾盂扩大，成为无功能的巨大水囊。下尿路长期严重梗阻时，使输尿管口活瓣作用丧失，尿液逆流至一侧或双侧输尿管，导致肾积水。尿路梗阻最危险的并发症是感染尿源性脓毒血症。

三、治疗

解除梗阻，预防感染，保护肾功能。如果患者不能耐受大型手术，应行梗阻近端尿流改道（肾造瘘、膀胱造瘘、输尿管皮肤造口术），将尿液引流出体外，逐渐恢复肾功能。待全身情况及肾功能改善后，再解除病因。若梗阻病因无法解除，可做永久性尿路改道术。

第二节　肾积水

肾积水是指尿液从肾盂排出受阻，导致肾内压力升高，肾盂、肾盏扩张，肾实质萎缩、功能减退。

一、临床表现

由于原发病因、梗阻部位、程度和时间长短不同，肾积水的临床表现可以从全无症状至严重肾功能损害。先天性肾盂-输尿管连接部位狭窄、异位血管或纤维束压迫输尿管等引起的原发性肾积水，发展常较缓慢，症状不明显或仅有腰部隐痛不适，当肾积水程度严重时，腹部可出现包块。结石、肿瘤、炎症和结核所致继发性肾积水，临床表现主要为原发病的症状和体征。上尿路完全或不完全梗阻发病急骤时，可有肾绞痛、恶心、呕吐等。亦有的病例仅出现腰腹部包块或无任何临床症状，常为 B 超检查发现。肾积水合并感染可出现高热、寒战等。下尿路梗阻时，主要表现为排尿困难和膀胱尿潴留。

肾积水呈间歇性发作，称间歇性肾积水。发作时腹部肿块增大，剧烈绞痛，恶心、呕吐，尿量减少，数小时或更长时间后尿液排出，随之肿块缩小，疼痛消失。长时间持续梗阻，将使肾功能逐步减退。双肾或孤立肾完全梗阻时可无尿，出现尿毒症的表现。

二、诊断与鉴别诊断

肾积水的诊断一般不困难，除确定肾积水存在及程度，还应明确引起积水的病因、梗阻部位、有无感染及肾功能损害情况。注意与腹部肿块的鉴别诊断。

1. 实验室检查　应了解血尿素氮、肌酐、二氧化碳结合力、电解质情况。尿液方面除做尿常规及细菌培养外，必要时需行结核杆菌及脱落细胞的检查。

2. 影像学检查　对肾积水的诊断非常重要，包括 B 超、泌尿系统平片、尿路造影、MRI 及 CT 检查等。B 超可以明确判定增大的肾是实性肿块还是肾积水，并可确定肾积水的程度和肾皮质萎缩情况，简便易行且无创伤，应作为首选的检查方法。肾积水一般须经静脉尿路造影确诊。早期可见肾盏、肾盂扩张，肾盏杯口消失或呈囊状显影；当肾功能减退时，采用大剂量延缓造影可能获得较好的显影效果。静脉尿路造影患肾显影不清晰时，可做逆行肾盂造影。MRI 水成像对肾积水的诊断有独到之处，可以代替逆行肾盂造影和肾穿刺造影。CT 能清楚地显示肾积水程度和肾实质萎缩情况，对输尿管行三维成像可以确定梗阻的部位及病因。放射性核素肾显像可以区别肾囊肿和肾积水，并可了解肾实质损害程度及分侧肾功能测定。

三、治疗

根据病因、发病缓急、有无感染、肾功能受损程度及全身情况综合分析以确定治疗方案。梗阻轻者去除病因后肾功能可恢复。若病情危急或病因暂不能去除时，采用梗阻以上引流对症处理，待肾功能改善后，再施行病因治疗。若梗阻原因不能解除，则做永久性肾造口术或输尿管皮肤造口术。若肾积水严重或无功能，继发严重感染致肾积脓，对侧肾功能良好，可切除病肾。

第三节　良性前列腺增生症

良性前列腺增生症（BPH）是引起中老年男性排尿障碍最为常见的一种良性疾病。主要表现为组织学上的前列腺间质和腺体成分的增生、解剖学上的前列腺增大、尿流动力学上的膀胱出口梗阻和以下尿路症状为主的临床表现。BPH 是中老年男性常见病，40 岁以上男性前列腺有不同程度的增生，50 岁以后出现临床症状。

 素质提升

中国泌尿外科开创者——吴阶平

　　1947 年，吴阶平赴美国芝加哥大学进修，师从现代肿瘤内分泌奠基人哈金斯教授。由于吴阶平非常勤奋，且手术技术超群，在美期间吴阶平获得了"三只手"的称号。1948 年，在进修即将结束时，哈金斯非常希望吴阶平能留下为自己主持临床工作，并指着芝加哥大学医院开始兴建的科研大楼蓝图说道："这是你将来的实验室，这是办公室。我可以把你的家眷都接来"。吴阶平婉言谢绝了，并于 1948 年 12 月毅然回到中国。

　　作为中国泌尿外科开拓者之一，吴阶平在泌尿外科、男性计划生育等方面贡献突出。在从事医学教育工作 60 年中，共发表医学论文 150 篇，编著医学书籍 21 部。获得全国性科学技术奖 7 次。获首届人口科技研究奖、北京医科大学首届伯乐奖、何梁何利基金科学与进步奖、巴黎红宝石奖、巴黎红宝石最高奖、日本松下泌尿医学奖等。1980 年当选为中国科学院院士。

一、病因

病因尚不完全清楚，但必须具备年龄的增长及有功能的睾丸两个重要条件。上皮、间质细胞增殖和凋亡的相互影响，各种生长因子、雌激素与雄激素、炎症细胞等的相互作用，都与本病发生有关。

二、病理及病理生理改变

前列腺分为移行带、中央带、外周带和尿道周围腺体区，所有 BPH 结节发生于移行带和尿道周围腺体区，主要是平滑肌增生或腺体扩大和细胞增殖（图 40-2）。增生的前列腺可将外周带和腺体压扁成膜状，称为外科包膜。前列腺增生的程度并不一致，与尿流梗阻的程度亦并不成比例。增大的腺体导致后尿道延长、受压变形、狭窄和尿道阻力增加，引起膀胱高压并出现相关排尿期症状。

随着膀胱压力的增加，出现逼尿肌代偿性肥厚、逼尿肌不稳定并引起相关潴尿期症状。形成小梁、小房及假性憩室（图 40-3）。若梗阻不能解除，使膀胱内残余尿量逐渐增多，膀胱张力降低出现充盈性尿失禁。长期的排尿困难使膀胱扩张，输尿管末端丧失活瓣作用，引起输尿管反流现象，导致肾积水、肾功能受损及并发感染和结石。

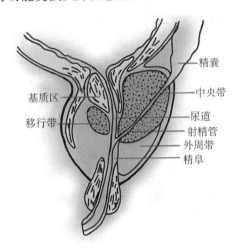

图 40-2　前列腺正常解剖图

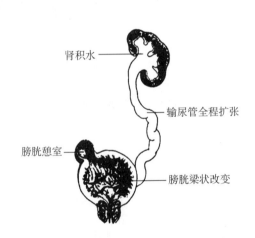

图 40-3　前列腺增生引起的病理改变

三、临床表现

BPH 患者的临床表现主要包括潴尿期症状、排尿期症状及排尿后症状。潴尿期症状包括尿频、尿急、尿失禁以及夜尿增多等。排尿期症状包括排尿踌躇、排尿困难以及排尿中断等；排尿后症状主要以尿不尽、尿后滴沥为主。

1. 尿频　为早期症状，夜间更为显著。是因膀胱颈部充血刺激所致，以后膀胱残余尿量增多，有效容量减少，尿频逐渐加重。

2. 排尿困难　进行性排尿困难是前列腺增生症的重要症状。排尿迟缓，尿流缓慢，尿后淋沥，尿线变细，排尿费力，射程缩短，甚至呈点滴排尿。

3. 尿潴留　前列腺增生的过程中随时可发生急性尿潴留，常因气候变化、饮酒、劳累等使前列腺突然充血、水肿所致。由于膀胱颈部梗阻，膀胱过度充盈而导致间断或持续有少量尿液从尿道口溢出，称充盈性尿失禁。

4. 其他症状　合并感染时，出现膀胱炎及血尿。晚期可有肾积水和慢性尿毒症。长期排尿困难可并发腹股沟疝、痔、脱肛等。

四、诊断与鉴别诊断

（一）诊断

1. 病史 凡 50 岁以上男性有排尿困难，尤其是进行性排尿困难者，应考虑前列腺增生症。目前国际公认的判断 BPH 患者症状严重程度的最佳手段是国际前列腺症状评分（IPSS）（表 40-1）。

表 40-1 国际前列腺症状评分

在过去 1 个月您是否有以下症状？	没有	在五次中					症状评分
		少于 1 次	少于半数	大约半数	多于半数	几乎每次	
1. 是否经常有尿不尽的感觉？	0	1	2	3	4	5	
2. 两次排尿间隔是否经常小于 2 小时？	0	1	2	3	4	5	
3. 是否经常有间断性排尿？	0	1	2	3	4	5	
4. 是否经常有憋尿困难？	0	1	2	3	4	5	
5. 是否经常有尿线变细现象？	0	1	2	3	4	5	
6. 是否经常需要用力及使劲才能开始排尿？	0	1	2	3	4	5	
7. 从入睡到早起一般需要起来排尿几次？	0	1 次	2 次	3 次	4 次	5 次及以上	
	0	1	2	3	4	5	
症状评分 ＝							

注：总分 0~35 分。0~7 分（轻度）；（8~19 分）（中度）；（20~35 分）（重度）。8 分以上者应引起注意。

2. 直肠指诊 可了解前列腺的大小、形态、质地、有无结节及压痛、中央沟的变化及肛门括约肌张力。亦是前列腺癌筛查的一个重要手段。

3. 超声检查 可准确测量前列腺大小及其内部结构，进行临床分度。尤其是腔内超声扫描更为精确。亦可测定膀胱残余尿量。

4. 尿流动力学检查 测定排尿时膀胱内压的改变，了解逼尿肌功能有无失常。测定最大尿流率及后尿道阻力。

5. 膀胱镜检 直接窥视前列腺突入膀胱的程度、小梁、小房、假性憩室及有无结石等。

6. 血清前列腺特异性抗原（PSA）测定 前列腺增大并有结节或质地较硬时，以排除合并前列腺癌的可能。

（二）鉴别诊断

1. 膀胱颈纤维化增生（膀胱颈挛缩） 由慢性炎症所致，患者年龄较轻，男女均可发生，症状类似前列腺增生症，但前列腺并不增大。

2. 前列腺癌 直肠指诊可触及前列腺坚硬如石，呈结节状，血清 PSA 升高，可行活组织病理学检查或针吸细胞学检查。

3. 膀胱癌 膀胱颈附近的癌肿在临床亦表现为尿道口内梗阻，有血尿，膀胱镜检易于鉴别。

4. 尿道狭窄 多有尿道损伤或感染等病史。

5. 神经源性膀胱功能障碍 有排尿困难和尿潴留，亦可继发感染、结石、肾积水和肾功能损害。尿流动力学检查可明确诊断。

五、治疗

下尿路症状是 BPH 患者的切身感受，由于患者的耐受程度不同，下尿路症状及其所致生活质量的下降是患者寻求治疗的主要原因，也是治疗措施选择的重要依据。应充分了解患者的意愿，向患者交代包括观察等待、药物治疗和外科手术治疗在内的各种方法的疗效与副作用。

1. 观察等待 是一种非药物、非手术的措施，包括患者教育、生活方式指导、定期监测等。尤其是当患者生活质量尚未受到下尿路症状明显影响的时候。

2. 药物治疗 有 α 受体阻断剂、5α-还原酶抑制剂、M 受体拮抗剂以及植物药物等。α_1 受体阻断剂如特拉唑嗪、哌唑嗪、坦索罗辛，口服，每日 1～5mg，可降低平滑肌张力、减少尿道阻力、改善排尿功能。5α-还原酶抑制剂如非那雄胺、度他雄胺，可降低前列腺内双氢睾酮含量，用药 3 个月可使前列腺缩小、改善排尿功能。M 受体拮抗剂如托特罗定、索利那新等，可缓解逼尿肌过度收缩、降低膀胱敏感性，从而改善潴尿期症状。

3. 手术治疗 下列情况应考虑手术治疗：①反复尿潴留（至少在一次拔管后不能排尿或两次尿潴留急性发作）。②反复血尿，药物治疗无效。③反复泌尿系统感染。④膀胱结石。⑤继发上尿路积水（伴或不伴肾功能损害）。对不能耐受手术治疗者可采用姑息性治疗，先行导尿或膀胱造瘘，待全身状况改善后再行手术。目前经尿道前列腺电切除术（TURP）仍是 BPH 手术治疗的金标准。

第四节　急性尿潴留

急性尿潴留是指由于膀胱颈部以下严重梗阻，突然不能排出尿液，尿液潴留于膀胱内。原因很多，情况紧急，需及时诊断和处理。

一、病因

1. 机械性梗阻 膀胱颈部至尿道口之间的任何梗阻性病变，都可引起急性尿潴留，常见的有前列腺增生症、尿道损伤及尿道狭窄。膀胱、尿道的局部炎症、水肿、结石、肿瘤、异物及大量的凝血块，盆腔肿瘤，妊娠的子宫，处女膜闭锁，阴道积血，都可能是急性尿潴留的原因。

2. 动力性梗阻 膀胱、尿道并无器质性梗阻病变，是由于排尿功能障碍所致，如麻醉、手术后尿潴留，尤其是腰麻和会阴部手术后。中枢或周围神经系统损伤、炎症、肿瘤等引发急性尿潴留。使用松弛平滑肌的抗胆碱类药物，如阿托品、山莨菪碱、溴丙胺太林或使用尿道括约肌收缩药物等，偶见发生急性尿潴留。应用抗高血压、抗心律失常的药物，高热、昏迷以及各种病因所致低钾血症，亦可有急性尿潴留发生。

二、临床表现与诊断

有尿意急迫感，膀胱充满尿液而不能排出，疼痛难忍、辗转不安，可呈假性尿失禁。

小儿或意识有障碍者，出现烦躁不安或牵拉阴茎动作。下腹部半球形隆起，光滑有弹性，叩诊呈浊音。本病应与无尿相鉴别。

三、治疗

治疗原则是解除病因，恢复排尿。若病因不能立即去除者，应先解除尿潴留。紧急解除尿潴留的方法有导尿、耻骨上膀胱穿刺引流及膀胱造瘘术引流。导尿是急性尿潴留时最常用的方法。在任何情况下发生的尿潴留均应立即导尿。导尿时成人选用 16～18 号导尿管，使尿液缓慢排出，防止膀胱内压突然下降而导致膀胱内出血。导尿应遵守无菌操作原则，以免造成逆行感染。前列腺增生症患者导尿时采用弯头导尿管或硅橡胶导尿管。若留置导尿管，要妥善固定，留置期间应每日清洁尿道口并更换引流器具，保持引流畅通，定期消毒。

不能插入导尿管时，可在无菌操作下行耻骨上膀胱穿刺抽出尿液。如需长期引流，可行暂时或永久性尿流改道手术，如施行耻骨上膀胱穿刺造瘘术和耻骨上膀胱造瘘术。麻醉及手术后出现的尿潴留，可采用药物治疗及针灸和穴位注射治疗。

答案解析

目标检测

选择题

[A1/A2 型题]

1. 良性前列腺增生症最早出现的症状是
   A. 尿频　　　　　　　　B. 排尿困难　　　　　　　C. 血尿
   D. 尿痛　　　　　　　　E. 尿急

2. 尿路急性梗阻早期，由于肾盂内压增高，肾内"安全阀"开放，可起到保护肾组织的作用，下列哪项没有保护作用
   A. 肾盂淋巴反流　　　　B. 肾盂静脉反流　　　　　C. 肾盂肾窦反流
   D. 膀胱输尿管反流　　　E. 肾盂肾小管反流

3. 引起急性尿潴留的病因中，属于动力性梗阻的是
   A. 膀胱结石　　　　　　B. 膀胱肿瘤　　　　　　　C. 尿道狭窄
   D. 外伤性脊髓损伤　　　E. 良性前列腺增生症

4. 关于泌尿系统梗阻，下列哪项是错误的
   A. 泌尿系统任何部位都可发生梗阻，梗阻持续加重，可导致肾功能损害
   B. 膀胱以下梗阻一般累及双侧肾脏，但对肾的影响较慢
   C. 膀胱以上梗阻肾积水进展快，但一般仅一侧肾脏受影响
   D. 急性完全性梗阻可形成巨大无功能肾积水
   E. 泌尿系统梗阻最危险的是细菌可以直接进入血液循环

5. 患者，男，67岁。渐进性排尿困难3年，夜尿5～6次，直肠指检：前列腺Ⅲ°，光滑弹性硬，中间沟消失，血Cr 100μmol/L，B超示残余尿200ml，前列腺侧叶增大，中叶无明显增长，心、肝功能正常，尿常规正常，此患者治疗应采用
   A. 经膀胱前列腺切除术　B. 经耻骨后前列腺切除术　C. 膀胱造瘘术
   D. 药物治疗　　　　　　E. 前列腺尿道网状支架

6. 患者，男，63岁。因渐进性排尿困难，夜尿增多就诊，医生询问病史后给患者做检查。该患需测残余尿，下列方法中损伤小、最简便并可反复测定的是
   A. 排尿后导尿　　　　　B. 排尿后B超　　　　　　C. 膀胱镜检查
   D. 膀胱造影　　　　　　E. 排尿性尿路造影

书网融合……

本章小结

题库

第四十一章　泌尿、男性生殖系统肿瘤

PPT

⊙ 学习目标

1. 通过本章学习，重点掌握肾癌、膀胱肿瘤和前列腺癌的临床表现、诊断和治疗原则。
2. 学会泌尿、生殖系统肿瘤的诊治原则，具有能运用临床资料对血尿患者进行综合分析，做出疾病的基本诊断，并制定合理治疗方案的能力。

>> 情境导入

情境描述　患者，男，58 岁，因"反复血尿 1 年余，再发 2 天"入院。患者 1 年前无明显诱因出现肉眼血尿，为全程血尿，无尿频、尿急、尿痛，未予重视，血尿自行消失。此后血尿再发多次，自行服用"消炎药"治疗（具体不详），疗效欠佳。查体：生命征平稳，全身皮肤黏膜及巩膜无黄染，淋巴结不大。心肺无异常。腹软，全腹无压痛及反跳痛，肝脾未触及。辅助检查：泌尿系彩超示膀胱右侧壁见一约 2.5cm 实性占位病变。

讨论　1. 对该患者最可能的诊断及诊断依据是什么？
　　　　2. 治疗原则是什么？

泌尿、男性生殖系统肿瘤在泌尿外科属常见病，其各部位均可发生肿瘤，以膀胱癌最为常见，其次为肾肿瘤。前列腺癌欧美发病率高于我国，但近年来我国有明显上升趋势，而阴茎癌的发病率已明显下降。

第一节　泌尿系统肿瘤

一、肾癌

（一）病理

肾癌发生于肾小管上皮细胞，以透明细胞多见，其特点为外有假包膜、圆形；切面黄色，有时呈多囊性，可有出血、坏死和钙化。肿瘤细胞质在镜下呈透明状。除透明细胞外，还有含有颗粒的细胞和梭形细胞，约半数肾癌同时有两种细胞。梭形细胞较多的肿瘤恶性度大。癌肿局限在包膜内时恶性度较小，若穿透假包膜后可发生血液和淋巴转移。血液转移可直接扩展至肾静脉、腔静脉形成癌栓，也可转移至肺、脑、骨、肝等，而淋巴转移则最先到肾蒂淋巴结。

（二）临床表现

肾癌高发年龄为 50～70 岁，男性发病率高于女性。早期可无特异性表现，常见的症状为血尿、肿块和疼痛。间歇无痛性肉眼血尿为常见症状，表明肿瘤已侵及肾盏、肾盂。若肿瘤较大时，腹部或腰部肿块较易发现。疼痛特点为腰部钝痛或隐痛，若有血块通过输尿管时可发生肾绞痛。

肾癌可有肾外表现，也称为"副癌综合征"。如低热，可能因肿瘤坏死、出血，毒性物质吸收所引起。同时，也可引起血沉快、高血压、红细胞增多症、高钙血症等。同侧阴囊内可发现精索静脉曲张。

（三）诊断与鉴别诊断

肾癌早期临床表现差异较大，不易确诊。其典型三大症状：血尿、疼痛和肿块出现已是晚期，故应加强出现上述任何一项症状，均应考虑肾癌的可能。

1. B超检查 对肾癌的敏感性高，是一种简便而无创伤的检查方法，特别是鉴别囊性或实性肿块准确率较高，可作为常规体检。肾癌超声表现一般为不均质的中低回声实性肿块，但临床尚需结合 CT、MRI 等影像学资料协助诊断。

2. X 线检查 平片可见肾外形增大、不规则，偶有点状、絮状或不完整的壳状钙化。静脉尿路造影表现为肾盏、肾盂受肿瘤挤压出现不规则变形、狭窄、拉长或充盈缺损。

3. CT 检查 是目前诊断肾癌最可靠的影像学方法。能显示肿瘤大小、部位、邻近器官有无受累。增强 CT 及三维重建可显示增粗、紊乱的肿瘤血管，可用来替代传统的肾动脉造影。

4. 其他 肾动脉造影、MRI 等有助于早期发现肾实质内肿瘤。

（四）治疗

根治性肾切除，同时切除肾周围筋膜和脂肪、区域肿大淋巴结。若肿瘤较大，术前可行肾动脉栓塞法治疗以减少术中出血。肾癌对放射及化学治疗敏感性欠佳。

二、肾盂肿瘤

（一）病理

以移行细胞肿瘤乳头状肿瘤多见。肿瘤细胞分化差别较大，多为低分级乳头状上皮癌。早期可发生淋巴转移。肿瘤生长快、血运丰富，易发生破溃引起血尿。肿瘤细胞脱落可发生同侧输尿管及膀胱种植转移。淋巴转移可早期发生，血行转移常累及肝、肾、骨等脏器。

（二）临床表现

发病年龄多为 40～70 岁，最常见表现为间歇性无痛性肉眼血尿或镜下血尿。可因血块堵塞输尿管出现肾绞痛，或肿瘤阻塞上尿路引起腰部钝痛。晚期患者可出现消瘦、体重下降、贫血、衰弱、下肢水肿、腹部肿物及骨痛等转移症状。肾盂癌体征一般不明显。

（三）诊断与鉴别诊断

中老年患者，若有无痛性间歇性血尿，在考虑膀胱肿瘤的同时，也应注意肾盂肿瘤的可能。行尿细胞学检查容易发现癌细胞，膀胱镜检查可见输尿管口血性尿液喷出。尿路造影片肾盂内充盈缺损、变形，应与尿酸结石或血块鉴别。除此之外，输尿管肾镜以及超声、CT、MRI 检查对诊断肾盂肿瘤亦有重要价值。

（四）治疗

手术切除肾及全长输尿管，包括输尿管开口部位的膀胱壁。经活检分化良好的无浸润肿瘤亦可局部切除。瘤体小、分化好的肾盂肿瘤可通过内镜手术切除或激光电烧灼。针对进展期肾癌除手术切除外，还应辅以放疗或化疗。不能手术切除者，则以化疗为主。

三、肾母细胞瘤

肾母细胞瘤是婴幼儿最常见的恶性肿瘤，亦称肾胚胎瘤或 Wilms 瘤。

（一）病理

肿瘤从胚胎性肾组织发生，是由上皮、间质及胚芽组成的恶性混合瘤，包括腺体、神经、肌、软骨、脂肪等成分。切面均匀呈灰色，但可有囊性变和块状出血，肿瘤与正常组织无明显界限。肿瘤突破包膜，可侵入肾周围组织。淋巴转移可至肾蒂及主动脉旁淋巴结，血行转移以肺最常见，亦可转移至肝、脑等部位。

（二）临床表现

大多于 5 岁前发病，早期可无症状。通常以腹部包块为主要表现，多位于上腹一侧季肋部，也可双侧同时发生。绝大多数是在给小儿洗澡、穿衣时发现。包块表面光滑，中等硬度，无压痛，有一定活动度，可迅速增大，偶有发生破裂出血以急腹症就诊者。部分患儿可有血尿、腹痛、发热及高血压等表现。

（三）诊断与鉴别诊断

发现婴幼儿腹部进行性增大的肿块，应首先考虑肾母细胞瘤可能性。B 超、X 线检查、CT 及 MRI 等对诊断有决定意义。

肾母细胞瘤须与巨大肾积水、肾上腺神经母细胞瘤相鉴别。

（四）治疗

早期行经腹根治性肾切除，同时配合放射及化学治疗可显著提高手术后存活率。若为双侧肾母细胞瘤应行综合治疗后行肿瘤切除，单侧肾母细胞瘤在行肾切除术前需确认对侧肾的情况。成人患者预后差，可考虑强化治疗。

四、膀胱肿瘤

膀胱肿瘤是泌尿系统最常见的肿瘤，90% 以上为移行上皮癌。

（一）病因

病因尚不完全清楚，但与下列因素有关。

1. 环境和职业　长期接触萘胺、联苯胺、4 - 氨基双联苯等物质发生膀胱癌的风险会显著增加，故上述物质公认为膀胱癌致癌物，但个体易感性差异极大，最长发病可达 50 年以上。

2. 吸烟　约 1/3 膀胱癌与吸烟有关，其发生的风险可增加 4 倍，故吸烟是最重要的致癌因素。

3. 其他　埃及血吸虫病、膀胱白斑、腺性膀胱炎、尿路结石、尿潴留等也可能是膀胱癌的诱因。

（二）病理

与肿瘤的组织类型、细胞分化程度、生长方式和浸润深度有关，尤以细胞分化和浸润深度对预后影响最大。

1. 组织类型及分化程度　目前 WHO 分级有 1973 和 2004 两种分级法。根据 WHO 1973 分级法可分为 4 级，分别为：乳头状瘤；尿路上皮癌 I 级，分化良好；尿路上皮癌 II 级，中度分化；尿路上皮癌 III 级，分化不良。而 WHO 2004 分级法则分为乳头状瘤、低度恶性潜能尿路上皮肿瘤、低分级及高分级尿路上皮癌。

2. 生长方式　分为原位癌、乳头状癌和浸润性癌。原位癌局限在黏膜内，无乳头亦无浸润。移行细胞癌多为乳头状，鳞癌和腺癌常有浸润。

4. 浸润深度　是肿瘤临床（T）和病理（P）分期的依据，根据癌浸润膀胱壁的深度（乳头状瘤除外），目前多采用 2009 TNM 分期标准，分为非肌层浸润型膀胱癌（Tis、T_A、T_1）及肌层浸润型膀胱癌（T_2 及以上）。Tis 为原位癌；T_A 为乳头状无浸润；T_1 限于固有层以内。浸润浅肌层为 T_2；又分为 T_{2a} 浸润浅肌层（肌层内 1/2），T_{2b} 浸润深肌层（肌层外 1/2）；浸润深肌层或已穿透膀胱壁 T_3；浸润前列腺或膀胱邻近组织 T_4。病理分期（P）同临床分期（T）。

肿瘤多发生于膀胱侧壁及后壁，其次为三角区和顶部。可单发和多发。肿瘤的扩散主要向深部浸润，直至膀胱外组织。淋巴转移、血行转移多在晚期，主要转移至肝、肺、骨等处。

（三）临床表现

1. 血尿 为早期及最常见表现，大多为无痛性、间歇性、全程肉眼血尿，终末加重。可自行停止或减轻，容易造成误诊。出血量与肿瘤大小、数目、恶性程度并不一致。

2. 膀胱刺激征 常因肿瘤坏死、溃疡或感染出现尿频、尿急、尿痛症状，多数已晚期。尿中可有坏死组织排出。

3. 排尿困难 肿瘤较大或堵塞膀胱出口时可发生排尿困难、尿潴留。

4. 其他 发生盆腔转移可引起腰骶部疼痛。晚期尚可触及下腹部浸润性肿块，患者出现严重贫血、下肢水肿、体重下降等表现。

（四）诊断与鉴别诊断

中年以上患者，出现无痛性血尿时首先应考虑膀胱肿瘤等泌尿系统肿瘤的可能。可行下列检查以协助诊断。

1. 尿脱落细胞学检查 膀胱肿瘤患者的尿中容易找到脱落的肿瘤细胞，可作为血尿患者的初步筛查。

2. 膀胱镜检查 可直接观察肿瘤所在部位、大小、数目、形态及基底部浸润程度等。膀胱镜检查时要注意肿瘤与输尿管口和膀胱颈的关系，并同时进行肿瘤活组织检查。

3. 影像学检查 ① B 超：常作为早期筛查方法，可发现 0.5cm 以上膀胱肿瘤；②静脉尿路造影（IVU）：可了解肾盂、输尿管有无肿瘤，以及肿瘤对肾功能的影响。③ CT、MRI：可发现肿瘤浸润的深度，以及局部转移病灶。

（五）治疗

采取以手术治疗为主，辅以化疗和放疗等综合治疗方法。手术治疗分为经尿道手术、膀胱切开肿瘤切除、膀胱部分切除术及膀胱全切除术等。根据肿瘤的病理并结合患者的全身情况选择最适当的手术方法。原则上 T_A、T_1、局限的 T_2 期肿瘤可采用保留膀胱的手术；较大的、多发的、分化不良的 T_2、T_3 期肿瘤，应行膀胱全切除术。

1. 非肌层浸润型膀胱癌（Tis、T_A、T_1） 经尿道膀胱肿瘤电切术（TURBT）是膀胱癌的重要诊断方法，同时也是其主要治疗手段。术后可采用膀胱内药物灌注治疗以降低其复发或进一步发展的风险。常用药物有丝裂霉素、阿霉素、羟喜树碱及卡介苗（BCG）等，每周灌注 1 次，8 次为一个疗程。目前认为 BCG 效果最好，通常在术后 2 周使用。

此外，还可采取经尿道激光手术治疗，其疗效与经尿道膀胱肿瘤电切术相近。部分特殊患者可考虑行光动力学治疗、膀胱部分切除术和根治性膀胱切除术等。

2. 肌层浸润型膀胱癌（T_2 及以上） 其标准治疗方式是根治性膀胱切除术联合淋巴结清扫术，该术式可复发及远处转移，提高患者生存率。分期较晚若无法行根治性手术者，首选全身化疗。针对患者可能伴随的严重血尿、尿路梗阻及排尿困难，亦可采用姑息性膀胱切除及尿道改流等治疗手段。

第二节 男性生殖系统肿瘤

一、阴茎癌

阴茎癌曾经是我国最常见的恶性肿瘤，随着国家不断发展，人民生活水平、医疗水平等条件日益改善，现发病日趋减少。

（一）病因

阴茎癌绝大多数发生于包茎、包皮过长及慢性包皮龟头炎的患者，是因包皮垢长期积聚在包皮内刺激所引起的肿瘤。此外，人乳头状病毒（HPV）是阴茎癌致癌物，阴茎黏膜白斑、增殖性红斑症、巨大尖锐湿疣等可转变为阴茎癌。

（二）病理

主要是鳞癌，基底细胞癌和腺癌罕见。癌肿大体类型可分为乳头型和结节型。乳头型：常见，癌肿从阴茎头或包皮内板发生，向外生长为主，呈菜花状，可穿破包皮；结节型：少见，向深部浸润，扁平溃疡，可早期发生转移。转移途径以淋巴转移为主，可转移到腹股沟、髂血管淋巴结等。晚期可经血行扩散，转移至肺、肝、骨、脑等。

（三）临床表现

好发于 40 ~ 60 岁，有包茎或包皮过长者。早期表现为硬块或红斑，并出现突起小肿物或经久不愈的溃疡，患者由于包皮掩盖不易被发现，以后有血性分泌物自包皮口流出，肿瘤可突出包皮口或穿破包皮呈菜花样，表面坏死，渗出物恶臭。若继续发展则可侵犯全部阴茎和尿道海绵体；就诊时常伴有附近淋巴结肿大。

（四）诊断与鉴别诊断

40 岁以上有包茎或包皮过长，发现阴茎头部肿物或包皮阴茎头炎、慢性溃疡、湿疹等经久不愈，伴有恶臭分泌物者，应高度怀疑阴茎癌。行 B 超、CT 及 MRI 检查有助于协助诊断及评价临床分期。

（五）治疗

以手术治疗为主，亦可配合放疗和化疗。

1. 手术治疗 在治疗疾病的同时，应充分考虑患者术后生活及心理问题，故手术原则是最大限度地保留器官情况下行肿瘤根治性切除。若肿瘤小，局限在包皮者，可仅行包皮环切术。原位癌可用激光治疗。阴茎癌行阴茎部分切除术后，如残留阴茎不能站立排尿和性交时，应行阴茎全切除术，尿道移植至会阴部。有淋巴结转移者应在原发灶切除术后行两侧腹股沟淋巴结清除术。

2. 放射治疗 早期和青年患者阴茎癌可行放射治疗，分期较晚的患者单纯放疗通常疗效欠佳。

3. 化学治疗 博来霉素对阴茎癌有良好疗效，亦可用于配合手术和放射治疗。

二、睾丸肿瘤

睾丸肿瘤发病率较低，仅占男性全身恶性肿瘤的 1%，青壮年好发，且几乎都属于恶性。

（一）病因

目前尚不清楚，隐睾与其发病关系密切。其他可能与种族、遗传、化学致癌物质、感染、损伤、内分泌等有关。

（二）病理

睾丸肿瘤以生殖细胞肿瘤最常见，可达 90% ~ 95%，分为精原细胞瘤、胚胎瘤、畸胎瘤、绒毛膜癌和卵黄囊瘤等。非生殖细胞肿瘤占 5% ~ 10%，分为间质细胞瘤和支持细胞瘤等。多数睾丸肿瘤可早期发生淋巴转移，最早到达邻近肾蒂的淋巴结，也可经血行转移至肺、骨、肝等。

（三）临床表现

睾丸肿瘤多发于 20 ~ 40 岁。常表现为患侧阴囊内单发无痛性包块，肿块小者临床表现大多不明显。

肿块增大后睾丸仍保持原形，表面光滑，质硬而沉重，可出现坠胀感或疼痛不适。附睾、输精管常无异常。隐睾发生肿瘤时则在下腹部和腹股沟出现肿物。晚期部分患者可有背痛、咳嗽、咯血、呼吸困难、恶心、呕吐、骨痛等远处转移表现。

（四）诊断与鉴别诊断

青壮年男性，阴囊内出现单发无痛性包块须考虑睾丸肿瘤可能。肿瘤标志物如 AFP、β-hCG、LDH 等检查有助于了解肿瘤的组织学性质，还可作为术后的监测、预后的判断。B 超及 CT 检查可辅助诊断及鉴别。

睾丸肿瘤须与鞘膜积液、附睾炎和睾丸炎等相鉴别。

（五）治疗

治疗以早期手术为主。精原细胞瘤对放射治疗敏感。胚胎癌和畸胎癌应包括腹膜后淋巴结清除术，配合综合性药物治疗。

三、前列腺癌

前列腺癌为老年男性患者常见的恶性肿瘤，随着我国人均寿命的不断增长，饮食结构的改变及诊断技术的提高，近年来本病发病率迅速增加。

（一）病因

病因尚不完全清楚，可能与遗传、食物、环境、性激素、种族等因素有关。

（二）病理

腺癌占 95% 以上，其余为鳞癌、导管腺癌、黏液腺癌等。肿瘤常从前列腺的外周带发生。可经局部、淋巴和血行扩散，血行转移以脊柱、骨盆最为多见。

（三）临床表现

老年男性好发，早期多数无明显临床症状，多在体检或前列腺增生手术标本中偶然发现。肿瘤增大时可以引起排尿困难、尿潴留、尿失禁、血尿。晚期可出现贫血、下肢水肿、排尿困难等表现。若发生转移可引起骨痛、脊髓压迫症状、病理性骨折等表现。

（四）诊断与鉴别诊断

直肠指诊、经直肠超声检查和血清前列腺特异性抗原（PSA）测定是临床诊断前列腺癌的基本方法。早期或肿瘤位于前列腺移行带时，直肠指检一般不易发现异常，肿瘤增大后可触及前列腺结节，腺体质地较硬。

超声可发现前列腺内低回声病灶及其范围。前列腺癌多伴血清 PSA 升高，极度升高多数有转移病灶。CT 及 MRI 对诊断前列腺癌的范围有重要意义。全身核素骨扫描可早期发现骨转移病灶。前列腺癌的确诊依靠经直肠针吸细胞学或超声引导下经会阴穿刺活组织检查，根据所获细胞或组织有无癌变做出诊断。

（五）治疗

1. 前列腺增生手术时偶然发现的小病灶，细胞分化好者可以不予处理，严密随诊。

2. 局限在前列腺包膜内者可行根治性前列腺切除术。

3. 中晚期患者可行内分泌治疗及睾丸切除术，必要时配合抗雄激素制剂，可提高生存率。雌二醇激素和抗癌药结合使用有助于控制晚期前列腺癌。

4. 放射治疗对前列腺癌的局部控制有良好效果。

目标检测

选择题

[A1/A2 型题]

1. 肾癌血尿的特点是

    A. 镜下血尿   B. 终末血尿   C. 全程肉眼血尿

    D. 无痛性间歇性全程肉眼血尿   E. 持续性全程血尿

2. 肾母细胞瘤最早出现的临床症状是

    A. 血尿   B. 腰痛   C. 腹部包块

    D. 高血压   E. 发烧

3. 患者，男，55 岁，近 1 年来出现间歇性无痛性全程肉眼血尿，终末加重，近半年来出现尿频、尿痛、耻骨后痛 3 个月，应诊断为

    A. 膀胱炎   B. 前列腺增生症   C. 膀胱肿瘤

    D. 膀胱结石   E. 肾结核

4. 患者，男，53 岁，间歇无痛肉眼血尿 1 年，查体：全身浅表淋巴结无肿大，双肾区未及肿物，尿脱落细胞学检查，疑似癌细胞；B 超示双肾正常。为明确诊断，下列哪项检查最有意义

    A. B 超   B. 静脉肾盂造影   C. 逆行肾盂造影

    D. 膀胱镜检查   E. 腹部平片

5. 患者，男，50 岁，间断性无痛性肉眼血尿 3 月余，膀胱镜检查发现膀胱左侧壁有直径约 2cm 绒毛样肿物，似水草样在水中漂浮。B 超提示左侧壁肿瘤，约 $2.0cm \times 1.5cm$ 大小，蒂细小，距左输尿管口 3cm。CT 可见膀胱壁完整。该患者最适合的治疗方案是

    A. 膀胱部分切除术   B. 膀胱部分切除 + 左输尿管膀胱吻合术

    C. 膀胱切开肿瘤局部切除   D. 经尿道膀胱肿瘤切除术

    E. 膀胱灌注化疗

书网融合……

本章小结

题库

第四十二章 泌尿、男性生殖系统先天畸形和其他疾病

PPT

◉ 学习目标

1. 通过本章学习，重点掌握包茎、包皮过长的临床表现、诊断和治疗。

2. 学会精索静脉曲张的临床表现、诊断和治疗；具有对影响男性生殖系统功能的疾病能提供预防、保健方法，给予患者及家属正确的治疗指导的能力。

≫ 情境导入

情境描述 患者，男，50 岁，因"发现右侧阴囊包块 1 个月"入院。患者 1 个月前洗澡时发现右侧阴囊较左侧大，用手挤压包块可缩小或消失。无红肿及疼痛，未正规治疗。近 3 天包块逐渐增大，影响劳动及生活，遂来就诊。查体：生命征平稳，腹部平坦，无压痛，肝脾未触及。肠鸣音 3~4 次/分。肾区无叩痛。左侧阴囊大，触及包块，平卧按压包块可消失，透光试验（+）。

讨论 1. 该患者最可能的诊断是什么？需要进一步行哪种检查？

2. 治疗原则是什么？

第一节 概 述

泌尿、男性生殖系统先天性畸形是人体最常见的先天性畸形。由于胚胎学上的密切关系，泌尿系统先天性畸形常伴有生殖系统畸形。泌尿生殖系统器官自体节外侧的中胚层发生，约形成于胚胎第 5~12 周。前肾在人类完全退化，中肾大部分退化，后肾由生肾组织和输尿管芽两部分组成。由中肾管长出的输尿管芽逐渐演变成输尿管、肾盂、肾盏和集合小管。生肾组织演变肾被膜、肾小囊和各段肾小管。肾小囊内的毛细血管形成肾小体，组成肾单位。胚胎第 6 周，后肾由原位上升至第 2 腰节处。

膀胱、尿道自泄殖腔发生。尿直肠膈将泄殖腔分隔成为背侧的直肠和腹侧的尿生殖窦。男生殖器官来源不同，睾丸自中肾内侧与之平行纵列的生殖腺嵴发生。与之相邻的中肾管发育为附睾的输出小管、附睾管、输精管和精囊。

先天性畸形是由遗传或环境因素造成的发育缺陷性疾病，胎儿出生时畸形已存在。种类繁多，表现在数目、大小、形态、结构、位置、旋转和血管畸形等。有肾和输尿管（多囊肾等）、膀胱和尿道的（尿道裂开等）、男性生殖器官的先天畸形（隐睾等）。

第二节 精索静脉曲张

精索蔓状静脉丛扩张、迂曲和变长，称为精索静脉曲张。多见于青壮年，左侧多。

一、病因

（一）解剖因素

精索内静脉管壁的解剖特点使之容易发生回流障碍。左精索内静脉呈直角注入左肾静脉，左肾静脉通过主动脉和肠系膜上动脉之间，左精索内静脉下段位于乙状结肠后面，这些解剖结构使左精索内静脉容易受压，并增加血流回流阻力。左精索内静脉进入左肾静脉的入口处有瓣膜防止逆流，如静脉瓣发育不全，静脉丛壁的平滑肌或弹力纤维薄弱，会导致精索内静脉曲张。

（二）后天因素

腹膜后肿瘤、肾肿瘤压迫精索内静脉、癌栓栓塞肾静脉，使血流回流受阻，可以引起继发性精索静脉曲张（图42-1）。

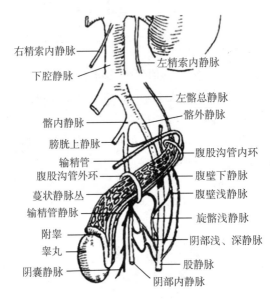

图 42-1 精索静脉回流示意图

二、临床表现

病变轻者可无不适。主要症状是站立较久，行走过多或重体力劳动时出现阴囊下坠和胀痛，休息、平卧后症状消失。青春期有精索静脉曲张，由于血管扩张迂曲，局部温度升高，影响睾丸的生精功能；两侧睾丸的静脉系统间有丰富的吻合支，使一侧精索静脉曲张也会引起对侧睾丸的生精功能减弱，进而影响生育。

三、诊断与鉴别诊断

检查时患者先取站立位，可见患侧阴囊松弛下垂，触诊时曲张静脉似蚯蚓团块，严重时阴囊皮肤和大腿内侧浅静脉均有扩张。改平卧位时，曲张静脉随即缩小或消失。轻度精索静脉曲张的体征不明显，可嘱患者取站立位和用力屏气，增加腹压，血液回流受阻，使曲张静脉显现；也可用超声、CT、MRI及精索内静脉造影进一步明确诊断。精索静脉曲张合并不育者应进行精液检查。

四、治疗

（一）非手术治疗

无症状或症状较轻者，可穿弹力裤或用阴囊托带。

（二）手术治疗

症状较重和精索静脉曲张伴有精子异常的男性不育患者，应行手术治疗。手术原则是下腹部切口，在腹膜后内环上方高位结扎和切断精索内静脉，并切除部分曲张静脉。通过腹腔镜进行一侧或双侧精索内静脉结扎，创伤小、疗效好、恢复快，可优先选用。

第三节　鞘膜积液

鞘膜囊内积聚的液体超过正常量而形成囊肿者，称为鞘膜积液，它是一种常见疾病，可见于各种年龄。

一、病因分类

正常时鞘膜内仅有少量浆液，当鞘膜的分泌和吸收功能失去平衡，如分泌过多或吸收过少，都可引起鞘膜积液。鞘突在不同部位闭合不全，又可形成各种类型的鞘膜积液（图42-2）。

1. 睾丸鞘膜积液　睾丸固有鞘膜内有积液，此为最多见的一种，可分原发性和继发性。

2. 精索鞘膜积液　鞘突的两端闭合，而中间部分未闭合且有积液，囊内积液与腹腔和睾丸鞘膜腔都不相通，又称精索囊肿。

3. 睾丸、精索鞘膜积液（婴儿型）　鞘突仅在内环处闭合，积液与睾丸鞘膜腔连通。

4. 交通性鞘膜积液　由于鞘突未闭合，睾丸鞘膜腔的积液可经一小管道与腹腔相通，又称先天性鞘膜积液。如鞘突与腹腔间的通道较大，肠管和网膜亦可进入鞘膜腔，即为先天性腹股沟疝。

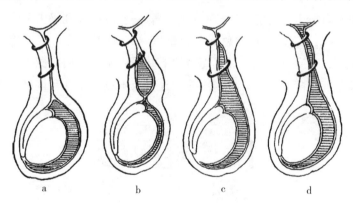

图42-2　各类鞘膜积液

a. 睾丸鞘膜积液；b. 精索鞘膜积液；c. 睾丸、精索鞘膜积液；d. 交通性鞘膜积液

二、临床表现

本病表现为阴囊内有囊性肿块。少量鞘膜积液无不适，常在体检时被偶然发现。积液量较多，于直立位时牵引精索引起钝痛和牵扯感。巨大睾丸鞘膜积液时，阴茎缩入包皮内，影响排尿、行走和劳动。

三、诊断与鉴别诊断

睾丸鞘膜积液多数呈卵圆形，质软，无压痛，表面光滑，有弹性和囊样感，触不到睾丸和附睾，透光试验阳性。精索鞘膜积液位于腹股沟或睾丸上方，积液囊与睾丸有明显分界。睾丸精索鞘膜积液时阴囊呈梨形肿物，睾丸摸不清。交通性鞘膜积液，站立位时阴囊肿大，卧位时积液流入腹腔，积液囊缩小或消失，睾丸可触及。

鞘膜积液应与腹股沟斜疝和睾丸肿瘤鉴别。腹股沟斜疝的肿大阴囊有时可见肠型或听到肠鸣音，阴囊内容物在卧位时回纳，咳嗽时内环处有冲击感，透光试验阴性。睾丸肿瘤形成实质性坚硬的肿块，托起和掂量两侧睾丸，患侧有沉重感，透光试验为阴性。

四、治疗

婴儿的鞘膜积液常可自行吸收消退，不需手术治疗。成人较小的鞘膜积液无任何症状，亦不需手术治疗。穿刺抽液的疗效不好，抽净积液后往往很快复发。较大的鞘膜积液伴有明显症状者，应行鞘膜翻转术。术中严格无菌原则、精细操作、严密止血，避免发生感染、出血及损伤精索等并发症，对患者造成严重后果。术后加压包扎阴囊，防止形成血肿。精索鞘膜积液是将积液囊全部切除。交通性鞘膜积液应切断通道，内环处高位结扎鞘突。

第四节　隐　睾

睾丸未降入阴囊内者称为隐睾。睾丸于下降途中可停留于腹膜后、腹股沟管或阴囊入口。

一、临床表现

阴囊一侧或双侧较小，触诊时阴囊内无睾丸，但在腹股沟区常可摸到睾丸；腹膜后睾丸可经 B 超或 MRI 确诊。隐睾可影响生育能力。腹膜后睾丸恶变概率较高。

二、治疗

一岁以内的隐睾仍有自行下降可能，可暂时观察。若一岁以后睾丸仍未下降，可短期应用绒毛膜促性腺激素每周肌内注射 2 次，每次 500U，总剂量为 5000 ~ 10000U。若 2 岁以前睾丸仍未下降，应采用睾丸下降固定术将其拉下，若睾丸萎缩，又不能被拉下并置入阴囊，而对侧睾丸正常，则可将未降睾丸切除。双侧腹腔内隐睾不能下降复位者，可采用显微外科技术进行睾丸自体移植术。

目标检测

答案解析

选择题

[A1/A2 型题]

1. 精索静脉曲张可致精子减少、活力减低，其主要原因为

    A. 阴囊温度增高　　　　　　　　　　　B. 睾丸温度增高

    C. 睾丸组织缺氧　　　　　　　　　　　D. 附睾组织缺氧

    E. 血内儿茶酚胺、皮质醇、前列腺素浓度增加

2. 精索静脉曲张多见于左侧的原因应除外

    A. 左精索内静脉呈直角进入左肾静脉，血流阻力较大

    B. 左侧精索静脉受到前方乙状结肠压迫

    C. 左肾静脉位于肠系膜上动脉与主动脉之间，容易受压迫

    D. 左精索内静脉进入左肾静脉入口处瓣膜功能不全

    E. 下尿路梗阻时可因腹内压增大发生左侧精索静脉曲张

3. 关于精索静脉曲张的治疗方法，下列描述错误的是

    A. 无症状或症状轻者，可用阴囊托带或穿紧身内裤

    B. 症状较重者，应手术治疗

    C. 手术原则是高位结扎和切断精索内静脉

    D. 手术一般采用腹股沟切口

    E. 单纯切除阴囊内扩张静脉也可取得良好效果

4. 关于鞘膜积液的治疗，下列治疗措施不恰当的是

    A. 婴儿鞘膜积液及成人较小鞘膜积液无须手术治疗

    B. 积液量多时穿刺抽液治疗

    C. 积液量多、体积大时做鞘膜翻转术

    D. 交通性鞘膜积液在内环处高位结扎鞘状突

    E. 精索鞘膜积液应将鞘质囊全部切除

5. 透光试验阳性常见于

    A. 精索静脉曲张   B. 睾丸肿瘤

    C. 睾丸鞘膜积血   D. 睾丸鞘膜积液

    E. 附睾炎

6. 腹股沟或睾丸上方的囊肿，透光试验阳性，囊肿与睾丸分界明显，应是

    A. 睾丸鞘膜积液   B. 精索鞘膜积液

    C. 交通性鞘膜积液   D. 睾丸肿瘤

    E. 腹股沟斜疝

书网融合······

本章小结　　　　　　　　　　　题库

第四十三章　男科学

学习目标

1. 通过本章学习，重点掌握男性勃起功能障碍的诊断和治疗方法。

2. 学会男性不育症的诊断和治疗方法。具有采集病史的技巧，并能进行相应的保健与康复指导，能选择适宜的检查方法以明确诊断的能力。

情境导入

情境描述　患者，男，28岁，因"结婚3年，2年前配偶自然流产"入院。患者曾在外院检查：精子计数 $11 \times 10^9/ml$，活率38%，液化时间40分钟，畸形率21%，活力A级19%，B级17%。查体：双侧睾丸大小、质地正常，无压痛。实验室检查：精子计数 $8.66 \times 10^9/ml$，活率55.5%，液化时间40分钟，畸形率13.3%，活力A级17.5%，B级5.5%，抗精子抗体（－）。

讨论　1. 该患者最可能的诊断是什么？

2. 治疗原则是什么？

第一节　概　述

男性生殖器官可分为内生殖器与外生殖器两部分。内生殖器官包括生殖腺、输精管道和附属性腺。生殖腺为睾丸，是产生精子的场所，也是分泌雄性激素的内分泌器官。输精管道包括附睾、输精管、射精管以及射精与排尿共用的尿道。附属性腺包括精囊腺、前列腺和尿道球腺等。外生殖器包括阴茎和阴囊，阴茎为男性外生殖器的主体，位于耻骨之前阴囊的上方；阴囊居于阴茎根部与外阴之间，内藏睾丸、附睾和精索的一部分（图43-1）。

男性生殖生理活动有其不同于女性的特点如下：女性每个月只排卵一次，有明显周期性，而男性一旦发育成熟，睾丸就有条不紊地持续产生精子；女性排卵数量少，按每个月排出一个成熟卵子计算，一生中约排出400个卵子，而男性却每日能产生108个以上精子；女性到绝经期后一般不再排

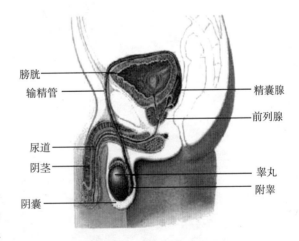

膀胱　　　　　　　　　　精囊腺
输精管　　　　　　　　　前列腺
尿道
阴茎　　　　　　　　　　睾丸
　　　　　　　　　　　　附睾
阴囊

图43-1　男性生殖器官示意图

卵，失去生育能力，而男性生育能力的持续时间明显比女性长，睾丸衰退呈渐进性过程，甚至80岁以上还可有正常性功能并具有生育能力。男性的性功能相对而言是一个更为主动而复杂的神经反射活动，精神与心理因素起着相当重要的作用。

第二节　男性不育症

婚后夫妇性生活正常，均未采取避孕措施一年以上未能怀孕者，称为不育症。不育症的病因复杂，男性因素造成者约占1/2。它不是一种独立的疾病，而是由某一种或多种疾病造成的综合结果。

一、病因

1. 生精功能障碍　常见于下丘脑及垂体功能异常、隐睾、精索内静脉曲张、染色体异常、睾丸发育不全、睾丸炎、睾丸萎缩等使精子生成障碍。垂体释放的卵泡刺激素（FSH）和黄体生成素（LH）直接影响睾丸功能，在调节男性生殖生理活动中起到极为重要的作用，与男性的性功能和生育能力关系密切。抑制生精药物及放射性物质、酒精、金属元素等也可影响精子的产生和成熟。

2. 精液异常　精液量少和不液化、精子活力降低及畸形率增加可影响生育功能。

3. 输精管道梗阻　附睾、输精管及射精管道发生阻塞，精子无法通过，造成不育。如输精管缺如或闭锁，结核、淋病、支原体、衣原体引起生殖道炎症等造成阻塞。

4. 附属性腺功能异常　前列腺炎、睾丸附睾炎、前列腺酶及精囊功能异常，均可引起不育。

5. 免疫因素　男性体内产生抗精子抗体，将男性生殖道内的精子杀灭，或抗精子抗体与精子膜表面结合，干扰精子运动方向，影响精子穿透卵子的能力，引致不能受精，属免疫性不育。睾丸损伤、感染、梗阻、局部温度变化及遗传因素等也可产生抗精子抗体，从而影响生育。

6. 性功能障碍与射精障碍　如勃起功能障碍、早泄、阳痿、不射精、逆行性射精、尿道下裂使精液不能射入阴道内等。

7. 不良生活习惯　①久坐或经常骑长途自行车，阴囊直接与坐垫接触且长期受压迫，或经常穿紧身裤，压迫男性生殖器官，且不透气、不散热，睾丸温度升高，导致精子质量下降。②洗浴温度过高，正常情况下，精子必须在34~35℃环境中才能正常发育，若常洗桑拿浴，因室温过高不利于精子生长，可造成死精过多而引起不育。③吸烟时吸入的尼古丁有降低性激素分泌和杀伤精子的作用，经常酗酒而摄入的酒精可直接抑制睾丸产生睾酮。④长期熬夜或长期精神压抑、悲观、沮丧，生物钟紊乱，从而导致内分泌紊乱，生精功能也会紊乱。

二、诊断与鉴别诊断

详细询问病史，了解与不育有关的因素。如勃起功能障碍、早泄及不射精或逆行性射精、精液液化情况等，分析不育在男方而不在女方或双方都存在相关病理因素。检查包括全身检查及第二性征相关的腋毛、阴毛、乳房等。着重检查生殖器官，包括有无隐睾及睾丸和阴茎发育不良等情况。检查有无精索内静脉曲张、尿道下裂、附睾及输精管异常。直肠指诊检查前列腺和精囊是否正常。

精液检查是男性不育的主要诊断方法。采集精液前5日内需无排精。精子数减少及无精症、精子活动力降低及死精症、畸形精子过多、精液不液化均可导致男性不育。尿白细胞增多提示尿路感染或前列腺炎。排精后尿液检查有大量精子为逆行性射精。其他还应进行内分泌功能测定、睾丸活检、前列腺液检测、输精管造影、细胞遗传学及免疫学检查。

三、治疗

1. 药物治疗　适用于生精功能异常、精液黏稠度高或精液不液化及勃起功能障碍。可采用克罗米芬、他莫昔芬、绒毛膜促性腺激素、丙酸睾酮等。皮质类固醇药物降低抗精子抗体滴度，使精液中的精子凝集滴度降低，精子活动度增加。黏液溶解栓剂如糜蛋白酶栓剂于性交前塞入阴道，能较好地溶解黏稠度过高的不液化精液。核苷酸、精氨酸、单磷酸环腺苷等可增加精子细胞代谢的能量，提高精子的活力。育亨宾、地诺前列酮等均为血管扩张剂，可用于勃起功能障碍的治疗。生殖道有炎症者应用抗生素治疗。

2. 手术治疗 根据病因不同，采用不同手术方法。隐睾者2岁之内行睾丸松解固定术。尿道下裂行下裂矫正术。精索静脉曲张行精索内静脉结扎术。输精管阻塞行输精管吻合术或输精管附睾吻合术。

3. 辅助生殖技术 包括丈夫精液人工授精和宫内人工授精术。主要用于男性免疫性不育以及女性宫颈因素引起的不育。近年来采用的卵子胞质内精子注射，是在显微技术下将单个精子注入成熟卵子胞质内使其受孕；或附睾、睾丸精子抽吸及人工精子库技术应用。适用于少精症、弱精症、无精症所致不育。

第三节　男性性功能障碍

阴茎解剖结构和功能的某些异常会导致男性性功能障碍，包括勃起功能障碍、射精功能障碍、早泄、性高潮障碍、性欲改变及阴茎异常勃起等。

一、勃起功能障碍

勃起功能障碍是指持续性不能达到或不能充分勃起以获得满意的性生活，至少在半年以上者。

（一）病因

本病病因基本可分为三大类：心理性、器质性和混合性因素。心理性因素常因心理创伤、夫妻间关系不和、焦虑和抑郁、性知识缺乏和不良的性经历等引起。器质性因素如生殖器官先天性畸形、心血管及内分泌疾病、阴茎血流动力学异常及勃起神经损伤引起部分或完全性勃起功能障碍。

（二）诊断与鉴别诊断

1. 病史 了解性功能，判断性功能障碍是功能性、器质性或其他因素等。目前临床常用勃起功能国际问卷（IIEF-5）对患者进行初步评估（表43-1）。

表43-1　勃起功能国际问卷（IIEF-5）

问题	0分	1分	2分	3分	4分	5分	得分
对阴茎勃起及维持勃起有多少信心	无	很低	低	中等	高	很高	
受到性刺激后，有多少次阴茎能坚挺地插入阴道	无性活动	几乎没有或完全没有	只有几次	有时或大约一半时间	大多数时候	几乎每次或每次	
性交时，有多少次能在进入阴道后维持阴茎的勃起	没有尝试性交	几乎没有或完全没有	只有几次	有时或大约一半时间	大多数时候	几乎每次或每次	
性交时，保持勃起至性交完毕有多大困难	没有尝试性交	非常困难	很困难	有困难	有点困难	不困难	
尝试性交时，是否感到满足	没有尝试性交	几乎没有或完全没有	只有几次	有时或大约一半时间	大多数时候	几乎每次或每次	

2. 体格检查　全面的体格检查是诊断勃起功能障碍的重要措施，了解全身性疾病，检查有无神经、血管系统疾病。检查生殖器及第二性征有无异常。

3. 实验室和特殊检查　血与尿常规、空腹血糖与血脂、肝与肾功能、睾酮与泌乳素测定等。夜间阴茎胀大试验可以作为判定有无器质性勃起功能障碍的依据。阴茎海绵体血管活性物质注射试验，可以反映阴茎血管的状态，用药后勃起可维持 30 分钟，提示为正常；反之则有动脉供血不足或有静脉瘘（静脉性）。彩色多普勒超声检查可直接了解阴茎海绵体血流变化。海绵体造影对静脉性勃起功能障碍诊断有帮助。还可采用神经诱发电位测定法检查。

（三）治疗

勃起功能障碍的治疗目标，从最初的只关注勃起功能到如今注重患者社会 - 心理功能的全面恢复，认为勃起功能障碍是整体功能紊乱的局部表现。因此治疗上首先是帮助患者认清并纠正有害的生活方式，同时给予对症治疗，目前临床分为一、二、三线治疗。

1. 一线治疗　口服 5 型磷酸二酯酶（PDE）抑制剂，如西地那非、他达那非、伐地那非等，目前疗效比较肯定。此外局部给药及真空压缩给药装置也属一线治疗的常用方式。

2. 二线治疗　如果对口服药物无效，可以建议使用阴茎海绵体内注射，有效率高达 85%，但会有诸如阴茎疼痛、阴茎硬结等并发症出现。

3. 三线治疗　外科置入人工阴茎适用于药物治疗失败或想永久解决问题的患者，目前有可延展型（半硬型）和可膨胀型（2 件或 3 件套）两种。此种方法主要的并发症是机械故障和继发感染。

二、射精功能障碍

射精生理过程是复杂的神经反射过程。性兴奋后阴茎勃起和性行为的刺激，使附睾、精囊、输精管平滑肌收缩，精液排入后尿道。同时膀胱颈部收缩关闭，防止精液逆流入膀胱内，球海绵体肌和坐骨海绵体肌的强力收缩，前列腺节律性收缩，使精液经尿道排出体外。射精功能障碍时可影响男性正常性活动的完成，也可造成不育。射精功能异常可分为早泄、不射精、逆行性射精、射精痛等。

1. 早泄　是指阴茎勃起，性交时阴茎插入阴道前或刚进入阴道立即射精。大多数为精神心理因素，其次为神经病理性病变，如阴茎感觉过敏或感觉神经兴奋性增高、射精中枢功能异常等引起。包皮龟头炎、尿道炎、前列腺炎、慢性酒精中毒等，均可引起早泄。通过精神心理治疗、手法训练提高射精阈值，龟头表面涂抹药物降低敏感性，也可应用 5 - 羟色胺再摄取抑制剂如盐酸达泊西汀使感觉神经兴奋性降低，达到射精时间延长的目标。

2. 不射精　是指性交过程中不发生射精活动和性高潮。常导致男性不育症。不射精可有功能性和器质性两类，功能性常见于性知识缺乏和自我克制不射精等。器质性多由于手术、外伤、内分泌紊乱、药物及毒素影响和神经系统病变等。应与逆行性射精鉴别。逆行性射精者尿道内有精子，而不射精者尿道内无精子。功能性不射精可采用药物如麻黄碱、左旋多巴，器质性者可采用电震动按摩和刺激诱导射精或物理超短波治疗。

3. 逆行性射精　是指性生活时精液未经尿道射出体外，而经尿道进入膀胱内。多数由于手术创伤或支配神经损伤所致膀胱颈关闭不全。如膀胱颈部手术、脊髓损伤等，尤其是经尿道前列腺切除术后发生逆行性射精的机率较高。另外，先天性尿道瓣膜、脊柱裂、尿道狭窄或炎症、糖尿病导致的神经源性膀胱亦可引发本病。可采用抗组织胺及抗胆碱能药物治疗，也可进行膀胱颈重建术及尿道扩张术。对要求生育者，可采集尿内精液进行人工授精治疗。

答案解析

目标检测

选择题

[A1/A2 型题]

1. 下列不属于男性性功能障碍的疾病是

    A. 阴茎勃起功能障碍   B. 早泄

    C. 不射精   D. 逆行性射精

    E. 肾功能减退

2. 关于生殖生理，下列说法正确的是

    A. 男性生殖系统包括睾丸、前列腺、输精管、阴茎、膀胱

    B. 精子在女性生殖道内可生存4~6天

    C. 睾丸的主要功能为产生精子和分泌睾酮

    D. 精子在睾丸内完全发育成熟

    E. 男性生殖道中的精子全部储存于睾丸内

3. 治疗男性不育的辅助生殖技术不包括

    A. 丈夫精液人工授精   B. 供者精液人工授精

    C. 体外授精胚胎移植   D. 卵子胞质内精子注射

    E. 输精管附睾吻合术

4. 造成男性不育的原因不包括

    A. 隐睾   B. 精索静脉曲张   C. 输精管梗阻

    D. 膀胱结石   E. 前列腺炎

5. 以下最可靠的避孕措施是

    A. 口服避孕药   B. 体外射精法   C. 使用避孕套

    D. 输精管结扎术   E. α 受体阻断剂

书网融合……

               本章小结   题库

第四十四章　骨科检查法

PPT

◎ 学习目标

　　1. 通过本章学习，重点掌握骨科理学检查的基本原则和方法，各部位专科检查方法。
　　2. 学会四肢关节的正常活动范围，各部位特殊的专科检查及其适应证，具有根据常规理学检查和专科检查对相关患者做出初步诊断的能力。

》》 情境导入

　　情境描述　患者，男，85岁，因"外伤致左髋部疼痛伴活动受限5小时"入院。患者，退休人员，于5小时前在走路时不慎摔倒，左髋部先着地，当即出现左髋部疼痛伴左下肢活动受限，无面色苍白、出冷汗、意识障碍等其他不适，家人发现后立即急诊入院。

　　讨论　1. 该患者初步诊断考虑什么？
　　　　　　2. 如何进行全身体查及专科体查？

　　骨科检查需要进行全身的一般检查及各部位的特殊检查，必要时行辅助性影像学检查，从而综合分析以做出正确诊断。无论一般检查还是特殊检查，均需要按照检查原则进行，避免漏检、漏诊。

第一节　骨科理学检查的原则

1. 动作轻柔，尽量避免患者疼痛或其他不适。
2. 处理好全身和局部的关系，注意有无休克、重要脏器合并伤及重要全身性疾病。
3. 关节部位的检查，应包括与关节相关的肌肉和神经。
4. 认真仔细地检查，健侧和患侧进行反复对比，从而得出客观结果，并做好记录。
5. 按视、触、叩、动、量的顺序进行，先健侧后患侧，先主动后被动。
6. 充分显露被检查部位，避免衣物遮挡而遗漏重要体征。

第二节　一般检查内容

一、视诊

　　全身检查，观察皮肤色泽、水肿、瘢痕、静脉怒张等任何异常情况，肌肉是否萎缩，关节有无畸形，两侧是否对称，观察躯干与四肢整体状态、体态、关节活动及步态。

二、触诊

　　有无皮温与弹性异常、可凹陷性水肿、压痛点。与健侧对比，轻触肌肉是否萎缩，活动肢体是否痉挛或挛缩，轻触皮下是否有"握雪感"，检查是否存在关节积液。检查体表解剖标志是否正常，有无反常活动、骨擦音和骨擦感。包块的大小、质地、活动度、疼痛、感觉，是否粘连、波动，周围淋巴结疼痛、肿大等情况。

三、叩诊

检查是否有局部叩击痛、放射痛及轴向叩击痛。

四、动诊

检查关节的活动范围，主动、被动运动并进行双侧对比，原则是先主动后被动。

五、量诊

量诊包括肢体的长度、周径及轴线的测量。

1. 肢体长度

（1）上肢长度　自肩峰至桡骨茎突或中指尖的距离为上肢全长。上臂长度：由肩峰至肱骨外上髁的长度前。臂长度：自尺骨鹰嘴至尺骨茎突或自肱骨外上髁至桡骨茎突的长度。

（2）下肢长度　自髂前上棘至内踝尖的距离为下肢全长。大腿长度：自髂前上棘至内收肌结节或膝关节内侧间隙的距离或大，转子顶点至膝关节外侧间隙的距离。小腿长度：自膝关节外侧间隙至外踝远端，或膝关节内侧间隙至内踝远端的距离。

2. 肢体周径　测量两侧肢体相同平面的肢体周径，并进行双侧对比。如髌骨上 10cm 处测量大腿周径。

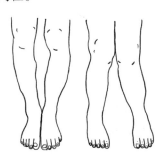

图 44 - 1　膝内、外翻

3. 肢体轴线

（1）上肢轴线　上肢伸直、手掌向前，拇指向身体两侧自然打开，前臂与上臂的中轴线相交的夹角（前臂轻度外偏）一般为 5°~15°，称为提携角。该角度增大为肘外翻，减小称肘内翻。

（2）下肢轴线　患者仰卧位或站立位，两腿伸直并拢，两足趾朝向正前方，髂前上棘与第 1~2 足趾连线，中间经过髌骨中点，若两膝关节内侧并拢，两内踝不能接触，双下肢形成"X"形，称为膝外翻；若两内踝接触，两侧膝关节内侧有间距而不能接触，双下肢形成"O"形，称为膝内翻（图 44 - 1）。

第三节　神经系统检查

神经系统检查是体格检查的一部分，包括中枢神经系统与周围神经系统两大部分，通过准确检查能获取对疾病的定位与定性诊断。

一、感觉系统

1. 浅感觉　包括皮肤和黏膜的触觉、痛觉及温度觉。

（1）触觉　被检查者闭目，检查者以棉花签轻触皮肤，观察触觉有无异常、减退、消失，对异常区域做出标记。

（2）痛觉　检查者用针尖轻刺被检查者皮肤，观察有无痛感及疼痛程度，检查时可自上而下，自一侧到另一侧，自异常区到正常区，全面检查，做好痛觉异常的边界标记并记录。

（3）温度觉　可使用装有冷、热水的试管轻触被检查者的皮肤，观察其温度觉的变化，顺序同"痛觉"。

2. 深感觉　位置觉：被检查者闭目，检查者将被检查者的末节指（趾）间关节被动屈伸，询问其位置。

3. 其他

（1）振动觉　将振动的音叉放在被检查者骨隆突部位，询问有无振动感。

（2）实体觉　被检查者闭目，用手触摸、分辨物体大小和形状。

（3）两点辨别觉　可使用圆规或两根牙签，同时刺激被检查者皮肤，令其辨别有几点刺激；如分辨错误，加大距离，直至能辨别为止，做出记录，双侧对比。

二、运动系统

1. 肌肉容积　轻触被检查者肌肉，对比健侧以观察是否萎缩，并测量肢体周径，做好记录。

2. 肌力　关节主动运动时施加阻力，测量其肌力，并进行双侧对比，肌力的记录采用 0~5 级的六级法。0 级：肌力完全消失，无收缩。1 级：肌肉能收缩，但不能产生动作。2 级：肢体在床上可移动，但不能抬离床面。3 级：肢体可抬离床面，但不能抵抗阻力。4 级：肢体能抵抗外来阻力，但不能达到正常肌力。5 级：正常肌力。

3. 肌张力　指静息状态下肌肉的紧张度，触摸肌肉的硬度，屈伸肢体时感知其阻力，双侧对比，做出判断。

（1）肌张力增加　肌肉坚实，屈伸肢体时其阻力增加，可分为下列两种。

1）痉挛性　被动屈伸其肢体时，起始阻力大，终末阻力突然减弱，称为折刀现象，属于锥体束损害征象。

2）强直性　屈伸肢体时始终阻力增加，称为铅管样强直，属于锥体外系损害征象。

（2）肌张力减弱　触诊肌肉松软，被动屈伸患肢时感觉其肌张力减低，也可表现为关节过伸，见于周围神经病变、脊髓灰质前角病变及小脑病变。

三、神经反射

1. 浅反射　刺激体表感受器（如皮肤、黏膜等）引起的神经反射。

（1）角膜反射　包括直接角膜反射和间接角膜反射；直接反射和间接反射均消失为三叉神经病变。若直接反射消失、间接反射存在，为检查侧面神经瘫痪。深昏迷的患者角膜反射消失。

（2）腹壁反射　被检查者仰卧，腹部放松，以棉签钝头迅速由外向内轻划腹壁上、中、下部皮肤，局部腹肌收缩为正常反应。上腹壁反射中枢为 T_{7-8}，中腹壁反射中枢为 T_{9-10}，下腹壁反射中枢为 T_{11-12}。

（3）提睾反射　检查者以棉签钝头轻划被检查者大腿内侧皮肤，可引起同侧提睾肌收缩而使睾丸上提，其传入与传出神经皆为生殖神经，反射中枢为 L_{1-2}。

（4）肛门反射　检查者以棉签钝头轻划被检查者肛门周围皮肤，引起肛门外括约肌收缩，反射中枢为 S_{2-3}。

2. 深反射　刺激肌腱、骨膜引起的反射。深反射消失或减弱表示反射弧中断或抑制。深反射亢进通常是由于上运动神经元病变或损伤。

（1）肱二头肌肌腱反射　被检查者前臂屈曲 90°，检查者左拇指置于被检查者肱二头肌肌腱上，然后右手持叩诊锤轻叩左拇指，引起屈肘活动；反射中枢为 C_{5-6}。

（2）肱三头肌肌腱反射　被检查者外展上臂，半屈曲肘关节，检查者用左手托住上臂，右手轻轻叩击肱三头肌肌腱，引起伸肘动作；反射中枢为 C_{7-8}。

（3）桡骨膜反射　被检查者前臂半屈曲、半旋前位，检查者轻轻叩击桡骨茎突，引起前臂的屈曲和外旋动作；反射中枢为 C_{5-6}。

（4）膝腱反射　被检查者平卧，双膝半屈曲位，检查者以手托起腘窝处，嘱被检查者肌肉放松，轻叩其髌韧，可引起伸膝动作；反射中枢为 L_{2-4}。

（5）跟腱反射　被检查者仰卧，髋、膝关节半屈曲位，下肢外展外旋位，检查者握住足前半部，轻叩跟腱，可引起踝跖屈；反射中枢为 S_{1-2}。

3. 病理反射　锥体束受损时，大脑失去了对脑干和脊髓的抑制作用而出现异常反射，常见的病理反射有以下几种。

（1）Hoffmann 征　为上肢的锥体束征。检查者持被检查者腕部，以右手中指与示指夹住被检者中指并稍上提，使腕关节处于轻度过伸位，以拇指弹刮被检查者中指指甲，引起其余四肢轻度屈曲，提示为阳性。

（2）Babinski 征　被检查者仰卧，下肢伸直放松，用棉签钝头自足底跟部沿足外侧缘轻划再转至小趾根部并转向内侧，阳性反射为趾背伸，余趾呈扇形展开。

（3）Oppenheim 征　以拇、示指沿被检查者胫骨前缘自上而下推压，阳性同"Babinski 征"。

（4）Chaddock 征　用棉签划被检查者外踝下方至足背外缘，阳性同"Babinski 征"。

（5）Gordon 征　用手捏压被检查者腓肠肌，阳性同"Babinski 征"。

4. 阵挛　当牵伸肌腱后产生有节律的肌肉收缩运动称为阵挛，属于牵张反射亢进现象。临床意义同"深反射亢进"。

（1）踝阵挛　被检查者仰卧，使髋、膝关节放松并稍屈曲，检查者托住下肢，突然发力推压足底使其背屈，连续推动数次后维持一定的推力，踝关节出现节律性屈伸运动即为阳性。

（2）髌阵挛　被检查者下肢伸直，检查者拇指与示指按压髌骨上缘，用力向远端快速连续推动数次后维持一定的推力，如出现股四头肌节律性收缩，髌骨呈自上而下持续性运动即为阳性。

四、神经营养和括约肌功能

检查皮肤有无出汗、萎缩，观察毛发和指甲情况。大、小便有无失禁，肛门括约肌收缩是否有力。

第四节　关节检查

一、肩关节

1. 视诊　检查时患者端坐，双手平放在两膝盖上，检查者从前、后、侧方仔细观察，双侧对比。观察肩关节是否饱满，锁骨上、下窝的深浅是否对称，两肩胛骨的高低是否一致并有无畸形、肿胀，肩胛骨内缘与脊柱距离是否相等，冈上、下肌有无萎缩，肩锁关节是否明显突出等，肩部出现方肩畸形时提示肩关节脱位或三角肌瘫痪；肩锁关节突出明显且有疼痛时提示肩锁关节脱位或肩锁关节炎的可能；斜方肌萎缩、无力，有垂肩畸形时多为副神经损伤。

2. 触诊　肩锁关节突出明显伴压痛，有外伤史，多为肩锁关节脱位；肱二头肌腱鞘炎在结节间沟处有压痛；冈上肌腱损伤时肱骨大结节多有压痛；肩峰下滑囊炎在肩峰下方稍内侧有压痛；肩部骨折处局部出现压痛、畸形、反常活动、骨擦音。

3. 量诊　肩关节主动和被动活动角度检查，肩关节活动检查包括：前屈、后伸、外展、内旋及外旋等。

4. 特殊体征

（1）Dugas 征　将患侧肘部紧贴胸壁时，手掌不能搭到健侧肩部；或手掌在健侧肩部时，肘部不能贴近胸壁。提示肩关节脱位。

（2）疼痛弧　在肩关节外展60°~120°范围时，冈上肌腱与肩峰下摩擦，肩部出现疼痛为阳性，提示冈上肌腱有病损。

（3）Jobe 试验　被检查者肩关节水平位内收30°，肩内旋、前臂旋前使拇指指尖向下，检查者于其腕部施以向下的压力，嘱被检查者双侧同时抗阻上抬。患者感觉肩部疼痛，同时出现同侧力弱，提示阳性，多为冈上肌腱损伤。

（4）恐惧试验　被检查者仰卧位，检查者一手握住其腕部，另一只手在后方托起上臂，轻柔外展、外旋其上臂，当被检查者感到肩部疼痛并有即将脱位的预感而产生恐惧，拒绝进一步外旋，恐惧试验为阳性。提示肩关节前方不稳。

二、肘关节

1. 视诊　观察两肘关节是否对称，有无肿胀、畸形。观察肘后三角是否正常：肘关节屈曲90°时，鹰嘴、肱骨内上髁及肱骨外上髁三点呈等腰三角形；完全伸直时，三点形成一直线（图44-2）。

2. 触诊　应按内、外、后、前的顺序进行检查，以免漏检。①内侧：触诊尺神经位置有无变化，肱骨内上髁有无压痛；将肘外翻，检查肘关节内侧副韧带有无触痛，肱骨内侧淋巴结是否肿大。②外侧：桡侧腕长、短伸肌有无压痛，肱骨外上髁有无压痛，外侧副韧带有无压痛，结合前臂旋转，检查环状韧带是否触痛及松弛。③后侧：检查鹰嘴滑囊有无增厚，肘后三角是否正常，肱三头肌有无触痛。④前侧：触诊前外侧缘的肱桡肌、前内侧缘的旋前圆肌及通过肘窝的肱二头肌肌腱、肱动脉、正中神经。

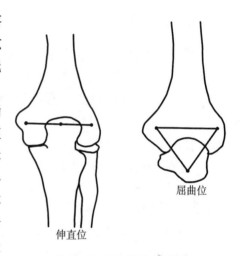

屈曲位

伸直位

图44-2　肘后三角示意图

3. 量诊　病变时可引起肘关节活动障碍、疼痛或响声。尺桡关节病变时，可引起前臂旋转功能障碍。肱骨髁上骨折可引起提携角的改变，正常提携角为5°~15°，>15°为肘外翻，<5°为肘内翻（图44-3）。肘关节活动度检查：以完全伸直为中立位（0°），其活动范围为0°（伸）~150°（屈），无外展、内收动作。

4. 特殊检查

（1）伸肌腱牵拉试验（Mills 征）　伸直肘关节，握拳、屈腕，然后将前臂旋前，此时肱骨外上髁发生疼痛为阳性。见于肱骨外上髁炎或称"网球肘"。

（2）侧副韧带稳定试验　伸直肘关节，使前臂内收，外推肘关节，在肘关节外侧产生内翻应力，前臂有内收活动，表明外侧副韧带损伤或断裂。以相同动作内推肘关节，若前臂有外展活动，表明内侧副韧带损伤或断裂。

（3）叩诊试验（Tinel 征）　用于检查神经内有无神经瘤的一种方法，轻叩神经结节处，若产生远

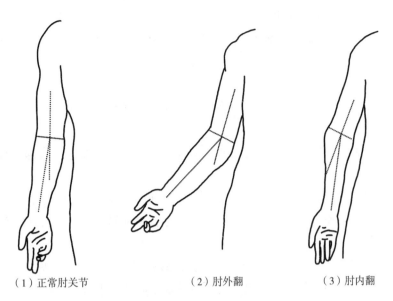

（1）正常肘关节　　　　　（2）肘外翻　　　　　（3）肘内翻

图 44 - 3　肘关节提携角示意图

端放射痛，甚至传导至神经末端分布区，则为阳性，提示神经瘤。

三、腕关节

1. 视诊　观察"鼻烟窝"有无肿胀、畸形，桡骨、尺骨茎突是否侧偏；如舟状骨病损可致"鼻烟窝"消失；腕三角纤维软骨病可致下尺桡关节松动，尺骨茎突向背侧半脱位桡骨远端 Colles 骨折时，桡骨远端有"餐叉"或"枪刺"样畸形，局部肿胀、压痛等情况。

2. 触诊　检查桡骨茎突、尺骨茎突、"鼻烟窝"有无触痛或压痛，下尺桡关节是否稳定。桡骨茎突狭窄性腱鞘炎时，桡骨茎突处压痛明显。

3. 量诊　活动范围的测量，腕关节主动与被动活动度的检查。

四、手部

1. 视诊　观察手部外形，有无肿胀、萎缩及畸形。手的休息位如握笔姿势，腕关节背伸 10°~ 15°，轻度尺偏，拇指半屈靠近示指，其余四指半屈曲位，指尖指向手掌心（图 44 - 4）。手部的任何病变，均可导致手休息位的改变。

2. 触诊　检查各指关节有无压痛、轴向叩击痛。手部关节损伤、骨性关节炎、感染时局部有压痛。

3. 量诊　活动范围的检查及主动与被动活动度的检查。

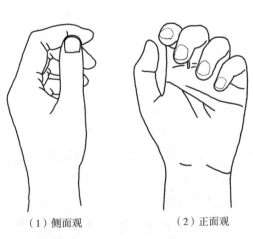

（1）侧面观　　　　　（2）正面观

图 44 - 4　手的休息位

五、髋关节

1. 视诊　观察站立姿势和步态，全面观察有无肿胀、肌萎缩及畸形，观察双下肢长度及大粗隆高度、臀沟、膝和足的位置。

2. 触诊　检查有无压痛、叩痛、肿胀和肌肉痉挛等。

3. 量诊　正常活动范围为 0°~ 150°；可有过伸 10°~ 15°，外展 30°~ 45°，内收 20°~ 30°，40°（内

旋）～60°（外旋）。髋关节主动与被动活动度的检查。

4. 特殊检查

（1）"4"字试验（Patrick 征） 屈曲髋、膝关节，大腿外展、外旋位，将外踝置于对侧膝关节上部，形成一个"4"字，检查者按压被检查者膝部，被检查者骶髂关节疼痛为阳性，提示髋关节、骶髂关节病变或内收肌痉挛（图 44－5）。

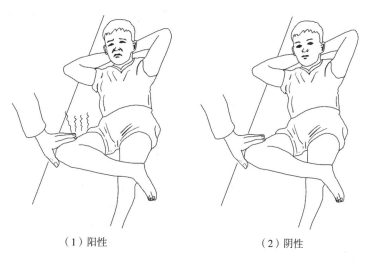

（1）阳性　　　　　　　　　　（2）阴性

图 44－5 "4"字试验

（2）托马斯征（Thomas 征） 被检查者仰卧位，双手抱健侧膝，使腰背部贴于床面，如患侧不能伸直，或虽能伸直但腰部不能贴于床面，出现腰椎前凸，提示 Thomas 征阳性。见于髋关节病变或髂腰肌痉挛（图 44－6）。

（3）大转子上移征 ①髂坐线（Nelaton 线）：髂前上棘与坐骨结节的连线。被检查者取侧卧位，髋关节伸直位，正常时大转子尖通过髂坐线。在股骨颈骨折、粗隆间骨折、髋关节脱位时，大转子上移，超出此线（图 44－7）。②髂股三角（Bryant 三角）：被检查者取仰卧位，自髂前上棘向水平面做一垂直线，再连线髂前上棘与股骨大转子尖，最后自大转子尖向第一条线做垂直线，三条线围成三角形，比较两侧水平边的长度，在引起大转子上移的病损时，如股骨颈骨折或髋关节后脱位，患侧水平边变短（图 44－8）；③Shoemaker 线：自两侧大转子尖与同侧髂前上棘连线的延长线，正常时相交于脐或在脐上与前正中线相交，一侧大转子上移时则延长线相交于脐下且偏离前正中线（图 44－9）。

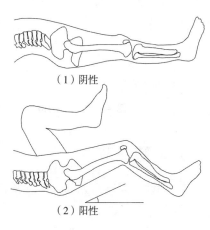

（1）阴性

（2）阳性

图 44－6 托马斯征

（4）单腿站立提腿试验（Trendelenbury test） 被检查者站立，一侧下肢负重，屈髋、屈膝，提起对侧下肢，观察臀部横纹皱襞，若负重侧有臀中肌无力，则不能维持身体平衡，出现另一侧皱襞下垂，则负重一侧为病变部位，提示阳性。反之则为阴性（图 44－10）。

（5）望远镜试验（Telescope test） 被检查者仰卧位，下肢伸直，检查者一手握住其小腿，另一手固定并触摸同侧髋关节，当推拉下肢时，触及髋关节有活塞样轨迹感觉，提示阳性。见于髋关节脱位。

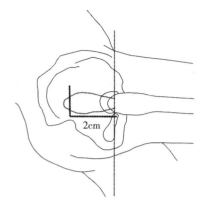

图 44 - 7　髂坐线（Nelaton 线）

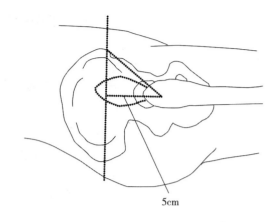

图 44 - 8　髂股三角（Bryant 三角）

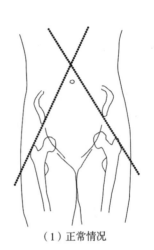

（1）正常情况　　　（2）左侧大转子上移

图 44 - 9　Shoemaker 线

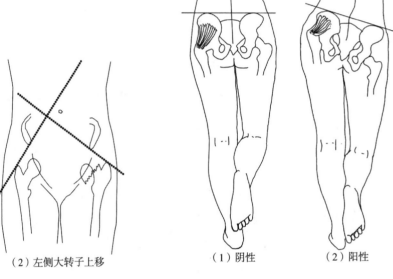

（1）阴性　　　　（2）阳性

图 44 - 10　单腿站立提腿试验（Trendelenburg 试验）

六、膝关节

1. 视诊　观察有无膝关节肿胀、股四头肌萎缩、膝内翻、膝外翻、跛行，能否下蹲，单腿下蹲和起立动作有无困难，双侧对比。

2. 触诊　检查皮肤温度，有无红、肿、热、痛，内、外侧支持带有无压痛，滑车有无压痛，内、外侧关节间隙有无压痛，腘窝后有无包块、压痛，髌韧带两侧有无压痛等。膝关节交锁最常见于半月板损伤。

3. 量诊　膝关节伸直为中立位（0°）。其活动范围：0°~150°，正常可过伸 5° 左右。膝关节主动与被动活动度的检查。

4. 特殊体征

（1）浮髌试验　被检查者下肢伸直位，检查者用手掌虎口挤压髌上囊，将关节液挤压至关节腔内，另一手示指按压髌骨，如感知髌骨出现浮沉的现象，即为阳性。见于关节积液、积血（图 44 - 11）。

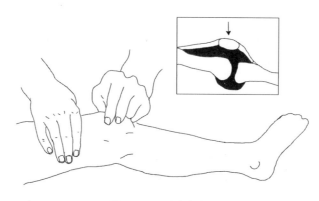

图 44-11　浮髌试验

（2）半蹲试验　被检查者屈膝 90°呈半蹲位，然后将健侧下肢提起，若负重膝出现疼痛而不能维持半蹲位，即为阳性。见于髌骨软骨软化症。

（3）蹲走试验　被检查者蹲下行走，若因疼痛而不能充分屈曲膝关节或蹲走时出现响声，即为阳性，见于半月板后角损伤。

（4）Mc Murray 试验　被检查者取仰卧位，检查者一手按住完全屈曲的膝关节进行触诊，另一手握住踝部，将小腿极度外旋、外展或极度内旋、内收的同时逐渐伸直膝关节，若出现弹响或疼痛，提示外侧或内侧半月板损伤。

（5）髌骨摩擦试验　被检查者膝关节伸直位，股四头肌放松，检查者一手压住髌骨并使其在股骨髁关节面进行上、下、左、右摩擦移动，如有粗糙摩擦感或患者感觉疼痛，即为阳性。常见于骨性关节炎患者。

（6）侧方应力试验　分为外翻应力试验和内翻应力试验。将被检查者膝关节完全伸直，检查者一手置于股骨外髁处，一手置于足踝处向外侧推压小腿，如膝关节内侧出现疼痛和开合感，为外翻应力试验阳性，提示内侧副韧带损伤或断裂。膝关节取完全伸直位检查内侧副韧带和后外侧关节囊，屈曲 30°时行外翻应力试验检查内侧副韧带。内翻应力试验与外翻应力试验相反。

（7）Lachman 试验　被检查者仰卧位，屈膝 20°~30°，检查者一手握住股骨远端另一手握住胫骨近端，拇指触摸胫骨平台，两手做方向相反的前后推动，若胫骨过度向前活动，提示交叉韧带断裂的可能（图 44-12）。

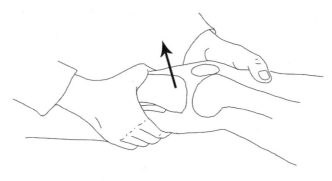

图 44-12　Lachman 试验

（8）研磨试验（Apley 试验）　被检查者俯卧位，屈膝 90°，检查者双手握住足部，向下挤压并做内、外旋转，如出现疼痛即为阳性，多见于半月板损伤。

（9）抽屉试验　被检查者取仰卧位，屈膝 90°，双足平放于床上，检查者握住小腿上部做前拉后推动作，两拇指感受胫骨平台的活动度，两侧对比。如较对侧前、后拉的活动度明显加大，提示前、后交又韧带断裂（图 44 - 13）。

七、踝关节与足部

1. 视诊　首先观察步态，再检查内、外踝下方以及足背、跟腱两侧有无肿胀，仔细检查皮肤情况和足部畸形，如扁平足、马蹄足、内外翻足等。

2. 触诊　创伤及各种关节炎可有局限性或广泛性压痛，触摸足背动脉搏动情况，了解足和下肢的血液循环状态。

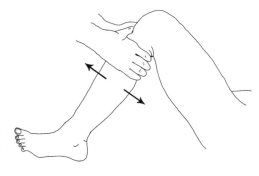

图 44 - 13　抽屉试验

3. 量诊　踝关节的中立位是足长轴与小腿呈直角，定义为 0°位，其活动范围为背屈 20°~30°，跖屈 30~40°，30°（内翻）~30°（外翻）。足踝部关节主动与被动活动度的检查。

4. 特殊检查

（1）前足横向挤压试验　检查者双手挤压被检查者前足两侧，引起前足疼痛，提示跖骨骨折或跖间肌损伤。

（2）挤捏小腿三头肌试验　被检查者仰卧，检查者以手挤捏其小腿三头肌腹，如有足部屈曲，为正常；反之，提示跟腱断裂。跟腱处有凹陷、不连续征则可确认跟腱断裂。

八、脊柱与骨盆

1. 视诊　站立位，从正、后面和侧面观察躯干的皮肤情况、脊柱的生理弧度，观察脊柱棘突是否在一条直线上，脊柱生理弯曲是否正常，有无后凸、侧凸畸形。步态是否正常，跛行可提示骨盆倾斜。有无脊柱侧弯、肢体疼痛、关节病变及下肢不等长等情况。

2. 触诊　脊柱逐节触摸、按压，叩击棘突、椎旁、骶髂关节，局部压痛部位大多提示病变所在。

3. 量诊　脊柱有前屈、后伸、侧屈及旋转活动。观察、测量其活动度及有无疼痛。

4. 特殊体征

（1）直腿抬高试验　被检查者取仰卧位，两下肢伸直，抬起一侧下肢，在 70°内出现坐骨神经痛，称为直腿抬高试验阳性。在直腿抬高试验阳性时，缓慢降低高度，待放射痛消失，握住足部使其被动背屈踝关节，又出现放射痛，称为直腿抬高加强试验阳性。提示腰椎间盘突出症（图 44 - 14）。

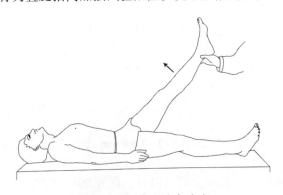

图 44 - 14　直腿抬高试验

（2）拾物试验　被检查者拾起地上物件，若腰部保持直立，仅屈膝、屈髋为阳性，提示胸腰椎病变（图44-15）。

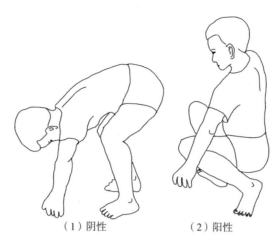

（1）阴性　　　　　　　　　　　（2）阳性

图44-15　拾物试验

（3）骨盆分离及挤压试验　取仰卧位，检查者用两手将髂骨翼向两侧分离，出现疼痛为骨盆分离试验阳性；两手将双侧髂骨翼向内挤压，出现疼痛为骨盆挤压试验阳性。如有骨盆骨折，可引起骨折处疼痛，检查时动作轻柔，以免加重损伤；骶髂关节有病变时，亦可有阳性反应（图44-16）。

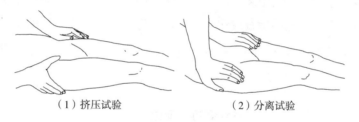

（1）挤压试验　　　　　　　　　（2）分离试验

图44-16　骨盆分离及挤压试验

（4）骶髂关节扭转试验（Gaenslen征）　被检查者取仰卧位，手环抱正常侧膝部，患侧下肢垂于床缘外。检查者固定其健侧膝部，一手将患膝向地面方向按压，腰骶关节出现疼痛为阳性，提示骶髂关节有病变。

（5）斜板试验　被检查者取仰卧位，充分屈曲患侧髋、膝关节，检查者按住患侧肩部，一手将患侧膝关节推向健侧，骶髂关节疼痛者为阳性，提示骶髂关节疾病。

第五节　特殊检查

1. X线检查　应用最为广泛的检查方法。骨与关节损伤、退变、肿瘤、瘤样病变、先天性畸形等，一般均需行X线摄片检查。一般拍摄正侧位，特殊要求时需拍摄斜位片或轴位片。

2. CT检查　克服了X线检查的影像重叠、相邻器官组织密度差异不大而对比图像效果欠佳的缺点，尤其对于骨骼系统成像清晰，解剖关系明确，病变显示好，筛查敏感度和诊断准确率高，对许多疾病诊断有重要价值，如骨肿瘤、椎间盘突出、椎管狭窄、脊柱骨折、骨坏死、先天性畸形、退行性变等。对于解剖关系复杂，需要明确解剖整体情况时还可行三维重建图像。

3. MRI检查　MRI检查不同于CT的特点就是对软组织成像分辨率高，尤其对脊髓、滑膜、血管、神经、肌肉、肌腱、韧带和透明软骨的疾病具有重要的诊断价值。

4. 造影检查 关节造影是向关节腔内注入低密度气体或造影剂，使关节腔内结构显影的方法，可更加清晰地观察关节的解剖结构。

5. 放射性核素检查 通常应用^{99m}Tc标记的磷酸化合物和有机磷酸盐作为显像剂，静脉注射后，在血供丰富、骨组织代谢活跃的区域浓聚。其对骨肿瘤、骨髓炎、骨坏死、骨代谢性疾病、骨移植术后成活情况，具有较重要的诊断价值。

6. 关节穿刺检查 常用于检查关节腔内积液的性质或抽液后向关节腔内注射药，检查积液的颜色、比重、细胞，必要时涂片染色查找细菌并做培养及药物敏感试验。常穿刺的是膝关节。操作时需注意：严格消毒，防止关节继发感染；动作轻柔，避免关节软骨医源性损伤；如关节腔积液过多，于抽吸后适当加压固定。

7. 病理检查 用以检查机体器官、组织或细胞中的病理形态学改变。探讨肿瘤或其他病变组织的疾病常需行活体组织检查，以确定诊断。活检的方法有穿刺活体组织检查和手术切取活体组织检查。病理检查对肿瘤和某些病变是具有最终确诊意义的"金标准"。

8. 电生理检查 通过记录神经和肌肉的生物电活动，对其波形进行测量分析，以了解神经、肌肉的功能状态，协助对下运动神经元或肌肉疾病的诊断，对神经源性疾病或肌源性疾病具有鉴别意义，对周围神经损伤及修复后的恢复情况具有诊断价值，也可用于脊柱 – 脊髓手术的术中监护。

9. 关节镜检查 关节镜（arthroscopy）是应用于关节腔内部检查的一种内镜。是可用于直接观察和治疗关节疾病的一种诊疗器械。可用于膝、肩、肘、腕、髋、踝关节，甚至可用于下颌关节，最常用的是膝关节。关节镜技术不仅可以直接检查或切取组织进行病理检查，更主要的是可借助关节镜进行关节手术，如游离体摘除、半月板修复或切除术、关节滑膜切除术及交叉韧带修复术等。

🔬 **知识链接**

关节镜的"前世今生"

　　日本学者高木（Takagi）在1918年首次用膀胱镜检查膝关节，经过不断改进创新，他于1931年制造了一台管径3.5mm的关节镜，这是真正意义的关节镜。第二次世界大战后，他的学生发明了一款关节镜，并可通过此款关节镜行膝关节手术。1955年Watanabe（渡边正毅）在关节镜下进行滑膜黄色巨细胞瘤切除术，并在1962年完成首例关节镜下半月板切除术，他被誉为"现代关节镜之父"。20世纪80年代初，关节镜技术被引入我国。时至今日，关节镜技术的概念已经发生了根本性变化，在诊疗过程中，其不仅是关节检查的重要手段，更是运动医学和关节外科领域中主要的治疗手段。目前越来越多被应用于肩、肘、腕、髋、踝等关节的疾病治疗。手术范围不断扩大，并且逐渐专业化，产生了大量的专科"关节镜医生"。关节镜手术具有切口小、痛苦少、康复快、并发症少的优点。其微创化的优势成为20世纪骨科领域发展的重要里程碑。

---

10. 骨密度测定 骨密度测定对于各种原因引起的骨质疏松症有较高的灵敏度和诊断率，可用于骨质疏松症的早期诊断及疗效观察。其中双能X线吸收法是目前较先进的检测方法，精确度高，对人体危害较小，测量结果若低于正常成人骨量2.5个标准差以上，可视为骨质疏松。

目标检测

选择题

[A1/A2 型题]

1. 肌张力减弱见于
   A. 小脑病变　　　　　B. 大脑皮质病变　　　　C. 中脑病变
   D. 脑桥病变　　　　　E. 脊髓后角病变

2. Mills 征阳性见于
   A. 锁骨骨折　　　　　B. 肱骨外上髁骨折　　　C. 肱骨外上髁炎
   D. 肱骨干骨折　　　　E. 以上都不是

3. 膝关节正常活动范围是
   A. 0°~120°　　　　　B. 0°~130°　　　　　　C. 0°~140°
   D. 0°~150°　　　　　E. 0°~155°

4. 下列属于病理反射的体征是
   A. Thomas 征　　　　B. Babinski 征　　　　C. Dugas 征
   D. Mills 征　　　　　E. Mobius 征

5. 运动系统理学检查次序是
   A. 触望动量，特殊检查　　　　　　　B. 动量触望，特殊检查
   C. 望触动量，特殊检查　　　　　　　D. 量动望触，特殊检查
   E. 特殊检查，望触动量

书网融合······

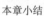

本章小结

题库

第四十五章 骨 折

PPT

◉ 学习目标

1. 通过本章学，习掌握骨折的定义、病因、分类与移位、临床表现、诊断及治疗原则。

2. 学习骨折的愈合过程、影响愈合的因素；骨折的急救、并发症和开放性骨折处理原则；膝关节损伤的分类特点和治疗原则；脊柱骨折、骨盆骨折的分类、临床表现和治疗原则。具备对骨折进行初步诊断、现场急救和初步处理的能力。

≫ 情境导入

情境描述　患者，女，65 岁，因"摔倒致左前臂疼痛、肿胀、畸形 2 小时"入院。患者，于 2 小时前不慎滑倒，左手掌撑地，当即出现左前臂持续性剧烈疼痛、肿胀、畸形，无面色苍白、出冷汗、意识障碍等其他不适，由家人护送入院。全身查体：体温 36.7℃、脉搏 89 次/分、呼吸 20 次/分、血压 130/86mmHg。神志清楚，自动体位，口唇黏膜无苍白。痛苦貌。心肺腹及脊柱无异常发现，生理反射存在，病理反射未引出。专科查体：左腕部肿胀明显，局部压痛明显，可触及异常活动和骨擦感，左侧桡动脉搏动好，末梢血运、感觉、活动可。

讨论　1. 患者初步诊断及诊断依据是什么？

2. 为明确诊断，还应追问哪些病史并完善何种进一步检查？

3. 应与哪些疾病鉴别？

第一节 概 述

一、骨折的定义、病因、分类与移位

（一）定义

骨折（fracture）即骨的完整性和连续性中断。

（二）病因

由外力作用于正常的骨骼所引起的骨折称为创伤性骨折；因骨骼本身疾病引起骨质破坏，轻微外力即可导致的骨折称为病理性骨折。本章主要讨论创伤性骨折。

1. 直接暴力　暴力直接作用于受伤部位引起骨折，常伴有不同程度的软组织损伤。

2. 间接暴力　暴力通过传导、杠杆、旋转或肌肉暴力收缩使肢体受力部位远处发生骨折。周围软组织损伤可较轻。

3. 积累性劳损　自身体重或其他外力长期、反复、持续地直接或间接损伤肢体部位，可引起该部位骨折，称为行军性骨折或疲劳性骨折。如远距离行军容易导致第 2~3 跖骨或腓骨干下 1/3 处骨折。

（三）分类

1. 根据骨折的完整性分类　根据骨折处皮肤、黏膜是否完整，可分为闭合性骨折和开放性骨折。

骨折处皮肤或黏膜完整，骨折端不与外界相通，称为闭合性骨折；闭合性骨折不易发生感染。骨折处皮肤或黏膜破裂，骨折端与外界相通，称为开放性骨折；开放性骨折易发生感染。

2. 根据骨折的程度和形态分类　分为完全性骨折和不完全性骨折。骨的完整性和连续性全部中断称为完全性骨折；骨的完整性和连续性部分中断称为不完全性骨折，如青枝骨折和裂缝骨折。按其形态又可分为：横形骨折、斜形骨折、螺旋形骨折、粉碎性骨折、嵌插骨折、压缩性骨折、凹陷性骨折、骨骺分离。

3. 根据骨折的稳定程度分类　分为稳定性骨折和不稳定性骨折。骨折不易移位或复位后不易再发生移位者称为稳定性骨折，如裂缝骨折、青枝骨折、横形骨折、压缩性骨折、嵌插骨折等。骨折易移位或复位后再移位者称为不稳定性骨折，如斜形骨折、螺旋形骨折、粉碎性骨折等（图 45 - 1）。

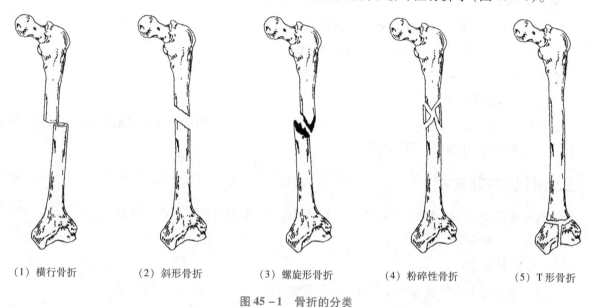

（1）横行骨折　　　（2）斜形骨折　　　（3）螺旋形骨折　　　（4）粉碎性骨折　　　（5）T形骨折

图 45 - 1　骨折的分类

（四）移位

1. 常见的骨折移位类型　①成角移位；②侧方移位；③缩短移位；④分离移位；⑤旋转移位（图 45 - 2）。

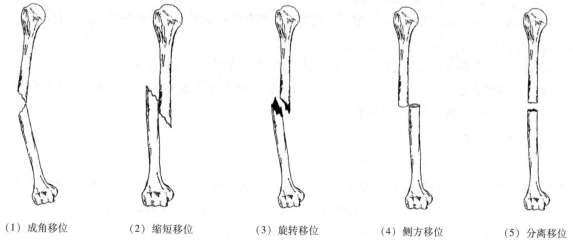

（1）成角移位　　　（2）缩短移位　　　（3）旋转移位　　　（4）侧方移位　　　（5）分离移位

图 45 - 2　常见骨折移位类型

2. 移位的影响因素　①外界暴力的性质、大小和作用方向；②肌肉的牵拉作用造成不同方向移位；

③肢体重量牵引作用；④不恰当的搬运和治疗。

二、骨折的临床表现及诊断

（一）临床表现

1. 全身表现

（1）休克　出血是骨折后引起休克的主要原因。

（2）发热　出血量较大的骨折，血肿吸收时可出现低热，但一般不超过38℃。开放性骨折出现高热时，不排除继发感染的可能。

2. 局部表现

（1）一般表现　局部疼痛、肿胀和功能障碍。

（2）专有体征　畸形、异常活动、骨擦音或骨擦感。

3. X线检查　对骨折的诊断和治疗具有重要价值。

（二）诊断与鉴别诊断

依据病史、体征、临床表现及X线检查即可做出骨折的诊断。如有裂缝骨折无法确诊时可于2周后复查X线，必要时行CT检查，可明确诊断。

三、骨折的并发症

骨折后可伴有全身或局部软组织的损伤，甚至引起重要脏器的严重损害，危及患者的生命。其主要可分为早期并发症和晚期并发症。

（一）早期并发症

1. 休克　骨折引起血管或重要脏器损伤。引发失血过多时可导致低血容量性休克。

2. 脂肪栓塞　骨折后髓腔内出血，当局部的压力大于该部位的静脉压力时，骨髓脂肪滴可逆流入破裂的静脉窦，引起肺、脑血管脂肪栓塞。

3. 重要器官损伤　高能量暴力可引起骨折，甚至肝、脾、肺、膀胱、尿道、直肠等损伤。

4. 血管损伤　股骨髁上骨折，可引起腘动脉损伤，胫骨近端骨折可导致胫前动脉或胫后动脉损伤，伸直型肱骨髁上骨折，易引起肱动脉损伤。

5. 周围神经损伤　肱骨中、下1/3交界处骨折时可伤及紧贴肱骨干走行的桡神经，腓骨颈骨折时可导致腓总神经损伤。

6. 脊髓损伤　脊柱骨折和脱位时可引起脊髓的极度扭伤或创伤，导致截瘫。

7. 骨筋膜室综合征　由骨、骨间膜、肌间隔和深筋膜构成的骨筋膜室内肌肉和神经因急性缺血而产生的一系列早期症候群。多见于前臂和小腿。

（二）晚期并发症

1. 感染　开放性骨折，若清创不彻底，坏死组织残留，可能发生感染。

2. 压疮　长期卧床，骨突起部位长时间受压，局部血循环较差，易出现缺血性坏死，形成压疮。

3. 下肢深静脉血栓形成　下肢制动时间过长，活动量少，静脉回流缓慢，易致血栓形成。

4. 坠积性肺炎　特别是年老、体弱的患者，长期卧床，引起肺底部处于长期充血、淤血、水肿而易继发感染。坠积性肺炎属于细菌感染性疾病，多为混合感染。

5. 骨化性肌炎　关节周围损伤后骨膜剥离，形成骨膜下血肿，血肿机化并在关节附近软组织内广泛骨化，引起严重关节功能障碍。

6. 创伤性关节炎 关节内骨折时，关节面破坏，关节面不平整愈合，长期磨损导致关节软骨损伤甚至剥脱，引起创伤性关节炎。

7. 关节僵硬 患肢制动时间长，关节周围组织中浆液纤维性渗出和纤维蛋白沉积，发生纤维粘连，并伴有关节囊和周围肌肉挛缩，致使关节活动障碍。

8. 急性骨萎缩 即损伤所致关节附近的疼痛性骨质疏松，亦称反射性交感神经性骨营养不良。

9. 缺血性骨坏死 骨折破坏了局部骨组织的血液供应，导致缺血性坏死。

10. 缺血性肌挛缩 骨筋膜室综合征处理不当时可引起。常见的有"爪形手"畸形。

四、骨折的愈合过程及影响因素

（一）愈合过程

骨折愈合是一个复杂而连续的过程，不可截然分开。从组织学和细胞学的变化可将其分为三个阶段。

1. 血肿炎症机化期 骨折导致断端出血，其周围血肿形成，部分软组织和骨组织坏死，局部出现无菌性炎症反应，血肿机化形成肉芽组织，肉芽组织内成纤维细胞合成并分泌大量胶原纤维，转化为纤维结缔组织，使骨折两断端连接起来，称为纤维连接。这一过程约在骨折后 2 周完成。

2. 原始骨痂形成期 骨内膜、骨外膜形成骨样组织，并逐渐骨化，形成新骨，包绕在骨折断端。骨折断端和髓腔内的纤维组织逐渐转化为软骨组织，并随着成骨细胞侵入软骨基质内，软骨细胞发生变性、凋亡，继而钙化成骨（软骨内成骨），形成环状骨痂和髓腔内连接骨痂，此过程即为骨痂连接。连接骨痂与内、外骨痂相连，形成桥梁骨痂，标志着原始骨痂形成。这一过程表明骨折的临床愈合，一般需 12～24 周。

3. 骨痂形成塑型期 原始骨痂中新生骨小梁逐渐增粗，排列逐渐规则和致密。骨折端的坏死骨组织由破骨细胞和成骨细胞逐渐爬行替代，原始骨痂被板层骨所替代，骨折部位恢复骨的坚强连接，此过程需 1～2 年（图 45 - 3）。

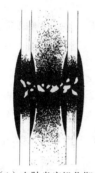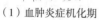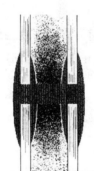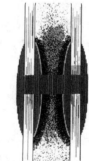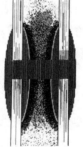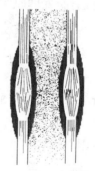

（1）血肿炎症机化期　（2）纤维骨痂连接期　（3）内、外骨痂形成期　（4）骨痂形成塑型期

图 45 - 3　骨折愈合过程

（二）影响因素

骨折的愈合过程受多个因素的影响，如年龄、健康状况、骨折类型、局部血运、软组织损伤严重程度、软组织嵌入与否、是否感染、治疗方法及功能锻炼等。

五、骨折的治疗原则

骨折的治疗有三大基本原则，即复位、固定和功能锻炼。目的是恢复原来的解剖关系和功能。

1. 复位　是将移位的骨折端恢复正常解剖关系，重建骨支架作用。方法有手法复位和切开复位。骨折复位后，矫正了各种移位，恢复了正常的解剖关系，称为解剖复位。若经复位后，未恢复正常的解剖关系，但骨折愈合后对肢体功能无明显影响者，称为功能复位。

功能复位的标准：①骨折部位的旋转移位、分离移位必须完全矫正；②下肢缩短移位在成人不超过1cm，儿童下肢缩短在2cm以内。③下肢骨折时，与关节活动方向一致的轻微成角移位，可在骨痂改造期内自行矫正；与关节活动方向不一致的侧方成角移位，必须完全复位。④长骨干横形骨折，复位后骨折端至少对位1/3；干骺端骨折，至少对位3/4。

2. 固定　即将骨折维持在复位后的位置，使其在良好对位情况下达到坚强愈合。骨折的固定有外固定和内固定两种方法。可根据受伤情况、骨折类型和医疗条件进行选择。

3. 功能锻炼　目的是在不影响固定的情况下，尽快地恢复肢体的正常生理功能。功能锻炼是骨折治疗的重要阶段，是防止发生并发症和尽早恢复功能的重要保证。

六、骨折急救与开放性骨折处理原则

（一）骨折急救

目的是用最简单有效的方法抢救生命、保护患肢、安全转运，尽快开展后续治疗。

1. 抢救休克　第一时间检查患者意识、呼吸状态以及大动脉是否有搏动，对处于休克、昏迷、呼吸困难等情况，立即展开抢救。

2. 包扎伤口　伤口出血可用加压包扎或止血带止血，最好使用充气止血带，并记录压力值和使用时间。若骨折端外露、污染，可不行复位，以防污染物进入伤口，包扎固定后送至医院再行处理。

3. 妥善固定　骨折急救固定的目的是避免造成继发损伤、减轻疼痛及便于运送。可用专用的夹板或现场取材（门板、木板、木棍、树枝等）固定。必要时可将患肢固定于身体两侧或与对侧健肢固定。

4. 迅速转运　经初步处理、妥善固定后，应尽快将患者转至就近医院治疗。

（二）开放性骨折处理原则

骨折部位皮肤或黏膜破裂使骨折断端与外界相通，称为开放性骨折。由于创口被污染大量细菌侵入，易导致继发感染。开放性骨折的处理原则是及时正确地处理创口，尽可能地防止感染，力争将开放性骨折转化为闭合性骨折。

1. 术前检查与准备　询问病史，检查全身情况、局部血运、软组织损伤，评估伤情，完善影像检查。

2. 清创　原则上越早清创，感染机会越少，治疗效果越好。一般认为在伤后6～8小时内清创，创口绝大多数能一期愈合。若受伤时气温较低，伤口污染和组织损伤较轻时，可适当延长清创时间。清创时切除坏死和失去活力的组织，对于肌腱、神经和血管，切除污染部分，需尽量保留组织的完整性，以便修复。骨外膜应尽量保留，以保证骨折愈合。

3. 骨折端的处理　密质骨的污染可用骨凿或咬骨钳去除，松质骨的污染可以刮除。骨髓腔的污染应将其彻底清除干净，游离的小骨片可以去除；尽量保留大块骨片，以免造成骨质缺损，影响骨折愈合。

4. 骨折固定　清创后，直视下复位骨折断端，根据骨折类型选择适当的固定方法。固定方法以简单、有效为宜，必要可使用外固定。若骨折稳定，可单用外固定。骨折清创时间超过伤后6～8小时者，不宜使用内固定。一旦发生感染，必须取出内固定，加以抗感染对症治疗。

5. 防止感染　术前、术后可使用抗生素预防感染，并应用破伤风抗毒素。

七、骨折切开复位内固定

（一）适应证

1. 关节内骨折，手法复位后不能达到解剖复位的标准者。

2. 合并重要神经、血管损伤，需急诊探查、修复时，同时固定骨折。

3. 骨折断端有软组织嵌入，反复手法复位失败者。

4. 手法复位及外固定后不稳定，未达到功能复位的标准者。

5. 多发骨折，保守治疗效果差，易诱发并发症者。

（二）固定器械

常用的固定器械有普通接骨板、锁定接骨板、髓内钉、各种外固定支架、钢板、钢丝、钛丝、螺丝钉（空心螺钉）等。

八、骨折的功能锻炼

骨折术后的功能锻炼有助于防止并发症、促进肢体早日恢复功能。

1. 早期 术后1~2周内，肢体肿胀、疼痛、活动受限。此时期应在可控范围内进行被动活动，促进血液循环、减轻水肿及防止肌萎缩等。

2. 中期 术后2周后，肿胀逐渐减轻或消退，骨折端已出现纤维连接，较之前稳定，可加大被动活动范围，防止关节粘连、僵硬。

3. 后期 骨折达到临床愈合标准后，逐渐加强主动活动，促进身体机能的恢复。

九、骨折的愈合标准

（一）临床愈合标准

1. 局部无压痛及轴向叩击痛。

2. 局部无反常活动。

3. 拍摄线平X片显示骨折线已模糊，有连续的骨痂通过骨折线。

4. 无外固定保护时可满足：上肢前平举1kg重物至少持续1分钟；下肢平地徒手连续行走至少持续3分钟，并不少于30步。

5. 连续观察2周骨折不变形。

（二）骨折不愈合

1. 骨折延迟愈合 即骨折后经过治疗，超过一般愈合时间（9个月），骨折断端仍未出现骨痂连接，表现为骨折愈合慢，但仍有继续愈合的能力和可能性，针对原因经过适当的处理，仍可达到骨折愈合。

2. 骨折不愈合 即骨折后经过治疗，超过一般愈合时间，且经再度延长治疗时间（3个月），仍未达到骨性愈合。拍摄X线片显示骨折端骨痂少，骨端分离而变圆钝，骨髓腔被硬化骨封闭，骨折端有异常活动，称为骨折不愈合，一般需再次手术治疗。

3. 骨折畸形愈合 即骨折愈合的位置未达到功能复位的要求，存在畸形。对功能影响不大的畸形，结合患者个人意愿，可不予处理，畸形明显时需行手术矫正。

第二节 上肢骨折

一、锁骨骨折

锁骨连接上肢与躯干，呈"S"形。锁骨骨折好发于青少年，多为间接暴力引起。

（一）移位特点

锁骨骨折时可因上肢的重力作用及胸大肌上束的牵拉，使骨折远端向前、下方移位，近端因胸锁乳突肌的作用向上、后方移位。

（二）临床表现

锁骨骨折后，局部出现肿胀、瘀斑，肩关节活动受限。患者常用健手托住肘部，头部向患侧偏斜。检查时，可扪及骨折断端，有局部压痛及骨摩擦感。在无移位或儿童的青枝骨折时，畸形不明显，需结合 X 线片或 CT 做出正确诊断。骨折移位明显，局部肿胀严重时需注意合并神经、血管损伤的可能。

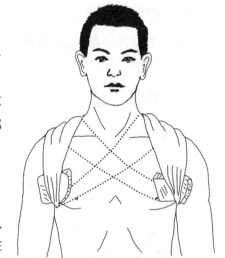

图 45－4 锁骨骨折手法复位后
（横形"8"字绷带固定）

（三）治疗

1. 三角巾悬吊 适用于无移位者或青枝骨折，持续 3～6 周。

2. 手法复位及"8"字绷带固定 患者取坐位，双手叉腰、挺胸。操作者在患者背后用膝关节顶在两肩胛骨中间，双手握住两肩外侧，向后上方用力牵位；助手辅助骨折断端复位，并在腋窝、肩前绷带缠绕处放置棉垫，在背部绕双肩做横形"8"字缠绕固定，并用胶带加强固定（图 45－4）。

3. 切开复位内固定 对于开放性骨折，合并神经、血管损伤，复位后再移位等经保守治疗无效时需行手术治疗。

二、肱骨干骨折

肱骨外科颈下 1～2cm 至肱骨髁上 2cm 内的骨折。在肱骨干中、下 1/3 后外侧有桡神经沟，桡神经自后方向前贴骨绕行，进入前臂，此处骨折时易发生桡神经损伤。

（一）移位特点

肱骨干骨折可由直接暴力或间接暴力引起。

1. 肱骨上段骨折 骨折线在三角肌止点以上、胸大肌止点以下的骨折近折。近折端受胸大肌、背阔肌、大圆肌的牵拉而向内、向前移位，远折端因三角肌、喙肱肌、肱二头肌、肱三头肌的牵拉而向外、向近端移位。

2. 肱骨中段骨折 当骨折线位于三角肌止点以下时，近折端由于三角肌的牵拉而向前、向外移位，远折端因肱二头肌、肱三头肌的牵拉而向近端移位。

3. 肱骨下段骨折 肱骨干下 1/3 骨折的移位方向随暴力方向、受伤时前臂和肘关节所处位置而各异，多有成角、缩短及旋转畸形（图 45－5）。

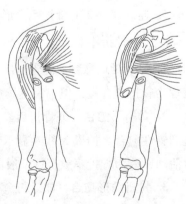

图 45－5 肱骨干骨折的移位

（二）临床表现

局部出现疼痛、肿胀、畸形、皮下瘀斑等，上肢活动障碍。检查可发现反常活动和骨摩擦感。合并桡神经损伤时，可出现垂腕，手指不能背伸，拇指不能外展，手背桡侧皮肤感觉减退或消失。X 线摄片可确定骨折的类型、移位方向。

（三）治疗

1. 手法复位外固定　手法复位重点纠正重叠、成角畸形。若骨折位于三角肌止点以上、胸大肌止点以下，在内收位牵引；若位于三角肌止点以下，则在外展位牵引。复位过程中防止损伤桡神经。复位成功后，减小牵引力，选择小夹板或石膏固定，屈肘 90°位用三角巾悬吊。固定：成人 6～8 周，儿童 4～6 周。

2. 切开复位内固定　反复手法复位失败、骨折端对位与对线不良、开放性骨折或合并神经与血管损伤者需行手术治疗。

三、肱骨髁上骨折

肱骨髁上骨折是肱骨干与肱骨髁交界处所发生的骨折，多发生于 10 岁以下儿童，可伤及肱动脉、正中神经、桡神经。

（一）移位特点

根据受伤机制不同，可分为屈曲型和伸直型，其中伸直型最为常见。当跌倒时，肘关节处于半屈曲或伸直位，手掌着地，暴力经前臂向上传递，与身体的重力相互作用。产生剪切力，使较为薄弱的肱骨干与肱骨髁交界处发生骨折。通常是近折端向前下方移位，远折端向后上方移位，还可因侧方暴力而向尺侧或桡侧移位。近折端向前下方移位可引起神经、血管的损伤。若跌倒时肘关节处于屈曲位，肘后着地，暴力可由肘后向肱骨下端传递，引起屈曲型骨折，骨折线由后下方斜向前上方，远折端向前上方移位（图 45－6）。

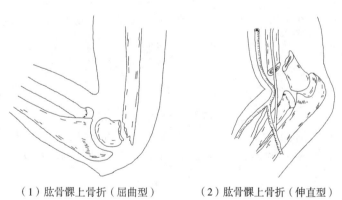

（1）肱骨髁上骨折（屈曲型）　　　　（2）肱骨髁上骨折（伸直型）

图 45－6　肱骨髁上骨折分型

（二）临床表现

受伤后肘部出现疼痛、肿胀、畸形。伸直型骨折在肘前方可触及骨折断端，患肢呈缩短移位和肘后凸畸形，肘关节处于半屈曲状态，肘后三角关系正常。查体时注意前臂肿胀程度、手部感觉及运动功能、桡动脉搏动等情况。X 线摄片能进一步明确骨折类型和骨折移位情况。

（三）治疗

1. 手法复位外固定　受伤时间短、肿胀轻、血运良好者，可行手法复位外固定。用对抗阻力的牵引逐渐矫正缩短及成角移位。在矫正侧方移位时，纠正尺偏或桡偏，以防止发生肘内、外翻畸形。复位后可用石膏托或肘关节支具固定，伸直型将肘关节固定于90°~120°屈曲位；屈曲型将肘关节固定于屈曲位40°左右。固定4~6周后行X线检查，骨折愈合良好时，可拆除外固定，进一步功能锻炼。固定期间应密切观察肢体血液循环，以免发生前臂缺血性肌挛缩。

2. 持续牵引 若伤后时间较长，局部肿胀严重或已形成水疱者，可用尺骨鹰嘴悬吊牵引，肿胀减轻后再行手法复位。

3. 切开复位内固定 手法复位失败或肘部严重肿胀，伴有神经、血管损伤者，应及时切开探查，骨折内固定。骨折愈合后，可出现肘内、外翻畸形。不严重的畸形可在生长发育过程中得到纠正。畸形加重并伴有功能障碍者，可在12~14岁时施行截骨矫正术。

四、前臂双骨折

（一）分类

前臂双骨折可由直接暴力、间接暴力、扭转暴力引起。直接暴力多由重物打击或压轧伤所致，多伴有不同程度软组织损伤，可引起同一平面的横形或粉碎性骨折；间接暴力多因跌倒时手掌着地，暴力向上传导引起不同平面的骨折，可为横形或斜形骨折；扭转暴力多为跌倒时手掌着地，同时前臂旋转，导致不同平面的骨折，骨折多为螺旋形或斜形骨折（图45-7）。

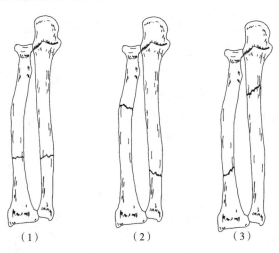

（1）　　　　（2）　　　　（3）

图45-7　尺桡骨双骨折类型
（1）由直接暴力引起的尺桡骨同一平面骨折；（2）由间接暴力引起的尺桡骨
不同平面骨折；（3）由扭转暴力引起的尺桡骨不同平面骨折

（二）临床表现

局部疼痛、肿胀、畸形及功能障碍。检查可有骨摩擦音及反常活动。X线检查可明确骨折类型。尺骨上1/3骨干骨折合并桡骨头脱位，称为孟氏（Monteggia）骨折。桡骨干下1/3骨折合并尺骨小头脱位，称为盖氏（Galeazzi）骨折。

（三）治疗

1. 手法复位外固定 适用于多数闭合性骨折和创口较小的开放性骨折。

2. 切开复位内固定 适用于开放性骨折、多段骨折、手法复位失败、合并神经与血管损伤或外固定难以维持的骨折及陈旧性骨折对位不良或畸形愈合者。内固定物可选用髓内钉、加压钢板。由于桡骨存在弓形解剖结构特点，应慎用髓内钉固定。

五、桡骨远端骨折

（一）移位特点

距桡骨远端关节面3cm以内的骨折称为桡骨远端骨折。伸直型骨折（Colles骨折）可因跌倒时手掌着地、腕关节背伸，暴力由手掌向上传递至桡骨远端而致骨折，远折端向背侧、桡侧移位（图45-8）。屈曲型骨折（Smith骨折）可因手背着地而致桡骨远端骨折，远折端向掌侧、尺侧移位（图45-9）。

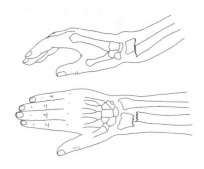
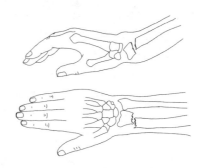

图45-8　伸直型桡骨远端骨折的移位特点　　　　图45-9　屈曲型桡骨远端骨折的移位特点

（二）临床表现

局部疼痛、肿胀，可出现典型畸形。伸直型骨折移位明显时，侧面呈"餐叉样"畸形，正面呈"枪刺样"畸形。X线检查可明确骨折类型。可伴有下尺桡关节脱位及尺骨茎突骨折（图45-10）。

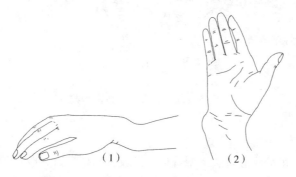

图45-10　伸直型桡骨远端骨折后的畸形
（1）侧面呈"餐叉样"畸形；（2）正面呈"枪刺样"畸形

（三）治疗

以手法复位外固定治疗为主。若骨折不稳定，外固定不能维持复位者，可行切开复位内固定。

第三节　下肢骨折及关节损伤

一、股骨颈骨折

股骨颈骨折为老年人最常见的骨折之一，多为扭转暴力所致。股骨颈的纵轴与股骨干纵轴之间的夹角为颈干角，正常范围为110°~140°，平均127°。颈干角变大时称为髋外翻，变小为髋内翻。股骨颈的长轴线与股骨干额状面之间的夹角称为前倾角，正常范围为12°~15°（图45-11）。成人股骨头的血液供应主要来自旋股内、外侧动脉的分支，其次是股骨头圆韧带内的小凹动脉和股骨干滋养动脉升支。旋股内侧动脉损伤是导致股骨头缺血性坏死的主要原因（图45-12）。

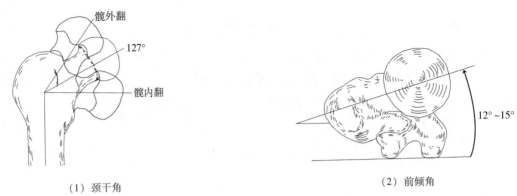

（1）颈干角   （2）前倾角

图 45-11　股骨颈的颈干角及前倾角

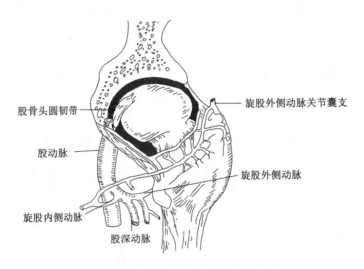

股骨头圆韧带 —

股动脉 —

旋股内侧动脉 —

股深动脉 —

— 旋股外侧动脉关节囊支

— 旋股外侧动脉

图 45-12　股骨头的血供来源

（一）分类

1. 按骨折线部位分类　可分为股骨头下型骨折、经股骨颈型骨折、股骨颈基底型骨折（图45-13）。

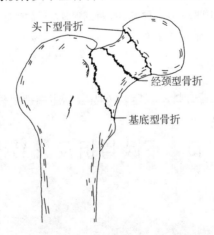

头下型骨折 —

— 经颈型骨折

— 基底型骨折

图 45-13　按骨折线部位分类

　　2. 按 X 线表现分类　可分为内收骨折和外展骨折。内收型骨折指远端骨折线与两侧髂嵴连线的夹角（Pauwels角）大于50°的骨折，属于不稳定性骨折。外展型骨折指 Pauwels 角小于30°的骨折，属于稳定性骨折（图 45 – 14）。

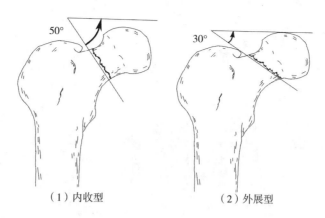

（1）内收型　　　　　　　　（2）外展型

图 45 – 14　按 Pauwels 角分类

（二）临床表现

患者有外伤跌倒史，伤后感髋部疼痛、活动受限，一般不能站立或行走。检查患侧肢体呈缩短、外旋、内收畸形；外旋畸形一般在 45°~60°，如外旋畸形达到 90°，则转子间骨折可能性大；患髋压痛，纵向叩击痛（＋），大转子在 Nelaton 线上，Bryant 三角底边缩短。嵌插骨折的患者，伤后仍能行走，因此要仔细询问病史、查体并结合影像学检查，以防漏诊。X 线检查可明确骨折部位、类型、移位情况，为治疗提供重要依据。

（三）治疗

1. 非手术治疗　无明显移位的骨折、稳定性（外展型）骨折和不能耐受手术的患者，可选择保守治疗。下肢皮肤牵引，卧床 6~8 周，一般在 8 周后可逐渐在床上坐起；3 个月后可逐渐扶双拐下地，患肢不负重行走 6 个月后，逐渐弃拐行走。常因长期卧床而引发一些并发症，如肺部感染、泌尿系统感染、压疮等。对全身情况很差的高龄患者，应以挽救生命、治疗并发症为主，骨折可不进行特殊治疗。

2. 手术治疗　对于内收型骨折和有移位的骨折应行闭合复位内固定、切开复位内固定等手术治疗；65 岁以上老年人的股骨头下型骨折，股骨头坏死发生率高，可行人工股骨头置换或全髋关节置换治疗。

二、股骨干骨折

（一）移位特点

股骨干骨折是指转子下与股骨髁之间骨干的骨折。股骨干骨折移位的方向除受肌肉牵拉的影响外，与暴力作用的方向、大小以及肢体所处的位置、急救搬运过程等诸多因素有关。

1. 股骨干上1/3骨折　由于髂腰肌以及臀中、小肌和外旋肌群的牵拉，导致近折端向前、向外及外旋移位；远折端则由于内收肌的牵拉而向上、向内、向后移位。

2. 股骨干中1/3骨折　由于内收肌群的牵拉，使骨折向外成角。

3. 股骨干下1/3骨折　远折端由于腓肠肌的牵拉以及肢体的重力作用而向后方移位，近折端处于中立位，形成缩短畸形（图 45 – 15）。

（二）临床表现

患肢剧痛、肿胀、皮下瘀斑。局部出现成角、缩短、旋转等畸形，患肢活动受限。检查局部压痛、异常活动、骨摩擦音。X 线检查可明确骨折部位、类型和移位情况。股骨干骨折因失血量较多，发生休克的可能性较大，应注意观察患者的全身情况。股骨干下 1/3 骨折，由于远折端向后方移位，有损伤神经、血管的可能，应仔细检查肢体远端的血液循环和感觉、运动功能。

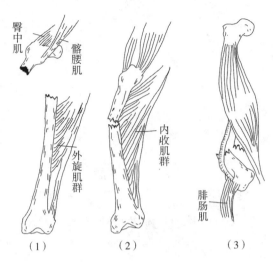

图 45 – 15　股骨干骨折移位

（1）股骨干上 1/3 骨折；（2）股骨干中 1/3 骨折；（3）股骨干下 1/3 骨折

（三）治疗

1. 非手术治疗　较稳定的股骨干骨折，软组织条件差者，可采用非手术治疗。行骨骼牵引、手法复位配合股骨夹板固定，持续牵引 8～10 周后可改用外支具保护。

2. 手术治疗　可通过锁定钢板内固定或带锁髓内钉固定的方法治疗。以下情况需手术治疗：①保守治疗失败；②多发骨折；③合并神经、血管损伤；④年老体弱，不宜长期卧床者；⑤严重畸形愈合或不愈合的陈旧骨折；⑥开放性骨折。

三、膝关节半月板损伤

半月板位于股骨与胫骨关节间隙内，是一种月牙状纤维软骨，分为内侧半月板和外侧半月板。半月板中内部分无血液供应，边缘部分有血液供应（图 45 – 16）。内侧半月板状似"C"形，外侧半月板形似"O"形。半月板的功能有：①维持膝关节的稳定性；②吸收并缓冲震荡；③分泌滑液，润滑关节；④协同膝关节活动。膝关节旋转活动时容易导致半月板撕裂。

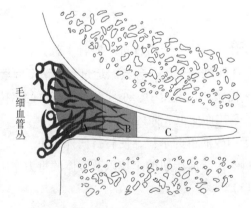

图 45 – 16　半月板血供分区

A 红 - 红区；B 红 - 白区；C 白 - 白区

（一）发病机制

矛盾运动产生的研磨力量是半月板撕裂的主要原因。膝关节半屈曲、内收或外展、重力挤压和旋转力量是半月板损伤的四大因素。

（二）分类

半月板损伤的类型：①纵裂；②斜裂；③横裂；④提篮样撕裂；⑤层裂；⑥复杂裂（45-17）。

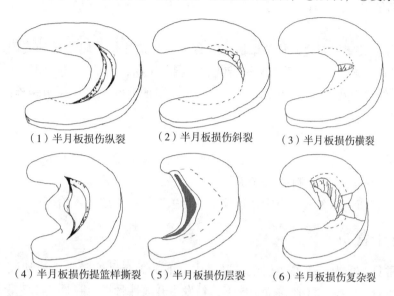

（1）半月板损伤纵裂　　　（2）半月板损伤斜裂　　　（3）半月板损伤横裂

（4）半月板损伤提篮样撕裂　（5）半月板损伤层裂　　（6）半月板损伤复杂裂

图45-17　半月板损伤类型

（三）临床表现

多见于运动员与体力劳动者，男性多于女性。急性期时膝关节间隙疼痛、肿胀、关节内积血。慢性阶段时，肿胀减轻，可行走，偶有关节疼痛不适，可有弹响或关节交锁。久之可出现肌肉萎缩。膝关节特殊检查可参考第四十四章"骨科检查法"相关内容。

（四）治疗

半月板急性损伤时可用长腿石膏托或下肢外支具固定4周。有积血者可于局麻下抽尽后加压包扎。急性期后行股四头肌功能锻炼，防止肌肉萎缩。通过症状、体征及相关影像检查明确诊断后，可行关节镜手术治疗，边缘撕裂的半月板尽可能给予缝合，无条件缝合或碎裂的半月板可在关节镜下部分或全部切除。

四、膝关节韧带损伤

膝关节的稳定结构由韧带和肌肉组织构成，韧带包括内侧副韧带、外侧副韧带、前交叉韧带和后交叉韧带，韧带损伤后主要影响膝关节侧方的稳定性。

（一）膝关节侧副韧带损伤

当膝关节受到侧方暴力时可引起侧副韧带的部分或完全撕裂，严重者可合并半月板、交叉韧带的损伤。膝关节外侧暴力多于内侧受力，引起内侧副韧带损伤较多见。

1. 临床表现　多有明确的外伤史，局部肿胀、疼痛伴皮下瘀血，膝关节屈伸活动受限。查体可见局部压痛明显，压痛点可分为上止点、中段或下止点，压痛点提示损伤或撕裂的部位。侧方应力试验有助于诊断，在膝关节完全伸直位与屈曲20°~30°位做被动膝内翻与膝外翻，并与对侧进行比较。如有剧痛或关节间隙增大者，提示有侧副韧带扭伤或断裂。

2. 治疗 部分损伤时可用下肢外支具或石膏固定 4~6 周；完全断裂时需行韧带修复治疗，稳定关节。外侧副韧带断裂者应立即手术修补，避免因关节不稳定导致早期退变。

(二) 膝关节交叉韧带损伤

前交叉韧带的作用是限制胫骨前移和旋转移位，当小腿后上方受到暴力撞击或足跟处于黏滞状态而膝关节突然扭转时可造成前交叉韧带断裂，或伴有内、外侧副韧带与半月板损伤。如前交叉韧带断裂，同时合并有内侧副韧带与内侧半月板损伤，称为"三联伤"。当来自前方暴力作用于胫骨上端时可导致后交叉韧带断裂。

1. 临床表现 前交叉韧带断裂，膝关节肿胀、疼痛、强迫体位、屈伸活动受限，关节不稳定，前抽屉试验阳性，Lachman 试验阳性。后交叉韧带断裂，腘窝压痛，后抽屉试验阳性，余症状同"前交叉韧带断裂"。需行 X 线检查及膝关节 MRI 检查，有非常重要的诊断意义；关节镜检查不但可明确诊断，还是目前最主要的治疗方法。

2. 治疗

(1) 前交叉韧带损伤 新鲜前交叉韧带断裂争取早期行关节镜下重建手术治疗；对部分断裂者，可以缝合断裂部分，再行石膏固定并制动 4~6 周。

(2) 后交叉韧带损伤 膝关节不稳定，建议早期行关节镜下重建手术治疗。

五、胫腓骨干骨折

在骨折中较为常见。多为直接暴力引起。胫骨中、下 1/3 交界处胫骨干横切面由三棱形变为四边形，故此处最易发生骨折。整个胫骨均位于皮下，易发生开放性骨折。胫骨上 1/3 骨折时易伤及滋养动脉，导致远端缺血性坏死；中段 1/3 处骨折时若肿胀明显，易导致骨筋膜室综合征、骨折延迟愈合或不愈合。腓总神经绕过腓骨颈，故腓骨上端骨折容易伤及腓总神经。

(一) 移位特点

大部分肌肉组织位于胫骨后侧，胫骨前、内缘仅有皮肤及皮下组织，发生骨折时断端易刺破皮肤而向前、内侧移位。

(二) 临床表现

伤肢局部疼痛、肿胀、畸形，可有反常活动。开放性骨折可见骨折端外露。肢体张力增大，压痛明显，被动活动足趾疼痛剧烈时须高度怀疑骨筋膜室综合征的可能；应仔细观察足背动脉搏动情况，检查有无腓总神经损伤表现。

(三) 治疗

目的是矫正成角、旋转畸形，恢复关节面关系及肢体长度，防治并发症。稳定性骨折可行手法复位，小夹板或石膏固定。不稳定性骨折可采用跟骨结节牵引，纠正缩短移位时再配合手法复位，固定小夹板治疗。经手法复位失败，严重粉碎性骨折，双段骨折或污染不重、受伤时间较短的开放性骨折可行手术治疗。

六、踝部骨折

踝关节由胫骨远端、腓骨远端和距骨体构成，是人体负重的主要关节之一。

(一) 移位特点及分类

踝部骨折多由间接暴力所致。因外力的大小、方向及受伤时足部姿势不同，可造成不同部位的骨折，如单踝骨折、双踝骨折、三踝骨折。骨折块的移位方向可因与其相连韧带 或肌肉的牵引力各异而不同，可结合 X 线或 CT 检查来明确。

（二）临床表现

踝部受伤后，局部肿胀明显、瘀斑，亦可出现内翻或外翻畸形，活动障碍。骨折处可扪及局限性压痛。踝关节正侧位 X 线平片可明确骨折部位、类型、移位方向。

（三）治疗

一般治疗原则：先手法复位，失败后则采用切开复位的方式治疗。手法复位外固定，适用于移位不大和无胫腓联合分离的单纯内踝或外踝骨折，在踝关节内翻（内踝骨折时）或外翻（外踝骨折时）位石膏固定 6~8 周，固定期可行功能锻炼。切开复位内固定，适用于有移位的单纯内踝或外踝骨折，由于骨折块移位导致附着的韧带松弛，手法复位难以成功，应切开复位，松质骨螺钉或可吸收螺钉内固定。

第四节　脊柱骨折

脊柱骨折在临床上较为常见，多有严重外伤史，如交通事故、高空坠落等。以胸腰段骨折最多见。脊柱骨折可并发脊髓或马尾神经损伤，严重者致残甚至危及生命。脊柱分为前、中、后三柱。中柱和后柱组成椎管，容纳脊髓和马尾神经，该区损伤可累及脊髓和马尾神经，尤其是中柱损伤。胸腰段脊柱（T_{10}~L_2）位于胸腰椎生理弧度交汇处，因应力集中而最容易骨折。

一、分类

暴力是引起胸腰椎骨折的主要原因。暴力的方向可通过 X、Y、Z 轴作用于椎体，结合脊柱节段，可根据颈椎骨折和胸腰椎骨折进行分类。

1. 颈椎骨折　①屈曲型损伤；②过伸型损伤；③屈曲 - 旋转型损伤；④垂直压缩型损伤。其中，屈曲型损伤最常见。

2. 胸腰椎骨折　①单纯楔形压缩性骨折；②稳定性爆破型骨折；③不稳定性爆破型骨折；④Chance 骨折；⑤屈曲 - 牵拉型损伤；⑥脊柱骨折 - 脱位（图 45 - 18）。

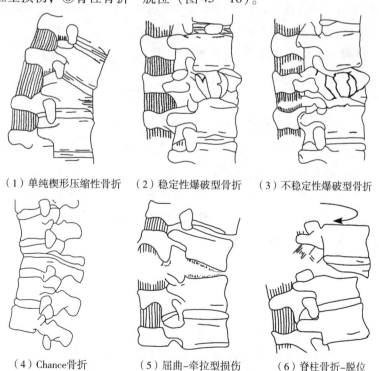

（1）单纯楔形压缩性骨折　　（2）稳定性爆破型骨折　　（3）不稳定性爆破型骨折

（4）Chance骨折　　（5）屈曲–牵拉型损伤　　（6）脊柱骨折–脱位

图 45 - 18　脊柱骨折根据损伤机制分类

单纯楔形压缩性骨折，椎体压缩不超过原高度 1/3 者和 $L_4 \sim L_5$ 以上的单纯附件骨折，不易再发移位，为稳定性骨折。椎体压缩超过 1/3 的单纯楔形压缩性骨折或粉碎性压缩性骨折、骨折脱位、第一颈椎前脱位、$L_4 \sim L_5$ 的椎板或关节突骨折，复位后易再发移位，为不稳定性骨折。

二、临床表现

有较严重外伤史，易合并多发伤，应详细检查患者意识及生命体征的改变，以防漏诊造成严重后果。脊柱骨折主要症状为局部疼痛，脊柱活动受限。当合并有脊髓损伤时，则出现相应的体征。应仔细检查四肢的感觉、运动、肌张力、腱反射和括约肌功能。首选 X 线检查，可显示骨折的部位、类型和移位情况。有神经症状或中柱损伤时，需进一步行 CT、MRI 检查，明确小关节的骨折、脊髓损伤情况及椎管的变化。

三、急救

现场急救应特别强调对伤员的搬动方法。搬运工具最好选用硬质担架或木板，搬运中尽可能保持脊柱的正常生理弯曲。若为胸腰段骨折，可将伤者双上肢贴于躯干两侧，双下肢伸直并拢，三人同时平托（一人托起头肩部、一人托起腰髋部、一人托起双下肢）搬至硬质担架或木板上，或使伤员躯干及四肢成一整体滚动移至硬质担架或木板上。禁止一人抬头、一人抬脚或一人背送的搬运方法，这样可加重脊柱骨折的移位畸形和脊髓神经损伤的程度。对颈椎损伤患者，要有专人固定下颌和枕部，沿纵轴稍加牵引，保持颈部中立位，在担架上取仰卧位，用沙袋固定住伤员的头、颈部，以防止运送中发生头颈部转动而造成再次损伤。

四、治疗

以抢救患者生命为主，若合并多发伤者，应优先治疗，待病情稳定后再处理骨折。

1. 非手术治疗 对于单纯压缩性骨折，不超过椎体原高度的 1/3 时，可考虑卧硬板床，骨折突起部位置以棉垫，用以复位向前屈曲的骨折，同时嘱患者早期进行腰背肌练习。对于稳定性颈椎骨折，可用枕颌带牵引固定，复位后用头 – 颈 – 胸石膏固定 3 个月。

2. 手术治疗 有神经症状、骨折块突入椎管内、脊髓受压、脊柱骨折 – 脱位、关节突交锁或 Chance 骨折时需行手术治疗。

第五节 骨盆骨折

骨盆是一个完整的闭合骨性环形结构，由髂骨、耻骨、坐骨组成的髋骨连同骶骨、尾骨构成，后方有骶髂关节，前方有耻骨联合。骨盆边缘附着有许多肌肉和韧带，保护盆腔内的脏器。骨盆骨折多由较大暴力作用导致，如车祸、塌方、坠落伤等，常伴有盆腔脏器损伤及大出血。按骨折部位与数量可分为：①骨盆边缘撕脱性骨折；②骶尾骨骨折；③骨盆环单处骨折；④骨盆环双处骨折伴骨盆变形；⑤髂骨翼骨折。

一、临床表现

除骨盆边缘撕脱性骨折与骶尾骨骨折外，大都为高能量损伤，较严重的多发伤可出现低血压甚至休克。局部疼痛、活动受限，耻骨联合、腹股沟及会阴部可有皮肤瘀斑、肿胀。有移位的骨盆骨折，可有骨盆倾斜，患侧下肢缩短畸形。骨盆挤压、分离试验阳性，进行上述检查时偶然会感受到骨摩擦音。X

线摄片可显示骨折类型和骨折移位情况,必要时做 CT 检查。

二、并发症

骨盆骨折常伴有严重并发症,而且常较骨折本身更为严重,应引起重视。较常见的有:①腹膜后血肿;②腹腔内脏器损伤;③尿道或膀胱损伤;④直肠损伤;⑤神经损伤。

三、治疗

1. 治疗原则 治疗方案需结合伤员全身情况决定。首先处理危及生命的并发症,有泌尿系统损伤和腹腔脏器损伤者应及时请相关科室会诊协同处理。对腹膜后出血,应密切观察,若血压降低,需大量输血、补液,在积极非手术治疗仍未见好转时,应在抗休克同时行动脉造影并予髂内动脉栓塞术。进行腹腔手术时,切勿打开腹膜后血肿。

2. 骨盆骨折的处理 ①无移位的稳定性骨折,只需卧床休息 3~4 周。②有明显移位的耻骨上、下支骨折,可行下肢牵引复位。③单纯耻骨联合分离较轻者,可用骨盆兜悬吊固定。④髋臼骨折伴有中心型脱位者,可先行牵引复位,复位不满意者应切开复位内固定。

 素质提升

世界急救日

红十字会与红新月会国际联合会将每年 9 月的第二个星期六定为"世界急救日",呼吁各国红十字会或红新月会组织开展各项活动,普及应急救护知识和技能,宣传与推动应急救护工作。这个国际组织希望通过这个纪念日,呼吁世界各国重视急救知识的普及,让更多的人士掌握急救技能技巧,在事发现场挽救生命和降低伤害程度。2022 年 9 月 10 日是第 23 个"世界急救日",今年世界急救日的主题是:"终身学急救,救护伴我行"。

目标检测

答案解析

选择题

[A1/A2 型题]

1. 关于骨折的功能复位标准,下列错误的是

   A. 成人下肢骨折缩短不超过 1cm

   B. 长骨干横形骨折对位应达 1/3 以上

   C. 儿童下肢骨折缩短不超过 2cm

   D. 成人骨折成角移位不超过 10°,儿童不超过 15°

   E. 成人骨折分离移位不超过 2cm

2. 治疗闭合性骨折时,下列哪项不应作为切开复位的指征

   A. 骨折端有软组织嵌入,手法复位失败

   B. 关节内骨折经手法复位后对位不好

   C. 全身多处骨折

    D. 骨折并发主要血管损伤

    E. 手法复位未达到解剖复位要求

3. 关于骨折的临床表现，下列哪项描述是错误的

    A. 骨折的专有体征包括畸形、反常活动及骨擦音或骨擦感

    B. 临床未见骨折专有体征时，也可能有骨折

    C. 只要发现骨折专有体征的其中一项，即可做出骨折的明确诊断

    D. 检查可疑骨折患者时，应尽量诱发骨擦音或骨擦感的出现，以明确诊断

    E. 骨折时可以没有骨擦音或骨擦感

4. 尾骨骨折引起直肠破裂，骨盆耻骨部骨折引起尿道破裂，按骨折类型属于

    A. 开放性骨折   B. 稳定性骨折   C. 闭合性骨折

    D. 嵌插骨折   E. 病理性骨折

5. 确诊骨筋膜室综合征后，需进行的处理是

    A. 立即手术切开深筋膜减压

    B. 继续观察 1 小时，如无好转再行处理

    C. 立即撤除外固定

    D. 立即切开复位，解除对血管的压迫

    E. 应用脱水消肿药物

书网融合……

本章小结

题库

第四十六章 关节脱位

PPT

◎ **学习目标**

1. 通过本章学习，重点掌握关节脱位的概念、临床表现、诊断方法及治疗原则，关节脱位的分类，以及临床上各种常见关节脱位的诊断和手法复位方法。

2. 学习临床上各种常见关节脱位的分类和各类脱位发生的机制。具备对常见关节脱位进行检查、诊断和手法复位的能力。

≫ **情境导入**

情境描述 患者，女，45 岁，跌伤后左肩关节疼痛 1 小时。患者 1 小时前摔倒后左手掌着地，伤后左肩关节疼痛，不敢活动。就诊时右手托着左肘关节，头向左肩倾斜。伤后无腹痛，无呼吸困难，未排大、小便。既往身体健康。查体：体温 36.8℃，脉搏 90 次/分，呼吸 16 次/分，血压 90/60mmHg。神志清楚，头颈部及胸腹部检查未见明显异常。骨科专科检查：左肩部方肩畸形，弹性固定，关节盂空虚，Dugas 征（+）。患肢的感觉、运动和血液循环情况未见异常。

讨论 1. 患者初步诊断及诊断依据是什么？

2. 为明确诊断，还应做哪些辅助检查？

3. 应如何治疗？

第一节 概 述

组成关节的各骨关节面失去正常对合关系，称为关节脱位。如关节的各骨关节面仍有部分对合，则称半脱位。其中脱位的方向是以关节远端骨端移位的方向来命名。

一、分类

（一）按脱位发生的原因分类

1. 外伤性脱位 因暴力作用而引起的关节脱位，是脱位最常见的原因。

2. 先天性脱位 因胎儿发育异常或胎儿在母体内受到外界的影响而引起脱位。如髋臼发育不良引起的先天性髋关节脱位。

3. 病理性脱位 因局部病变（结核、化脓性炎症、肿瘤等）破坏关节结构而引起的脱位。如髋部化脓性关节炎引起的髋关节脱位。

4. 习惯性脱位 外伤性关节脱位因治疗不当，造成关节囊松弛，此后每遇轻微外力作用即可反复发生脱位。如习惯性肩关节脱位。

（二）按脱位后的时间分类

1. 新鲜脱位 脱位后未满 3 周。

2. 陈旧性脱位 脱位后超过 3 周。

（三）按关节腔是否与外界相通分类

1. 闭合性脱位 关节腔不与外界相通。

2. 开放性脱位 关节腔与外界相通。

（四）按脱位程度分类

1. 脱位 完全失去了正常的对合关系。

2. 半脱位 部分失去了正常的对合关系。

二、病理

外伤性关节脱位多为间接暴力所致。脱位时除构成关节的骨端有移位外，同时伴有关节囊、关节周围韧带撕裂或撕脱，有时还合并骨折或关节面软骨脱落。关节脱位后，关节腔及周围软组织被血肿充填，如不及时复位，血肿机化形成肉芽组织，继而成为纤维组织，将影响关节的复位和功能恢复。

三、临床表现与诊断

1. 病史 通常有外伤史。

2. 一般表现 局部有疼痛、肿胀、瘀斑、关节功能障碍等。

3. 特有体征 ①脱位畸形；②弹性固定；③关节空虚感。

4. X 线检查 能明确脱位的方向、程度，以及有无合并骨折等改变。

四、治疗

治疗原则是力争早期、正确手法复位，适当的固定与功能锻炼。

1. 闭合性关节脱位 以手法复位为主，具体复位方法见以下各种关节脱位的分述。手法复位成功的标志是：①关节的被动活动恢复正常；②骨性标志复原；③X 线检查证实已复位。有下列情况可予手术处理：①伴有关节内骨折；②关节内嵌入肌肉或陈旧性脱位经手法恢复失败者；③合并大血管损伤；④合并神经损伤，经手法复位，观察 2~3 个月神经功能仍未恢复。

2. 开放性关节脱位 应力争早期彻底清创，将关节复位，缝合关节囊及伤口，橡皮膜置囊外引流 48 小时，外用石膏夹板固定 2~3 周，术后注意防止感染。

第二节　肩关节脱位

肩关节脱位是指肱盂关节脱位。肱盂关节由肱骨头与肩胛盂构成。肩胛盂面积小而浅，肱骨头被包容程度差，肩关节因此获得较大的活动范围，但同时肩关节又因稳定性差而易于脱位。故其在全身关节脱位中最多见。

一、脱位机制

创伤是肩关节脱位的主要原因，多为间接暴力所致。当上肢处于外展、外旋位跌倒或受到撞击时，暴力经过肱骨传导到肩关节，使肱骨头突破关节囊而发生脱位。此外，上肢处于后伸位跌倒，或肱骨后上方直接撞击在硬物上，也可发生肩关节脱位。

根据肱骨头脱位的方向，肩关节脱位可分为前脱位、后脱位，临床上以前脱位最多见。前脱位又分为关节盂下脱位、喙突下脱位、锁骨下脱位三种类型（图46-1），其中又以喙突下脱位多见。

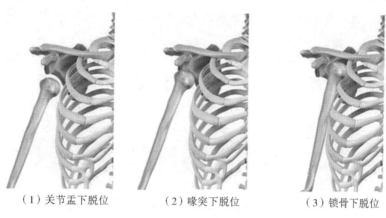

（1）关节盂下脱位　　　　（2）喙突下脱位　　　　（3）锁骨下脱位

图46-1　肩关节前脱位的三种类型

二、临床表现与诊断

1. 病史　有上肢外展、外旋或后伸着地受伤史。

2. 临床表现　肩部疼痛、肿胀，肩关节活动障碍。患者有以健手托住患侧前臂、头向患侧倾斜的特殊姿势。

3. 特有体征　①患肩呈方肩畸形（图46-2）。②Dugas征阳性。

4. X线检查　确定肩关节脱位的类型、移位方向及有无合并骨折。

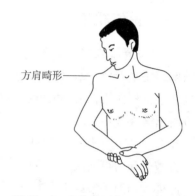

方肩畸形——

图46-2　肩关节形位（方肩畸形）

三、治疗

1. 手法复位　一般在局部浸润麻醉下，用足蹬法（Hippocrates法）复位（图46-3）。患者仰卧，术者站在患侧床边，腋窝处垫棉垫，以同侧足跟置于患者腋下靠胸壁处，双手握住患肢于外展位做徒手牵引，以足跟顶住腋部作为反牵引力。患侧肩脱位时术者用同侧足。牵引须持续，用力须均匀，牵引一段时间后肩部肌逐渐松弛，此时内收、内旋上肢，肱骨头便会经前方关节囊的破口滑入肩胛盂内，可感到有弹跳及听到响声，提示复位成功。

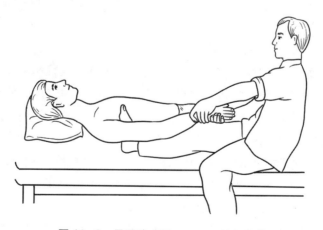

图46-3　足蹬法（Hippocrates法）复位

2. 固定方法　单纯性肩关节脱位复位后可用三角巾悬吊上肢，肘关节屈曲90°，腋窝处垫棉垫固定

3周，合并大结节骨折者应延长1~2周。部分病例关节囊破损明显，或肩带肌肌力不足者，术后摄片会有肩关节半脱位，此类病例宜用搭肩位胸肱绷带固定，即将患肢手掌搭在对侧肩部，肘部贴近胸壁，用绷带将上臂固定在胸壁，并托住肘部。

　　3. 功能锻炼　固定期间须活动腕部与手指。解除固定后，鼓励患者主动锻炼肩关节各个方向活动。对于陈旧性肩关节脱位影响上肢功能者可选择切开复位术，修复关节囊及韧带。合并神经损伤者，在关节复位后，大多数神经功能可以得到恢复。若判断为神经与血管断裂伤，应手术修复。

第三节　肘关节脱位

　　外伤是导致肘关节脱位的主要原因。在肩、肘、髋、膝四大关节脱位中，肘关节脱位的发生率居于第二位。

一、脱位机制

　　1. 肘关节后脱位　最常见。当肘关节处于半伸直位时跌倒，手掌着地，暴力沿尺、桡骨向近端传导，尺骨鹰嘴处产生杠杆作用，前方关节囊撕裂，使尺、桡骨向肱骨后方脱出（图46-4）。

　　2. 肘关节前脱位　较少见。当肘关节处于屈曲位时，肘后方遭受暴力可使尺、桡骨向肱骨前方移位。

　　此外，当肘关节处于内翻或外翻位时遭受暴力，可发生尺侧或桡侧侧方脱位。

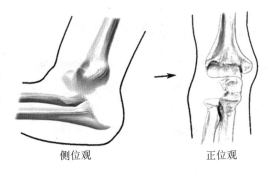

侧位观　　　　正位观

图46-4　肘关节后脱位

二、临床表现与诊断

　　1. 临床表现　上肢外伤后，肘部疼痛、肿胀、活动障碍。

　　2. 特有体征　①肘后凸畸形；②前臂处于半屈曲位，并有弹性固定；③肘后出现空虚感，可扪及凹陷；④肘后三角关系发生改变；⑤侧方脱位可合并神经损伤，有手部感觉、运动功能障碍。

　　3. X 线检查　肘部正、侧位 X 线摄片可发现肘关节脱位的移位情况、有无合并骨折。

三、治疗

　　1. 手法复位　可采用一人复位法，无须助手。

　　（1）麻醉　用2%普鲁卡因或1%利多卡因10ml肘关节内麻醉或臂丛麻醉。

　　（2）复位　术者站在患者的前面，将其患肢提起，环抱术者的腰部，使肘关节置于半屈曲位置。以一手握住患者腕部，沿前臂纵轴做持续牵引，另一手拇指压住尺骨鹰嘴突，亦沿前臂纵轴方向做持续推挤动作直至复位。也可用双手握住上臂下段，8个手指在前方，2个拇指压在尺骨鹰嘴突上，肘关节处于半屈曲位，拇指用力方向沿前臂的纵轴，其他8个手指则将肱骨远端推向后方。

　　（3）复位成功的标志　肘关节恢复正常活动，肘后三角关系恢复正常。

　　2. 固定　用长臂石膏托固定肘关节于屈曲90°，再用三角巾悬吊胸前2~3周。

　　3. 功能锻炼　在固定期间即应开始肌肉舒缩锻炼，嘱患者进行肱二头肌收缩动作，并做手指与腕部活动。解除固定后应及早练习肘关节屈、伸和前臂旋转活动。

第四节　桡骨头半脱位

桡骨头半脱位在临床上常见于 5 岁以下的小儿。

一、脱位机制

桡骨头及颈位于肘关节囊内，没有韧带、肌腱附着，因此稳定性较差。由于儿童桡骨头发育尚不完全，环状韧带薄弱，当儿童腕、手被向上提拉、旋转时，肘关节囊内负压增加，使薄弱的环状韧带或部分关节囊嵌入肱骨小头与桡骨头之间，在牵拉力取消后，桡骨头不能回到正常解剖位置，形成桡骨头半脱位。

二、临床表现与诊断

1. 儿童的腕、手有被向上牵拉受伤史。
2. 患儿感肘部疼痛，活动受限，前臂处于半屈曲位及旋前位。
3. 检查肘部外侧有压痛。
4. X 线摄片常不能发现桡骨头有脱位改变。

三、治疗

不需麻醉即可进行手法复位。术者一手拇指向后内方抵住患儿桡骨小头，另一手握住其腕部，稍加牵引及前后旋转，若有弹响感且疼痛消失、活动恢复，说明已复位。复位后最好屈肘悬吊前臂 3 天。

复位后不必固定，但须告诫家长，儿童容易发生桡骨头半脱位，不可再次暴力牵拉儿童上肢，以防复发。一旦发现患儿疼痛难忍、患侧手臂不能动弹时，应及时就诊。

第五节　髋关节脱位

髋关节是一种典型的杵臼关节且又有坚强的韧带与强壮的肌群包绕而十分稳固。只有强大的暴力（如车祸）才会引起，髋关节脱位，并且常伴有多发性创伤。按股骨头脱位后的方向，髋关节脱位可分为前脱位、后脱位和中心脱位三种类型，其中以后脱位最为常见。

一、髋关节后脱位

据统计，髋关节后脱位在全部髋关节脱位中占85%～90%。

（一）脱位机制

常发生于交通事故。事故发生时，患者的体位处于屈膝及髋关节屈曲、内收，股骨则有轻度的内旋，当膝部受到暴力时，股骨头即从髋关节囊的后下部薄弱区脱出。

（二）临床表现与诊断

1. 明显外伤史，通常暴力很大。例如车祸或高处坠落。
2. 有明显的疼痛，髋关节不能主动活动。
3. 患肢缩短，髋关节呈屈曲、内收、内旋畸形。
4. 可以在臀部摸到脱出的股骨头，大转子上移明显（图46－5）。

5. 如合并坐骨神经损伤，多表现为腓总神经损伤为主的体征，如足下垂、趾背伸无力和足背外侧感觉障碍等。

6. X 线检查可了解脱位情况以及有无骨折，必要时行 CT 检查了解骨折移位情况。

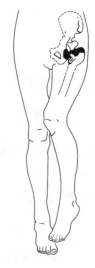

图 46 - 5　髋关节后脱位畸形

（三）治疗

1. 复位　髋关节脱位复位宜早，最初 24~48 小时是黄金时期，最宜 24 小时内复位完毕；48~72 小时后再行复位十分困难且并发症增多，关节功能亦明显减退。复位时需肌肉松弛，必须在全身麻醉或椎管内麻醉下行手法复位。

常用的复位方法为提拉法（Allis 法）：患者仰卧于地上，一助手蹲下用双手按住其髂嵴以固定骨盆。术者面对患者站立，先使其髋关节及膝关节各屈曲至 90°，然后以双手握住患者的腘窝做持续的牵引，或以前臂的上段套住腘窝做牵引，待肌肉松弛后，略行外旋，便可以使股骨头还纳至髋臼内（图 46 - 6）。此时可以感到明显的弹跳与响声，提示复位成功。复位后畸形消失，髋关节活动亦恢复。

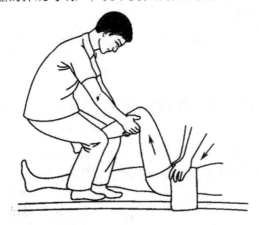

图 46 - 6　提拉法（Allis 法）

2. 固定　复位后用绷带将双踝暂时捆在一起，在髋关节保持伸直位下将患者搬运至床上，患肢做皮肤牵引或穿丁字鞋 2~3 周，无须石膏固定。

3. 功能锻炼　卧床期间做股四头肌收缩动作。2~3 周后开始活动关节，4 周后扶双拐下地活动，3 个月后可完全承重。

二、髋关节前脱位

（一）脱位机制

髋关节前脱位临床较少见。常发生于以下两种情况。

1. 交通事故　患者髋关节处于外展位，膝关节屈曲，并顶撞于前排椅背上，急刹车时膝部受力，股骨头即从髋关节囊前方的内下部分薄弱区穿破脱出。

2. 高空坠下　患者股骨外展、外旋髋后部受到直接暴力作用。

（二）临床表现与诊断

1. 强大暴力所致外伤史。

2. 有明显的疼痛，髋关节不能主动活动。患肢呈外展、外旋和屈曲畸形（图 46 - 7）。

3. 腹股沟处肿胀，可以摸到股骨头。

4. X 线摄片可以了解脱位方向。

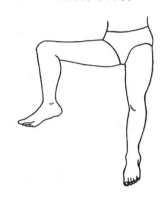

图 46 - 7　髋关节前脱位畸形

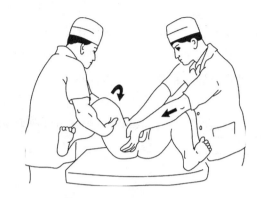

图 46 - 8　髋关节前脱位复位

（三）治疗

1. 复位　在全身麻醉或椎管内麻醉下手法复位。患者仰卧于手术台上，术者握住伤侧腘窝部位，使髋轻度屈曲与外展，并沿着股骨的纵轴做持续牵引。一助手站在对侧以双手按住患者大腿上 1/3 的内侧面与腹股沟处施加压力。术者在牵引下做内收及内旋动作，即可复位（图 46 - 8）。

2. 固定　同"髋关节后脱位"。

3. 功能锻炼　同"髋关节后脱位"。

三、髋关节中心脱位

（一）脱位机制

暴力来自侧方，直接撞击在股骨粗隆区，使股骨头水平状移动，穿过髋臼内侧壁而进入骨盆腔。髋关节中心脱位都伴有髋臼骨折：如果受伤时下肢处于轻度内收位，则股骨头向后方移动，产生髋臼后部骨折；如下肢处于轻度外展与外旋，则股骨头向上方移动，产生髋臼爆破型粉碎性骨折。

（二）临床表现与诊断

1. 暴力外伤病史　交通事故或自高空坠下。

2. 全身表现　合并腹腔脏器损伤、后腹膜间隙内出血等导致失血性休克。

3. 主要体征　①髋部肿胀、疼痛、活动障碍；②大腿上段外侧方往往有大血肿；③肢体短缩情况：取决于股骨头内陷的程度。

4. 影像学检查　X 线检查可以了解伤情，CT 检查可以对髋臼骨折有三维概念的了解。

（三）治疗

1. 急救处理　及时处理低血容量性休克及腹部内脏损伤。

2. 髋关节中心脱位本身的治疗　根据具体情况做如下处理。

（1）股骨头轻度内移者，可不必复位，仅做短期皮肤牵引。

（2）股骨头内移较明显者，最好做大转子侧方牵引。

（3）髋臼骨折复位不良者、股骨头不能复位者、同侧有股骨骨折者，都需要切开复位，用螺丝钉或特殊钢板做内固定，如髋臼损毁严重往往会发生创伤性骨性关节炎，必要时可施行关节融合术或全髋置换术。

知识链接

先天性髋关节脱位

　　先天性髋关节脱位也称发育性髋关节脱位，是儿童最常见的下肢先天畸形，不同地区发病率不同，我国的发病率为 0.9‰~1.2‰。女孩较男孩多，男女之比约为 1:5。双侧均可发病，单侧约为双侧的一倍，左侧多于右侧，其比例为 2:1。本病的真正病因目前仍不十分清楚，可能与下列因素有关：子宫内位置不正的机械因素，遗传因素，韧带松弛，内分泌因素，产后环境因素（如新生儿的包裹方法，我国北方地区习惯将新生儿两髋伸直位包裹，所以发病率较高。）

目标检测

答案解析

选择题

[A1/A2 型题]

1. 下列关节脱位的特有体征，叙述正确的是

　　A. 肿胀，畸形，功能障碍　　　　　　B. 压痛，肿胀，瘀斑

　　C. 畸形，反常活动，关节空虚　　　　D. 畸形，反常活动，弹性固定

　　E. 畸形，弹性固定，关节空虚

2. 下列属于关节脱位特有体征的是

　　A. 疼痛　　　　　　B. 功能障碍　　　　　　C. 肿胀

　　D. 弹性固定　　　　E. 以上都不是

3. 患儿，女，5 岁，母亲单手牵拉其左手上楼梯后突然哭闹，不愿屈肘持物。首先考虑的诊断是

　　A. 左肱骨髁上骨折　　B. 左腕关节脱位　　　C. 左桡骨头半脱位

　　D. 左肘关节脱位　　　E. 左肩关节脱位

4. 患者，女，45 岁，在下楼梯过程中不慎摔倒致右髋部疼痛、畸形。查体：右下肢呈内收、缩短、屈曲畸形，右下肢足尖指向左足背。最可能的诊断是

　　A. 股骨颈骨折　　　　B. 股骨干骨折　　　　C. 髋关节后脱位

　　D. 髋关节前脱位　　　E. 骨盆骨折

5. 肘后三角关系失常应考虑

　　A. 肱骨髁上骨折　　　B. 肘关节脱位　　　　C. 桡骨小头脱位

　　D. 尺、桡骨双骨折　　E. 肱骨外科颈骨折

书网融合……

本章小结　　　　　　　　　题库

第四十七章　手外伤及断肢（指）再植

PPT

>> 情境导入

　　情境描述　患者，男，52 岁，因"右手拇指电锯伤后疼痛、出血半小时"入院。患者，木工，于半小时前在工作时不慎被电锯伤及右手拇指，当即出现右手拇指持续性剧烈疼痛、出血，无面色苍白、出冷汗、意识障碍等其他不适，现场简单包扎 止血后急诊入院。全身查体：体温 36.7℃、脉搏 89 次/分、呼吸 20 次/分、血压 130/86mmHg。神志清楚，自动体位，口唇黏膜无苍白。痛苦貌，巩膜无黄染，皮肤无皮疹及出血点。头、颈、心、肺、腹未见异常，脊柱、四肢无异常发现，生理反射存在，病理反射未引出。专科查体：右手拇指不全离断，创口挫伤明显，末梢循环及感觉差，皮肤颜色苍白。X 线检查：右手拇指末节骨折。

　　讨论　1. 该患者初步诊断及诊断依据是什么？

　　　　　2. 为明确诊断，还应追问哪些病史并完善何种进一步检查？

　　　　　3. 应与哪些疾病鉴别？

第一节　手外伤概述

　　手外伤在临床上十分常见，手外科目前已经成为一门独立的学科。由于手部解剖复杂、功能精细，手外伤伤情通常十分复杂，因此早期进行正确的诊断与处理是治疗手外伤的关键环节。

一、常见致伤原因

　　1. 刺伤　由尖锐物如钉、针、竹尖等刺伤所致。特点是伤口小、损伤深，常伤及深部组织，并将污物带入伤口，导致异物存留及深部组织感染。

　　2. 锐器伤　由锐器如刀片、切纸机、电锯等切割所致。伤口一般较整齐，深浅不一，污染较轻，出血较多。常可切断深部组织，如血管、神经、肌腱等。严重者导致指端缺损、断指或断肢。

　　3. 钝器伤　由钝器打击或重物砸伤所致。常造成皮肤裂伤和组织挫伤，严重者可导致皮肤撕脱，肌腱、神经损伤和骨折，甚至手指或全手部各种组织严重损毁。

　　4. 挤压伤　由外力如门窗、车轮挤压所致。门窗挤压可致指端损伤，如甲下血肿、甲床破裂、远节指骨骨折等。车轮、机器滚轴挤压，则可致广泛的皮肤撕脱甚至全手部皮肤脱套伤，多发性开放性骨折和关节脱位，以及深部组织严重破坏。

5. 火器伤 由鞭炮、雷管爆炸或高速弹片所致。爆炸伤伤口极不整齐，损伤范围广泛，常致大面积皮肤及软组织缺损和多发性粉碎性骨折。由于污染严重、坏死组织多，极易发生感染。

二、检查与诊断

手外伤检查应坚持全身检查与手部检查并重的原则。全身检查应特别注意有无可能危及生命的重要部位、器官的损伤；手部检查应系统全面，以便对手部血管、神经、肌腱等重要组织损伤做出全面正确判断。手部检查项目如下。

1. 皮肤损伤的检查

（1）伤口部位和性质 根据局部解剖关系，初步推测是否存在皮下重要组织如血管、神经、肌腱等损伤。

（2）皮肤缺损的估计 创口皮肤是否有缺损，缺损范围大小。判断能否直接缝合或需要植皮等。

（3）皮肤活力的判断 损伤性质是影响皮肤活力的重要因素。下列方法有助于判断皮肤活力：①颜色与温度；②毛细血管回流试验；③边缘出血状况；④撕脱皮肤的具体情况，如形状和大小、长宽比例、顺行或逆行等。

2. 血管损伤的检查 了解手部主要血管有无损伤以及损伤的性质和程度。根据手指的颜色、温度，毛细血管回流试验和血管搏动进行判断。

3. 神经损伤的检查 手部外伤时所致神经损伤主要表现为手部感觉功能和手内在肌功能障碍（图 47－1）。

（1）正中神经损伤 拇短展肌麻痹所致拇指对掌功能障碍及拇、示指捏物功能障碍，手掌桡侧半，拇、示、中指和无名指桡侧半掌面，拇指指间关节和示、中指及无名指桡侧半近侧指间关节以远背侧的感觉障碍。

（2）尺神经损伤 第 3、4 蚓状肌麻痹所致环、小指"爪形手"畸形；骨间肌和拇收肌麻痹所致 Froment 征，即示指用力与拇指对指时，呈现示指近侧指间关节明显屈曲、远侧指间关节过伸及拇指掌指关节过伸、指间关节屈曲，以及手掌尺侧、无名指尺侧和小指掌侧与背侧的感觉障碍。

（3）桡神经损伤 腕部以下无运动支，仅表现为手背桡侧及桡侧 2 个半手指背侧近侧指间关节近端的感觉障碍。

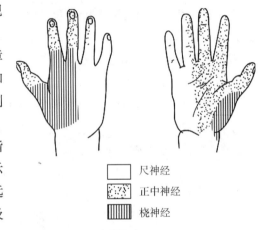

☐ 尺神经
▨ 正中神经
▥ 桡神经

图 47－1 手部感觉神经的分布

4. 肌腱损伤的检查 肌腱断裂表现为手的休息位发生改变，如屈指肌腱断裂时该手指伸直角度加大，伸指肌腱断裂则表现为该手指屈曲角度加大，而且该手指的主动屈指或伸指功能丧失。临床上还会出现一些典型的畸形，如指深、浅屈指肌腱断裂，该手指呈伸直状态；掌指关节背侧近端的伸指肌腱断裂则掌指关节呈屈曲位，近节指骨背侧伸指肌腱损伤则近侧指间关节呈屈曲位，而中节指骨背侧的伸指肌腱损伤则手指末节屈曲呈"锤状指"畸形。但应注意的是，对于同一关节功能有多条肌腱参与作用者，其中一条肌腱损伤可不表现出明显的功能障碍，避免漏诊。

屈指肌腱的检查方法如下。①指深屈肌腱断裂：固定伤指中节，嘱患者主动屈曲远侧指间关节，若不能屈曲则为指深屈肌腱断裂。②指浅屈肌腱断裂：固定除被检查者伤指外的其他 3 个手指，嘱患者主动屈曲近侧指间关节，若不能屈曲则为指浅屈肌腱断裂。当指深、浅屈肌腱均断裂时，则该指两指间关节不能屈曲（图 47－2）。③拇长屈肌腱断裂：固定拇指近节，嘱患者主动屈曲指间关节，若不能屈曲则为拇长屈肌腱断裂。

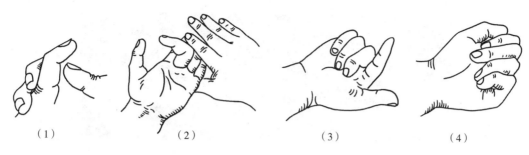

图47-2　屈指肌腱的检查方法

（1）指深屈肌腱检查法　　（2）指浅屈肌腱检查法　　（3）指深、浅屈肌腱检查法　　（4）指深屈肌腱断裂

5. **骨关节损伤的检查**　手外伤出现局部疼痛、肿胀及功能障碍者，应疑有骨关节损伤。拍摄 X 线片可以了解骨折、脱位的类型和移位情况。由于掌骨在侧位片时重叠，故还应加拍斜位片。

三、现场急救

手外伤的急救处理包括止血、创口包扎、局部固定和迅速转运。

1. **止血**　局部加压包扎是手部创伤最简便而有效的止血方法。只有大血管损伤所致大出血才采用止血带止血。但禁止在腕部捆扎止血，因为这样只能阻断手部静脉回流，不能完全阻断动脉血流，出血反而会更严重。

2. **创口包扎**　用无菌敷料或清洁布类包扎伤口，防止创口进一步被污染，创口内不要自行涂用药水、药物。

3. **局部固定**　局部固定可以减轻伤员疼痛，并避免进一步加重组织损伤。因此手外伤无论是否有明显骨折，均应就地取材（如木板、竹片、硬纸板等），适当加以固定，并且固定范围应达腕关节以上。

四、治疗原则

1. **早期彻底清创**　一般应争取在伤后6~8小时内进行，时间较长的创口应根据污染程度而定。清创应在良好的麻醉和气囊止血带控制下进行。根据解剖结构，从浅层到深层依次将各种组织进行清创。清创时应注意创缘皮肤不宜切除过多，特别是手掌及手指，避免缝合时张力过大。对于挫伤的皮肤注意判断其活力，以便决定切除或保留。对于深部组织，在保证清创彻底的前提下，尽可能保留血管、神经、肌腱等重要组织。

2. **深部组织修复**　尽量修复深部组织，恢复重要组织如肌腱、神经、骨关节的连续性，以便尽早恢复功能。创口污染严重、组织损伤广泛、伤后时间超过12小时，或者缺乏必要的条件者，仅做清创处理，待创口愈合后，再行二期修复。但骨折和脱位在任何情况下，均必须立即复位固定，从而为软组织修复和功能恢复创造有利条件。

3. **一期闭合创口**　无明显皮肤缺损者可直接缝合。但创口如果纵行越过关节、与指蹼边缘平行或与皮纹垂直者，则采用 Z 字成形术。有皮肤缺损者，如果基底部软组织良好或深部重要组织能用周围软组织覆盖者，可采用自体游离皮肤移植。但是皮肤缺损者，如果伴有重要深部组织如肌腱、神经、骨关节外露者，可采用皮瓣移植。

4. **术后妥善处理**　用石膏托、金属板、支具等将患肢固定于腕关节功能位、掌指关节屈曲位、指间关节微屈位。如关节破坏严重而难以恢复活动功能者，手部各关节应固定于功能位（图47-3，图47-4）。神经、肌腱和血管修复后固定的位置应以能够使修复的组织无张力为原则。固定时间一般为：血管吻合后固定2周，肌腱缝合后固定3~4周，神经修复后根据有无张力固定4~6周，关节脱位为3周，骨折为4~6周。术后抬高患肢，防止肿胀，应用破伤风抗毒素并用抗生素预防感染。

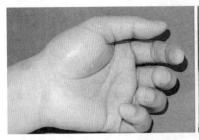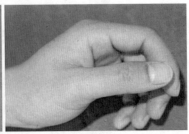

图 47-3 手的休息位

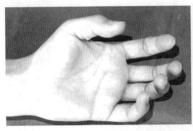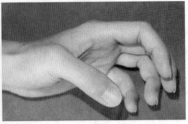

图 47-4 手的功能位

第二节　常见手外伤处理

一、手部骨折

手部骨折治疗目的是恢复关节的活动功能。治疗原则为早期准确复位、有效固定和功能锻炼。

1. 腕舟骨骨折　多因跌倒时手部支撑地面，腕关节强烈背伸和桡偏引起。骨折后表现为腕关节肿胀、鼻烟窝部明显压痛、活动受限。对于未移位者，采用短臂石膏管型外固定，固定时间为 8~10 周（图 47-5）。

2. 第一掌骨基底部骨折　多因直接外力引起，骨折位于第一掌骨基底部 1cm 处。一般采用手法复位，拇指置于外展位，石膏外固定 4~6 周。如反复移位，可用经皮克氏针内固定。

3. 掌骨骨折　手法复位后可用石膏外固定 6 周。对复位不满意或多发性骨折者可行切开复位内固定。

4. 指骨骨折　手法复位后可用金属板或石膏外固定，手法复位不满意或不稳定者，可行切开复位内固定。末节

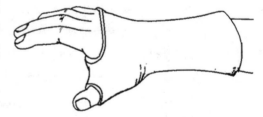

图 47-5　腕舟骨骨折石膏外固定

指骨骨折，多无明显移位，一般无须内固定。末节指骨远端的粉碎性骨折可视为软组织损伤处理。

二、肌腱与神经损伤

1. 肌腱损伤　手部肌腱损伤原则上均应进行一期修复。临床上伸指肌腱无腱鞘，断裂后一期修复效果良好。屈指肌腱损伤现在也主张在清创后行一期修复。对于单纯指浅屈肌腱损伤，因其功能可被指深屈肌腱所替代，可不予修复。

肌腱缝合的方法很多，如双十字缝合法、编织缝合法、Bunnell 缝合法、钢丝抽出缝合法、（改良）Kessler 缝合法等（图 47-6）。

2. 神经损伤 神经断裂提倡早期修复。只要条件允许，应尽量在清创时进行一期修复。如缺乏条件，清创时可将两断端的神经外膜固定于周围组织，记录损伤情况，待伤口愈合2~3周后再行二期手术修复。

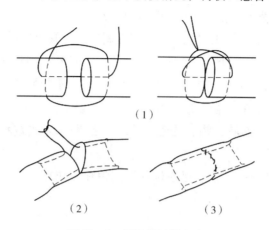

（1）

（2）　　　　　　　　（3）

图47-6 常用肌腱缝合法

（1）双十字缝合法；（2）Kessler缝合法；（3）改良Kessler缝合法

三、开放性损伤

手部皮肤损伤即为手部开放性损伤。手部皮肤损伤的处理有以下不同情况。

1. 单纯手指皮肤损伤 多可直接缝合创口。如果有皮肤缺损，应根据部位以及伤口的形状和大小不同，酌情采用皮瓣移位修复。

2. 手背部皮肤损伤缺损 如果无深部组织外露，并且肌腱周围组织完整者，可采用带真皮血管网的皮肤移植修复。如果有深部组织外露，可采用带蒂或吻合血管的皮瓣移植方法予以修复。

3. 手部撕脱伤 手部不同部位的撕脱伤有不同的修复方法，但效果不甚理想。

第三节　断肢（指）再植

外伤所致肢体组织完全断离，或虽有残存组织相连，但在清创时必须切除者，均称为完全性断肢；肢体骨折或脱位伴2/3以上软组织断离主要血管断裂，不修复血管远端肢体将发生坏死者，称为不完全性断肢。

 素质提升

世界首例断肢再植手术

1963年1月2日，上海机床钢模厂青年工人王存柏，在工作时右手腕关节以上一寸处不慎被冲床完全切断，半小时后被送到上海市第六人民医院救治。王存柏的伤情非常严重，当时国内外处理此类伤情的方式，大多是为患者清洗伤口、消毒、缝合、包扎，在有条件的情况下安装一个假肢。不过王存柏的主治医生陈中伟、钱允庆并没有按照惯例进行处理。他们敢为天下先，通过重新连接患者的肌肉、肌腱、骨头、神经以及血管，成功为王存柏进行了断肢再植。术后，王存柏的右手恢复了屈、伸、转、翻等功能，不仅能握笔写字、打乒乓球，还能提4kg的重物。当年9月，在罗马举行的第20届国际外科手术会议上，来自世界各国的外科专家一致认为，由陈中伟、钱允庆等医生共同完成的断肢再植手术，为世界医学史上首例成功的断肢再植病例。陈中伟被赞誉为"世界断肢再植之父"，上海市第六人民医院也被称为"中国断肢再植的摇篮"。

一、现场急救

现场急救包括止血包扎、保存断肢（指）和迅速转送。

1. 止血包扎　创面用清洁敷料加压包扎，对不能控制的大血管出血可用止血带止血。

2. 保存断肢（指）　离断肢体的保存是现场急救的关键步骤。如近距离转送，将离断的肢体用无菌敷料或清洁布类包好即可。如远距离转送，则应采用干燥冷藏法保存，即将断肢（指）用无菌或清洁敷料包好，放入塑料袋中再放在加盖的容器内，外周加冰块保存。但不能让断肢（指）与冰块直接接触，也不能用任何液体浸泡。断肢（指）送达医院后，立即用无菌敷料包好，置于无菌盘上，放进4℃冰箱内保存备用。

3. 迅速转送　将伤者连同断肢（指）迅速送往医院治疗。注意不完全性断肢（指）转运时应将肢体用木板固定。

二、适应证及禁忌证

全身情况良好是断肢（指）再植的必要条件。此外，还应考虑以下因素。

1. 肢体条件　与受伤的性质有关。切割伤常断面整齐，污染较轻，再植成活率高，效果较好。撕裂伤组织损伤广泛，且血管、神经、肌腱从不同平面撕脱，再植成功率和功能恢复均较差。

2. 再植时限　原则上是越早越好，应分秒必争。一般以6~8小时为限，如伤后早期开始冷藏保存，可适当延长。再植时限与离断平面有密切关系：高位断肢（如上臂和大腿离断），时限宜严格控制；断指再植可延长至12~24小时。

断肢（指）再植的禁忌证：①患全身性慢性疾病，或有出血倾向者。②断肢（指）多发性骨折及严重软组织挫伤，血管床严重破坏者。③高温下离断时间过长，并且断肢（指）未经冷藏保存者。④本人无再植要求且不能合作者。

三、手术原则

1. 彻底清创　清创是手术的重要步骤。一是清创时可以进一步评估离断肢（指）体组织损伤情况；二是要仔细寻找和修整重要组织，如血管、神经、肌腱，并分别予以标记。

2. 修整、重建骨支架　适当修整和缩短骨骼，以保证血管、神经在无张力下缝合，肌腱或肌肉在适当张力下缝合。对骨骼内固定的要求是简便迅速、剥离较少、固定可靠、愈合较快。可根据情况选用合适内固定。

3. 缝合肌腱、肌肉　重建骨支架后，先缝合肌腱再吻合血管。缝合的肌腱应以满足手部和手指主要功能为准，而不必将离断的所有肌腱均予以缝合。如断指再植时缝合伸指肌腱和指深屈肌腱即可。

4. 重建血循环　将动、静脉彻底清创至正常组织，在无张力下吻合，通常先吻合静脉，后吻合动脉。一般应将主要血管全部吻合，吻合血管的数目应尽可能多，动、静脉比例以1:2为宜。如有血管缺损应行血管移位或移植。

5. 缝合神经　神经应尽可能在无张力状态下一期缝合，如有缺损应立即行神经移植修复。

6. 闭合创口　断肢（指）再植的创口应完全闭合，不应遗留任何创面。皮肤直接缝合时，为了避免形成环形瘢痕，可采用Z字成形术。如有皮肤缺损，应立即采用中厚或全厚皮片覆盖创面或采用局部皮瓣转移修复。

7. 包扎　温生理盐水洗去血迹，用多层松软敷料包扎，指间分开，指端外露，以便观察血液循环。手、腕于功能位予石膏托固定。固定范围根据断肢部位，从手指至前臂近端，必要时超过肘关节。

四、术后处理

1. 密切观察全身反应　一般低位断肢（指）再植术后全身反应较轻。高位断肢再植，特别是缺血时间较长的，因为代谢产物吸收严重而出现休克和再植肢体血循环不良等表现，应及时处理。如情况无好转，必要时须截除再植的肢体。

2. 定期观察再植肢体血循环　再植肢体血循环观察的指标：皮肤颜色、皮温、毛细血管回流试验、指（趾）腹张力及指（趾）端侧方切开出血等。一般需及时处理术后 48 小时内的血管痉挛或栓塞，否则易血管危象而危及再植肢体的成活。

3. 预防血管痉挛及血栓形成　病房应保持温暖安静，禁止吸烟，必要时麻醉以止痛和防止血管痉挛发生，适当应用抗凝、解痉药物。

4. 应用抗生素预防感染　如有高热，首先应打开创口，观察是否有局部感染，必要时应用抗生素预防感染。

5. 进行适当的功能锻炼　再植肢体成活后，应积极进行主动和被动功能锻炼，并适当辅以物理康复治疗，促进功能恢复。

目标检测

答案解析

选择题

[A1/A2 型题]

1. 患者，女，35 岁，在车床操作时不慎中指被离断，来院进行断指再植。术后 12 小时，患指苍白，皮温比健侧低 2.5V。经解除包扎、解痉药物等处理后未好转，此时应采取

　　A. 抬高患肢，保温　　　　　　　　　　B. 立即手术探查吻合血管的情况

　　C. 臂丛神经阻滞麻醉　　　　　　　　　D. 应用抗凝、溶栓药物

　　E. 用热水袋保温，继续观察

2. 患者，男，36 岁，在使用刀具过程中右手中指掌指关节处掌面被宽 2cm 锐器刺伤 2 小时入院。查体发现中指呈伸直位，感觉障碍，手指苍白发凉，Allen 试验阳性。可诊断为

　　A. 手指不全离断伤

　　B. 开放性指骨骨折

　　C. 左中指屈指肌腱，指两侧固有神经和指动脉开放性损伤

　　D. 手指固有神经损伤

　　E. 伤口已感染

3. 患者，女，32 岁，工人，1 小时前在操作过程中不慎左肱骨中段被机器绞伤，致上臂仅后侧有 3cm 左右的皮肤相连，该皮肤有较重的挫伤，其余组织完全离断。经医生检查诊断为左上臂完全离断伤，该患者的治疗方案为

　　A. 断肢再植术

　　B. 清创后，残端缝合

　　C. 清创术，左肱骨内固定术

　　D. 清创后，左肱骨内固定术，修复损伤血管

　　E. 清创后，左肱骨内固定术，修复损伤神经

4. 患者，女，26 岁，右上肢外伤，肘关节离断后行断肢再植，术后 24 小时再植患手轻度肿胀，指甲略发绀，毛细血管反应存在，针刺指尖部有鲜红的血液溢出，皮温较健侧高 0.5℃。其原因可能是

    A. 静脉栓塞或痉挛

    B. 动、静脉栓塞或痉挛

    C. 创口部有活动性出血

    D. 患者发生凝血功能障碍

    E. 动脉栓塞或痉挛

5. 手部开放性损伤中撕脱伤的特点是

    A. 创缘无任何规律可循

    B. 创缘小而深，可损伤深部组织

    C. 创缘整齐，污染较轻，但出血多

    D. 创口不规律，伴有多发性骨折和手内在肌挫伤

    E. 可有皮肤脱套伤，肌腱被拉出，骨骼可能破坏

书网融合……

本章小结

题库

第四十八章 周围神经损伤

PPT

◎ 学习目标

1. 通过学习本章，掌握周围神经损伤的临床表现、诊断要点、鉴别诊断及治疗原则。

2. 学会周围神经损伤的病因、病理类型、手术操作步骤及康复治疗；周围神经的解剖及生理。具备对周围神经损伤进行初步诊断及处理的能力。

≫ 情境导入

情境描述 患者，女，25岁，右侧腕部外伤2小时。2小时前患者骑车撞上玻璃，划伤右侧腕部，右拇指活动受限，急诊入院。无胸痛、腹痛、意识障碍等其他不适。全身查体：体温36.7°C、脉搏90次/分、呼吸20次/分、血压120/84mmHg，神志清楚，自动体位，口唇黏膜无苍白。痛苦貌，巩膜无黄染，皮肤无皮疹及出血点。颈部无抵抗。咽部充血，双侧扁桃体无肿大。双肺呼吸音清，闻及干、湿性啰音。心率88次/分，心律齐，各瓣膜听诊区未闻及杂音。腹平坦，腹肌软，肝、脾肋缘下未触及。脊柱无异常发现，生理反射存在，病理反射未引出。专科查体：右侧拇指对掌功能障碍和手的桡侧半感觉障碍，示、中指远节感觉消失。

讨论 1. 患者初步诊断及诊断依据是什么？

2. 为明确诊断，还应追问哪些病史并完善哪种进一步检查？

3. 应与哪些疾病鉴别？

第一节 概 述

周围神经损伤是指各种原因致周围神经干或其分支产生病理学改变或连续性中断，使其支配的靶器官或区域出现感觉或运动等功能障碍。

一、损伤分类

1. 神经传导功能障碍 表现为神经暂时失去传导功能，但无明显结构改变，无变性，可自行恢复功能。多因轻度牵拉或短时间压迫等引起。

2. 神经轴索中断 表现为远端神经纤维及髓鞘发生变性或脱髓鞘。

3. 神经断裂 神经功能丧失，需经手术修复，才能恢复功能。

二、病理与再生

周围神经损伤后，神经纤维、神经元胞体、靶器官均会出现病理改变。神经纤维轴索远端及髓鞘在伤后数小时即发生 Waller 变性，吞噬细胞增生并清除碎裂溶解的轴索与髓鞘，经2~3周施万细胞增生，形成中空的管道。近端也发生同样变化，但范围只限于1~2个郎飞结。

神经再生时，近端的神经纤维沿施万鞘长入远端，并以每天1~2mm的速度生长，直到终末器官恢复功能。同时施万细胞逐渐围绕再生的轴索形成新的髓鞘。如损伤神经不能再生，近端再生的神经纤维迂曲形成球状膨大，成为假性神经瘤。

伤后神经纤维远端分泌并释放一些神经活性物质，可诱导近端再生的神经纤维按感觉和运动功能特性定向长入相应的神经远端。

神经断裂后其终末器官肌纤维和感觉小体发生萎缩，时间久后运动终板亦同时发生变性、消失而影响功能恢复。

三、临床表现与诊断

1. 外观　周围神经损伤后因关节活动的肌力平衡失调，可出现一些特殊的畸形，如桡神经肘上损伤的垂腕畸形，尺神经腕上损伤的"爪形手"，正中神经损伤的"猿手"，腓总神经损伤的足下垂等（图48-1）。

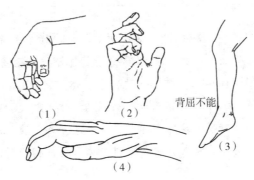

图48-1　周围神经损伤所致特殊畸形
（1）垂腕；（2）爪形手；（3）足下垂；（4）猿手

2. 运动功能障碍　周围神经损伤后其所支配的肌肉呈弛缓性瘫痪，主动运动、肌张力和腱反射均消失。应注意逐一检查每块肌肉的肌力变化，并与健侧对比。

3. 感觉功能障碍　神经断裂后，皮肤感觉消失，由于感觉神经有重叠支配，检查感觉消失以该神经的绝对支配区为准。部分神经损伤的感觉障碍表现为减退、过敏或异常。检查时注意与健侧对比。感觉功能检查对神经功能恢复的判定具有重要意义。

4. 神经反射　周围神经损伤后可出现深反射减退或消失，如膝腱反射、跟腱反射等。

（1）自主神经功能障碍　以交感神经功能障碍为主，神经损伤后即可出现血管扩张、汗腺停止分泌，主要表现为皮肤潮红、皮温增高、干燥无汗等。晚期可因血管收缩表现为皮肤苍白、皮温降低、皮纹变浅等。无汗区域一般与感觉消失的范围一致。

（2）叩击试验（Tinel征）　局部按压或叩击神经干可出现相应区域针刺性疼痛，并有触电感和放射痛，为Tinel征阳性。对神经损伤的诊断及功能恢复的评估有重要意义。

（3）电生理检查　肌电图和体感诱发电位检查对判断神经损伤的部位和程度以及帮助观察损伤神经再生及功能恢复情况具有重要价值。

四、治疗

（一）治疗原则

周围神经损伤的治疗原则是尽可能早地恢复神经的连续性。

1. 闭合性损伤　大部分可予观察3个月。观察期间进行必要的药物、物理治疗及适当功能锻炼，防止肌萎缩、关节僵硬，并监测 Tinel 征和肌电图检查以进行评估，如连续两次无改善，或超过 3 个月仍无神经功能恢复者应行手术探查。

2. 开放性损伤　根据损伤的性质、程度和污染情况决定手术时机。

（1）一期修复　伤后 6~8 小时内即行神经修复。适用于伤口清洁，神经断端整齐、无缺损者。

（2）延迟一期修复　伤后 2~4 周方行一期神经修复，适用于伤口无感染者。

（3）二期修复　伤后 2~4 个月，适用于伤口曾感染及早期清创时未发现神经损伤者或火器伤、高速震荡伤，其损伤的程度和范围不易确定者。

（二）手术方法

常见周围神经损伤的修复方法如下。

1. 神经松解术　分为神经外松解术及神经内松解术。并将已游离减压的神经移至血供良好的组织床，以利恢复。

2. 神经缝合术　切除神经两断端的瘢痕后，将其在无张力下缝合，分为神经外膜缝合术、神经束膜缝合术和神经束膜 – 外膜联合缝合术三种。

3. 神经移植术　神经缺损若超过 2~4cm 或该神经直径的 4 倍以上，常需行神经移植术。

4. 神经移位术　适用于神经近端毁损性损伤，无法进行修复者。可将功能不重要的神经离断，将其近端移位到功能重要的损伤神经远端，以恢复肢体的重要功能。

5. 神经植入术　适用于神经远端在其进入肌肉处损伤或感觉受体等终末效应器的损伤。可将神经近端分成若干神经束，分别植入肌组织内，通过再生新的运动终板或重新长入原运动终板以恢复部分肌肉功能；亦可将感觉神经近端植入皮下而恢复皮肤感觉功能。

第二节　上肢神经损伤

一、臂丛神经损伤

（一）临床表现

臂丛神经损伤多由牵拉所致，常见于交通事故或从高处坠落、重物压伤颈肩部、机器绞伤以及胎儿难产等，使头部与肩部产生相反方向的分离暴力，从而引起臂丛上干损伤，重者可累及中干；若患肢向头侧牵拉，可造成臂丛下干损伤；牵拉暴力过重可造成全臂丛损伤，甚至神经根从脊髓发出处撕脱。臂丛神经损伤可分为上臂丛、下臂丛或全臂丛神经损伤。

1. 上臂丛损伤　上臂丛主要包含颈 5、6、7，损伤后导致三角肌、冈上肌、冈下肌、小圆肌、肱二头肌麻痹，临床表现可见肩外展和屈肘功能障碍。单独颈 7 或中干损伤少见，常合并上干或下干损伤，多表现为桡神经功能障碍。

2. 下臂丛损伤　下臂丛主要包含颈 8 和胸 1，表现为尺神经支配肌肉麻痹及部分正中神经和桡神经功能障碍。

3. 全臂丛损伤　表现为整个上肢肌呈弛缓性瘫痪。若臂丛神经为根性撕脱伤，可出现 Horner 综合征，即患侧眼睑下垂、眼裂变窄、瞳孔缩小、额面部无汗等。

臂丛神经损伤除支配肌肉麻痹外，相应支配的皮肤感觉区域出现感觉减退或消失。臂丛神经根的感觉支配：颈 5 支配上臂外侧，颈 6 支配前臂外侧及拇、示指，颈 7 支配中指，颈 8 支配环、小指及前臂内侧，胸 1 支配上臂内侧中、下部（图 48 – 2）。

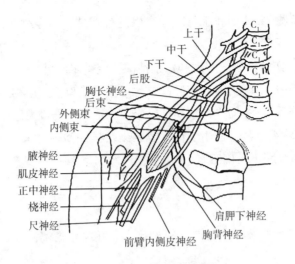

图 48 - 2　臂丛神经解剖示意图

（二）诊断与鉴别诊断

臂丛神经损伤的诊断应对损伤性质、部位、程度做出综合评估。上肢神经损伤不能用单一神经损伤解释或其他部位损伤解释者，应考虑臂丛神经损伤可能。

（三）治疗

1. 闭合性损伤　以非手术治疗为主。可观察 3 个月，若无明显功能恢复者应手术探查，行神经松解、缝合或移植术。

2. 开放性损伤　应早期修复。根性撕脱伤应早期探查，行神经移位术。

3. 晚期臂丛神经损伤　神经修复后功能无恢复者，可采用剩余有功能的肌肉行肌腱移位术或关节融合术，以改善患肢功能。

二、正中神经损伤

（一）临床表现

正中神经损伤较多见，在臂部损伤时可累及全部分支，常由儿童肱骨髁上骨折和腕部切割伤引起。腕部损伤表现为拇指对掌功能障碍和手的桡侧半感觉障碍，特别是示、中指远节感觉消失。肘上正中神经损伤除上述表现外，另有拇指和示、中指屈曲功能障碍。

（二）治疗

正中神经的闭合性损伤，可行短期观察，如无恢复则应手术探查。如为开放性损伤应争取行一期修复，或延期修复。晚期正中神经损伤也应考虑修复，争取改善手部感觉功能和营养状况。若修复后神经功能无恢复，则行肌腱移位以重建拇对掌功能。

三、尺神经损伤

（一）临床表现

尺神经易在腕部和肘部损伤，可由肘关节脱位、肱骨髁上骨折和腕部切割伤等引起。腕部尺神经损伤主要表现为环、小指"爪形手"畸形，手指内收、外展障碍和 Froment 征，以及手部尺侧半及尺侧一个半手指感觉障碍，特别是小指远端感觉消失。肘上尺神经损伤除以上表现外，另有环、小指末节屈曲功能障碍。

（二）治疗

应尽早施行神经探查，争取早期修复。神经修复后手内肌功能一般恢复较差，特别是尺神经高位损伤。晚期可通过功能重建矫正"爪形手"畸形。

四、桡神经损伤

（一）临床表现

因桡神经在肱骨中、下1/3交界处紧贴骨面，该处骨折时容易引起桡神经损伤，表现为伸腕、伸拇、伸指、前臂旋后障碍及手背桡侧（虎口区）感觉异常。典型表现为抬举前臂时"垂腕"畸形。桡骨头脱位或桡骨颈骨折可致桡神经深支损伤，主要表现为伸腕功能减弱或基本正常，伸拇、伸指障碍，可无感觉障碍。

（二）治疗

根据伤情采用神经减压、松解或缝合术。如为肱骨骨折所致桡神经损伤，应首先复位骨折并固定，观察2~3个月。若肱桡肌功能恢复，则可继续观察，否则应手术探查。一般神经吻合术后效果较好，晚期功能不恢复者可行肌腱移位以重建伸腕、伸拇、伸指功能。

第三节　下肢神经损伤

下肢神经由前方的股神经和后方的坐骨神经及其分支（胫神经和腓总神经）组成。

一、坐骨神经损伤

（一）临床表现

坐骨神经损伤后表现依据损伤平面而定。髋关节后脱位、臀部锐器伤、手术伤以及臀部肌内注射药物均可引起坐骨神经高位损伤，导致股后部肌肉及小腿和足部所有肌肉全部瘫痪，主要表现为膝关节不能屈曲、踝关节与足趾运动功能完全丧失，呈"足下垂"畸形，行走时呈跨阈步态。小腿后外侧和足部感觉障碍。若在股后中、下部损伤，则腘绳肌正常，膝关节屈曲功能可保存，仅表现为踝、足趾功能障碍。

（二）治疗

坐骨神经高位损伤预后较差，应尽早手术探查，视情况行神经松解或修复手术。

二、腓总神经损伤

（一）临床表现

腓骨头、颈部骨折易引起腓总神经损伤，致小腿前外侧伸肌麻痹，表现为踝背伸、外翻功能障碍，"足内翻下垂"畸形。伸跨、伸趾功能丧失，小腿前外侧和足背前内侧感觉障碍。

（二）治疗

应尽早手术探查。功能无恢复者，晚期可行肌腱移位修复术或踝关节融合术以矫正"足下垂"畸形。

素质提升

中国发明"金属神经"可替代人类神经，瘫痪患者有望治愈

由中国科学院理化技术研究所与清华大学组成的联合研究小组，基于 10 余年的积累和实践，首次提出了一种全新原理的液态金属神经连接和修复技术。简单来说，就是利用液态金属，帮助受损或断裂的神经细胞重新生长。液态金属有着自主运动、能变形、导电等特性。研究小组将镓铟锡金属合金放置在断裂的牛蛙腓肠肌坐骨神经中，并施加电刺激信号，结果显示，液态金属充当了临时的"桥"，让大脑发出的电信号能传递到肌肉并返回大脑，效果与未受伤的神经几乎一样。同时，由于液态金属在 X 射线下具有较强的可见性，因而在神经修复完成之后很容易通过注射器将其取出，从而避免了复杂的二次手术。但是，目前尚不清楚液态金属是否可以安全地留在人体中，有待进一步研究。

目标检测

答案解析

选择题

[A1/A2 型题]

1. 患者 3 小时前右上臂中下 1/3 闭合性损伤，来院就诊。查体：右腕关节不能伸展，无名指的掌指关节不能主动伸直。其原因可能是

　　A. 桡神经损伤　　　　　　　　　　B. 指总神经损伤

　　C. 尺神经损伤　　　　　　　　　　D. 拇长伸肌损伤

　　E. 桡侧腕长伸肌损伤

2. 臂丛神经的构成是

　　A. 第 5、6、7、8 颈神经

　　B. 第 4、5、6、7 颈神经

　　C. 第 5、6、7、8 颈神经及第 1 胸神经前支

　　D. 第 4、5、6、7 颈神经及第 1 胸神经前支

　　E. 第 3、4、5、6 颈神经

3. 患者颈肩部外伤后出现垂腕、垂指、伸肘不能和三角肌麻痹，损伤的神经可能是

　　A. 高位桡神经损伤　　　　　　　　B. 臂丛神经后束损伤

　　C. 臂丛神经内侧束损伤　　　　　　D. 桡神经和尺神经联合损伤

　　E. 高位正中神经损伤

4. 下列不属于周围神经损伤临床表现的是

　　A. 营养功能障碍　　　　　　　　　B. 运动功能障碍

　　C. 自主神经功能障碍　　　　　　　D. 神经反射异常

　　E. 感觉功能障碍

5. 关于影响神经功能恢复的因素，下列说法错误的是
　　A. 无张力缝合
　　B. 神经损伤范围越大，功能恢复越差
　　C. 年龄越小，恢复越快
　　D. 损伤平面越低，修复效果越差
　　E. 神经震荡可自行，恢复功能

书网融合……

本章小结　　　　　题库

第四十九章　骨与关节感染

PPT

⊙ 学习目标

1. 通过本章学习，掌握急性化脓性骨髓炎、化脓性关节炎的病因、病理、早期诊断及治疗原则。学会慢性化脓性骨髓炎的病因、诊断及治疗原则，骨与关节的外科应用解剖。

2. 学会对急性化脓性骨髓炎、化脓性关节炎、慢性化脓性骨髓炎的诊断能力，能综合分析病情并制定适宜的治疗方案。

≫ 情境导入

情境描述　患儿，女，11岁，右膝部疼痛伴发热1天。1天前患儿骑车摔伤，右膝着地，伤后疼痛，无出血，无关节活动障碍。当夜患儿发热，伴右膝剧烈疼痛，不能活动膝关节，右膝关节及小腿上部明显肿胀。遂来院就诊。无胸痛、腹痛、意识障碍等不适。全身查体：体温39℃、脉搏101次/分、呼吸24次/分、血压110/76mmHg。神志清楚，口唇黏膜无苍白。痛苦貌，巩膜无黄染，皮肤无皮疹及出血点。颈胸腹未见异常。脊柱无异常发现，生理反射存在，病理反射未引出。专科查体：右膝部及小腿上部明显肿胀，皮肤发红不明显，膝关节呈半屈曲位，不愿活动，拒绝触碰，皮温稍高。X线检查：右膝关节未见骨折及脱位改变。

讨论　1. 患儿初步诊断及诊断依据是什么？

2. 为明确诊断，还应追问哪些病史并完善哪种进一步检查？

3. 应与哪些疾病相鉴别？

第一节　化脓性骨髓炎

化脓性骨髓炎是由化脓性细菌侵入骨膜、骨密质、骨松质及骨髓组织引起化脓性炎症反应的过程。致病菌大多数是金黄色葡萄球菌。感染途径分为血源性感染、创伤后感染和邻近感染灶直接蔓延三种。根据病程不同，可分为急性骨髓炎和慢性骨髓炎。本章主要阐述血源性骨髓炎。

一、急性化脓性骨髓炎

（一）病因

金黄色葡萄球菌是本病最常见的致病菌。

血源性感染的患者一般先有身体其他部位感染性病灶，常见感染灶位于皮肤或黏膜处，原发病灶处理不当或机体抵抗力下降时，细菌从病灶进入血液循环，产生菌血症或诱发脓毒症。尤其多见于儿童，主要因其骨骺板附近的微小终末动脉与毛细血管弯曲而成为血管袢，因而更利于细菌栓子在此处停滞繁殖。发病前往往有外伤史。

创伤或手术后，如伤口污染而未及时彻底清创，引发感染，即为外伤性骨髓炎。骨骼附近软组织感染扩散也可引起化脓性骨髓炎，如脓性指头炎，感染未得到有效控制可扩散，从而引起指骨骨髓炎。

（二）病理

急性化脓性骨髓炎的病理特点：早期以骨质破坏与死骨形成为主，后期有新生骨形成包绕死骨表面，形成骨性包壳。

1. 骨内病灶的形成　化脓性骨髓炎病灶一般起始于长骨干骺端，菌栓停滞在此大量繁殖，阻塞小血管，迅速发生骨坏死，并有充血、渗出与白细胞浸润。病灶形成渗出物和破坏的碎屑成为小型脓肿并逐渐增大且引流不畅，使容量不能扩张的坚硬骨腔内压力更高，扩大的脓肿依局部阻力大小不同而向不同方向蔓延。

2. 脓肿蔓延途径

（1）脓肿向骨干髓腔蔓延，由于小儿骨骺板抵抗感染力较强，不易通过，所以脓液多流入骨髓腔，而使骨髓腔受累（图49-1）。

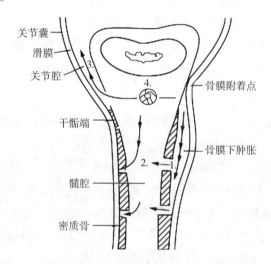

图49-1　干骺端骨髓炎感染扩散途径

1. 脓液破坏干骺端骨质，在骨膜下形成骨膜下脓肿，压力增大后经哈佛管道系统再扩散至髓腔；2. 脓液向髓腔内扩散；
3. 感染突破关节囊内部分骨质，脓液进入关节腔；4. 成人骺板骨化，失去屏障作用，可直接蔓延至关节内

（2）脓液突破干骺端的皮质骨，穿入骨膜下形成骨膜下脓肿。骨髓腔脓液增多，高压的脓液可沿哈佛管蔓延至骨膜下间隙，将骨膜掀起成为骨膜下脓肿。骨膜下脓肿逐渐增大，也可沿哈佛管侵入骨髓腔或穿破骨膜、软组织、皮肤，排出体外，成为窦道。如大片骨膜剥脱，将影响骨质血供，导致大片死骨形成。死骨形成过程中，病灶周围的骨膜成骨细胞因炎性充血和脓液的刺激产生大量新骨，包绕于死骨之外，形成"骨性包壳"。包壳上可有许多孔洞，通向伤口形成窦道，伤口长期不愈，成为慢性骨髓炎。

（3）穿入关节，引起化脓性关节炎。因小儿骨髓板抗感染的能力较强，脓肿直接蔓延至关节腔机会甚少；但成人髓板已经融合，脓肿可直接进入关节腔形成化脓性关节炎。

（三）临床表现

急性血源性化脓性骨髓炎可发生在任何年龄，但以12岁以下儿童多见，发病前多数有外伤史，但不易找到原发感染灶。好发于长骨干骺端，以胫骨上段和股骨下段最多见。

一般起病较急，有寒战，继而高热至39℃以上，呈明显的脓毒症表现。儿童可有烦躁、不安、呕吐与惊厥。重者有昏迷与感染性休克。

早期可仅有患区剧痛，患肢半屈曲状，周围肌痉挛，因疼痛会拒绝活动患肢。局部皮温增高，有局部压痛，肿胀可不明显。当局部出现水肿且压痛明显时，说明该处已形成骨膜下脓肿。当脓肿穿破进入

软组织，此时疼痛反而减轻但局部红、肿、热、压痛更为明显。如果病灶邻近关节，可引起反应性关节积液。脓液沿着髓腔播散，则疼痛与肿胀范围更为严重，整个骨干都存在着骨破坏后，还可能发生病理性骨折。自然病程可以维持 3~4 周。

（四）实验室及影像学检查

1. 实验室检查 白细胞计数增高，一般都在 $10 \times 10^9/L$ 以上，中性粒细胞可占 90% 以上；血沉增快；血 C 反应蛋白（CRP）水平在骨髓炎的诊断中比血沉变化更有价值、更敏感；血培养检查可明确致病菌，注意在使用抗生素前抽血，寒战高热期多次抽血培养，可提高血培养阳性率；局部脓肿分层穿刺，抽出浑浊液体或血性液可做涂片检查与细菌培养，涂片中发现多是脓细胞或细菌即可明确诊断。确诊后应做药物敏感试验，以便合理使用抗生素。

2. 影像学检查 起病后早期无异常发现，发病后 3 周左右可有骨质脱钙、破坏，少量骨膜增生以及软组织肿胀阴影等，用过抗生素的病例 X 线征象出现的时间可以延迟至 1 个月左右；CT 检查较 X 线平片可以提前发现骨膜下脓肿，但对小的骨脓肿仍难以显示；MRI 检查能较早发现局限于骨内的炎性病灶，并能观察到病灶的范围、炎性水肿的程度和脓肿的有无，在早期有诊断价值。

（五）诊断与鉴别诊断

1. 诊断 根据症状、体征及实验室和影像学检查不难做出诊断，需明确疾病诊断与病因诊断。诊断应尽早。因 X 线表现较迟，早期诊断依据可以参考以下表现：①全身中毒症状，高热、寒战，局部持续性剧痛，长骨干骺端疼痛剧烈而不愿活动肢体，局部深压痛。②血常规检查时白细胞总数增高，中性粒细胞增高，血培养阳性。③分层穿刺见脓性分泌物。④MRI 检查具有早期诊断价值。

2. 鉴别诊断 ①蜂窝织炎及软组织脓肿：早期骨髓炎与蜂窝织炎和软组织脓肿不易鉴别。急性骨髓炎全身脓毒症表现重，而蜂窝织炎和软组织脓肿发病不急且较轻；急性骨髓炎好发于干骺端，而蜂窝织炎与软组织脓肿在疏松组织较多；急性骨髓炎疼痛剧烈，压痛部位深在，表面红肿不明显，出现症状与体征分离现象，而软组织脓肿局部炎性表现明显。②关节炎：包括化脓性关节炎及类风湿关节炎等。关节炎一开始表现为关节部位胀痛、关节肿胀，而骨髓炎早期症状位于干骺端。③骨恶性肿瘤：部分骨恶性肿瘤可以有肿瘤性发热，起病缓慢，发病部位以骨干居多。某些不典型的骨髓炎可能难与骨肿瘤鉴别，必要时可做活组织检查。

（六）治疗

急性骨髓炎治疗的关键是早诊断、早治疗，目的是阻止疾病进入慢性阶段。

1. 抗感染及支持治疗 根据临床症状和体征疑是骨髓炎者应立即开始足量抗生素治疗，在发病 5 天内使用往往可以控制炎症。未获得病因诊断时，应根据经验使用广谱抗生素。用药前先抽血液做细菌培养或穿刺液培养，之后根据药敏试验结果改用敏感抗生素。抗生素至少连用 3 周以上，停药指标为多次血培养、血常规和血沉转为阴性或正常。使用抗生素的同时宜进行其他对症支持处理，包括充分休息与良好护理，注意水、电解质平衡，预防二次感染等，给予易消化且富含蛋白质和维生素的饮食，合理使用镇痛剂。

2. 手术治疗 抗生素治疗后，患者全身及局部症状迅速缓解消失，可保守治疗。如抗生素使用 2~3 天症状无缓解，需考虑手术治疗。如脓肿形成则宜及早手术，达到引流脓液、减缓脓毒症表现和阻止急性骨髓炎向慢性阶段转变的目的。方法有钻孔引流术和开窗减压术（图 49-2）。术中在干骺端压痛最明显处纵向切开，剥离骨膜并释放骨膜下脓液，在干骺端钻孔数个。如有脓液引出，可将多个钻孔相连后去除部分骨密质，成为骨"开窗"。便于充分引流减压和灌洗引流。术中避免大面积剥离骨膜，以免造成骨质血供破坏，避免大范围探查和搔刮髓腔，以免造成感染扩散。术中按脓液量决定行单纯闭式引流或闭式灌洗引流，伤口经有效处理后予一期或二期缝合。

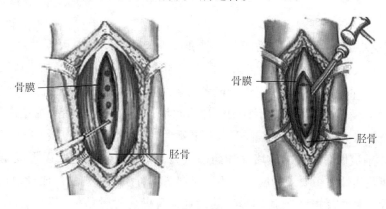

骨膜

胫骨

骨膜

胫骨

图 49 - 2　钻孔引流术（左）和开窗减压术（右）

二、慢性化脓性骨髓炎

慢性骨髓炎多因急性化脓性骨髓炎未能彻底控制，迁延不愈而形成。其全身症状多不明显，仅在局部引流不畅时可出现。一般症状限于局部，往往顽固难治，甚至数年或数十年仍不能痊愈。

（一）病因

金黄色葡萄球菌是最常见的致病菌，其次是链球菌。多数病例为混合感染，如铜绿假单胞菌、变形杆菌、大肠埃希菌等。

（二）病理

以死骨形成、窦道和新生骨形成为其特征。由于死骨形成，较大死骨不能被吸收，刺激引起周围炎性反应及新骨增生，形成骨性包壳。外周骨膜亦不断形成新骨而成为骨壳。骨壳通常有多个孔道，经孔道排出脓液及死骨碎屑至体表面。如形成窦道，常经年不愈。窦道长期排液会刺激窦道口皮肤，部分会恶变成鳞状上皮癌。如腔隙残留有致病菌，一旦机体抵抗力降低，则可激发感染形成急性发作过程，如此反复迁延不愈。

（三）临床表现

慢性骨髓炎可表现为静止阶段和急性发作阶段。经治疗，急性炎症过程得到控制后，患者可无明显症状，出现肢体增粗、肿胀、畸形改变。如有窦道，偶有小块死骨排出，有时窦道可自然愈合。当机体抵抗力降低时，引起急性发作，可出现发热、疼痛以及局部红、肿、热等表现。急性过程获得治疗或死骨通过窦道排出后，急性过程消退，转入静止状态。部分患者可出现肌肉萎缩、病理性骨折、关节挛缩或僵硬。

（四）实验室及影像检查

实验室检查在急性发作时类似于急性骨髓炎表现。血常规示白细胞总数及中性粒细胞比例升高；C 反应蛋白升高及血沉增快。

X 线检查早期显示有虫蚀状骨破坏与骨质稀疏，并逐渐出现硬化区。死骨 X 线表现为孤立、浓白、边缘不规则的致密影，周围可出现空隙及大量致密的新骨形成。骨膜反应为层状，部分呈三角状，需与骨肿瘤区分。CT 检查可进一步显示脓腔与小型死骨。

（五）诊断与鉴别诊断

结合病史、临床表现和影像学检查，诊断不难。借助影像学检查还可了解死骨的有无、大小、形状、数量和部位，以及骨性包壳等征象。必要时行病理检查以明确诊断。

（六）治疗

慢性骨髓炎以手术治疗为主，原则是清除死骨和炎性肉芽组织、消灭无效腔。抗生素治疗需要足量，从而有效抑制和消灭细菌，防止感染扩散。同时给予全身支持治疗，增加机体抵抗力。

1. 手术适应证　有死骨、无效腔、窦道形成者，急性发作已得到有效控制。

2. 禁忌证　慢性骨髓炎急性发作时不宜做病灶清除术，应以抗生素治疗为主，积脓时宜切开引流；大块死骨形成而包壳尚未充分生成者，不宜手术取出死骨，须待包壳生成后再手术。

3. 手术方法　术前应做窦道排出液培养和药敏试验，给予足量抗生素以形成足够的血药浓度，防止术中感染扩散。清除病灶组织要求彻底，但不宜过多清除骨质，否则易造成骨缺损和病理性骨折。对于不重要部位如腓骨、肋骨及指（趾）端等处的病灶，可做病段骨整体切除，有望一期愈合。对于窦道口癌变或肢端骨髓炎骨质严重损毁而难以彻底清除病灶和重建肢体形态及功能者，可行截肢术。病灶清除后需消灭无效腔，临床消灭死腔的方法如下。①碟形手术；②肌瓣填塞；③灌洗引流：主要用于小儿患者。④抗生素 – 骨水泥串珠填塞加二期植骨：适用于骨缺损较大的患者。⑤抗生素 – 磷酸钙人工骨植入：对于骨缺损者，目前多采取含抗生素（如万古霉素）的磷酸钙人工骨填塞。

切口均应争取一期闭合。对于难以一期闭合的切口，加强局部换药，可采用封闭负压吸引材料覆盖，待肉芽生长后行游离植皮或皮瓣转移覆盖。

第二节　化脓性关节炎

化脓性关节炎是化脓性细菌感染关节内滑膜组织，继而破坏关节软骨的化脓性炎症过程。多见于儿童，好发于髋关节、膝关节。

一、病因

最常见的致病菌为金黄色葡萄球菌，可占 85% 左右；其次为溶血性链球菌、淋病奈瑟菌、肺炎链球菌和肠道杆菌等。细菌进入关节内的途径有：①血行感染；②邻近关节有化脓性病灶；③开放性关节损伤后继发感染；④医源性感染，关节穿刺或手术后继发感染等。其中以血行感染最为多见。本节以"血源性化脓性关节炎"为主进行阐述。

二、病理

根据化脓性关节炎的病变发展过程分为三个阶段，但三个阶段有时无法明确界定区分。

1. 浆液性渗出期　细菌进入关节腔后，刺激滑膜组织充血、水肿，炎细胞浸润和浆液性渗出。渗出液中含大量白细胞，关节软骨无破坏。如恰当及时治疗，渗出物可以完全被吸收而关节功能恢复。

2. 纤维素性渗出期　如未及时治疗或治疗无效，渗出液量增多，外观浑浊，细胞计数增加。因炎症介质的大量释放，使血管的通透性明显增加，渗出液中的纤维蛋白含量增多，从而沉积在关节软骨上，影响软骨的代谢和对营养物质的吸收而出现破坏；亦可造成关节腔的粘连而影响关节的功能。白细胞吞噬细菌及坏死组织后释放出大量溶酶体，加重对软骨基质进行破坏，使软骨出现崩溃、断裂甚至塌陷。此期即使获得有效治疗，修复后关节粘连与功能障碍必然存在。

3. 脓性渗出期　随着病情的发展，渗出液中的白细胞吞噬细菌及坏死组织后发生变性坏死（脓细胞）而产生脓液，脓细胞崩解释放的蛋白溶解酶加重软骨及滑膜的破坏。发展至此期，即使修复后，也将遗留重度关节功能障碍或骨性强直（图 49 – 3）。

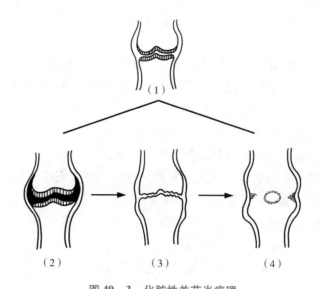

图 49 – 3　化脓性关节炎病理
（1）正常；（2）浆液性渗出；（3）关节软骨破坏；（4）关节骨性强直

三、临床表现

原发性化脓性病灶表现可轻可重，甚至全无；血源性化脓性关节炎多为其他部位感染病灶的并发症；多数患儿发病前可能有外伤诱发病史。

起病急骤，有寒战、高热等症状，体温可达 39℃ 以上，病变关节疼痛及活动障碍。严重者出现感染性休克、意识障碍等。浅表关节局部出现明显的红、肿、热、痛，如膝、肘关节；深部关节因有厚实的肌肉，局部红、肿、热、痛都不明显，如髋关节。关节部位压痛，往往处于强迫体位，呈半屈曲状态来增大关节腔的容积，使关节腔内压力降低，从而减轻疼痛。患者因剧痛往往拒绝做任何检查。关节腔内积液在膝部最为明显，可见髌上囊明显隆起，浮髌试验可呈阳性。

四、实验室及影像学检查

1. 实验室检查　血常规检查示白细胞计数增高，中性粒细胞比例升高。血沉增快。关节液外观可为清亮（浆液性）、浑浊（纤维蛋白性）或脓性（黄白色）。镜检可见大量脓细胞。寒战期抽血培养可检出致病菌。

2. 影像学检查　病程早期因关节腔内积液，X 线表现为关节周围软组织肿胀的阴影、关节间隙增宽。随着病情发展，可出现关节周围骨质疏松，关节软骨破坏而出现关节间隙进行性变窄，关节骨质破坏使骨面毛糙，并有虫蚀状骨质破坏。一旦出现骨质破坏，进展迅速并有反应性周围骨质增生，使病灶周围骨质变为浓白，至后期可出现关节挛缩畸形，关节间隙狭窄甚至消失，关节强直。X 线检查有助于鉴别肿瘤、骨折及有无合并关节脱位。MRI 可直接显示关节内积液。ECT 检查敏感性高，有利于早期诊断。

五、诊断与鉴别诊断

根据全身、局部症状和体征，同时结合辅助检查，一般诊断不难。关节穿刺和关节液检查对早期诊断很有价值，应做细胞计数、分类、涂片革兰染色找致病菌，抽出物应做细菌培养和药物敏感试验。急性化脓性关节炎应与急性化脓性骨髓炎、风湿性关节炎、结核性关节炎以及类风湿关节炎相区别。

六、治疗

治疗原则是早期诊断、及时治疗。治疗目的是保全生命和关节功能。

1. 抗生素治疗 早期、足量、静脉使用广谱抗生素，原则同"急性血源性化脓性骨髓炎"。待获得关节液与血液培养及药敏试验结果后再行抗生素的调整。用药期限一般为 2~3 周，停药标准为关节液清亮、细菌培养阴性、症状及体征消失、血象及血沉恢复正常。

2. 全身支持治疗 加强营养支持、维持水与电解质平衡、对症治疗等。

3. 局部治疗 ①关节穿刺：每天做一次关节穿刺，抽出关节液不仅可以减轻关节内压力并可做细菌培养，还可在关节内注入抗生素。②关节腔灌洗引流：适用于表浅的大关节。经穿刺套管插入两根输液管并留置在关节腔内，用缝线固定两根输液管在穿刺孔皮缘以防脱落。一根为灌注管，每日持续滴入抗生素溶液 2000~3000ml；另一根为引流管（图 49-4）。③关节制动：保持关节于功能位，采用石膏、夹板固定或牵引治疗，防止感染扩散，减轻疼痛并防止病理性脱位，减轻对关节软骨的破坏。④功能训练：化脓性关节炎的治疗目的是保全关节功能，因此在局部症状及体征缓解后尽早进行功能训练。⑤矫形手术：适用于不可逆的关节功能障碍患者，如陈旧性脱位、强直等。当急性炎症控制后可行矫形手术，如关节成形术和融合术等。如需置换人工关节，需在感染完全控制 3~6 个月后进行。

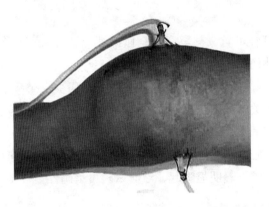

图 49-4 膝关节化脓性关节炎灌洗引流术

💡 **知识链接**

宏基因组测序在骨关节感染诊断中的应用

骨关节感染（OAIs）又称骨和关节感染（BJIs），包括假体周围关节感染（PJIs）、骨髓炎等，在世界范围内都很常见。假体周围关节感染（PJIs）是关节置换术后的灾难性并发症，目前其全球发病率约为 2%。患者年龄以及相关微生物的类型和菌株，均会影响骨关节感染的严重程度和治疗疗效。因此，鉴定病原微生物是诊断和调整抗生素治疗的必要条件，但传统细菌培养的高阴性率给临床治疗方案的选择带来了很大的困扰及挑战。目前仍然没有好的方法或技术来确定引起骨和关节感染的病原体，以便早期正确治疗。近年来兴起的宏基因组测序（mNGS）/临床宏基因组（CMg），包括第二代和第三代测序，已被用于检测包括关节液在内的多个样本中的病原体。

目标检测

答案解析

选择题

[A1/A2 型题]

1. 患儿，女，10 岁，玩耍时不慎摔倒，当晚自感全身不适伴发热，左膝关节疼痛，经用青霉素治疗 5 天无效，遂来院。X 线提示左股骨下端肿胀，有局限性深压痛，膝关节内有积液，活动障碍，红肿不明显。体温 39.0℃。白细胞计数 $16 \times 10^9/L$，中性粒细胞百分比 80%，血沉 80mm/h。可考虑的病变是

  A. 化脓性膝关节炎　　　　　　　　　B. 创伤性膝关节炎

  C. 股骨下端化脓性骨髓炎　　　　　　D. 肱骨下端骨肉瘤

  E. 股骨下端骨巨细胞瘤

2. 患儿，男，16 岁，7 天前突发右髋剧痛，右下肢活动受限，伴畏寒、高热、食欲不振及全身不适，呈急性病容，贫血貌。体温 39℃，脉搏 90 次/分，右大腿近端肿胀，皮温升高，但外观无异常，腹股沟韧带中点稍下方深压痛。可考虑的诊断为

  A. 右股骨近端恶性肿瘤　　　　　　　B. 右股骨近端良性肿瘤

  C. 右大腿软组织炎　　　　　　　　　C. 右髋关节结核

  E. 右髋关节急性化脓性关节炎

3. 慢性骨髓炎手术时消灭无效腔的方法不包括

  A. 肌瓣填塞　　　　　　　　　　　　B. 一期植骨

  C. 闭式灌洗　　　　　　　　　　　　D. 庆大霉素－骨水泥链珠填塞

  E. 碟形手术

4. 急性血源性化脓性骨髓炎的病理特点是

  A. 骨质破坏与坏死为主　　　　　　　B. 死骨形成为主

  3. 大量脓液形成　　　　　　　　　　D. 骨质增生为主

  E. 骨质增生与骨质破坏同时存在

5. 患者，男，25 岁，半年前曾患左股骨急性化脓性骨髓炎，经治疗后好转，但局部有窦道形成，常有少许稀黄色脓液流出，近几日窦道口已闭合，局部压痛明显，并有红肿、高热。X 线片示有死骨存留，已形成骨性包壳。恰当的处理是

  A. 骨钻孔手术　　　　　　　　　　　B. 死骨摘除＋植骨术

  C. 窦道切除，一期缝合　　　　　　　D. 窦道切除术

  E. 切开引流

书网融合……

本章小结

题库

第五十章　骨与关节结核

PPT

◉ 学习目标

1. 通过本章学习，掌握骨与关节结核的病理、临床表现、诊断及治疗原则。

2. 学会骨与关节结核的手术适应证及禁忌证，脊柱结核病理、临床表现、诊断及治疗原则，髋、膝关节结核的临床表现及治疗原则。具备对骨与关节结核进行诊断及处理的能力。

≫ 情境导入

　　情境描述　患者，女，35岁，四肢乏力、步态不稳1个月余。患者近半年来出现午后低热，颈部酸痛不适，未予重视。1个月前无明显诱因出现四肢乏力、步态不稳。无外伤，无关节活动障碍，遂来院就诊。无胸痛、腹痛、意识障碍等其他不适。曾有结核患者密切接触史，无疫水接触史，无遗传病家族史，无食物、药物过敏史。全身查体：体温37.5℃、脉搏86次/分、呼吸18次/分、血压110/76mmHg。神志清楚，口唇黏膜无苍白。巩膜无黄染，皮肤无皮疹及出血点。咽部充血，双侧扁桃体无肿大。双肺呼吸音清，未闻及干、湿性啰音。心率86次/分，心律齐，各瓣膜听诊区未闻及杂音。腹平坦，腹肌软，肝、脾肋缘下未触及。脊柱无异常发现，生理反射存在，病理反射未引出。专科查体：颈部无抵抗，四肢肌力均减弱，双侧腱反射亢进，颈部以下皮肤感觉减退，双侧Hoffmann征阳性，双侧Babinski征阳性。ESR：114mm/h。

　　讨论　1. 该患者初步诊断及诊断依据是什么？

　　　　　2. 为明确诊断，还应追问哪些病史并完善哪种进一步检查？

　　　　　3. 应与哪些疾病相鉴别？

第一节　概　述

　　骨与关节结核是由结核分枝杆菌侵入骨或关节而引起的一种继发性感染性疾病。多继发于肺或肠结核，好发部位主要位于血运差、负重活动多、易劳损及生长活跃的松质骨。其中脊柱结核最多见。结核杆菌由原发病灶经血液循环侵入关节或骨骼，当机体抵抗力较强时，病原菌被控制或消灭；机体抵抗力降低时，可繁殖形成病灶，并出现临床症状。骨与关节结核常破坏骨与关节的正常结构，治疗控制不佳者可出现畸形、强直、关节功能丧失等不同程度的残疾，严重者可造成脊髓压迫、截瘫，甚至危及生命。

一、病理

　　骨与关节结核的病理改变主要是骨关节的破坏及干酪样坏死组织的形成。骨与关节结核的病理变化分为：渗出期、增殖期和干酪样变性期。早期结核杆菌增殖，局部巨噬细胞、纤维蛋白渗出包裹致病菌；之后吞噬结核杆菌的巨噬细胞分裂融合形成朗格汉斯巨细胞，围绕病灶排列形成结节样改变；最后成片的组织坏死，形成干酪样坏死区域，周围无组织反应。转归分为：①病灶纤维化、钙化或骨化而愈；②病灶被纤维组织包裹，长期处于静止状态；③干酪样组织液化，病灶发展或扩散，可继发混合感染。根据病变部位和发展情况可分为单纯性骨结核、单纯性滑膜结核和全关节结核。单纯性骨结核根据解剖部位不同又分为骨松质结核、骨干结核、干骺端结核，骨松质结核可分为中心型和边缘型结核两种。骨与关节结核的最初病理变化是单纯性滑膜结核或单纯性骨结核，后者较为多见。病变如未及时治疗或治疗无效，进一步发展可累及关节软骨，破坏关节软骨面而形成全关节结核。若全关节结核不能控制，可自行破溃产生瘘管或窦道，并引起继发感染且经久不愈。关节完全毁损，可出现畸形及关节功能障碍（图 50 - 1）。

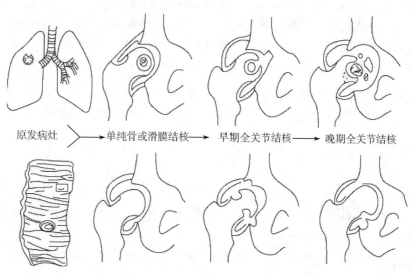

原发病灶　→　单纯骨或滑膜结核　→　早期全关节结核　→　晚期全关节结核

图 50 - 1　骨与关节结核发病机制示意图

二、临床表现

骨与关节结核多继发于肺结核或有家庭结核病史。隐匿起病，多为慢性病程，临床表现缺乏特异性。病变部位多为单发，少数为多发。青少年起病前往往有关节外伤史。

（一）症状

1. 全身症状　典型的结核症状如低热、盗汗、乏力、食欲减退、贫血等，但临床上典型症状的出现往往较少。一般起病缓慢；少数起病急骤者可有高热，一般见于患病儿童。

2. 局部症状　局部症状初期较轻微，可有隐痛不适，活动后加重。关节疼痛可向其他部位放射，出现牵涉痛，如髋关节结核可出现膝关节疼痛。儿童夜间可能出现痛醒啼哭，称为"夜啼"。病变演变成全关节结核时，可能有大量脓液及结核杆菌破入关节内，产生类似化脓性关节炎的急性炎症表现。

（二）体征

浅表关节结核初期可见轻度肿胀并有压痛，深部关节或脊柱结核则体征较少。后期可出现关节梭形肿胀、肌肉萎缩及关节畸形。脓肿常位于病灶及附近组织间隙，一般无红、热及压痛等急性炎症反应，称为"冷脓肿"或"寒性脓肿"。脓肿继发混合感染时可出现红、肿、热、痛等局部炎症表现。脓肿也可穿破皮肤形成窦道，流出米汤样脓液；也可与空腔脏器相通，形成内瘘。脊柱结核所致冷脓肿或坏死组织可直接压迫脊髓，而出现疼痛、肌肉痉挛甚至肢体瘫痪；压迫神经根则可出现神经根性疼痛及相应症状。晚期病变静止后可有各种后遗症，如关节功能障碍，脊柱后凸畸形、关节屈曲挛缩畸形，儿童骨骺破坏造成双侧肢体长度不等。

（三）实验室及影像学检查

1. 实验室检查 血常规可有轻度贫血，白细胞总数正常或稍高。C反应蛋白升高；血沉在活动期增快，静止期或治愈时逐渐降至正常；结核复发时，C反应蛋白和血沉均可上升。穿刺冷脓肿获得脓液或关节液涂片找抗酸杆菌和结核杆菌培养阳性是本病诊断的重要指标，有条件者应同时进行药敏试验。结核分枝杆菌抗体和DNA检测是结核病原学诊断的重要参考。病变部位穿刺活检以及手术后病理组织学检查可明确诊断。

2. 影像学检查 X线检查早期可表现为骨质疏松、骨结构紊乱、关节间隙改变、椎间隙狭窄等，但特异性不强。6~8周后可出现骨质破坏、骨缺损、骨空洞、关节间隙变窄、椎间隙破坏、关节半脱位或脱位、病理性骨折等。骨干结核可出现骨膜增生呈梭形膨大，髓腔内不规则密度减低区等。CT可确定病灶的位置，显示骨破坏边界、死骨及寒性脓肿的情况。MRI检查可早期发现骨质异常信号，并可显示椎管内脓肿及脊髓受压情况。超声可以探查脓肿部位、大小，同时可以在超声定位下穿刺抽脓，行脓液或关节液涂片和细菌培养。关节镜检查可以探查关节内部情况并同时取滑膜组织行病理检查。

三、诊断与鉴别诊断

（一）诊断

需结合病史、症状、体征、实验室检查及影像学检查，因骨与关节结核的症状与体征不典型，有时需要病理检查方能确诊。

（二）鉴别诊断

1. 类风湿关节炎 好发于10~20岁的女性青年和绝经期女性。多累及手足小关节及腕、肘、膝、踝关节，无冷脓肿或窦道，逐渐出现关节僵硬，进一步发展为骨性强直。

2. 强直性脊柱炎 好发于15~30岁的男性青壮年，与HLA-B27呈强关联。常为对称性、多发性，是以脊柱为主要病变部位的自身免疫异常性慢性病，累及骶髂关节，引起脊柱强直和纤维化，形成脊柱强直畸形。

3. 化脓性关节炎 关节液涂片和细菌培养常可找到致病菌。病史、X线片或病理切片可帮助鉴别。

4. 化脓性骨髓炎 急性化脓性骨髓炎起病急，全身和局部症状明显，X线片可见大片死骨及大量新生骨形成，可形成"骨性包壳"。骨与关节结核合并混合感染与慢性化脓性骨髓炎需行细菌培养或病理检查以明确诊断。

5. 骨肿瘤 通过病史、临床特点、X线片及病理检查明确诊断。骨干结核需与骨肉瘤鉴别，椎体结核需与转移癌或网织细胞肉瘤加以鉴别。掌、指骨骨干结核需与内生软骨瘤鉴别。

四、治疗

骨与关节结核的治疗主要包括全身支持疗法、抗结核药物治疗、局部治疗和手术治疗。在抗结核药物治疗的基础上，结合休息、营养支持治疗及必要时手术治疗等的综合治疗。

（一）全身治疗

1. 全身支持治疗 治疗上须注意休息、避免劳累、加强营养、纠正贫血。

2. 抗结核药物治疗 是骨与关节结核治疗的主要措施，其用药原则是：早期、足量、联合、规律、全程。

目前常用的一线抗结核药物为异烟肼、利福平、吡嗪酰胺、链霉素、乙胺丁醇。为避免产生耐药性，主张联合使用2~3种药物，异烟肼与利福平为首选药物。异烟肼的剂量为每日300mg，利福平每日450~600mg，吡嗪酰胺每日20~30mg/kg体重，乙胺丁醇每日750mg，链霉素成人常用剂量为每日

0.75g。骨与关节结核主张疗程不得少于 12 个月，必要时可延长至 1.5 ～ 2 年。抗结核药物不良反应主要是肝损害、神经毒性、过敏反应、胃肠道反应、肾损害等，服药期间注意监测肝、肾功能，并加服保肝药物，注意有无神经毒性反应。乙胺丁醇可导致球后视神经炎，儿童需慎用。

（二）局部治疗

1. 局部制动　应用石膏固定、支具固定与牵引等，保证了病变部位的休息，可有效减轻患肢疼痛，预防与矫正患肢畸形。固定时间要足够，一般小关节结核固定期限为 1 ～ 1.5 个月，大关节结核要延长到 2 ～ 3 个月。制动时间不宜过长，以免发生骨质疏松、肌萎缩和关节僵硬。皮肤牵引主要用来解除肌痉挛，减轻患肢疼痛，防止病理性骨折、脱位和关节粘连，纠正关节畸形。

2. 局部穿刺注射　对于不宜进行手术病灶清除的患者可行局部穿刺抽脓。局部注射抗结核药物可提高局部有效药物浓度。常用药物为异烟肼，剂量为 100 ～ 200mg，每周注射 1 ～ 2 次。

（三）手术治疗

1. 脓肿切开引流术　寒性脓肿继发混合性感染、体温高、中毒症状明显者，因全身状况不好，不能耐受病灶清除术，可以做寒性脓肿切开引流。待全身情况改善后再行病灶清除术。

2. 病灶清除术　选择合适的手术切口途径，直接进入病灶部位，彻底清除脓液、死骨、结核性肉芽组织与干酪样坏死物质等，同时放入抗结核药物。在全身性抗结核药物治疗下做病灶清除术，可以缩短疗程、提高治愈率。病灶清除术的手术适应证：①经非手术治疗未能有效控制病情，有破入关节导致全关节结核的可能；②有明显的死骨或较大脓肿形成；③窦道流脓，经久不愈；④脊柱结核合并有脊髓、马尾神经受压表现等。手术禁忌证：①伴有其他脏器活动期结核；②病情危重、全身状态差；③合并其他疾病而不能耐受手术。由于手术有可能造成结核分枝杆菌的血源性播散，为提高手术的安全性，术前要规范应用抗结核药物治疗 2 周以上（一般需 4 ～ 6 周）。术后要继续营养支持治疗，并完成规范化疗及控制混合感染等治疗。

经过综合治疗后，判断骨与关节结核治愈的标准为：①全身情况良好，体温正常，食欲良好；②局部无明显症状，无疼痛，窦道闭合；③X 线检查脓肿缩小甚至消失，或已经钙化；无死骨，病灶边缘轮廓清晰；④起床活动已 1 年，仍能保持上述指标，表示已治愈，可以停止抗结核药物治疗，但仍需定期随访。

 知识链接

骨与关节结核治疗进展

抗结核药物广泛用于临床以后，使骨关节结核病的治疗效果提高了很多，表现在疗程的缩短及病死率和致残率的下降。但很快就发现，单纯的药物治疗也有不足之处。第一，较长时期的用药易产生耐药性。第二，单纯药物治疗（包括全身用药和局部用药）只对早期滑膜结核和骨干结核疗效较好，而对有较大死骨、较大脓肿的骨端或脊柱结核的疗效不显著。第三，单纯药物的疗程仍比较长，平均需 1 ～ 2 年。第四，单纯药物治疗的复发率较高，脊柱结核单纯药物治疗的复发率在 20% 左右。为了弥补单纯药物治疗的不足，在抗结核药物的控制下，及时、彻底地清除病灶，不但可以使绝大多数患者在较短的时间内治愈，而且可以预防畸形、减少残废、降低复发率、缩短服药时间。由于外科和麻醉技术的提高，广谱、高效抗生素的应用和输血输液技术的发展，手术的安全性和疗效不断提高，病灶清除术目前已成为世界各国和国内各地所广泛采用的一种治疗方法。手术方法包括病灶清除术、病灶外植骨融合术、病灶外钢板（棒）内固定术、矫正畸形和功能重建术。

第二节　脊柱结核

全身骨与关节结核中，脊柱结核发病率占首位。其中以椎体结核占绝大多数，附件结核少见。椎体以松质骨为主，负重大、易受损伤；椎体的滋养动脉管为终末动脉，故结核杆菌容易停留在椎体部位。整个脊柱中，腰椎活动度最大，发病率最高。本病以儿童居多，30岁以上人群发病率明显下降。

一、病理

椎体结核可分为中心型和边缘型两种，以边缘型多见。

1. 中心型结核　10岁以上儿童好发，本病部位以胸椎多见。病变进展快时，病变累及整个椎体后可被压缩呈楔形；穿破上、下终板后，可侵犯椎间盘和邻近椎体。如病变进展缓慢，可出现死骨，死骨吸收后可残留空洞，空洞内充满脓液和干酪样组织。一般只累及一个椎体。

2. 边缘型结核　好发于成人，本病部位以腰椎多见。病变局限于椎体上、下缘，以溶骨性破坏为主，侵犯椎间盘和邻近椎体，椎间盘破坏是本病的特征，导致椎间隙变窄。椎体破坏后形成寒性脓肿，如果病变位于椎体旁则称为椎旁脓肿，也可出现在椎体前、后及两侧。聚集在椎体后方脓肿可压迫脊髓或马尾神经。脓肿如果经韧带间隙向上、下蔓延，可形成广泛的椎旁脓肿，累及多个椎体。颈椎结核可形成咽后壁脓肿、食管后脓肿，向侧方可达锁骨上窝。颈胸椎结核可出现纵隔脓肿。胸椎结核所致脓肿可沿肋间隙向远端流注。腰椎结核可出现腰大肌脓肿，进一步向下可形成腰三角脓肿、髂窝脓肿、腹股沟脓肿以及大腿后方、膝部等处脓肿。

二、临床表现

（一）全身症状

脊柱结核起病缓慢，早期多无特异症状。有时可有疲乏无力、低热、食欲不振、消瘦、盗汗等全身反应。儿童可有性情急躁、呆滞或夜啼等表现。

（二）局部症状

主要有疼痛、肌肉痉挛和神经症状。疼痛是最先出现的局部表现，通常为局部轻微钝痛，疼痛定位不明确。劳累后加重，休息可缓解。早期疼痛不会影响睡眠，病程长者可有夜间痛。

患者可出现异常姿势，多因疼痛和病椎的不稳定引起局部肌肉痉挛所致。如腰椎结核时，患者在站立及行走时，往往双手扶腰，此为减少病椎负重，从而减轻疼痛。怀疑腰椎受累时，患者表现为拾物试验阳性。对于不能很好配合检查的儿童，让患儿俯卧，提起患儿双足，使其双下肢及骨盆抬离床面，如有腰椎病变，由于腰肌痉挛、腰部僵直，生理前凸消失（图50-2）。

病变刺激神经将会出现剧烈疼痛、感觉麻木等神经症状。部分患者以局部肿块（流注脓肿）为主诉就诊。脊柱畸形以后凸畸形最常见，是因病变椎体受压塌陷而使相邻前缘靠拢所致。

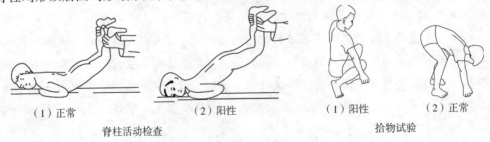

（1）正常　　　　（2）阳性　　　　（1）阳性　　　　（2）正常

脊柱活动检查　　　　　　　　拾物试验

图50-2　幼儿脊柱活动检查及拾物试验示意图

（三）影像学及实验室检查

1. X 线平片　早期出现骨质疏松，随着病程进展，可出现椎体变窄、边缘不齐、密度不均，有时可见死骨形成，椎间隙变窄或消失，周围软组织内脓肿阴影等。

2. CT　可以了解软组织病灶的界限，证实骨质破坏的程度和范围等。CT 检查对腰大肌脓肿有独特的价值。

3. MRI　是诊断脊柱结核的首选检查手段。对于脊柱结核的早期诊断具有重要意义。在炎性浸润阶段即可显示异常信号。但主要用于观察脊髓有无受压和变性。

4. 实验室检查　在结核活动期，C 反应蛋白增高，血沉增快。病变静止时，C 反应蛋白迅速降低，而血沉逐渐减慢。

三、诊断与鉴别诊断

根据病史、症状、体征、实验室检查及影像学检查，典型病例不难做出诊断。但有时容易与肿瘤、骨髓炎、肉芽肿等疾病相混淆，诊断困难时需行病变部位穿刺做病理检查。

四、治疗

1. 非手术治疗　一般采用全身抗结核药物治疗和营养支持。由于脊柱结核时要维持脊柱稳定和神经功能，局部固定可用石膏背心、石膏腰带或外支架，具体可根据结核所在部位决定。一般固定期为 3 个月。必要时手术治疗。

2. 手术治疗　①病灶清除术：彻底清除病灶组织是手术成功和控制感染的关键。②切开排脓：寒性脓肿广泛流注出现继发感染，全身中毒症状明显，不能耐受病灶清除术，可切开排脓以缓解病情。③矫形手术：纠正脊柱后凸畸形。

第三节　髋关节结核

髋关节结核发病率在骨与关节结核中次于脊柱和膝关节，多见于儿童及青壮年，单侧发病者居多。

一、病理

髋关节结核早期病理类型为单纯骨结核或单纯滑膜结核。以单纯滑膜结核多见。单纯骨结核的病灶常起源于髋臼或股骨头，逐渐扩大，侵入关节软骨而形成全关节结核。单纯滑膜结核的病灶可扩散并破坏关节软骨、股骨头、股骨颈和髋臼，亦形成全关节结核。

二、临床表现

起病缓慢，全身表现与脊柱结核相同。由于髋关节位置较深，早期局部表现不明显，仅有步态异常和髋部不适感。跛行在单纯骨结核患者中最轻，而在全关节结核时最重。由于入睡后痉挛肌肉松弛，患髋移动而出现疼痛，儿童可有"夜啼"现象。体检时检查髋部可出现压痛、叩击痛及髋关节屈曲畸形。

托马斯（Thomas）征阳性，这是由于髋关节屈曲挛缩，患者仰卧位时通过腰部前凸代偿而使髋关节伸直，当屈曲健侧髋关节使前凸的腰部紧贴床面时，髋关节则表现出原有的屈曲畸形。

三、实验室及影像学检查

1. 实验室检查　血沉增快；血常规提示贫血，白细胞总数变化不明显；C 反应蛋白可升高或正常。

2. 早期 X 线检查 局部骨质疏松，早期滑膜结核因关节积液可使关节间隙增宽，晚期关节软骨破坏使关节间隙变窄。骨质可有不规则破坏，可出现死骨、空洞、股骨头破坏等，甚至出现病理性关节脱位。

3. CT 和 MRI 检查 有助于早期发现异常，为诊断和制定治疗方案提供依据。

四、诊断与鉴别诊断

根据病史、症状、体征及实验室和影像学检查，可做出诊断。但需与以下疾病进行鉴别。①化脓性关节炎：一般急性发病，有畏寒、高热、白细胞增多。难以鉴别时做关节穿刺行细菌培养或病理检查多可得到确诊。②类风湿关节炎：部分类风湿关节炎病例极易与结核相混淆，做病理活检可以明确诊断。③儿童股骨头坏死：3~9 岁儿童多发。一般体温正常，血沉正常。X 线检查可见股骨头骨髓致密、变扁，关节间隙增宽；股骨头骨髓碎裂改变，股骨颈增宽，髋关节呈半脱位状态。④暂时性滑膜炎：多见于 8 岁以下儿童。主要是髋部或膝部疼痛，不愿站立或行走，髋关节活动受限。少有全身症状。实验室检查及影像学检查无明显异常。休息或患肢皮肤牵引数周即可痊愈。

五、治疗

治疗包括全身营养支持、抗结核治疗、局部治疗及手术治疗。全身抗结核治疗对于结核控制及术前准备非常重要。局部治疗包括关节内注射抗结核药物、患肢皮肤牵引、"丁字鞋"制动等。①单纯滑膜结核：如局部药物注射效果不佳或滑膜增生、肥厚病例可行滑膜切除术。②单纯骨结核：如已有死骨和空洞形成时尽早病灶清除术，以免导致全关节结核。残留骨髓腔可行自体松质骨植骨。③全关节结核：在早期如无手术禁忌，为挽救关节功能，应及时行病灶清除术，注意清除彻底以免复发。全关节结核晚期有两种情况需手术治疗：一是局部仍有活动性病变，如脓肿、窦道等；二是病变静止，但出现关节疼痛、畸形或关节强直。手术方式包括病灶清除后关节融合术；结核控制良好者，可行人工关节置换术以恢复关节功能；对于肢体畸形，可行截骨矫形术；肢体不等长明显的患者，可考虑行肢体延长术。

第四节　膝关节结核

膝关节结核是常见的关节结核之一，发病率在骨与关节结核中仅次于脊柱，发病率高可能是由于膝关节骨松质和滑膜组织丰富。多见于儿童和青少年。

一、病理

膝关节结核早期以单纯滑膜结核居多，由单纯骨结核演变为全关节结核的病例少见。单纯滑膜结核使关节液的产生增加、吸收受阻，导致关节腔积液。随着病变发展，滑膜乳头样增生并侵犯骨与关节软骨，形成全关节结核。单纯骨结核早期多局限在股骨远端或胫骨上端，病变发展使软骨及软骨下骨破坏，病灶组织突入关节腔，使关节内组织进一步破坏。全关节结核时，关节内积脓，形成死骨及空洞。脓肿破溃后形成窦道，长期流脓而致难以愈合。在儿童，结核破坏骨髓，使生长受阻，导致肢体畸形。

二、临床表现

起病缓慢，可有低热、盗汗、乏力、倦怠、消瘦及贫血等表现。单纯骨结核者早期局部症状少，有膝部酸胀感，关节无积液表现。因膝关节是浅表关节，故单纯滑膜结核表现为关节肿胀、积液，查体可见膝眼饱满、浮髌试验阳性，但疼痛不明显。发展为全关节结核时，症状加重，关节肿胀、疼痛，活动受限；晚期可出现关节僵硬、肌肉萎缩及关节畸形，儿童出现患肢缩短畸形。

三、实验室及影像学检查

1. 实验室检查 血沉增快；血常规提示贫血，白细胞总数多正常；C反应蛋白可升高或正常。

2. X线检查 在早期多无异常表现，单纯滑膜结核可出现髌上囊和软组织肿胀，部分病例可出现关节边缘骨质破坏。单纯骨结核早期有局部骨质模糊，呈磨砂玻璃样改变；后期可出现死骨及空洞。全关节结核时出现关节骨质破坏，关节间隙变窄或消失。

3. CT检查 早期可发现X线难以显示的病灶，如小脓肿、软组织增厚及死骨等。

4. MRI检查 早期即能显示局部骨髓水肿及关节积液等，故可作为早期诊断手段。

5. 关节镜检查 关节镜检查时取病变组织送病理诊断，同时可行滑膜切除治疗。

四、治疗

早期诊断单纯骨结核或滑膜结核，并给予抗结核治疗，多能获得良好效果，关节功能可得以保留。

1. 全身治疗 抗结核药物治疗，营养支持，注意休息等。

2. 局部治疗 关节内注射抗结核药物，局部制动。

3. 手术治疗 ①单纯滑膜结核：如滑膜增生肥厚病例可行滑膜切除术。②单纯骨结核：如经保守治疗后病灶有突入关节内的危险时，可行病灶清除术，骨髓腔行自体松质骨植骨，术后关节固定于功能位。③全关节结核：对15岁以下儿童只做病灶清除术；对15岁以上患者，如关节破坏严重，可行病灶清除后植骨融合；部分病例可在结核控制良好的情况下，行人工关节置换术。

目标检测

答案解析

选择题

[A1/A2型题]

1. 脊椎结核和椎体肿瘤在X线上的主要鉴别点是

    A. 椎间隙是否变狭窄或消失   B. 椎体骨质疏松的程度

    C. 椎旁软组织阴影的形态   D. 椎体破坏的程度

    E. 椎体破坏的数目

2. 下列多采用非手术治疗的骨与关节结核是

    A. 病灶内有较大死骨形成

    B. 单纯滑膜型结核

    C. 全关节型结核晚期

    D. 破坏较明显，进展快，又很靠近关节软骨的单纯骨型结核

    E. 窦道经久不愈合

3. 髋关节全关节结核合并冷脓肿形成时，恰当的处理方式是

    A. 立即进行病灶清除术   B. 立即行脓肿切开术

    C. 直接穿刺抽取脓液并注入抗生素   D. 抗结核药物2~4周后行病灶清除术

    E. 抗结核药物2~4周后行脓肿搔刮术

4. 骨与关节结核最常见的发生部位是

    A. 膝关节   B. 髋关节   C. 骶髂关节

    D. 脊柱   E. 腕关节

5. 结核治愈标准不包括

    A. 全身情况良好, 体温正常, 食欲良好   B. 局部症状消失, 无疼痛, 窦道闭合

    C. X 线显示脓肿缩小甚至消失, 或已钙化   D. 血沉 2 次监测正常

    E. 起床活动已 1 年, 各项指标仍正常

书网融合……

本章小结   题库

第五十一章　非化脓性关节炎

PPT

◉ 学习目标

　　1. 通过本章学习，重点掌握骨性关节炎的临床表现及治疗，类风湿关节炎的临床表现及诊断标准，强直性脊柱炎的临床表现、诊断和影像学检查。

　　2. 学会非化脓性关节炎的临床表现和诊断标准，具有诊断非化脓性关节炎和相关知识健康宣教的能力。

≫ 情境导入

　　情境描述　患者，女，58 岁，反复双手近端指间关节、双膝关节痛伴晨僵 1 年。查体：双手近端指间关节可触及皮下结节，质硬，无触痛，手指活动度欠佳。实验室检查：RBC 3.8×10^{12}/L，WBC 8×10^9/L，血沉 60mm/h，C 反应蛋白 25mg/L，抗 CCP 抗体阳性。膝关节 X 线检查：非对称性关节间隙变窄，关节面模糊。

　　讨论　1. 请问该患者的诊断及诊断依据是什么？

　　　　　　2. 治疗原则有哪些？

第一节　骨性关节炎

　　骨性关节炎（osteoarthritis，OA）是骨科常见疾患之一，是一种以关节软骨退行性变和继发性骨质增生为特征的慢性关节疾病。多见于中老年人，女性较多见。好发于负重较大的膝关节、髋关节、脊柱及远侧指间关节等部位，该病亦称为骨关节病、退行性关节炎、老年性关节炎、增生性关节炎等。

一、病因

　　骨性关节炎的发病原因迄今尚未完全明了。一般认为骨性关节炎是多种致病因素相互作用所致，其中年龄是主要高危因素，其他与之相关的因素包括代谢、生物化学改变、肥胖、创伤、遗传、骨骼畸形等。女性发病率高，在绝经后明显增加，可能与关节软骨中雌激素受体有关。

二、分类

　　骨性关节炎分为原发性和继发性两类。

　　1. 原发性　是指发病原因不明，患者没有创伤、感染、先天性畸形病史，无遗传缺陷，无全身代谢及内分泌异常。多见于 50 岁以上中老年人。

　　2. 继发性　是指发病前关节有某些病变存在者，如先天性髋关节脱位、创伤后关节面不平整、骨的缺血性坏死和关节囊或韧带松弛等。关节畸形也可以引起关节面的对合不良，如膝内翻、膝外翻等，在原有病变基础上发生骨性关节炎。

三、病理

最早、最主要的病理变化发生在关节软骨。首先关节软骨局部发生软化、糜烂，导致软骨下骨质外露，软骨下骨囊腔变，关节边缘骨赘出现，随后继发骨膜、关节囊及关节周围肌肉的改变使关节面上生物应力平衡失调，形成恶性循环，不断加重病变。最终导致关节面完全破坏、关节畸形。

四、临床表现

主要的症状是疼痛，进行性加重。活动时疼痛加剧，休息后好转。疼痛可与天气变化、潮湿受凉等因素有关。关节僵硬是关节炎的另一个主诉，晨起或固定于某个体位较长时间可导致关节僵硬，稍微活动后减轻。体格检查可见关节肿胀，有积液时膝关节浮髌试验阳性；髋关节内旋角度增大时，疼痛加重；关节周围肌肉萎缩，主动或被动活动时，关节可有响声，有不同程度的活动受限；严重者出现关节畸形，如膝内翻。

五、诊断与鉴别诊断

1. X 线检查　表现为关节间隙不同程度变窄，关节间隙不对称，关节边缘有骨赘形成；晚期骨端变形，关节表面不平整，边缘骨质增生明显，软骨下骨有硬化和囊腔形成。伴滑膜炎时髌下脂肪垫模糊或消失；正位片可见膝关节不同程度内翻畸形。

2. 实验室检查　无特异性。可出现 C 反应蛋白和红细胞沉降率轻度升高；关节液检查可见白细胞增高，偶见红细胞。

六、治疗

骨性关节炎发生后，随着年龄的增长，其病理学改变不可逆转。治疗目的是缓解或解除疼痛症状，延缓关节退变，最大限度地保持和恢复患者的日常生活。

1. 保守治疗　对于初次就诊且症状不重的骨性关节炎患者，首选非药物治疗，可选用支具及理疗等对症治疗。如非药物治疗无效，可根据关节疼痛情况选择药物治疗。包括非甾体抗炎药（NSAIDs）的乳胶剂、膏剂、贴剂和擦剂等局部外用药和全身镇痛药物，关节腔注射透明质酸钠亦可起到润滑关节、保护关节软骨和缓解疼痛的作用。不主张随意行关节腔内注射糖皮质激素。

2. 手术治疗　目的在于减轻或消除疼痛、矫正畸形和改善关节功能。包括关节镜下关节清理、游离体摘除、骨关节畸形矫正、改变关节负重面和力线，病情严重者可行人工关节置换或关节融合术。

第二节　类风湿关节炎

类风湿关节炎（rheumatoid arthritis，RA）是全身慢性自身免疫性疾病，主要侵及各关节，其特点是关节疼痛和肿胀反复发作并进行性发展，最终将导致关节破坏、强直和畸形。好发于手、腕、足等小关节，青壮年多见，女性好发，为男性的 2～3 倍。

一、病因

病因尚且不清，可能与下列因素有关。①自身免疫反应：在某些环境因素作用下，通过一系列免疫反应导致滑膜、韧带、肌腱及软骨损伤。②遗传因素：此病有明显的遗传特点，发病率比正常人群家族高 2～10 倍。近亲中 RA 阳性率也比对照组高 4～5 倍。③感染：本病发展过程的某些特征与病毒感染相符。多数人认为甲型链球菌感染为本病的诱因。

二、病理

此病以关节病变为主。最早为滑膜内充血、水肿，毛细血管增生且通透性增高，有较多浆液渗出到关节腔内。滑膜炎反复发作转为慢性时，滑膜增厚并呈绒毛状突入关节腔内。滑膜边缘部分增生形成血管翳。血管翳向软骨内侵入，造成关节软骨被侵蚀及关节囊纤维化，导致关节腔狭窄。病变进一步发展，引起关节相邻骨质破坏和骨质疏松，逐渐出现纤维化和骨性关节强直，关节功能丧失。关节外病变尚可累及肌腱、韧带、肌肉、外周神经、动脉、心脏、肾脏、肺等组织和器官。关节附件的皮下组织内可出现皮下结节。

三、临床表现

本病发病缓慢，早期出现乏力、全身肌肉痛、低热和手足麻木、刺痛等全身症状，以及反复发作性、对称性、多发性小关节炎。受累关节以近端指间关节、掌指关节、腕、肘、肩、膝和足趾关节最为多见；颈椎，颞下颌关节、胸锁和肩锁关节也可受累，并伴有活动受限；髋关节受累少见。关节炎常表现为对称性、持续性肿胀和压痛，晨僵持续时间长达 1 小时以上。最常见的关节畸形是腕和肘关节强直、掌指关节半脱位，手指向尺侧偏斜并呈"天鹅颈"样表现。相关症状和体征如下。

1. 关节疼痛和肿胀 最先出现的症状是关节疼痛和肿胀，开始为关节酸痛，随着关节肿胀逐渐明显，疼痛也逐步加重，关节疼痛与气候，气压和气温变化密切相关。

2. 晨僵 即早晨起床时关节活动不灵活的主观感觉，活动一段时间后可缓解或消失。它是关节炎的一种非特异表现，其持续时间与炎症的严重程度呈正比。

3. 关节受累的表现 ①多关节受累：呈对称性多关节炎；易受累的有掌指关节和指间关节，其次为手、腕、膝等。②关节活动受限和畸形：病变持续发展，出现关节活动受限；晚期出现不同程度的畸形，有梭形肿胀、尺侧偏斜、"天鹅颈"及"纽扣花"样畸形等。

4. 全身症状 可伴有体重减轻、低热及疲乏感等全身症状。

四、诊断与鉴别诊断

（一）实验室检查

1. 血常规 患者常有轻度贫血和淋巴细胞增高。

2. 血沉 急性期明显，病程长者可正常。

3. 类风湿因子 大部分病例可出现阳性。

4. 关节液 混浊，黏稠度下降，黏蛋白凝固力差，糖含量降低。

（二）影像学表现

1. X 线检查 X 线片可见软组织肿胀、骨质疏松及病情进展后的关节面囊性变、侵袭性骨破坏、关节面模糊、关节间隙狭窄、关节强直。

2. MRI 检查 对发现患者的早期关节破坏很有帮助。

诊断标准目前国际上通用的仍是 1987 年美国风湿病协会修订的诊断标准：①晨起关节僵硬至少 1 小时（≥6 周）；②3 个或 3 个以上关节肿胀（≥6 周）；③腕、掌指关节或近侧指间关节肿胀（≥6 周）；④对称性关节肿胀（≥6 周）；⑤皮下结节；⑥手、腕关节 X 线片有明显的骨质疏松或骨质侵蚀；⑦类风湿因子阳性（滴度>1∶32）。确认本病需具备 4 条或 4 条以上标准。

五、治疗

目前尚无特效疗法。治疗的目的在于减轻症状，抑制病变发展及不可逆的骨质破坏，尽可能保护关节和肌肉的功能，提高生活质量。

1. 一般治疗 关节肿痛明显者应强调休息及关节制动。慢性期则减轻劳动强度，适当功能锻炼。理疗可缓解关节症状。

2. 药物治疗 常用的有一线非甾体抗炎药物（昔布类和吲哚美辛等）和二线改善病情的抗风湿药（环磷酰胺等）以及三线药物激素，对于病情轻、进展快的患者，在一、二线药物联合应用同时，早期给予小剂量激素，可以快速控制症状，稳定后逐量减药。此外，还可以辅以中药治疗（雷公藤等）及生物制剂治疗（T细胞、细胞因子、补体抑制剂等）。

3. 手术治疗 目的是防止和延缓病情发展，矫正畸形，改善关节功能。常用手术方式有滑膜切除术、关节镜下关节清理术、关节融合术、胫骨平台截骨术及人工关节置换术。

🔆 知识链接

正确认识"老寒腿"

随着我国的人口老龄化逐年加重，绝大多数的中老年人都被关节疼痛所困扰，我们也经常听"老寒腿"这个词，觉得腰腿的疼痛就是因为"老"和"寒"造成的。对于关节疼痛，我们需要有一个正确的认识。目前没有证据表明寒冷是造成关节疼痛的直接因素，但是寒冷会导致肌肉收缩、关节僵硬、关节血液循环变差、滑液分泌减少，这是加重关节疼痛的原因，也容易减少关节使用寿命。冷天不注意对关节的保暖会使意外受伤的机率增加，间接造成危害。即便没有意外受伤，长期如此也无疑会增加关节负担。但是"老"确实跟腰腿的疼痛密切相关，包括退变、损伤和相关疾病都可以导致骨性关节炎的发生。我们在平常的工作当中对于老年患者的就诊，要注意沟通和人文关怀，培养良好的医德医风。

第三节 强直性脊柱炎

强直性脊柱炎（ankylosing spondylitis，AS）是脊柱的慢性进行性炎症，其特点是病变常从骶髂关节开始逐渐向上蔓延至脊柱，导致脊柱纤维化或骨性强直和畸形。常见于男性，男女发病率之比为（10~14）∶1，发病多在15岁以后，16~30岁多见，有明显的家族遗传史。

一、病因

病因尚不清，但目前研究发现组织相容性抗原HLA-B27与本病相关，强直性脊柱炎患者HLA-B27的阳性率可达88%~96%。

二、病理

基本病理为原发性、慢性、血管翳破坏性炎症，韧带骨化属于继发的修复性过程。病变一般自骶髂关节开始，缓慢沿脊柱向上蔓延，逐渐累及椎间小关节的滑膜和关节囊以及脊柱椎体周围的软组织，至晚期可使整个脊柱周围的软组织发生钙化和骨化，脊柱融合成"竹节样"改变。病变也可同时向下蔓延，波及双髋关节，少数也可累及膝关节。

三、临床表现

强直性脊柱炎起病缓慢，早期患者感到不明原因双侧骶髂关节及下腰部疼痛、僵硬感。晨起时，脊柱僵硬，起床活动后可略有缓解。病变逐渐向上发展，累及胸椎和肋椎关节时，胸部扩张活动受限，导致肺活量减少，并可有束带状胸痛。病变累及颈椎时，颈部活动受限。患者为了缓解疼痛，常需弯腰屈胸以致躯干和髋关节屈曲，最终将发生驼背畸形，严重者可强直于 90° 屈曲位，不能平视，视野仅限于足下。由于颈、腰部不能旋转，侧视时必须转动全身。若髋关节受累则呈摇摆步态。个别患者症状始自颈椎，逐渐向下波及胸椎和腰椎，此型称 Bechterew 病，容易累及神经根而发生上肢瘫痪、呼吸困难，预后较差。强直性脊柱炎病程可长达 10 余年，期间可有病变缓解期，但不定期会复发加重。最后整个脊柱发生强直，疼痛症状随之消失。

四、诊断与鉴别诊断

1. 实验室检查 强直性脊柱炎发作期导致血小板升高、贫血、血沉增快和 C 反应蛋白升高，也有部分强直性脊柱炎患者临床表现为腰背痛等症状较明显但上述指标正常。强直性脊柱炎患者类风湿因子一般为阴性，免疫球蛋白可轻度升高。HLA - B27 多为阳性。

2. 影像学检查 骶髂关节最早出现改变，表现为骶髂关节骨质疏松，关节边缘模糊不清，随后骶髂关节面出现边缘不整齐、硬化。以后关节面渐趋模糊，关节间隙逐渐变窄，直至骶髂关节完全融合。椎间小关节出现类似变化，多个椎间隙边缘处的韧带形成骨化性骨桥，形成典型的"竹节样"脊柱。病变也可累及髋关节，晚期关节间隙消失，呈现髋关节内收、屈曲位骨性强直。

3. 诊断标准 近年来已有不同诊断标准，但国际上目前多采用 1984 年修订的纽约标准，或参考欧洲脊柱关节病研究组初步诊断标准。

（1）修订的纽约标准（1984 年） ①下腰背痛的病程至少持续 3 个月，疼痛随活动改善，但休息后并不减轻；②腰椎在前、后和侧屈方向活动受限；③胸廓扩展范围小于同年龄和性别的正常值；④双侧骶髂关节炎 II ~ IV 级，或单侧骶髂关节炎 III ~ IV 级。如果患者具备 4 并分别附加 1 ~ 3 条中的任何 1 条，即可确诊为强直性脊柱炎。

（2）欧洲脊柱关节病研究组标准 炎性脊柱痛或非对称性以下肢关节为主的滑膜炎，并附加以下项目中的任何一项，即：①阳性家族史；②银屑病；③炎性肠病；④尿道炎、宫颈炎或急性腹泻；⑤双侧臀部交替疼痛；⑥肌腱末端病；⑦骶髂关节炎。

五、治疗

目前医学上尚没有有效的根治方法，早期防治可使患者延长病程、减轻病痛、提高生活质量。早期疼痛时可给予非甾体抗炎药。除药物治疗外还应加强物理治疗，其目的是解除疼痛、防止畸形和改善功能。症状缓解后，鼓励患者行脊柱功能锻炼，保持适当姿势，防止驼背等畸形的发生。功能锻炼的基本原则是循序渐进，根据病情而定，以锻炼后疼痛持续不超过 2 小时为宜。对于功能位的强直性脊柱炎不需要手术。有严重驼背而影响生活时，可行胸椎、腰椎截骨矫形术。对于双侧髋关节强直者可行单侧或双侧全髋关节置换术。

答案解析

目标检测

选择题

[A1/A2 型题]

1. 骨关节炎的主要症状为
   A. 关节肿胀   B. 关节疼痛   C. 关节活动障碍
   D. 关节积液   E. 关节表面皮温增高

2. 患者，男，24 岁，腰背痛 1 年。查体：下腰段及骶髂关节压痛，腰椎活动明显受限、X 线片示脊柱呈竹节样改变，诊断为
   A. 腰椎间盘突出症   B. 腰肌劳损   C. 颈椎结核
   D. 脊柱肿瘤   E. 强直性脊柱炎

3. 类风湿关节炎常累及的关节是
   A. 膝关节   B. 近端指间关节   C. 肩关节
   D. 肘关节   E. 脊柱

[X 型题]

1. 下列符合骨关节炎的表现包括
   A. 是多发性和对称性关节炎
   B. 主要症状为关节疼痛
   C. 主要病变是关节软骨的退行性变和继发性骨质增生
   D. 疼痛程度与 X 线表现不一定一致
   E. X 线表现为关节边缘骨赘形成，关节间隙变窄

2. 类风湿关节炎的表现有
   A. 主要为小关节、常多发性
   B. 病程慢，关节痛和肿胀反复发作，关节畸形逐渐形成
   C. 主要病变是关节软骨的退行性变和继发性骨质增生
   D. X 线表现为关节边缘骨赘形成，关节间隙变窄
   E. 早晨起床关节僵硬

3. 强直性脊柱炎的 X 线表现特征是
   A. 骶骨关节骨性强直   B. 椎间隙边缘桥样骨赘   C. "竹节样" 脊柱
   D. 椎间关节周围韧带骨化   E. 椎体楔形改变，侧弯畸形

4. 对强直性脊柱炎患者，下列措施正确的是
   A. 卧硬板床   B. 手术软组织松解   C. 注意姿势
   D. 必要时手术治疗   E. 可服吲哚美辛等减轻症状

书网融合……

本章小结

题库

第五十二章　运动系统畸形

PPT

◎ 学习目标

　　1. 通过本章学习，重点掌握运动系统各类畸形的临床表现、诊断及治疗。
　　2. 学会运动系统各类畸形的特有体征和特异性检查，具有诊断运动系统畸形并指导进行保守治疗及手法矫形的能力。

>> 情境导入

　　情境描述　患者，女，12岁，主因"发现头向右侧歪斜半年"入院。患者半年多前被家人发现头向右侧歪斜，当时未予重视，未做特殊治疗，但半年多来头部歪斜未见减轻，且发现面部不对称。既往无难产、外伤等病史。入院查体：神清，一般情况尚好，颈部外观无畸形，头部向右侧歪斜，面部不对称，患侧较健侧窄小，颈前右侧可见胸锁乳突肌处明显凸起，可触及条索挛缩带，无压痛。眼部无斜视。颈椎X线片未发现颈椎侧凸畸形及脱位。

　　讨论　该患者的诊断、可能病因、相应诊断依据及下一步治疗方案分别是什么？

第一节　先天性畸形

一、发育性髋关节脱位

　　发育性髋关节脱位（developmental dislocation of the hip，DDH）是一种先天性的髋关节发育性病变，较常见。DDH较以往"先天性髋关节脱位（congenital dislocation of the hip，CDH）"的名称更能够代表该病的全部畸形。女性多于男性，左侧多于右侧，双侧多于单侧。不同地区的发病率亦不同。

　　（一）病因与病理

　　病因仍不明确，目前认为DDH是以先天性缺陷为基础，原发性髋臼和股骨头发育不良及关节囊、韧带松弛为主要因素，其中20%的患者有家族史。臀位生产的女婴有更高发病率。生活习惯和环境因素也有影响，如使用双下肢束缚带捆绑襁褓婴儿的地区发病率更高。

　　（二）临床表现与诊断

　　【新生儿及婴儿期DDH】

　　DDH在新生儿期诊断较为困难，但一旦确诊治疗较容易，并且会获得理想的治疗效果。因为新生儿期病理改变最轻，易于矫正。

　　1. 症状

　　（1）外观　双侧臀纹不对称；会阴部增宽，双侧脱位时明显；患肢短缩，轻度外旋。
　　（2）肢体活动　患侧髋关节活动少，不能伸直，且力量较弱；牵拉患肢时有弹响感。

2. 体征

（1）外展试验　双髋、膝关节屈曲 90° 后外展，70° 以内或双侧不对称达 20° 为阳性。

（2）Allis 征　又称 Galeazzi 征（图 52-1）。患者仰卧位，屈髋、屈膝，两足平行置于床面，比较其两膝高度，不等高者为阳性。

（3）Ortolani 试验（弹入试验）　患儿仰卧位，一手拇指置于股骨内侧上段正对大转子处，其余手指置于股骨大转子外侧，另一手将同侧屈髋屈膝后髋外展，同时外侧的四指将大转子向前内侧推压，达一定角度后突感弹跳即为阳性。与股骨头复位 - 脱位有关。

（4）Bariow 试验（弹出试验）　患儿仰卧位，屈髋屈膝，使髋关节逐步内收，检查者将拇指放在大腿内侧小转子处向外上推压，若股骨头滑出髋臼发生弹响，解除压力时股骨头滑回髋臼，为阳性。

3. 射线超声检查　股骨头脱位，髋臼发育差和股骨颈前倾角（FNA）增大是 DDH 的三个主要骨性变化。X 线片上可发现髋臼发育不良，呈半脱位或脱位。拍摄 X 线片时，应注意对患儿性腺的防护。X 射线检查对于确诊 DDH 新生儿的价值有限，这是由于股骨头直到出生后 4~6 个月才发生骨化。超声图像在分析髋关节疾病中，尤其对于 6 月龄以下的婴儿，已成为最普遍而最有用的诊断方法。

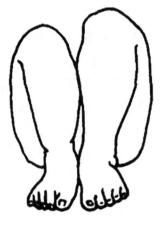

图 52-1　Allis 征

【幼儿及儿童期 DDH】

1. 症状　走路较晚，步态异常　开始走路时步态不稳，呈蹒跚、摇摆步态；双侧者为鸭行步态，肢体不等长，躯干呈代偿性侧弯。

2. 体征　Trendelenburg 征　又称单足站立试验（图 52-2）。在正常情况下，用单足站立时，臀中、小肌收缩，对侧骨盆抬起，才能保持身体平衡；如果站立侧患有先天性髋关节脱位时，因臀中、小肌松弛，对侧骨盆非但不能抬起，反而下降，为单足站立试验阳性。

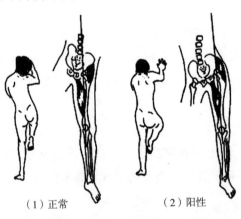

（1）正常　　　　　　（2）阳性

图 52-2　Trendelenburg 征

3. X 线检查　幼儿出生后 2~3 个月内，股骨头骨骺骨化中心尚未出现，X 线检查只能依靠股骨颈近侧端与髋臼的关系进行测量。骨化中心出现后，X 线摄片包括双侧髋关节的骨盆片可以确定诊断，摄片时将患儿双下肢并拢，上推和下拉患肢时各摄一片进行对比测量，可明确脱位性质和程度。连接双侧髋臼 Y 形软骨的水平线称为 Y 线，自髋缘外侧骨化边缘的垂线称为 P 线，两线交叉将髋臼划分为四区，正常股骨头骨化中心应在其内下区，若位于其他分区，则为脱位。脱位侧骨化中心常较小。此外，髋臼指数（髋臼角）和 Shenton 线亦有助于诊断。

（三）治疗

预后的关键在早期诊断和早期治疗。治疗方法与诊断时的年龄和脱位程度有关。随着年龄的增大，病理改变越重，治疗效果越差。

1. 6个月以内婴儿 使用外固定支具维持髋关节屈曲100°~110°、外展20°~50°，24小时持续使用，疗程3~4个月。除个别患儿髋关节内有阻碍复位的因素外，绝大多数患儿都可到达复位。

2. 6个月至3岁婴幼儿 对一部分轻型患儿可采用手法整复外加石膏固定。整复方法：全麻状态下，患儿取仰卧位，患侧屈髋、屈膝至90°，术者沿大腿长轴方向牵引，同时压迫大转子部位，使股骨头纳入髋臼内。整复后常用人字位石膏固定，大部分患儿需手术切开复位（图52-3）。

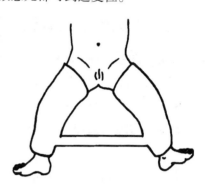

图52-3 人字位石膏

3. 3岁以上儿童 此年龄段脱位程度加重，骨与软组织的继发性改变也较严重，手法整复难以成功，应采用手术治疗。手术的目的是增加髋臼对股骨头的包容，使股骨头与髋臼达到同心圆复位。常用的术式包括：①Salter骨盆截骨术，适用于6岁以下、髋臼指数<45°的患儿。②Pemberton髋臼截骨术，适用于6岁以上、Y形软骨骨骺尚未闭合的儿童，通过在髋臼上缘上方1~1.5cm处平行于髋臼顶做弧形截骨，将髋臼端向下撬拨以改变髋臼的倾斜度，使髋臼充分包容股骨头。③Chiari骨盆内移截骨术，适用于大年龄、髋臼指数>45°的患儿，将骨盆自髋臼上缘髂前下棘关节囊上方做"内高、外低"的截骨，然后将髋臼远端内移1~1.5cm，相对增加其包容性。④Steel三联截骨术，适用于大龄、髋臼发育差、不适合Salter截骨术者。是将坐骨、耻骨、髋臼上方的髂骨截断重新调整髋臼方向的一种术式。

二、先天性马蹄内翻足

先天性马蹄内翻足（congenital talipes equinovarus，congenital clubfoot）是比较常见的先天性畸形，单侧稍多于双侧，发病率约为0.1%。

（一）病因与病理

本病病因尚无定论，有胚胎学说、子宫体位以及家族遗传等多种学说。病理由四个因素组成：跗骨间关节内收、踝关节跖屈、足内翻及胫骨内旋及胫后肌挛缩。

（二）临床表现

患儿出生后即可发现单侧或双侧足呈马蹄内翻状，可分为僵硬型和非僵硬型。僵硬型畸形严重且固定，跖面可见横行皮肤皱褶，距骨发育小，跟腱细而紧，足部呈明显的马蹄内翻、内收畸形。非僵硬型约占本病总数的3/4，畸形程度轻，新生儿时足的大小和解剖均基本正常（图52-4）。

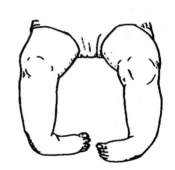

图52-4 先天性马蹄内翻足

（三）诊断与鉴别诊断

畸形明显，但早期多因为畸形程度较轻而被忽略，特别是在新生儿不易被家长所识别。X线片显示跟骨下垂，其纵轴与距骨纵轴平行。需要与脑瘫、关节挛缩等引起的足部畸形进行鉴别。

（四）治疗

治疗越早越好，应在出生后即开始进行。新生儿时期是治疗的最好时机。治疗方法包括非手术治疗和手术治疗。

1. 非手术治疗 包括早期手法矫正、石膏固定加经皮跟腱切断、支具固定等，对新生儿治疗效果最好。

2. 手术治疗 包括跟腱切断术和跟腱延长术、关节固定术等，适用于出生 6 个月以后患儿或经保守治疗失败者。

三、先天性肌性斜颈

先天性斜颈（congenital torticollis）分两种：一种是先天性骨性斜颈，是在颈椎发育缺陷的基础上发展而至，如半椎体畸形导致的斜颈，临床少见；另一种是本节所述的先天性肌性斜颈，是由于一侧的胸锁乳突肌挛缩，导致头部向患侧偏斜、颈部扭转、面部和下颌偏向健侧的疾病。此种临床常见。

（一）病因与病理

病因尚不清楚，多数学者认为和臀位产、产伤等有关，产伤可以导致胸锁乳突肌受到牵拉或血肿形成，随后可继发肌内纤维化和血肿机化、挛缩而形成先天性肌性斜颈。此外还有遗传、动静脉栓塞及子宫内外感染等学说。

（二）临床表现

婴儿出生后，无意中发现一侧胸锁乳突肌出现肿块，后肿块逐渐变硬，似指头大小，半年左右可以逐渐消退，但胸锁乳突肌纤维性挛缩、变短，呈条索状，牵拉枕部偏向患侧，下颌转向健侧肩部。随着生长发育，双侧面部开始出现不对称，健侧面部变得饱满，患侧面部变小，双眼不在同个水平线上，严重者可以引起颈椎侧凸畸形，即先天性斜颈（图 52－5）。

（三）诊断与鉴别诊断

根据年龄和临床表现结合体格检查可以诊断。但应摄颈椎 X 线片以排除骨质异常，并需与其他原因所致的斜颈相鉴别。

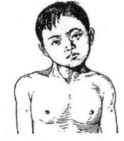

（四）治疗

早期诊断和早期保守治疗是成功的关键。晚期斜颈可以手术矫正，但若合并面部畸形、颈椎侧凸等则难以恢复正常。

图 52－5 先天性斜颈

1. 保守治疗 一般 1 岁以内患儿采用，主动的物理治疗和被动的肌肉拉伸训练对 80% 患者具有明显效果。新生儿确诊后，每天轻柔按摩并热敷患侧，睡眠时应用沙枕固定。

2. 手术疗法 若经保守治疗无效，可在 1 岁以后采用手术治疗。1 岁以上患儿应在纤维化演变完成后再行手术治疗。病情轻者应切断胸锁乳突肌的锁骨头及胸骨头，术后应用颈围领保持于略过矫正位，并经常将患儿下颌向患侧、枕部向健侧旋转牵拉。

第二节　脊柱畸形

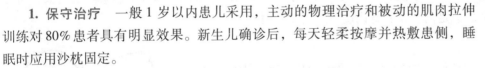

正常人脊柱矢状面有四个生理弧度，即颈椎前凸、胸椎后凸、腰椎前凸和骶椎后凸。但在冠状面，则无侧凸。脊柱呈一直线，各个棘突的连线，通过臀沟垂直于地面。若脊柱的某一段偏离身体的中线，向侧方弯曲，则称为脊柱侧弯，又称脊柱侧凸（scoliosis）。其定义是，应用 Cobb 法测量站立正位 X 线平片的脊柱侧方弯曲，如角度大于 10°，则为脊柱侧凸。

（一）病理

病理改变主要是椎体的楔形变、脊柱骨的旋转畸形和凹侧椎弓根变矮；凹侧椎间隙变窄，肌肉挛缩，凸侧增宽；椎体旋转后使肋骨移位，可形成"剃刀背"畸形；胸廓畸形后可压迫肺脏，导致肺源性心脏病。

（二）临床表现与诊断

通过病史、体检结合影像学资料，一般可以诊断。早期诊断、早期治疗非常重要。

1. 病史 重点询问畸形的开始情况、进展速度及治疗效果。详细询问与脊柱畸形有关的一切情况，如患者的健康状况、年龄及性成熟度等。还需注意既往史、手术史和外伤史。应了解其母亲妊娠期的健康状况，妊娠头 3 个月内有无服药史，怀孕分娩过程中有无并发症等。问询家族史时应注意其他人员脊柱畸形的情况。

2. 症状 以背部畸形为主要症状，表现为站立位姿态不对称，双肩不等高、单侧肩胛骨后凸、前胸不对称等（图 52-6）。严重者胸廓畸形、躯干倾斜，胸廓容积下降导致肺功能不全患者活动耐力下降、气促和心悸等。

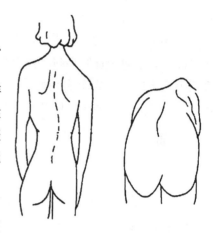

图 52-6 脊柱侧凸

3. 体检 充分暴露后进行仔细观察。观察其背部、双肩、肩胛、腰围是否等高及对称，充分暴露很重要。注意皮肤有无咖啡斑及皮下组织肿物，背部有无毛发及囊性物。注意乳房发育情况，胸廓是否对称，有无漏斗胸、鸡胸及肋骨隆起。令患者向前弯腰以观察背部是否对称、一侧隆起说明肋骨及椎体旋转畸形。同时注意两肩是否对称，还需测定两侧季肋角与髋骨间的距离。最后仔细进行神经系统检查，尤其是双下肢。

4. 影像学检查 X 线平片是诊断和评价最主要的手段，可以确定侧凸的类型、部位、严重程度和柔韧性，有助于判断病因和术前决策，包括直立位全脊柱正侧位像，仰卧位最大左、右弯曲位（bending）像，重力悬吊牵引（traction）像及支点弯曲（fulcrum）像。根据 X 线平片可以对侧凸的弯曲度、椎体旋转度和骨骼发育程度进行评价。冠状面上测量侧凸弯曲度常用 Cobb 法，首先在正位片上确定出侧凸的上、下端椎体（即端椎），沿着上端椎的上终板和下端椎的下终板各画一条直线，两线垂线的交角即为 Cobb 角（图 52-7）。脊髓造影、CT 和 MRI 对合并脊髓病变的患者很有帮助。

5. 肺功能检查 脊柱侧凸患者的常规检查。脊柱侧凸患者的胸廓容积下降，导致其肺总量和肺活量减少，而残气量多正常；肺活量的减少与脊柱侧凸的严重程度相关。

6. 电生理检查 对了解脊柱侧凸患者是否合并神经-肌肉系统障碍具有重要意义。肌电图检查、神经传导速度测定、诱发电位检查对判断脊髓神经损伤程度，估计预后或观察治疗效果具有一定的实用价值。

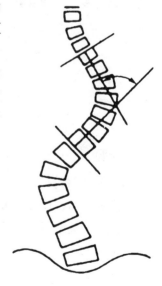

图 52-7 Cobb 角

7. 发育成熟度的鉴定 成熟度的评价在脊柱侧凸的治疗中尤为重要。必须根据生理年龄、实际年龄及骨龄进行全面评估。最常用的是利用髂骨骨骺的发育成熟度进行估计，即 Risser 征。骨化由髂前上棘逐渐移向髂后上棘，将髂嵴分成四等份，共五级。

（三）治疗

治疗原则为早期发现、早期治疗。适时进行手术以矫正畸形，预防畸形进展，改善外观和心肺功能，消除心理障碍。

1. 非手术治疗　多采用理疗、体疗、石膏及支具。最主要和最可靠的方法是支具治疗，然后摄片随访，测量侧凸角度的变化了解支具治疗是否有效，定期随访多次，直到患者骨骼发育完全。

2. 手术治疗　目前认为治疗脊柱侧凸最有效、最确切的方式仍是手术治疗，但必须严格把握手术适应证，对于初次查体 Cobb 角>40°或多次查体每年进展>5°、有明显的外观畸形、出现严重背痛者可采用手术治疗，包括矫形和植骨。矫形方法一种为前路矫形，如前路松懈、支撑植骨等；另一种为后路矫形。有时需要两种或两种以上手术方法联合使用。要维持矫形必须依靠牢固的植骨融合。

 素质提升

中国出生干预缺陷救助基金会

预防出生缺陷、提高出生人口素质是重大民生工程，事关家庭幸福、民族兴旺。为减少先天性结构畸形所致残疾，努力提高出生人口素质，我国开展了先天性结构畸形救助项目，主要针对发病率相对较高、有成熟干预技术、治疗效果良好的先天性结构畸形疾病，为患儿提供医疗费用补助。

2017 年在北京、河北、山西、贵州、甘肃等 15 个省（市）开展试点工作。该项目内容包括：①以先天性结构畸形疾病为重点，开展出生缺陷防治知识宣传倡导和健康教育。②在项目地区为符合救助条件的患病儿童提供医疗费用补助。该项目宗旨为：减少出生缺陷发生比率，促进出生缺陷患者康复，提高救助对象生活质量。"救助一个娃，点亮一个家"，帮助有困难的出生缺陷患儿及其家庭就诊治疗，减缓疾病对家庭的压力，发扬中华民族传统美德，爱伤、助残，让每一位伤残者回归社会。

目标检测

答案解析

选择题

[A1/A2 型题]

1. 患者，男，18 岁。左下肢跛行 15 年，查体发现左侧马蹄内翻足畸形，胫前肌轻度肌收缩，但不能产生关节运动，其肌力为

    A. 0 级　　　　　　　　B. 1 级　　　　　　　　C. 2 级

    D. 3 级　　　　　　　　E. 5 级

2. 婴幼儿斜颈最主要的体征是

    A. 头颈偏向一侧，面部一侧大，一侧小　　　　　B. 颈部淋巴结肿大

    C. 患侧胸锁乳突肌内可扪及肿块　　　　　　　　D. 颈部活动受限

    E. X 线示颈椎畸形

3. 需手术治疗的先天性髋关节脱位患儿的年龄是

    A. 1 岁　　　　　　　　B. 1~2 岁　　　　　　　C. 2~3 岁

D. 4 岁以上　　　　　　E. 1 岁以内

4. 在先天性脊柱侧凸病因中，下列哪项是常见的

    A. 姿势性脊柱侧凸　　　　　　　　　　　B. 神经源性脊柱侧凸

    C. 代偿性脊柱侧凸　　　　　　　　　　　D. 胸源性脊柱侧凸

    E. 楔形椎体

5. 先天性髋关节脱位的 X 线检查，下列哪项不正确

    A. Shenton 线不连续　　　　　　　　　　B. 髋臼角变大

    C. 股骨头的骨化中心在 P 方块的内下象限　　D. 股骨头骨化中心较健侧小

    E. 股骨颈内侧距中线较健侧远

6. 脊柱侧凸，病因不明者约为

    A. 10%　　　　　　B. 30　　　　　　C. 50%

    D. 80%　　　　　　E. 60%

书网融合……

本章小结　　　　　　题库

第五十三章　运动系统慢性损伤

学习目标

1. 通过本章学习，重点掌握运动系统慢性损伤的分类和治疗方法；熟悉常见运动系统慢性损伤的病因、临床表现和治疗原则。

2. 学会运动系统各型慢性损伤的特有体格检查和治疗方法，具有对运动系统慢性损伤的诊断能力，能综合分析病情并制定适宜的治疗方法。

情境导入

情境描述　患者，女，51岁，左肩部疼痛不适半年，梳头、洗脸困难，无上肢麻木、乏力。查体：肩袖间隙区压痛明显，部位局限，肩关节活动受限，X线片未见明显异常。

讨论　1. 该患者最可能的诊断是什么？

2. 明确诊断后应采取哪些治疗方法？

第一节　狭窄性腱鞘炎

狭窄性腱鞘炎（stenosing tenosynovitis）系指肌腱和腱鞘因机械性摩擦而引起的慢性无菌性炎症。在手指发生屈肌腱鞘炎，称弹响指或扳机指。拇指为拇长屈肌腱鞘炎，称弹响拇。腕部为拇长展肌与拇短伸肌腱鞘炎，称桡骨茎突狭窄性腱鞘炎，或 de Quervain 病。

一、病因

手指长期、快速活动，如打字、玩游戏、乐器演奏；或手指长期用力；不熟练的技术操作；首次参加手工劳动，都可引起本病。其他如风湿、类风湿等疾病，也可引发。

二、病理

肌腱在跨越关节处均有坚韧的腱鞘将其约束在骨膜上。腱鞘和骨形成弹性极小的骨－纤维鞘管（图53－1）。腱鞘的近侧缘或远侧缘为较硬的边缘，在掌指关节处腱鞘增厚最明显，称为环状韧带。关节活动时，鞘管有防止肌腱向外弹射及滑向两侧的作用。在弹射力最大的部位，鞘管壁增厚，形成韧带，起滑车作用。屈指肌腱通过骨－纤维鞘管时反复受到摩擦，逐渐形成环形狭窄，压迫本已水肿的指屈肌腱，形成梭形或葫芦形膨大，如强行通过，则引起弹拨和响声，伴有疼痛。而拇长展肌腱和拇短伸肌腱通过桡骨茎突与腕背侧韧带形成

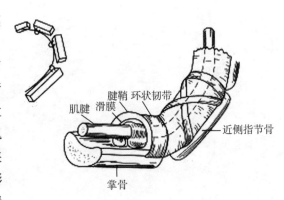

腱鞘　环状韧带
肌腱　滑膜
近侧指节骨
掌骨

图 53－1　骨－纤维鞘管示意图

的骨-纤维鞘管分别止于第一掌骨和拇指近节指骨，当肌腱与鞘管反复摩擦，可发生腱鞘炎，鞘管壁增厚，肌腱局部变粗，逐渐产生症状。

三、临床表现

1. 指屈肌腱鞘炎　起病缓慢，早期晨起患指发僵、局限性疼痛，缓慢活动后即消失，随病程延长疼痛逐渐明显，可向腕部及手指远侧扩散，手指屈伸时产生扳机样动作及弹响。严重时患指屈曲，不敢活动。患者常诉疼痛在近侧指间关节，而不在掌指关节。查体可在远侧掌横纹处扪及黄豆大小痛性结节，屈、伸患指可见该结节随屈肌腱而上下移动，并出现弹拨现象，发生弹响。各指发病的频度依次为中指、无名指最多，示指、拇指次之，小指最少。

2. 桡骨茎突狭窄性腱鞘炎　腕关节桡侧疼痛，可放射至手、肘部，无力提物，活动腕部及拇指时疼痛加重。查体桡骨茎突处或其远侧有明显压痛，有时可扪及痛性结节。握拳尺偏腕关节时，桡骨茎突处出现疼痛，称为 Finkelstein 试验阳性（图 53-2）。

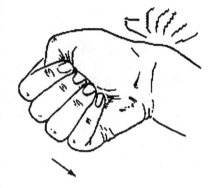

图 53-2　Finkelstein 试验阳性

四、治疗

1. 非手术治疗　局部制动和腱鞘内注射醋酸泼尼松龙有很好疗效。

2. 手术治疗　如保守治疗无效者，可行腱鞘狭窄部分纵行切开，松解粘连，彻底减压。

第二节　腱鞘囊肿

腱鞘囊肿（ganglion）是关节附近的一种囊性肿物。临床上将手、足小关节处的滑液囊疝和发生在肌腹的腱鞘囊肿统称为腱鞘囊肿；而特定部位的囊性疝出再另行命名，如发生在膝关节后者方称为腘窝囊肿或 Baker 囊肿。囊内为无色透明的胶水样黏液，囊壁为致密的纤维组织，壁内衬有滑膜细胞。

一、临床表现

多见于女性及青少年，好发于腕背、足背处。病变部出现一个 0.5~2.5cm 的圆形或椭圆形包块，表面光滑，不与皮肤粘连，缓慢增大。囊肿张力大者，扪之如硬橡皮样的实质性感觉，疼痛明显；张力小者柔软，多无明显疼痛。穿刺可抽出透明胶冻状黏液。

二、治疗

腱鞘囊肿有时可被挤压破裂而自愈。若持续存在或进行性增大者，可采用以下治疗方法。

1. 非手术治疗　用粗针抽出囊内容物后，注入醋酸泼尼松龙 0.5ml 或留置可取出的无菌异物（如缝扎粗丝线），加压包扎，使囊腔粘连而治愈。

2. 手术治疗　多次复发的腱鞘囊肿可手术切除。应完整切除囊肿，勿遗留残存囊壁。如系腱鞘发生者，应同时切除部分相连的腱鞘；如系关节囊滑膜疝出者，应在其根部结扎切除，并修复关节囊，减少复发。

第三节 肱骨外上髁炎

肱骨外上髁炎（lateral epicondylitis of humer）是伸肌总腱起点处的慢性损伤性炎症。因网球运动员多见，故称"网球肘"（tennis elbow）。

一、病因及病理

前臂过度旋前或旋后位，被动牵拉伸肌（握拳、屈腕）和主动收缩伸肌（伸腕），将对肱骨外上髁处的伸肌总腱起点产生较大张力，长期反复即可引起此处的慢性损伤性炎症。此外，伸肌总腱深处有一细小神经血管束，穿过肌腱和筋膜时被卡压，周围有炎症细胞浸润及瘢痕组织形成，从而成为产生症状的病理基础。

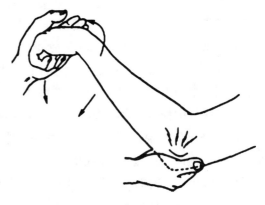

图 53 - 3 Mills 征

二、临床表现

有近期患肢劳损史及职业特点。肱骨外上髁处明显疼痛，在用力握拳、伸腕时加重以致不能持物。查体时，在肱骨外上髁、桡骨头及两者之间有局限性的敏锐压痛，腕关节抗阻力背伸时疼痛加重。伸肌腱牵拉试验（Mills 征）阳性（握拳、屈腕、前臂旋前，然后伸肘，肘外侧出现疼痛者为阳性，见图 53 - 3）。

三、治疗

1. 急性期适当休息患肢，限制以用力握拳、伸腕为主的腕关节活动。
2. 封闭疗法常有良好效果，但如不限制腕关节活动，易复发。
3. 运动员要适当减少运动量，并在桡骨头下方伸肌上捆扎弹性保护带，以减少牵张应力。
4. 保守治疗无效、症状顽固者，可行伸肌总腱起点剥离松解术或卡压神经血管束切除术。

第四节 粘连性肩关节囊炎

粘连性肩关节囊炎（adhesive capsulitis of shoulder）又称冻结肩（frozen shoulder），过去称为肩周炎。本病是因多种原因导致肩盂肱关节囊炎性粘连、僵硬，以肩关节周围疼痛、活动受限为其特点。

一、病因

1. 肩部原因

（1）多发生于 40 岁以上中老年人，软组织退行性变，对致伤因素的代偿能力减弱。
（2）长期过度活动、姿势不良等所产生的慢性致伤力为主要激发因素。
（3）外伤后肩部制动过久，肩周组织继发萎缩、粘连，可使该病发病率上升 5 ~ 10 倍。
（4）肩部急性挫伤、牵拉伤后治疗不当。

2. 肩外因素

（1）颈椎病及心、肺、胆道疾病发生的肩部牵涉痛，长期不愈使肩部肌持续性痉挛、缺血而转变为真正的粘连性肩关节囊炎。
（2）糖尿病、反射性交感神经营养不良、结缔组织疾病、基质金属蛋白酶减少等均与本病有密切关系。

二、临床表现及诊断

1. 病史　本病多发生于中、老年人，女性多于男性，左侧多于右侧，或两侧先后发病。本病具有自限性，一般在6~24个月后可自愈，但大部分患者功能难以恢复到正常。

2. 症状　逐渐加重的肩部疼痛，与动作、姿势有明显关系。疼痛范围可牵涉到上臂中段，同时伴有肩关节各方向主动、被动活动的不同程度痛性受限，以外旋、外展和后伸为著。严重时患肢不能梳头、洗面和扣腰带。夜间可因翻身移动肩部而痛醒。患者初期尚能指出疼痛点，后期由于疼痛范围扩大，则不能明确指出。

3. 体征　三角肌有轻度萎缩，斜方肌痉挛。冈上肌腱，肱二头肌长、短头肌腱及三角肌前后缘均可有明显压痛。

4. 辅助检查　病程较长者，X线片可见到肩部骨质疏松或冈上肌腱、肩峰下滑囊钙化，MRI可见关节囊增厚，当厚度>4mm对诊断本病的特异性达95%。

三、鉴别诊断

1. 颈椎病　颈椎病时单根神经损害少见，往往有前臂及手的根性疼痛，且有神经定位体征，肩部被动活动大致正常。X线斜位片可见相应椎间孔狭窄，神经电生理检查可进行鉴别。

2. 肩部肿瘤　肩部肿瘤虽少见，但后果严重。凡疼痛持续，且进行性加重，不能用固定患肢的方法缓解疼痛，并出现轴向叩痛者，均应除外骨肿瘤。X线片可鉴别。

四、治疗

1. 本病有自愈倾向。但若不配合治疗和功能锻炼，将遗留不同程度的功能障碍。

2. 早期给予理疗、针灸以及适度的推拿按摩，可改善症状。

3. 疼痛点局限时，可局部注射醋酸泼尼松龙。

4. 疼痛持续，影响睡眠时，可短期服用非甾体抗炎药或肌肉松弛剂。

5. 每日应进行肩关节的主动活动，以不引起剧痛为限。

6. 症状严重、病程较长、保守治疗无效时，可在麻醉下采用手法或关节镜下粘连松解术，然后注入类固醇激素或透明质酸钠，可取得满意疗效。

7. 肩外因素所致者，除局部治疗外，还需对原发病进行治疗。

 素质提升

生命在于健康，健康在于运动

从全民健身到全民健康，再到全面小康，这样的逻辑链条支撑起了全民健身作为国家战略的坐标体系，也让全民健身获得了前所未有的发展动力。时代的演进，为全民健身打开了全新的场景。

全地域覆盖、全周期服务、全社会参与、全球化合作、全人群共享，这样的大体育理念推动着全民健身构筑起全新发展坐标，与时代的节拍同频共振。大体育的理念建立在经济社会发展的成果上，建立在对体育综合价值的深度认识上，建立在人民群众对健身、健康与幸福生活的追求上。由此，全民健身上升为国家战略，展示出更富生机与活力的图景。

没有全民健康，就没有全面小康。全民健身则是健康中国建设的战略举措。"运动是良医"，人从被动医疗到主动健康，这意味着全民健身正越来越成为生活的常态，成为提升人民生活品质的基本保障。

第五节 骨软骨病

骨软骨病又称骨软骨炎、骨骺缺血坏死等，全身很多骨骺可见此疾病，如股骨头、胫骨结节、脊柱、跟骨结节等部位。病理特征是骨内压力增高致静脉回流障碍，骨骺发生缺血性坏死，然后出现修复与坏死。大多发生于骨骺生长活跃期（3~16 岁），男性多见，单侧发病率高。

一、股骨头骨软骨病

本病为股骨头骨骺的缺血性坏死，又名 Leg – Calve – Perthes 病、扁平髋等，是全身骨软骨病中发病率较高，且致残情况也较重的一种骨软骨病。好发于 3~10 岁儿童，男女之比约为 6:1，单侧发病占 80%~90%。股骨头骨骺的骨化中心在 1 岁以后出现，18~19 岁骨化融合。在此年龄阶段均有可能发病。

（一）临床表现及诊断

1. 症状 逐渐加重的髋部疼痛，可出现跛行，少数患者可因患肢膝内上方牵涉痛为首诊主诉，应注意检查同侧髋关节。

2. 体征 早期为疼痛性跛行步态，晚期可发生短肢性跛行。患肢肌萎缩，内收肌痉挛，Thomas 征阳性。患髋外展、后伸、内旋受限明显。

3. 辅助检查 X 线片显示与病理分期有密切关系。放射性核素骨显像在缺血期 X 线片显示阴性时已可发现放射性稀疏；用计算机对骨显像进行定量分析，患侧与健侧放射量的比值小于 0.6 则为异常，其早期诊断准确率大于 90%。

（二）治疗

目的是保持一个理想的解剖学和生物力学环境，使股骨头能包容在髋臼内进行重塑，达到头臼相称，避免骨性关节炎的发生，治疗原则为：①应使股骨头完全包容在髋臼内；②避免髋臼外上缘对股骨头的局限性应力。③减轻对股骨头的压力；④维持髋关节有良好的活动范围。

1. 非手术治疗 对早期病例多能奏效。用支架将患髋固定在外展 40°、轻度内旋位。白天支架外固定并扶双拐下床活动，夜间去除支架并维持双下肢外展、内旋位。支架使用时间为 1~2 年，定期拍摄 X 线片以了解病变情况，直到股骨头完全重建为止。

2. 手术治疗 针对病变不同时期选择不同的手术方法，可酌情采用滑膜切除术、钻孔术、骨瓣或肌骨瓣植入术，股骨转子下内旋、内翻截骨术和骨盆截骨术，人工关节置换术等。手术仅能缓解病情，难以恢复股骨头正常形态。

二、胫骨结节骨软骨病

胫骨结节是髌韧带的附着点，成年后胫骨结节与胫骨上端骨化为一整体，成年前此处易受髌韧带牵拉损伤而产生骨骺炎，甚至缺血、坏死，称为胫骨结节骨软骨病（osteochondrosis of the tibial tubercle）又称 Osgood – Schlatter 病。

（一）临床表现及诊断

1. 症状 好发于 12~14 岁好动男孩，多有近期剧烈运动史。胫骨结节处逐渐出现疼痛、肿块，行走及上、下楼梯时明显。

2. 体征　患侧胫骨结节肿大，局部质硬，压痛明显，抗阻力伸膝时疼痛加剧。

3. 辅助检查　X 线片显示胫骨结节骨骺致密、碎裂或呈舌状隆起，周围软组织肿胀等。

（二）治疗

1. 非手术治疗　减少膝关节活动时症状多会缓解，有明显疼痛者可加以理疗或长腿管型石膏短期制动。一般无须服用止痛剂，亦不宜局部注射皮质类固醇，因注入皮下不会有效且难以注入。

2. 手术治疗　本病在 18 岁以后胫骨结节与胫骨上端骨化后，症状即自行消失，但局部隆起不会改变，对成年后尚有小块碎裂骨骺未与胫骨结节融合骨化并伴有长期局部疼痛的患者，可行钻孔或植骨术以促进愈合。

目标检测

答案解析

选择题

[A1/A2 型题]

1. 早期狭窄性腱鞘炎最好的治疗方法是

    A. 针灸及理疗   B. 局部制动

    C. 切开腱鞘，松解肌腱   D. 鞘内注射醋酸泼尼松龙

    E. 使用抗生素治疗

2. 患者，女，51 岁，右中指、无名指掌指关节疼痛、伸屈弹响 3 个月。检查：右中指、无名指掌指关节掌侧各可扪及一痛性小结节，活动时有弹响。最可能的诊断是

    A. 狭窄性腱鞘炎   B. 腱鞘囊肿

    C. 滑囊炎   D. 陈旧性掌指关节脱位

    E. 神经瘤

3. 肱骨外上髁炎的临床表现错误的是

    A. 多发生于长期、反复用手、腕劳动   B. 本病是外上髁的慢性损伤性炎症

    C. 前臂伸肌牵拉试验（Mills 征）阳性   D. 肱骨外上髁附近疼痛、压痛

    E. 激素痛点注射效果不肯定

[X 型题]

1. 关于肩周炎，下列说法正确的是

    A. 女性多于男性   B. 好发年龄为 30～40 岁

    C. 可自愈   D. 可有手的根性疼痛，以前屈受限为主

    E. 压痛明显

2. 以下哪些与股骨头骨软骨病的临床表现有关

    A. 好发于 3～10 岁男孩

    B. 表现为髋部或膝内上方疼痛、跛行

    C. 髋关节活动受限

    D. 病因与使用激素有关

    E. 一段时间后可痊愈

3. 胫骨结节骨软骨病的临床表现有

    A. 好发于 12～16 岁好动男孩

    B. 18 岁后局部隆起可自行消失

    C. 伸膝抗阻试验（＋）

    D. 胫骨结节隆起、疼痛

    E. X 线片示胫骨结节骨骺密度增高、碎裂

书网融合……

本章小结　　　　　题库

PPT

第五十四章　颈肩痛和腰腿痛

⊚ 学习目标

1. 通过本章学习，重点掌握颈椎病和腰椎间盘突出症的病因、临床表现、诊断与鉴别诊断、治疗方法的选择。

2. 学会颈椎病和腰椎间盘突出症的诊断及常规治疗方法，具有对颈肩痛和腰腿痛的诊断及能综合分析病情并制定适宜的治疗方法的能力。

≫ 情境导入

情境描述　患者，女，48岁，颈部疼痛不适三个月，伴双下肢麻木，近1周来出现双上肢麻木乏力，行走困难。体检：手部肌肉轻度萎缩，握力减弱，双下肢肌力减弱，肌张力增高，X线片示 C_{5-6} 间隙变窄，椎体后缘明显骨赘形成。

讨论　1. 该患者最可能的诊断是什么？属于哪种类型？

　　　2. 明确诊断后应采取哪些治疗方法？

第一节　颈肩痛

颈肩痛在临床上多见，是指颈、肩、肩胛等处的疼痛，有时伴有一侧或两侧上肢痛及颈髓损害症状，引起颈肩痛的原因很多，常见于颈肩部软组织的急、慢性损伤以及颈椎退变或先天性因素所致，有时很难找到确切病因。

一、颈肩部软组织急性损伤

（一）病因

一是有明显的外伤史，颈肩部软组织受到急性扭伤而出现症状；二是没有外伤史，晨起突然发病，是因睡眠时头颈部位置不当，颈部肌肉被持续牵拉而出现症状，即俗称的"落枕"（图54-1）。

（二）临床表现

有明显外伤史或晨起突然出现颈部疼痛，可放射至枕顶部或肩部，头颈活动明显受限。查体可见颈部僵硬，被动体位，头偏向一侧，头颈不敢活动，转动头部常需连同躯干一起转动。在颈椎棘突、横突、冈上肌、冈下肌、肩胛内角等处常可触及压痛点。颈椎X线侧位片可见颈椎僵直，生理前凸减小或消失。

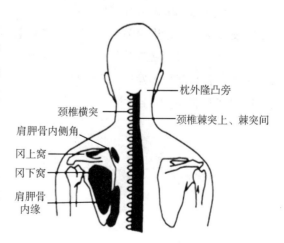

图54-1　颈部软组织损伤压痛部位

（三）治疗

1. 颈部制动　可佩戴高分子颈托或进行颌枕带牵引。

2. 推拿及按摩　对"落枕"患者可较快速解除疼痛。

3. 皮质类固醇痛点注射　可快速缓解疼痛。

4. 理疗及针灸　可促进急性损伤的恢复。

5. 药物治疗　可以口服或外用非甾体抗炎镇痛药及活血化瘀的中药。

二、颈肩部软组织慢性损伤

（一）病因

颈部软组织在固定不变的姿势下长期受到牵拉，引起颈部肌肉劳损，常见于伏案工作者。急性软组织外伤未得到治愈可转变为慢性损伤。局部风寒侵袭与发病也有一定关系。

（二）临床表现

患者多有长期低头动作病史，主要表现为颈部肌肉酸痛与不适，反复发作，可自行缓解。颈肩部可有或没有明确压痛点，查体按压时患者反觉舒适，有时可触及痉挛的肌肉。

（三）治疗

重点在于预防，应纠正不良姿势习惯，避免颈部长时间不动。理疗及按摩均能取得较好疗效，可口服或外用非甾体抗炎镇痛药及活血化瘀的中药。

三、颈椎病

颈椎病（cervical spondylosis）是指由于颈椎间盘退变及其继发性改变刺激或压迫相邻组织，包括脊髓、神经、血管等，出现一系列相应的临床症状和体征。

（一）病因与病理

从解剖结构看，颈椎的功能单位由相邻的两个椎体、椎间盘、关节突关节和钩椎关节组成。整个脊柱中，颈椎体积最小，运动范围最大，因此容易诱发退行性改变，尤其是长期从事伏案工作和有颈部外伤及发育性椎管狭窄和颈椎先天畸形者，更容易出现退变，退变后椎体前、后韧带松弛，椎体间出现松动，椎间盘突出或椎体边缘产生骨赘，压迫神经、脊髓和椎动脉，从而产生症状（图54-2）。

需要注意的是，椎间关节退变、神经血管受累、临床症状和体征这三者之间并不是简单的因果关系，它们相互关联，又有其各自发生和发展的规律。50岁以上的人群颈椎X线片多显示不同程度的退变，然而只有小部分人发病，最常见于C_{5-6}，C_{4-5}和C_{6-7}次之，且影像学上神经、血管受压的程度与临床病情程度并非完全一致。

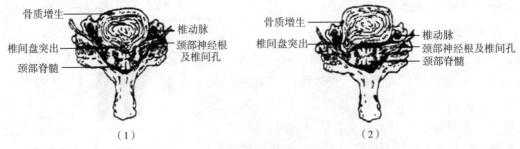

图54-2　颈椎间盘突出和骨质增生压迫部位示意图

（1）向后方突出压迫脊髓　（2）向侧后方突出压迫神经根及椎动脉

（二）临床表现及诊断

根据颈椎病脊髓、神经、血管受累所产生的病理改变，颈椎病主要分为以下四个类型。

1. 神经根型颈椎病　发病率最高。由于颈椎退变后椎间盘向后突出，增生的钩椎关节等刺激并压迫神经根，从而诱发神经根性症状。临床表现为与受累神经支配区域相一致的疼痛及感觉障碍、感觉减退或感觉过敏等表现。受累神经支配部位肌肉可以表现为肌力减弱、肌萎缩等，腱反射可以减弱或消失。颈项痛可由窦椎神经受到刺激而产生。上肢牵拉试验（Eaton 试验）大多呈阳性：检查时患者取坐位，头向健侧偏，术者一手压患侧头部，一手握患腕，向相反方向牵拉出现症状。压头试验（Spurling 征）或椎间孔挤压试验多呈阳性：检查时，患者端坐，头后仰并偏向患侧，术者用手掌在其头顶加压，出现颈项痛并向患手放射者，称之为阳性（图 54-3）。

X 线片示：颈椎生理前凸变小或消失，颈椎不稳，钩椎关节增生，椎间隙及椎间孔狭窄，椎体后缘骨质增生等。CT 及 MRI 可见椎间盘突出、椎管狭窄等。

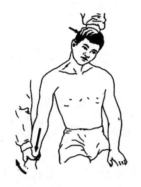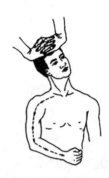

图 54-3　上肢牵拉试验（Eaton 试验）及压头试验（Spurling 征）

2. 脊髓型颈椎病　脊髓型颈椎病（cervical spondylotic myelopathy）是最严重的一种颈椎病，占颈椎病的 10%~15%。锥体束征为脊髓型颈椎病的主要表现，是锥体束（皮质脊髓束）受到直接压迫或局部血供减少造成。临床上表现为下肢无力、抬步沉重感、踩棉花感、步态笨拙及束胸感等症状，后期可出现大小便功能障碍等。检查时可发现腱反射亢进、踝阵挛、膝阵挛及肌肉萎缩，腹壁反射、肛门反射减弱或消失。查体可有 Hoffmann 征、Babinski 征阳性。随病情加重可发生自下而上的痉挛性瘫痪，重者可出现四肢瘫痪。X 线片与神经根相似，脊髓造影、CT、MRI 可显示脊髓受压情况。脑脊液蛋白含量及动力学测定可反映椎管通畅情况。

3. 椎动脉型颈椎病　椎动脉型颈椎病（arteria vertebralis type of the cervical spondylosis）临床上症状复杂，诊断亦较困难，目前尚存在较大争议。颈椎退变后椎间盘突出或骨赘压迫或颈椎节段性不稳定，导致椎动脉受到压迫或刺激，造成椎动脉狭窄或痉挛，形成椎-基底动脉供血不足，进而出现耳鸣、偏头痛、听力减退、视物模糊、突发性眩晕、猝倒等。由于椎动脉周围交感神经节后纤维受到刺激，可引起自主神经症状，表现为心悸和胃肠功能减退等。颈部症状则较轻。

4. 交感神经型颈椎病　交感神经型颈椎病（sympathetic type of the cervical spondylosis）主要表现为颈椎退变刺激交感神经的相关症状，机制尚不明，可能与长期低头伏案工作有关，中年妇女多见。主诉症状多，而客观体征少。交感神经兴奋症状可表现为头痛、头晕、恶心、呕吐、视物模糊、心率加速、心律不齐等；交感神经抑制症状可表现为头晕、眼花、流泪、鼻塞、血压下降等。

（三）治疗

主要包括非手术治疗和手术治疗。

1. 非手术治疗　对于颈椎病患者是行之有效的治疗手段，它不仅可使患者病情减轻或明显好转，亦可治愈，尤其是在交感神经型、神经根型或椎动脉型颈椎病早期阶段。

非手术治疗常采用的方法主要包括：改变生活习惯，养成良好的睡眠体位，避免有害的工作体位，牵引、制动、理疗，服用消炎镇痛、改善血液循环、营养神经等药物及休息、避免负重等。

2. 手术治疗 适用于：保守治疗半年无效或影响正常生活和工作学习；或神经根性疼痛剧烈，经保守治疗无效；或出现肌肉萎缩、无力，经保守治疗4~6周后仍有发展趋势的。脊髓型颈椎病原则上一经明确诊断即须考虑手术，推荐早期手术治疗。

手术治疗的目的：减压脊髓、神经等受压组织；恢复受累节段的稳定性；恢复椎间隙的高度和颈椎曲度；获得与脊髓相适应的椎管容积。

颈椎病的常规手术方法主要包括：颈椎前路减压和植骨融合术、颈椎后路椎管扩大或成形减压和颈椎前后联合入路手术。近年随着器械的发展和手术方式的改进，颈椎微创手术逐渐开展，包括内镜下或辅助通道下减压、椎间盘摘除及植骨融合术等，创伤小，术后恢复快。

第二节　腰腿痛

一、概述

腰腿痛是指下腰、腰骶、骶髂、臀部等处疼痛，可伴有一侧或两侧下肢痛及马尾神经损伤症状；是一组临床常见症状。

（一）病因与分类

腰腿痛的病因很多：①损伤，最常见，包括脊柱骨折和脱位、脊柱滑脱、椎间盘突出、腰部软组织急性损伤等；②长期积累性劳损较急性外伤更多见；③退行性病变也是一个常见原因，包括骨质疏松、腰椎骨关节炎、小关节紊乱、椎管狭窄、黄韧带肥厚等；④脊柱结核、化脓性脊柱炎、强直性脊柱炎、类风湿关节炎、肌筋膜性纤维组织炎、神经根炎、硬膜外感染等也可以引起腰腿痛；⑤脊柱侧凸和脊柱裂等发育异常可以引起慢性腰痛；⑥脊柱肿瘤也可以引起腰腿痛。

（二）疼痛性质

根据疼痛性质分为三种。

1. 局部疼痛 病变所在部位产生的疼痛，多有固定的压痛点。

2. 牵涉痛 也称反射痛，是脊神经分支受到刺激后，在同一神经其他分支支配部位所感到的疼痛，其疼痛部位较模糊。

3. 放射痛 是神经根受损的特征性表现，疼痛沿受损神经根向末梢放射，有典型的感觉、运动、反射损害的定位体征。

（三）治疗

在多数情况下，腰腿痛可经保守治疗得到缓解或治愈，但有时也需手术治疗。

1. 卧床休息 是重要的治疗手段，疼痛严重者经过卧床可有效缓解症状。

2. 功能锻炼 待腰部疼痛缓解后做适当的功能锻炼，能增强脊柱的稳定性（图54-4）。

3. 骨盆牵引 腰椎间盘突出症的患者，采用骨盆牵引可减轻椎间盘的压力，缓解肌肉紧张，是保守治疗的主要方法之一（图54-5）。

4. 推拿及按摩 推拿及按摩有舒筋活血、消肿止痛的作用，但应注意要手法轻柔，防止加重损伤。

5. 痛点及硬膜外注射治疗 压痛点局限者，行皮质类固醇痛点注射，每周一次，连续注射3~4周，对减轻局部炎症反应、缓解疼痛疗效确切。有严重神经根症状者可行椎管内注射，但应严格无菌操作，椎管内不宜反复注射。

6. 理疗 可以改善局部血液循环，不同程度地缓解症状。

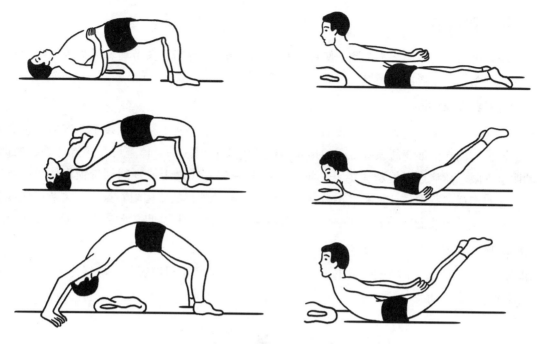

图 54 - 4　腰背肌功能锻炼

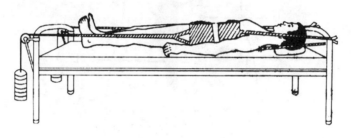

图 54 - 5　骨盆牵引

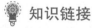 **7. 药物治疗**　中成药可以舒筋活络、活血化瘀，非甾体类药物有较好的消炎镇痛的作用。

💡 **知识链接**

关爱健康，保护脊柱

关爱健康，呵护脊柱，不仅能大大降低颈肩腰腿痛的发病率，而且还可降低与脊椎相关性的疾病的发生。关心脊柱健康，呵护脊柱，应从小开始。脊椎病并非只是中老年人的常见病，青少年患脊椎病早已存在。小儿脊椎患者，大多数是外伤致病，少数为咽喉部炎症、高热抽搐引发。例如，婴幼儿斜颈，多由产伤引起；学龄儿童的头晕、头痛、肩背不适、摇头眨眼、恶心厌食、多动症等，多因运动创伤、坐卧姿势不良导致相关椎间关节错位，损及神经、血管而发病。青壮年人在运动和劳动中发生的急性创伤、生活和劳动姿势不良或过劳等，均会引发脊椎的慢性劳损，亦会发展为脊椎病。因此，为了健康，应从青少年时期开始重视呵护脊柱。

现代化的生活和工作方式使人们坐着的时间越来越多，而我们所坐的椅子与桌子的高度配置不当和我们的坐姿不当都会造成脊柱劳损。运动员和体力劳动者也容易发生脊柱急性轻度扭挫伤，但往往三两天后不治而愈。这些重复轻伤常引发椎间透明软骨板的破裂，成为椎间盘退行性变的起因，最后发展成脊椎病。因此，我们在平常的工作和学习中间要养成良好的习惯。

二、急性腰扭伤

腰部活动时用力过大或姿势不协调，使腰部的肌肉、筋膜、韧带、关节囊、滑囊等软组织受到急性损伤，出现组织撕裂、出血或轻微损伤，称为急性腰扭伤。

（一）临床表现及诊断

有腰扭伤病史，例如搬重物时突感腰部剧痛，不敢活动，甚至可有局部撕裂感或响声。也有的并不需要很大的暴力，而在诸如弯腰系鞋带、扫地及打喷嚏等动作时发病。体查可见腰部僵硬，肌肉紧张，腰椎活动明显受限。压痛点可提示病变所在部位（图 54 - 6）：①棘上或棘间韧带损伤，压痛点在棘突或棘突间；②肌肉或筋膜损伤，压痛点在棘突旁、横突旁或髂骨翼的肌肉附着点；③关节扭伤或滑膜嵌顿，压痛点在腰骶关节或骶髂关节；④椎间小关节滑膜嵌顿的可无压痛点。此病一般无下肢症状。

（二）治疗

1. 制动　疼痛严重者，应卧硬板床休息一周左右，使肌肉痉挛得以缓解，减轻疼痛；疼痛较轻者，可佩戴腰围进行轻微活动。

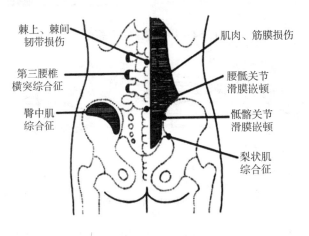

图 54 - 6　腰部软组织压痛区

2. 推拿　适应于椎间小关节滑膜嵌顿者；对于肌肉、筋膜、韧带损伤者，在发病初期，不主张牵引或按摩，因有加重疼痛的可能。

3. 理疗　损伤 24 小时后可行局部温热治疗。

4. 痛点注射　痛点局限时，可行皮质内固醇注射，镇痛效果明显。

5. 药物治疗　根据病情可口服或同时局部外用药物，包括非甾体抗炎镇痛药及中药。

6. 功能锻炼　急性期症状缓解后，积极行腰背肌功能锻炼，以改善局部血液循环，防止组织粘连、变性而演变成慢性腰痛。

三、腰肌劳损

腰肌劳损是腰部肌肉、韧带、筋膜、关节囊受到反复、持续的外力作用，而产生的积累性损伤，为腰痛常见原因。

（一）病因与病理

长期的弯腰动作和脊柱前屈或姿势异常，使腰部肌肉持续处于牵拉紧张状态，肌肉产生代偿性肥大、增生，局部供氧不足，代谢产物聚集，刺激局部形成损伤性炎症；同时急性腰扭伤治疗不当，病程

迁延，形成慢性腰肌劳损

（二）临床表现及诊断

患者有长期坐位、弯腰工作及姿势异常的病史。以腰痛为主要症状，为酸胀痛，站立、坐位和卧床等一个姿势过久均感不适，稍事活动后可以减轻，气候变化时症状加重或复发。患者腰椎活动受限，有固定压痛点，对痛点进行叩击时，疼痛反可减轻；有单侧或双侧骶棘肌痉挛征。X线片多无异常。

（三）治疗

对压痛点行皮质类固醇注射可明显缓解疼痛；理疗及按摩，可改善局部血液循环，促进炎症的吸收；疼痛严重者，可口服非甾体抗炎镇痛药或活血化瘀的中药；加强自我保健，行腰背肌功能锻炼，必要时使用腰围。

四、腰椎间盘突出症

腰椎间盘突出症是指由于腰椎间盘变性，纤维环破裂，髓核突出刺激或压迫神经而导致神经根性疼痛等相关症状，伴或不伴有感觉异常。腰椎间盘突出症是腰腿痛的最常见病因。

（一）病因与病理

椎间盘退行性变是基本因素，随着年龄增长，椎间盘水分高度丢失，弹性下降，椎间盘发生退变。椎间盘髓核和纤维环退变后，引起脊柱节段松动不稳，进而诱发髓核向后突出。腰椎是椎间盘突出最好发的部位，多发生于 $L_4 \sim L_5$ 和 $L_5 \sim S_1$。腰椎间盘突出症依据程度分为膨出型、突出型、脱出型、游离型以及特殊类型（Schmorl 结节和经骨突出型）。

（二）临床表现

腰椎间盘突出后，会刺激窦椎神经、腰丛神经根和马尾神经引发一系列的临床表现。

1. 症状

（1）腰痛 大多数腰椎间盘突出症都伴有腰痛。变性髓核进入椎体内或后纵韧带处，对邻近窦椎神经产生机械性刺激或压迫以及炎性刺激，均会产生腰痛。

（2）坐骨神经痛 大多数腰椎间盘突出症都会伴有坐骨神经痛。坐骨神经痛是指沿坐骨神经分布区域，以臀部、大腿后侧、小腿和足部为主的放射性疼痛。坐骨神经痛多为一侧性，少数表现为双下肢症状。增加腹压的动作或姿势均会加重坐骨神经痛。弯腰、屈髋、屈膝位时能减轻坐骨神经张力而缓解疼痛。

（3）肢体麻木和冷感 肢体麻木多与坐骨神经痛伴发。

（4）马尾综合征 多见于椎间盘中央型及中央旁型突出患者。主要临床表现为鞍区的麻木，伴有排便、排尿障碍及双下肢坐骨神经受累的临床症状，男性还会有阳痿症状。

2. 体征

（1）腰椎曲度改变 一般会表现为腰椎生理曲度消失，前凸减少。同时，为缓解突出的髓核对神经根的压迫或刺激，减轻疼痛，脊柱出现姿势性代偿侧凸畸形。

（2）压叩痛及放射痛 压痛及叩痛部位基本与病变椎节相一致。叩击痛以棘突部位明显。压痛点主要位于椎旁。部分病例深压痛时可沿坐骨神经放射。

（3）腰椎活动度 主要表现为腰椎前屈、旋转及侧向弯曲受限，急性发作期腰部活动会完全受限。

（4）肌力改变及肌萎缩 依据受损部位不同，其相应所支配的肌肉可以出现肌力减弱和肌萎缩。$L_4 \sim L_5$ 椎间盘突出，跖背伸肌力减弱，严重时会出现胫前肌群瘫痪，表现为踝背伸无力；$L_5 \sim S_1$ 椎间盘突出患者，可表现为小腿三头肌萎缩或松弛，肌力改变不明显。

（5）感觉障碍　与受累神经根支配区域一致。感觉完全消失者不多见，若马尾神经受累，则感觉障碍较广泛。L_4 神经根受累，大腿内侧和膝内侧感觉障碍；L_5 神经根受累，足背前方、踇指和第二趾间感觉障碍；S_1 神经根受累，足背外侧和小趾感觉障碍。

（6）反射改变　是本病的典型体征。L_4 神经根受累，膝反射减弱或消失；L_5 神经根受损，反射多无改变；S_1 神经根受损，踝反射减弱或消失。

（7）直腿抬高试验及加强试验　患者仰卧位，将患膝于伸直状态下向上抬举，记录患肢抬高的角度，正常人一般高于70°。在直腿抬高试验阳性时，缓慢放下患肢，待疼痛消除，再将踝关节向背侧屈曲以牵拉坐骨神经，再次出现疼痛为阳性。此试验在腰椎间盘突出症诊断中有重要意义。

3. 辅助检查

（1）X线检查　部分患者正位片可见脊柱侧弯，侧位片可见腰椎生理前凸减小或消失，椎间隙狭窄。为除外腰椎椎弓断裂可拍摄斜位片，为判断腰椎是否存在失稳则需拍摄腰椎过屈过伸位片。

（2）CT检查　能更好显示脊柱骨性结构的细节，观察椎管内不同组织密度的改变。CT图像上，可清楚显示椎间盘突出的部位、大小和硬膜囊及神经根受压的程度，同时可显示黄韧带增厚、小关节肥大、椎管及侧隐窝狭窄等改变。

（3）MRI检查　对于诊断椎间盘突出有重要意义。MRI上可以直接显示腰椎间盘变性的程度和椎间盘突出的部位、类型以及硬膜囊和神经根受压状况，同时还可以观察脊髓本身是否存在病变。

（三）诊断与鉴别诊断

腰椎间盘突出症临床表现差异较大，所需鉴别的疾病亦较广。首先确定患者所表现出的疼痛特征是否属于神经根性痛，然后再根据患者神经根性痛的性质、特点、部位及影响因素与其他相似疾病进行鉴别。

1. 腰椎关节突关节综合征　中年女性多发，既往无外伤史。多在弯腰取物等正常活动中发病，腰部剧痛不敢活动，一年中常多次发作，脊柱向痛侧侧弯，腰骶部痛侧肌肉保护性痉挛，棘突旁有压痛点，一般无下肢症状，直腿抬高试验阴性。

2. 纤维组织炎　中年人群发病最多，多因剧烈活动后受凉引起。主诉疼痛常见于附着在髂嵴和髂后上棘的肌群，多数患者可扪及条索状或痛性结节。腰背部痛性结节常位于第3腰椎横突尖部、髂嵴和髂后上棘部位。

3. 梨状肌综合征　坐骨神经出骨盆后，经梨状肌下缘向下走行，如出口因外伤出血、粘连、瘢痕形成、损伤性炎症等导致梨状肌充血、水肿、痉挛、肥厚等，使坐骨神经受到刺激或压迫，而引起坐骨神经痛。一般无腰痛症状，休息及局部热敷时可缓解。体查见臀肌萎缩，臀部深压痛，直腿抬高试验阳性，但加强试验阴性。被动内旋髋关节，可加重或诱发症状。

4. 腰椎管狭窄　有间歇性跛行，主诉多而体征少，腰椎后伸受限，但可以前屈。

5. 马尾肿瘤　腰痛为持续性，以夜间痛为主，病程呈进行性发展，MRI可以进一步鉴别。

6. 腰椎结核　可以有结核中毒症状，下肢症状通常较腰痛症状出现晚，检查可见腰部保护性强直。X线可见相邻椎体破坏；CT和MRI可见椎体破坏，腰大肌增宽和异常信号。

（四）治疗

1. 非手术治疗

（1）适应证　适应于首次发病，病程不长的患者；症状较轻，休息后能缓解的患者；对于全身或局部情况不宜手术，或不同意手术的患者可以选择保守治疗。

（2）非手术治疗方法　主要包括卧床休息、牵引、理疗、皮质类固醇局部注射疗法或利尿剂使用以消除局部反应性水肿。药物治疗主要包括非甾体抗炎药、维生素 B_{12}、甲钴胺等神经营养药物。

2. 手术治疗

（1）适应证　诊断明确，经正规非手术疗法无效，且症状持续加重者；以马尾神经受累症状为主，病情严重者；症状不重，保守治疗有效，但发作频繁，影响工作和生活者；症状典型，影像学证实椎间盘明显压迫，合并椎管狭窄者，均需要采取手术治疗。

（2）手术方法

1）化学融核术　需严格把控手术适应证，凡病情较重，髓核脱出游离，或与硬膜粘连者均不宜选用。

2）内镜下腰椎间盘切除术　包括椎间盘镜手术和椎间孔镜手术，可以微创摘除突出髓核。随着内镜设备的不断发展，目前已广泛应用于临床。

3）开放腰椎间盘切除术　借助显微镜或肉眼直视下直接切除突出髓核。对于合并腰椎稳或腰椎滑脱病例可一并施行腰椎椎间融合内固定术。

五、腰椎管狭窄症

腰椎管狭窄症（spinal stenosis）是指腰椎管骨性或纤维结构异常，导致管腔狭窄，压迫硬膜囊或神经根而出现的一组临床症状。狭义的椎管狭窄，是指因椎弓根发育过短，椎管的矢状径小于正常值的下限。广义的椎管狭窄，包括因关节突增生内聚引起的椎管狭窄及黄韧带肥厚等其他原因引起的椎管矢状径变小。腰椎管狭窄症是引起腰腿痛的常见原因之一。

（一）病因与病理

椎弓根发育过短是先天性的，并不引起临床症状和体征，但多在成年后发病。因此，在先天性椎管矢状径狭小的基础上，后天性退行性变是腰椎管狭窄症的发病诱因。椎间盘退变及向后膨出、椎体后缘及椎弓根骨质增生、小关节肥大及内聚、硬膜外血管异常、后纵韧带钙化、脊柱滑脱等都可使椎管管腔狭窄，造成对脊髓、硬膜囊和神经根的压迫。此外，脊柱骨折的骨碎块、骨痂、腰椎术后形成的瘢痕或粘连等，均可引起椎管狭窄。

（二）临床表现

本病的临床特点是症状重、体征轻。

1. 症状

（1）腰腿痛　下腰段、骶、臀部慢性疼痛，可向下肢放射。有时伴感觉异常。

（2）间歇性跛行　是腰椎管狭窄的典型表现，其特点是步行数十米或数百米即出现下肢疼痛、麻木、酸胀及无力等症状，休息片刻，症状可明显缓解或消失，继续行走即再次出现，如此反复发作。

（3）马尾神经受损　部分患者可出现鞍区感觉异常及大小便功能障碍，男性还会有阳痿症状。

2. 体征　体征轻，甚至无明显体征。侧隐窝神经根管狭窄者，则有类似腰椎间盘突出的体征。

（1）腰部后伸受限：腰部后伸时，椎管内有效容积减小使疼痛加剧，腰部后伸受限，而前屈并无影响。

（2）腰椎棘突旁压痛，小腿外侧及足背感觉异常，胫前肌、蹰伸肌及趾伸肌肌力减弱。

（3）直腿抬高试验可阳性，腱反射异常。

（三）诊断与鉴别诊断

临床表现是诊断的基本依据，影像学检查具有重要意义。CT可显示椎管矢状径及脊髓和硬膜囊的受压情况，也可显示神经根管狭窄、韧带钙化及骨质增生的情况，在CT片上还可测量矢状径反映椎管狭窄程度。MRI 可显示脊髓受压程度及是否存在变性、椎管内是否有血管异常。X 线片可显示脊柱生理曲度变化及是否有侧凸、椎间隙狭窄及脊柱滑脱等情况。鉴别诊断主要有腰椎间盘突出症、腰椎滑脱症、脊柱肿瘤、结核及神经根炎等。

（四）治疗

1. 保守治疗 包括卧床休息、功能锻炼、理疗、按摩、针灸及药物治疗，多能取得不同程度的疗效。

2. 手术治疗 手术治疗的指征：症状严重，经保守治疗无效；出现马尾神经受损表现；多数混合型腰椎管狭窄症。手术目的为解除对硬膜囊及神经根的压迫，扩大及恢复椎管的容积。

目标检测

答案解析

选择题

[A1/A2 型题]

1. 颈椎间盘后突症的手术指征是

　　A. 神经根症状明显者

　　B. 头痛、头晕严重，伴有体位性眩晕者

　　C. 颈肩痛严重，手握力减退，X 线片有骨棘和椎间隙狭窄者

　　D. 脊髓型颈椎间盘后突症，有脊髓压迫症者

　　E. 颈肩痛、手部肌力减弱、上肢麻木、吞咽困难者

2. 腰椎间盘突出症突出的诱因是

　　A. 积累性损伤　　　　　　　　　　B. 腰椎间盘退行性变

　　C. 受凉　　　　　　　　　　　　　D. 腰椎骨折

　　E. 遗传因素

3. 腰椎间盘突出症多见于

　　A. 20～50 岁　　　　B. 40 岁以下　　　　C. 30～40 岁

　　D. 20～30 岁　　　　E. 50 岁以上

4. 关于神经根型颈椎病的临床表现，错误的是

　　A. 颈肩痛，向上肢放射　　　　　　B. 患肢皮肤可有麻木

　　C. 患肢肌力可有下降　　　　　　　D. 下肢步态不稳

　　E. 压颈试验阳性

5. 颈椎病发病最重要、最基本的病因是

　　A. 颈椎间盘退变　　　B. 颈部劳损　　　　C. 颈部外伤

　　D. 先天发育异常　　　E. 遗传因素

[X 型题]

1. 脊髓型颈椎病的治疗可选用

　　A. 药物治疗　　　　　　　　　　　B. 颈椎围领制动

　　C. 手术治疗　　　　　　　　　　　D. 推拿及按摩

　　E. 颈椎牵引

2. 急性腰扭伤的治疗可用

    A. 平卧硬板床休息

    B. 醋酸可的松局部封闭

    C. 内服镇静止痛药

    D. 伤后立即开始做腰背肌肉锻炼

    E. 理疗

书网融合……

本章小结

题库

第五十五章　骨肿瘤

PPT

◎- 学习目标

　　1. 通过本章学习，重点掌握骨软骨瘤、骨巨细胞瘤及骨肉瘤的临床表现及影像学表现。

　　2. 学会恶性骨与软组织肿瘤的分期与手术种类，具有骨肿瘤的初步诊断和选择治疗方案的能力。

>> 情境导入

　　情境描述　患者，女，26 岁，近两个月来感左髋部酸痛不适，并向左膝部放射。发病前曾有扭伤史，卧床休息则症状缓解，无发热，无夜痛现象。体检：左髋旋转活动稍受限，局部无肿胀，无压痛及肿块。左腹股沟韧带中点下方有深压痛。X 线片发现左股骨颈内侧及股骨头见膨胀性破坏改变，骨皮质变薄且有中断现象，破坏区可见骨嵴及少许间隔存在，局部穿刺为血性液体，未获得组织块。

　　讨论　1. 为明确诊断，还应做哪些进一步检查？

　　　　　2. 最可能的临床诊断可能是什么？

　　　　　3. 明确诊断后进一步的治疗措施是什么？

第一节　概　　述

　　发生在骨内或起源于骨各种组织成分的肿瘤，统称为骨肿瘤，其分为原发性骨肿瘤和继发性骨肿瘤、转移性骨肿瘤。原发性骨肿瘤发生在骨细胞、骨基质及骨附属组织，如神经、血管、脂肪等；继发性骨肿瘤是由于良性骨肿瘤恶变引起；而转移性骨肿瘤是发生在骨以外组织的肿瘤转移到骨组织，如肾上腺癌、乳腺癌、前列腺癌的骨转移。

一、临床表现

　　1. 疼痛与压痛　疼痛是生长迅速的肿瘤最显著的症状。良性肿瘤多无疼痛，但有些良性肿瘤，如骨样骨瘤可因反应骨的生长而产生剧痛，恶性肿瘤几乎均有局部疼痛，开始时为间歇性、轻度疼痛，以后发展为持续性剧痛、夜间痛，并可有压痛。良性肿瘤恶变或合并病理性骨折时，病痛可突然加重。

　　2. 局部肿块和肿胀　良性肿瘤常表现为质硬而无压痛性肿块，生长缓慢，通常被偶然发现。局部肿胀和肿块发展迅速者多见于恶性肿瘤。局部血管怒张反映肿瘤的血运丰富，多属恶性。

　　3. 功能障碍和压迫症状　邻近关节的肿瘤由于疼痛和肿胀，可引起关节活动功能障碍。脊髓肿瘤无论良、恶性，都可能引起压迫症状，甚至出现截瘫。

　　4. 病理性骨折　肿瘤组织破坏骨质，影响骨的坚固性，易发生病理性骨折，也是恶性骨肿瘤和骨转移癌的常见并发症。

　　5. 转移和复发　恶性肿瘤肿瘤可通过血液和淋巴等途径转移至其他部位，引起临床症状；肿瘤经过治疗（手术及放、化疗）后，存在复发的可能。

6. 其他 晚期恶性骨肿瘤可出现贫血、消瘦、食欲不振、体重下降、低热等全身症状。

二、诊断与鉴别诊断

骨肿瘤的诊断必须坚持临床－影像－病理相结合的原则，不同的年龄段有其好发的骨肿瘤病变。

1. X 线检查 是骨肿瘤影像学的基础，能反映骨与软组织的基本病变。骨内的肿瘤性破坏表现为溶骨型、成骨型和混合型三种。良性骨肿瘤具有界限清楚、密度均匀的特点，多为膨胀性病损或者外生性生长，通常无骨膜反应。恶性骨肿瘤的病灶多不规则，呈虫蚀样或筛孔样，密度不均，界限不清，若骨膜被肿瘤顶起，骨膜下产生新生骨，呈现出三角形的骨膜反应阴影，称为 Codman 三角，多见于骨肉瘤。X 线片表现为"葱皮状"现象，多见于尤文肉瘤。

2. CT 对骨骼病变尤其是躯干骨更重要，能显示骨皮质和骨小梁，但对软组织显示不如 MRI。对比剂增强 CT 扫描能判定骨肿瘤的血运和血管与肿瘤的关系。

3. MRI 是评估脊柱、骨髓及软组织肿瘤的首选方法。其缺点是缺乏特异性和对钙化组织相对不敏感。

4. 放射性骨核素扫描 是扫描骨转移瘤及多发性骨肿瘤的首选方法，特别是早期 X 线片不能发现的病灶。

5. 病理检查 病理组织学检查是最后确诊骨肿瘤唯一可靠的检查。按照标本采集方法分为切开活检和穿刺活检两种。

6. 其他检查 大多数骨肿瘤患者血生化检查是正常的。凡有骨质迅速破坏者，如广泛性溶骨性病变，血钙往往升高，血清碱性磷酸酶反映成骨活动，成骨性肿瘤如骨肉瘤可有明显升高，男性酸性磷酸酶的升高往往提示骨转移瘤来自前列腺癌，尿本－周蛋白阳性可提示骨髓瘤的存在。

三、外科分期

外科分期被公认为是一个合理而有效的措施。分期系统的目的在于按肿瘤局部复发及远处转移的危险性分出级别；将肿瘤分期与手术指征及辅助治疗联系起来；提供一种按分期比较治疗效果的方法（表 55 – 1 和表 55 – 2）。

表 55 – 1 良性骨肿瘤的分期与手术种类

分期	分级	部位	转移	手术方式
1（静止）	G_0	T_0	M_0	囊内切除
2（活跃）	G_0	T_0	M_0	边缘或囊内切除＋辅助治疗
3（侵袭）	G_0	$T_{1 \sim 2}$	$M_{0 \sim 1}$	广泛或边缘切除＋辅助治疗

注：G_0 良性，G_1 低度恶性，G_2 高度恶性；T_0 囊内，T_1 肿瘤及反应带在软组织间室内，T_2 肿瘤扩散至软组织间室外；M_0 无远处转移，M_1 有肺或骨远处转移。

表 55 – 2 恶性骨肿瘤的分期与手术种类

分期	分级	部位	转移	手术方式
I_A	G_1	T_1	M_0	广泛切除
I_B	G_1	T_2	M_0	广泛切除或截肢
II_A	G_2	T_1	M_0	根治切除或广泛切除加有效辅助治疗
II_B	G_2	T_2	M_0	根治切除
III_A	$G_{1 \sim 2}$	T_1	M_1	根治切除、开胸切除肺转移灶或姑息性治疗
III_B	$G_{1 \sim 2}$	T_2	M_1	根治切除、开胸切除肺转移灶或姑息性治疗

注：I 期低度恶性，II 期高度恶性，III 期有转移；A 局限在软组织间室内，B 侵袭至软组织间室外。

四、治疗

1. 良性骨肿瘤的外科治疗 刮除植骨术和外生性骨肿瘤的切除，适用于良性骨肿瘤及瘤样病变。术中需要彻底刮除病灶，待刮除到正常骨组织时，可以选用药物或理化方法杀死残存瘤细胞，残留的空腔可以选用骨修复材料或自体骨移植。骨软骨瘤切除的关键是完整切除软骨帽及软骨外膜否则有复发的可能。

2. 恶性骨肿瘤的外科治疗 肢体原发性恶性骨肿瘤的治疗在结合了骨关节外科、显微外科及血管外科的技术后，在新辅助化疗的辅助下，目前可以有选择地进行瘤段切除和修复重建手术。

（1）**保肢治疗** 保肢手术的关键是在正常组织中完整切除肿瘤，范围应包括瘤体、包膜、反应区及其周围的部分正常组织、采用合理外科边界以完整切除肿瘤。保肢治疗与截肢治疗的生存率和复发率已基本相同。

（2）**截肢术** 截肢可以解除患者痛苦，特别是对于就诊较晚、破坏广泛和对其他辅助治疗无效的恶性骨肿瘤，但需严格掌握手术适应证，需要考虑术后假肢的制作与安装。

（3）**化学治疗** 新辅助化疗的开展提高了恶性骨肿瘤患者的生存率和保肢率。病理检查时须评估术前化疗疗效，可指导术后化疗和判断预后。

（4）**放射疗法** 可控制病变和缓解疼痛，减少局部复发率，对没有手术指征的病变广泛者可单独放疗。尤文肉瘤对放疗敏感，而骨肉瘤对放疗则不敏感。

（5）**其他治疗** 包括血管栓塞、局部热疗和免疫治疗等。

💡 **素质提升**

预防重于治疗

《健康中国 2030 规划》指出：要"推进慢性病防、治、管整体融合发展，实现医防结合"。随着健康中国建设的推进，健康服务体系不断调整优化，早诊断、早治疗、早康复不断强化，临床预防服务的重要性日益突出，在卫生服务中得到广泛的应用。

多数患者所经历的疾病或死亡都是在生命的早期可以进行有效预防的。在发生疾病（如冠心病）的几个月、几年或几十年以前就可发现有一定的危险因素或亚临床疾病状态，但可能没有得到很好的检查和干预治疗而延迟。

随着经济的发展，城镇化、老年化进程加快，慢性病患病率迅速上升，慢性病相关危险因素的流行日益严重，随之而来的是个人、家庭及社会所面临的沉重医疗和经济负担。然而，当前严重威胁人们生命健康的疾病如心脑血管疾病、恶性肿瘤、意外伤害和慢性阻塞性肺疾病等，都与不合理膳食、缺乏运动和吸烟、饮酒等个人生活方式有关，改变人们的不良生活行为方式需要有一套针对个体化的措施。如果每位医务工作者都能在医疗卫生服务过程中将预防保健与日常医疗工作有机地结合，进行个体化的健康教育和咨询，就能够及时纠正就医者的不良生活方式，提高其自我保健意识和能力。

第二节　瘤样病变

一、骨囊肿

骨囊肿（bone cyst）是一种好发于儿童和青少年的骨良性病变，多见于四肢的长管状骨。

（一）临床表现及诊断

一般无明显症状，多因病理性骨折就诊。X 线表现为髓腔内的溶骨性病灶，周围骨皮质变薄，单房或多房，无骨膜反应和软组织包块，囊肿的长轴与骨干方向一致（图 55 - 1）。

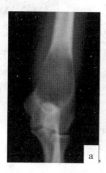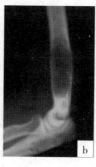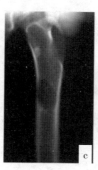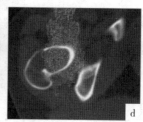

图 55 - 1　骨囊肿

a、b：肱骨下段骨囊肿，肱骨下段正侧位平片显示肱骨下段一囊状骨破坏，轻度膨胀，边缘清楚锐利，周围无骨质硬化及骨膜增生。c、d：股骨上段骨囊肿。股骨上段侧位平片（c）及轴位 CT 平扫（d）显示股骨段一囊状骨破坏区，边缘光滑锐利，无硬化边，CT 其内密度均匀

（二）治疗

彻底清除病灶，消灭囊腔，防止病理性骨折和畸形的发生。刮除植骨术是静止型骨囊肿的首选治疗方法，而对于儿童患者，特别是活动型骨囊肿，则采取保守治疗。

二、骨纤维发育不良

骨纤维发育不良（fibrodysplasia of bone）好发于青少年和中年人。其以骨强度下降为特点，常导致骨的过度生长、多次骨折、伴随负重应力作用下的各种畸形。

（一）临床表现及诊断

可以是单发也可以是多发。病程进展缓慢，主要症状是轻微的疼痛、肿胀以及局部的压痛。典型的股骨上段病损呈"牧羊人手杖"畸形。X 线表现为受累骨骼膨胀变粗，密质骨变薄，髓腔扩大呈磨砂玻璃界限清楚（图 55 - 2）。

（二）治疗

可采用刮除植骨内固定术。对有些长骨，如肱骨、股骨，可做节段性切除术。对有畸形者，可行截骨矫形术。

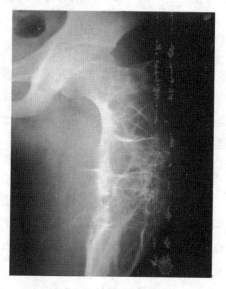

图 55 - 2　骨纤维发育不良

第三节　良性骨肿瘤

一、骨样骨瘤

骨样骨瘤（osteoid osteoma）是临床症状中极容易误诊的良性骨肿瘤。

（一）临床表现及诊断

进行性加重性疼痛是其典型的临床表现。患者有持续数月的钝痛和夜间痛，多数服用非甾体抗炎药

后能缓解，并以此作为诊断依据。当发生在关节内的松质骨时，很少出现广泛的反应性硬化骨，而主要表现则是关节疼痛、活动受限及关节积液。X线表现多为长骨干皮质内孤立性、圆形的透明瘤巢，直径很少超过1cm（图55-3）。

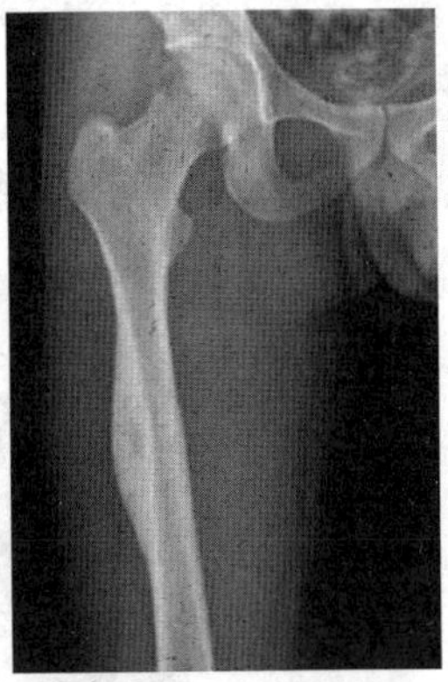

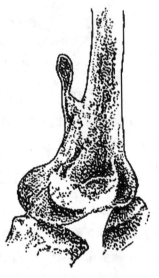

（二）治疗

本病属$G_0T_0M_0$，明确诊断后应手术治疗，完整去除瘤巢及其外围的骨组织即可治愈此病，并可防止复发，预后好。

图55-3 骨样骨瘤

二、骨软骨瘤

骨软骨瘤（osteochondroma）是最常见的良性骨肿瘤，有单发和多发两种。多发生于青少年，随人体发育而增大，当骨骺线闭合后，其生长也停止。有恶变倾向，多发者较单发者为多。

（一）临床表现

可长期无症状，多因无意中发现骨性包块而就诊。若肿瘤压迫周围组织或其表面的滑囊而发生炎症、则可产生疼痛。体格检查所见肿块较X线片显示大。X线表现为在骺板附近骨表面的骨性突起，与受累骨皮质相连处有窄蒂和宽基底两种类型，彼此髓腔相通，皮质相连续，突起表面软骨帽，不显影，厚薄不一，有时可呈不规则钙化影。生长趋势与肌腱或韧带所产生力的方向一致，多由骨骺端向骨干方向生长（图55-4）。

（二）治疗

本病属$G_0T_0M_0$，一般不需要手术，且手术复发率高，特别是在儿童期多为禁忌。若肿瘤生长过快怀疑恶变者应手术切除；影响邻骨或发生关节畸形及压迫神经、血管以及肿瘤自身发生骨折时可考虑手术。切除应从肿瘤基底四周部分的正常骨组织开始，包括纤维膜或滑囊、软骨帽等，以免复发。

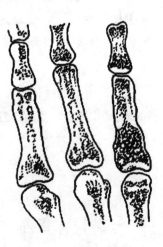

图55-4 骨软骨瘤

三、软骨瘤

软骨瘤（chondroma）是一种由松质骨和透明软骨组织构成的软骨源性良性肿瘤。好发于手和足的管状骨。位于骨干中心者称为内生软骨瘤，较多见，偏心向外突出者称为骨膜软骨瘤或外生软骨瘤，较少见。多发性软骨瘤恶变多形成软骨肉瘤。

（一）临床表现及诊断

一般无症状，可出现无痛性肿胀，或可出现畸形及病理性骨折。X线表现为边界清楚的溶骨区，皮质变薄无膨胀，溶骨区内可出现间隔或斑点状钙化影。骨膜下软骨瘤在一侧皮质形成凹形缺损，并可有钙化影（图55-5）。

（二）治疗

本病属$G_0T_0M_0$，以手术为主，手术治疗多采取刮除植骨，须将硬化边缘一起切除。预后好。

图55-5 指骨软骨瘤

第四节　骨巨细胞瘤

骨巨细胞瘤（giant cell tumor of bone）是由增殖性单核细胞和多核巨细胞构成的具有局部复发倾向的侵袭性原发性骨肿瘤，是一种潜在恶性或介于良恶之间的溶骨性肿瘤。好发于骨已成熟的人群，20~40岁多见，发病部位主要累及成人的骨端和儿童的干骺端。

（一）临床表现及诊断

病变部位肿痛，与肿瘤的生长速度有关，局部压之有乒乓球样感觉，浅静脉曲张，皮温可升高，常伴有关节功能受限。多为单发，最常见的发病部位是股骨远端、胫骨近端、桡骨远端、肱骨近端；少数见于小短状骨、胸腰椎椎体和肋骨。X线表现为长骨干骺端的膨胀性、偏心性、溶骨性破坏，具有典型的"皂泡样"改变。皮质外无骨膜反应，常伴有病理性骨折发生（图55-6）。CT可以明确肿瘤在皮质内的范围及其与邻近组织的关系；MRI能评价骨内侵袭的程度。放射性核素骨扫描可以除外有无远处转移病灶。

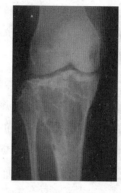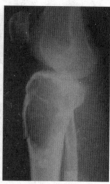

图55-6　骨巨细胞瘤

（二）治疗

属 $G_0T_0M_0$ 者多采用刮除后植骨或骨水泥填塞。属 $G_{1\sim2}T_{1\sim2}M_0$ 者多采用广泛或根治切除。对于复发者，应行切除或节段截除术或假体植入术。目前RANKL抑制剂在外科难治型骨巨细胞瘤中取得了一定疗效。

第五节　恶性骨肿瘤

一、骨肉瘤

骨肉瘤（osteosarcoma）是最常见的恶性骨肿瘤，以由肿瘤细胞直接产生骨或骨样组织为特点的恶性肿瘤。恶性程度高，预后差。

（一）临床表现及诊断

好发于10~20岁的青少年，好发部位为股骨远端、胫骨近端和肱骨近端的干骺端。主要症状为局部疼痛，多为持续性，夜间痛明显，可伴有局部肿块，附近关节活动受限。局部表面皮温增高，静脉怒张。可以伴有全身恶病质表现。溶骨性骨肉瘤因侵蚀骨皮质而导致病理性骨折。

实验室检查可见血清碱性磷酸酶升高，血沉增快，血红蛋白降低。完整切除后，碱性磷酸酶会下降至正常水平，对预后的观测具有重要意义。

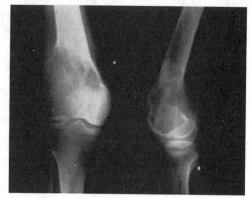

图55-7　骨肉瘤

X线检查可表现为成骨性、溶骨性或混合性骨质破坏，骨膜反应多表现为日光放射征或Codman三角（图55-7）。放射性核素骨显像可以确定肿瘤的大小及发现转移病灶。MRI有助于明确肿瘤的范围和软组织受累的情况。

（二）治疗

主要分术前化疗、病灶切除、术后化疗三部分。术前化疗的目的是消灭微小转移灶。在大剂量化疗的基础上，根据肿瘤侵袭范围和化疗反应做根治性瘤段切除，灭活再植或置入人工假体等保肢手术或截肢术。

二、软骨肉瘤

软骨肉瘤（chondrosarcoma）是源于软骨组织的恶性肿瘤。特点是肿瘤细胞产生软骨，有透明软骨的分化，常出现黏液样变、钙化或骨化。

（一）临床表现及诊断

多见于 40 岁以上的成年人，好发部位为骨盆，其次为长骨近心端，主要表现为出现肿痛，病程缓慢，疼痛逐渐加重，肿块增长后可出现相应压迫症状。X 线检查表现为密度减低的溶骨性破坏，边界不清，病灶内有斑点状或絮状钙化点（图 55-8）。CT 可明确显示肿瘤的生长方式和软骨钙化的分布，增强扫描可显示病灶血运、坏死及其与周围组织的关系。

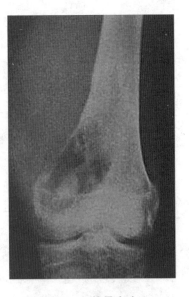

图 55-8 软骨肉瘤

（二）治疗

以手术治疗为主，采用根治性切除和截肢术。对化疗、放疗不敏感。预后比骨肉瘤好。

三、尤文肉瘤

尤文肉瘤（Ewing's sarcoma）是以小圆形细胞为主要结构的原发性恶性骨肿瘤。

（一）临床表现及诊断

大部分的患者年龄小于 20 岁。好发于长骨的骨干和干骺端，常见症状是局部疼痛，同时伴有局部肿胀或包块。全身情况迅速恶化，常伴低热、白细胞增多和血沉加快。X 线表现为虫蚀样溶骨改变，界限不清，外有骨膜反应，呈板层状或"葱皮状"现象，有软组织肿胀阴影（图 55-9）。

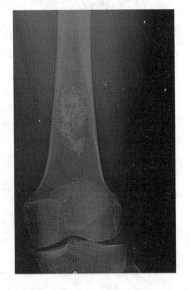

图 55-9 尤文肉瘤

（二）治疗

对放疗和化疗比较敏感。随着化疗的引入，结合手术及放疗等综合治疗，5 年生存率已超过 50%。

第六节　滑膜肉瘤

滑膜肉瘤（synovial sarcoma）是起源于滑膜组织的恶性肿瘤。

（一）临床表现及诊断

多见于 15~40 岁的青壮年，男性多于女性。主要表现为关节附近的无痛性肿块。多发于四肢大关节附近，可在肌腱和筋膜上出现。X 线表现为局部骨质破坏和肿瘤钙化或骨化，有软组织肿胀阴影。

（二）治疗

在术前辅助化疗的基础上作局部广泛切除或根治性切除，术后继续化疗或配合放疗。

第七节　骨转移瘤

转移性骨肿瘤是指原发于骨外器官或组织的恶性肿瘤，转移至骨骼后所形成的肿瘤。骨骼是恶性肿瘤常见的转移部位，仅次于肺和肝。大部分的骨转移癌来源于乳腺癌、前列腺癌、肺癌、甲状腺癌和肾癌。

（一）临床表现

骨转移癌的主要症状为逐渐加重的局部疼痛，晚期可有病理性骨折、脊髓和神经压迫。当发生溶骨性骨转移时，血钙升高；成骨性骨转移时血清碱性磷酸酶升高；前列腺癌骨转移时血清酸性磷酸酶升高。

（二）影像学诊断

X 线检查可表现为溶骨性（如甲状腺癌和肾癌）、成骨性（如前列腺癌）和混合性的骨质破坏，其中以溶骨性为多见；病理性骨折多见。放射性核素骨扫描是检测转移性骨肿瘤的敏感方法（图 55 - 10）。

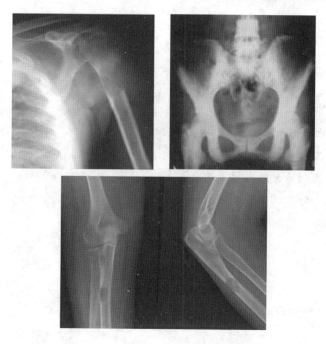

图 55 - 10　骨转移瘤

（三）治疗

为延长寿命、解除症状、提高生活质量，需同时治疗原发癌和骨转移癌。治疗前应全面评估病情，合理制定个体化综合治疗方案，须强调多学科中心协作，包括放疗、对原发病的系统治疗（全身化疗和靶向药物治疗）、手术、双膦酸盐药物、疼痛及营养支持治疗等综合治疗。

目标检测

答案解析

选择题

[A1/A2 型题]

1. 最常见的良性骨肿瘤是

    A. 骨瘤   B. 软骨瘤   C. 骨软骨瘤

    D. 骨巨细胞瘤   E. 骨囊肿

2. 有关骨软骨瘤，下列哪项是错误的

    A. 骨软骨瘤实质上是骨生长方向的异常和长骨干骺区再塑形的错误

    B. 多见于年轻人

    C. 多见于生长最活跃的干骺端

    D. 1% 的单纯骨软骨瘤可恶变

    E. 实际肿瘤比 X 线片显示的小

3. 有关骨肿瘤的临床表现，下列哪项是不正确的

    A. 脊柱肿瘤可压迫脊髓而瘫痪

    B. 肿瘤靠近关节，活动将受限

    C. 局部肿胀是另一个重要症状

    D. 疼痛剧烈而持久时，需考虑肿瘤是恶性

    E. 骨肿瘤的发现往往在损伤之后

[X 型题]

1. 关于骨巨细胞瘤，正确的是

    A. 多见于 20~40 岁成人

    B. 病灶在骨端，呈膨胀性，肥皂泡样骨质破坏

    C. 骨端膨胀，骨皮质破坏，侵入软组织

    D. 手术方法是局部刮除，且术后不易复发

    E. 术后若有恶变应作广泛切除或根治切除或截肢

2. 骨肉瘤属 $G_2T_{1~2}M_0$，目前治疗的措施是

    A. 术前使用化疗   B. 行根治性切除 + 人工假体置换手术

    C. 术后继续化疗   D. 截肢术

    E. 定期复查、随访

3. 对于无远处转移的骨巨细胞瘤，治疗包括

    A. 单纯化疗或放疗   B. 刮除 + 物理或化学处理

    C. 用松质骨或骨水泥充填   D. 辅助化疗 + 放疗

    E. 局部刮除

书网融合······

                本章小结   题库

第五十六章　骨科常用治疗技术

PPT

情境导入

情境描述　患者，女，60 岁，1 小时前行走时不慎摔倒，手掌着地，致右手腕部肿胀、疼痛、畸形，伴活动受限，查体：右腕部肿胀明显，可见"餐叉"及"枪刺"样畸形，局部压痛、触痛明显，可扪及骨擦音、骨擦感。右腕及右手活动受限。右手末梢血运尚可，浅感觉正常。

讨论　1. 最可能的临床诊断可能是什么？
　　　　2. 明确诊断后进一步的治疗措施是什么？

第一节　关节穿刺术

一、适应证

1. 四肢关节内积液、积血，需行穿刺引流或抽液检查，必要时注入药物进行治疗。
2. 行关节造影术时，需行关节穿刺。

二、穿刺部位与方法

1. 肩关节　前侧穿刺：患者处于仰卧位或坐位，常由关节的前方、喙突的下外（三角肌前缘处）1~2cm，向外倾斜30°进针；后侧穿刺：由肩胛骨后角下 1~2cm 进针（图 56-1）。

2. 肘关节　穿刺点：屈肘90°，在关节后外紧贴桡骨头近侧向前下或尺骨鹰嘴顶端和肱骨外髁之间进针（图 56-2）。

3. 腕关节　穿刺点：在腕关节背面、鼻烟窝尺侧，桡骨远端垂直进针，亦可由尺侧茎突远端外侧垂直进针（图 56-3）。

4. 髋关节　穿刺点：经关节前方穿刺法，即在腹股沟韧带中点的下外约2cm 股动脉的外侧垂直进针（图 56-4）；亦可在股骨大转子中点与髂后下棘连线的中外 1/3 处垂直进针。

5. 膝关节

（1）膝关节外侧关节腔内穿刺　患者处于仰卧位，膝关节处于伸展位，从膝关节的外侧确认髌骨与股骨，从两者的间隙进针（图 56-5）。

（2）膝关节内侧关节腔内穿刺　将膝关节屈曲90°左右，触知髌骨、股骨和胫骨的位置，以这三块骨围成的三角间隙的中心点为进针点，从前方以30°左右的角度直接进针（图 56-6）。

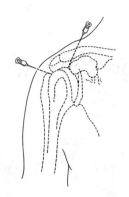

图 56 - 1　肩关节穿刺点

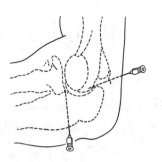

图 56 - 2　肘关节穿刺点

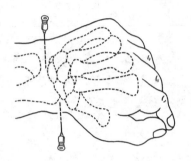

图 56 - 3　腕关节穿刺点

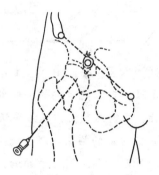

图 56 - 4　髋关节穿刺点

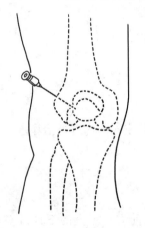

图 56 - 5　膝关节外侧穿刺点

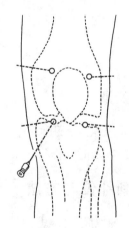

图 56 - 6　膝关节内侧穿刺点

6. 踝关节　穿刺点：由关节前外方、外踝与伸趾长肌腱之间进针（图 56 - 7）；也可由关节前内方，内踝与胫前肌之间进针。

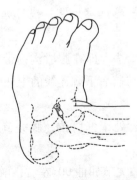

图 56 - 7　踝关节穿刺点

三、注意事项

1. 操作者应严格无菌操作，带帽子、口罩及手套。

2. 穿刺时维持负压进针，顺利时可有突破感，如不顺利或有骨性阻挡时，可以改变方向或穿刺点，但应避免反复穿刺及穿刺过深，以免损伤关节软骨。

3. 注药前要把关节液抽尽，并留取标本检查。

4. 注射皮质激素时应注意：一次注射不超过两个关节，一个关节短期内注射不超过三次，怀疑有感染时禁忌注射。

5. 穿刺记录：穿刺部位和时间、关节液的量和颜色、检查项目及所注射的药物及剂量等。

第二节　止血带的应用

一、适应证

止血带止血法适用于：①四肢大血管损伤，其他止血方法不能止血时；②在涉及血管、神经等精细手术时；③四肢的预计时间较长、出血较多的手术。

止血带包括以下三种：橡胶止血带（图 56 - 8）、气囊止血带（图 56 - 9）及布条止血带（图 56 - 10）。

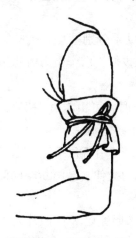 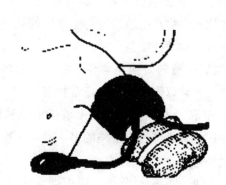 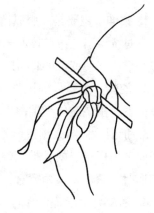

图 56 - 8　橡胶止血带　　　　图 56 - 9　气囊止血带　　　　图 56 - 10　布条止血带

二、注意事项

1. **部位**　上臂扎在上臂上 1/3 处，前臂或手扎在上臂的下 1/3 处。下肢扎在股骨中下 1/3 交界处。

2. **衬垫**　使用止血带的部位应该有衬垫，否则会损伤皮肤。

3. **松紧度**　应以出血停止，远端摸不到脉搏为合适。过松达不到止血目的，过紧会损伤组织。

4. **时间**　一般不应超过 5 小时，原则上每小时要放松一次，时间为 10 分钟。

5. **标记**　使用止血带者应有明显标记记录时间及止血带部位。

三、并发症

1. **止血带休克**　肢体缺血 - 再灌注一段时间后，常常出现血压进行性降低的全身性反应，即发生止血带休克。

2. **出血加重**　如果止血带较松，只阻断静脉血流而未压迫动脉血流，使静脉回流受阻，则会加重出血。

3. 水泡形成 由于贴近皮肤的衬垫或止血带出现皱褶所致。

4. 神经损伤 止血带过紧或时间过长均有引起神经损伤的可能。

5. 肢体远端循环障碍、坏死 主要是止血带时间过长所导致。

6. 其他 止血带还可引起神经麻痹、肢体坏死、血压升高、血栓形成、筋膜间室综合征、急性肾功能衰竭等并发症。

第三节 骨折的手法复位

骨折的手法复位是通过徒手牵引并结合各种手法整复骨折的技术。要求及时、稳妥及动作轻柔，避免粗暴用力和反复多次复位，这样会影响骨折的愈合。

一、复位前准备

1. 麻醉 对简单骨折，良好的麻醉可使肌肉松弛，有利于骨折整复。必要时可采用全身麻醉。

2. 触诊 在麻醉显效后，要根据肢体畸形和X线照片的图像，先用手仔细摸其骨折部，了解骨折移位情况，做到心中有数，复位时得心应手。

二、复位基本手法

1. 拔伸 主要是克服肌肉收缩力，矫正重叠移位。拔伸时可由术者和助手分别握住骨折的远段和近段，对抗牵引。按肢体原来的体位先顺势牵引，然后再沿肢体的纵轴对抗拔伸，借牵引力矫正患肢的缩短畸形，促使变位的骨折断端分开，常须持续数分钟之久。

2. 旋转 主要是矫正骨折断端间的旋转及成角移位。肢体有旋转畸形时，可由术者手握其远段，在拔伸下，围绕肢体纵轴向内或向外旋转以恢复肢体的正常状态。

3. 折顶 横断或锯齿形骨折，单靠手力牵引不易完全矫正重叠移位时，可用折顶手法。术者两手拇指向下抵压突出的骨折端，其他四指重叠环抱于下陷的另一骨端，加大成角拔伸，至两断端同侧骨皮质相遇时，骤然将成角矫直，使端对正。

4. 回旋 用于矫正背向移位的斜形、螺旋形骨折，应根据受伤机理和参照原始X线照片判断发生背向移位的旋转途径施行回旋手法。术者可一手固定近端，另一手握住远端，按移位途径的相反方向回旋复位。如操作中感到有软组织阻挡，那可能对移位途径判断错误，应改变回旋方向，使骨折端从背对背变成面对面。

5. 端提 重叠、成角及旋转移位矫正后，还要矫正侧方移位。上、下侧方移位可用端提手法。操作时在持续手力牵引下，术者两手拇指压住突出的远端，其余四指捏住近侧骨折端，向上用力使"陷者复起，突者复平"。

6. 捺正 有侧方移位时，术者借助掌、指分别按压远端和近端，横向用力夹挤以矫正之。

7. 分骨 尺桡骨、胫腓骨、掌骨、跖骨骨折，骨折段因成角移位及侧方移位而互相靠拢时，术者可用两手拇指及示、中、无名指，分别挤捏骨折处背侧及掌侧骨间隙，矫正成角移位及侧方移位，使靠拢的骨折端分开。

8. 屈伸 术者一手固定关节的近段，另一手握住远段，沿关节的冠轴摆动肢体，以整复骨折脱位。

9. 纵压 在横断骨折复位过程中，为了检查复位效果，两手固定骨折部，沿纵轴方向挤压，若骨折处不发生缩短移位则说明骨折对位良好。

三、复位后需检查复位情况

观察肢体外形，抚摸骨折处的轮廓，与健肢对比，并测量患肢的长度，即可了解大概情况。X 线透视或摄片检查，可进一步肯定复位的效果。

第四节　石膏技术

一、石膏固定特点及其适应证

1. 特点　石膏绷带适用于骨关节损伤及术后的外固定。优点是能够根据肢体的形状塑形，易于达到三点固定的治疗原则，固定确实，护理方便，便于长途运送；缺点是较沉重、透气性及 X 射线透光性差。一般须超过骨折部的上下关节，可导致关节僵硬。

2. 适应证

1）小夹板难以固定的某些部位的骨折，如脊柱骨折。

2）开放性骨折清创缝合术后，创口尚未愈合，软组织不宜受压，不适合小夹板固定者。

3）病理性骨折。

4）某些骨关节术后，需较长时间固定于特定位置者，如关节融合术。

5）为了维持畸形矫正术后的位置者。

6）化脓性骨髓炎、关节炎，用以固定患肢、控制炎症。

7）稳定性骨折、关节脱位复位后，关节周围韧带损伤者。

二、石膏固定的基本技术

在石膏使用前，须在放置部位放好衬垫保护骨隆起部的皮肤和其他软组织不被压伤导致褥疮；将石膏绷带卷平放在温度为 38～40℃的温水桶内，待无气泡时取出，以手握其两端，轻轻挤去水分。裹绕石膏绷带时一般从肢体的远心端开始，使用环形或螺旋上升法均匀裹绕，下一圈覆盖住上一圈的 1/3～1/2。

三、石膏使用注意事项

1. 要平整，切勿将石膏绷带卷扭转再包，以防形成皱折。

2. 塑捏成形：使石膏绷带干硬后能完全符合肢体的轮廓。

3. 应将手指、足趾露出，以便观察肢体的血液循环、感觉和活动功能等，同时有利功能锻炼。

4. 石膏绷带包扎完毕抹光后，应在石膏上注明包石膏的日期和类型，如有创口的，需要将其标示位置或直接开窗。

5. 密切观察肢体远端的血液循环、感觉及运动。如有剧痛、麻木及血运障碍应及时将石膏绷带纵行剖开，以免发生缺血性肌挛缩或肢体坏死。

6. 为防止骨质疏松和肌萎缩，应鼓励患者积极进行功能锻炼。

四、临床常用石膏和方法

1. 石膏托在平板上，按需要的长度将石膏绷带折叠成石膏条，浸泡展开后放于衬垫上，置于伤肢的背侧（或后侧），用绷带卷包缠，达到固定的目的（图 56 - 11）。上肢一般 10～12 层；下肢一般 12～

15 层。其宽度应包围肢体周径的 2/3 为宜。

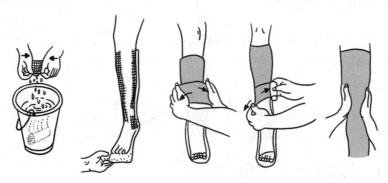

图 56 - 11　石膏托

2. 石膏夹板　按石膏托的方法制作两条石膏带,分别置贴于被固定肢体的伸侧及屈侧,用手抹贴于肢体,绷带包缠。

3. 石膏管型　是将石膏条带置于伤肢屈伸两侧,再用石膏绷带包缠固定肢体的方法(图 56 - 12)。

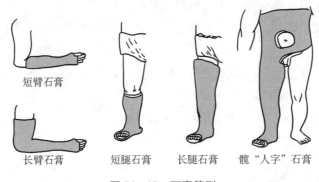

短臂石膏

长臂石膏　短腿石膏　长腿石膏　髋"人字"石膏

图 56 - 12　石膏管型

五、石膏的拆除

石膏拆除用备有适当的器材,注意避免损伤皮肤。上肢石膏可沿桡侧纵行切开后撑开去除,下肢石膏可沿长轴切开后撑开去除。石膏拆除后应加强功能锻炼,给予理疗、按摩等康复治疗,避免出现关节僵硬等并发症。

目前临床上大多使用高分子材料的石膏绷带,具有强度高、透气性好、重量轻、避水及无过敏等优点,但价格稍贵。

第五节　牵引技术

临床上常使用牵引(traction)和反牵引法以纠正骨折重叠和成角畸形,保持骨折复位和纠正关节痉挛,达到治疗目的。

一、皮肤牵引

皮肤牵引,间接牵拉肌肉和骨骼,纠正骨移位或防止关节挛缩畸形。皮肤牵引简单易行,无穿针痛苦和感染危险等。主要适用于 5 岁以下小儿股骨骨折、老年骨折以及某些手术前的辅助治疗,但牵引重量限于 5kg 以下,使用时间不宜过长,皮肤有伤口时不宜应用,行下肢牵引时要在腓骨头出加以保护,避免压迫腓总神经，牵引期间还需要注意皮肤发生水泡或皮炎等。一般三周应更换一次（图 56 - 13）。

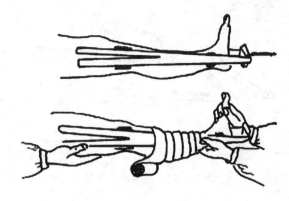

图 56 - 13　皮肤牵引

二、骨骼牵引

1. 特点　从骨骼穿针或穿钉可承受较大的牵引力量，牵引部位与身体接触面小，便于检查患肢和处理局部伤口，上下邻近关节活动方便，不引起皮肤损伤。

2. 方法　常用的钢针有两种，克氏针和斯氏针。下肢牵引时常将肢体安置在有屈膝附件的托马氏架上做平衡牵引；穿针的部位应该避免损伤邻近的神经、血管；在局麻下操作，于穿针处做一个纵形切口，约5mm 即可，切开皮肤时一般将皮肤向上稍加牵拉，以免在牵引过程中皮肤受钢针压挤引起坏死或感染。然后对准方向将针穿入骨质，钻向对侧，当针穿到你对侧相应部位皮肤下时，局麻后将针穿透对侧。尖锐的针端宜加以保护。

3. 常用的骨牵引法

1）尺骨鹰嘴牵引　适应于肱骨颈、干，肱骨髁上及髁间粉碎性骨折，局部肿胀严重，不能立即复位者。方法：尺骨鹰嘴顶点下 3cm 作一条与尺骨背侧缘的垂直线，在尺骨背侧缘的两侧各 2cm 处，画一条与尺骨背侧缘平行的直线，相交两点即为牵引针的进口和出口点（图 56 - 14）。从内侧标记刺入到尺骨，注意勿损伤尺神经。穿入牵引针后，安装牵引弓，沿上臂纵轴方向进行牵引，同时将伤肢前臂用帆布吊带吊起，保持肘关节屈曲90°，一般牵引重量为 2 ~ 4kg。

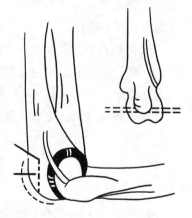

图 56 - 14　尺骨鹰嘴牵引

2）股骨髁上牵引　适应于有移位的股骨骨折、骨盆环骨折、髋关节中心脱位和陈旧性髋关节后脱位等；也可以用于胫骨结节牵引过久，牵引钉松动或钉孔感染，必须换钉继续牵引时。方法：将患肢放在布朗牵引架上，自内收肌结节 2cm 处由内向外穿入斯氏针；安装牵引弓，在牵引架上进行牵引；将床脚抬高20 ~ 25cm，以自身重量做对抗牵引；牵引所用的总重量应该根据患者体重和损伤情况决定，一般为体重的 1/10 ~ 1/7。

3）胫骨结节牵引　适应于有移位的股骨及骨盆环骨折、髋关节中心脱位及陈旧性髋关节脱位等。胫骨结节牵引较股骨髁上牵引常用，如此牵引过程中有其他问题，才考虑换为股骨髁上牵引继续治疗。方法：将伤肢放在布朗牵引支架上，自胫骨结节与腓骨小头的中点由外向内进针，避免损伤腓总神经（图 56 - 15）。

4）跟骨牵引　适应于胫腓骨不稳定性骨折和膝关节轻度挛缩畸形。斯氏针由内向外进针，余操作同上。

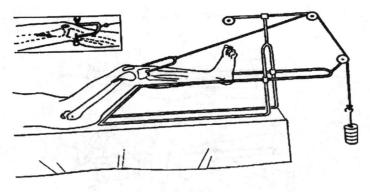

图 56 -15　胫骨结节牵引

5）颅骨牵引　适用于颈椎骨折或脱位，特别是骨折脱位伴有脊髓损伤者。方法：给伤者剃去头发，取仰卧位，以颅骨中线与两侧乳突在头顶部连接点为中点，向两侧 3.5cm 分别做 1cm 切口，用颅骨钻在切口内钻入颅骨外板（成人约 4mm，儿童 2～3mm），将牵引弓的钳尖插入骨孔内即可进行牵引。牵引时应将头抬高 20cm 左右，作为对抗牵引。牵引重量一般为 6～8kg，如伴有小关节交锁者，重量可加到 12.5～15kg，同时将头稍成屈曲位，以利复位。

三、注意事项

在牵引过程中，要严密观察，随时注意发现问题，及时处理，以免由于牵引不当而造成不良后果，给患者带来痛苦。

1. 常观察，随时调整牵引的方向和位置，维持有效牵引。

2. 注意测量肢体的长度、骨折成角畸形，根据情况，及时调整牵引重量，防止牵引过度造成骨折延期愈合或不愈合。

3. 密观察肢体有无循环障碍、疼痛和感觉运动障碍（如足下垂等）

4. 鼓励患者积极地做适当的肌肉收缩和关节活动，防止肌肉萎缩和关节僵硬。骨牵引时要注意防止钢针移动，引起感染。皮肤牵引时要注意过敏反应引起皮炎感染以及牵引套滑脱等。

5. 长期卧床者，要防止压疮、深静脉血栓、坠积性肺炎、泌尿系感染等并发症。

第六节　局部痛点注射技术

局部痛点注射技术是指将激素、麻药等有效药物在短时间内送达病灶的方法，对很多无菌性炎症及腱囊疾病都有很好的治疗作用。

一、主要作用

1. 改善及缓解或消除肌肉痉挛及局部炎症所导致的疼痛。

2. 阻断局部病理过程的发生及发展，消除神经转导的病理冲动源。

3. 改善肌肉营养状况，促进局部血液循环。

二、禁忌证

1. 有明显注射药物过敏史者。

2. 对注射后所起的止痛作用会影响诊断及手术者。

3. 急性感染性炎症者。

4. 严重肝肾功能不全者。

三、注意事项

1. 根据患者疾病情况及所需药物量，做好操作前准备。

2. 嘱患者不宜饱食并排空小便。

3. 准备急救药物及器械，做好抢救准备。

4. 严格消毒并遵循无菌原则。

5. 注射前应准确标记注射部位，按规定剂量及方法操作。

6. 注射完毕后让患者休息 15 分钟，观察有无不良反应。

目标检测

答案解析

选择题

[A1/A2 型题]

1. 膝关节积液时选择的穿刺部位一般在

  A. 膝关节外侧　　　　　　B. 膝关节前侧　　　　　　C. 膝关节后侧

  D. 膝关节肿胀最明显处　　E. 膝关节上方

2. 浸泡石膏绷带的水温一般是

  A. 20~22℃　　　　　　　B. 28~30℃　　　　　　　C. 32~35℃

  D. 38~40℃　　　　　　　E. 40~45℃

3. 上肢进行石膏托固定时，石膏绷带的层数为

  A. 6~8 层　　　　　　　　B. 8~10 层　　　　　　　C. 10~12 层

  D. 12~14 层　　　　　　　E. 14~16 层

[X 型题]

4. 常用的骨牵引技术包括

  A. 尺骨鹰嘴牵引　　　　　B. 股骨髁上牵引　　　　　C. 胫骨结节牵引

  D. 跟骨牵引　　　　　　　E. 颅骨牵引

书网融合……

本章小结

题库